3.ª edición

Medicina geriátrica

UNA APROXIMACIÓN BASADA EN PROBLEMAS

3.ª edición

Medicina geriátrica

UNA APROXIMACIÓN BASADA EN PROBLEMAS

COORDINADORES
Pedro Abizanda Soler
Carlos A. Cano Gutiérrez
Pedro Manuel Sánchez Jurado
José Francisco Parodi García

EDITORES
Luis Romero Rizos
Matilde León Ortiz
Elena Martín Sebastiá
Rodrigo A. Heredia Ramírez

ELSEVIER

ELSEVIER
Edificio Torre Tarragona, Tarragona, 161, 15.°, 08014, Barcelona, España
atencionalcliente@elsevier.com

Medicina geriátrica. Una aproximación basada en problemas, 3.ª ed., de Pedro Abizanda Soler, Carlos Cano Gutiérrez, Pedro Manuel Sánchez Jurado y José Francisco Parodi García

ISBN: 978-84-1382-692-9
eISBN: 978-84-1382-952-4

Con fines de accesibilidad, las figuras en las versiones electrónicas de este libro se acompañan de descripciones (alt text) proporcionadas por Elsevier. Para más información, consulte https://www.elsevier.com/about/accessibility

Nota del editor: Elsevier adopta una posición neutral con respecto a disputas territoriales o reclamaciones jurisdiccionales en su contenido publicado, incluidos los mapas y las afiliaciones institucionales.

Advertencia
La medicina es un área en constante evolución. Aunque deben seguirse unas precauciones de seguridad estándar, a medida que aumenten nuestros conocimientos gracias a la investigación básica y clínica habrá que introducir cambios en los tratamientos y en los fármacos. En consecuencia, se recomienda a los lectores que analicen los últimos datos aportados por los fabricantes sobre cada fármaco para comprobar la dosis recomendada, la vía y la duración de la administración, y las contraindicaciones. Es responsabilidad ineludible del médico determinar la dosis y el tratamiento más indicados para cada paciente en función de su experiencia y del conocimiento de cada caso concreto. Ni los editores ni los directores asumen responsabilidad alguna por los daños que pudieran generarse a personas o propiedades como consecuencia del contenido de esta obra. Con el único fin de hacer la lectura más ágil y en ningún caso con una intención discriminatoria, en esta obra se ha podido utilizar el género gramatical masculino como genérico, remitiéndose con él a cualquier género y no solo al masculino.

Servicios editoriales: ***GEA* CONSULTORÍA EDITORIAL S.L.**

Depósito legal: B 10234-2025
Impreso en España

COLABORADORES

Pablo Abizanda Saro
Médico Interno Residente en Neurología
Hospital Clínico Universitario San Carlos
Madrid, España

Pedro Abizanda Soler
Jefe de Servicio de Geriatría
Complejo Hospitalario Universitario de Albacete, España
Profesor titular de Geriatría
Facultad de Medicina de Albacete
Universidad de Castilla-La Mancha, Albacete, España
CIBER de Fragilidad y Envejecimiento Saludable
Instituto de Salud Carlos III
Madrid, España

Cristina Aguado Blanco
Especialista en Geriatría
Complejo Hospitalario Universitario de Albacete, España

Rubén Alcantud Córcoles
Especialista en Geriatría
Complejo Hospitalario Universitario de Albacete, España
CIBER de Fragilidad y Envejecimiento Saludable
Instituto de Salud Carlos III
Madrid, España

Gabriel Ariza Zafra
Especialista en Geriatría
Complejo Hospitalario Universitario de Albacete, España

Sandra Milena Caicedo Correa
Especialista en Geriatría
Hospital Universitario San Ignacio
Bogotá, Colombia
Facultad de Medicina
Pontificia Universidad Javeriana
Bogotá, Colombia

Carlos Alberto Cano Gutiérrez
Jefe de Servicio de Geriatría
Hospital Universitario San Ignacio
Bogotá, Colombia
Profesor titular
Facultad de Medicina
Pontificia Universidad Javeriana
Bogotá, Colombia

Ana Carolina Gama
Especialista en Geriatría
Hospital Universitario San Ignacio
Bogotá, Colombia
Facultad de Medicina
Pontificia Universidad Javeriana
Bogotá, Colombia

Diego Andrés Chavarro Carvajal
Especialista en Geriatría
Hospital Universitario San Ignacio
Bogotá, Colombia
Facultad de Medicina
Pontificia Universidad Javeriana
Bogotá, Colombia

Elisa Belén Cortés Zamora
Enfermera especialista en Geriatría
Escuela de Enfermería de la Fundación Jiménez Díaz
Universidad Autónoma de Madrid, España

Isabel de Siles Crespo
Médico Interno Residente en Geriatría
Complejo Hospitalario Universitario de Albacete, España

Juan Diego Egido Riscos
Médico Interno Residente en Geriatría
Complejo Hospitalario Universitario de Albacete, España

Mariano Esbrí Víctor
Especialista en Geriatría
Complejo Hospitalario Universitario de Albacete, España

Juan de Dios Estrella Cazalla
Especialista en Geriatría
Complejo Hospitalario Universitario de Albacete, España
CIBER de Fragilidad y Envejecimiento Saludable
Instituto de Salud Carlos III
Madrid, España

Ian Falvy-Bockos
Especialista en Geriatría
Hospital Central Fuerza Aérea del Perú
Lima, Perú
Universidad Científica del Sur
Lima, Perú

Nuria Fernández Martínez
Especialista en Geriatría
Complejo Hospitalario Universitario de Toledo, España

Miguel Fernández Sánchez
Especialista en Geriatría
Hospital General de Almansa
Albacete, España

Teresa Flores Ruano
Especialista en Geriatría
Hospital General de Almansa
Albacete, España
CIBER de Fragilidad y Envejecimiento Saludable
Instituto de Salud Carlos III
Madrid, España

Rafael García Molina
Doctor en Ciencias de la Actividad Física y del Deporte
Complejo Hospitalario Universitario de Albacete, España
CIBER de Fragilidad y Envejecimiento Saludable
Instituto de Salud Carlos III
Madrid, España

Cristina Gómez Ballesteros
Especialista en Geriatría
Hospital Universitario Infanta Elena
Valdemoro, Madrid, España

Rodrigo Alberto Heredia Ramírez
Especialista en Geriatría
Hospital Universitario San Ignacio
Bogotá, Colombia
Facultad de Medicina
Pontificia Universidad Javeriana
Bogotá, Colombia

Pablo Alberto Hernández Zegarra
Especialista en Geriatría
Hospital General La Mancha-Centro
Alcázar de San Juan, Ciudad Real, España

Saith de Jesús Hoyos Porto
Especialista en Geriatría
Hospital Universitario San Ignacio
Bogotá, Colombia
Facultad de Medicina
Pontificia Universidad Javeriana
Bogotá, Colombia

Isabel Huedo Rodenas
Especialista en Geriatría
Complejo Hospitalario Universitario de Albacete, España

Carmen Iniesta López
Médico Interno Residente en Geriatría
Complejo Hospitalario Universitario de Albacete, España

Álvaro Jara Gutiérrez
Médico Interno Residente en Geriatría
Complejo Hospitalario Universitario de Albacete, España

María Juárez España
Especialista en Geriatría
Hospital Universitari Sant Joan de Reus
Tarragona, España

Gema Juncos Martínez
Especialista en Geriatría
Complejo Hospitalario Universitario de Albacete, España

Matilde León Ortiz
Especialista en Geriatría
Complejo Hospitalario Universitario de Albacete, España

Ester López Jiménez
Especialista en Geriatría
Complejo Hospitalario Universitario de Albacete, España

Melisa López Utiel
Especialista en Geriatría
Complejo Hospitalario Universitario de Albacete, España

Silvia Lozoya Moreno
Especialista en Geriatría
Complejo Hospitalario Universitario de Albacete, España

Carmen Luengo Márquez
Especialista en Geriatría
Complejo Hospitalario Universitario de Albacete, España
Profesora asociada de Geriatría
Facultad de Medicina de Albacete
Universidad de Castilla-La Mancha
Albacete, España

Elena Martín Sebastiá
Especialista en Geriatría
Complejo Hospitalario Universitario de Albacete, España

Esther Martínez Sánchez
Especialista en Geriatría
Complejo Hospitalario Universitario de Albacete, España

Marta Mas Romero
Enfermera especialista en Geriatría
Complejo Hospitalario Universitario de Albacete, España

Juan Felipe Meneses
Especialista en Geriatría y Medicina Interna
SIES SALUD, Instituto Prestador de Salud (IPS)
Bogotá, Colombia

José Luis Navarro López
Especialista en Geriatría
Hospital General de Almansa
Albacete, España

Alicia Noguerón García
Especialista en Geriatría
Complejo Hospitalario Universitario de Albacete, España

Ariana Priscila Oviedo Chavarría
Médico Interno Residente en Geriatría
Complejo Hospitalario Universitario de Albacete, España

José Francisco Parodi García
Especialista en Geriatría
Centro de Investigación del Envejecimiento (CIEN)
Facultad de Medicina Humana
Universidad de San Martín de Porres
Lima, Perú

Gema Paterna Mellinas
Especialista en Geriatría
Complejo Hospitalario Universitario de Albacete, España

Laura Plaza Carmona
Especialista en Geriatría
Complejo Hospitalario Universitario de Albacete, España

Luis Romero Rizos
Jefe de Sección de Geriatría
Complejo Hospitalario Universitario de Albacete, España
Profesor asociado de Geriatría
Facultad de Medicina de Albacete
Universidad de Castilla-La Mancha
Albacete, España
CIBER de Fragilidad y Envejecimiento Saludable
Instituto de Salud Carlos III
Madrid, España

Fernando Miguel Runzer Colmenares
Especialista en Geriatría
Facultad de Ciencias de la Salud
Carrera de Medicina Humana
Universidad Científica del Sur
Lima, Perú
Centro de Investigación del Envejecimiento (CIEN)
Facultad de Medicina Humana
Universidad de San Martín de Porres
Lima, Perú

Marta Sáez Blesa
Nutricionista
Complejo Hospitalario Universitario de Albacete, España

Pedro Manuel Sánchez Jurado
Especialista en Geriatría
Complejo Hospitalario Universitario de Albacete, España
Profesor asociado de Geriatría
Facultad de Medicina de Albacete
Universidad de Castilla-La Mancha
Albacete, España
CIBER de Fragilidad y Envejecimiento Saludable
Instituto de Salud Carlos III
Madrid, España

Victoria Sánchez-Flor Alfaro
Especialista en Geriatría
Complejo Hospitalario Universitario de Albacete, España

Ana Isabel Soria Robles
Especialista en Geriatría
Hospital de Hellín
Albacete, España

Claudia de Pilar Valdivia-Alcalde
Especialista en Geriatría
Hospital Central Fuerza Aérea del Perú
Lima, Perú

Luis Carlos Venegas Sanabria
Especialista en Geriatría
Jefe del Departamento de Investigaciones de la Red Hospitalaria Méderi
Bogotá, Colombia
Escuela de Medicina y Ciencias de la Salud
Universidad del Rosario
Bogotá, Colombia

PRÓLOGO

Los cambios demográficos acaecidos en los últimos 60 años hacen que el grupo de población más mayoritario en nuestras sociedades sea el de los mayores de 65 años y, a su vez, dentro de este colectivo, el grupo que va a experimentar un mayor crecimiento va a ser precisamente el de los más mayores (mayores de 80 años). Por este motivo, los sanitarios atendemos cada vez a un porcentaje mayor de personas muy mayores, y esta tendencia se va a mantener al menos 20 o 30 años más. Como reflejo de esta estructura social, el grupo de mayores es actualmente el principal usuario del sistema sanitario, tanto en consultas de atención primaria como en hospitales. Tanto las especialidades generalistas (internistas, médicos de familia) como los especialistas (cardiólogos, neumólogos, oncólogos, hematólogos, nefrólogos, neurólogos, cirujanos, etc.) tienen que atender frecuentemente a pacientes mayores, que hasta hace poco tiempo eran la excepción en su actividad profesional.

Además, los avances médicos de los últimos 30 años han incrementado notablemente la supervivencia de las enfermedades más prevalentes en mayores, como las cardiovasculares, respiratorias, renales o el cáncer. Esta es la principal razón por la que los pacientes mayores son también cada vez más complejos, ya que presentan, además de una patología aguda, múltiples patologías crónicas; polifarmacia; problemas físicos, mentales y sociales; síndromes geriátricos, e incluso son supervivientes de trasplante o de cáncer. Las características de este «nuevo» tipo de paciente requieren una «nueva» manera de abordar la historia clínica, la exploración y la aproximación diagnóstica y terapéutica, con el fin de elaborar una completa lista de problemas y un plan de cuidados y de seguimiento. En resumen, estos pacientes requieren un enfoque «geriátrico».

La enseñanza de la geriatría tanto en el grado de Medicina como en la formación de posgrado es una necesidad ineludible, pero, desgraciadamente, esta enseñanza no ha experimentado un auge como el que cabría esperar por la evolución demográfica y los cambios sanitarios. Aunque el escenario está mejorando, sigue habiendo muy poca presencia de los aspectos específicos geriátricos y muy pocos geriatras enseñando Geriatría en el grado de Medicina. Atender a un paciente mayor complejo requiere tener conocimientos, con distinto grado de profundidad, de cuatro aspectos relevantes: los mecanismos básicos del envejecimiento que explican por qué envejecemos (lo que se conoce como gerontología básica); cómo es el envejecimiento «normal» de los órganos y sistemas del cuerpo (gerontología clínica); el envejecimiento patológico (geriatría), que incluye tanto el estudio de las enfermedades frecuentes en los mayores como los síndromes geriátricos; y, por último, el «complejo manejo» del «paciente mayor complejo».

Por esto, es para nosotros un motivo de alegría prologar esta tercera edición de *Medicina geriátrica. Una aproximación basada en problemas.* Transcurridos 13 años desde la aparición de la primera edición y 5 desde la segunda, este manual se consagra definitivamente como un texto imprescindible para la enseñanza de la geriatría tanto por su contenido como por sus formas. Esta nueva edición aborda la enseñanza de los cuatro pilares básicos, manteniendo una estructura similar a la segunda edición, pero con importantes modificaciones: incorpora nuevos capítulos (gerontología clínica y ejercicio físico), separa las caídas del resto de los trastornos de la marcha como síndrome geriátrico y modifica el apartado de enfermedades prevalentes con una estructura diferente, ampliando las patologías que trata y los entornos clínicos. Mantiene los 11 casos clínicos, que son una manera muy didáctica de aprender a abordar el «complejo manejo» del «paciente mayor complejo», y los 6 vídeos sobre ECOE (Examen Clínico Objetivo Estructurado). Además, incorpora para cada capítulo dos o tres preguntas tipo examen MIR para poder realizar una evaluación de los conocimientos adquiridos.

Los dos editores, profesores titulares de Medicina en facultades de prestigiosas universidades (Castilla-La Mancha en Albacete, en el caso de Pedro Abizanda Soler, y Pontificia Javeriana en Bogotá, en el caso de Carlos Alberto Cano Gutiérrez), demuestran su conocimiento y experiencia docente, además de una gran perseverancia en estas labores. Los dos, a ambos lados del Atlántico, son los responsables de servicios de Geriatría con enorme prestigio asistencial y además llevan años desarrollando una ingente labor docente que hace que sus universidades sean «graneros» de futuros geriatras convencidos, concienciados y bien preparados.

Valgan estas palabras como reconocimiento y agradecimiento a la enorme labor que hacen los coordinadores, editores y autores de este texto para incrementar el conocimiento y la difusión de la geriatría entre los estudiantes del grado de Medicina y entre todos aquellos profesionales que atienden a personas mayores. Esta labor hará que cada día los pacientes mayores sean atendidos de la manera más adecuada posible, que es la principal razón de ser de la geriatría.

Dr. José Antonio Serra Rexach
Jefe del Servicio de Geriatría.
Hospital General Universitario Gregorio Marañón
Profesor titular de Medicina. Facultad de Medicina.
Universidad Complutense
CIBER de Fragilidad y Envejecimiento Saludable.
Instituto de Salud Carlos III
Madrid

PREFACIO

En un mundo donde la inteligencia artificial redefine los límites del conocimiento y la información se actualiza a velocidad vertiginosa, surge una pregunta inevitable: ¿qué lugar ocupa un libro en la formación de los profesionales de la salud? Esta tercera edición de *Medicina geriátrica. Una aproximación basada en problemas* responde con convicción: los fundamentos del pensamiento crítico, la habilidad diagnóstica y la toma de decisiones centrada en la persona no solo persisten, sino que se erigen como pilares insustituibles frente a la obsolescencia del conocimiento. En la mayoría de las redes sociales los mensajes principales buscan una respuesta casi automática sustentada en la emoción más que en la reflexión; es retador el escribir y, sobre todo, usar un libro. Quedará en el lector gestionar la creación de capacidades y descubrir los mejores funcionamientos para este recurso llamado libro.

Dirigido a geriatras, residentes, estudiantes y equipos sanitarios, este texto no pretende competir con algoritmos, sino nutrir la esencia humana de la práctica clínica. Los más de 50 autores de América Latina y Europa que colaboran aquí —profesores, investigadores y clínicos— comparten una visión: la geriatría exige integrar ciencia, ética y empatía. En un contexto de envejecimiento global, fragmentación de los sistemas de salud y desigualdades en la formación, este libro busca homogeneizar competencias, estandarizar la docencia y acreditar cátedras, asegurando que cada profesional responda con excelencia a las necesidades complejas y diversas de las personas mayores.

La era digital privilegia datos efímeros; nosotros priorizamos conceptos duraderos. Cada capítulo, sustentado en el aprendizaje basado en problemas (ABP) como metodología docente central, se estructura mediante casos clínicos reales que invitan a ejercitar el razonamiento holístico, integrando desde la fisiopatología hasta los valores del paciente. Este enfoque no solo fomenta el análisis crítico y la aplicación práctica del conocimiento, sino que prepara a los profesionales para abordar la complejidad clínica con agilidad y profundidad. ¿Cómo diagnosticar un síndrome geriátrico en un entorno de multimorbilidad? ¿Qué decisiones tomar cuando coexisten limitación funcional, problemas de gestión y prioridades de la persona? Estas preguntas no se resuelven con respuestas automatizadas, sino con principios claros y reflexión profunda.

Esta edición amplía su enfoque hacia sistemas integrados de atención, donde la coordinación interdisciplinaria y la continuidad asistencial son vitales. Además, reafirma nuestro compromiso con la equidad educativa: impulsar la inclusión de la geriatría en los currículos de pregrado, formar docentes capacitados y consolidar cátedras que preparen a las nuevas generaciones para desafíos demográficos y sociales urgentes.

La colaboración transcontinental de los autores enriquece el contenido con perspectivas diversas, desde contextos urbanos hasta rurales, desde sistemas públicos hasta privados. Este diálogo global no solo refleja realidades distintas, sino que construye un lenguaje común para la geriatría, alineando la gestión del talento humano con los valores de los adultos mayores y los servicios que los atienden.

Agradecemos a cada colaborador su dedicación y a los lectores su confianza. Que esta obra siga siendo un puente entre la innovación tecnológica y el arte de cuidar, entre la estandarización necesaria y la personalización imprescindible. En un mundo cambiante, reafirmamos que la geriatría, como disciplina, se fortalece cuando une conocimiento, humanidad y acción colectiva.

José Francisco Parodi García
Especialista en Geriatría
Centro de Investigación del Envejecimiento (CIEN)
Facultad de Medicina Humana
Universidad de San Martín de Porres
Lima, Perú

ÍNDICE DE CONTENIDOS

PARTE I

Aspectos generales

1

El proceso de enfermar en el adulto mayor: la función como fundamento de una atención sanitaria especializada

Luis Romero Rizos, Pedro Abizanda Soler, Carmen Luengo Márquez

Son las personas las que envejecen, no las poblaciones, pero, a pesar de ello, se utiliza la expresión «envejecimiento» para referirnos al aumento de los mayores en el conjunto de una población. Actualmente una persona se considera «vieja» si tiene más de 65 años, y el umbral de envejecimiento poblacional se define cuando al menos el 10% de la población es mayor de esa edad. Hoy, las sociedades desarrolladas tienen tasas de envejecimiento cercanas al 20%. La edad de 65 años es demasiado temprana para considerar vieja a una persona que la cumple, por lo que lo razonable es elevar el umbral, sobre todo en países con altas esperanzas de vida. Así, por ejemplo, en Japón se están considerando tres estratos de edad según su riesgo; la prevejez, de 65 a 74; la vejez propiamente dicha, de 75 a 90 años, y los supermayores, por encima de esta última edad. También se ha establecido una nueva categoría de supercentenarios, compuesta por las personas de 110 años y más. La longevidad es un término que hace referencia a la larga duración de la vida, que hoy por hoy tiene un límite máximo en todas las especies; en la especie humana, los 122 años que vivió la francesa Jeanne Calment. Es un fenómeno con múltiples causas, genéticas, culturales, nutricionales, de estilos de vida y ambientales.

A lo largo del pasado siglo hemos asistido a dos fenómenos de marcada trascendencia y de importantes consecuencias sociosanitarias en nuestro medio, la transición demográfica y la transición epidemiológica.

La transición demográfica explica el régimen demográfico actual en el que la tasa de natalidad alcanza su nivel más bajo y la mortalidad, que también había alcanzado niveles mínimos, aumenta ligeramente debido al envejecimiento poblacional, provocando un crecimiento vegetativo negativo y un aumento de la esperanza de vida. Según el Global Burden of Disease Study (GBD) en su última versión publicada en 2021, la esperanza de vida mundial ha aumentado 6,2 años entre 1990 y 2021: 5,5 años en la Europa occidental y 4,1 años en América Latina. En el caso de España, y según datos del Instituto Nacional de Estadística (INE) 2023, el porcentaje de personas con 65 o más años es del 20,15%; el 6,0% tienen 80 o más y el 1,28% 90 o más. El grupo de los mayores de 80 años es el que posee un mayor riesgo de discapacidad y consumo de recursos, y representa un tercio de los mayores de 65 años. Así mismo, se ha producido un aumento de la esperanza de vida al nacer: 80,4 años en los varones y 85,7 años en las mujeres. En los mayores de 65 años, la expectativa de vida actual es de 26,3 años en las mujeres y 22,7 años en los hombres. La tabla 1.1 presenta datos históricos y proyecciones hasta 2100 del porcentaje de personas mayores de 65 años en la Unión Europea, y lo hace teniendo en cuenta escenarios futuros de fertilidad baja, media y alta. También se presentan proyecciones medias a nivel mundial. Se puede comprobar, por ejemplo, cómo para 2050 la población mayor de 65 años en Europa estará entre el 27,1 y el 32,9%, mientras que en el mundo será del 16%.

América Latina está siguiendo el mismo proceso de envejecimiento que Europa y España, de forma algo más demorada, pero al mismo tiempo más rápida. Las personas mayores representaban el 5,6% a mediados del siglo XX y en 2050 alcanzarán el 25%. Los países más envejecidos de la región son Uruguay, Cuba y Argentina, que se encuentran en un proceso de transición avanzado o muy avanzado, mientras que Guatemala, Haití y Bolivia presentan un proceso de transición incipiente. La mayoría de los países de la región se encuentran actualmente en un proceso de envejecimiento moderado o moderadamente avanzado. El evidente crecimiento es aún más notorio en la población más longeva (mayores de 80 años). Esta es la transición demográfica que se inició en los países desarrollados a finales del siglo XIX y que la región latinoamericana ha vivido en las últimas décadas. Por ejemplo, en Perú, la proporción de la población adulta mayor de 60 años suponía el 5,7% en el año 1950, y pasó al 13,6% en el año 2023. En Colombia, si bien es cierto que el número de personas de 60 y más años se ha venido incrementando desde el primer censo, este aumento va a ser mucho más notorio en el año 2050, cuando corresponderán al 25% de la población, y en el 2070, cuando serán el 33% de los colombianos. La figura 1.1 muestra las pirámides de población española, colombiana y peruana en la actualidad y las proyecciones a 2066 en España y a 2070 en Colombia.

Concomitantemente a la transición demográfica, ha aparecido la transición epidemiológica en los países desarrollados. Consistente en un cambio en los patrones de enfermedad, los procesos infecciosos prevalentes a primeros del siglo XX han dado paso a las enfermedades edad-dependientes y de curso crónico (también llamadas enfermedades no comunicables), como las enfermedades cardiovasculares, las neurodegenerativas y el cáncer. Estas enfermedades crónicas son

TABLA 1.1 Datos históricos y proyecciones de porcentaje de personas mayores de 65 años en la UE-28, según escenarios de fertilidad baja, media y alta

Año	UE-28, datos históricos	UE-28, baja fertilidad	UE-28, media fertilidad	UE-28, alta fertilidad	Mundo, datos históricos	Mundo, media fertilidad
1950	8,9				5,1	
1955	9,3				5,1	
1960	9,8				5	
1965	10,6				5,1	
1970	11,6				5,3	
1975	12,5				5,5	
1980	13,3				5,8	
1985	12,8				5,9	
1990	13,8				6,1	
1995	14,7				6,5	
2000	15,7				6,8	
2005	16,7				7,3	
2010	17,5				7,6	
2015	19,2	19,2	19,2	19,2	8,3	8,3
2020		20,9	20,8	20,6		9,3
2025		23,1	22,6	22,2		10,4
2030		25,5	24,7	23,9		11,7
2035		28	26,7	25,5		13
2040		29,9	28,1	26,4		14,2
2045		31,5	29,1	27		15
2050		32,9	29,8	27,1		16
2055		34,1	30,2	26,9		17,2
2060		35,1	30,3	26,3		18,1
2065		35,8	30,1	25,5		18,6
2070		36,7	30	24,7		19,1
2075		38,1	30,2	24,2		19,7
2080		39,7	30,5	23,7		20,4
2085		40,5	30,8	23,8		21
2090		40,8	31,1	24,2		21,6
2095		40,9	31,4	24,6		22,2
2100		41	31,7	24,8		22,7

Population trends 1950-2100: globally and within Europe. Disponible en: https://www.eea.europa.eu/data-and-maps/indicators/total-population-outlook-from-unstat-3/assesment-1/.

las principales causantes, según datos del GBD, de un incremento en los *disability adjusted life years* (DALY) o suma de años perdidos por mortalidad prematura y años vividos con discapacidad. En cuanto a los principales factores de riesgo, estos son la hipertensión arterial (sobre todo la sistólica), el tabaquismo, la hiperglucemia y la polución ambiental, aunque el que más está creciendo en los últimos años es la hiperglucemia y la diabetes.

Como consecuencia de estos cambios demográficos y epidemiológicos, surge el escenario clínico actual de la denominada por algunos autores la «transición clínica». Nos encontramos ante una tipología de paciente de edad, generalmente mayor de 75 años, con alta comorbilidad crónica y con deterioro funcional o alto riesgo de este, y que va a ser consumidor de un alto porcentaje de recursos en salud. El modelo que explica el porqué de esta transición clínica se presenta en la figura 1.2. Estos cambios hacen necesario un modelo diferente de atención sanitaria en el que los cuidados sean coordinados, integrados, continuados y centrados en el paciente.

RECUERDA: Las transiciones demográfica, epidemiológica y clínica explican el cambio en la tipología de los pacientes que actualmente atienden los sistemas de salud. Elevada edad, múltiples condiciones crónicas de salud, presencia de fragilidad y deterioro funcional asociado o riesgo de presentarlo, con altos costes.

CAPACIDAD INTRÍNSECA, FRAGILIDAD Y *CONTINUUM* FUNCIONAL

El proceso de enfermedad en el adulto mayor se comporta de manera totalmente diferente a como lo hace en el adulto joven. La principal característica de los mayores desde un punto de vista de ciclo vital es la pérdida de capacidad intrínseca asociada a una reducción de la reserva funcional de múltiples órganos o sistemas. Según la Organización Mundial de la Salud (OMS), la capacidad funcional, considerada el auténtico eje de la atención sanitaria a los mayores, comprende

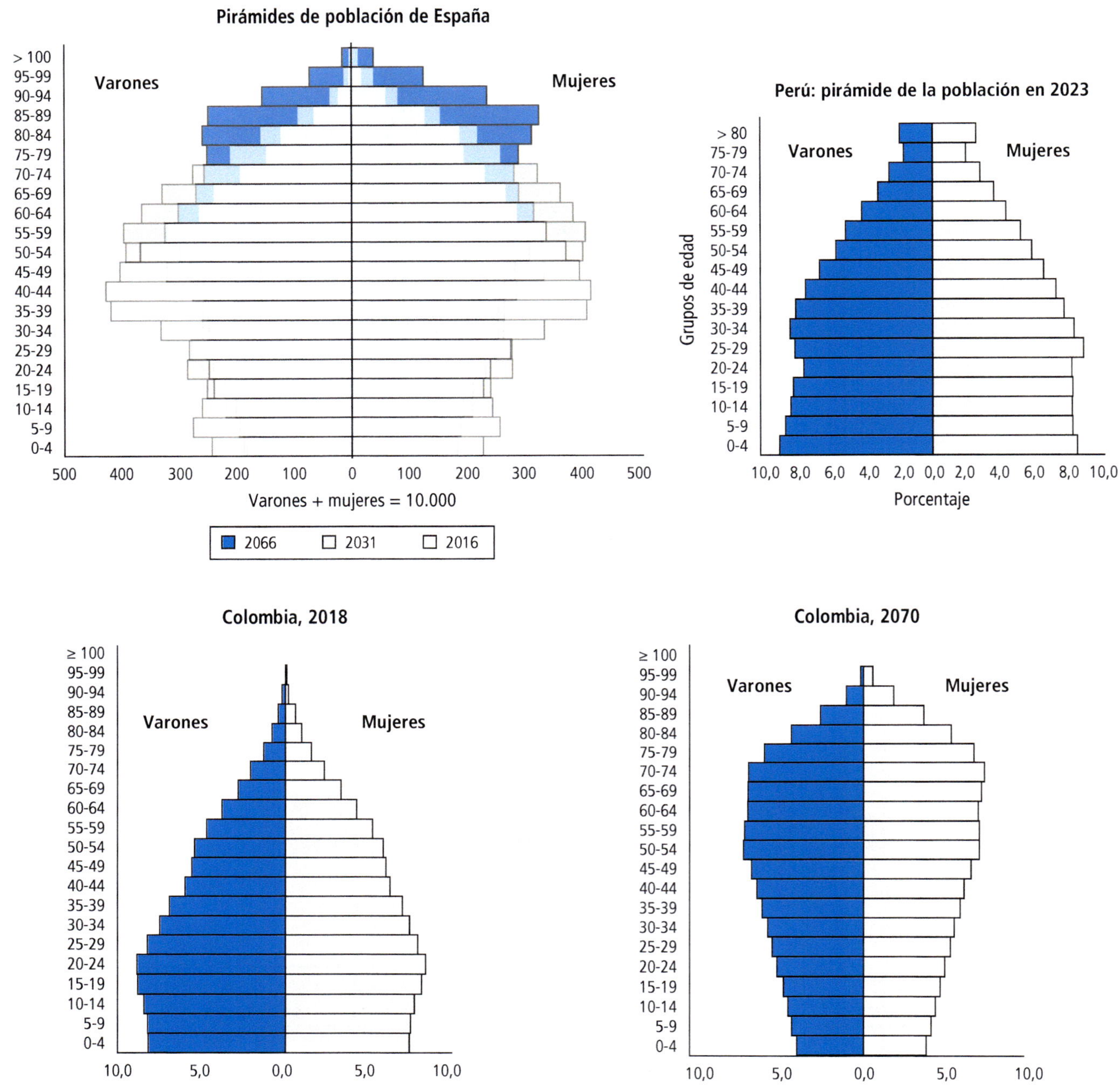

Figura 1.1 Pirámide de población española, colombiana y peruana actual y proyecciones a 2066 en España y a 2070 en Colombia.

los atributos relacionados con la salud que permiten a una persona ser y hacer lo que es importante para ella. Se compone de la capacidad intrínseca, definida como la combinación de todas las capacidades físicas y mentales con las que cuenta una persona, las características del entorno que afectan a esa capacidad, y las interacciones entre la persona y esas características. Recientemente la OMS ha establecido que la capacidad intrínseca se compone de cinco grandes dominios: la movilidad, la cognición, los sentidos, la capacidad psicológica y la vitalidad, cada una de ellas compuesta por diferentes atributos que pueden ser medibles o identificables (fig. 1.3).

Sin embargo, desde un punto de vista más clínico, se entiende por «función» o «funcionalidad» la capacidad de realizar actividades motoras que requieren acciones musculares y que nos van a permitir vivir de forma independiente. Está compuesta por dos grandes dominios, como la función física/limitación funcional (capacidad/incapacidad para realizar tareas motoras simples o individuales, como caminar, agacharse o llevar objetos) y la capacidad/discapacidad (posibilidad/imposibilidad para realizar actividades, tareas y roles socioculturales definidos dentro de un entorno físico y sociocultural, como conducir, comprar o bañarse). La reducción de la

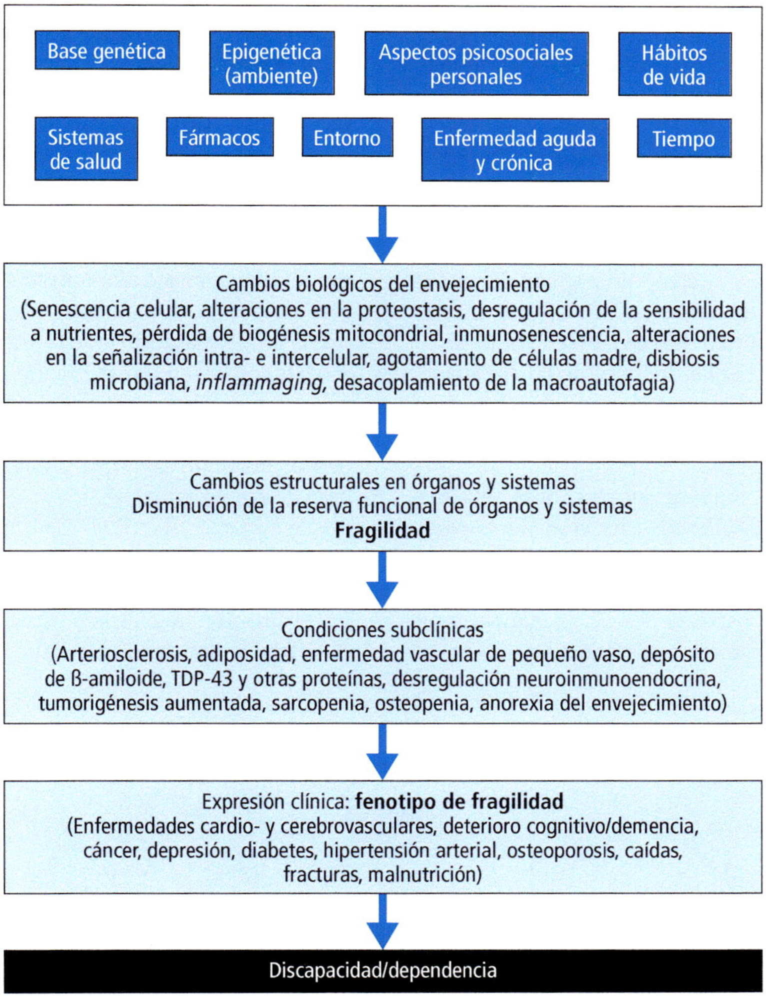

Figura 1.2 Modelo explicativo de la discapacidad en los mayores.

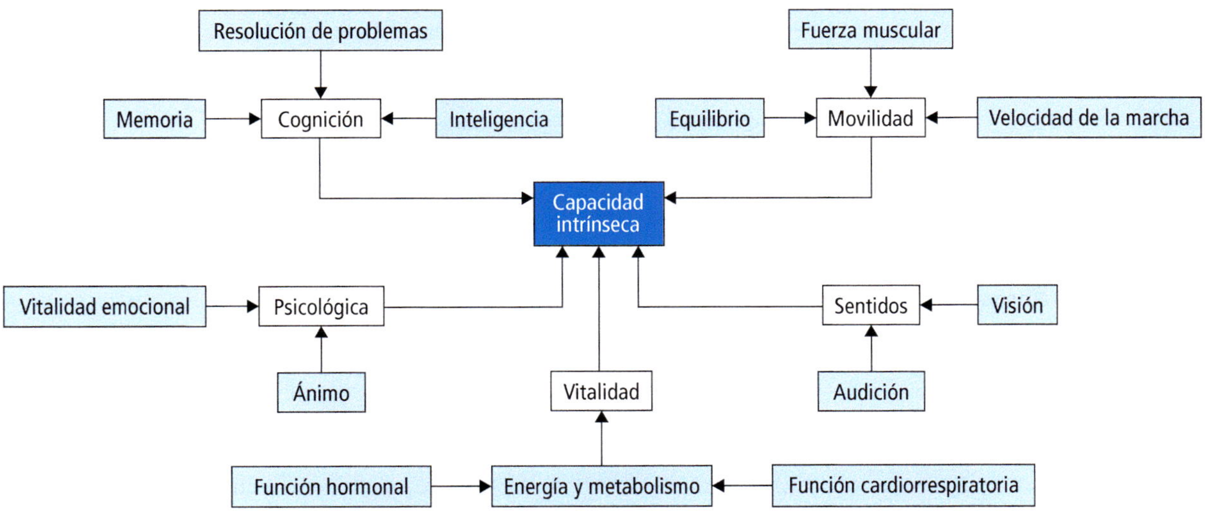

Figura 1.3 Dominios y atributos de la capacidad intrínseca. (Modificado de la Organización Mundial de la Salud.)

capacidad intrínseca asociada al envejecimiento, que en fases iniciales constituye la fragilidad, facilita que cambios leves en la homeostasis motivados por la enfermedad crónica, condiciones de salud, fármacos, estresores mentales o condicionantes sociales desencadenen discapacidad.

El concepto de capacidad intrínseca es de gran relevancia desde el punto de vista epidemiológico y poblacional, al igual que lo es el término de envejecimiento saludable o como lo pueden ser los hábitos de vida cardiosaludables o la reserva cognitiva. Sin embargo, desde el punto de vista clínico, para los médicos es más relevante y útil medir y tratar déficits o alteraciones. Así, hablamos de insuficiencia cardíaca, insuficiencia renal o deterioro cognitivo. Por eso, desde el punto de vista clínico, es más relevante hablar de fragilidad o discapacidad que de pérdida de capacidad intrínseca como elementos que, cuando se detectan, nos deben hacer implementar intervenciones sanitarias.

La figura 1.4 presenta de manera conceptual la relación entre capacidad intrínseca, fragilidad y función. La capacidad intrínseca es la medida a nivel biológico de lo que somos capaces de hacer, alcanza un máximo alrededor de los 20 años y comienza a declinar a partir de los 30 de manera muy lenta. Dentro de ella, y si bajamos a niveles de sistemas de nuestro organismo, se observa cómo a medida que se envejece comienzan a aparecer alteraciones en múltiples sistemas fisiológicos (cardiovascular, renal, neurológico, endocrino, respiratorio, etc.) que originan vulnerabilidad a estresores, y que son los responsables biológicos de la pérdida funcional. Cuando esta vulnerabilidad no es capaz de mantener la homeostasis, la persona pasa a ser frágil, aunque todavía no está discapacitada. La progresión del declinar de los sistemas, el envejecimiento y las noxas externas son las que hacen que ese estado de fragilidad pueda pasar a la discapacidad leve, moderada, severa o a la muerte de la persona. Todo este proceso desde que una persona es robusta (capacidad intrínseca preservada), pasando por la fragilidad, la discapacidad y la muerte, es lo que en medicina geriátrica se denomina *continuum funcional,* y es el principal condicionante de eventos adversos graves de salud, de mala calidad de vida, de necesidad de atención sanitaria y social especializada, y de asignación de recursos.

IMPORTANCIA DE LA FUNCIÓN

La evaluación del estado funcional proporciona información básica del estado de salud, de la calidad de vida, de la

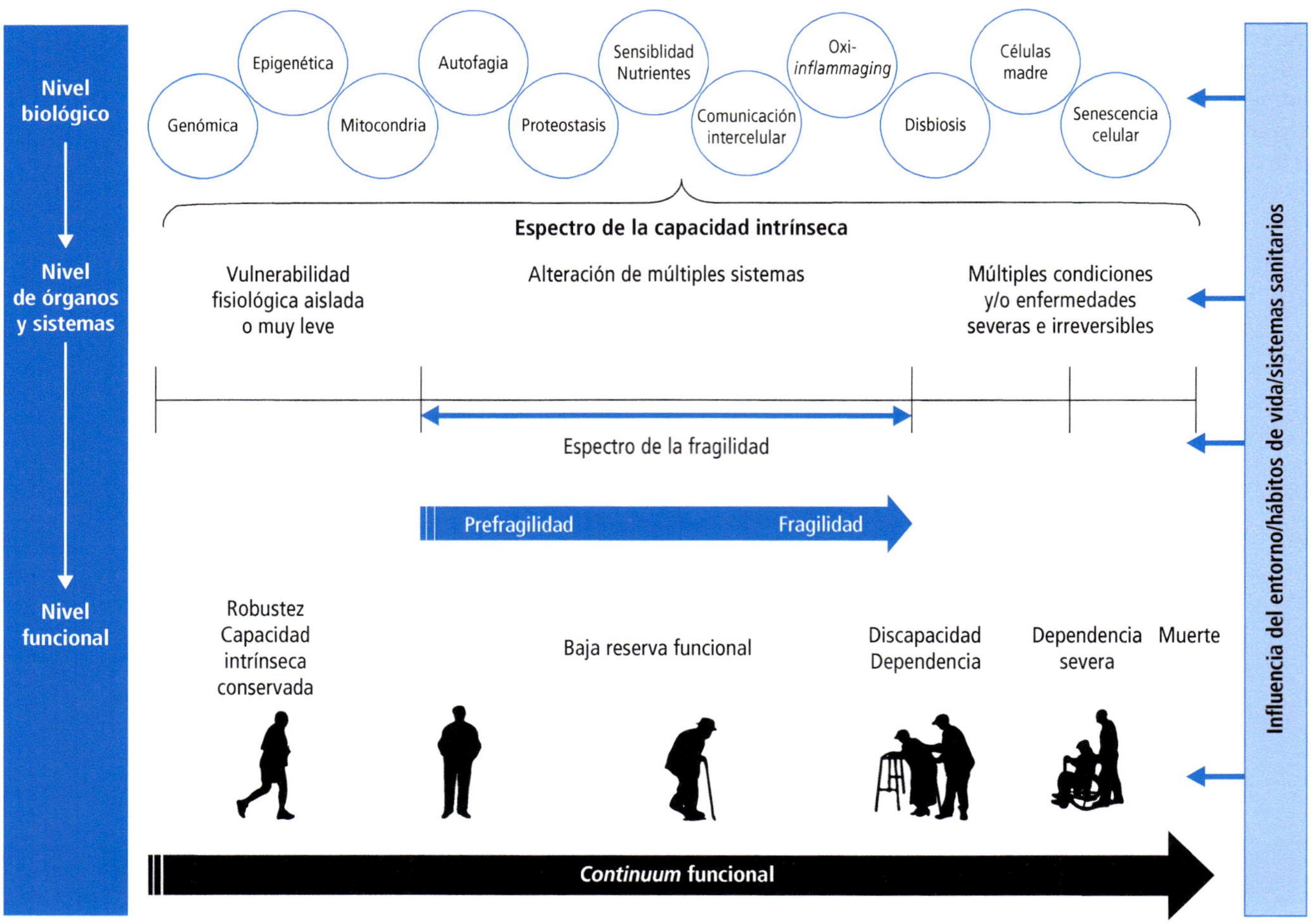

Figura 1.4 El *continuum* funcional y la capacidad intrínseca.

necesidad de cuidados formales e informales, y del pronóstico a corto y largo plazo. La existencia de discapacidad prevalente o de fragilidad se ha asociado con nueva discapacidad en la realización de actividades instrumentales (AIVD) y básicas (ABVD) de la vida diaria, caídas, mortalidad, hospitalización, institucionalización, reingresos, necesidad de cuidados y un mayor coste de los cuidados de salud. La expectativa de vida disminuye con un peor estado funcional, una mayor edad y el sexo masculino. Igualmente, se ha descrito cómo la velocidad de la marcha es mejor predictor de mortalidad que la propia hipertensión arterial en los mayores, y existen gráficas que permiten calcular la esperanza de vida según la velocidad de la marcha (fig. 1.5).

> **RECUERDA:** La salud de los mayores se mide en términos de función. El *continuum* funcional, que incluye fragilidad y discapacidad, es la principal variable explicativa de eventos adversos de salud en los mayores y es el pilar sobre el que se basa la medicina geriátrica.

De revisiones sistemáticas y el metaanálisis que evalúan el valor predictivo de la fragilidad de personas de edad en la comunidad, se demuestra que la fragilidad incrementa el riesgo de mortalidad 2 veces, el riesgo de discapacidad en ABVD y AIVD 2,8 y 3,6 veces respectivamente, el riesgo de caídas 1,7 veces, el riesgo de hospitalización 1,9 veces y el riesgo de institucionalización 5,8 veces. La figura 1.6 presenta la escala del *continuum* funcional (ECF), una nueva clasificación de las personas mayores que incluye todo el espectro del *continuum* funcional, desde la máxima independencia y capacidad intrínseca a la máxima dependencia posible, pasando por la prefragilidad y la fragilidad. Esta escala ha demostrado identificar adecuadamente el riesgo de mortalidad y hospitalización en personas mayores.

IMPORTANCIA DE LA EDAD

Es indudable que la edad es el principal factor pronóstico de resultados adversos en salud, como mortalidad, discapacidad, hospitalización e institucionalización. El riesgo de mortalidad es más de 8 veces superior para las personas entre 80 y 85 años y más de 16 veces mayor para las personas con edades iguales o mayores a 85 años, valores muy superiores a los de la diabetes, el cáncer o la insuficiencia cardíaca. El solo hecho de tener más de 80 años determina un riesgo de mortalidad a los 4 años del 15%. La edad se asocia además con una menor capacidad de recuperar la función perdida derivada de un ingreso hospitalario, y el riesgo es 2 veces o superior en los mayores de 90 años frente a los menores de 75 años.

Existen disponibles *online* diferentes calculadoras que identifican el riesgo de mortalidad en las personas mayores. Destacan las calculadoras de Schonberg y la calculadora de Lee, disponibles en http://ePrognosis.ucsf.edu, aunque recientemente se ha elaborado una versión que las combina y que está disponible en español gratuitamente (https://eprognosis.ucsf.edu/leeschonberg.php?language=Spanish). En ambas calculadoras, la edad es el factor más importante, que otorga hasta 7 puntos a los mayores de 85 años, comparado con 1 punto que se otorga a la diabetes, por ejemplo (tabla 1.2). Otra calculadora denominada Healthy Life Calculator, disponible gratuitamente en: http://healthylifecalculator.org, añade a los años de vida calculados la probabilidad de que estos sean libres de discapacidad. Esta calculadora se basa en 11 ítems: edad, sexo, salud autopercibida, discapacidad para realizar ABVD

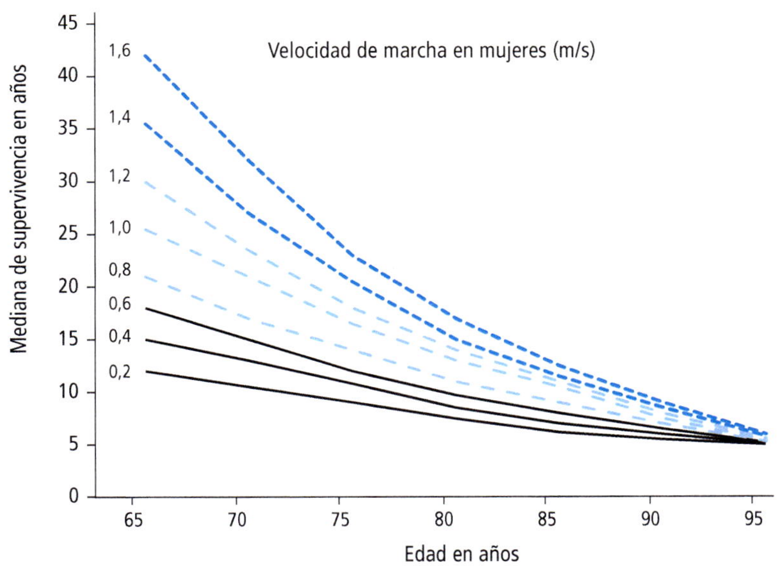

Figura 1.5 Mediana de supervivencia en años calculada según la edad y la velocidad de marcha (valores aproximados para mujeres, existen figuras semejantes para hombres). (Modificado de Studenski S, Perera S, Patel K, et al. Gait Speed and Survival in Older Adults. JAMA 2011; 305: 50-8.)

Máxima independencia funcional

Continuum funcional

Máxima dependencia funcional

Categoría	ABVD	AIVD	Fragilidad	Constructo	Mortalidad a 5 años (%)	Mortalidad a 10 años (%)
1	Independiente	Independiente	No frágil	Barthel ≥ 90, Lawton = 8 0 criterios de fenotipo de fragilidad	1,3	15,8
2	Independiente	Discapacidad	No frágil	Barthel ≥ 90, Lawton < 8 0 criterios de fenotipo de fragilidad	10,5	26,6
3	Independiente	Independiente	Prefrágil	Barthel ≥ 90, Lawton = 8 1-2 criterios de fenotipo de fragilidad	6,9	22,4
4	Independiente	Discapacidad	Prefrágil	Barthel ≥ 90, Lawton < 8 1-2 criterios de fenotipo de fragilidad	23,2	49,7
5	Independiente para las ABVD		Frágil	Barthel ≥ 90 ≥ 3 criterios de fenotipo de fragilidad	38,8	62
6	Discapacidad leve para las ABVD			Barthel 85-60	51,2	75
7	Discapacidad moderada para las ABVD			Barthel 55-40	75	89,6
8	Discapacidad grave para las ABVD			Barthel < 40	78,8	97,1

Figura 1.6 Escala del *continuum* funcional de los adultos mayores y mortalidad asociada. ABVD: actividades básicas de la vida diaria; AIVD: actividades instrumentales de la vida diaria.

TABLA 1.2 Calculadoras de expectativa de vida

	Índice de Schonberg		Índice de Lee	
	Categorías	**Puntos**	**Categorías**	**Puntos**
Edad	65-69	0	65-69	0
	70-74	1	70-74	1
	75-79	3	75-79	3
	80-84	5	80-84	5
	≥ 85	7	≥ 85	7
Sexo	Mujer	0	Mujer	0
	Hombre	3	Hombre	2
Índice de masa corporal	< 25	2	< 25	1
Salud autopercibida	Excelente	0		
	Buena	1		
	Pobre	2		
Hábito tabáquico	Nunca	0	Sí	2
	Fumador previo	1		
	Fumador actual	3		
Hospitalización en el último año	Ninguna	0		
	Una vez	1		
	Dos o más veces	3		
Comorbilidades	EPOC	2	EPOC	2
	Cáncer	2	Cáncer	2
	Diabetes	2	Diabetes	1
			Insuficiencia cardíaca	2
Medidas funcionales (discapacidad para)	AIVD	2	Baño	2
			Finanzas	2
			Levantar objetos pesados	1
Deambulación (dificultad para)	Caminar tres manzanas		Caminar varias manzanas	2
	Sin dificultad	0		
	Dificultad leve o no puede	3		

AIVD: actividades instrumentales de la vida diaria; EPOC: enfermedad pulmonar obstructiva crónica.

y AIVD, presencia de disnea, diabetes, infarto de miocardio o ictus, hábito tabáquico, número de fármacos tomados habitualmente, actividad física (deambulación), estado afectivo, tratamiento activo contra el cáncer y necesidad de silla de ruedas para moverse.

IMPORTANCIA DE LA ENFERMEDAD CRÓNICA Y LA MULTIMORBILIDAD

Aunque no existe una definición consensuada universal, la presencia de dos o más enfermedades crónicas de manera simultánea parece la más aceptada para la multimorbilidad, aunque para conseguir validez en los análisis comparativos se deberían considerar como procesos crónicos los de duración prolongada y que determinen discapacidad residual o empeoramiento de calidad de vida, o que precisen largos períodos de cuidados, tratamiento o rehabilitación. Se describen en la literatura datos de prevalencia de multimorbilidad variables en mayores de 65 años, entre el 55 y el 98% dependiendo de la edad, el ámbito y la definición de multimorbilidad.

La multimorbilidad genera pérdida de calidad de vida, aumento del consumo de recursos sanitarios y de la mortalidad, de la progresión de las propias enfermedades crónicas y un aumento del riesgo y severidad de la discapacidad. El riesgo de mortalidad es casi 2 veces mayor en caso de presentar dos o más enfermedades y de casi 3 veces en el caso de presentar tres o más, comparado con individuos sin multimorbilidad, aunque con un efecto modulado por la discapacidad.

Pero, además, los pacientes con multimorbilidad tienen un riesgo aumentado de deterioro funcional en el seguimiento a 3 años casi 2 veces mayor por cada nuevo diagnóstico, y hasta 13 veces mayor en caso de presentar tres o más enfermedades crónicas incidentes. Por último, la multimorbilidad también es determinante del gasto sanitario, y así, en EE. UU., el 80% del gasto del Medicare se dedicó a pacientes con cuatro o más enfermedades crónicas, y se incrementó exponencialmente con el número de condiciones.

IMPORTANCIA DE LA PRESENTACIÓN ATÍPICA DE ENFERMEDADES: SÍNDROMES GERIÁTRICOS

Muchos de los procesos de enfermedad en los pacientes de edad se caracterizan por tener una presentación atípica, de la cual son responsables los cambios fisiológicos del envejecimiento. Algunas de estas presentaciones atípicas denominadas síndromes geriátricos suponen problemas de salud muy prevalentes y específicos de edades avanzadas. Los síndromes geriátricos son, pues, condiciones de salud no específicas, de origen multifactorial, relacionadas con la disminución de reserva funcional, y que se asocian con eventos graves de salud. La tabla 1.3 presenta los principales síndromes geriátricos reconocidos, incluyendo los que fueron descritos en primer lugar, también llamados «gigantes de la geriatría».

Los datos de prevalencia de los síndromes geriátricos son heterogéneos tanto por el ámbito donde se diagnostican, por la edad del grupo en donde se miden y por los procesos que se consideran como tales, incluyéndose en la tabla 1.3 los principales datos. En pacientes hospitalizados, su presencia se asocia con aumento de la estancia, la mortalidad hospitalaria y a los 3 meses, la institucionalización al alta y a los 3 meses, o reingresos hospitalarios, todo ello con mayor intensidad que el propio recuento de enfermedades crónicas.

Las características que definen a los síndromes geriátricos se resumen en el cuadro 1.1. La relevancia de los síndromes geriátricos es tal que la presencia de tres síndromes o más supone un riesgo 7,5 veces mayor de discapacidad en las AVD,

TABLA 1.3 Síndromes geriátricos

Síndromes geriátricos	Prevalencia
Gigantes de la geriatría	
Deterioro cognitivo	10% en la comunidad
Deterioro funcional	30% en la comunidad
Inmovilidad	18% en la comunidad
Caídas	30% en la comunidad
Incontinencias	10-15% en la comunidad
Síndromes reconocidos	
Fragilidad	12% en la comunidad
Sarcopenia	1-29% en la comunidad
Delirium	10-56% en el hospital
Depresión	5% en la comunidad
Insomnio	30-50%
Déficit sensorial	75%
Dolor	50% en la comunidad
Malnutrición	6,9% en la comunidad
Disfagia	30% en la comunidad
Polifarmacia	27-59% en la comunidad
Úlceras por presión	3% en la comunidad
Malos tratos	3-4% en la comunidad

CUADRO 1.1 Características principales de los síndromes geriátricos

- Elevada prevalencia en la población mayor (hasta un 50% de los mayores de 65 años presentan al menos uno).
- Infradiagnóstico, lo que implica necesidad de búsqueda proactiva.
- Base fisiopatológica común basada en la disminución de la reserva funcional, la inflamación crónica de bajo grado y la multicausalidad.
- Presentación clínica en forma atípica.
- Detección y evaluación mediante valoración geriátrica integral.
- Elevada asociación con malos resultados de salud, como mortalidad, discapacidad, dependencia, hospitalización, institucionalización y mala calidad de vida.
- El manejo clínico y la prevención comparten características comunes: manejo multiprofesional en equipo interdisciplinar; empleo adecuado de los niveles asistenciales; intervenciones multicomponentes, con especial relevancia del ejercicio físico y la nutrición; control de la polifarmacia y manejo farmacológico adecuado a las características de los mayores.

mientras que presentar tres o más enfermedades crónicas supone un riesgo 4 veces mayor. Es decir, el mal pronóstico de estos síndromes casi duplica al de la multimorbilidad o la enfermedad crónica.

RECUERDA: Los síndromes geriátricos son condiciones de salud frecuentes en los mayores, formas de presentación atípica de las enfermedades, de origen multifactorial y que se asocian con eventos graves de salud.

IMPORTANCIA DE LA POLIFARMACIA

El aumento de la expectativa de vida, la multimorbilidad y la implementación estricta de las guías de práctica basadas en la evidencia clínica son las razones de la polifarmacia en el adulto mayor. Esta se asocia potencialmente con consecuencias negativas, como reacciones adversas a fármacos, interacción fármaco-enfermedad, dosificación inapropiada, menor adherencia o reducción de la eficacia. La polifarmacia también se ha asociado de manera independiente a mayor mortalidad, fragilidad, discapacidad y caídas, entre otros eventos adversos de salud.

DIFERENCIAS EN EL PROCESO DE ENFERMEDAD AGUDA ENTRE ADULTOS JÓVENES Y MAYORES

Como se muestra en la figura 1.7, la enfermedad en el adulto joven suele aparecer en individuos con independencia funcional, que origina pérdidas funcionales pequeñas que casi nunca generan discapacidad, y con una recuperación *ad integrum* en la mayoría de las ocasiones, con tratamiento médico óptimo según guías clínicas. Si pusiéramos como ejemplo una neumonía, el paciente pierde función en el momento del ingreso hospitalario, pero la recupera rápidamente en 2-3 días tras tratamiento antibiótico, y puede ser dado de alta con recuperación funcional total.

Las personas mayores con frecuencia no tienen una función previa del 100%, bien por disminución de la reserva funcional de sus órganos o sistemas, fragilidad o discapacidad (v. fig. 1.7, punto 1), lo que hace necesaria la aplicación de la valoración geriátrica integral (VGI) para conocer la situación basal de la que se parte (v. capítulo 5). La misma enfermedad aguda que en el adulto joven, en nuestro ejemplo la misma neumonía, suele originar mayores pérdidas funcionales y hace que el adulto mayor caiga bajo el umbral de la discapacidad frecuentemente (v. fig. 1.7, punto 2). En ese momento, la presencia de multimorbilidad, los cambios fisiológicos del envejecimiento y la fragilidad serán determinantes de la presentación atípica de enfermedades en forma de síndromes geriátricos, así como de patrones de enfermedad causantes de modelos específicos de discapacidad (v. fig. 1.7, punto 2). Por todo ello, será necesario un sistema de atención individualizado y especializado basado en el trabajo en un equipo interdisciplinar y con un adecuado manejo de los niveles asistenciales, que incluya el manejo de la multimorbilidad y la polifarmacia, aspectos funcionales, cognitivos y afectivos, rehabilitación y movilización precoces, abordaje nutricional y evaluación social precoz, para evitar la iatrogenia, reducir la discapacidad incidente, y mejorar la calidad de vida y el regreso al domicilio habitual (v. fig. 1.7, punto 3). Por último, pero no menos importante, se deberá facilitar la continuidad del tratamiento mediante cuidados continuados en los diferentes niveles asistenciales de atención geriátrica para conseguir rehabilitación funcional (v. fig. 1.7, punto 4), así como ofertar cuidados comunitarios que faciliten la monitorización y el seguimiento domiciliario (v. fig. 1.7, punto 5). Solo un sistema de atención sanitaria al paciente mayor durante todo el proceso de enfermedad basado en estas premisas y teniendo en

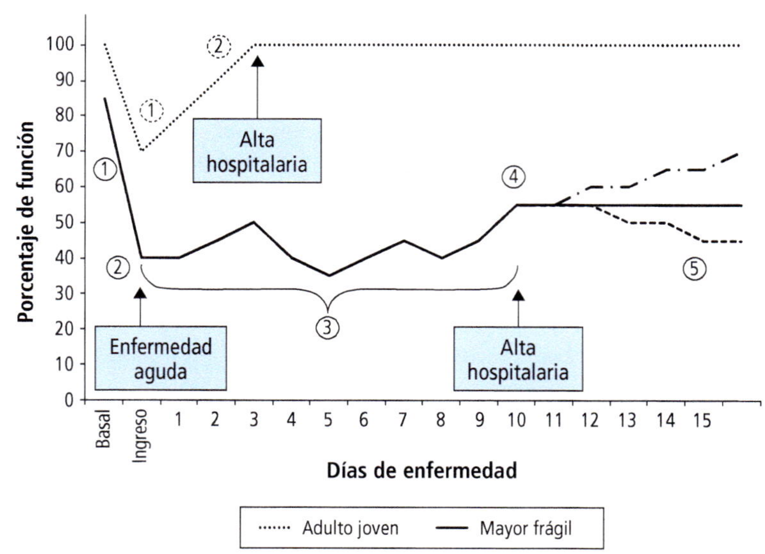

Figura 1.7 Diferencias en el proceso de enfermedad entre el adulto joven y el mayor frágil.

cuenta estos aspectos conseguirá minimizar el impacto devastador de la enfermedad aguda sobre este grupo poblacional.

ANÁLISIS CONJUNTO DE LA FUNCIÓN Y OTROS FACTORES

En observaciones longitudinales se ha determinado la asociación entre las enfermedades crónicas, la multimorbilidad, la discapacidad, la edad, la fragilidad, los síndromes geriátricos y otras variables con eventos adversos en salud en los adultos mayores. Resulta de especial interés la evaluación conjunta de estas variables en la predicción de la mortalidad y la discapacidad incidente, probablemente las dos variables más relevantes en envejecimiento, para conocer las características que identifiquen a la población diana dentro del grupo poblacional de mayores, más susceptible de atención geriátrica especializada. Cada vez son más los datos en la literatura internacional de que la función, más que la multimorbilidad, es el principal predictor de mortalidad en personas de 80 o más años y el principal factor que modula la asociación de las enfermedades crónicas con eventos adversos.

MODELO ASISTENCIAL Y METODOLOGÍA DE TRABAJO NECESARIA PARA LA ATENCIÓN SANITARIA ESPECIALIZADA A LOS MAYORES

En los últimos 30 años, la geriatría ha desarrollado una metodología de trabajo específica, llevada a cabo por profesionales con una adecuada capacitación según los programas formativos de la Especialidad de Geriatría y Enfermería Geriátrica por el Ministerio de Sanidad y Consumo (Orden SCO/2603/2008 de 1 de septiembre) y por el Ministerio de Sanidad y Política Social (Orden SAS/3225/2009 de 13 de noviembre), y cuyo beneficio ha sido sometido en la literatura a evaluaciones sistemáticas. Esta metodología de trabajo tiene como tres pilares básicos la valoración geriátrica integral (VGI), el trabajo multidisciplinar y la atención en niveles asistenciales adaptados a la función (fig. 1.8). La VGI ha demostrado beneficio frente a los cuidados tradicionales en la disminución de la institucionalización, de la mortalidad y de la discapacidad.

De la misma manera se han desarrollado y evaluado dispositivos asistenciales para el paciente de edad, llamados «niveles asistenciales», como las unidades geriátricas de agudos

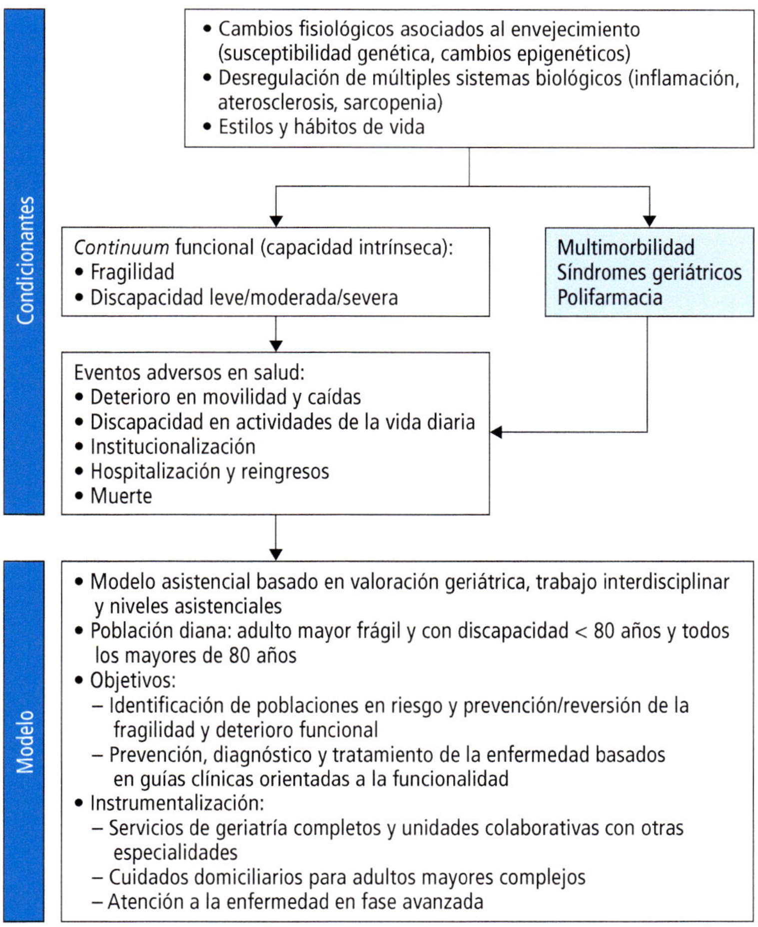

Figura 1.8 Fundamentos de una atención geriátrica especializada.

(grado de recomendación I), los servicios de interconsulta geriátrica (grado de recomendación III), las unidades de ortogeriatría (grado de recomendación I) y las unidades de recuperación funcional (grado de recomendación I). A nivel comunitario se han evaluado como niveles de intervención el hospital de día (grado de recomendación IIA) y diferentes dispositivos de atención geriátrica domiciliaria, incluyendo el seguimiento tras el alta hospitalaria (grado de recomendación IIA), los cuidados de soporte domiciliario (grado de recomendación IIA), la rehabilitación domiciliaria (grado de recomendación IIA) y la hospitalización domiciliaria (grado de recomendación IIB).

RECUERDA: El método de trabajo en geriatría se basa en la valoración geriátrica integral, el empleo de los niveles asistenciales, el trabajo en equipo interdisciplinar y el conocimiento de la medicina geriátrica.

De la misma manera, se han puesto en marcha en las últimas décadas modelos de cuidados para pacientes con múltiples enfermedades crónicas y discapacidad funcional y diferentes modalidades de servicios integrados, de los que son ejemplo los Program for All-inclusive Care of the Elderly (PACE) en EE. UU., los Integrated Services for Frail Elders (SIPA) o Program of Research to Integrate the Services for the Maintenance of Autonomy (PRISMA) en Canadá o la experiencia Torbay en el Reino Unido, así como programas específicos basados en la fragilidad, como el Think Frailty escocés, el Fit for Frailty del Reino Unido, el Canadian Frailty Network o el Australian Frailty Network. Todos estos modelos se han desarrollado para la gestión de casos y para garantizar la prestación equitativa y sostenible de servicios adaptados a las necesidades de los pacientes crónicos complejos facilitando la continuidad de los cuidados.

Queda claro que las políticas sanitarias deberían estar basadas en criterios de edad, fragilidad y discapacidad, y no solamente en la existencia de comorbilidad o multimorbilidad. Se hacen por ello necesarias la implementación de nuevas guías clínicas orientadas a funcionalidad, aproximaciones terapéuticas y estrategias de investigación donde la prioridad, más allá del necesario manejo de la multimorbilidad y la polifarmacia, será el conocimiento de los mecanismos de envejecimiento, así como la prevención, el diagnóstico y el manejo de fragilidad y del deterioro funcional tanto intrínseco como derivado de los procesos de enfermedad (cuadro 1.2). La OMS propone una distribución de la atención sanitaria basada en la capacidad intrínseca en lugar de en la enfermedad (fig. 1.9).

Se hace precisa la urgente instauración de servicios de geriatría completos con atención directa de equipos multidisciplinares de geriatría en los diferentes niveles de asistencia hospitalaria y extrahospitalaria. De la misma manera, es imprescindible la colaboración con especialidades médicas y quirúrgicas para fomentar la creación de programas de alta calidad en el cuidado de los pacientes de edad. En estos dispositivos, el modelo de atención a los mayores debe ayudar a estratificar el riesgo de la intervención o la cirugía según las características de los pacientes.

CUADRO 1.2 Metodología de trabajo y modelo de atención geriátrica especializada

- **Selección del paciente diana de la atención geriátrica especializada:**
  - Mayor de 80 años.
  - Entre 70 y 80 años si existe fragilidad, deterioro funcional, deterioro cognitivo, presencia de otros síndromes geriátricos o en institucionalizados.
- **Evaluación del caso y clasificación.**
- **Planificar cuidados continuados, integrados y coordinados.**
- **Objetivo primario de funcionalidad y calidad de vida.**
- **Uso de instrumentos estandarizados de valoración geriátrica integral.** Valoración de multimorbilidad, polifarmacia, deambulación, test de observación directa, actividades de la vida diaria, trastornos sensoriales, nutrición y disfagia, evaluación cognitiva y conductual, soporte social y relacional.
- **Trabajo en equipo multidisciplinar por profesionales con capacitación específica.** Geriatra, enfermero/a especialista en geriatría, trabajador social, fisioterapeuta, terapeuta ocupacional, licenciado/a en deporte, nutricionista y otros.
- **Actuación en niveles asistenciales:** la fragilidad y la función como eje vertebrador de la intervención y de la ubicación de pacientes.
  - Programas de prevención en personas mayores sanas en la comunidad.
  - Colaboración con atención primaria: desarrollo de programas de detección e intervención de fragilidad. Colaboración y asesoramiento en programas de adultos mayores con multimorbilidad severa, deterioro funcional y cognitivo avanzado en la comunidad y en el medio residencial.
  - Unidad geriátrica de agudos.
  - Unidad de recuperación funcional.
  - Unidades funcionales colaborativas con otras especialidades (ortogeriatría, asesoramiento a otras especialidades quirúrgicas, oncogeriatría, unidades colaborativas con cardiología, nefrología, otras especialidades).
  - Consulta externa de geriatría: valoración de la fragilidad, deterioro funcional, caídas, nutricional, multimorbilidad y otros síndromes geriátricos.
  - Equipos de continuidad asistencial: valoración tras el alta hospitalaria, apoyo al medio residencial y colaboración con equipos de hospitalización domiciliaria.

DECÁLOGO PARA EL DESARROLLO DE UNA ATENCIÓN GERIÁTRICA ESPECIALIZADA

1. La atención sanitaria especializada debe basarse en la mejor evidencia científica disponible, ser individualizada, adaptada a las características y preferencias de cada persona, basada en aspectos éticos que respeten sus voluntades y derechos, y que facilite los cuidados coordinados, integrados y continuados.
2. Las políticas sanitarias de atención a los mayores deben fundamentarse en criterios de edad, fragilidad y discapacidad, y no solamente en la existencia de enfermedad aguda, crónica o multimorbilidad.

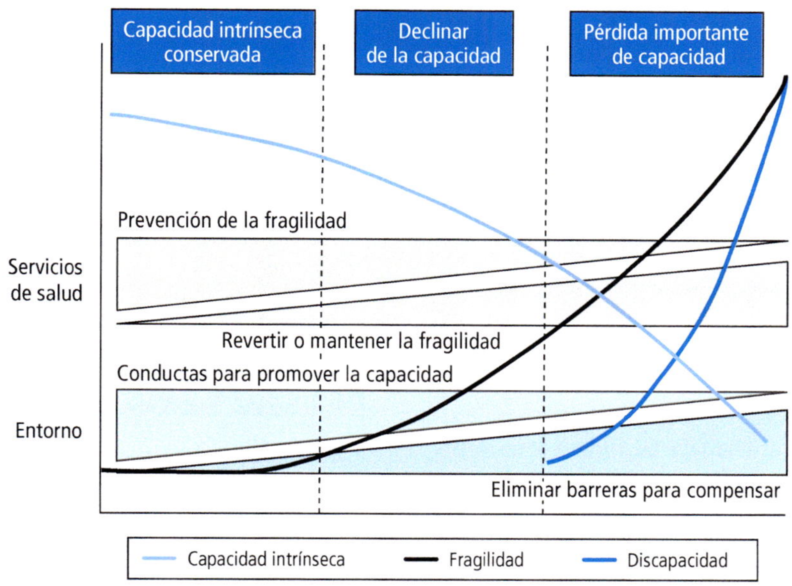

Figura 1.9 Actuaciones sobre el *continuum* funcional. (Modificado de la Organización Mundial de la Salud.)

3. Se deben priorizar la funcionalidad y la calidad de vida, así como otros indicadores, como la tasa de hospitalización, institucionalización y los cuidados de soporte como variables de resultados de salud más importantes, en detrimento de la tradicional mortalidad.
4. Debe fomentarse la promoción de la salud y realizar una búsqueda activa de la fragilidad, la detección y el tratamiento de la misma a nivel comunitario, con el objetivo de disminuir o retardar los eventos adversos en salud de ella derivados.
5. Se recomienda el desarrollo de servicios de geriatría completos en todos los hospitales como único sistema de atención sanitaria al adulto mayor que ha demostrado eficacia y eficiencia. Deben incluir niveles asistenciales hospitalarios y comunitarios, y unidades funcionales colaborativas con otras especialidades médico-quirúrgicas.
6. En el manejo de la enfermedad crónica y la multimorbilidad, se recomienda el desarrollo de nuevas guías clínicas orientadas a la funcionalidad basándose en la evidencia científica, teniendo en cuenta las preferencias del paciente y con evaluación del riesgo/beneficio de la toma de decisiones.
7. Se recomienda la promoción y el desarrollo de los cuidados domiciliarios en personas mayores complejas mediante aproximación multidisciplinaria, centrada tanto en pacientes tras el alta hospitalaria y riesgo de reingreso e institucionalización, como en mayores con incapacidad establecida o enfermedad crónica en estadio severo.
8. Se deben promover los cuidados en la enfermedad avanzada, tanto oncológica como no oncológica, con el objetivo de optimizar beneficios, minimizar daños y mejorar o paliar el mal estado funcional y la mala calidad de vida, teniendo en cuenta las preferencias de los mayores y respetando los principios de autonomía, igualdad, beneficencia y no maleficencia.
9. Debe garantizarse la docencia de la medicina geriátrica a todos los alumnos de pregrado, y las especialidades médicas de posgrado que atiendan a población mayor.
10. Se debe fomentar la investigación básica, epidemiológica, clínica y traslacional en envejecimiento y fragilidad, mediante grupos colaborativos de excelencia. El objetivo es el conocimiento de los mecanismos de envejecimiento y la prevención, el diagnóstico y el manejo de la fragilidad y del deterioro funcional, tanto intrínseco como derivado de los procesos de enfermedad y estilos de vida.

2

Importancia del estudio de la vejez, el envejecimiento y la medicina geriátrica

Rodrigo Alberto Heredia Ramírez, Carlos Alberto Cano Gutiérrez

INTRODUCCIÓN

La vejez, a lo largo de la historia, ha sido percibida en muchas ocasiones como una etapa asociada a pérdidas, deterioro y discapacidad. Sin embargo, tras la Revolución francesa, diversos acontecimientos históricos transformaron radicalmente el pensamiento de la clase burguesa, lo que influyó en los estilos de vida de los siglos XX y XXI.

Hoy en día, el creciente envejecimiento de la población a nivel global nos lleva a reflexionar sobre preguntas fundamentales desde la filosofía del envejecimiento y la vejez: ¿Por qué envejecemos y por qué morimos? ¿Qué significa realmente la vejez? ¿Cuál es el sentido de la vida y del proceso de envejecer? ¿Qué fundamentos científicos sustentan el estudio del envejecimiento? ¿Cómo podemos vivir mejor esta etapa? ¿Cómo será nuestra propia vejez?

Si bien estas interrogantes no pueden resolverse únicamente desde la geriatría, es posible encontrar respuestas más amplias al abordarlas desde la gerontología.

En este capítulo se analizará la importancia del estudio de la medicina geriátrica en la formación médica, destacando cómo el conocimiento interdisciplinario, desarrollado desde diversas áreas del saber, puede empoderar a los futuros médicos. Este empoderamiento les permitirá liderar el cuidado integral de las personas mayores, mediante el uso de herramientas estandarizadas y de alta eficacia operativa para garantizar una atención de calidad.

RECUERDA: La vejez es la etapa del desarrollo que señala un estado al cual se llega después de un largo proceso, y es el resultado de una compleja interacción de procesos biológicos, psicológicos y sociales. Rowe y Khan han definido la «vejez normal» como la que sucede con los estándares correspondientes a un determinado contexto (normal para la edad). La «vejez patológica» es la que ocurre con presencia de enfermedad; vejez no es igual a enfermedad, pero en la vejez sí existe más probabilidad de tener enfermedades crónicas. La «vejez satisfactoria» es la que sucede con baja probabilidad de enfermar y de presentar discapacidad. Contiene un adecuado funcionamiento físico y funcional, y un alto compromiso con la vida y la sociedad.

IMPORTANCIA DEL CONCEPTO DE VEJEZ Y ENVEJECIMIENTO

El ser humano discurre por una serie de ciclos y etapas durante la vida. El transcurrir vital individual es el conjunto de etapas por las que el ser humano va pasando a lo largo de su vida, desde su nacimiento hasta su muerte. Este proceso gradual de experiencias involucra aspectos biológicos, cognitivos, psicosociales y psicosexuales que rodean a las interacciones de cada individuo con las condiciones sociales, genéticas, ambientales, culturales, económicas e históricas. El capítulo 1 del presente libro nos ilustra la transición demográfica en la que ya estamos inmersos, mostrándonos una mayor expectativa de vida, por lo que disfrutaremos del período de la vejez. Sin embargo, darle el sentido apropiado al período de la vejez requiere del apoyo de diversas disciplinas, como la psicología, la gerontología, la psicología del desarrollo y la sociología para definirla. La definición puede partir de tres diferentes aspectos: el biológico tiene en cuenta el patrón cronológico y los cambios morfofuncionales, el psicológico analiza los cambios en los procesos psicológicos básicos y en la personalidad y el social incorpora aspectos relacionados con el contexto sociocultural y las representaciones sociales. En conclusión, la vejez es una etapa de la vida caracterizada por cambios biológicos, psicológicos, sociales y culturales que pueden variar de una persona a otra, por lo que no se puede reducir a un proceso puramente biológico. Es prioritario darle un adecuado significado a esta etapa, partiendo desde la población joven y para toda persona que ya vive el período de la vejez. La función de la vejez va más allá de simplemente marcar el paso del tiempo. Esta etapa de la vida puede ser vista como una oportunidad para reflexionar sobre la propia existencia, consolidar la identidad personal, transmitir sabiduría y experiencias a generaciones más jóvenes y contribuir al bienestar de la sociedad en general. La vejez puede ser un período de crecimiento personal, de disfrute de la vida, de participación activa en la comunidad y de continuidad en la construcción de la historia personal y colectiva.

Lo anterior nos sitúa en tener que reconocer cómo el envejecimiento impacta en nuestra vida diaria a nivel individual, familiar y social o comunitario.

El Oxford English Dictionary define el envejecimiento como «el conjunto de modificaciones morfológicas y fisiológicas que aparecen como consecuencia de la acción del tiempo sobre los seres vivos, que supone una disminución de la capacidad de adaptación en cada uno de los órganos, aparatos y sistemas, así como de la capacidad de respuesta a los agentes lesivos que inciden en el individuo». El diccionario de la Real Academia Española lo define como «la acción y efecto de envejecer», que es hacer viejo a alguien o algo. Se han propuesto varias teorías y conceptos sobre cómo se vive el envejecimiento hasta la vejez. Las teorías biológicas hablan del desgaste natural de todos los órganos y sistemas corporales como una consecuencia natural y normal de todos los seres vivos (v. capítulo 3). Sin embargo, la exposición al medio ambiente y el requerimiento de producción energética hacen que se deterioren los mecanismos de reparación celular, con fenómenos de apoptosis. Las teorías psicológicas involucran aspectos cognitivos y psicológicos donde las principales virtudes que aparecen son la prudencia y la sabiduría. Las teorías sociales buscan comprender la adaptación de los adultos mayores a la sociedad, de aquí se desprende la teoría de la desvinculación, teniendo como ejemplo el retiro laboral. Por otro lado, la teoría de la actividad (tener un alto grado de participación) y la teoría de la continuidad (determinado por el estilo previo, hábitos y gustos) podrían explicar un buen envejecimiento y adaptación con mayores niveles de satisfacción con la vida. Las personas que viven en las zonas azules (zonas con mayor número de centenarios) serían unos buenos exponentes de estas teorías. Reuniendo todas estas teorías, podríamos dar un listado de atributos del envejecimiento que se ven en la figura 2.1.

RECUERDA: El envejecimiento es el resultado de la exposición a unos contextos multidimensionales, como la situación económica, los estilos de vida, las satisfacciones personales, los entornos sociales, las enfermedades padecidas, el sufrimiento acumulado, los factores de riesgo ambientales, la capacidad de resiliencia y los aspectos genéticos.

El concepto de envejecimiento podría ser visto de forma negativa y ligado a discapacidad y dependencia, lo que generaría frustración, temor y desesperanza en las personas. Sin embargo, las personas de edad avanzada ofrecen valiosos recursos y contribuyen de forma importante en la estructura de nuestras sociedades. Por lo tanto, la Organización Mundial de la Salud (OMS) ha liderado modelos de envejecimiento que intentan dar una mirada positiva al término de envejecimiento. El «envejecimiento saludable» (1998), que es el proceso de fomentar y mantener la capacidad funcional que permite el bienestar en la vejez, y el «envejecimiento activo» (2002), proceso de optimización de las oportunidades de salud, participación y seguridad que tiene como fin mejorar la calidad de vida de las personas a medida que envejecen. El término «activo» hace referencia a una participación continua en aspectos sociales, económicos, culturales, espirituales y cívicos, no solo a la capacidad para estar físicamente activo o participar en la mano de obra.

La OMS declaró el período de 2021-2030 como la Década del Envejecimiento Saludable. Busca ofrecer la oportunidad de estimular a los gobiernos, la sociedad civil, los organismos internacionales, los profesionales, las instituciones académicas, los medios de comunicación y el sector privado en torno a 10 años de acción concertada, catalizadora y de colaboración

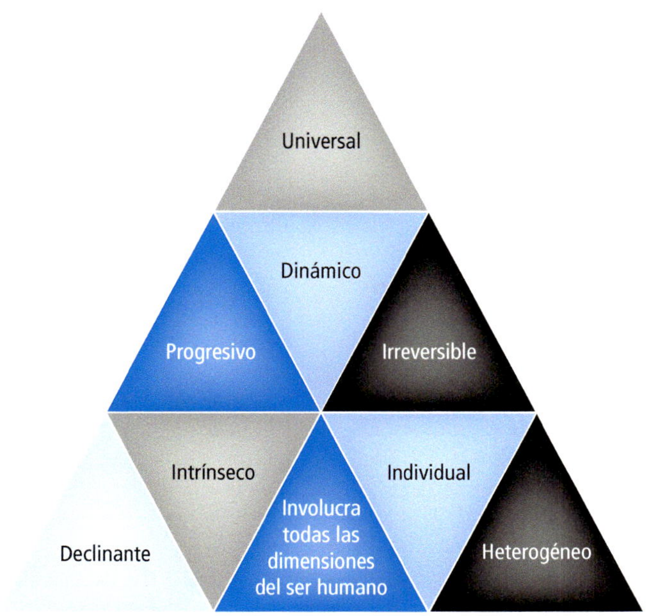

Figura 2.1 Atributos del concepto de envejecimiento.

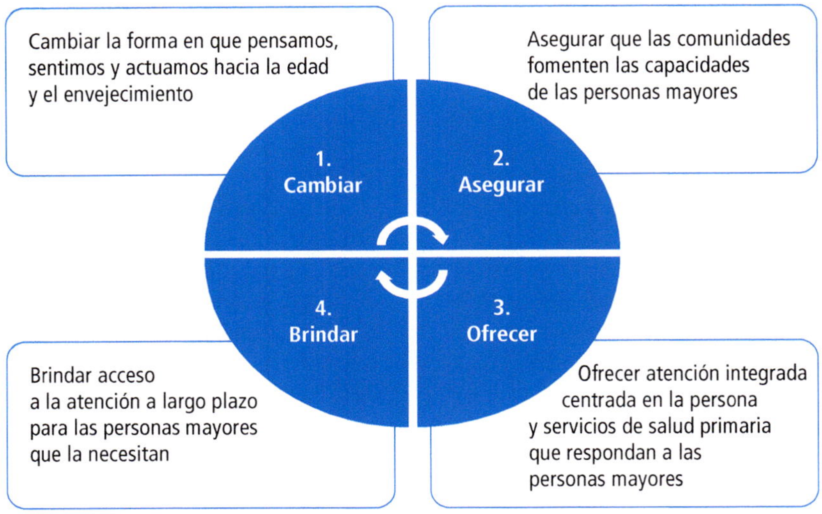
Cambiar la forma en que pensamos,
sentimos y actuamos hacia la edad
y el envejecimiento
Asegurar que las comunidades
fomenten las capacidades
de las personas mayores
1.
Cambiar
2.
Asegurar
4.
Brindar
3.
Ofrecer
Brindar acceso
a la atención a largo plazo
para las personas mayores
que la necesitan
Ofrecer atención integrada
centrada en la persona
y servicios de salud primaria
que respondan a las
personas mayores

Figura 2.2 Las cuatro áreas de acción de la Década del Envejecimiento Saludable (2021-2030, OPS/OMS).

para mejorar las vidas de las personas mayores, sus familias y las comunidades en las que viven. Uno de sus objetivos es «añadir vida a los años». Las oportunidades dependen de un envejecimiento saludable. Vivir más años con buena salud lleva a preservar la autonomía y la percepción de bienestar, por lo que los esfuerzos en el cuidado de la salud del adulto mayor están centrados en preservar o mantener el estado funcional. Para lograr un impacto apropiado la OMS desarrolló cuatro áreas de acción que se encuentran expresadas en la figura 2.2. Podemos concluir que el envejecimiento es único, dinámico y diverso. Es importante considerar que el envejecimiento puede ser una etapa de la vida en la que se presentan desafíos, pero también oportunidades de crecimiento, aprendizaje y desarrollo personal.

GERONTOLOGÍA Y GERIATRÍA EN LA EDUCACIÓN MÉDICA

«La historia de la medicina nos enseña de dónde venimos,
dónde estamos en la medicina actual,
y en qué dirección estamos marchando.
Es la brújula que nos guía hacia el futuro.»

Henry E. Sigerist

En 1977, el Institute of Medicine of the National Academy of Sciences, en conjunto con el National Institute of Aging, abrió el panorama para la inclusión de temas en gerontología y geriatría en la educación en pregrado de Medicina y en las carreras afines a la salud. La visión de la gerontología es fundamental para una sociedad que envejece rápidamente. Permite preparar a los sistemas de salud, servicios sociales, políticas públicas y comunidades para responder adecuadamente a las necesidades de la población mayor. Además, contribuye a desmitificar el envejecimiento y a promover una visión positiva y realista de esta etapa de la vida. Busca comprender el envejecimiento, mejorar la calidad de vida, promover el envejecimiento activo, desarrollar políticas y programas, educar y sensibilizar. La medicina geriátrica es una rama de la medicina que se especializa en el cuidado del adulto mayor. El enfoque integral y especializado no solo mejora la calidad de vida de las personas mayores, sino que también apoya a las familias y cuidadores, y contribuye a la sostenibilidad del sistema de salud al prevenir complicaciones y optimizar el uso de recursos. Las razones por las cuales la medicina geriátrica es importante son las siguientes:

1. Atención integral y personalizada.
2. Prevención y tratamiento de enfermedades.
3. Manejo de síndromes geriátricos.
4. Mejora de la calidad de vida.
5. Apoyo a familias y cuidadores.
6. Cuidado paliativo y de fin de vida.
7. Ahorro de costos y eficiencia del sistema de salud.

Los conceptos de vejez y envejecimiento se interrelacionan y complementan para dar origen a la gerontología y la medicina geriátrica, que tienen como objeto final mejorar la calidad de vida del adulto mayor (fig. 2.3). A continuación, se esgrimen las razones partiendo desde los avances en el conocimiento y cómo esto se ha ido incorporando específicamente en la educación médica.

RECUERDA: La gerontología es el estudio del envejecimiento desde su más amplia perspectiva; es un campo de estudio multidisciplinario e interdisciplinario enfocado en las personas adultas mayores y en el envejecimiento a través del curso de la vida. Incluye subcampos como la gerontología social y comunitaria, la gerontología interpretativa y la gerontología crítica (Achenbaum y Levin, 2012).

El cuerpo de conocimiento

En el ámbito de las ciencias biológicas

El reto de poder distinguir en nuestros pacientes entre envejecimiento normal y enfermedad se presenta en consultorios

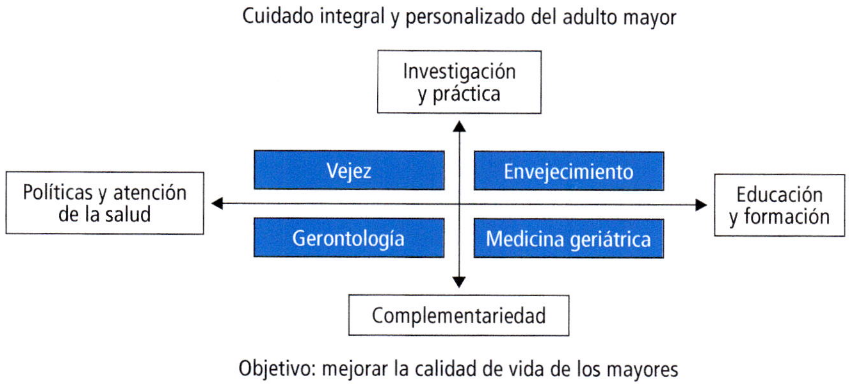

Figura 2.3 Interrelación de campos del conocimiento en el contexto del cuidado de la salud de los adultos mayores.

y hospitales durante la práctica diaria, sobre todo en los mayores de 80 años. Desde las ciencias básicas hasta las áreas clínicas, pasando por la epidemiología, la ética y la administración en salud, se dan constantes avances sobre los cambios fisiológicos e impactos de la enfermedad en la salud del adulto mayor. Si partimos de la evidencia de los estudios epidemiológicos longitudinales, tenemos que el Cardiovascular Health Study (1988) ha permitido descubrir el concepto de fragilidad, dando pie a una primera definición operativa. Otros importantes hallazgos han sido poder investigar sobre aspectos diferentes, como el deterioro cognitivo y físico (tanto su relación con las enfermedades cardiovasculares como el estudio de los factores predictivos de un envejecimiento saludable) e incluso examinar la relación entre enfermedades y estado socioeconómico. El Baltimore Longitudinal Study on Aging (1958) fue diseñado sobre el concepto de que el envejecimiento cronológico no corresponde necesariamente con el biológico y la edad no conlleva obligatoriamente enfermedades y discapacidad. Estos modelos de estudios favorecieron el desarrollo de los conceptos de multidimensionalidad e interdisciplinariedad desde la clínica hasta la investigación y viceversa. En la actualidad, ya se podría hablar de globalización de este tipo de investigaciones y muchos países en diferentes continentes ya tienen estudios longitudinales sobre envejecimiento. Sin embargo, también se desarrollan estudios pequeños longitudinales sobre poblaciones frágiles o institucionalizadas que brindan contribuciones importantes sobre síndromes geriátricos y otros temas específicos.

Los avances en las ciencias básicas en envejecimiento son claramente muy importantes y han dado progresiva claridad a muchos procesos fisiológicos, fisiopatológicos y de determinación del riesgo, pero desde la salud pública los encontraremos en un camino en construcción y con retos que hay que cumplir. Para esto se han venido organizando grupos interdisciplinarios en investigación traslacional en envejecimiento o *translational geroscience*, que se trata de un paradigma que pretende, de forma sistemática, explicar y reducir la enorme distancia existente entre el conocimiento básico obtenido en el laboratorio y la incidencia real que este conocimiento tiene sobre los pacientes o la sociedad en general. Los avances en *translational geroscience* permitirán a los científicos y clínicos, por primera vez, considerar intervenciones dirigidas directamente a características del envejecimiento. A diferencia de los enfoques específicos de la enfermedad, las intervenciones geroprotectoras tienen el potencial de comprender los mecanismos biológicos del envejecimiento, personalizar los tratamientos, prevenir o retrasar la aparición de enfermedades crónicas, permitir un enfoque integral para manejar la multimorbilidad y promover un envejecimiento saludable y funcional. El principal objetivo es mejorar el tiempo de vida libre de enfermedad y discapacidad.

En el ámbito psicosocial del envejecimiento

Son múltiples los problemas que se pueden observar y abordar a nivel psicosocial durante la atención a un adulto mayor. Algunos de ellos son la demencia, el *delirium*, la depresión, el alcoholismo, el maltrato, la carga del cuidador y la alta vulnerabilidad social, entre otros. Cada una de estas dificultades tiene la capacidad de descompensar o incrementar los síntomas de otras enfermedades físicas que llevan a un mayor impacto en salud con deterioro en la calidad de vida. La importancia del rápido reconocimiento y el apropiado abordaje acortará los períodos de enfermedad. Por eso se han fundado múltiples asociaciones científicas que han desarrollado protocolos y criterios para favorecer un diagnóstico más acertado. Por ejemplo, la enfermedad de Alzheimer ha sido favorecida con el desarrollo de múltiples grupos de investigación de gran reconocimiento internacional (National Institute on Aging, Alzheimer's Association, American Psychiatric Association con el desarrollo del DSM-5, National Institute of Neurological and Communicative Disorders and Stroke and the Alzheimer's Disease and Related Disorders Association [NINCDS-ADRDA]). En el campo del envejecimiento activo, se sigue demostrando que los aspectos psicológicos tienen gran relevancia. Características como el equilibrio de la salud mental, una visión optimista de la vida y una adecuada capacidad cognitiva permiten hacerles frente a los problemas de salud del adulto mayor. En contraste, la depresión deteriora el objetivo de una vejez saludable. A mayor edad se encuentran enfermedades ligadas a esta, como, por ejemplo, la insuficiencia cardíaca. Igualmente, el nivel asistencial puede ser marcador de mayor riesgo. La prevalencia de la depresión en pacientes hospitalizados de más de 65 años llega al 48,5%, y es mayor en las mujeres (v. capítulo 19). En el capítulo 10 del presente libro se amplían las consideraciones relacionadas con la soledad no deseada, el riesgo social y los malos tratos.

En el ámbito clínico del envejecimiento

Los avances en el ámbito clínico han mantenido un constante perfeccionamiento. Partiendo de los principios de la atención geriátrica descritos por la doctora Marjory Warren y el posterior reconocimiento de la especialización de geriatría por parte del Ministerio de Salud Británico en 1950, podemos dividir en cuatro aspectos los adelantos en el ámbito clínico:

1. Profundización en la aproximación general al cuidado del adulto mayor. Se desarrollan temas como la fisiología, la semiología en esta población, la apropiada formulación y la valoración geriátrica integral. Se resaltan las medidas preventivas, como el ejercicio, la nutrición y la vacunación. Se mejoran las estrategias de comunicación. El trabajo en equipo con familia, cuidadores, enfermería, fisioterapeutas y trabajadores sociales es esencial en la promoción de la salud.
2. Se reconocen los grandes síndromes geriátricos, también conocidos como los cuatro gigantes de la geriatría, que incluyen: inmovilidad, inestabilidad-caídas, incontinencia urinaria y deterioro cognitivo. Estos problemas adquieren gran importancia por tener una alta frecuencia, deterioran la salud del adulto mayor, en algunos casos son prevenibles o susceptibles de tratamiento, y el abordaje diagnóstico y terapéutico requiere valoración integral.
3. Enfoque al cuidado del adulto mayor por órgano/sistema. Las comorbilidades son frecuentes, por lo que podremos encontrar uno o más sistemas no compensados y se hace necesario priorizar y atender el órgano/sistema en riesgo para evitar su deterioro. La mayoría de los sistemas orgánicos muestran una reducción fisiológica de su funcionamiento, aunque la velocidad varía entre los sistemas en un individuo. La pérdida de esa reserva fisiológica se puede confundir con insuficiencia o falla de órgano, por lo que hay que tener precaución.
4. Reconocimiento de principios de cuidado al adulto mayor en situaciones especiales. La cirugía, la rehabilitación, la sexualidad, los cuidados posthospitalarios, la institucionalización, los malos tratos y las decisiones anticipatorias son algunos de los temas que debe abordar un médico frente a las personas mayores (fig. 2.4).

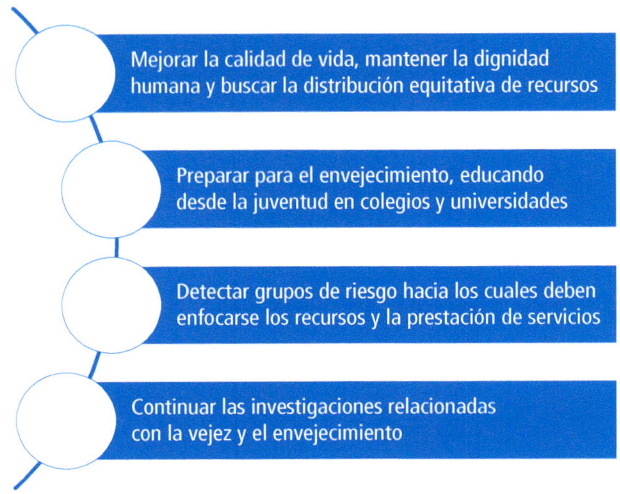

Figura 2.4 Recomendaciones en el cuidado de los adultos mayores a nivel mundial.

En el ámbito de los servicios de salud y financiamiento

El reconocimiento de la complejidad de la atención sanitaria a la población mayor ha llevado a desarrollar de forma sistemática nuevos modelos de atención basados en los niveles asistenciales. Los niveles asistenciales son un conjunto de actividades preventivas, terapéuticas y de capacitación, preparados a partir de un equipo de salud, dirigidos a los pacientes y sus familias. Se encuentran adaptados a la necesidad de un cuidado progresivo y diferente, desde las situaciones críticas y agudas a la convalecencia, y desde los cuidados continuados en el domicilio a las residencias asistidas. El desarrollo de estos modelos ha buscado impactar en condicionamientos de tipo económico (coste-efectividad y coste-beneficio), social (preocupación por la satisfacción de los usuarios-clientes), técnico (disminución de las estancias medias, descentralización de la tecnología, aparición de nuevos sistemas de información y comunicación) y cultural (la muerte es parte del proceso natural y no un fracaso del sistema sanitario). Por ejemplo, un paciente que es atendido por un equipo de geriatría a nivel hospitalario podrá tener más eficiencia en el uso de las rotaciones de camas, con una rápida recuperación, menor deterioro funcional y disminución en la mortalidad y riesgo de reingreso por la misma causa, aumentando la satisfacción del individuo y su familia, entre otros beneficios (fig. 2.5).

A nivel del financiamiento de los costes en la vejez, el envejecimiento poblacional ejerce presión presupuestaria sobre toda la sociedad, puesto que la cantidad de trabajadores disminuye en relación con la cantidad de consumidores. Este fenómeno se cuantifica con la tasa de sustento del número total de trabajadores respecto de los consumidores (que incluye a todos: jóvenes, personas de edad intermedia y mayores). Cuanto más baja es la tasa de sustento, menos trabajadores hay para financiar a los consumidores, de modo que es necesario reducir el consumo o aumentar la oferta de trabajo (p. ej., mediante el aumento de la edad jubilatoria). Las fuentes de financiación pueden variar según la región. En Europa se destaca su gran dependencia de las transferencias del sector público para pagar por el consumo de los jubilados. Esto podría llegar a ser perjudicial ante una población que envejece. Al contrario, en EE. UU. hay una mayor dependencia de los recursos propios en la vejez. Aunque estos datos se vean alejados en la práctica clínica, este conocimiento financiero sí nos ubica como miembros de un país que depende de los avances

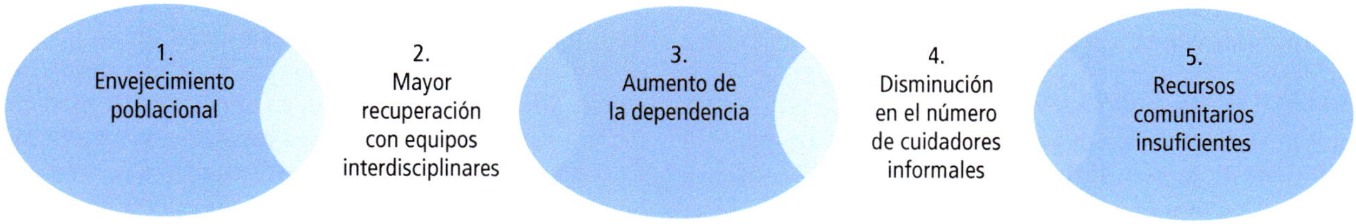

Figura 2.5 Justificación de los niveles asistenciales.

de la economía nacional e internacional. Algún día llegaremos a ser adultos mayores y el financiamiento dependerá de la planificación que tengamos desde la juventud.

> **RECUERDA:** El cuerpo del conocimiento en geriatría y gerontología es muy amplio y su aproximación es multidimensional, incluyendo las ciencias básicas y biológicas, las áreas psicosociales y las clínicas. Los servicios de asistencia a los mayores son variados, incluyentes y dinámicos.

INCORPORANDO LA MEDICINA GERIÁTRICA DENTRO DE LA EDUCACIÓN MÉDICA

Un camino hacia la educación geriátrica universal

El primer paso hacia el reconocimiento de la medicina geriátrica se inició desde la incorporación del término «gerontología» en 1903, cuando el sociólogo y biólogo ruso, Eli Metchnikoff, la propuso como una ciencia para el estudio del envejecimiento. El término geriatría fue acuñado por Ignatz Leo Nascher en su obra presentada en 1907 titulada *Geriatría, las enfermedades de los ancianos y su tratamiento.* La doctora Marjory Warren, a partir de sus observaciones, publicó las bases del cuidado en esta población. Este esfuerzo llevó al desarrollo y la posterior independencia en el campo científico, lo que permitió en 1946 la aprobación en el Reino Unido de la especialidad de Geriatría, y en 1947 se fundó la Sociedad Británica de Geriatría. España se sumó a la evolución de la geriatría y la Sociedad Española de Geriatría y Gerontología organizó el I Congreso Nacional en 1950. Este invaluable camino facilitó que, en el Reino Unido, en 1965, se creara la primera cátedra específica en la Universidad de Glasgow. En 1976, la British Medical Association recomendaba que cada facultad dispusiera de una unidad académica de geriatría para «proporcionar una enseñanza autorizada pre- y posgraduada sobre los problemas clínicos del adulto mayor. También unos conocimientos de gerontología y acerca de las estructuras administrativas que se ocupan de los servicios sociales para las personas de edad avanzada». A principios de los años ochenta estaba programada en el pregrado en 28 de las 30 facultades británicas.

En 1992, el doctor Jaime Márquez Arango (médico geriatra, colombiano), en un editorial de «educación en geriatría», claramente expresaba una meta y unos interrogantes muy importantes para los gestores del desarrollo curricular en medicina no solo para Colombia, sino también aplicables para Latinoamérica. Proponía como meta: «al final de la década ningún médico egresará de una facultad de Medicina sin haber tenido una importante experiencia en la atención de pacientes mayores de 65 años». También dejó unas preguntas al respecto: ¿cuál es el sitio que debe ocupar la geriatría en los planes de estudio de nuestras facultades?, ¿se justifica, en un país latinoamericano, tenerla como una especialidad?, ¿podemos olvidarnos de ella hasta tener solucionados problemas como la alta incidencia de enfermedades infecciosas, enfermedades de transmisión sexual, farmacodependencia y tantas otras en las cuales tenemos retos difíciles de afrontar? Todas estas preguntas que se hicieron no solo por el Dr. Márquez, sino por todos los geriatras de la época, fueron desencadenando una nueva etapa de enseñanza en las aulas de Medicina en Hispanoamérica. Nuevamente Europa, en un deseo de unificar y tener un desarrollo armónico de la enseñanza de la especialidad en los distintos países de la Unión, creó la European Union Geriatric Medicine Society (EUGMS). Un evento importante en 1994 fue la reunión de profesores de geriatría en EE. UU. dedicada a conocer, discutir y programar la enseñanza de la geriatría durante el pregrado de Medicina. El avance en cada país en la introducción de los temas relacionados con la vejez, el envejecimiento y la geriatría en pregrado ha sido muy heterogéneo, independientemente del incremento en la necesidad de atención a los mayores. Un estudio realizado por Mateos-Nozal en España encontró que, entre 2008 y 2015, la prevalencia de la enseñanza de la geriatría en las facultades de Medicina fue cercana al 77%. Aunque es de carácter obligatorio, se ofrece como asignatura independiente en un 35%. El tiempo promedio programado para la enseñanza es de 32 h e incluye aspectos teóricos y prácticos. El 74% de los docentes eran geriatras. Por otra parte, Latinoamérica tiene una persistente heterogeneidad en la enseñanza evidenciada en un estudio de 2015 (López J, Reyes C). De 308 escuelas de Medicina encuestadas, el 35% enseñaban geriatría en pregrado. Países como Uruguay, Venezuela y Guatemala no dan ningún tipo de enseñanza, y contrastan con México, en donde en el 82% de las facultades hay presencia de esta asignatura. Un punto importante es la relación geriatras/número de personas. En EE. UU. es de 1 geriatra por cada 5.500 mayores de 65 años, México tiene 1 por cada 18.000, Argentina tiene 1 por cada 7.200 y Costa Rica tiene 1 por cada 5.300. El bajo número de médicos geriatras lleva a que la responsabilidad de la atención del adulto mayor recaiga sobre el médico general o de familia en la atención primaria y especialidades como la medicina interna. Esta ya es otra razón importante para incorporar la educación de geriatría en pregrado.

El currículo como medio de enseñanza

En los últimos 20 años se han venido actualizando los registros calificados de las facultades de Medicina y se han modificado los currículos a nuevas metodologías de enseñanza. El currículo actual se basa en el desarrollo de experiencias de aprendizaje reales o muy cercanas a la realidad por parte del estudiante, con temprana exposición a la clínica. Se busca que el estudiante desarrolle competencias que son combinaciones integradas de conocimientos, habilidades, actitudes y valores que permiten a una persona desempeñarse eficazmente en diversas situaciones. Se espera que el resultado de aprendizaje de un currículo por competencias defina los resultados que los estudiantes deben lograr al finalizar el proceso de aprendizaje. Estos resultados describen lo que los estudiantes deben saber, saber hacer y saber ser. Los fundamentos de la vejez, el envejecimiento y la medicina geriátrica deberán ser facilitadores de la adaptación de contenidos curriculares a las necesidades locales de cada institución educativa y de cada país. La congruencia del modelo pedagógico dará al estudiante unas verdaderas herramientas de trabajo posterior a su graduación y durante su práctica médica (fig. 2.6).

RECUERDA: El currículo es un «camino para llegar a la formación de un individuo que responda a los problemas de la sociedad en un campo del saber determinado».

Un aporte importante fue el análisis de los contenidos curriculares en el Reino Unido en 2008 y 2013. Hay evidencia de un progreso en los temas de más relevancia, particularmente en los síndromes geriátricos y en temas esenciales como la ética médica aplicada al envejecimiento. Entre las varias deficiencias, se encontraron déficits en la enseñanza sobre modelos de servicio asistencial, envejecimiento social, envejecimiento celular y fisiológico. En conjunto, se podría considerar que estos temas corresponden a una disciplina más amplia, que es la gerontología, en oposición a la medicina geriátrica. La recomendación es la capacitación en toda la gama de disciplinas gerontológicas para equipar adecuadamente a los médicos para la práctica clínica. Los tiempos de enseñanza siguen siendo escasos para estos temas relacionados con el envejecimiento. Nuevas recomendaciones han emergido recientemente. Un grupo de expertos de la European Union of Medical Specialists (UEMS-GMS) fueron invitados en 2012 a participar como miembros del panel con el objetivo de obtener un consenso entre geriatras europeos sobre los requerimientos mínimos que un estudiante de Medicina debe dominar al final de su carrera universitaria. Bajo una metodología Delphi, participaron 49 delegados/observadores de la UEMS que representaban a 29 países. El plan de estudios contiene un conjunto de declaraciones troncales que consisten en lo que los miembros del panel Delphi proponen como nivel mínimo de conocimientos, habilidades y actitudes esenciales que los alumnos habrán de alcanzar al finalizar sus estudios cuando se licencien. Se dan recomendaciones basándose en resultados principales del aprendizaje y objetivos específicos de aprendizaje (cuadro 2.1).

En una publicación de la Academia Latinoamericana de Medicina del Adulto mayor (ALMA), se proponen los siguientes conceptos y habilidades técnicas que deben desarrollar los estudiantes de Medicina:

- Los rasgos demográficos y epidemiológicos del envejecimiento y sus implicaciones.
- El proceso de envejecimiento normal y su relación con las enfermedades y la discapacidad del adulto mayor, y la diferencia entre envejecimiento, enfermedad y deterioro funcional.

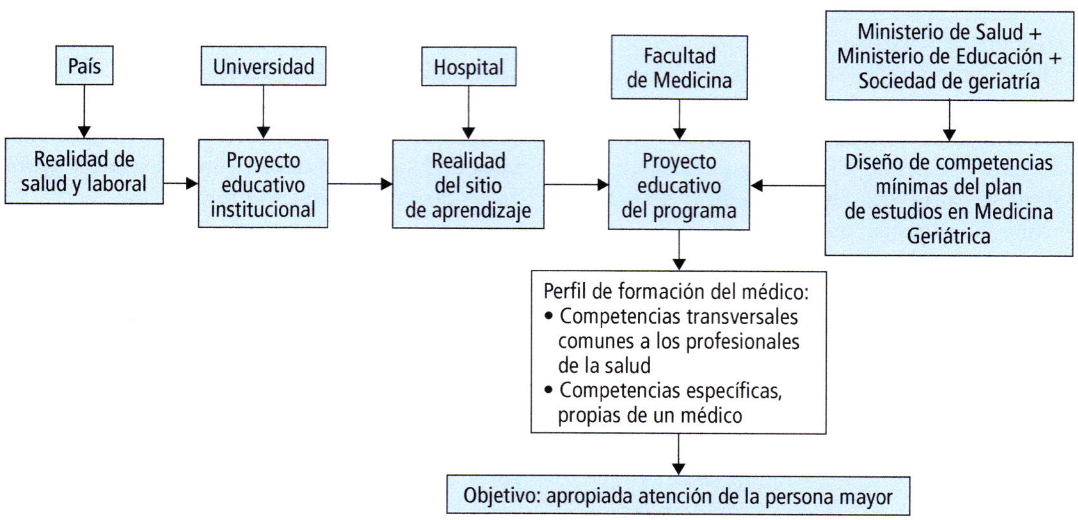

Figura 2.6 Modelo pedagógico de la carrera de Medicina y su integración con la enseñanza de la medicina geriátrica.

CUADRO 2.1 Plan de estudios universitarios en Medicina Geriátrica (resultados principales del aprendizaje)

1. Los licenciados deberán respetar a los pacientes independientemente de su edad.
2. Los licenciados deberán conocer y entender las estructuras y funciones normales y anómalas, incluida la historia natural de las enfermedades humanas, los mecanismos de defensa del cuerpo, la forma de presentarse las enfermedades y las respuestas a la enfermedad.
3. Los licenciados deberán conocer las dolencias comunes de los mayores.
4. Los licenciados deberán poseer las habilidades especiales necesarias para llevar a cabo la historia clínica y efectuar la evaluación de un paciente mayor.
5. Los licenciados deberán conocer y entender los principios del tratamiento, incluido el uso efectivo y seguro de los medicamentos como base para recetar.
6. Los licenciados deberán reconocer la importancia de las respuestas ante la enfermedad, proporcionando ayuda para la recuperación y reduciendo o gestionando disfunciones, discapacidades y limitaciones.
7. Los licenciados deberán conocer y entender los principales asuntos éticos y legales en el contexto internacional y nacional con el que se vayan a encontrar.
8. Los licenciados deberán conocer, entender y respetar el papel y el conocimiento experto de otros profesionales de atención sanitaria y social.
9. Los licenciados deberán conocer la atención a pacientes mayores en diferentes ámbitos asistenciales.
10. Los licenciados deberán conocer los aspectos específicos relevantes para la atención sanitaria y social de los mayores en su región/país.

Tomado de Masud T, Blundell A, Gordon AL, Mulpeter K, Roller R, Stingler K, et al. European undergraduate curriculum in geriatric medicine developed using an international modified Delphi technique. Age Ageing 2014; 43: 695-702; A. Vilches-Moraga, Ariño-Blasco S, Verdejo-Bravo C, Mateos-Nozal J. Plan de estudios universitarios en medicina geriátrica desarrollado utilizando una técnica internacional Delphi modificada. Rev Esp Geriatr Gerontol 2015; 50(2): 82-8.

- La historia natural de la fragilidad y de la dependencia, sus manifestaciones, vías de adquisición y formas de prevenirlas.
- Las formas como se presentan las enfermedades en los adultos mayores.
- La evaluación de las enfermedades y de la discapacidad en los adultos mayores.
- Las interacciones entre factores físicos, mentales y sociales en la generación de la discapacidad.
- Los fundamentos de la atención de los pacientes de edad avanzada y la importancia de la continuidad de los cuidados y de la intervención precoz.
- El valor y las limitaciones de los procedimientos de investigación médica.
- El uso apropiado de los fármacos.
- La importancia de la rehabilitación.
- El cuidado de los pacientes con enfermedades crónicas.
- El cuidado de los pacientes con enfermedades terminales.
- El valor del trabajo en un equipo multidisciplinario.
- La finalidad, los recursos necesarios y la organización de una unidad de geriatría.
- El papel, la disponibilidad y la organización de los servicios de la comunidad, sociales y de salud, tanto intra- como extrahospitalarios, destinados a adultos mayores.
- La necesidad de fomentar el envejecimiento activo.

La investigación como medio de enseñanza y motivación en geriatría

Los estudiantes no tienen como objetivo primario de su formación la investigación, pero sí deben ser parte de ella en sus múltiples opciones. La mayoría de las universidades los incluyen en la modalidad de «semilleros de investigación», articulándose a los proyectos en curso e incluso generando nuevos proyectos o nuevas líneas de investigación. El desarrollo de habilidades y competencias en investigación, y el pensamiento amplio y crítico son las bases fundamentales para un buen investigador y la fuente de recurso humano para futuros investigadores.

Un estudio en una universidad de Dublín identificó varios factores que motivaban a los estudiantes de Medicina a elegir la medicina geriátrica como proyecto de vida. Los factores incluyeron ser de género femenino, tener actitudes positivas hacia las personas mayores y recibir exposición extracurricular a personas mayores. Intervenciones educativas específicas, como programas de enseñanza de medicina geriátrica, también influyen positivamente. Además, el módulo de Medicina en la Comunidad aumenta el interés en esta especialidad. En el Reino Unido, especialistas en formación en geriatría destacan la afinidad por el trabajo clínico, el equilibrio entre la vida laboral y personal, la naturaleza intelectualmente estimulante de tratar con pacientes geriátricos complejos y la sensación de realizar un trabajo significativo. La demanda creciente debido al envejecimiento de la población también ofrece oportunidades profesionales considerables. En resumen, estudiar geriatría puede ser atractivo por su desafío y gratificación, y ofrece la oportunidad de marcar una diferencia significativa en la vida de los pacientes mayores.

En resumen, podemos decir que el estudio de la vejez y el envejecimiento es una asignatura fundamental en la educación en geriatría y en gerontología, en cada uno de sus múltiples campos del conocimiento y muy especialmente en la medicina. Hoy tenemos las herramientas necesarias para que los estudiantes del área médica en pregrado tengan esa formación y puedan ejercer esta profesión con mayores facilidades en un mundo con cada vez más número de personas mayores.

3

Biología del envejecimiento

Cristina Gómez Ballesteros, Rubén Alcantud Córcoles, Pedro Abizanda Soler

INTRODUCCIÓN

El envejecimiento es un proceso complejo desde el punto de vista biológico, universal, intrínseco, heterogéneo y progresivo, que consiste en una **pérdida paulatina de la reserva fisiológica** de todos los sistemas de nuestro cuerpo, conduciendo a un **declinar funcional,** una **mayor vulnerabilidad a estresores** (pérdida de resiliencia) y a la **muerte** en última instancia. Este deterioro fisiológico que comienza una vez completada la maduración, alrededor de los 30 años aproximadamente en la especie humana, es el principal factor de riesgo para las principales enfermedades que aparecen en esta etapa de la vida, como el cáncer, las enfermedades cardiovasculares, las neurodegenerativas y las alteraciones endocrinometabólicas. No es una enfermedad, sino un **proceso biológico normal,** y es diferencial entre los sexos, de tal manera que en la especie humana las mujeres se encuentran más protegidas por el efecto antioxidante de los estrógenos.

Se han propuesto múltiples teorías para explicar el envejecimiento. Para que una teoría se considere, debería explicar todos los cambios que acontecen durante el proceso, debería ser universal, aplicable a todas las especies e individuos, y debería poder revertirse con intervenciones dirigidas a ella. Hasta ahora, ninguna teoría cumple todos estos requisitos, aunque el conocimiento cada vez más exacto de los fenómenos genéticos, epigenéticos, moleculares y celulares que ocurren al envejecer nos aproxima más a la solución final. Habitualmente, las teorías se clasifican en moleculares, celulares, orgánicas e integradoras (cuadro 3.1).

Se acepta actualmente que el envejecimiento está relacionado con la desorganización celular por el **estrés oxidativo** causado por los radicales libres y otras especies reactivas de oxígeno (ROS) (fig. 3.1), aunque esta teoría no explica por completo que sujetos con niveles elevados de estrés oxidativo, como los deportistas de élite, no tengan un envejecimiento acelerado, ni tampoco por qué la suplementación con antioxidantes no aumenta la longevidad. Por ello, recientemente se ha propuesto una teoría que complementa la de los radicales libres de Harman (1956), basada en la disrupción de la señalización celular en el envejecimiento. Esta teoría propugna que los radicales libres no solo causan daño en las células, sino que también funcionan como señales para coordinar el metabolismo y la fisiología celular, por lo que, durante el envejecimiento, las células serían incapaces de organizarse adecuadamente al faltar el sistema de control y señalización.

La constatación de que individuos con genética muy parecida envejecen a diferente velocidad llevó a la descripción de la teoría del reloj epigenético, que postula que el envejecimiento se debería a una lesión estocástica del ADN basada en su metilación. Así, se podría calcular la edad biológica de un individuo basándose en 353 marcadores epigenéticos del ADN que determinan su metilación en zonas CpG. Esta metilación selectiva posiblemente sea el mejor biomarcador de envejecimiento del que se dispone en la actualidad.

Desde hace unos años, la gerociencia se ha destacado como una disciplina que pretende, a través del conocimiento de la biología del envejecimiento, desarrollar tratamientos dirigidos a dianas de dicho proceso, con el fin de retrasarlo y mejorar su calidad, al mismo tiempo que prevenir, retrasar o curar las enfermedades crónicas ligadas al envejecimiento. Se ha calculado que, si la cura del cáncer prolongaría la máxima expectativa de vida humana en 5-6 años, el enlentecimiento del envejecimiento lo haría en 30-35 años, la mayor parte sin discapacidad.

> **RECUERDA:** El **envejecimiento** es un **proceso biológico normal,** no una enfermedad, que consiste en una pérdida progresiva de la reserva fisiológica que origina un declinar funcional, una mayor vulnerabilidad a estresores y, en última instancia, la muerte.

MARCAS DEL ENVEJECIMIENTO

En 2013, Carlos López-Otín publica un artículo en el que presenta las primeras nueve marcas del envejecimiento *(hallmarks of aging),* **cambios celulares y moleculares comunes** que caracterizan este proceso. Para que se consideren marcas del envejecimiento, según López-Otín, deben aparecer en el envejecimiento «normal», su agravamiento experimental debe acelerar el envejecimiento y su mejora experimental debe retardarlo. Estas marcas, vinculadas con alteraciones metabólicas, no son fenómenos aislados e independientes, sino que están **intensamente relacionadas entre sí.** Se ha observado que determinadas alteraciones metabólicas aceleran el envejecimiento, mientras que la genética asociada a la longevidad excepcional parece actuar regulando el metabolismo. Así, genes de la longevidad, como *FOXO3* o *PI3K/AKT1,* están estrechamente relacionados con el metabolismo. Además, todas las vías metabólicas del envejecimiento se ven muy

CUADRO 3.1 Teorías del envejecimiento

Teorías moleculares:
- Teoría de la acumulación de productos de desecho.
- Teoría de los entrecruzamientos.
- Teoría de la mutaciones somáticas y teoría de los errores catastróficos.
- Teoría de los radicales libres.
- Teoría mitocondrial del envejecimiento celular.
- Teorías epigenéticas del envejecimiento: el reloj epigenético.
- Teorías del desgaste.

Teorías celulares:
- Teoría del límite de la duplicación celular.
- Teoría de la senescencia celular.
- Teoría del acortamiento de los telómeros.
- Teorías genéticas del envejecimiento programado.
- Teorías evolutivas.

Teorías orgánicas:
- Teoría inmunológica.
- Teoría de la inflamación crónica de baja intensidad o *inflammaging*.
- Teoría neuroendocrina.

Teoría unificada del envejecimiento.

influenciadas por los estilos de vida «nocivos» de los países desarrollados, como el sedentarismo, dietas hipercalóricas o los hábitos tóxicos. La figura 3.2 presenta algunas de las vías de señalización más importantes que regulan la longevidad.

En 2023, López-Otín et al. revisaron su trabajo previo y publicaron la actualización titulada «Hallmarks of aging: an expanding universe», en la que añadieron tres nuevas marcas: la inflamación crónica, la disbiosis y el cese de la macroautofagia (fig. 3.3). Esta actualización se encuentra en la línea de lo descrito por Franceschi, donde la inflamación crónica aparece de nuevo como clave en el envejecimiento.

Las doce marcas pueden incluirse en tres categorías: marcas primarias, marcas antagonistas y marcas integradoras (v. fig. 3.3). Las **marcas primarias** son siempre biológicamente negativas y comprenden el daño al ADN o **inestabilidad genómica**, el **acortamiento de los telómeros**, las **alteraciones epigenéticas**, una **defectuosa proteostasis** y el **cese de la macroautofagia.** Pueden considerarse los desencadenantes iniciales cuyas consecuencias dañinas se acumulan progresivamente. Las **marcas antagonistas** poseen efectos opuestos dependiendo de su intensidad o grado de alteración e incluyen marcas relacionadas con la **desregulación en la señalización**

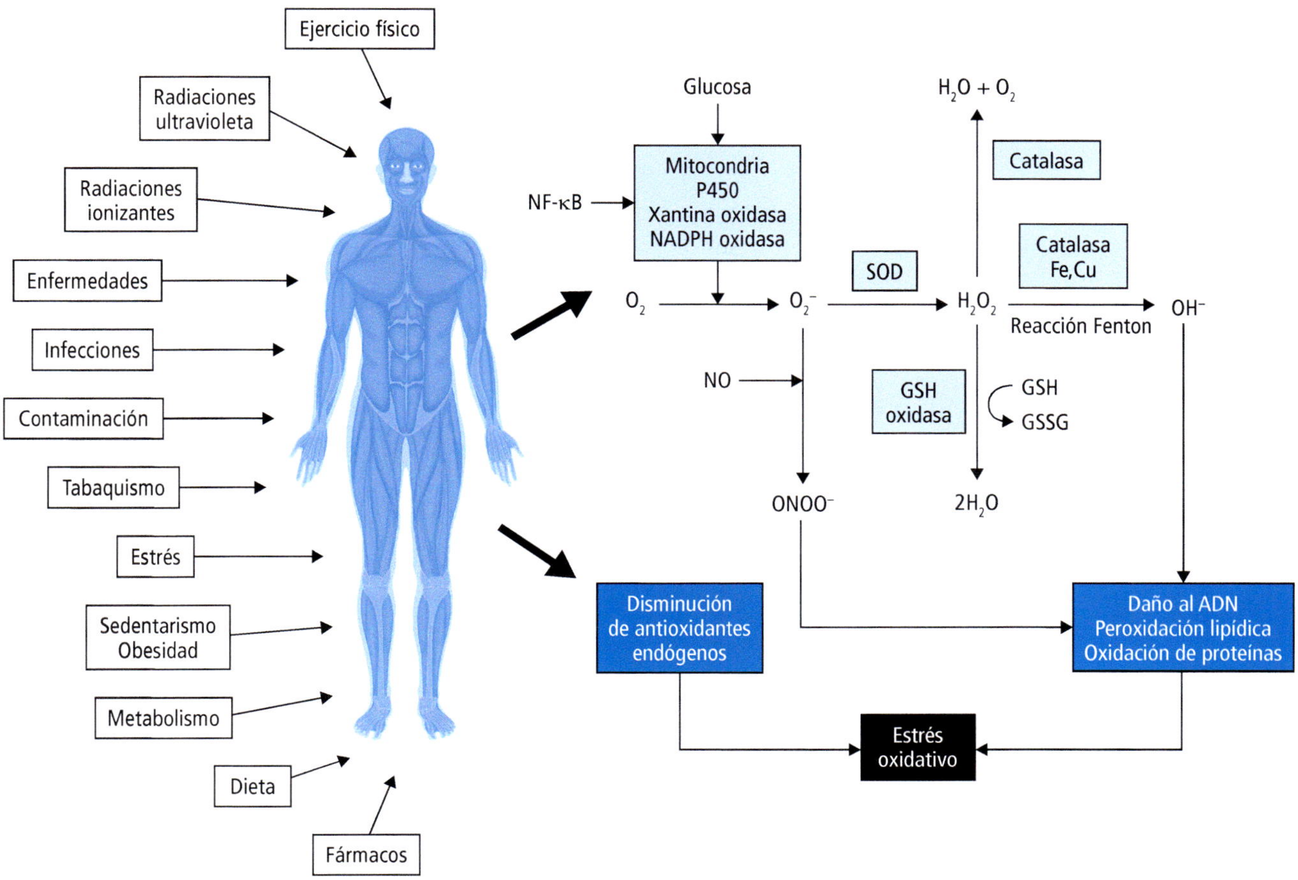

Figura 3.1 Estrés oxidativo. GSH: glutatión oxidado; GSSG: glutatión reducido; O_2^-: anión superóxido; OH^-: radical hidroxilo; $ONOO^-$: radical peroxinitrito; SOD: superóxido dismutasa.

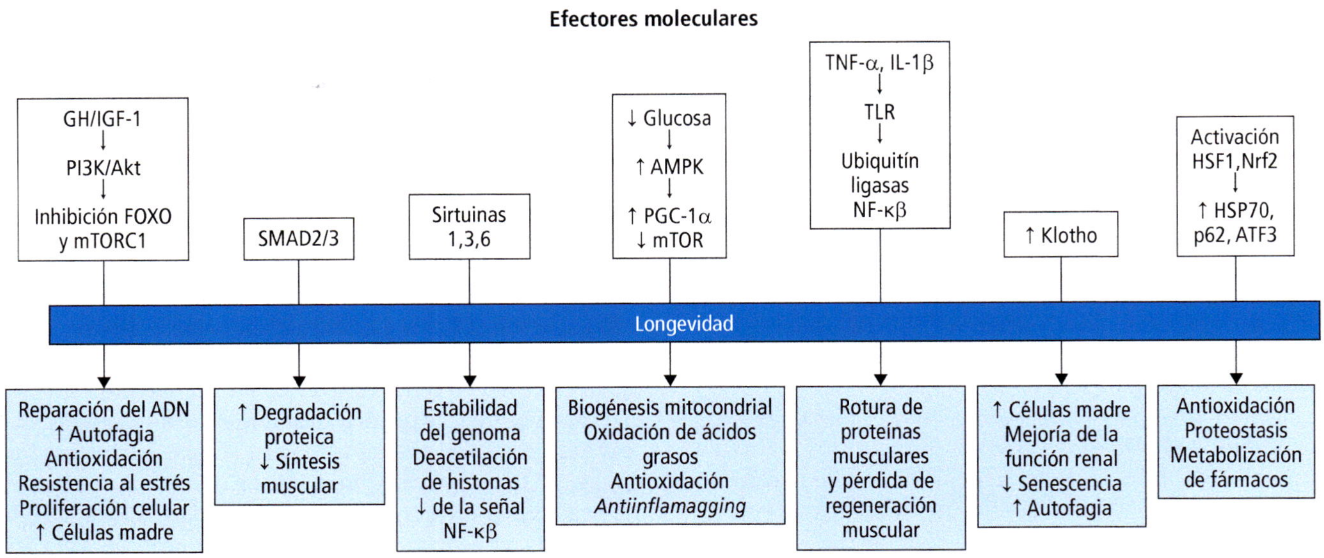

Figura 3.2 Vías de señalización más importantes que regulan la longevidad. AMPK: cinasa activada por AMP; GH: hormona de crecimiento; HSF: *heat shock factor;* HSP: *heat shock protein;* IGF: *insulin growth factor;* IL: interleucina; mTOR: *mammalian target of rapamicin;* NF-κβ: factor de transcripción nuclear κβ; Nrf1: factor respiratorio nuclear 1; TLR: *toll like receptors;* TNF: *tumour necrosis factor.*

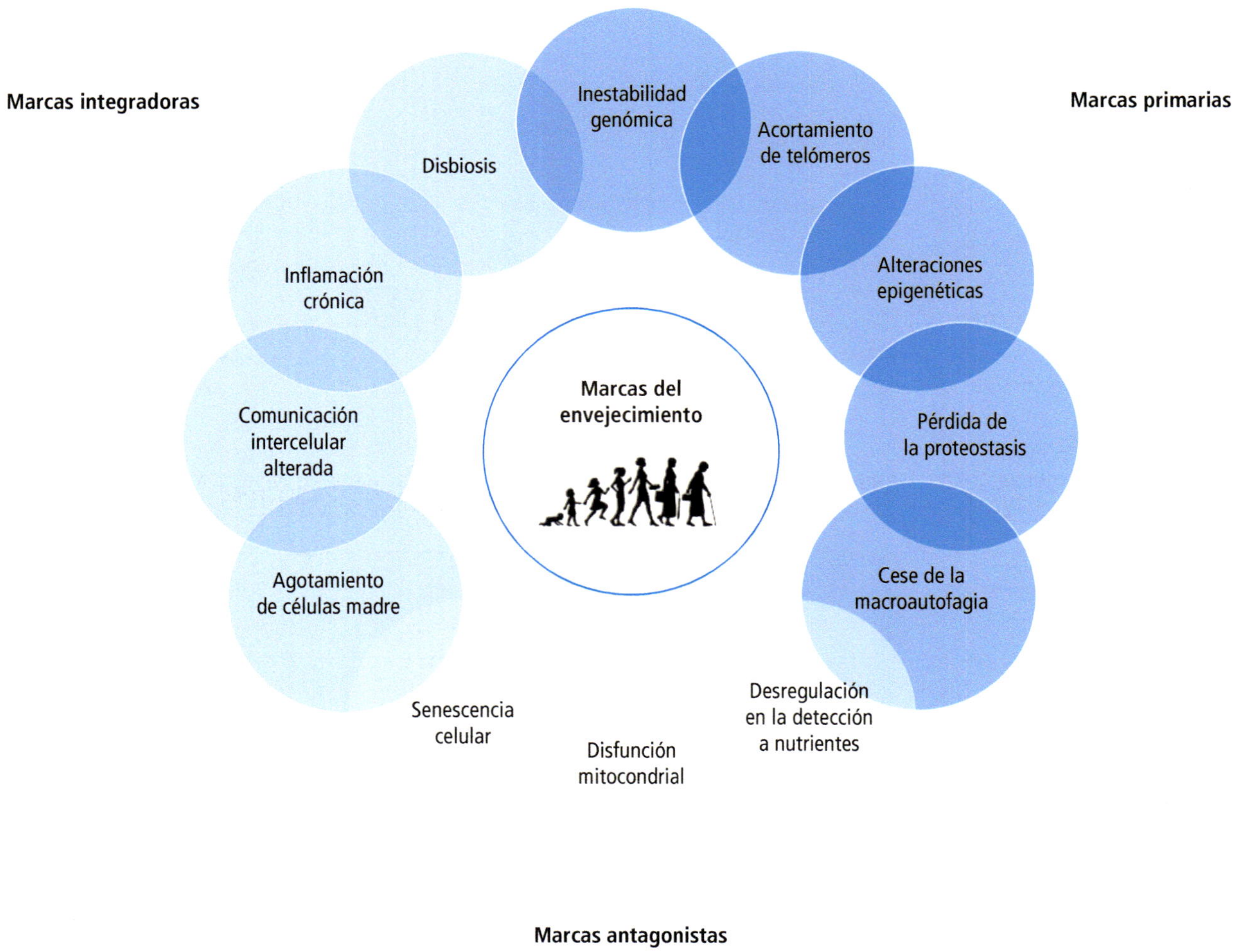

Figura 3.3 Las doce marcas del envejecimiento. En *azul oscuro* las marcas primarias, en *gris* las marcas antagonistas y en *azul claro* las marcas integradoras.

de nutrientes, la **disfunción mitocondrial** y la **senescencia celular.** Bajos niveles median efectos beneficiosos, mientras que mayores niveles promueven efectos perjudiciales. Estos eventos protegen al organismo de daños o de la escasez de nutrientes, pero su incremento exagerado o crónico puede incluso aumentarlo. Por ejemplo, la senescencia celular protege al organismo del cáncer, aunque un exceso acelera el envejecimiento. De igual manera, las ROS median la señalización y la supervivencia celular, mientras que su desequilibrio promueve el daño celular. El tercer grupo lo componen **marcas integradoras** que afectan a la homeostasis del tejido y su función, e incluyen el **agotamiento de células madre,** las **alteraciones en la comunicación intercelular,** la **disbiosis** y la **inflamación crónica.** Estas marcas integradoras ocurren cuando el daño acumulado causado por las marcas primarias y antagonistas desequilibra la homeostasis del tejido y el daño no puede ser compensado. Debido a la interconexión entre las distintas marcas, es difícil establecer la causalidad entre ellas y sobre el proceso del envejecimiento.

El conocimiento de estas marcas ha permitido la identificación de nuevas dianas terapéuticas y de nuevos fármacos para intentar regular el proceso de envejecimiento (tabla 3.1).

RECUERDA: Las **doce marcas** que caracterizan el envejecimiento desde un punto de vista biológico son la inestabilidad genómica, el acortamiento de los telómeros, las alteraciones epigenéticas, la pérdida de la proteostasis, la desregulación en la señalización de nutrientes, la disfunción mitocondrial, la senescencia celular, el agotamiento de células madre, las alteraciones en la comunicación intercelular, la disbiosis, la inflamación crónica y el cese de la macroautofagia.

Recientemente se han propuesto nuevas marcas del envejecimiento que en un futuro podrían unirse a las 12 marcas actuales. Entre ellas, las más prometedoras son: 1) **aumento en el tamaño celular** que se ha demostrado durante el envejecimiento; 2) **desregulación del procesamiento del ARN,** que regula la expresión de genes, remarcando la importancia de los ARN largos no codificantes y las proteínas ligadoras de ARN; 3) **alteración del metabolismo lipídico,** muy relacionada con la senescencia celular y la inflamación crónica de bajo grado; 4) **dinámicas de la matriz extracelular y alteraciones en las vesículas extracelulares;** 5) **desorden intrínseco de proteínas** o de regiones de proteínas, y 6) **disfunción de los telómeros** (no solo acortamiento). Sin embargo, estas posibles marcas deben seguir un proceso estricto de investigación para decidir si deben ser incorporadas como marcas independientes del envejecimiento.

Inestabilidad genómica

Es consecuencia de la **progresiva acumulación de daño al genoma durante la vida** por agentes endógenos (errores de replicación del ADN, reacciones hidrolíticas espontáneas, segregación de cromosomas y procesos oxidativos) y exógenos (físicos, químicos o biológicos), que originan mutaciones puntuales, traslocaciones, rotura de las cadenas, deleciones, ganancias y pérdidas de cromosomas, acortamiento telomérico, reordenamiento de cromosomas, defectos en la arquitectura nuclear y alteración de genes por virus o transposones.

Al conjunto de agentes externos que pueden producir daño sobre nuestro cuerpo y sobre nuestro genoma se le denomina exposoma, y se refiere a todos los factores a los que un individuo está expuesto a lo largo de su vida, desde la concepción hasta la muerte. Estos incluyen factores externos como la contaminación del aire y del agua, la dieta, el estrés, la actividad física o la radiación, entre otros. El exposoma, definido como la medida acumulativa de las exposiciones externas y las respuestas biológicas asociadas a lo largo de la vida, ha surgido en los últimos años como una piedra angular en las ciencias biomédicas y en el envejecimiento.

El organismo tiene mecanismos de reparación del ADN, para mantener la longitud de los telómeros y para mantener la integridad del ADN mitocondrial, pero no son suficientes para compensar todos los cambios durante la vida. Además, cuando las alteraciones ocurren en genes esenciales o en

TABLA 3.1 Posibles intervenciones antienvejecimiento

Diana	Intervención
Acortamiento de telómeros	Litio
Autofagia	Espermidina
Senescencia celular (célula senescente)	Senolíticos: navitoclax, dasatinib, quercetina, fisetina
Fenotipo secretor asociado a la senescencia (SASP)	Inhibidores JAK, NAD^+, cúrcuma
Sensibilidad a nutrientes (mTOR)	Rapamicina, restricción calórica
Sensibilidad a nutrientes (AMPK)	Metformina
Sensibilidad a nutrientes (sirtuinas y AMPK)	Resveratrol, inhibidores del cotransportador sodio-glucosa 2 (iSGLT2)
Sensibilidad a nutrientes (Akt)	Litio
Sensibilidad a nutrientes (vía insulina/IGF-1)	Acarbosa, metformina
Reprogramación celular hacia células totipotenciales	Factores de Yamanaka (OSKM: Oct4, Sox2, Klf4, Myc)
Comunicación intercelular	Parabiosis heterocromática
Disbiosis microbiana	Probióticos, prebióticos, trasplante fecal
Inflammaging	Ejercicio físico, restricción calórica, pre- y probióticos, dieta mediterránea, polifenoles, antiinflamatorios no esteroideos, anti-TNF-α, bloqueo del IFN-α
Terapia mitocondrial	Precursores de NAD^+ (nicotinamida mononucleótido)

mecanismos transcripcionales, pueden afectar a la función de las células comprometiendo la homeostasis de todo un tejido u órgano en caso de no ser eliminadas por apoptosis o senescencia. Estas alteraciones son más importantes si afectan a las células madre. Además, la inestabilidad genómica puede llevar a múltiples alteraciones metabólicas que favorecen la senescencia celular y el envejecimiento. Es importante resaltar que las células toleran una gran carga de mutaciones durante su vida, ya que la reparación supone un elevado coste energético, y las células priorizan la supervivencia celular sobre la integridad genómica.

Se han identificado además numerosos genes que se asocian por sí solos a la longevidad, el más importante de los cuales es *APOE,* que podría explicar hasta el 1% de la misma. Otros genes como *FOXO, Bcl-xL, TOMM40* o *ETS1* también se han implicado.

Una nueva teoría sostiene que el envejecimiento (gerogénesis) estaría dirigido por gerogenes (genes que favorecen el proceso del envejecimiento) y facilitado por el fallo de genes y procesos gerosupresores (aquellos que deberían inhibir el envejecimiento), actuando sobre las principales «marcas del envejecimiento» y sobre el organismo como un conjunto. La identificación de estos genes podría en un futuro ayudar al desarrollo de la «geromedicina de precisión», al identificar dianas concretas que mejoraran el proceso del envejecimiento global. Para que un gen sea considerado gerogén o gerosupresor, deben cumplirse dos criterios: 1) los polimorfismos, mutaciones u otras alteraciones en esos genes o sus vías deben estar asociados con cambios en la longevidad de los individuos, y 2) la manipulación de esos genes debería producir cambios en la longevidad o en la expectativa de vida saludable de los individuos. Actualmente ya se han identificado varios genes que cumplirían estos requisitos y que se presentan en la figura 3.4: en gris los gerogenes y en azul los gerosupresores, acoplados a la marca del envejecimiento con la que están mayormente asociados.

Acortamiento de los telómeros

Los telómeros son estructuras que recubren los extremos de los cromosomas dándoles estabilidad estructural y protegiéndolos frente a la degradación nucleotídica, la recombinación innecesaria y la fusión intercromosomal. Los telómeros son especialmente sensibles al daño producido durante el envejecimiento, acortándose, y favoreciendo la senescencia celular y el envejecimiento acelerado. La deficiente actividad de la telomerasa, enzima encargada de mantener la longitud de los telómeros tras cada división celular, se ha asociado con el desarrollo prematuro de enfermedades denominadas telomeropatías. Existen telomeropatías primarias, como la fibrosis pulmonar, la anemia aplásica o la disqueratosis congénita, y secundarias, como el síndrome de Werner, el de Hutchinson-Gilford, el de Bloom o la ataxia-telangiectasia.

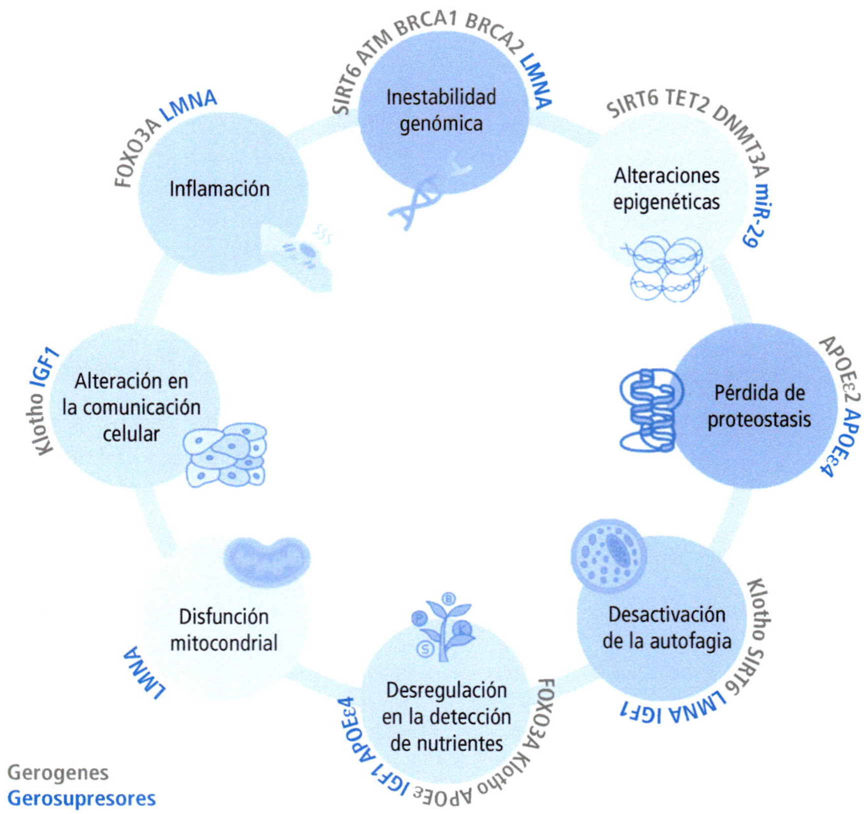

Figura 3.4 Gerogenes y genes gerosupresores.

Parece, además, que el acortamiento telomérico tendría efectos metabólicos relacionados con otras marcas del envejecimiento, como la insulinorresistencia, la intolerancia a la glucosa, la activación de p53 con represión de la biogénesis mitocondrial regulada por la señalización de PGC-1α, el agotamiento de células madre, la senescencia celular, la inmunosenescencia y las alteraciones en la comunicación intercelular.

La **inmunosenescencia** es el conjunto de cambios que se produce en el sistema inmune durante el envejecimiento y que se recogen en el cuadro 3.2. Estos cambios hacen que las personas de edad avanzada sean más susceptibles a infecciones, a procesos autoinmunes y a procesos neoplásicos. Además, los mayores presentan una disminución de la respuesta a la vacunación, incluyendo gripe y neumococo. A pesar de ello, el beneficio de la vacunación es mayor en los adultos mayores que en los jóvenes, al prevenir complicaciones mortales y deterioro funcional.

Alteraciones epigenéticas

Los cambios epigenéticos que afectan al envejecimiento son las alteraciones en los patrones de metilación del ADN, modificaciones postraduccionales de las histonas, la remodelación aberrante de la cromatina y la desregulación de la función de los ARN no codificantes (que incluyen los ARN teloméricos, los micro-ARN o los ARN circulares). Estos cambios afectan a la expresión de genes y procesos celulares relacionados con el envejecimiento, y patologías relacionadas con el envejecimiento como el cáncer, las enfermedades neurodegenerativas, el síndrome metabólico o las enfermedades óseas. Afortunadamente, existen múltiples sistemas enzimáticos que tratan de mantener los patrones epigenéticos a través de ADN metiltransferasas, histona acetilasas, deacetilasas, metilasas y demetilasas, así como proteínas encargadas de la remodelación de la cromatina.

CUADRO 3.2 Cambios en el sistema inmune con el envejecimiento (inmunosenescencia)

- Involución tímica con descenso de linfocitos T ($CD3^+$).
- Inversión de la ratio CD4/CD8 (< 1).
- Disminución de linfocitos T CD8 CD45RA+ vírgenes *(naïve)*.
- Aumento de linfocitos T CD8 de memoria altamente diferenciados (CD45RO+).
- Aumento de células T $CD8^+$ $CD28^-$ $CD57^+$, con características funcionales senescentes y secretoras de citoquinas proinflamatorias.
- Desequilibrio en las producciones de Th1/Th2. Mayor producción de Th2 y de las citoquinas que liberan (IL-4, IL-5, IL-6, IL-8) y menor de Th1 y de sus citoquinas (IL-2, IL-12, IL-15 e IFN-γ).
- Pobre respuesta proliferativa de las células T a los mitógenos.
- Número bajo de células B, pero con aumento de células secretoras de anticuerpos $CD5^+$ que generan autoanticuerpos.
- Positividad al citomegalovirus (CMV).
- Aumento de neutrófilos.
- Número elevado de células *natural killer* (NK) con función reducida.

Aunque se ha descrito que existe una hipometilación global con el envejecimiento, algunos locus específicos correspondientes a genes supresores de tumores se muestran hipermetilados. Se han descrito «relojes epigenéticos» basados en la metilación del ADN en sitios seleccionados para predecir la edad biológica y el riesgo de mortalidad en humanos, siendo los más conocidos el «reloj epigenético de Horvath», el de «Hannum», el «DNA GrimAge» o el «DNA PhenoAge». Sin embargo, no hay evidencia actual de que los cambios en la metilación del ADN sean causantes de envejecimiento.

En el envejecimiento también existen alteraciones en la arquitectura de la cromatina, como la pérdida y la redistribución de la heterocromatina, así como un incremento del «ruido transcripcional» y una aberrante producción y maduración de numerosos ARNm (micro-ARN) relacionados con la inflamación, la función mitocondrial y la degradación lisosomal. Las alteraciones epigenéticas pueden ser reversibles ofreciendo oportunidades para nuevos tratamientos antienvejecimiento.

Pérdida de la proteostasis

La proteostasis es la homeostasis o el **mantenimiento del proteoma intacto dentro de la célula,** a través de un estricto control desde su síntesis, ubicación celular y función, hasta su vida media, mantenimiento conformacional y degradación. El proceso de plegamiento de proteínas es intrínsecamente propenso a errores, a lo que se añaden errores a nivel de transcripción, maduración y traducción del ARN. El envejecimiento y ciertas enfermedades relacionadas con el mismo se caracterizan por una alteración de la homeostasis proteica. Así, por ejemplo, el acúmulo de proteínas con defectos en el plegamiento es la base de enfermedades como las de Alzheimer (β-amiloide), Parkinson (α-sinucleína) o Huntington (huntingtina).

La proteostasis es mantenida por la red de proteostasis, que asegura la viabilidad celular y que se compone de chaperonas (proteínas de shock térmico y complejo de polipéptido naciente asociado a cadena), que han de estar activas y presentes en el ribosoma para asegurar un plegamiento y una conformación adecuados, factores de transcripción de respuesta al estrés y unas maquinarias de degradación proteica (sistema ubiquitina-proteasoma y autofagia). La señalización de la autofagia se realiza a través del complejo mTORC1.

Las **chaperonas** son proteínas que modulan el plegamiento de otras proteínas. Su estabilidad y síntesis, inducida por estrés, se altera durante el envejecimiento. Además, existe una fuerte conexión entre la señalización del control metabólico y el de la homeostasis proteica a través de las chaperonas. También se alteran con el envejecimiento los principales sistemas proteolíticos implicados en el control de calidad de las proteínas, que son el sistema ubiquitina-proteasoma (eliminación de proteínas de vida corta) y el sistema autofágico-lisosomal (eliminación de lípidos, proteínas y organelas dañadas o que se encuentran en exceso dentro de las células). Existen tres tipos de autofagia: la microautofagia, la autofagia mediada por chaperonas y la macroautofagia (lisosomas) (fig. 3.5), todos ellos disminuidos con el envejecimiento. Todo esto conlleva a

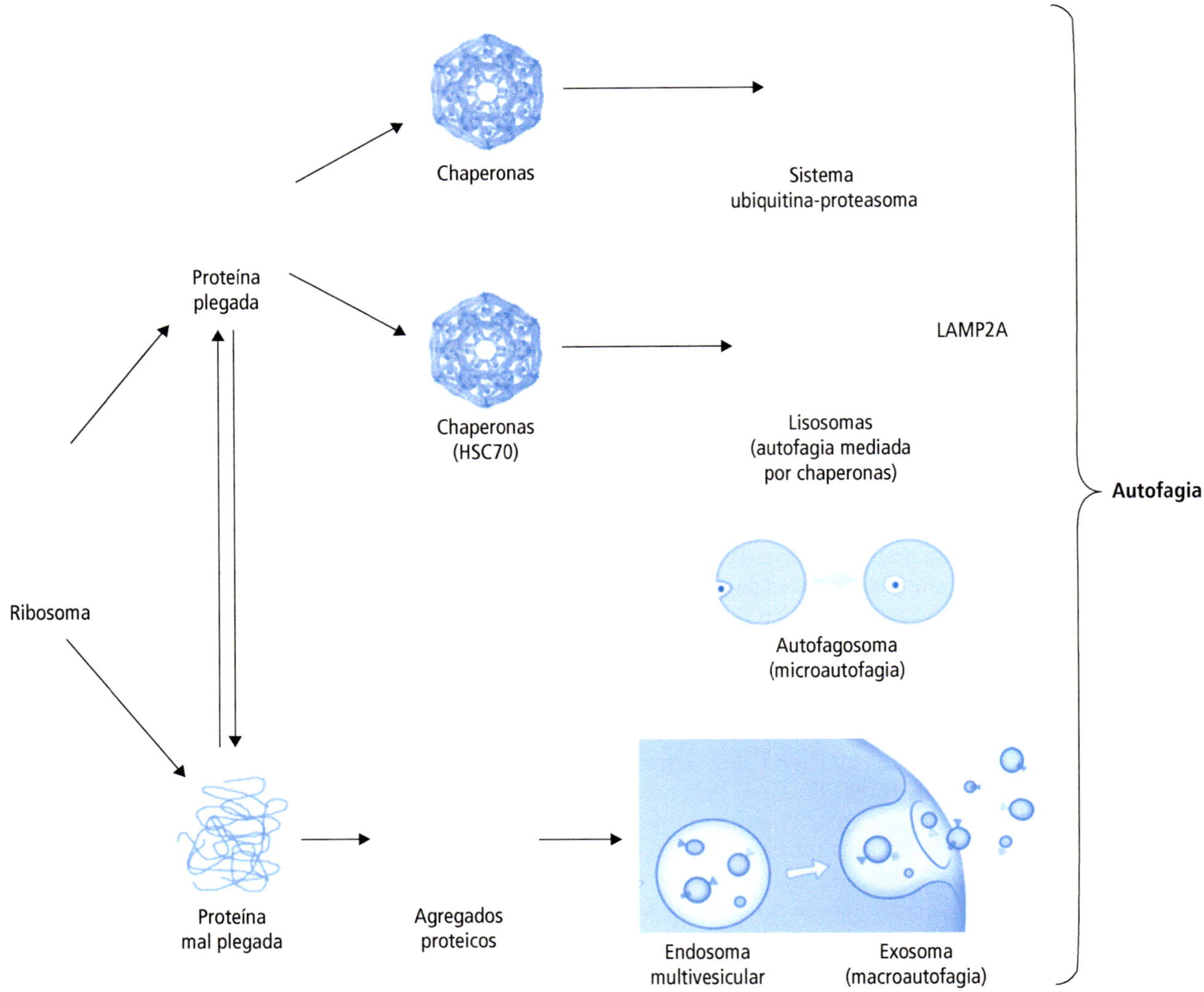

Figura 3.5 Proteostasis y envejecimiento.

un aumento en la **acumulación de proteínas mal plegadas y sustancias de desecho tóxicas** en el interior de las células, que desencadenan respuestas de estrés celular y favorecen la senescencia, la muerte celular, el ***inflammaging*** y el envejecimiento.

Desregulación en la detección de nutrientes

Las vías de señalización que responden a las fluctuaciones de los nutrientes están desreguladas en el envejecimiento y en presencia de desórdenes metabólicos. Las señales anabólicas aceleran el envejecimiento, mientras que la disminución de la señalización de nutrientes prolonga la longevidad.

La **vía IGF-1/insulina** se considera como la vía de control del envejecimiento más conservada evolutivamente, responsable de señalizar a la célula de la presencia de glucosa. Entre sus dianas están los factores de transcripción FOXO y los complejos mTOR, implicados directamente en el envejecimiento. Aunque los niveles de GH e IGF-1 disminuyen con el envejecimiento, una reducción de la vía IGF-1/insulina aumenta la longevidad, probablemente al conducir a una menor ratio de crecimiento celular y con ello a un menor daño al tejido.

Otros sistemas de señalización de nutrientes relacionados con la biología del envejecimiento son **mTOR,** que media la señalización de aminoácidos; AMPK, que detecta bajos niveles de energía intracelular a través de la concentración de AMP, y las **sirtuinas,** que identifican estados de baja energía a través de la detección de los niveles de NAD^+. La administración de rapamicina, bloqueante de mTOR, se considera una de las intervenciones más relevantes para aumentar la longevidad en mamíferos no humanos, aunque podría suponer efectos perjudiciales para la salud, como problemas de cicatrización, resistencia a la insulina o cataratas. Así mismo, la administración de metformina activa AMPK, inhibiendo también la señalización de mTOR y alargando la expectativa de vida. SIRT1 y AMPK tienen una retroalimentación positiva que les permite ofrecer una respuesta conjunta ante la señalización de bajos niveles de energía, y SIRT1 posee un importante papel en la regulación epigenética de PGC-1α, promoviendo la biogénesis mitocondrial.

Disfunción mitocondrial

La eficacia de la cadena respiratoria mitocondrial disminuye con el envejecimiento, aumentando la fuga de electrones y reduciendo la eficiencia en la **producción de ATP.** Aunque la teoría de los radicales libres mitocondriales del envejecimiento planteaba que el incremento en la **producción de ROS** durante el envejecimiento producía disfunción mitocondrial y daño celular, actualmente existe controversia entre la producción de ROS y el envejecimiento, y se considera que una mayor producción de ROS no solo no acelera el envejecimiento, sino que puede incluso incrementar la esperanza de vida. Esta paradoja podría explicarse si se considera que la producción de ROS en respuesta al estrés activa mecanismos de compensación homeostáticos positivos, pero, a partir de un cierto nivel, pasa a agravar el daño acumulativo producido con el envejecimiento. Pero, además, la disfunción mitocondrial del envejecimiento podría tener otros mecanismos diferentes a los de las ROS.

Los cambios que se producen en las mitocondrias durante el envejecimiento disminuyen su eficiencia energética, e incluyen una menor biogénesis mitocondrial, una mayor eliminación por autofagia, la alteración de la señalización de la familia de las sirtuinas que modulan la activación de PGC-1α, una alteración en las enzimas de la cadena respiratoria y antioxidantes, la acumulación de mutaciones y deleciones en el ADN mitocondrial, la oxidación de las proteínas mitocondriales, la desestabilización de la organización macromolecular de la cadena respiratoria, cambios en la composición de lípidos de las membranas mitocondriales, alteraciones en la dinámica mitocondrial por desequilibrios en la fisión y fusión, y un deterioro en el control de la mitofagia.

Senescencia celular

Es la **detención irreversible y estable del ciclo celular,** relacionada con la supresión de tumores y la reparación tisular. Puede estar ocasionada por el acortamiento de los telómeros, el daño al ADN o la desrepresión del locus *INK4/ARF.* Se considera que *INK4a/ARF* es el locus mejor documentado que controla el envejecimiento humano y los desórdenes asociados a la edad, como la enfermedad de Alzheimer, el glaucoma o la diabetes. Se piensa que el mecanismo por el que $p16^{INK4a}$ y p53 contribuyen al envejecimiento fisiológico es por la inducción de senescencia celular. Los principales estímulos promotores de senescencia y las vías de activación se recogen en la figura 3.6.

El acúmulo de células senescentes, marca del envejecimiento, puede deberse a un aumento de su producción, una reducción de su eliminación o ambos simultáneamente. Sin embargo, la senescencia no debe considerarse un fenómeno exclusivo del envejecimiento, ya que también previene la propagación de células dañadas, por ejemplo, eliminando de los

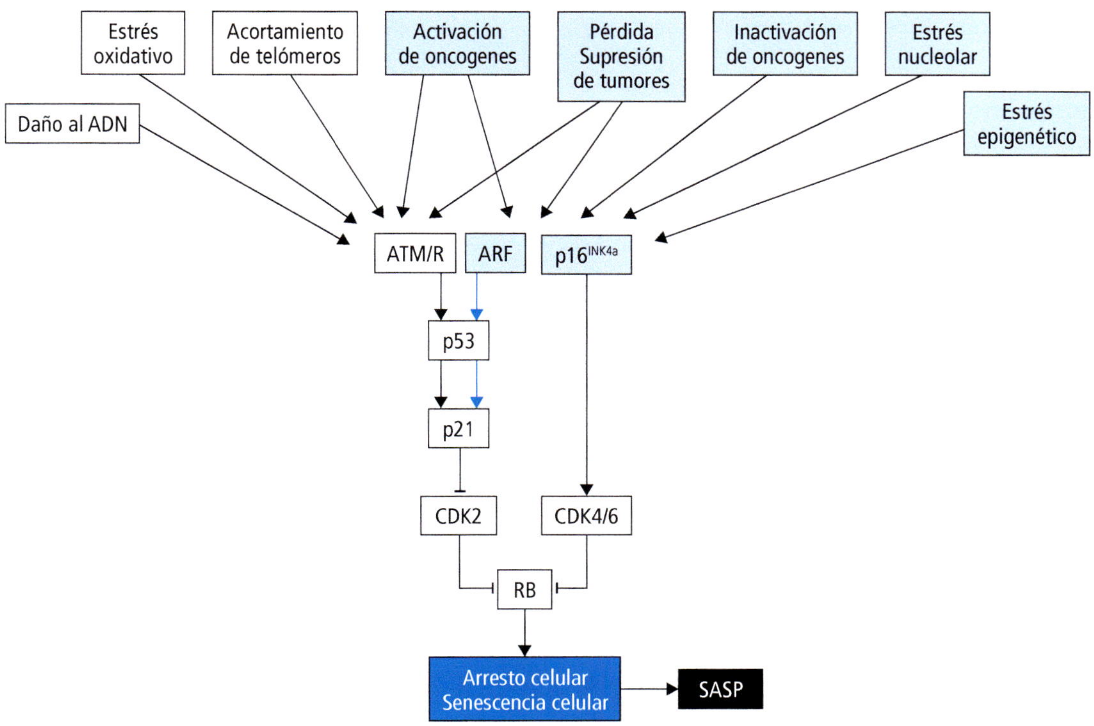

Figura 3.6 Senescencia celular. Causas y vías. ARF: locus INK4a/ARF; ATM/R: proteína cinasa; CDK: cinasa dependiente de la ciclina; RB: supresor del tumor retinoblastoma; SASP: fenotipo secretor asociado a la senescencia.

tejidos células con potencial oncogénico. Un buen funcionamiento del sistema necesita que a la eliminación de células senescentes le siga una eficiente movilización de células madre, hecho que también se ve alterado durante el envejecimiento.

La senescencia celular se asocia al denominado **«fenotipo secretor asociado a la senescencia» (SASP),** en el que las células senescentes liberan mediadores de la **inflamación crónica de bajo grado,** entre los que destacan citoquinas, quimiocinas, factores de crecimiento y proteasas. Estos mediadores reclutan células inmunes, como macrófagos, neutrófilos y células asesinas naturales (NK), para fagocitar y eliminar a las células senescentes, remodelan los tejidos circundantes induciendo la angiogénesis y reduciendo la fibrosis a través de la liberación de VEGF, y también reclutan y extienden la senescencia a células cercanas de manera paracrina mediante liberación de TGF-β.

La senescencia celular es, en resumen, una respuesta compensatoria beneficiosa al daño, que empieza a ser perjudicial y acelera el envejecimiento cuando los tejidos ya no tienen suficiente capacidad regenerativa.

Agotamiento de las células madre

El agotamiento de las células madre es consecuencia de multitud de eventos que ocurren durante el envejecimiento, como la acumulación de daño en el ADN, la sobreexpresión de proteínas que modulan la senescencia, como $p16^{INK4a}$, o el acortamiento de los telómeros, y no solo afecta a la capacidad regenerativa de los tejidos, sino también a su metabolismo (desequilibrio en la glucólisis, en la fosforilación oxidativa y/o en la respuesta al estrés oxidativo). El rejuvenecimiento farmacológico de ciertas células madre podría ser una terapia futura *antiaging*.

Comunicación intercelular alterada

Se ha descrito una alteración en la comunicación intercelular e intertisular a nivel endocrino, paracrino, neuroendocrino y neuronal durante el envejecimiento. Los sistemas de respuesta al estrés, como el eje hipotálamo-hipófiso-suprarrenal, el eje renina-angiotensina-aldosterona, el sistema adrenérgico o la señalización IGF-1/insulina, se desregulan durante el envejecimiento y producen un estado inflamatorio crónico de bajo grado o *inflammaging*. Este se debe a la acumulación de daño tisular proinflamatorio, la ineficacia del sistema inmune para limpiar patógenos y células disfuncionales (inmunosenescencia), cambios en la composición del entorno celular, la propensión de las células senescentes a secretar citoquinas proinflamatorias, la activación del factor de transcripción NF-κB o alteraciones en la autofagia. La inflamación está implicada en el desarrollo de sarcopenia, osteoporosis, aterosclerosis, deterioro cognitivo, obesidad, y diabetes de tipo 2, alteraciones frecuentes en el envejecimiento. Al igual que con marcas previas, numerosas alteraciones metabólicas asociadas al envejecimiento se relacionan con las alteraciones en la comunicación intercelular a través de procesos neuroendocrinos, inflamatorios, ritmos circadianos y de la microbiota intestinal. Para mejorar la comunicación intercelular se proponen distintas intervenciones, como la restricción calórica, el ejercicio físico, la modulación del microbioma o la parabiosis.

Disbiosis

En los últimos años, la **microbiota intestinal** ha emergido como un factor clave en múltiples procesos fisiológicos tales como la digestión y la absorción de nutrientes, la protección contra patógenos y la producción de metabolitos esenciales, incluidos vitaminas, derivados de aminoácidos, ácidos biliares secundarios y ácidos grasos de cadena corta. La microbiota intestinal también señaliza a los sistemas nerviosos central y periférico y otros órganos a distancia e impacta de forma importante en el mantenimiento general de la salud del individuo. La alteración de la comunicación bidireccional entre el individuo y las bacterias resulta en la disbiosis y contribuye a una variedad de patologías que incluyen obesidad, diabetes de tipo 2, colitis ulcerosa, enfermedades neurológicas, enfermedades cardiovasculares y cáncer. El progreso en este campo ha generado un interés enorme en explorar las alteraciones de la microbiota intestinal en el envejecimiento (fig. 3.7). El beneficio sobre el envejecimiento de prebióticos, probióticos o el trasplante fecal no está bien identificado, aunque hay estudios que los relacionan con menor deterioro cognitivo, insulinorresistencia o *inflammaging*.

Inflamación crónica

La inflamación crónica aumenta durante el envejecimiento (proceso conocido como ***inflammaging***), con manifestaciones sistémicas así como fenotipos patológicos a nivel local que incluyen la arteriosclerosis, la neuroinflamación, la osteoartritis y la degeneración de discos intervertebrales (fig. 3.8). De acuerdo con esto, las concentraciones circulantes de **citoquinas** y **biomarcadores inflamatorios** (como la **PCR**) se elevan en el envejecimiento. Los niveles altos de **IL-6** en plasma son un biomarcador predictivo de mortalidad en poblaciones humanas envejecidas. En asociación con el aumento de la inflamación, la función inmunitaria disminuye. Los cambios en poblaciones de células T suponen la hiperfunción de las TH1 y TH17 proinflamatorias, un deterioro de la inmunovigilancia (con efectos negativos sobre la eliminación de células senescentes, cancerígenas o infectadas por virus) y un mantenimiento y reparación de barreras biológicas reducidos, lo que favorece la inflamación sistémica.

Cese de la macroautofagia

La macroautofagia (a la que nos referiremos como «autofagia») hace referencia al secuestro de material citoplasmático en vesículas de doble membrana, los **autofagosomas,** que posteriormente se fusionan con los lisosomas para la digestión del contenido luminal. Por ello, la autofagia no solo se relaciona con la proteostasis, sino que también afecta a macromoléculas no proteicas (como el ADN ectópico citosólico, vesículas lipídicas y de glucógeno) y a organelas completas (incluidas mitocondrias disfuncionales que son diana de la «mitofagia» y otras organelas que dan lugar a la «lisofagia», la «reticulofagia» o la «pexofagia»), así como a patógenos invasores («xenofagia»). La declinación de la autofagia relacionada con la edad constituye uno de los mecanismos más importantes de reducción del recambio de organelas, lo que justifica su discusión como una de las nuevas marcas del envejecimiento. Como nota aclaratoria, los genes y proteínas que participan en los procesos autofágicos se relacionan también con procesos de

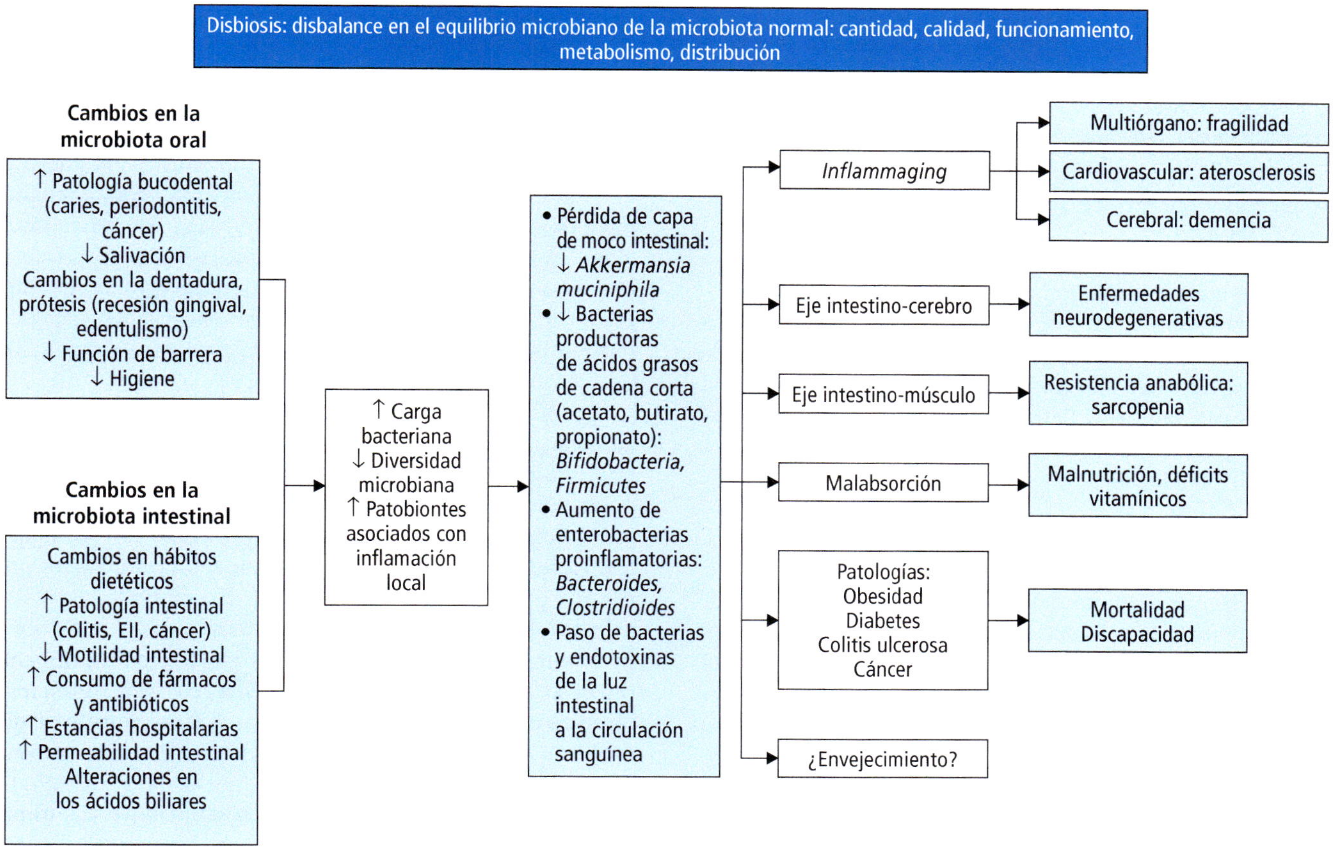

Figura 3.7 Disbiosis intestinal y envejecimiento: causas, mediadores y consecuencias.

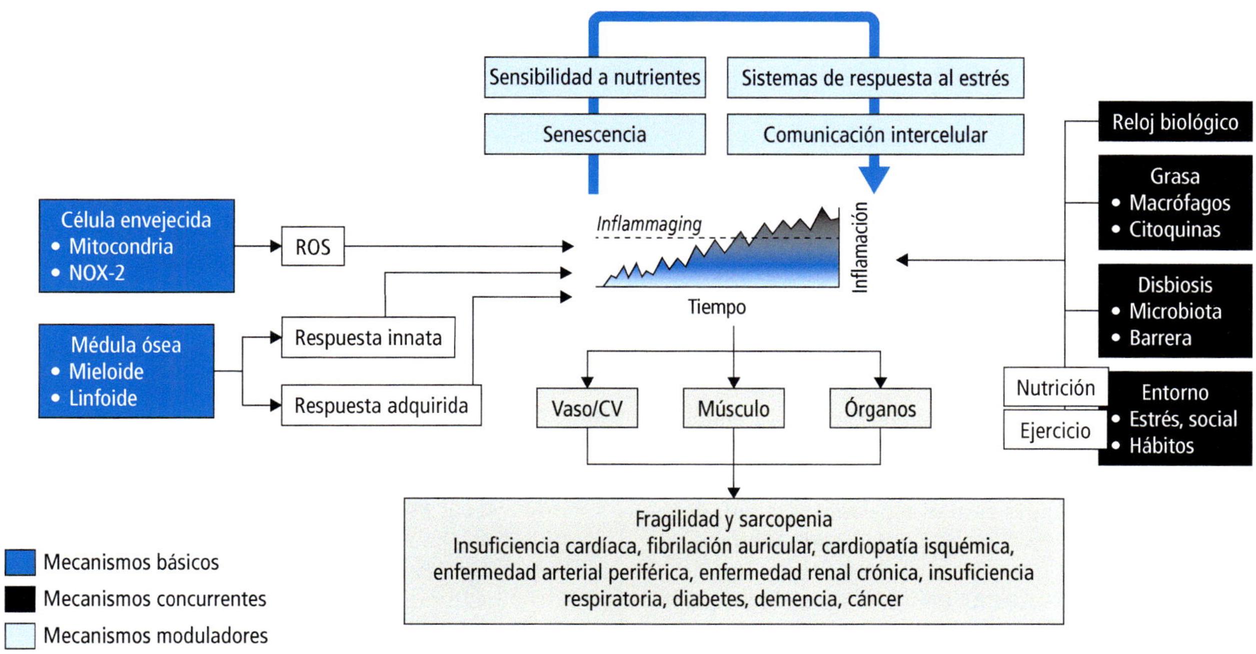

Figura 3.8 *Inflammaging*. CV: cardiovascular; NOX: NAD oxidasa; ROS: especies reactivas de oxígeno.

degradación alternativos como la fagocitosis asociada a LC3 del material extracelular y la extrusión de residuos intracelulares (p. ej., mitocondrias disfuncionales) en forma de exosferas para su posterior eliminación por parte de los macrófagos. Dicho esto, existe una fuerte evidencia de que el proceso central de la autofagia es relevante en el envejecimiento.

MODELOS DE ENVEJECIMIENTO ACELERADO Y SALUDABLE

Cuando se quiere estudiar el envejecimiento, una de las mejoras formas para hacerlo es analizar modelos que compartan características extremas. En este marco, el modelo de envejecimiento acelerado por excelencia son las progerias o síndromes progeroides, mientras que en el otro espectro encontramos a los individuos centenarios o supercentenarios (mayores de 110 años).

Modelos que simulan el envejecimiento prematuro

Las progerias son síndromes que consisten en defectos genéticos pleotrópicos, cuya característica general es que recuerdan o simulan un envejecimiento acelerado, aunque realmente no lo son, ya que los individuos no han completado su maduración como organismos, por lo que no pueden envejecer. No reproducen totalmente la fisiología del envejecimiento, sino que son patologías que presentan una **aceleración de alguna de las características asociadas al envejecimiento normal.** Se han descrito dos tipos de progeria, la infantil o síndrome de Hutchinson-Gilford, y la del adulto o síndrome de Werner, y esta última es la que mejor remeda los cambios asociados al envejecimiento. En el **síndrome de Werner** se produce una mutación en una ADN helicasa involucrada en los procesos de reparación, replicación y expresión del material genético, mientras que en la infantil existe una alteración en el gen de la laminina A que produce alteraciones en la membrana nuclear.

El **síndrome de Hutchinson-Gilford** es una laminopatía debida a la mutación en el gen *LMNA* que codifica para las laminas A y C, proteínas que componen la lámina nuclear. Se produce así una acumulación de una isoforma de la lamina A permanentemente farnesilada sin cortar, denominada progerina. Este intermediario de lamina A anormalmente modificado desencadena la mayoría de los síntomas de la enfermedad celular y del organismo. A nivel fenotípico, se caracteriza por baja estatura, piel seca y arrugada, calvicie y canas prematuras, cráneo de gran tamaño, venas craneales prominentes, artritis, cataratas, osteoporosis, y ausencia de cejas y pestañas. A nivel patológico, los pacientes presentan de manera prematura aterosclerosis, síndrome metabólico, alteraciones electrofisiológicas miocárdicas y aumento de la incidencia de enfermedades cardiovasculares, y el fallecimiento de los pacientes se produce en la edad adolescente.

Centenarios y supercentenarios (mayores de 110 años)

Los individuos de longevidad extrema, como los centenarios, suponen una mínima proporción de la población, pero en sus genes se encuentra el modelo biológico del **envejecimiento saludable** y la longevidad. Aunque la edad avanzada es el principal factor de riesgo para la mayoría de las enfermedades que afectan a los adultos mayores (enfermedades cardiovasculares, cáncer, diabetes mellitus de tipo 2, enfermedad de Alzheimer, etc.), en las personas que superan los 100 años se ha observado un retraso en la aparición de estas patologías de unos 20-30 años respecto a la población general, quedando muchos de ellos incluso libres de enfermedad durante toda su vida. De hecho, la tasa de hospitalización de los centenarios es menor que la de otros adultos de menor edad. Este fenotipo extremo y raro es ideal para estudiar las variantes genéticas que regulan la esperanza de vida y la esperanza de vida libre de enfermedad.

Considerando que se espera que el número de centenarios aumente rápidamente en los próximos años, es de especial importancia **identificar marcadores pronósticos** en esta población, dado que cada vez existe más evidencia de que marcadores metabólicos tradicionales, como la glucosa, los triglicéridos, el colesterol y la creatinina, tienen un valor pronóstico limitado en los centenarios. Así, aunque la **presión arterial sistólica** alta en la edad adulta se asocia a mortalidad prematura, en los centenarios se ha visto que es un fuerte predictor de supervivencia. También se ha relacionado la supervivencia con unas cifras de **leucocitos** más bajas y con niveles menores de marcadores inflamatorios en plasma, como la **proteína C reactiva** y la **IL-6.**

Al existir una **base genética** que contribuye a alcanzar edades superiores a los 100 años, se han descrito familias con una importante asociación de centenarios. Se han buscado tanto mutaciones en el ADN que pudieran ser características de esta longevidad extrema, así como perfiles de micro-ARN. Algunos datos recientes muestran que los centenarios tendrían perfiles de micro-ARN similares a poblaciones más jóvenes, lo que sugiere una extraordinaria regulación de la expresión genética, que podría ser uno de los responsables del mantenimiento de la homeostasis que justificara la extrema longevidad.

Además, en los centenarios se ha observado una respuesta antiinflamatoria frente a esta inflamación crónica subclínica. Por tanto, el *inflammaging* es una de las claves del envejecimiento, y el ***antiinflammaging*** presente en los individuos de edad extrema podría ayudarnos a entender cómo contrarrestar la fisiopatología del envejecimiento. De hecho, la capacidad funcional del sistema inmunitario se ha propuesto durante mucho tiempo como un marcador pronóstico de buena salud y predictor de longevidad. En este contexto, un estado proinflamatorio elevado es predictor de mortalidad en el adulto mayor.

RECUERDA: La **progeria** es un conjunto de enfermedades caracterizadas por simular un envejecimiento acelerado. Destacan la infantil o síndrome de **Hutchinson-Gilford** (mutación en el gen *LMNA*) y la del adulto o **síndrome de Werner** (mutación helicasa ADN). Las personas centenarias y supercentenarias son modelos de envejecimiento saludable que pueden permitir conocer las bases de la longevidad extrema.

Gerontología clínica: cambios anatómicos y fisiológicos durante el envejecimiento, cambios analíticos y en pruebas, historia clínica en medicina geriátrica

Diego Andrés Chavarro Carvajal, Sandra Milena Caicedo Correa

INTRODUCCIÓN

La gerontología clínica es un campo de la medicina que se enfoca en el estudio, prevención y tratamiento de enfermedades y problemas relacionados con el envejecimiento y las personas de edad avanzada. Con el aumento de personas mayores atendidas en los escenarios clínicos, el personal de salud en formación necesita capacitarse para su valoración y atención diferencial. Existen cambios y situaciones en el sujeto que envejece, tanto a nivel fisiológico como anatómico, que no necesariamente implican una condición patológica. Por lo anterior, se configura como un reto tener la capacidad para diferenciar entre lo «fisiológico» y lo «patológico». La evaluación de las personas mayores requiere habilidades y competencias teórico-prácticas específicas dentro de los escenarios de formación. Por eso, la obtención de datos de forma organizada y metódica permitirá un análisis más real de la situación de salud del adulto mayor y generar un plan de intervención idealmente multidimensional.

En el presente capítulo analizaremos los principales cambios anatómicos y fisiológicos durante el envejecimiento, los cambios analíticos y en pruebas y las particularidades en la realización de la historia clínica geriátrica. Abarcaremos no solo la toma de información, sino también los principales hallazgos que debemos buscar durante el examen físico. Siempre es recomendable ser un buen observador y tener un orden sistemático con todos los pacientes para no perder ningún detalle relevante. El registro de la historia clínica construye un documento principal en un sistema de información sanitario, imprescindible en su vertiente asistencial y administrativa, y además documenta el registro completo de la atención prestada al paciente durante su enfermedad, de lo que se deriva su trascendencia como documento legal.

RECUERDA: La historia clínica debe ser una copia fiel de la realidad de la salud del paciente. Conocer las limitaciones y los principales problemas que aquejan a los adultos mayores da una ventaja para poder preguntar de forma puntual sobre situaciones de salud que no se expresan usualmente o se consideran normales en la edad avanzada.

ANAMNESIS Y DATOS DE IDENTIFICACIÓN

Al entrevistar a un adulto mayor se debe tener claro que es una población diferente, que requiere que el entrevistador cuente con el tiempo necesario para lograr un interrogatorio exitoso. Se sugiere salir a la sala de espera a llamar al paciente y acompañarlo hasta el consultorio, y utilizar un lugar amplio, con luz natural, silencioso y libre de obstáculos para los traslados. Adicionalmente, se recomienda hablar pausado y claro, usando términos sencillos y no técnicos y un tono de voz grave que facilite al adulto mayor escuchar lo que se le pregunta. No siempre hay que elevar el tono de voz, puesto que no todos los mayores tienen hipoacusia y muchos de ellos están rehabilitados con audífonos. El paciente debe estar acompañado por una persona que lo conozca (cuidador principal) y pueda corroborar la información suministrad y, en caso de ser necesario, aportar datos adicionales cuando existen patologías como demencia, afasia, discapacidad auditiva severa, etc. Siempre que sea posible, la información deberá obtenerse del adulto mayor directamente; solo en casos específicos, como demencias en estadios avanzados, deterioros sensoperceptivos severos, secuelas de eventos cerebrovasculares o síndromes confusionales agudos, entre otros, se realizará la entrevista al familiar o cuidador para realizar una adecuada elaboración de la historia clínica. Se debe preguntar la edad del paciente, ya que en muchos países no coincide con su documento de identificación. La nacionalidad, el lugar de procedencia, la ocupación previa y la ocupación actual son de gran importancia, más cuando muchos adultos mayores aún trabajan. La lateralidad (relevante en patologías del sistema nervioso central), la escolaridad y el lenguaje son útiles en el estudio del deterioro cognitivo. El estado civil nos permite ver el preámbulo de la red de apoyo y/o duelo reciente. La religión nos permite conocer las creencias religiosas y nos anticipa sobre algunos potenciales deseos de los pacientes.

MOTIVO DE CONSULTA Y ENFERMEDAD ACTUAL

Puede ser un reto lograr la información exacta que nos ayude a establecer el motivo de consulta y la enfermedad actual. Se prefieren las entrevistas abiertas, en las que el paciente exponga sus quejas libremente, y de una forma sutil ir precisando los síntomas que motivan la valoración. Una vez que se cuente con los síntomas que configuran la enfermedad actual, se interrogará el tiempo de evolución, las características del síntoma, si se asocia a otros síntomas, qué situaciones empeoran el síntoma (el ejercicio, la comida, el decúbito, etc.) y si ha recibido manejos previos.

REVISIÓN POR SISTEMAS

Se recomienda preguntar directamente por algunos síntomas que son frecuentes en la vejez y que pertenecen a diferentes sistemas fisiológicos. A continuación, presentamos los más importantes:

- *Sistemas nervioso central y periférico:* problemas del sueño y el estado de ánimo, alteraciones en la marcha, caídas, parestesias, movimientos anormales, síncopes, convulsiones, lipotimias y fallas de memoria.
- *Sistema cardiovascular:* clase funcional, disnea paroxística nocturna, ortopnea, palpitaciones, disnea y presencia de edema.
- *Sistema respiratorio:* disnea, tos crónica y sus características, clase funcional, síntomas de apnea del sueño (sueño no reparador, roncopatía, somnolencia diurna).
- *Sistema digestivo:* hiporexia; hábito intestinal, registrando las características de las deposiciones; presencia de incontinencia; rectorragias; melenas; pérdida de peso; sensación de masas anales y alteraciones deglutorias.
- *Sistema genitourinario:* problemas sexuales, hábito urinario, presencia de hematuria, nicturia, síntomas irritativos urinarios, presencia de masas o sangrados vaginales en el caso de las mujeres.
- *Piel y faneras:* lesiones hiperpigmentadas, lunares *de novo,* manchas, masas, petequias, equimosis y alopecia.

Se sugiere hacer énfasis en la anamnesis en los síndromes geriátricos, usando la mnemotecnia de las «íes» propuesta por Kane en 1989 (cuadro 4.1).

CUADRO 4.1 Las «íes» de la geriatría

Inmovilidad.
Integridad de la piel (lesiones de piel por presión).
Inteligencia alterada (demencia y *delirium*).
Introversión (depresión).
Inestabilidad (caídas y trastornos de la marcha).
Inanición (desnutrición).
Incontinencia.
Iatrogenia (polifarmacia).
Impactación fecal (constipación).
Inmunodeficiencia (infecciones).
Insuficiencia sensorial (deterioro visual y auditivo).
Indigencia (falta de recursos).
Infausto (situación de enfermedad terminal).

Fuente: elaboración propia.

ANTECEDENTES PERSONALES Y FAMILIARES

Una técnica que ayuda en la elaboración de los antecedentes es preguntar primero qué fármacos está recibiendo en el momento, pues, si se pregunta por patologías, a veces las niegan o no recuerdan padecerlas.

- *Patológicos:* siempre pregunte siguiendo un orden o por sistemas para que no olvide las patologías más prevalentes en el adulto mayor.
- *Farmacológicos:* siempre pregunte qué fármacos está recibiendo en el momento, el nombre del medicamento, la dosis, la frecuencia, la presentación (comprimidos, tabletas, inyecciones, parches) y el tiempo de consumo. No basta con indagar qué medicamentos recibe, hay que revisar las fórmulas prescritas y solicitar que los lleven a la consulta y, si pueden hacer una visita domiciliaria, revisar dónde los guardan. No hay que olvidar los medicamentos *over the counter* o de venta libre, como vitaminas, analgésicos, antigripales, herbales, los que llaman «naturistas», «homeopáticos», etc.

RECUERDA: Al realizar la historia farmacológica es muy importante describir los medicamentos utilizados en los últimos 6 meses. La descripción debe abarcar no solo los fármacos (incluido el oxígeno), sino toda terapéutica adicional convencional y no convencional. Por ejemplo: vitaminas, suplementos nutricionales, medicamentos homeopáticos, extractos herbales, medicina tradicional china y otras terapéuticas recientemente desarrolladas.

- *Quirúrgicos:* generalmente tiene mejor resultado preguntar por las cirugías más frecuentes, como colecistectomía, apendicectomía, prostatectomía, faquectomía, etc. Esta técnica les ayuda a recordar qué procedimientos quirúrgicos les han realizado.
- *Alérgicos:* es un antecedente muy importante en el adulto mayor, ya que la inmunosenescencia aumenta el riesgo de reacciones adversas a medicamentos. En este apartado también cuentan las alergias alimentarias.
- *Tóxicos:* aquí se debe indagar sobre exposiciones a noxas pulmonares, como: biomasa (en países en vía de desarrollo, muchos cocinaron con leña o carbón), humo de cigarrillo, humo de otros derivados del petróleo, pinturas, asbesto, fungicidas, telas, animales (pájaros, palomas), etc. Estas ocasionan muchas patologías de predominio respiratorio. Además, se debe preguntar acerca del consumo de sustancias, en especial el alcohol, debido a su alta frecuencia y el impacto negativo en la cognición y otros sistemas.
- *Traumáticos:* accidentes de tránsito, caídas con lesiones y/o pérdidas de conocimiento y fracturas.
- *Transfusionales:* exposición a transfusiones de cualquier tipo de hemoderivados; siempre hay que preguntar la época de la transfusión.
- *Hospitalizaciones:* cuántas hospitalizaciones ha tenido en el último año y la causa.
- *Ginecoobstétricos:* paridad, nacidos vivos, nacidos muertos, abortos, tipo de parto, menopausia, última citología, última mamografía.

- *Familiares:* la mayoría desconoce sus antecedentes familiares y existen muchas causas que lo expliquen: puede ser que nunca conocieran a sus antepasados, algunos de ellos murieron tempranamente; recordemos que a los inicios del siglo pasado la esperanza de vida al nacer era de 40 años por muerte asociada a enfermedades infecciosas o por la violencia, los registros no eran precisos, o el paciente tiene deterioro cognitivo que le impide recordar.
- *Inmunológicos:* se debe indagar sobre las vacunas recibidas en los últimos 5 años y que están indicadas para el adulto mayor (v. capítulo 7), como influenza, enfermedad neumocócica, herpes zóster y COVID-19.

SITUACIÓN BASAL

La situación basal se define como las condiciones previas del sujeto antes del inicio de una enfermedad aguda, descompensación de una enfermedad crónica o al inicio de una enfermedad.

Es una parte complementaria de la historia clínica usual, además de ser un espacio en el cual se puede agrupar toda la información relacionada con el estado clínico, la capacidad funcional, el estado cognitivo y la evaluación social.

En geriatría, es fundamental evaluar los anteriores aspectos para comprender de qué forma repercute el envejecimiento y la enfermedad en el normal funcionamiento de una persona. En otras palabras, son elementos que ayudan a diferenciar entre envejecimiento normal y envejecimiento patológico.

La valoración geriátrica integral y los instrumentos que nos facilitan la detección y el seguimiento de los problemas se abordarán con mayor profundidad en el capítulo 5 del presente libro, con un enfoque multidimensional.

EXAMEN FÍSICO

Desde el llamado e ingreso del paciente al consultorio se pueden identificar hallazgos semiológicos claves en la postura, la marcha y la funcionalidad del paciente (p. ej., ingresa caminando, en silla de ruedas o, por el contrario, en camilla).

RECUERDA: La historia clínica es una actividad privada. El interrogatorio debe desarrollarse en un ambiente lo más tranquilo y menos amenazador posible. Se debe cuidar la información que nos dan el paciente y sus familiares. Igualmente debemos ser respetuosos de las tradiciones y del pudor del adulto mayor. Aunque se encuentre en *delirium* o inconsciente, se debe proteger la intimidad de todos los pacientes.

Signos vitales

Se recomienda practicar la maniobra de Osler para descartar seudohipertensión, que es la elevación de las cifras de presión arterial secundaria a la calcificación arterial. La prueba consiste en insuflar el manguito por encima del valor de la presión arterial sistólica al tiempo que palpamos la arteria radial. Se considera la maniobra positiva y, por tanto, confirmado el diagnóstico de seudohipertensión, cuando deja de percibirse el latido del pulso radial, pero se sigue palpando la arteria debido a la gran rigidez de la pared. De otro lado, es aconsejable realizar pruebas para evaluar la presencia de hipotensión ortostática si los síntomas del paciente lo sugieren. Esta se define como un descenso de la presión arterial sistólica de 20 mmHg y/o de la presión arterial diastólica de 10 mmHg, cuando el sujeto cambia de una posición de decúbito supino a sedente con un tiempo de espera entre las medidas de 5 min; se debe anotar la presencia de síntomas como síncope, mareo, inestabilidad, caída, taquicardia, etc. Se presenta en el 10 al 20% de los adultos mayores, y se deben descartar causas farmacológicas, inmovilidad o trastornos disautonómicos.

Se estima una frecuencia cardíaca normal entre 60 y 100 latidos por minuto. Sin embargo, un alto porcentaje de mayores presentan frecuencias cardíacas menores de 60 latidos por minuto sin significado patológico. Se deben palpar todos los pulsos, y es posible encontrar un pequeño porcentaje de pacientes con ausencia de pulso pedio (10%), pero toda alteración en la palpación del pulso tibial posterior obliga a descartar una patología de enfermedad arterial periférica. La frecuencia respiratoria normal es de 16-25 respiraciones por minuto. La temperatura corporal no es fiable medirla en la axila y se recomienda la toma a nivel bucal, del conducto auditivo o rectal. También se describe como variable que se debe tener en cuenta un cambio de 2 °C frente a la temperatura basal. Se puede evaluar la coloración de las mucosas para la búsqueda de tintes ictéricos, como también la turgencia de las mejillas para la búsqueda de deshidratación.

La medición de la velocidad de la marcha, prueba funcional fácilmente reproducible en el consultorio, con medidas en metros por segundo, aporta información y se considera otro signo vital.

RECUERDA: Durante la valoración se deben tomar la presión arterial, la frecuencia cardíaca o de pulso, la frecuencia respiratoria, la saturación de oxígeno (oximetría), la temperatura, el peso, la talla, el dolor y la velocidad de la marcha.

Cabeza y cuello

La exploración sugerida es cefalocaudal. En la tabla 4.1 enlistamos cambios fisiológicos esperados, alteraciones patológicas y recomendaciones según el examen físico de la cabeza y el cuello.

Tórax

En el tórax es relevante la inspección, la simetría y la movilidad en la caja torácica. En la tabla 4.2 se resaltan los cambios fisiológicos, las alteraciones y los aspectos semiológicos en el sistema cardiopulmonar.

Abdomen

La exploración inicia desde la inspección, la auscultación de los ruidos intestinales, la palpación superficial y profunda y la percusión. En la figura 4.1 se mencionan algunos cambios que se pueden encontrar en el abdomen.

TABLA 4.1	Cambios fisiológicos, alteraciones y aspectos semiológicos en cabeza y cuello
Nariz y olfato	Fisiológico: • Aumento del tamaño de la nariz y atrofia de la mucosa con conservación del olfato Alteraciones: • En pérdida del olfato, descartar entidades neurodegenerativas, como enfermedad de Parkinson o enfermedad de Alzheimer. Adicionalmente, causas farmacológicas, tóxicas, infecciosas y consecuencias de un trauma craneoencefálico **Recuerda:** revisar medicamentos, antecedentes personales/infecciosos, historial de trauma craneoencefálico
Oídos	Fisiológico: • Alteración en la actividad de las glándulas que producen cerumen, que lo hace más seco y con mayor tendencia a impactarse • Presbiacusia (hipoacusia senil), por daño en las células ciliadas externas de la cóclea, usualmente bilateral, simétrica y progresiva, con disminución de los tonos puros y de los estímulos verbales • Presbivértigo (vértigo senil), trastorno del equilibrio por envejecimiento del sistema vestibular Alteraciones: • Pliegue diagonal auricular o «pliegue de Adriano», asociado con enfermedad coronaria. En el conducto auditivo externo existe una hendidura que comienza en el borde inferior del conducto auditivo externo y se dirige hacia el borde del lóbulo de la oreja con un ángulo de 45°. Su presencia se asocia con enfermedad cardiovascular, especialmente en pacientes asintomáticos o con factores de riesgo tradicionales; si es bilateral se puede asociar con riesgo de enfermedad coronaria • Queratosis obliterante, definida como oclusión del conducto auditivo externo por una masa de tejido escamoso **Recuerda:** en caso de déficit auditivo (hipoacusia), si usa audífonos, revisar si hay lesiones por su uso
Ojos	Fisiológico: • Presbicia: pérdida gradual de la capacidad de los ojos para enfocar objetos cercanos • La agudeza visual del mayor es baja en condiciones de oscuridad y poco contraste, se altera la percepción para discriminar los colores • Se puede encontrar discoria y ausencia de reacción pupilar • En los adultos mayores aumenta la miopía y disminuye la hipermetropía, lo que les permite leer sin gafas • Los párpados pierden elasticidad, lo que causa herniación de la grasa orbitaria • Ectropión o entropión senil por laxitud del párpado inferior con distriquiasis asociada • Madarosis (término para designar la pérdida parcial o total de las pestañas o las cejas) sin ser necesariamente causada por hipotiroidismo. La función secretora de las glándulas lacrimales puede estar disminuida, lo que lleva a desarrollar síntomas secos Alteraciones: • Degeneración macular • Glaucoma • Cataratas • Retinopatía diabética • Conjuntivochalasis (una conjuntiva redundante, localizada, por lo general, entre el globo ocular y el párpado inferior), que causa sensación de cuerpo extraño • El arco senil (anillo corneal) se caracteriza por una degeneración de la córnea periférica, usualmente bilateral y benigna, y su origen es el depósito de lípidos, sobre todo de colesterol **Recuerda:** preguntar si utiliza dispositivos como lentes. No hay que olvidar evaluar los movimientos oculares y los pares craneanos
Boca	Fisiológico: • La mucosa oral se torna lisa, fina, seca y de aspecto edematoso. La lengua parece despulida con pérdida de papilas y hay disminución para la sensibilidad de sabores como dulce, amargo, salado y ácido • Se aprecia desgaste de los dientes por atrición y erosión. También se produce atrofia del hueso alveolar en la mayoría de los casos por extracción dental Alteraciones: • Despulimiento global de la lengua: descartar deficiencia de vitamina B_{12} y, si es en los bordes, de ácido fólico • «Síndrome de la boca quemante», referido como una sensación de ardor en la lengua, el paladar y la zona que sujeta la dentadura. Puede ser una consecuencia de la disminución de la función de las glándulas salivales menores, efecto de los medicamentos, deficiencia nutricional o enfermedades orales o sistémicas • Alteraciones del gusto secundarias a múltiples causas, como efecto adverso de medicamentos (antihistamínicos, antibióticos, hipolipemiantes, anticonvulsivantes, antibióticos), cirugías, radioterapias, tóxicos y uso de prótesis • Queilitis angular debido a prótesis mal ajustadas, deficiencia de vitaminas y candidiasis oral **Recuerda:** revisar la cavidad oral, el estado y completitud de los dientes; en caso de prótesis dental, el estado y adaptación de esta

TABLA 4.1 Cambios fisiológicos, alteraciones y aspectos semiológicos en cabeza y cuello *(cont.)*

Cuello	Fisiológico: • La glándula tiroides desciende por los cambios anatómicos del cuello y puede no ser palpable Alteraciones: • Las adenopatías presentes a este nivel en la mayoría de los casos serán patológicas, originadas en procesos infecciosos o neoplásicos • Se debe auscultar el cuello buscando soplos carotídeos o vertebrales • Se puede encontrar ingurgitación yugular del lado izquierdo por compresión del tronco innominado que desaparece con la inspiración profunda y puede indicar patología del cayado aórtico. Esto puede ayudar a diferenciarla de falla cardíaca o pericarditis • La presencia de endurecimiento y dolor al palpar la arteria temporal sugiere arteritis de la temporal y puede acompañar en un 30% de los casos a la polimialgia reumática **Recuerda:** realizar inspección del cuello, con la palpación de los diferentes elementos, y realizar auscultación carotídea

Fuente: elaboración propia.

Muchos síntomas abdominales acompañados de dolor pueden deberse a una patología abdominoperineal o ser una manifestación de patología cardiorrespiratoria, como embolia pulmonar, infarto de miocardio o neumonía. Algunas patologías abdominales agudas no se manifiestan de forma habitual con dolor y signos de irritación, sino con cuadros confusionales o caídas. En caso de considerar una posible irritación peritoneal, se recomiendan dos técnicas de exploración. La primera, apoyando la mano del paciente en el epigastrio, se le levanta la cabeza; y la segunda, apoyando la mano en el abdomen, se le pide al paciente que tosa.

Sistema nervioso central

Algunos cambios esperados y alteraciones en la exploración del sistema nervioso central se enlistan en la tabla 4.3.

RECUERDA: El examen neurológico debe realizarse de la misma manera que se hace en el resto de las edades. Es posible tener dificultades en la colaboración debido a problemas sensoriales, demencia o simplemente cansancio. Se pueden encontrar múltiples hallazgos que requieren un apropiado análisis.

TABLA 4.2 Cambios fisiológicos, alteraciones y aspectos semiológicos en el sistema cardiopulmonar

Cambios fisiológicos	• En un pequeño porcentaje de pacientes, el primer ruido cardíaco está desdoblado por asincronía en el cierre de las válvulas • Los cambios artrósicos en la columna torácica y la reja costal hacen que en algunos casos el tórax tome una forma de «tonel». Como consecuencia de estos cambios, se recomienda inclinar el cuerpo adelante para acercar el corazón a la reja costal y auscultar otras regiones como la escápula izquierda, encima de las clavículas y en el epigastrio
Alteraciones	• El S1 puede estar reducido por enfisema o retraso de la conducción, el S2 reforzado o desdoblado por hipertensión arterial o bloqueo de rama izquierda, el S3 siempre es patológico y el S4 puede ser auscultado sin significado patológico • El soplo de estenosis aórtica, patología muy frecuente en los mayores, es sistólico, eyectivo e irradiado al cuello. Igualmente, se debe buscar el soplo de estenosis mitral, que se caracteriza por ser un soplo diastólico acompañado de un S1 intenso causado por el cierre abrupto de las valvas y se ausculta mejor en la punta. El S1 puede estar ausente cuando la válvula está muy calcificada e inmóvil. También puede auscultarse un S2 normalmente desdoblado con un P2 exagerado debido a la hipertensión pulmonar. A nivel pulmonar, la auscultación en el adulto mayor es muy amplia y sus hallazgos son diversos
Recuerda	• Si se ausculta sobre la parte superior del esternón y zonas aledañas, se escuchará en ambas fases de la respiración un ruido intenso de tonalidad alta, de carácter rudo y áspero, que se genera por turbulencias del aire en la tráquea y bronquios mayores de 4 mm • La auscultación de las zonas del tórax que se superponen al parénquima pulmonar alejado de los grandes bronquios revela un ruido de intensidad y tonalidad bajas que ocupa la totalidad de la inspiración, pero solo la mitad o menos de la espiración, conocido como murmullo pulmonar. Algunos pacientes pueden presentar respiración «ruidosa», que puede o no acompañarse de sibilancias. Otros hallazgos patológicos posibles en la auscultación pulmonar son roncus, crépitos, frotes pleurales, estertores, soplos tubáricos o, por el contrario, ausencia de ruidos sugestivos de derrames pleurales

Fuente: elaboración propia.

En la inspección podemos ver un abdomen «excavado» con disminución de la distancia entre la reja costal y la espina ilíaca, incluso en casos excepcionales la reja costal se asienta sobre la pelvis. Se pueden encontrar pliegues cutáneos en el epigastrio que son un «reflejo» de osteoporosis

Los ruidos intestinales pueden estar modificados por el uso de laxantes o por la presencia de constipación. Puede existir un descenso no patológico del hígado por cambios en la configuración del tórax y abdomen. Hay involución del bazo; por lo tanto, cuando se palpe, tiene significado patológico

Es posible encontrar adenopatías a nivel inguinal de 1-2 cm sin significado patológico. En personas muy delgadas se puede llegar a palpar una masa «leñosa» en el hipogástrico correspondiente al promontorio sacro.

Al encontrar masas a nivel abdominal, hay que pensar desde neoplasias hasta heces impactadas, globo vesical, aneurismas, defectos herniarios o simplemente los polos renales

Figura 4.1 Cambios en el abdomen. (Fuente: elaboración propia.)

Piel y faneras

La piel es uno de los órganos más afectados durante el proceso de envejecimiento debido en gran medida a la exposición a rayos solares tipo ultravioleta (UV), lo que se ha conocido como dermatoheliosis o fotoenvejecimiento. Se aumenta la presencia de queratosis seborreicas en toda la extensión de la piel sin significado patológico y que son causa frecuente de prurito.

En la cara y el cuello se puede identificar elastosis solar, acompañada de quistes y comedones en los pómulos. Puede haber hiperplasias sebáceas y con frecuencia hay xantelasmas en los párpados superiores. Hay un mayor número de fibromas laxos o también llamados acrocordones en los párpados, el cuello y las axilas. Es muy frecuente la presencia de lentigos solares en áreas fotoexpuestas, y es un factor de riesgo para

TABLA 4.3 Cambios en el sistema nervioso central

Pupilas	• De diferente tamaño pueden ser un cambio del envejecimiento, pero se debe descartar lúes y trastornos de refracción • Otros cambios con el envejecimiento son una respuesta pupilar más lenta y alteración en la acomodación
Pares craneanos	• Los pares craneanos no sufren modificaciones en su evaluación, pero se puede encontrar alteración de la mirada hacia arriba sin significado diagnóstico patológico
Fuerza	• El adulto mayor puede experimentar una pérdida de la masa muscular de forma progresiva desde los 45 años y esto puede impactar en la fuerza muscular • A los 80 años se ha perdido un 30% de la masa muscular. Deberá evaluarse si la fuerza es simétrica y se conserva igual a nivel proximal y distal en las cuatro extremidades
Reflejos osteotendinosos	• Se acepta como normal la pérdida del reflejo aquiliano, pero también pueden desaparecer en la enfermedad articular y la obesidad • Hay disminución en los reflejos rotuliano, tricipital, supinador y bicipital. Respecto al tono muscular, podemos encontrar la paratonía *gegenhalten,* definida como un aumento del tono con el movimiento pasivo rápido de las extremidades que desaparece si estos movimientos se realizan lentamente; se evalúa como una oposición al movimiento pasivo. Se ha descrito como un reflejo de liberación frontal en la enfermedad de Alzheimer o como un cambio normal en los ganglios basales • El signo de Babinski se encuentra hasta en un 11% sin significado patológico. El reflejo palmomentoniano está presente en casi una tercera parte de los pacientes según algunos estudios y puede carecer de significado patológico • El reflejo de hociqueo es mayor en pacientes con trastornos neurodegenerativos, como la enfermedad de Alzheimer, así como el reflejo de chupeteo, que se puede ver en fases avanzadas de enfermedades neurodegenerativas • El reflejo de prensión se presenta hasta en un 67% por lesión frontal medial y de los ganglios basales. El reflejo glabelar o signo de Myerson describe la desinhibición de los ganglios basales y no de liberación cortical, y se puede ver en lesiones focales, degenerativas o en mayores sanos. Estos reflejos mencionados no son sensibles o específicos para ninguna enfermedad neurodegenerativa
Sensibilidad y propiocepción	• La sensibilidad vibratoria disminuye después de los 65 años • La propiocepción en el pie no evidencia alteraciones y no hay mayores cambios en la sensibilidad táctil

Fuente: elaboración propia.

desarrollar queratosis seborreica. Su importancia radica en poder diferenciarlo del lentigo maligno. En las uñas, podemos encontrar frecuentemente onicogrifosis y onicorrexis. Se recomienda, en los pacientes con síndrome de inmovilidad, la evaluación completa de la piel para buscar lesiones por presión principalmente en los glúteos, el sacro, los talones y los trocánteres. El vello corporal puede perderse con el envejecimiento; sin embargo, la pérdida localizada en las piernas siempre obliga a descartar una enfermedad vascular periférica. Otros hallazgos que se pueden presentar son quistes mucosos digitales en las interfalángicas distales, de predominio en las mujeres. La dermatoporosis o insuficiencia cutánea crónica, entidad descrita por Kaya y Saurat, se caracteriza por cambios morfológicos de fragilidad en la piel con presencia de púrpura senil, adelgazamiento del espesor de la piel (poco elástica y traslúcida) y seudocicatrices estrelladas, además con vulnerabilidad a las laceraciones, retraso en la curación de las heridas, úlceras atróficas de difícil curación y hematomas desecantes. Por último, no se puede olvidar la presencia de úlceras de origen vascular en miembros inferiores, que no se consideran normales pero pueden ser frecuentes en esta población.

Sistema osteomuscular

En la tabla 4.4 se mencionan algunas alteraciones frecuentes en el sistema osteomuscular.

Aparato genitourinario

Para la exploración del aparato genitourinario, se mencionan los aspectos clave que se deben tener en cuenta en las mujeres (fig. 4.2) y en los hombres (fig. 4.3).

TABLA 4.4 Alteraciones en el sistema osteomuscular

Articulaciones	Se pueden encontrar cambios artrósicos en las articulaciones de alto impacto, como las manos, las caderas y las rodillas Es común encontrar nódulos de Heberden y Bouchard derivados de osteoartrosis, así como *hallux valgus* y pie plano
Marcha	Se debe evaluar la marcha analizando el paso, la cadencia, la lateralización, las características del giro, el arrastre del pie y la velocidad de la marcha Es preciso identificar si se vienen utilizando dispositivos de asistencia externa, como bastones, caminadores o sillas de ruedas, para confirmar la adecuada indicación, el estado y la forma de uso
Óseo	Se distinguen unos signos clínicos para osteoporosis, como la pérdida de altura mayor de 5 cm; en bipedestación, la aparición de cualquier distancia entre el occipucio y la pared; tener menos de dos traveses de dedo en la distancia costilla-pelvis y tener menos de 20 dientes

Fuente: elaboración propia.

Después de esta extensa descripción, podemos ver en la tabla 4.5 un resumen de los síntomas habituales y las patologías responsables en los adultos mayores.

PRUEBAS DIAGNÓSTICAS

Las pruebas diagnósticas deben usarse siempre teniendo una impresión diagnóstica previa. Son ayudas que le permiten al médico confirmar o descartar sus diagnósticos de trabajo, y para su realización siempre debe valorarse el riesgo frente al beneficio que le traerá al paciente. La realización de pruebas diagnósticas invasivas debe siempre tener una finalidad, no solo satisfacer el deseo del médico de tener un diagnóstico, que al final no se traducirá en una conducta que cambie el desenlace del paciente.

Exámenes de laboratorio

Los cambios fisiológicos que ocurren en el envejecimiento explican muchos de los cambios en los resultados de los exámenes de laboratorio y, sumados a otros factores, como los nutricionales, los tratamientos farmacológicos, el sedentarismo, la comorbilidad, el estado funcional y las limitaciones para adecuadas tomas de algunos exámenes, como el uroanálisis o los coproscópicos en incontinentes, limitan el resultado y, por ende, la interpretación. Por ello, es difícil establecer valores de referencia para esta población; algunos valores que habitualmente se consideran «normales» en la población adulta sana pueden tener un significado diferente en los adultos mayores, por el valor o porque la interpretación debe ser diferente (tabla 4.6).

Electrocardiograma

En el electrocardiograma, como marcadores del envejecimiento fisiológico podemos encontrar QRS de bajo voltaje, ancho y mellado por defectos de conducción intraventricular, crecimiento pobre de las R en las precordiales, ondas QS en V1-V2 por fibrosis septal, desviación del eje frontal a la izquierda por horizontalización del corazón e hipertensión arterial, aplanamiento de las ondas T, alteraciones inespecíficas de la repolarización, tendencia a la bradicardia y bloqueos por fibrosis del sistema de conducción, y PR largo por alteraciones que serían patológicas en el joven, pero que, siendo asintomáticas, no tendrían significado en el adulto mayor.

Concepto o análisis

Se hace una breve descripción de la situación clínica del paciente, sus condiciones agudas y crónicas y los planes de manejo que se van a instaurar. Se sugiere organizar el concepto utilizando el abordaje basado en problemas, priorizando de mayor a menor importancia y los riesgos detectados durante la atención, según el contexto de la valoración geriátrica integral. Es pertinente realizar una conciliación farmacológica y «desprescripción» de medicamentos no apropiados. Por último, se debe determinar el nivel asistencial más adecuado para llevar a cabo la atención del paciente, teniendo en cuenta el contexto social del paciente y su realidad, ajustando a un plan centrado en la persona.

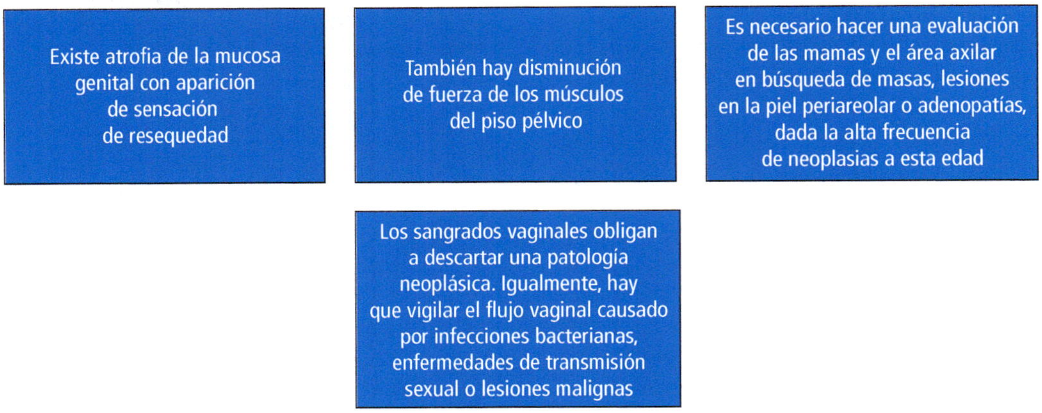

Figura 4.2 Cambios en el aparato genitourinario en las mujeres. (Fuente: elaboración propia.)

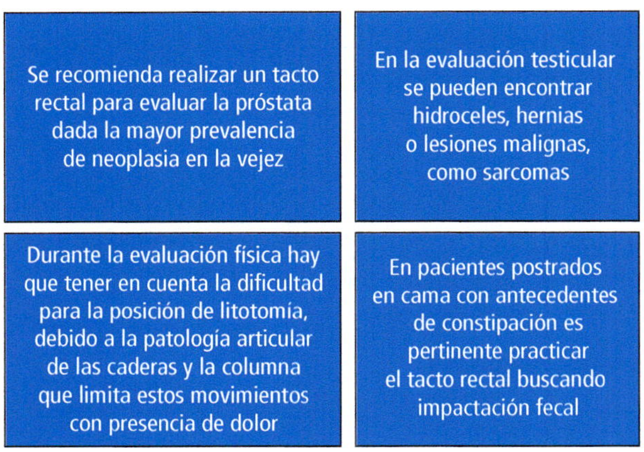

Figura 4.3 Cambios en el aparato genitourinario en los hombres. (Fuente: elaboración propia.)

También se recomienda dejar registro de las decisiones anticipadas, indicación de medidas avanzadas de reanimación y que la información fue transmitida al paciente y al familiar.

Diagnósticos

Se inicia con la condición por la que el paciente consulta (enfermedad índice), seguida de enfermedades que puedan modificar el curso o pronóstico de la enfermedad índice (comorbilidad); luego, se continúa con las condiciones crónicas que no se relacionan con la enfermedad índice (multimorbilidad) y, por último, con los síndromes geriátricos (incluidos el diagnóstico nutricional o la presencia de lesiones de piel por presión), sin olvidar que deben actualizarse con el tiempo, dado que son dinámicos. Además, al ampliar la historia, contar con ayudas diagnósticas y realizar seguimiento, se podrá confirmar/descartar la sospecha clínica, así como realizar la estratificación y clasificación apropiada según el contexto.

TABLA 4.5 Síntomas frecuentes y posibles patologías responsables durante la atención en salud de un adulto mayor

Órgano	Síntoma	Enfermedad causante
Piel	Xerodermia, prurito	Xerosis, ictericia, enfermedades autoinmunes, insuficiencia renal, neoplasias, hipertiroidismo, alergias, parasitosis
Cabeza	Cefalea	Arteritis temporal, hematoma subdural, neoplasias, fibromialgia, depresión, ansiedad
Ojos	Deslumbramiento nocturno	Cataratas
	Pérdida de visión central	Degeneración macular
	Pérdida de visión cercana	Presbiopía
	Pérdida de visión periférica	Glaucoma, patología cerebrovascular
	Dolor ocular	Glaucoma, arteritis temporal
Oídos	Pérdida de la audición	Neurinoma del acústico, tumor del ángulo pontocerebeloso, presbiacusia, cerumen, cuerpo extraño en el conducto auditivo externo, enfermedad de Paget, traumatismo sonoro, ototoxicidad farmacológica
	Pérdida de sonido de alta frecuencia	Presbiacusia

TABLA 4.5 Síntomas frecuentes y posibles patologías responsables durante la atención en salud de un adulto mayor *(cont.)*

Órgano	Síntoma	Enfermedad causante
Boca	Sensación de quemazón	Anemia perniciosa
	Dolor de la prótesis dental	Prótesis mal ajustada
	Sequedad de boca	Fármacos (diuréticos, antihipertensivos, antidepresivos tricíclicos, antihistamínicos), lesiones en las glándulas salivales por infecciones o radioterapia de tumores de cabeza y cuello, trastornos inmunitarios (artritis reumatoide, lupus, síndrome de Sjögren)
	Limitación del movimiento lingual	Cáncer oral
	Pérdida del sentido del gusto	Infecciones de la boca o la nariz, insuficiencia suprarrenal, tumores nasofaríngeos, fármacos (antihistamínicos, antidepresivos), tabaco, radioterapia
Garganta	Disfagia	Cuerpo extraño, divertículo de Zenker, estenosis esofágica, anillo de Schatzki, tabaco, ictus, tumor
	Cambios de la voz	Tumores de la cuerda vocal, hipotiroidismo
Cuello	Dolor	Artrosis cervical, polimialgia reumática
Tórax	Disnea de esfuerzo	Insuficiencia cardíaca, enfermedad pulmonar obstructiva crónica, infecciones
	Dolor	Angina de pecho, ansiedad, herpes zóster, reflujo gastroesofágico, trastornos de la movilidad esofágica, costocondritis
	Disnea paroxística nocturna	Insuficiencia cardíaca, reflujo gastroesofágico
Gastrointestinal	Estreñimiento sin otros síntomas	Hipotiroidismo, hiperparatiroidismo, deshidratación, hipopotasemia, cáncer colorrectal, falta de ejercicio, dieta pobre en fibra, fármacos (antiácidos, aluminio, opiáceos, anticolinérgicos), abuso de laxantes
	Estreñimiento con dolor, vómitos y diarrea	Impactación fecal
	Episodios de dolor abdominal bajo y diarrea	Síndrome del colon irritable
	Incontinencia fecal	Disfunción cerebral, lesiones de la médula espinal, cáncer rectal, impactación fecal
	Dolor abdominal bajo	Colitis isquémica, obstrucción, diverticulitis
	Defecación cada 2-3 días	Puede ser normal
	Dolor abdominal posprandial 15-30 min después de comer, duración de 1-3 h	Isquemia intestinal crónica
	Hemorragia rectal	Hemorroides, angiodisplasia, colitis isquémica, divertículos, cáncer de colon
Genital	Atrofia testicular	Normal
Urinario	Frecuencia, goteo, chorro débil	Hiperplasia prostática, neoplasia de próstata, infección urinaria
	Disuria con o sin fiebre	Infección urinaria, prostatitis
	Poliuria	Hiperglucemia, glucosuria
Muscular	Dolor de espalda	Artrosis, fracturas por compresión, enfermedad de Paget, cáncer metastásico, espondilitis, tuberculosis
	Dolor muscular proximal	Polimialgia reumática
Extremidades	Dolor en las piernas	Artrosis, radiculopatías (estenosis lumbar, hernia de disco), claudicación intermitente
	Edema maleolar	Insuficiencia cardíaca, insuficiencia venosa, hipoalbuminemia
Neurológico	Cambio de estado mental y fiebre	Meningitis
	Cambio de estado mental sin fiebre	Depresión, demencia, *delirium*
	Torpeza en tareas que requieren coordinación motora fina	Mielopatía cervical, artrosis, parkinsonismo
	Sudoración excesiva en las comidas	Neuropatía autónoma
	Caída sin pérdida de conciencia	Parkinsonismos, osteoartrosis, alteraciones sensoriales, ictus
	Marcha vacilante, temblor	Parkinsonismos
	Entumecimiento, hormigueo de los dedos	Mielopatía cervical, neuropatía periférica
	Trastornos del sueño	Trastornos del ritmo circadiano, fármacos, apnea del sueño, piernas inquietas, depresión, ansiedad, parkinsonismo
	Síncopes	Hipotensión ortostática o postural, convulsiones, arritmia cardíaca, estenosis aórtica, hipoglucemia
	Interferencia transitoria del habla, fuerza muscular o sensibilidad	Accidente isquémico transitorio
	Lentitud	Parkinsonismos

Tomado de Abizanda Soler P. Medicina geriátrica, una aproximación basada en problemas. Barcelona: Elsevier; 2012.

TABLA 4.6 Diferencias en la interpretación de la química sanguínea entre los adultos mayores y los jóvenes

Biomarcador	Significado en los jóvenes	Significado en los mayores
Urea elevada	Insuficiencia renal	Catabolismo agudo, sangrado digestivo
Creatinina baja	Función renal normal	Baja masa muscular
Albúmina baja	Insuficiencia hepática o renal	Malnutrición, mal pronóstico
Gammaglobulinas bajas	Inmunodeficiencia	Hepatopatía, inflamación crónica
Colesterol elevado	Riesgo cardiovascular	Buen estado nutricional
Gammaglutamiltranspeptidasa elevada	Alcoholismo, colestasis	Hígado de estasis, arteritis temporal
Deshidrogenasa láctica elevada	Hemólisis, daño visceral	Hígado de estasis, tumor
Calcio bajo	Hipoparatiroidismo	Déficit de vitamina D, malnutrición
Potasio elevado	Hipoaldosteronismo	Fármacos, insuficiencia renal
Sodio elevado	Hiperaldosteronismo	Deshidratación
Proteína C reactiva	Reactante de fase aguda	Inflamación crónica de bajo grado
Velocidad de sedimentación globular	Inflamación crónica	Neoplasia
Hemoglobina baja	Sangrado	Anemia de enfermedades crónicas
Volumen corpuscular	Alcoholismo	Déficit de folato o B_{12}

Tomado de Abizanda Soler P. Medicina geriátrica, una aproximación basada en problemas. Barcelona: Elsevier; 2012.

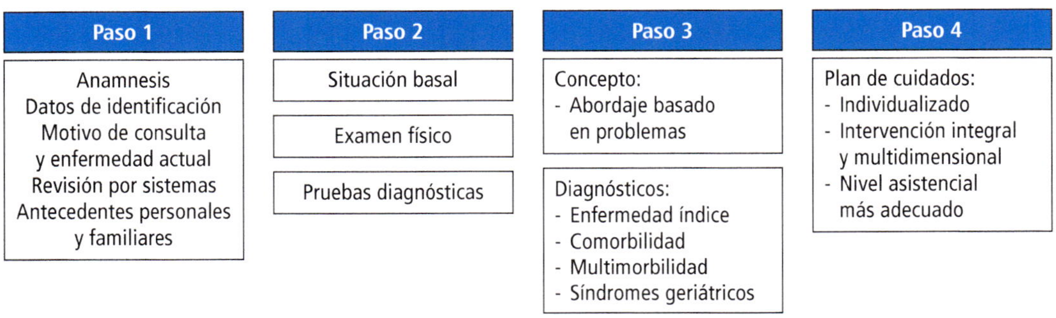

Figura 4.4 Pasos recomendados al momento de realizar la historia clínica geriátrica. (Fuente: elaboración propia.)

Plan

Es la oportunidad que nos brinda la historia clínica para hacer una lista de intervenciones y metas del tratamiento instaurado, tiempos de revaloraciones, etc., acorde al contexto de la persona. Es preciso considerar:

- Destino (lugar para continuar el manejo: casa, internación hospitalaria, unidad de media estancia, unidad de larga estancia, etc.).
- Tipo de dieta (sólida, líquida, modificada en texturas).
- Aspectos farmacológicos:
    - Oxígeno suplementario si es necesario.
    - Medicamentos parenterales o subcutáneos.
    - Medicamentos por vía oral.
- Aspectos no farmacológicos:
    - Medidas preventivas: vacunación, medidas de reorientación.
    - Educación: prevención de *delirium,* lesiones por presión, plan de ejercicios con estrategias multicomponente como Vivifrail.
    - Necesidad de cuidador o acompañante permanente.
    - Órdenes de:
        - Control médico, especialidades u otras profesiones.
        - Apoyos diagnósticos, analíticas.
        - Registro de signos vitales, glucometrías, etc.

En la figura 4.4 se resumen los pasos recomendados al momento de realizar la historia clínica geriátrica.

5

Valoración geriátrica integral

Teresa Flores Ruano, Elisa Belén Cortés Zamora, Pedro Abizanda Soler

CONCEPTO, OBJETIVOS Y CARACTERÍSTICAS

El paciente mayor presenta unas características especiales que lo diferencian de otros grupos de edad, ya que en él coexisten factores relacionados con el envejecimiento, alta comorbilidad, presentación atípica de la enfermedad, riesgo de deterioro funcional y necesidad de soporte social. Por todo ello, el enfoque clínico tradicional centrado solo en la patología médica no es suficiente, y es necesario un abordaje global más profundo.

La valoración geriátrica integral (VGI) constituye la herramienta de trabajo principal de la geriatría. Se define como un proceso interdisciplinar, multidimensional y dinámico destinado a evaluar las capacidades y necesidades del adulto mayor y a detectar sus problemas, para conseguir una aproximación diagnóstica y, sobre esa base, crear un plan de cuidados personalizado. Su intención es facilitar el abordaje del paciente mayor y crear una estrategia de intervención, optimizando los recursos, con el fin último de conseguir mayor grado de autonomía y de calidad de vida. Para ello, los *objetivos* que se plantea son:

- Mejorar la exactitud diagnóstica basada en una valoración multidimensional.
- Describir problemas tratables que no han sido detectados previamente.
- Colaborar en la toma individual de decisiones y establecer un plan terapéutico específico según los problemas detectados en cada uno de los dominios explorados.
- Establecer pronósticos y expectativas de resultados.
- Conocer los recursos del paciente y su entorno sociofamiliar.
- Situar al paciente en el nivel asistencial médico y social más adecuado.
- Monitorizar la evolución y la eficacia de las intervenciones.
- Identificar a la población anciana en riesgo (de mortalidad, hospitalización, institucionalización, deterioro funcional durante un ingreso o riesgo quirúrgico) para implementar medidas preventivas y políticas sanitarias.

Las *características* que definen a la VGI y que garantizan el adecuado manejo del paciente mayor se describen en el cuadro 5.1. Para llevarla a cabo empleamos instrumentos que nos facilitan la detección y el seguimiento de los problemas y sirven de vehículo de transmisión de información entre los diferentes profesionales que trabajan con el paciente añoso. Las *propiedades básicas* que debemos tener en cuenta a la hora de seleccionar la herramienta más adecuada se enumeran en el cuadro 5.2.

> **RECUERDA:** La valoración geriátrica integral (VGI) es la herramienta de trabajo principal de la geriatría. Es un proceso interdisciplinar, multidimensional y dinámico destinado a evaluar las capacidades y necesidades del adulto mayor y detectar sus problemas, para conseguir una aproximación diagnóstica y crear un plan de cuidados individualizado. Cualquier acción sanitaria en los mayores debe estar basada en la VGI.

PROCESO Y COMPONENTES DE LA VALORACIÓN GERIÁTRICA INTEGRAL

La figura 5.1 representa el proceso de la VGI. Como se ha referido, debe efectuarse de manera estructurada y sistemática. Tradicionalmente, la VGI ha sido llamada diagnóstico cuádruple dinámico por incluir cuatro dominios principales: biomédico, funcional, mental y social. La evaluación clínica ya ha sido detalladamente descrita en el capítulo 4 y debe incluir la comorbilidad/multimorbilidad y la polifarmacia (v. capítulo 6). Otros dominios que también forman parte de una VGI completa son la fragilidad (v. capítulo 12), la sarcopenia (v. capítulo 13), las caídas (v. capítulo 15), la disfagia y el estado nutricional (v. capítulo 20) y la calidad de vida. La figura 5.2 muestra un esquema general de la VGI, y la tabla 5.1, las principales herramientas utilizadas según el nivel asistencial.

VALORACIÓN BIOMÉDICA (COMORBILIDAD/MULTIMORBILIDAD)

La multimorbilidad se define como la presencia concurrente de dos o más enfermedades diagnosticadas médicamente en el mismo individuo, con el diagnóstico de cada una de ellas basado en criterios establecidos y no relacionados casualmente con el diagnóstico primario. Por el contrario, comorbilidad se refiere a la presencia de una o más enfermedades diferentes en relación con una previa ya existente. Ambos conceptos influyen significativamente en casi todos los ámbitos de salud de los mayores, aumentando el riesgo y la duración de ingresos hospitalarios, complicaciones, discapacidad, polifarmacia, interacciones medicamentosas, mortalidad, consumo de recursos, y afectando a la calidad de vida del paciente y la

CUADRO 5.1 Características generales de la VGI

- Implica un examen **multidimensional** del individuo: clínico, funcional, cognitivo, afectivo, nutricional, socioeconómico y familiar. Solo la integración conjunta de todos estos aspectos puede informarnos de la verdadera situación del paciente al que nos enfrentamos.
- Consiste en un proceso **sistemático** y **estructurado** que permite una mejor aproximación diagnóstica.
- Debe **adecuarse a cada situación concreta,** ajustándose al tipo de paciente, la fase de su enfermedad (aguda o crónica), los recursos disponibles (personal, materiales, económicos y de tiempo) y el ámbito en el que nos encontramos (medio residencial o comunitario, unidad de agudos, de recuperación funcional, hospital de día o consultas externas).
- Es fundamental asegurar la **continuidad** con una revaluación periódica que detecte variaciones que requieran cambios en el plan de cuidados, ya que la situación del paciente mayor sufre muchas variaciones en el tiempo.
- El **uso sensato y ajustado de los recursos** y las tecnologías a nuestro alcance es elemental. Siempre debemos tener en cuenta la situación basal del paciente, su pronóstico vital y funcional y los objetivos planteados.
- Considerar al **adulto mayor** como un objeto pasivo en este proceso es un error muy frecuente. En la medida de sus posibilidades, este debe **conocer, opinar y participar en su propio plan** de evaluación y de cuidados. En caso de deterioro marcado, será el cuidador principal la opción alternativa.
- La integración de esta herramienta con el conocimiento científico específico de la especialidad, con un **buen uso del nivel asistencial** y con el trabajo en un **equipo interdisciplinar,** es imprescindible para un resultado con éxito.

complejidad de sus cuidados. Sus instrumentos de medida más usados son:

- *Índice de Charlson:* es el instrumento más frecuentemente utilizado, aunque no el mejor para las personas de edad avanzada, ya que no recoge bien ni la severidad ni la repercusión funcional de las enfermedades. Su uso está ampliamente extendido, es sencillo y no requiere mucho tiempo. Se centra en una lista determinada de 19 enfermedades, por lo que su aplicación en determinadas circunstancias puede ser limitada.
- *Cumulative Illness Rating Scale (CIRS):* se desarrolló para medir el impacto de las enfermedades crónicas teniendo en cuenta la gravedad, y se revisó posteriormente para problemas comunes en el adulto mayor y se rebautizó como *CIRS-Geriatric (CIRS-G).* Probablemente es la mejor herramienta para uso en esta población. Es sencilla, tiene buena capacidad interobservador y test-retest. Su validez ha sido demostrada en atención primaria, medio residencial, nonagenarios y personas mayores hospitalizadas. Tiene buena correlación con los datos clínicos y se ha visto que es un excelente predictor de resultados de rehabilitación tras cirugía de cadera o cáncer gástrico.

CUADRO 5.2 Propiedades de las herramientas de la VGI

- Debe medir lo que realmente pretendemos que mida **(validez).** Debe incluir todos los elementos que se pretenden evaluar **(validez de contenido)** y sus distintos ítems deben estudiar un concepto común **(consistencia interna u homogeneidad).**
- Sus resultados deben coincidir con los de la prueba que se considera «patrón de oro o de referencia» **(validez de criterio).** La **sensibilidad** y la **especificidad** son medidas de esta validez y es conveniente que alguna sea al menos superior al 80%. Se recomiendan instrumentos sensibles para detectar problemas incluso leves, así como pequeños cambios a lo largo del tiempo **(sensibilidad al cambio).**
- Debe existir constancia en el resultado en diferentes ejecuciones de las pruebas **(fiabilidad o reproducibilidad).** Puede ser tanto en dos evaluaciones diferentes realizadas por el mismo observador **(intraobservador o fiabilidad test-retest)** o por dos observadores distintos evaluando a la vez **(interobservador).** Así mismo, debe existir estabilidad en las puntuaciones de los distintos elementos que componen la prueba **(fiabilidad interna).**
- El coste que supone debe ser asumible y debe ser aceptado tanto por el profesional como por el paciente **(aplicabilidad o viabilidad).**
- Debe ser lo más **sencilla** posible y de una **duración aceptable** para facilitar el correcto uso de quien la emplea, así como para que el paciente lo tolere.
- El test seleccionado **dependerá de la situación concreta** ante la que nos encontramos: ámbito que queremos explorar (función, cognición, calidad de vida, etc.), tipo de paciente (autónomo, dependiente, deterioro cognitivo), dispositivo asistencial (unidad de agudos, de recuperación funcional, hospital de día, residencia, consultas externas, urgencias o atención primaria), fase de la enfermedad (ingreso, subagudo, crónico), condición o enfermedad (ictus, fractura de cadera), objetivo buscado (epidemiológico, individual, colectivo), tiempo y recursos de los que dispongamos y conocimiento de las diferentes herramientas.

- *Otros índices son:* recuento directo de enfermedades crónicas, Índice de enfermedades coexistentes (ICED, Index of Co-Existent Disease), Índice geriátrico de comorbilidad (IGC), Índice de Kaplan o de Kaplan Feinstein, entre otros.

VALORACIÓN FUNCIONAL

La valoración funcional consiste en el estudio de las capacidades físicas del adulto mayor en todo su espectro, desde las tareas motoras más simples y su capacidad de autocuidado hasta el ejercicio y la independencia en el medio ambiente. En 1959, la Organización Mundial de la Salud (OMS) postuló que «la salud de los ancianos se mide en términos de función». La función de un sujeto es lo que define su calidad de vida, bienestar, ubicación y necesidad de apoyo social; mientras que su declinar se asocia a aumento de riesgo de mortalidad, uso de los servicios de salud, costes e institucionalización. El deterioro funcional puede incluso ser la única manifestación

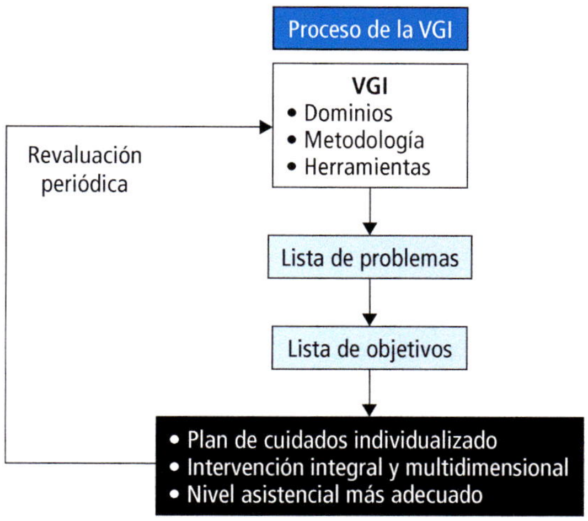

Figura 5.1 Proceso de la valoración geriátrica integral (VGI). Consta de una valoración multidimensional para detectar una serie de problemas y, sobre esa base, plantear una lista de objetivos que nos permita elaborar un plan de cuidados, con una intervención integral y multidimensional que sitúe al paciente en el nivel más adecuado. Es imprescindible una evaluación periódica para detectar cambios que requieran ajustes en el proceso.

de las enfermedades. Por todo esto, su evaluación es uno de los pilares principales de la VGI, y su análisis es fundamental para establecer un juicio clínico, pronóstico y plan de cuidados adecuado.

La valoración funcional incluye dos grandes componentes: la discapacidad y la limitación funcional (función física). La discapacidad se entiende como la limitación en el desempeño de roles sociales y actividades de la vida diaria para mantener la independencia dentro de un entorno físico y sociocultural. Por otro lado, la limitación funcional es la dificultad para realizar actos motores simples no orientados a un fin o actividad. La limitación funcional es la base que antecede a la discapacidad y dependencia (fig. 5.3), y su estudio nos puede ayudar a detectar el riesgo de discapacidad en los mayores que todavía no la padecen. Podría ser factible incluir la fragilidad dentro de la valoración funcional, puesto que comparte muchas características, aunque la fragilidad es un estado más amplio que fundamentalmente identifica disminución de reserva funcional y vulnerabilidad (v. capítulo 12).

Se recomienda que la valoración funcional se haga mediante instrumentos con sensibilidad diagnóstica para detectar problemas leves. La tabla 5.2 muestra herramientas usadas en la valoración funcional, y las principales se detallan a continuación.

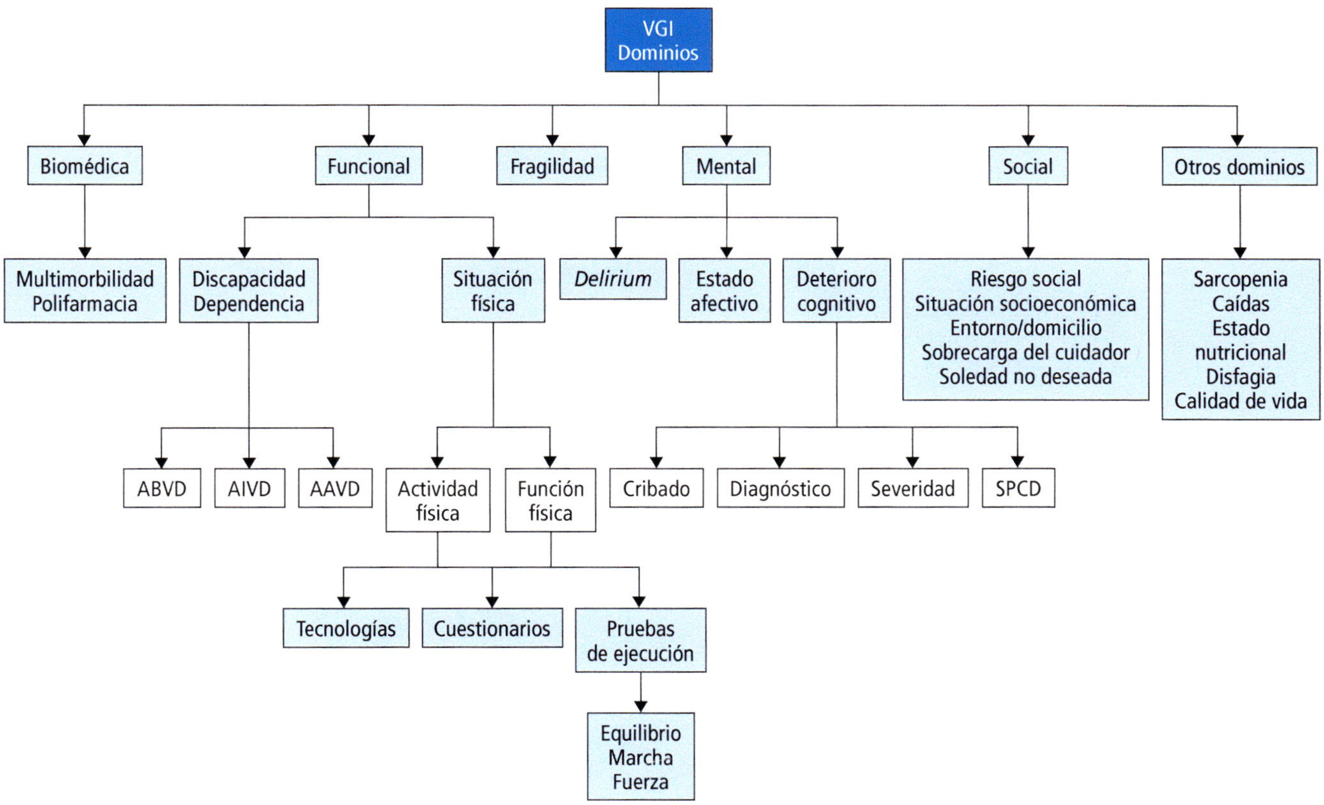

Figura 5.2 Esquema de la VGI. AAVD: actividades avanzadas de la vida diaria; ABVD: actividades básicas de la vida diaria; AIVD: actividades instrumentales de la vida diaria; SPCD: síntomas psicológicos y conductuales de las demencias; VGI: valoración geriátrica integral.

TABLA 5.1 Herramientas de valoración geriátrica por niveles asistenciales

	Función física	Fragilidad	Discapacidad	Mental	Social	Otras
Comunidad	Velocidad de la marcha, SPPB, TUG, FAC	Fried, CFS, FRAIL	Barthel Lawton	MMSE, MoCA, T@M, test del reloj	Gijón	MNA-SF® Yesavage SARC-F
UGA	FAC	CFS, FRAIL	Katz, Barthel	CAM, 4AT	Entrevista	Norton MNA-SF®
URF/UME	Velocidad de la marcha, TUG, SPPB, FAC	Fried, CFS, FRAIL	Barthel, Lawton, FIM	CAM/4AT	Entrevista, Gijón, OARS	Norton MNA-SF® SARC-F
HDG	Velocidad de la marcha SPPB, TUG, FAC	Fried, CFS, FRAIL	Barthel, Lawton, FIM	MMSE, MoCA, T@M, test del reloj	Entrevista OARS	MNA-SF® SARC-F
Consultas	Velocidad de la marcha SPPB, TUG, FAC	Fried, CFS	Barthel, Lawton	MMSE, MoCA, T@M, 7 minutos, FAST, test del reloj, fluencia verbal, test de Addenbrooke	Entrevista, Gijón, OARS	MNA-SF® Yesavage Cornell, NPI SARC-F Tinetti
Residencias	Velocidad de la marcha, FAC	Fried, CFS, FRAIL	Inter RAI-NH Barthel	MMSE, MoCA, T@M, test del reloj	Entrevista OARS	MNA-SF® Yesavage Norton SARC-F
Investigación	Velocidad de la marcha, SPPB	Fried, rasgo de fragilidad	SF-LLFDI	ADAS-cog, CIBIC-plus, CDR, test de Addenbrooke, valoración neuropsicológica	OARS	Calidad de vida MNA® ADCS-ADL SARC-F

4AT: test mental abreviado 4; ADAS-cog: Alzheimer's Disease Assessment Scale cognitive; ADCS-ADL: Alzheimer's Disease Cooperative Study-Activities of Daily Living Inventory; CAM: Confusion Assessment Method; CDR: Clinical Dementia Rating; CFS: Clinical Frailty Scale; CIBIC-plus: Clinician's Interview Based Impression of Change-Plus; FAC: Functional Ambulation Classification; FAST: Functional Assessment Staging; FIM: Functional Independence Measure; MMSE: Mini-Mental State Examination; MNA-SF®: Mini Nutritional Assessment Short Form; MoCA: Montreal Cognitive Assessment; NPI: Neuropsychiatric Inventory; OARS: Duke Older Americans Resources and Services; RAI-NH: Resident Assessment Instrument-Nursing Home; SF-LLFDI: Short Form Late Life Function and Disability Instrument; SPPB: Short Physical Performance Battery; T@M: test de alteración de la memoria; TUG: Timed Up and Go.

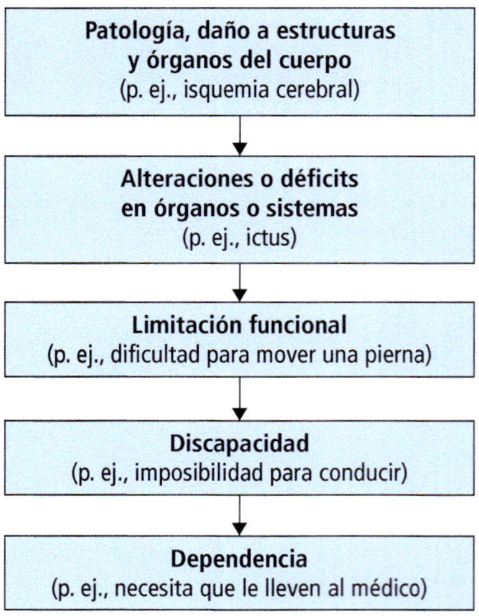

Figura 5.3 Modelo de discapacidad de Nagi y Verbrugge.

Valoración de la discapacidad

La valoración de la discapacidad se basa en la evaluación de las actividades de la vida diaria (AVD), que se subdividen en actividades básicas, instrumentales y avanzadas.

Actividades básicas de la vida diaria (ABVD)

Suponen el nivel más elemental de función y son las últimas en perderse. Son esenciales para el autocuidado e incluyen el aseo personal, la movilidad y las transferencias, el uso del retrete, la capacidad para comer, vestirse y continencias. Dentro de los instrumentos de medición de estas actividades destacan:

- *Índice de Katz* (cuadro 5.3): uno de los test más conocidos. Mide la dependencia o independencia en seis ABVD: baño, vestido, uso del retrete, transferencias, continencias y comida, ordenadas jerárquicamente según la secuencia en que los pacientes las pierden o recuperan mediante rehabilitación. Así, habitualmente se pierde inicialmente la capacidad de baño y vestido, y la última pérdida es la capacidad para comer. Según el número de funciones perdidas, los pacientes se clasifican en siete grupos de la A (independientes para todas las ABVD) a la G (dependientes para

TABLA 5.2 Principales escalas empleadas en la valoración funcional

Valoración funcional		
Discapacidad	**ABVD**	• Índice de Katz • Índice de Barthel • Rapid Disability Rating Scale • Escala de incapacidad física de la Cruz Roja • Rivermead Mobility Index
	AIVD	• Índice de Lawton y Brody • Escala Rivermead de AVD • Sickness Impact Profile
	AAVD	• Escala de Salud Funcional Rosow • Gráfico COOP de Valoración Funcional • Escala Física de AAVD de Reuben
Función física: **Pruebas de ejecución**	• Velocidad de la marcha • Velocidad de la marcha con tareas duales *(dual task)* • Short Physical Performance Battery (SPPB) • Get Up and Go • Timed Up and Go (TUG) • Escala de equilibrio de Berg • POMA Tinetti • Test de alcance funcional • Levantarse cinco veces de una silla • Test de los 6 minutos • Test de los 400 metros • Physical Performance Test	
Cuestionarios mixtos: **Discapacidad** **Función** **Marcha**	• LLFDI • Functional Independence Measure (FIM) • Functional Ambulation Classification (FAC) • Duke OARS Scale	

AAVD: actividades avanzadas de la vida diaria; ABVD: actividades básicas de la vida diaria; AIVD: actividades instrumentales de la vida diaria; AVD: actividades de la vida diaria; LLFDI: Late Life Function and Disability Instrument; OARS: Older Americans Resources and Services; POMA: Performance Oriented Mobility Assessment.

CUADRO 5.3 Índice de Katz de actividades básicas de la vida diaria

1. Baño
Independiente: se baña enteramente solo, o bien requiere ayuda únicamente en alguna zona concreta (p. ej., espalda).
Dependiente: necesita ayuda para lavarse en más de una zona del cuerpo, o bien para entrar o salir de la bañera o la ducha.

2. Vestido
Independiente: coge la ropa y se la pone él solo, puede abrocharse (se excluye atarse los zapatos o ponerse las medias).
Dependiente: no se viste por sí mismo o permanece parcialmente vestido.

3. Uso del retrete
Independiente: va al retrete solo, se arregla la ropa, se limpia solo.
Dependiente: precisa ayuda para ir al retrete y/o para limpiarse.

4. Transferencias
Independiente: se levanta y se acuesta en la cama él solo, se levanta y se sienta en una silla él solo, se desplaza solo.
Dependiente: necesita ayuda para levantarse y/o acostarse, de la cama y/o de la silla. Necesita ayuda para desplazarse y/o no se desplaza.

5. Continencia
Independiente: control completo de la micción y defecación.
Dependiente: incontinencia parcial o total de la micción o la defecación.

6. Alimentación
Independiente: come solo, lleva el alimento solo desde el plato a la boca (se excluye cortar alimentos).
Dependiente: necesita ayuda para comer, no come solo o requiere alimentación enteral.

A: Independiente para todas las funciones.
B: Independsiente para todas menos una cualquiera.
C: Independiente para todas menos baño y otra cualquiera.
D: Independiente para todas menos baño, vestido y otra cualquiera.
E: Independiente para todas menos baño, vestido, uso del retrete y otra cualquiera.
F: Independiente para todas menos baño, vestido, uso del retrete, transferencias y otra cualquiera.
G: Dependiente en todas las funciones.

todas). Es una escala rápida, sencilla, presenta buena consistencia interna y fiabilidad, y no requiere un entrevistador entrenado, por lo que es útil en urgencias, ingresados y para establecer una clasificación general funcional del paciente. Presenta un gran valor predictivo de mortalidad a corto y largo plazo, institucionalización y estancia media hospitalaria. Como desventajas destacan su excesiva sencillez, que es poco sensible a cambios pequeños, la falta de medición de la deambulación y la dificultad del manejo estadístico de sus datos al no ser una escala lineal.

- *Índice de Barthel* (cuadro 5.4): es la escala de valoración funcional más empleada tanto en la práctica clínica diaria como en la investigación, y la recomendada por la Sociedad Británica de Geriatría para evaluar las ABVD en la población mayor. Evalúa 10 actividades: baño, vestido, aseo personal, uso del retrete, transferencias (traslados cama-sillón), subir y bajar escaleras, continencia urinaria y fecal, y alimentación. Puntúa la dependencia o independencia total o parcial con puntuaciones de 0 a 15 según la actividad. La puntuación máxima es 100 (independiente para todas las ABVD) y la mínima es 0 (dependiente para todas). Puntuaciones entre 0 y 40 suponen un deterioro funcional grave; entre 45 y 60, moderado, y mayores de 60, leve. Es rápida, sencilla, presenta un alto grado de fiabilidad, validez y sensibilidad a los cambios, por lo que es especialmente útil en patologías en las que la función se recupera lentamente con rehabilitación, como los ictus o las fracturas de cadera, y es fundamental en unidades de rehabilitación y de media estancia. Presenta un gran valor predictivo de deterioro funcional, mortalidad, estancia

CUADRO 5.4 Índice de Barthel de actividades básicas de la vida diaria

Alimentación
- 0 Dependiente: necesita ser alimentado. Incapaz.
- 5 Necesita ayuda: por ejemplo, para cortar, extender mantequilla, etc.
- 10 Independiente: capaz de utilizar cualquier instrumento necesario; come en un tiempo razonable; capaz de desmenuzar la comida, usar condimentos, extender la mantequilla, etc., por sí solo.

Traslado sillón-cama
- 0 Dependiente: necesita grúa o alzamiento completo por dos personas. Incapaz de permanecer sentado. Incapaz, no se mantiene sentado.
- 5 Gran ayuda: capaz de estar sentado sin ayuda, pero necesita mucha asistencia para entrar o salir de la cama.
- 10 Mínima ayuda: incluye supervisión verbal o pequeña ayuda física (p. ej., la ofrecida por el cónyuge).
- 15 Independiente: no necesita ayuda. Si utiliza silla de ruedas, lo hace independientemente.

Aseo
- 0 Dependiente: necesita alguna ayuda.
- 5 Independiente: realiza todas las tareas personales (lavarse las manos, la cara, peinarse, etc.). Incluye afeitarse y lavarse los dientes. No necesita ninguna ayuda. Incluye manejar el enchufe si la maquinilla es eléctrica.

Uso del retrete
- 0 Dependiente: incapaz de manejarse sin asistencia mayor.
- 5 Necesita ayuda: necesita ayuda para mantener el equilibrio, quitarse o ponerse la ropa o limpiarse.
- 10 Independiente: entra y sale solo. Es capaz de quitarse y ponerse la ropa, limpiarse, prevenir el manchado de la ropa, vaciar y limpiar la cuña. Capaz de sentarse y levantarse sin ayuda. Puede utilizar barras de soporte.

Baño o ducha
- 0 Dependiente: necesita alguna ayuda.
- 5 Independiente: capaz de lavarse entero. Puede ser usando la ducha, la bañera o permaneciendo de pie y aplicando la esponja por todo el cuerpo. Incluye entrar y salir de la bañera sin estar una persona presente.

Deambulación
- 0 Dependiente: requiere ayuda mayor.
- 5 Independiente en silla de ruedas: propulsa su silla de ruedas al menos 50 m. Gira esquinas solo.
- 10 Necesita ayuda: supervisión física o verbal, incluyendo instrumentos u otras ayudas para permanecer de pie. Deambula 50 m.
- 15 Independiente: puede usar cualquier ayuda (prótesis, bastones, muletas, etc.) excepto el andador. La velocidad no es importante. Puede caminar al menos 50 m o equivalente sin ayuda o supervisión.

Escaleras
- 0 Dependiente: necesita alzamiento (ascensor) o no puede salvar escalones.
- 5 Necesita ayuda: supervisión física o verbal.
- 10 Independiente: capaz de subir y bajar un piso de escaleras sin ayuda o supervisión, aunque utilice la barandilla o instrumentos de apoyo.

Vestido
- 0 Dependiente: incapaz de manejarse sin asistencia mayor.
- 5 Necesita ayuda: pero hace al menos la mitad de las tareas en un tiempo razonable.
- 10 Independiente: capaz de ponerse, quitarse y fijar la ropa. Se ata los zapatos, abrocha los botones, etc. Se coloca el braguero o el corsé si lo precisa.

Deposición
- 0 Incontinente.
- 5 Accidente excepcional: menos de una vez por semana, o necesita ayuda para enemas o supositorios.
- 10 Continente, ningún accidente: si necesita enemas o supositorios, se arregla él solo.

Control de la orina
- 0 Incontinente, o sondado incapaz de cambiarse la bolsa.
- 5 Accidente ocasional: menos de una vez por semana. Necesita ayuda con los instrumentos.
- 10 Continente, ningún accidente: seco día y noche. Capaz de usar cualquier dispositivo (catéter). Si es necesario, es capaz de cambiar la bolsa.

Total:

hospitalaria, ayuda social e institucionalización. Sus principales inconvenientes son los efectos techo y suelo. Esta escala es también el test inicial recomendado en el algoritmo del programa de detección precoz de fragilidad y caídas en las personas mayores, aprobado por el Consenso del Sistema Nacional de Salud, el cual se detalla posteriormente en el capítulo 12.

- *Escala de incapacidad física de la Cruz Roja:* se diseñó en 1972 en el Servicio de Geriatría del Hospital Central de la Cruz Roja en Madrid. Evalúa la incapacidad física según una escala de seis grados que oscilan entre el 0 (independencia) y el 5 (incapacidad funcional total). Funciona mejor como escala de graduación de la discapacidad que como valoración funcional exhaustiva. Es simple y fácil, pero presenta como inconvenientes la poca sensibilidad a los cambios, el excesivo peso de las continencias y la baja reproductibilidad intraobservador.

Actividades instrumentales de la vida diaria

Presentan mayor complejidad de ejecución, y permiten la adaptación al entorno y la independencia en la sociedad. Se clasifican en actividades domésticas (limpiar, lavar, cocinar y comprar) y no domésticas o comunitarias (manejo del dinero, teléfono, medicación o uso de transportes). Aunque cada vez menos, sigue teniendo un trasfondo cultural en nuestro medio, pues son actividades tradicionalmente realizadas por mujeres, y dependen de la función cognitiva y afectiva del sujeto, así como de los condicionantes sociales, por lo que resulta difícil su valoración en los sujetos institucionalizados. Su evaluación puede ayudar a mejorar la discriminación entre personas mayores con y sin deterioro cognitivo.

- *Escala de Lawton y Brody* (cuadro 5.5). Es la más utilizada a nivel internacional. Valora las ocho actividades previamente reseñadas otorgándoles una puntuación de 1 o 0 en función de la capacidad de la persona para llevarlas a cabo o no, respectivamente, de tal modo que la puntuación total oscila entre 0 y 8, desde dependencia completa a máxima independencia, respectivamente. Su uso se recomienda para mayores que residen en la comunidad, desde atención primaria, consultas externas hospitalarias u hospital de día, y se recomienda menos para pacientes ingresados e institucionalizados. Es muy sensible y permite detectar las primeras señales de deterioro, tiene buena fiabilidad interobservador, presenta una validez y consistencia interna adecuadas, y su duración es de 5 min. Su principal limitación es la influencia de aspectos culturales y de género, y que no es lineal.

Actividades avanzadas de la vida diaria

Son las más complejas y evalúan la capacidad del individuo a participar en la vida social en la comunidad (viajes, negocios, trabajo) y de disfrutar de la misma (ocio, aficiones, participación en grupos o comunidades, deportes). No son

CUADRO 5.5 Índice Lawton y Brody de actividades instrumentales de la vida diaria

Capacidad para usar el teléfono
1 = Utiliza el teléfono a iniciativa propia, busca y marca los números, etc.
1 = Marca unos cuantos números bien conocidos.
1 = Contesta el teléfono, pero no marca.
0 = No usa el teléfono.

Ir de compras
1 = Realiza todas las compras necesarias con independencia.
0 = Compra con independencia pequeñas cosas.
0 = Necesita compañía para realizar cualquier compra.
0 = Completamente incapaz de hacer la compra.

Preparar la comida
1 = Planea, prepara y sirve las comidas adecuadas con independencia.
0 = Prepara las comidas solo si le proporcionan los ingredientes.
0 = Calienta y sirve las comidas, pero no sigue una dieta adecuada.
0 = Necesita que se le prepare y sirva la comida.

Cuidar la casa
1 = Realiza las tareas de la casa solo o con ayuda ocasional (para trabajos pesados).
1 = Realiza tareas domésticas ligeras, como fregar los platos o hacer las camas.
1 = Realiza tareas domésticas ligeras, pero no puede mantener un nivel de limpieza aceptable.
0 = No participa en ninguna tarea doméstica.

Lavar la ropa
1 = Realiza completamente el lavado de ropa personal.
1 = Lava ropa pequeña (calcetines, medias, etc.).
0 = Necesita que otro se ocupe del lavado.

Usar medios de transporte
1 = Viaja con independencia en transportes públicos o conduce su propio coche.
1 = Capaz de organizar su propio transporte usando taxi, pero no usa transporte público.
1 = Viaja en transporte público si le acompaña otra persona.
0 = Solo viaja en taxi o automóvil con ayuda de otros.
0 = No viaja.

Responsabilizarse sobre la medicación
1 = Es responsable en el uso de la medicación, dosis y horas correctas, solo/a.
0 = Toma correctamente la medicación si se le prepara con anticipación en dosis separadas.
0 = No es capaz de responsabilizarse de su propia medicación.

Capacidad de manejar finanzas
1 = Maneja los asuntos financieros con independencia, recoge y conoce sus ingresos.
1 = Maneja los gastos cotidianos, pero necesita ayuda para ir al banco, grandes gastos, etc.
0 = Incapaz de manejar el dinero.

Total:

indispensables para mantener la autonomía, pero se relacionan positivamente con funciones cognitivas, afectivas y con la calidad de vida.

En la actualidad se usan muy pocas herramientas de valoración de estas actividades en la práctica clínica habitual, aunque, debido a un nivel funcional cada vez mayor en nuestros mayores, es posible que en un futuro sean necesarias para detectar niveles iniciales de discapacidad. Destacan el Test del Estado Funcional de Salud de Rosow y la escala física de actividades avanzadas de la vida diaria de Reuben.

Escalas globales de discapacidad

Son escalas que combinan la evaluación de diferentes actividades. Entre ellas destacan:

- *Short-Form Late Life Function and Disability Instrument (SF-LLFDI):* fue descrita en 2002 y dispone de una versión larga y otra abreviada, y fue validada al español por Abizanda y colaboradores. Evalúa actividades sociales, personales, instrumentales y de autocuidado, movilidad y las funciones de los miembros superiores e inferiores. Dividida en dos subescalas, combina la evaluación de las limitaciones funcionales y de la discapacidad en un mismo test. Evita el efecto techo de las escalas de Katz y Barthel, por lo que es útil en personas mayores con alto nivel funcional. Su principal inconveniente es que requiere mucho tiempo de ejecución, lo que hace que quede reservada para la investigación.
- *Functional Independence Measure (FIM):* se trata de una escala ordinal detallada que permite evaluar la progresión del estado funcional. Evalúa un total de 18 ítems englobados en 6 áreas de funcionamiento (autocuidado personal, control de esfínteres, movilidad, deambulación, comunicación y conocimiento social). Estos 18 ítems se agrupan en una dimensión motora y otra cognitiva. Se usa mucho en servicios de rehabilitación y medicina física. Su principal inconveniente es que se necesita el permiso de los autores para su empleo.
- *Duke Older Americans Resources and Services Scale (OARS):* consiste en una entrevista estructurada con subapartados que evalúan las ABVD, las AIVD, la salud mental, la salud física, los recursos sociales y los recursos sociosanitarios. Su principal objetivo es evaluar los recursos sociales del mayor en función de sus circunstancias. Puede realizarse por teléfono, y el principal inconveniente es que consta de 101 preguntas, por lo que requiere al menos 45 min y entrenamiento.

> **RECUERDA:** Las principales escalas que evalúan la discapacidad/dependencia son el índice de Katz y el índice de Barthel para las actividades básicas de la vida diaria y el índice Lawton para las actividades instrumentales de la vida diaria.
>
> La puntuación del índice de Katz va de la A (independiente para todas las ABVD) a la G (dependiente para todas ellas), la del índice de Barthel de 100 (independiente para todas las ABVD) a 0 (totalmente dependiente) y la del índice de Lawton de 8 (independiente para todas las AIVD) a 0 (dependiente para todas).

Valoración de la limitación funcional y función física

Se incluye en este apartado la valoración de la movilidad y la marcha, el equilibrio, la movilidad de los miembros superiores y la actividad física.

Valoración de la función física: marcha, movilidad y equilibrio

- *Functional Ambulation Classification de Holden (FAC).* Escala ordinal de evaluación rápida que clasifica la capacidad para la deambulación y la necesidad de ayuda de otros en seis categorías (cuadro 5.6). Se utiliza habitualmente en urgencias o en unidades de agudos en combinación con los índices de Katz o Barthel para determinar la situación funcional. Es interesante especificar, independientemente del nivel, la necesidad o no de ayudas técnicas (bastón, andador, etc.).
- *Velocidad de la marcha.* Es uno de los métodos de evaluación que ha tomado gran relevancia en los últimos años. La deambulación es el tipo de actividad física más frecuente y es necesaria para realizar la mayoría de las AVD. En la capacidad para deambular intervienen diferentes sistemas corporales, por lo que su determinación es una medida indirecta de su estado. Es una prueba rápida, sencilla, barata, segura, de alto rendimiento, aceptabilidad y demostrada validez y reproducibilidad. Es la manera más sencilla y válida de evaluación en atención primaria, y es el test de limitación funcional más utilizado en la bibliografía. Para su medición se calcula el tiempo que el adulto mayor tarda en recorrer una distancia determinada, habitualmente 4 m, y posteriormente se pasa a metros/segundo. Normalmente se evalúa a ritmo de paso normal y se permiten ayudas técnicas, aunque depende de los autores. También se están desarrollando dispositivos automatizados para su valoración, como el *SPEED-AGE,* diseñado en Albacete, y también puede medirse mediante acelerometría o dispositivos portátiles ambulatorios. Además, este parámetro también es uno de los componentes de los criterios diagnósticos de fragilidad de Fried y sarcopenia, desarrollados en los capítulos 12 y 13, respectivamente. Según los criterios utilizados, se han propuesto como puntos de corte las cifras de 0,8 y 1 m/s. Para el seguimiento, el cambio mínimo significativo se ha establecido en 0,05 m/s, y el cambio sustancial, en 0,1 m/s. Se ha relacionado con mortalidad y otros resultados adversos de salud.
- *Velocidad de la marcha bajo condicionantes o tareas duales (dual task).* Consiste en la medición de la velocidad de la marcha en condiciones de estrés, dificultad o distracción,

CUADRO 5.6 Functional Ambulation Classification de Holden (FAC)

0 No camina o lo hace con ayuda de dos personas.
1 Camina con gran ayuda de una persona.
2 Camina con ligero contacto físico de una persona.
3 Camina con supervisión.
4 Camina independientemente en llano. No sube escaleras.
5 Camina independientemente en llano y puede subir escaleras.

y se considera que podría ser incluso mejor instrumento con mayor sensibilidad y capacidad de detectar problemas precoces de movilidad o discapacidad preclínica. La más empleada es el test de caminar mientras se habla (Walking While Talking [WWT]), en el que se mide la velocidad mientras el sujeto realiza una tarea cognitiva verbal, como contar hacia detrás, enunciar listas de animales, recitar el alfabeto completo o alternar letras. Otros condicionantes pueden ser caminar por un pasillo estrecho o con obstáculos.

- *Test de «levántese y ande» (Get Up and Go y Timed Up and Go).* La versión más empleada es la cronometrada, descrita por Podsiadlo en 1991. Mide el tiempo en segundos que tarda el sujeto en levantarse de una silla, caminar 3 m, girar, volver caminando a paso normal y sentarse. Se realiza en poco tiempo, no requiere entrenamiento ni material, aunque algunos autores defienden que precisa más tiempo que la velocidad de la marcha y no aporta ventajas sobre esta. Los mayores sanos lo realizan en menos de 10 s; se considera normal hasta 20 s en adultos mayores frágiles, y, si se tarda más de 20 s, supone un riesgo elevado de caídas, por lo que precisa una valoración más detenida. Otros autores han clasificado a las personas mayores en terciles (lentos, intermedios y rápidos), según si el tiempo de realización es mayor, intermedio o menor de 12 y 15 s, respectivamente.
- *Prueba corta de desempeño físico o Short Physical Performance Battery (SPPB)* (fig. 5.4). Es una batería muy empleada en investigación y abarca un amplio espectro de niveles funcionales, con menor influencia cultural, educacional, de sexo y de lenguaje que los cuestionarios de función y discapacidad. Se asocia a *discapacidad* en la movilidad y en la realización de las AVD, y es predictora de múltiples efectos adversos. Está compuesta de tres subtest: uno de equilibrio (equilibrio con pies juntos, en semitándem y en tándem), otro de velocidad de marcha a ritmo normal a lo largo de 2,44 o 4 m, y un tercero de empuje de piernas (levantarse y sentarse de una silla sin reposabrazos cinco veces lo más rápido que se pueda). Es importante respetar la secuencia de los test para evitar que el sujeto se fatigue y muestre falsos bajos rendimientos. Al igual que la velocidad de la marcha, se ha propuesto como prueba de elección para el cribado de fragilidad. Su puntuación oscila entre 0 y 12 puntos; calificaciones por debajo de 10 son sugestivas de fragilidad y riesgo de discapacidad y caídas. Pérdidas anuales de entre 0,27 y 0,5 puntos implican cambios mínimos significativos, mientras que pérdidas anuales de entre 0,99 y 1,34 puntos son indicativas de cambios sustanciales.
- *Test de levantarse de la silla.* Forma parte de la SPPB y consiste en levantarse lo más rápidamente posible de una silla cinco veces sin emplear los brazos, calculando el tiempo hasta la quinta levantada. Un tiempo superior a 15 s en realizar las cinco sentadas se considera indicativo de baja fuerza muscular. Es buen indicador de fuerza y potencia muscular de las piernas.
- *Escala de Tinetti (Performance-Oriented Mobility Assessment [POMA]).* Probablemente sea la escala más utilizada para evaluar el equilibrio y la marcha. Además, ha demostrado ser adecuada para valorar el riesgo de caídas. Se trata de una prueba que consta de dos partes: una primera subescala que valora la marcha (12 puntos) y una segunda escala que valora el equilibrio (16 puntos) a partir de una serie de tareas específicas. Su tiempo de realización es de 10 min aproximadamente. La puntuación máxima alcanzable es de 28 puntos, y una puntuación menor de 19 es indicativa de alto riesgo. Entre los inconvenientes de esta escala, destaca que tiene un importante efecto techo en adultos mayores comunitarios con alto nivel funcional y que presenta poca sensibilidad a los cambios pequeños.
- *Escala del equilibrio de Berg.* Contiene 14 ítems, algunos comunes a la escala de Tinetti, que implican valoración del equilibrio estático y dinámico. Estas tareas se evalúan en un rango de 0 a 4 puntos, oscilando por tanto la puntuación final entre 0 (grave afectación del equilibrio) y 56 puntos (excelente equilibrio). Cada uno de estos 14 ítems tiene cinco categorías, por lo que es más sensible al cambio y está más indicada en pacientes con mejor situación funcional. También tiene un importante efecto techo en mayores de la comunidad con alto nivel funcional.
- *Test de los 6 minutos.* Se mide la distancia que la persona mayor es capaz de deambular a paso habitual sin fatigarse durante 6 min. Se ha identificado como una medida válida de resistencia cardiovascular. Otras pruebas parecidas son el test de los 400 metros o el test del corredor largo.
- *Prueba de alcance funcional.* Mide la distancia que un sujeto puede alcanzar con su brazo extendido hacia delante estando de pie, adelantando el tronco sin mover los pies. Si no se superan los 10 cm, es indicativo de fragilidad y riesgo elevado de caídas.

> **RECUERDA:** Los principales test de ejecución para evaluar la función física son la velocidad de la marcha, el Timed Up and Go y la Short Physical Performance Battery (SPPB).

Valoración de la función física: movilidad del miembro superior

- *Fuerza.* Cada vez más empleada, destacando la fuerza prensora de la mano dominante. Se ha descrito que una fuerza prensora inferior a 20 kg en las mujeres y a 30 kg en los hombres se asocia a limitación de la movilidad. También se emplea la fuerza del bíceps braquial o la pinza.
- *Otros.* Entre otras herramientas destacan el Frenchay Arm Test, el Action Research Arm Test, el Box and Block Test y la velocidad de golpeo del dedo.

Valoración de la función física: actividad física

Cuestionarios de actividad física. Hay disponibles diferentes test autoadministrados para valorar la actividad física que realizan las personas mayores. Entre los disponibles validados en español destacan:

- *Minnesota Leisure Time Activity Questionnaire:* empleado por Fried para determinar uno de los cinco criterios de fragilidad. Existe una versión reducida rápida y sencilla.

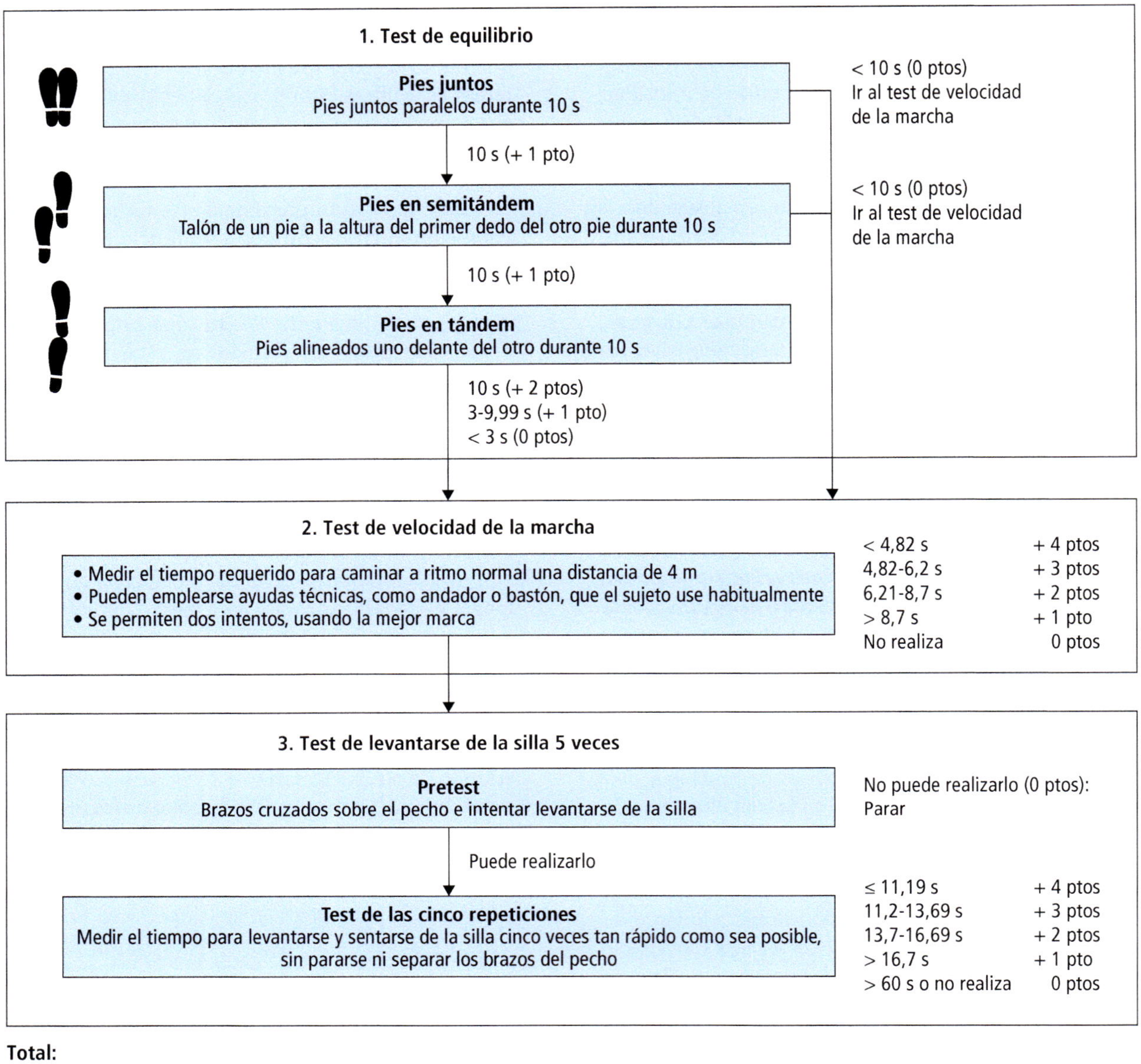

Figura 5.4 Esquema de ejecución de la batería SPPB, adaptada al español. (Fuente: Ministerio de Sanidad, Servicios Sociales e Igualdad. Documento de consenso sobre prevención de fragilidad y caídas en la persona mayor. Estrategia de promoción de la salud y prevención en el SNS; 2014. Disponible en: https://www. sanidad. gob.es/areas/promocionPrevencion/estrategiaSNS/docs/EstrategiaPromocionSaludyPrevencionSNS.pdf.)

Informa sobre el gasto energético durante el tiempo libre y permite clasificar a los individuos en categorías de actividad.

- *PASE (Physical Activity Scale for the Elderly):* evalúa la intensidad, frecuencia y duración de las actividades físicas. Es probablemente una de las herramientas más empleadas.
- *IPAQ (International Physical Activity Questionnaire):* existe una versión corta y otra larga, con 7 y 27 ítems, respectivamente. El IPAQ-E (International Physical Activity Questionnaire Adapted to Elderly) surgió basado en la versión corta del IPAQ, y adaptado a actividades realizadas por personas mayores. Es un instrumento válido y fiable para medir la movilidad y actividad física en personas mayores de 65 años. Incluso posteriormente se han propuesto versiones adaptadas a mayores de 80 años. Consta de 7 preguntas sobre la actividad física realizada en los últimos 7 días.
- *Calcumed®* (disponible en www.fisterra.com): herramienta que valora el número de horas diarias de sueño y el nivel de actividad física (muy ligera, ligera, moderada e intensa) durante una semana habitual y, mediante algoritmo matemático teniendo en cuenta sexo y edad, calcula las kilocalorías de actividad física diaria habituales.

Cuantificación directa de la actividad física. Existen distintos métodos de estimación directa de la actividad física, como calorimetría directa, agua doblemente marcada, medidas del consumo de oxígeno y sensores de movimiento. Son precisos y evitan el sesgo del recuerdo de los cuestionarios previamente descritos, pero muchos de ellos son complejos y costosos, por lo que son muy poco utilizados en la práctica común. Sin embargo, los podómetros y los acelerómetros son sensores del movimiento que registran el número de pasos y aceleración del cuerpo, respectivamente, y permiten conocer los modelos de actividad física objetiva del sujeto, por lo que se emplean cada vez más en investigación y en programas de ejercicio físico y de rehabilitación. Asimismo, también se están desarrollando sistemas GPS *(Global Positioning System)*, que permiten el estudio preciso, objetivo y a tiempo real de la movilidad y actividades en la comunidad de los sujetos. Se ha demostrado que proporcionan información no solo del rendimiento físico, sino indirectamente también cognitivo y afectivo. También se están desarrollando sistemas combinados de sensores de movimiento, acelerometría y GPS, como relojes inteligentes de muñeca u otros sistemas portátiles, con buena aceptación entre los adultos mayores. Todavía no están estandarizados y aunque todavía se necesita más investigación en los sistemas, se consideran una técnica prometedora que permite la detección de alteraciones tempranas de movilidad incluso en estadios preclínicos, que facilitaría un plan de actuación precoz.

RECUERDA: La valoración funcional tiene dos componentes: la valoración de la discapacidad/dependencia y la valoración de la función física. Esta última es la base para la determinación de fragilidad.

VALORACIÓN DE LA ESFERA MENTAL

Existe una alta prevalencia de enfermedades en esta esfera en la población anciana, por lo que el estudio cognitivo y del estado psicológico constituye otro gran bloque de la VGI.

Los objetivos de la evaluación cognitiva en las personas mayores son:

- Diagnóstico precoz del deterioro cognitivo, diagnóstico diferencial y estadificación.
- Estimación de la capacidad funcional.
- Diseño de programas de estimulación y rehabilitación cognitiva y de apoyo y educación familiar.
- Evaluación de cambios en el tiempo y respuestas terapéuticas.
- Docencia e investigación.

La valoración cognitiva en el adulto mayor es una tarea compleja, que lleva tiempo y está sometida a gran variabilidad. Se ve influida por numerosos factores, entre los que se incluyen la edad, el sexo, el nivel educativo, cultural e intelectual previo, la integridad y el envejecimiento del sistema nervioso central, los estresores biológicos (comorbilidad, alteración en los órganos de los sentidos, dificultades motoras) y psíquicos (depresión, ansiedad), el lugar y las condiciones de evaluación, el plurilingüismo y otros condicionantes sociales. El cuadro 5.7 recoge algunos aspectos esenciales de esta valoración. Entre las herramientas de valoración cognitiva es importante distinguir entre las de cribado, diagnóstico, estadiaje o valoración de síntomas conductuales o psicológicos. En el cuadro 5.8 se enumeran los principales test en cada una de estas categorías. Las más empleadas se describen a continuación.

Test de cribado de demencia

No son pruebas diagnósticas, sino una primera aproximación al estado cognitivo del paciente, y nos permiten discriminar entre los que se encuentran dentro de la normalidad y los que

CUADRO 5.7 Aspectos esenciales y prácticos de la valoración cognitiva en el paciente mayor

- Debe realizarse si hay sospecha de deterioro cognitivo, sin importar la edad del paciente.
- Debe realizarse por un profesional especializado en personas mayores, un neuropsicólogo o, en su defecto, quien tenga conocimientos en cognición y en las herramientas de valoración.
- Debe evaluarse en una consulta, residencia o domicilio, y debe evitarse durante ingresos hospitalarios, situaciones de estrés agudo o cuadros confusionales.
- Es imprescindible conocer posibles antecedentes familiares de demencia, historia laboral y nivel educativo.
- Debe partir de una entrevista semiestructurada integrada en la anamnesis y completarla con instrumentos de valoración.
- La entrevista debe realizarse en un ambiente tranquilo, sin prisas y con iluminación adecuada.
- La evaluación dependerá del profesional y se adaptará a las características del paciente, el objetivo, el tiempo disponible y el estadio de la enfermedad.
- La colaboración de los familiares y cuidadores principales es imprescindible para aportar información. En ocasiones se requiere interrogarlos aparte para evitar incomodar al paciente, aunque siempre deben escucharse también las demandas y problemas de este.
- Debe incluir la evaluación de las siguientes áreas neuropsicológicas: atención, memoria (inmediata o de trabajo, diferida, verbal y no verbal, semántica y episódica), lenguaje verbal y escrito, funciones visuoespaciales, sistemas ejecutivos y capacidades frontales (planificación, organización, abstracción, secuenciación, juicio, resolución de problemas), concentración, cálculo y orientación.
- Debe vigilarse además el aspecto externo del paciente, la actividad, la capacidad de introspección, la percepción, el pensamiento, el lenguaje, el estado afectivo y la competencia funcional.
- Es importante distinguir entre herramientas de cribado, diagnóstico, estadificación o valoración de síntomas conductuales o psicológicos.
- Las puntuaciones en los test son solo orientativas y siempre deben interpretarse dentro del contexto y las características del paciente concreto.

CUADRO 5.8 Herramientas de valoración mental

Cribado
- Mini-Mental State Examination de Folstein (MMSE).
- Miniexamen Cognoscitivo de Lobo (MEC de Lobo).
- Test del reloj.
- Test de alteración de la memoria (T@M).
- Montreal Cognitive Assessment (MoCA).
- Short Portable Mental Status Questionnaire de Pfeiffer.
- Test de las fotos.
- Trail Making Test (TMT).
- Informant questionnaire on cognitive decline in the elderly o Test del informador (IQCODE).
- Escala de Blessed, Tomlinson y Roth.
- Eurotest.
- Abbreviated Mental Test de Hodgkinson.
- Mattis Dementia Rating Scale (MDRS).

Diagnóstico
Instrumentos específicos
- Wechsler Memory Scale.
- California Verbal Learning Test.
- Test de evocación fonética (FAS Test).
- Figura compleja de Rey.
- Boston Naming Test.
- Test de los cubos (WAIS).
- Test del reloj.

Baterías neuropsicológicas
- Test de Barcelona.
- Batería Consortium to Establish a Registry for Alzheimer's Disease (CERAD).

Test globales largos
- Dementia Rating Scale.
- Instrumento de evaluación cognitiva del Cambridge Mental Disorders of the Elderly Examination (CAMCOG).
- Alzheimer's Disease Assessment Scale (ADAS-cog).

Test demencia severa
- Severe Impairment Battery (SIB).
- Test for Severe Impairment (TSI).
- Baylor Profound Mental Status Examination (BPMSE).

Estadificación
- Clinical Dementia Rating (CDR).
- Global Deterioration Scale (GDS).
- Functional Assessment Staging (FAST).

Síntomas psicológicos y conductuales
Depresión
- Yesavage (GDS).
- Center for Epidemiological Studies Depression Scale (CES-D).
- Hamilton.
- Self-Rating Depression Scale de Zung.
- Escala de Depresión de Beck.
- Cornell Scale.

Ansiedad
- State-Trait Anxiety Inventory (STAI).
- Cuestionario FEAR.
- Rating Anxiety in Dementia.
- Generalizad Anxiety Disorder Severity Scale.

Síntomas conductuales en pacientes con demencia
- Inventario neuropsiquiátrico (NPI).
- NPI Questionnaire.
- NPI Clinician (NPI-C).
- Cohen-Mansfield Agitation Inventory.
- BEHAVE-AD.

Delirium
- Confusion Assessment Method (CAM).
- Test mental abreviado 4 (4AT).
- Delirium Rating Scale-Revised-98 (DRS-R-98).
- NEECHAM Confusion Scale (NCS).
- Nursing Delirium Screening Scale (NuDESC).
- Delirium Observation Screening Scale (DOSS).
- Memorial Delirium Assessment Scale (MDAS).

tienen una alteración cognitiva que precisan una evaluación más exhaustiva posterior. Se recomienda el cribado de demencia en población de edad avanzada con:

- Quejas de memoria autorreferidas o, con frecuencia, objetivadas por el familiar.
- Antecedentes de síndromes confusionales.
- Pérdida reciente en las AVD de causa no explicada por enfermedad.
- Depresión.
- Valoración de rutina en el ingreso y periódica en las residencias.
- *Nunca debe evaluarse durante la hospitalización ni en procesos agudos,* aunque pacientes con sospecha o síndromes confusionales durante el ingreso deben remitirse a consultas externas para evaluación posterior.

Entre los test más utilizados destacan:

- *Mini-Mental State Examination de Folstein (MMSE):* la herramienta más ampliamente usada para el cribado y el seguimiento. Evalúa la orientación, la memoria, la atención, la concentración, el cálculo, el lenguaje y las capacidades visuoconstructivas, y puntúa sobre 30 (fig. 5.5). Tiene buena sensibilidad y especificidad en sujetos con alta probabilidad de demencia y menos en grupos no seleccionados, con bajo rendimiento en el deterioro cognitivo leve. Está muy influido por la edad y el nivel educativo y cultural previo. En España, los puntos de corte que se recomiendan son 17/18 en analfabetos, 20/21 en los que saben leer y escribir con estudios primarios incompletos y 23/24 en los que tienen estudios primarios completos o superiores. Entre sus principales limitaciones se encuentran que no

Orientación temporal Día del mes, mes, año, día de la semana, estación	5
Orientación espacial Lugar, planta o piso, ciudad o pueblo, comunidad autónoma, país	5
Memoria inmediata Repita: peseta-caballo-manzana o bicicleta-cuchara-manzana	3
Atención Restar desde 100 de 7 en 7 hacia atrás (cinco intentos) (alternativamente deletrear la palabra MUNDO al revés)	5
Memoria diferida ¿Recuerda las 3 palabras que le dije antes?	3
Gnosias ¿Qué es esto? (señalando un reloj de pulsera y un bolígrafo)	2
Repetición de logotomos Repita esta frase: «Ni sí, ni no, ni pero»	1
Comprensión del lenguaje escrito Lea esto y haga lo que pone aquí: «Cierre los ojos»	1
Realización de órdenes complejas Coja este papel con la mano derecha, dóblelo por la mitad y déjelo en el suelo	3
Escritura Escriba una frase (sujeto, verbo y predicado)	1
Praxias constructivas Copie este dibujo	1

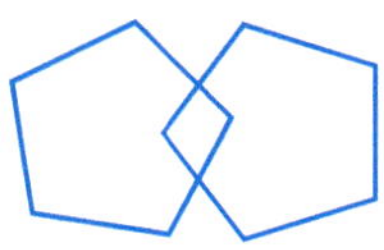

Total:

Figura 5.5 Mini-Mental State Examination de Folstein. (Versión en español, basada en la original de Folstein MF, Folstein SE, McHugh PR. Mini-mental state. A practical method for grading the cognitive state of patients for the clinician. J Psychiatr Res. 1975; 12(3): 189-98.)

sigue una distribución normal, su efecto techo y suelo en pacientes con demencia leve con alto nivel intelectual o casos graves, respectivamente, y que no aporta información sobre lesiones en sistemas neurocognitivos específicos.

- *Miniexamen cognoscitivo de Lobo (MEC de Lobo):* es la versión adaptada y validada al castellano del MMSE, modifica algunos ítems e incluye uno nuevo de pensamiento abstracto. Puntúa sobre 35, con un punto de corte de 23/24. También se ve muy influido por la edad y el nivel educativo.
- *Test del reloj:* evalúa la memoria semántica, la capacidad visuoespacial y las funciones ejecutivas. Se solicita al paciente que dibuje un reloj con todos los números y las manecillas marcando las once y las diez. Se evalúa el dibujo de la esfera, la colocación y el orden de los números y de las agujas, con una puntuación de 0 a 10. El mejor punto de corte se considera 6. Es sencillo y breve, y de gran ayuda como complemento de otros test.
- *Test de alteración de la memoria (T@M):* incluye ítems de memoria libre y facilitada, orientación e información general, con amplio rango de puntuación de 0 a 50, con un punto de corte establecido de 37/50. Es útil en fases iniciales y leves.
- *Short Portable Mental Status Questionnaire de Pfeiffer:* válido y fiable y menos influido que otros test por el nivel educativo y cultural. Está validado en analfabetos. Puntúa los errores: 2 o menos sugiere ausencia de deterioro cognitivo; 3-4, deterioro leve; 5-6, moderado, y 8-10, grave.
- *Montreal Cognitive Assessment (MoCA):* incluye ítems de atención, recuerdo libre, cálculo, funciones ejecutivas, visuoespacial, cálculo, orientación y lenguaje. Está muy influido por el nivel cultural y requiere al menos 10 min para su realización, lo que limita su uso en la práctica, aunque, al evaluar mejor que el MMSE las capacidades ejecutivas y la función frontal, podría ser de mayor utilidad en personas mayores, con mayor carga vascular.
- *Test de las fotos:* muy breve (< 3 min) y sencillo, aplicable a analfabetos, no está influido por el nivel educativo.
- *Test de fluencia verbal (TFV):* las pruebas de evocación de animales y de palabras que empiezan por la letra «p» en 1 min son las más aconsejables. Es de gran utilidad asociado a otras escalas.
- *Test de los 7 minutos:* tiene más duración de lo que su nombre indica. Es muy laborioso en el ámbito asistencial como test de cribado.
- *Trail Making Test (TMT):* consta de dos partes que consisten en unir números en una primera, y números y letras de forma alternante en la segunda. Aporta gran información, ya que evalúa, entre otros dominios, la atención, la memoria de trabajo, la velocidad de procesamiento y la ejecución.

RECUERDA: El cribado de demencia debe realizarse en los mayores con quejas de memoria referidas por él o el familiar, pérdida funcional reciente en las AVD, depresión y antecedentes de *delirium*. Nunca debe realizarse en una situación aguda, y se debe remitir a consultas externas para un estudio posterior.

Instrumentos diagnósticos de demencia

Ayudan a discriminar entre la existencia o no de demencia, así como a diferenciar entre los distintos tipos, la gravedad y detectar cambios durante la evolución. Para ello, deben evaluar las áreas que más precozmente se afectan en cada tipo de demencia, incluyéndose como mínimo la memoria, la atención, el lenguaje, la función visuoespacial y la ejecutiva, y se debe completar siempre con una valoración funcional y de los síntomas psíquicos y conductuales.

Algunos de estos instrumentos son específicos y evalúan áreas o funciones concretas, aunque también existen baterías neuropsicológicas extensas que proporcionan información detallada de diferentes áreas cognitivas. Sin embargo, la realización de estas baterías se ve limitada, porque requieren mucho tiempo y la fatiga del enfermo. Así, baterías de más de

45 min son poco viables en nuestro medio y deben adaptarse al estadio de la enfermedad, y deben ser más exhaustivas en el diagnóstico. Con frecuencia, estas baterías son implementadas por psicológicos especializados (neuropsicólogos). Aunque los principales instrumentos diagnósticos de demencia se enumeran en el ya referido cuadro 5.8, se han de mencionar los siguientes:

- *Test de Barcelona:* batería con normativa en castellano, muy utilizada en España. Se realiza en 45 min.
- *Batería Consortium to Establish a Registry for Alzheimer's Disease (CERAD):* sensible para detectar enfermos con Alzheimer leve.
- *Alzheimer's Disease Assessment Scale (ADAS-cog):* muy usada en ensayos clínicos por su sensibilidad al cambio.
- *Severe Impairment Battery (SIB):* adecuada para la valoración de las demencias severas, para ensayos clínicos y programación de actividades de psicoestimulación y terapia ocupacional.
- *Test for Severe Impairment (TSI):* útil en la demencia grave.
- *Baylor Profound Mental Status Examination (BPMSE):* validada al español por Salmerón y colaboradores. Útil en la práctica clínica y la investigación para la evaluación cognitiva en pacientes con demencia severa.

Escalas de estadificación de demencia

Son escalas que ayudan a establecer el grado de severidad del deterioro cognitivo. Destacan:

- *Clinical Dementia Rating (CDR):* clasifica la demencia en cinco estadios basándose en la información de varios dominios. Es fiable y válida para la estadificación y el cribado de la demencia, una de las más utilizadas en estudios y buena predictora de institucionalización y muerte. Existe una versión denominada *sum of Boxes* (suma de cajas) muy usada en ensayos clínicos.
- *Global Deterioration Scale (GDS) de Reisberg:* clasifica al paciente en siete niveles, desde la normalidad hasta la demencia grave. Se usa mucho en la práctica clínica.
- *Functional Assessment Staging (FAST):* es una escala sobre todo funcional diseñada en siete niveles para concordar con el GDS 7 (tabla 5.3). Los estadios 5 y 6 se subdividen a su vez en cinco y seis niveles, respectivamente, para evitar el efecto suelo precoz de la demencia grave. Facilita la

TABLA 5.3 Estadificación de la evolución cognitiva: Global Deterioration Scale (GDS)-Functional Assessment Staging (FAST)

GDS	FAST	Correspondencia de la fase clínica de la enfermedad de Alzheimer
GDS 1 Ausencia de déficit cognitivo	**Sin déficits funcionales** objetivos o subjetivos	**Normal**
GDS 2 Déficit cognitivo muy leve	**Déficit funcional subjetivo** Sin déficits objetivados en el examen	**Normal para su edad**
GDS 3 Déficit cognitivo leve	**Deterioro en las AAVD** Tareas avanzadas, ocupacionales y sociales complejas (como viajes), y que generalmente observan familiares y amigos	**Deterioro límite**
GDS 4 Déficit cognitivo moderado	**Deterioro en las AIVD** Tareas complejas e instrumentales (control económico, compras, comidas etc.)	**Enfermedad de Alzheimer leve**
GDS 5 Déficit cognitivo moderadamente grave	**Inicio deterioro en las ABVD** Requiere ayuda para escoger ropa o bañarse	**Enfermedad de Alzheimer moderada**
GDS 6 Déficit cognitivo grave	**Déficits más avanzados en las ABVD. Se subdivide en cinco estadios:** 1. Disminución de la habilidad de vestirse solo 2. Disminución de la habilidad para bañarse solo 3. Disminución de la habilidad para lavarse y arreglarse solo 4. Incontinencia urinaria 5. Incontinencia fecal	**Enfermedad de Alzheimer moderadamente grave**
GDS 7 Déficit cognitivo muy grave	**Pérdida del habla y la capacidad motora. Se distinguen seis subestadios:** 1. Capacidad de habla limitada, vocabulario máximo de seis palabras 2. Vocabulario ininteligible y limitado a una única palabra 3. Pérdida de la capacidad de deambulación 4. Pérdida de la capacidad para sentarse 5. Pérdida de la capacidad para sonreír 6. Pérdida de la capacidad para mantener la cabeza erguida, estupor, coma	**Enfermedad de Alzheimer grave**

clasificación de los casos con demencia grave para la programación de actividades adecuadas a su nivel evolutivo.

RECUERDA: En las herramientas de valoración de la esfera mental deben diferenciarse las de cribado, diagnóstico, estadificación o evaluación de síntomas psicológicos y conductuales. El MMSE es una de las más usadas para el cribado y el seguimiento, aunque está muy influida por el nivel educacional.

Valoración de síntomas psicológicos y conductuales

Son tan frecuentes en la población anciana general, y especialmente entre quienes tienen deterioro cognitivo, que su valoración es fundamental. Algunos de los principales test para el estudio del trastorno depresivo o ansioso en el adulto mayor se enumeran en el cuadro 5.8, aunque se explicarán más ampliamente en el capítulo 19. Se ha de destacar, por ser una de las más utilizadas y diseñada específicamente para esta población, la *escala de depresión geriátrica de Yesavage (GDS),* de la cual existe una versión más larga con 30 preguntas y otra abreviada con 15, con el punto de corte en 5. Es un cuestionario autocumplimentado o heterocumplimentado, que no es válido si existe deterioro cognitivo asociado. También se ha descrito que realizar dos simples preguntas de la escala *Center for Epidemiological Studies Depression Scale (CES-D)* sobre ánimo y anhedonia en las últimas 2 semanas («¿Se ha sentido deprimido, desamparado o desesperanzado?» y «¿Ha sentido poco interés o placer al hacer las cosas?») puede ser tan eficaz como utilizar la escala completa u otros instrumentos más largos.

Por otro lado, existen instrumentos que evalúan de forma generalizada los síntomas conductuales en pacientes con demencia. Entre ellos, uno de los más empleados es el *Inventario neuropsiquiátrico (NPI),* que estudia la agitación, los delirios, las alucinaciones, la depresión, la euforia, el comportamiento motor aberrante, la apatía, la irritabilidad, la desinhibición, el sueño, la ansiedad y el trastorno de la ingesta, basado en la información del cuidador durante la entrevista sin tener en cuenta la valoración clínica. También existe una versión abreviada, el NPI Questionnaire, que evalúa la presencia de síntomas y gravedad, y el NPI Clinician (NPI-C), basado en los comportamientos observados por el médico.

Herramientas de valoración en el *delirium*

Debe insistirse en que el cribado y el diagnóstico del deterioro cognitivo nunca debe realizarse durante cuadros confusionales y en situaciones agudas. No obstante, existen herramientas específicas de valoración del *delirium.* Entre estas, unas de las más conocidas y empleadas son el *Confusion Assessment Method (CAM)* y el *test mental abreviado 4 (4AT).* Se analizan con más detenimiento en el capítulo 18.

RECUERDA: La valoración mental incluye las esferas cognitivas, las afectivas y el *delirium.* La valoración cognitiva permite cribar, diagnosticar, estadificar y valorar los síntomas psicológicos y conductuales.

VALORACIÓN SOCIAL

Es otro de los principales componentes de la VGI. Aunque, en general, sea el trabajador social el encargado de realizar una evaluación más exhaustiva, todo profesional que trabaje con el paciente mayor debe conocer la relación de este con su entorno y su situación socioeconómica. Esto es imprescindible para tramitar los recursos sociales oportunos y ubicar al paciente en el nivel asistencial más adecuado, y desarrollar un plan de cuidados a largo plazo.

Debe indagarse sobre aspectos como el entorno familiar, las características del hogar, el cuidador principal, las ayudas comunitarias, las relaciones sociales, la participación en actividades o centros, la situación económica, los factores estresantes y la capacidad del paciente a enfrentarse a los problemas. Asimismo, debemos estar alerta para no pasar por alto casos de abuso, maltrato o aislamiento, especialmente en pacientes con demencia. La información debe recogerse tanto del paciente como de los cuidadores principales, y se debe asegurar su veracidad, pues en ocasiones existen intereses económicos y conflictos familiares sobreañadidos.

Las escalas estructuradas más empleadas para valorar esta esfera son:

- *Escala Older American Resources and Services (OARS) de recursos sociales:* es la más empleada para medir la asistencia geriátrica a largo plazo. Recoge información sobre cinco dominios: salud mental y física, recursos sociales y económicos, y capacidad para las AVD.
- *Escala de valoración sociofamiliar de Gijón:* permite la detección de situaciones de riesgo y problemática social. Valora cinco áreas: condiciones de la vivienda, situación económica, convivencia, redes sociales y apoyos de la red social. Presenta buena fiabilidad interobservador y validez, permite establecer categorías, y realizar comparaciones y comunicación entre profesionales.

Sobrecarga del cuidador

Podría incluirse dentro de la valoración social. Es fundamental sobre todo en pacientes muy dependientes o alteraciones conductuales, ya que es el principal factor de riesgo de institucionalización. Entre los instrumentos para su valoración se encuentran:

- *Escala de Zarit:* es uno de los primeros instrumentos diseñados para este fin, y es el más empleado, tanto en investigación como en la práctica clínica. Mide el grado en el que el cuidador percibe que sus actividades de cuidado perturban su propia salud física, emocional y económica. Ha demostrado ser sensible al cambio tras medidas de apoyo.
- *Caregiver Strain Index:* se encuentra entre los instrumentos preferentes para la evaluación de la carga en cuidadores de mayores que han sufrido un ictus cerebral. Es breve y con buenas propiedades psicométricas.
- *Otros validados al español son:* Caregiver Social Impact Scale, Caregiver Burden Inventory (CBI) y Screen for Caregiver Burden (SCB).

> **RECUERDA:** La valoración social es imprescindible para ubicar al paciente en el nivel asistencial más adecuado y desarrollar un plan de cuidados a largo plazo. Debe vigilarse la posible sobrecarga del cuidador, especialmente en pacientes dependientes y con alteraciones conductuales.

VALORACIÓN DE OTROS DOMINIOS

Calidad de vida

El Grupo de Calidad de Vida de la Organización Mundial de la Salud (OMS) la define como «la percepción del individuo de su posición en la vida en el contexto de la cultura y sistemas de valores, que cada persona vive en relación con sus objetivos, expectativas, patrones y preocupaciones». Hace referencia a la percepción global de satisfacción del sujeto y resulta de la interacción de múltiples factores (salud mental, física, función, situación social, económica, familiar, etc.). Constituye el fin último de todo plan desarrollado para el paciente mayor, por lo que su evaluación permite tanto valorar las necesidades individuales o poblaciones para la planificación de cuidados y recursos, así como comprobar los efectos de una intervención. Entre las herramientas para su medida más usadas se encuentran:

- *EuroQol-5D:* instrumento genérico que mide la calidad de vida relacionada con la salud, que puede utilizarse tanto en sujetos sanos como en pacientes con diferentes patologías. El propio individuo valora su estado de salud, primero mediante un sistema descriptivo en niveles de gravedad, analizando cinco dimensiones (movilidad, cuidado personal, actividades cotidianas, dolor/malestar, ansiedad/depresión), y luego según una escasa visual analógica (EVA) de evaluación más general. Sus principales ventajas son su sencillez y corta duración, y se puede realizar en 2-3 min. Su principal inconveniente es la existencia de efecto techo y la falta de capacidad discriminatoria. La versión EuroQol-5D-3L divide cada una de las cinco dimensiones en tres niveles de gravedad (ausencia de problema, problema moderado y problema extremo), mientras que la posterior EuroQol-5D-5L las divide en cinco niveles (ausencia de problema, problema leve, moderado, grave y extremo), aportando más información sobre la versión previa.
- *Escala de Filadelfia:* es la recomendada por los grupos de expertos de la British Geriatrics Society y el American National Institute of Aging. Evalúa la actitud frente al envejecimiento, la insatisfacción con la soledad y la ansiedad. Tiene buena aplicabilidad, y solo se ve limitada en situaciones con deterioro cognitivo o trastornos del lenguaje.
- *Otras:* el Sickness Impact Profile, el Medical Outcomes Study Short Form 36 (MOS SF-36), la escala de la calidad de vida de la OMS (WHOQOL-100/WHOQOL-BREF), el Nottingham Health Profile y la Schedule for Evaluation of Individual Quality of Life (SEIQol).

6

Principios de la prescripción farmacológica en el adulto mayor

Gabriel Ariza Zafra

INTRODUCCIÓN

El fenómeno demográfico del progresivo envejecimiento de la población, observado en las últimas décadas en todos los países del mundo desarrollado, se ha debido en gran medida al avance de unas políticas sanitarias y de salud pública razonablemente acertadas. Así, en España, según los datos estadísticos del Padrón Continuo del Instituto Nacional de Estadística (INE), los mayores de 65 años superan los 9 millones de habitantes, lo que supone el 19% del total de la población, y siguen aumentando tanto en número como en proporción, lo que hace crecer en mayor medida la proporción de mayores de 80 años, que a día de hoy representan el 6,1% del total de la población (más de 3 millones). En nuestro país, en este momento, el colectivo de personas mayores precisa ya de gran cantidad de recursos sanitarios (el 70% del gasto farmacéutico, el 40% de las consultas de atención primaria y el 40-50% de las estancias hospitalarias), y se prevé que estos datos aumenten en un futuro no lejano por las citadas causas. Esto obliga en gran medida a realizar un adecuado manejo del uso de fármacos en el adulto mayor partiendo de un adecuado conocimiento de sus cambios biológicos y su repercusión a nivel farmacocinético y farmacodinámico.

CAMBIOS FARMACOCINÉTICOS EN EL ADULTO MAYOR

La farmacocinética estudia los procesos a los que un fármaco se somete desde su administración hasta su total eliminación del organismo. Las modificaciones farmacocinéticas provocan alteraciones en la concentración plasmática (Cp) de los fármacos condicionando, por tanto, su eficacia y seguridad. Antes de profundizar en los cambios farmacocinéticos que se producen en los mayores, conviene recordar las principales características que se ponen de manifiesto en una comparación entre los fármacos liposolubles e hidrosolubles (tabla 6.1).

De forma general, las modificaciones farmacocinéticas pueden tener lugar en cualquiera de los procesos cinéticos. El acrónimo LADME (cuadro 6.1) recoge los distintos procesos, pero hay que señalar que la fase de liberación no se ve afectada por los cambios asociados al envejecimiento más de lo que lo haría en otras franjas de edad, por lo cual no profundizaremos en ella.

> **RECUERDA:** La farmacocinética (Fc) estudia los procesos a los que se somete un fármaco desde su administración hasta su completa eliminación del organismo («lo que el organismo hace con el fármaco»).

Cambios que alteran los procesos de absorción

Las alteraciones en la absorción se van a ver condicionadas por la vía de administración utilizada, teniendo influencia tanto factores propios de los fármacos (hidrosolubilidad o peso molecular) como el lugar de absorción (pH, flujo de sangre, tiempo de contacto).

Vía oral

La absorción comienza en la boca y el estómago, pero se realiza sobre todo en el intestino delgado. Posteriormente debe atravesar la pared del intestino y luego el hígado, donde puede ser metabolizado (efecto de primer paso). De entre las modificaciones que afectan a la absorción en los mayores, destacan las siguientes:

- *Aclorhidria:* afecta a fármacos que son ácidos débiles como los AINE o los antibióticos de carácter ácido. Como contraposición, los fármacos débilmente básicos se difunden mejor a través de las membranas, lo que aumenta su absorción.
- *Retraso del vaciamiento gástrico:* favorece la absorción de los ácidos, pero en menor medida de lo que les interfiere la aclorhidria, y disminuye la absorción de medicamentos de carácter básico.
- *Disminución de la motilidad intestinal:* en general, disminuye la absorción de todos los fármacos administrados por vía oral, si bien el mayor tiempo de tránsito intestinal puede actuar compensando.
- *Descenso del flujo sanguíneo esplácnico:* se asocia de forma paralela con una caída de la absorción de fármacos.
- *Reducción de la superficie de absorción:* reduce la capacidad de absorción.
- *Alteración de los sistemas de transporte activo desde la luz intestinal al torrente sanguíneo.*

Vía sublingual

Presenta la ventaja de ser una vía de fácil acceso y administración si existe colaboración por parte del paciente. Hay que

TABLA 6.1 Comparación de las características de fármacos liposolubles e hidrosolubles

Fármacos liposolubles	Fármacos hidrosolubles
Buena absorción vía oral	Mala absorción vía oral
Pico plasmático bajo	Pico plasmático elevado
Mayor volumen de distribución	Menor volumen de distribución
Atraviesan bien la barrera hematoencefálica	No atraviesan bien la barrera hematoencefálica
Llegan bien a órganos muy irrigados (cerebro, corazón, hígado y riñón)	
Metabolismo hepático → hepatotóxicos	Nefrotóxicos

CUADRO 6.1 Procesos cinéticos

Liberación.
Absorción.
Distribución.
Metabolismo.
Eliminación.

tener en cuenta que la velocidad de absorción y la biodisponibilidad es superior a la vía oral. Permite tener un efecto más rápido evitando la posible inactivación gastrointestinal o hepática. A pesar de ello, el hecho de ser dependiente de la extensa red de vasos venosos y linfáticos de la mucosa sublingual y del tejido subcutáneo submucoso hace que la absorción pueda ser errática en algunos pacientes.

Vía intramuscular

Está condicionada fundamentalmente por dos aspectos, como son la pérdida de masa muscular en el envejecimiento y las comorbilidades que disminuyen el flujo sanguíneo, lo que se traduce en una reducción global o un retardo en la absorción de fármacos administrados por esta vía.

Vía transdérmica

En el adulto mayor, la piel es más delgada, por lo que se produce una absorción de mayores cantidades de fármaco, del mismo modo que existe una mayor predisposición a sufrir efectos adversos locales, como la irritación. Es una buena alternativa para fármacos de administración lenta, continua y en bajas dosis.

Vía rectal

Sus principales inconvenientes son que la absorción es muy errática y es una vía incómoda para el paciente, lo que hace que no sea una vía de elección en los mayores. De cualquier modo, hay que poner de manifiesto los problemas que se pueden generar en el caso de administraciones repetidas de enemas con fosfatos y las alteraciones electrolíticas (principalmente hiperfosfatemia, hipocalcemia e hipernatremia) que se generan, aunque la intención de dicha administración no sea la absorción del fármaco.

Cambios que alteran los procesos de distribución

El volumen de distribución de un fármaco (Vd) viene determinado por la cantidad de agua y de grasa corporal. Durante el envejecimiento, *el porcentaje de grasa aumenta y el de agua total disminuye*. De forma lógica, esto disminuye el Vd para los fármacos hidrosolubles y lo aumenta para los liposolubles, lo que influye tanto en la vida media como en la Cp del fármaco.

El aumento del tejido graso condiciona una acumulación de los fármacos liposolubles en estos tejidos (entre ellos, el sistema nervioso central -SNC-, que es muy rico en grasas) y una liberación retardada de los mismos. Así, estos fármacos siguen circulando en la sangre varios días después de haber sido administrados, como ocurre, por ejemplo, con el diazepam, que puede alcanzar una vida media de eliminación de hasta 100 h, frente a las 50 h que presenta en el adulto.

Por otra parte, el efecto terapéutico de un medicamento depende, en gran medida, de la cantidad de fármaco que alcanza el lugar donde ejerce su mecanismo de acción y del tiempo que permanece en el mismo.

Los fármacos se distribuyen por el organismo a través del torrente sanguíneo en forma de fármaco libre o unido a proteínas plasmáticas (sobre todo, albúmina plasmática, pero, en menor cuantía, α-1-glucoproteína ácida y hematíes). Esta unión suele ser reversible, saturable y no lineal. En el adulto mayor sano hay de forma «fisiológica» un *aumento de la α-1-glucoproteína ácida y una disminución de la albúmina sérica*, lo que condiciona una menor disponibilidad para el transporte del fármaco y, por tanto, un incremento de la fracción libre de fármaco que no se une a proteínas plasmáticas. Evidentemente, este problema se agrava aún más en los mayores malnutridos o con enfermedad aguda, donde existe un mayor riesgo de toxicidad de algunos fármacos (cuadro 6.2).

La *disminución de la sangre que llega a los distintos órganos* del cuerpo también va a modificar la distribución de los fármacos. Esto afecta de forma desigual en virtud de la reducción de flujo de cada órgano (evidentemente, esta disminución no es igual para todos los órganos).

CUADRO 6.2 Fármacos con alta unión a albúmina plasmática

Naproxeno.
AAS.
Furosemida.
Teofilina.
Fenitoína.
Valproato.
Carbamazepina.
Benzodiazepinas.
Amitriptilina.
Nortriptilina.

Cambios que alteran los procesos de metabolismo

Con el envejecimiento *disminuye el flujo sanguíneo hepático, el número de células hepáticas* (y disminuye, por tanto, la masa hepática) y la *cantidad de enzimas microsomales oxidantes,* lo que se traduce en un menor aclaramiento de los fármacos que tienen metabolismo hepático y una semivida más prolongada. Por otra parte, los procesos de metabolismo engloban a todas las reacciones que conducen a la transformación de los fármacos en compuestos más fáciles de eliminar, ya sea como metabolitos activos, inactivos o tóxicos.

La alteración más común asociada a la edad es la menor capacidad de metabolización hepática en las reacciones de fase I (oxidación, hidroxilación, hidrólisis, nitrorreducción, desalquilación y sulfoxidación), sobre todo en las dependientes del citocromo P450. Por el contrario, las reacciones que se agrupan en la fase II (glucuronación, sulfatación, metilación y acetilación) se ven menos alteradas por el envejecimiento.

Cambios que alteran los procesos de eliminación

La eliminación es la excreción del fármaco no alterado del cuerpo, preferentemente por vía renal, pero que puede tener lugar en diferentes niveles (sudor, saliva, biliar, pulmonar). Los cambios en este nivel son los cambios farmacocinéticos más importantes. Entre las alteraciones renales más importantes destacan la caída del flujo sanguíneo renal con respecto a la masa renal, la caída del filtrado glomerular y la disminución de la secreción tubular. Sobre esta última inciden también situaciones no infrecuentes en las personas mayores, como pueden ser la insuficiencia cardíaca congestiva, la hipotensión, la retención urinaria o la nefropatía diabética.

Desde un punto de vista práctico, hay que considerar al adulto mayor como una persona con una insuficiencia renal funcional y, por tanto, con una disminución potencial del aclaramiento de fármacos de eliminación renal. En este sentido, se estima que, a partir de la cuarta década de la vida, el filtrado glomerular se reduce 0,8 ml/año, situación que depende del flujo renal, que, en ausencia de enfermedad, cae en torno a un 2% al año.

Aunque clásicamente se han venido utilizando fórmulas como la Modification of Diet in Renal Disease (MDRD) o la ecuación de Cockcroft-Gault, ambas muestran limitaciones para su administración en la población anciana. Así, habría que tener en cuenta que la pérdida de masa muscular provoca una disminución de secreción de creatinina endógena, aspecto no del todo considerado en estas fórmulas. Además, la ecuación de Cockcroft-Gault no es válida para todos los fármacos y puede inducir a error cuando se aplica a obesos o cirróticos, o en presencia de insuficiencia renal avanzada y ante una atrofia muscular importante.

Los principales cambios farmacocinéticos y sus consecuencias están reflejados en la tabla 6.2.

RECUERDA: Los cambios farmacocinéticos en los mayores ocurren a nivel de liberación, absorción, distribución, metabolismo y eliminación (LADME), aunque estos últimos son los más importantes, y la fase de liberación no se afecta más de lo que lo haría en otras franjas de edad.

TABLA 6.2 Cambios fisiológicos que alteran la farmacocinética en el adulto mayor

Proceso cinético	Cambio fisiológico	Consecuencia
Absorción	↓ n.° de células absortivas	↓ absorción de ciertos nutrientes
	↓ transporte activo	↓ absorción de Ca, Fe, tiamina, aminoácidos
	↑ pH gástrico	↑↓ solubilidad e ionización
		↓ degradación gástrica de F ácido-sensibles
	↓ V vaciamiento gástrico y tránsito intestinal	↓ V absorción
		↑ absorción de medicamentos ácidos
		↓ absorción de F poco solubles
	↓ efecto primer paso	↑ biodisponibilidad de F de alta extracción hepática
Distribución	↓ tamaño corporal	↓ Vd de F hidrosolubles
	↓ agua corporal	↓ Vd de F hidrosolubles
	↓ volumen plasmático	↑ Vd de F liposolubles
	↑ grasa corporal	↑ Vd de F liposolubles
	↓ albúmina plasmática	↑ fracción libre de fármacos ácidos
	↑ α-globulinas plasma	↓ fracción libre de fármacos básicos
Metabolismo	↓ capacidad metabólica reacciones de fase I	↓ metabolismo
	↓ masa hepática	↓ metabolismo de F con alta extracción hepática
	↓ flujo plasmático hepático	
Excreción renal	↓ masa renal	↓ aclaramiento renal de fármacos
	↓ flujo plasmático renal	
	↓ filtración glomerular	
	↓ secreción tubular activa	

F: fármacos; V: velocidad; Vd: volumen de distribución.

CAMBIOS FARMACODINÁMICOS EN EL ADULTO MAYOR

La farmacodinamia hace referencia a los procesos bioquímicos y fisiológicos en la interacción de un fármaco con su órgano efector o receptor, los cuales dan lugar a una respuesta. En el adulto mayor, la acción del fármaco (tanto respuesta como toxicidad) no viene determinada de forma exclusiva por la dosis administrada o por los valores plasmáticos que alcance dicho medicamento, ya que esta se verá modulada por otros factores, como la polifarmacia (aumenta, entre otros, el riesgo de interacciones) o la existencia de comorbilidades (un fármaco administrado con un fin determinado puede interaccionar con otra enfermedad y descompensarla o modificar la respuestas ante ciertas circunstancias).

Con la edad, la tolerancia a los fármacos disminuye como resultado de modificaciones en la respuesta farmacodinámica en los órganos diana. Las manifestaciones clínicas de esta sensibilidad alterada pueden variar desde una respuesta insignificante hasta una reacción adversa o el fracaso terapéutico.

Aunque quizás no se dispone de suficiente bibliografía sobre las modificaciones farmacodinámicas en los mayores, sabemos que algunos cambios asociados al envejecimiento, como la disminución de la sensibilidad de los barorreceptores, de los quimiorreceptores o el aumento de permeabilidad de la barrera hematoencefálica, van a determinar la respuesta y el efecto de los fármacos administrados. Las alteraciones farmacodinámicas son más importantes que las farmacocinéticas, porque dotan de mayor incertidumbre a la administración de un medicamento y a la respuesta esperada. Algunos ejemplos con trascendencia en la práctica clínica son los siguientes:

- *Receptores α-adrenérgicos:* aunque la sensibilidad de los receptores α-1 no se ve afectada, parece existir una disminución de la sensibilidad de los α-2.
- *Receptores β-adrenérgicos:* a pesar de que no hay una disminución del número de receptores, con el envejecimiento existe una menor respuesta tanto al bloqueo como a la estimulación adrenérgica.
- *Canales del calcio:* en el adulto mayor, el bloqueo de los canales del calcio consigue una mayor reducción de la presión arterial y un menor bloqueo del nodo auriculoventricular que en el adulto joven.
- *Receptores benzodiazepínicos:* de forma general, la sensibilidad de estos aumenta con la edad, y origina una mayor aparición de efectos secundarios.
- *Receptores dopaminérgicos:* el envejecimiento asocia una pérdida de neuronas dopaminérgicas de la sustancia negra favoreciendo la aparición de efectos extrapiramidales. Por su parte, el aumento de receptores dopaminérgicos de tipo 2 predispone a la aparición de efectos psicóticos (sobre todo, *delirium*) con la administración tanto de fármacos dopaminérgicos como anticolinérgicos.
- *Receptores nicotínicos y muscarínicos:* con la edad disminuye el número de ambos tipos de receptores de forma simultánea a la reducción de neuronas colinérgicas, lo que provoca una disminución de la actividad de la enzima acetilcolinatransferasa y un aumento de la acetilcolinesterasa. Esto produce una mayor susceptibilidad para la aparición de efectos adversos anticolinérgicos.

RECUERDA: La farmacodinamia se define como la relación que existe entre la concentración plasmática de un fármaco y su efecto («lo que el fármaco hace en el organismo»). Son más importantes que las farmacocinéticas en los mayores. Hay cambios en los receptores α- y β-adrenérgicos, nicotínicos, muscarínicos, dopaminérgicos, benzodiazepínicos y los canales del calcio, entre otros.

REACCIÓN ADVERSA A MEDICAMENTOS (RAM)

Aproximadamente el 50% de los mayores tratados con fármacos desarrollan en algún momento algún tipo de reacción adversa, aumentando la probabilidad conforme aumenta el número de fármacos consumidos. Sabemos que 1 de cada 10 pacientes mayores tendrá un evento adverso a medicamentos que lo llevará al hospital (servicio de urgencias u hospitalización). Además, el 30% de los ingresos hospitalarios en las personas mayores están causados por RAM, y es la quinta causa de muerte en el hospital.

Aunque cualquier fármaco puede provocar una reacción adversa, el 80% están provocadas por hipoglucemiantes (incluida la insulina), antitrombóticos (antiagregantes y anticoagulantes), analgésicos y antiinflamatorios no esteroideos (AINE) (incluido el ácido acetilsalicílico), diuréticos, antibióticos y, en menor medida, glucocorticoides y antineoplásicos. Esto no implica que deban evitarse estos grupos terapéuticos en las personas mayores, sino que deben ser vigilados con mayor atención asegurando su correcta indicación e informando a pacientes y cuidadores de ello para tratar de identificar dichos efectos de forma precoz.

De forma general, los pacientes de edad avanzada con una mayor carga de la enfermedad y el uso de un mayor número de medicamentos van a tener un mayor riesgo para desarrollar RAM. La probabilidad de desarrollar una RAM aumenta en forma exponencial al número de fármacos usados. Por todo ello, de forma general, el adulto mayor es un paciente de alto riesgo para el desarrollo de eventos adversos por diversos factores implicados (cuadro 6.3). En cuanto a los factores de riesgo relacionados directamente con aspectos del propio tratamiento farmacológico, se asocian con una mayor tasa de eventos adversos los reflejados en el cuadro 6.4.

Tipos de reacción adversa a medicamentos

Reacciones de tipo A o intrínsecas

Son consecuencia de una acción farmacológica *exagerada*, pero previsible, del fármaco o de sus metabolitos. Son dependientes de la dosis y constituyen el grupo más frecuente de RAM. Su incidencia y morbilidad es elevada, pero su mortalidad es baja. Se producen por:

- *Concentración plasmática anormalmente elevada:* puede deberse a una sobredosificación, un aumento de la absorción intestinal por hipomotilidad o una deficiente

CUADRO 6.3 Factores implicados en el desarrollo de eventos adversos en el adulto mayor

Factores metabólicos
Estado proinflamatorio.
Cambios farmacocinéticos.
Cambios farmacodinámicos.

Factores no metabólicos
Comorbilidad y determinadas situaciones (p. ej., insuficiencia renal).
Polifarmacia.
Sexo femenino.

CUADRO 6.4 Factores de riesgo de RAM relacionados con el tratamiento

Polifarmacia excesiva.
Carga anticolinérgica.
Complejidad terapéutica.
Prescripción inadecuada.
Fármacos que requieren monitorización.
> 12 tomas de medicación/día.
> 4 cambios en el tratamiento en el último año.

eliminación por insuficiencia renal o hepática. Por varios de estos mecanismos pueden darse en las personas de edad avanzada la intoxicación digitálica, la sobresedación por psicofármacos, las hipoglucemias por antidiabéticos orales o insulina o las hemorragias por anticoagulantes orales. También influyen factores genéticos que afectan al metabolismo hepático; así, por ejemplo, los acetiladores lentos tienen más riesgo de RAM, como la neuropatía periférica por isoniazida.

- *Incremento de la sensibilidad del receptor.*
- *Interacciones medicamentosas:* un ejemplo típico son fármacos que compiten en su metabolismo por enzimas hepáticas, como las isoenzimas del citocromo P-450 (CYP).

Reacciones de tipo B o aberrantes

Son por hipersensibilidad y *no dependen de la dosis del fármaco ni de sus efectos farmacológicos esperados,* sino de la idiosincrasia de cada individuo. Se relacionan con mecanismos genéticos e inmunológicos aún poco conocidos. Son difícilmente predecibles, menos frecuentes, pero con una alta mortalidad.

Se describen del mismo modo reacciones de tipo C (reacciones debidas a tratamientos prolongados, como la aparición de intolerancia a ciertos fármacos. Es el caso de la insuficiencia suprarrenal por corticoterapia crónica o la nefropatía por antiinflamatorios no esteroideos) y reacciones de tipo D (efectos farmacológicos retardados, como el potencial carcinogénico de ciertos fármacos) de menor importancia en los pacientes mayores.

A pesar de lo expuesto, casi el 50% de los acontecimientos adversos por fármacos son prevenibles, es decir, podemos

CUADRO 6.5 Fármacos y síndromes geriátricos

- Delirium/*deterioro cognitivo:* benzodiazepinas (sobredosis o privación), neurolépticos, otros sedantes, esteroides, antagonistas H_2 y anticolinérgicos.
- *Depresión:* corticoides, β-bloqueantes.
- *Incontinencia de esfínteres:* diuréticos, laxantes, antibióticos, inhibidores de la acetilcolina y fármacos sedantes.
- *Estreñimiento:* opioides, anticolinérgicos y antagonistas de los canales del calcio.
- *Mareos:* anticolinérgicos, hipotensores y sulfonilureas de vida media larga.
- *Caídas:* psicofármacos sedantes, hipoglucemiantes, hipotensores, antiarrítmicos.
- *Deterioro funcional e inmovilidad:* psicofármacos sedantes, ISRS, anticomiciales, opiáceos, digoxina, β-bloqueantes.
- *Pérdida de peso:* fármacos que causan disfagia (bifosfonatos), alteran el gusto u olfato (IACE) o reducen el apetito (digoxina).

IACE: inhibidores de la acetilcolinesterasa; ISRS: inhibidores selectivos de la recaptación de la serotonina.

intervenir para evitar que aparezcan retirando medicamentos innecesarios o inapropiados. En geriatría es importante tener presente como posible RAM cualquier nuevo síntoma, en especial los síndromes geriátricos (deterioro funcional, deterioro cognitivo, caída, confusión, incontinencia urinaria, cambios en el comportamiento, depresión) que pueda relacionarse temporalmente con una nueva prescripción (cuadro 6.5).

Especial interés gana en esta situación identificar estos eventos adversos en aras de evitar la «cascada» de la prescripción. Una *cascada terapéutica* es una sucesión encadenada de prescripciones en las que un fármaco produce un efecto adverso que no se reconoce como tal y se trata con otro fármaco. A continuación, se describen los principales efectos adversos en las personas mayores de algunos de los grupos terapéuticos más utilizados (tabla 6.3).

RECUERDA: Las reacciones adversas a medicamentos (RAM) son efectos farmacodinámicos no deseados, consecuencia de la utilización de un fármaco en dosis terapéuticas. El 50% de los mayores sufren alguna reacción adversa, el 30% de las hospitalizaciones se relacionan con RAM, el 10% requieren atención hospitalaria y son la quinta causa de muerte hospitalaria en esta población.

POLIFARMACIA

La multimorbilidad que se asocia en muchas ocasiones al envejecimiento condiciona un consumo más elevado de fármacos, lo que está favoreciendo la aparición de regímenes terapéuticos cada vez más complejos, algo que se asocia a mayor frecuencia de efectos adversos, interacciones, ingresos hospitalarios, peor calidad de vida y falta de cumplimiento terapéutico.

TABLA 6.3 Efectos adversos más frecuentes según el grupo terapéutico utilizado

Fármaco	RAM	Efectos clínicos
AINE	Irritación gástrica, *ulcus*, neurotoxicidad	Hemorragia digestiva, anemia, fallo renal, insuficiencia cardíaca. Disminución de la eficacia de los antihipertensivos
Aminoglucósidos	Fallo renal	Incremento en la concentración de otros fármacos
Anticolinérgicos	Sequedad de boca, disminución de la motilidad, confusión, sedación	Estreñimiento, retención urinaria, caídas, confusión
Antipsicóticos	Sedación, discinesia, hipotonía, hipotensión	Caídas, confusión
Hipoglucemiantes	Hipoglucemia	Caídas, confusión
Digoxina	Disminución de la conducción cardíaca, alteración gastrointestinal	Arritmias, náuseas, anorexia
Opiáceos	Sedación, disminución de la motilidad	Confusión, estreñimiento

AINE: antiinflamatorios no esteroideos.

Aunque la OMS ha venido definiendo la polifarmacia como la situación donde un paciente toma tres o más fármacos, no existe acuerdo definitivo sobre la definición de polifarmacia, si bien clásicamente se ha utilizado una definición cuantitativa. El recibir cinco o más medicamentos de forma concomitante ha sido el criterio empleado con más frecuencia. Sin embargo, no parece razonable quedarnos con una definición exclusivamente numérica, pues un régimen terapéutico con múltiples fármacos puede ser perfectamente adecuado en determinados pacientes y enfermedades, mientras que en otros no. Para algunos expertos, la polifarmacia debe interpretarse y matizarse según el contexto, la edad, las comorbilidades y otras características de los pacientes.

De cualquier modo, las cifras de polifarmacia en mayores de 64 años en España siguen yendo en aumento independientemente de la franja de edad y del sexo. A pesar de ello, es difícil dar una cifra general, pues la literatura muestra una gran heterogeneidad al respecto dependiendo del número de fármacos que la definan (como se ha referido, no todos utilizan cinco principios activos), el nivel asistencial estudiado (generalmente los mayores institucionalizados están más polimedicados que los que viven en la comunidad) o la propia franja de edad (la polifarmacia aumenta con la edad). Los factores descritos con mayor frecuencia asociados a la polifarmacia son el número de problemas crónicos, la dependencia para las actividades básicas de la vida diaria, el estado de salud autopercibido o el número de contactos con el sistema sanitario.

La relevancia de la polifarmacia en geriatría es tal que algunos autores la consideran como un síndrome geriátrico. Realmente son muchas las consecuencias clínicas que se han asociado a polifarmacia. Entre ellas se encuentran las farmacológicas (interacciones, reacciones adversas y medicación potencialmente inapropiada), la alteración de la función cognitiva (tanto deterioro cognitivo como *delirium*), la aparición de síndromes geriátricos (incontinencia urinaria y fecal, caídas), el deterioro funcional, las visitas a urgencias, los ingresos hospitalarios y la institucionalización, la fragilidad y la mortalidad, entre otras. Todo ello se asocia con un consecuente aumento del gasto sanitario tanto directo (coste de los fármacos) como indirecto (demanda de atenciones en atención primaria, servicios de urgencias y hospitalizaciones). En este sentido, varios trabajos han puesto de manifiesto que estos resultados negativos asociados a la polimedicación tienen relevancia clínica sobre todo en personas prefrágiles y frágiles, y son menos nocivos, e incluso no se manifiestan, en pacientes robustos, por lo que quizás deberíamos centrar nuestros esfuerzos en aquellos en cuanto a la evitación de prescripciones de riesgo en general y polimedicación en particular.

No obstante, debemos señalar que no resulta fácil discernir entre lo imputable a la polifarmacia y lo que se debe realmente a las condiciones de salud subyacentes y a la propia multimorbilidad. En general, el término polifarmacia suele tener una connotación negativa, aunque no siempre lo es, puesto que hay pacientes que toleran bien varias medicaciones y que además experimentan beneficios en términos de supervivencia y mejora de su calidad de vida. Esto nos lleva al concepto actual de polifarmacia inapropiada y de polifarmacia apropiada. Asistimos en este contexto a un debate entre la creencia de que se prescriben demasiados medicamentos y el objetivo sería disminuir su número, y la de que la cantidad de fármacos no es el problema, sino que no se prescriben los correctos. Así, el concepto de *polifarmacia apropiada* reconoce que los pacientes pueden beneficiarse de múltiples medicamentos siempre que la prescripción se base (en la medida de lo posible) en la evidencia, refleje las condiciones clínicas de los pacientes y considere las posibles interacciones de los medicamentos.

En el extremo opuesto se sitúa la omisión de medicación potencialmente beneficiosa (se habla de los criterios START más adelante), que se ha visto con mayor frecuencia en mayores polimedicados que en los que tienen un menor número de medicaciones crónicas, aspecto que parece relacionado con el miedo a aumentar más la polifarmacia y al potencial elevado riesgo de interacciones asociadas. Este aspecto vuelve a poner de manifiesto la importancia de revisar periódicamente la medicación, de suspender los fármacos que no aporten beneficio en el momento de dicha revisión, y de introducir los que se consideren necesarios en el momento actual, haciendo de la prescripción y deprescripción de fármacos en los mayores un fenómeno dinámico.

Llegados a este punto, hay que poner en evidencia la exclusión sistemática de los mayores en los ensayos clínicos con medicamentos realizados por la industria farmacéutica, por lo que en numerosas ocasiones el uso de estos fármacos se realiza extrapolando resultados de poblaciones con las que nuestros pacientes tienen poco (o nada) en común. Esto limita el conocimiento y disminuye la seguridad del uso de estos fármacos, y dota al prescriptor de un cierto grado de incertidumbre incluso en lo referente a su eficacia, obligando a obtener gran parte de los datos de la práctica clínica real en los estudios postautorización. Es nuestra obligación seguir reclamando que se incluya a nuestros pacientes en los ensayos aun a costa de que los resultados sean negativos, tanto por conocimiento como por aspectos éticos.

RECUERDA: Se considera polifarmacia de manera cuantitativa al empleo de 5 o más fármacos de manera habitual y polifarmacia extrema o hiperpolifarmacia al empleo de 10 o más. Pero más que la cantidad, importa la calidad, tomando relevancia el término de polimedicación apropiada o inapropiada.

INTERACCIONES FARMACOLÓGICAS

Interacción fármaco-fármaco

La administración conjunta de dos o más fármacos puede resultar en la alteración del efecto de uno de ellos, hecho que se conoce como *«interacción fármaco-fármaco»* (IFF). Según el mecanismo de producción, las interacciones medicamentosas pueden ser:

- *Farmacocinéticas* (la mayoría): se producen cuando se alteran las características farmacocinéticas (ADME, porque la liberación no se ve alterada) de los fármacos administrados. Las concentraciones de los fármacos pueden incrementarse (toxicidad) o disminuir (falta de eficacia) debido a esta interacción. A pesar de ser potencialmente previsibles en el paciente mayor, debido a los cambios fisiológicos a nivel farmacocinético, es difícil conocer la magnitud del efecto hasta que no se produce.
- *Farmacodinámicas:* son las que se producen sobre el mecanismo de acción de un fármaco. Dependen directamente de los mecanismos de acción de los fármacos implicados. Pueden tener efectos beneficiosos o tóxicos. Así, por ejemplo, sobre el sistema nervioso central pueden aparecer sinergias de efectos depresores como el de los ansiolíticos y el alcohol, o de efectos estimulantes como las anfetaminas y los inhibidores de la monoaminooxidasa (IMAO). A nivel cardiovascular se producen sinergias beneficiosas entre diferentes antihipertensivos, antianginosos o antiarrítmicos, aunque también pueden ser perjudiciales, como el uso combinado de sildenafilo y nitratos, que puede producir hipotensión.

Cuando dos fármacos son prescritos simultáneamente, el potencial para que se presente una interacción es del 6%, que aumenta al 50% cuando se administran cinco y a un 100% cuando son ocho o más los medicamentos consumidos. Entre las interacciones que hay que tener en cuenta entre la población de edad avanzada, debemos destacar por ser cada vez más frecuentes las que se producen entre fármacos y productos de herbolario y las que se producen entre fármacos y alimentos, en las que profundizamos a continuación.

Interacción fármaco-alimento

La administración con alimentos de un fármaco puede resultar en la alteración de la eficacia del fármaco o de la propia seguridad del mismo, hecho que se conoce como *interacción fármaco-alimento* (IFA). El nivel y mecanismo por el que interaccionan puede ser variable.

- *Absorción:* en algunas ocasiones, los alimentos constituyen una barrera mecánica que impide que el fármaco entre en contacto íntimo con la pared en la que debe ser absorbido. Una IFA muy común es la interacción química en el estómago que da origen a complejos inactivos o quelatos insolubles, que son eliminados en las heces sin absorberse. Esto es lo que ocurre cuando se administran simultáneamente productos que contienen calcio o hierro con antibióticos como las penicilinas, las tetraciclinas o el ciprofloxacino. Sin embargo, en otras ocasiones, la presencia de alimentos va a aumentar la absorción intestinal de medicamentos como la claritromicina hasta en un 50% por disminución del vaciamiento gástrico aumentando el tiempo de contacto.
- *Metabolismo:* las interacciones más frecuentes y trascendentes tienen lugar a nivel del citocromo P450. Así, el zumo de pomelo inhibe el metabolismo del mismo modo que una dieta baja en proteínas, pero rica en hidratos de carbono. Por el contrario, una dieta rica en proteínas aumenta el metabolismo de algunos fármacos.
- *Eliminación:* todos los alimentos que modifiquen el pH de la orina modificarán la eliminación renal de los mismos. Por ejemplo, las dietas vegetarianas con bajo contenido proteico aumentan el pH urinario, aumentando la eliminación de fármacos ácidos y la reabsorción de los básicos.

RECUERDA: El potencial para que exista una interacción es del 6% cuando se administran dos fármacos simultáneamente, del 50% cuando se administran cinco y del 100% cuando son ocho o más los medicamentos dados. Existen interacciones fármaco-fármaco y fármaco-alimento.

FARMACOVIGILANCIA

La farmacovigilancia es la actividad de salud pública cuyo objetivo es la identificación, la evaluación y la prevención de los riesgos del uso de los tratamientos farmacológicos una vez comercializados. La farmacovigilancia está orientada inevitablemente a la toma de decisiones que permitan mantener la relación beneficio/riesgo de los medicamentos.

Prescripciones potencialmente inapropiadas

Partiendo del hecho de que todo tratamiento farmacológico debe ser utilizado sobre la base de la relación beneficio/riesgo, lo cierto es que en el paciente mayor esta relación es a menudo desconocida. De cualquier modo, una prescripción adecuada debe apoyarse en una buena valoración geriátrica que incluya la situación clínica y funcional del paciente, su esperanza de vida y los objetivos terapéuticos.

Por ello, denominamos *prescripción potencialmente inapropiada* (PPI) o *medicación potencialmente inapropiada* (MPI) al uso de un fármaco con un perfil beneficio/riesgo desfavorable para un paciente concreto por alguno de los siguientes motivos:

- Existen alternativas mejores.
- No tiene indicación o está contraindicado en una situación concreta.
- Se ha empleado con posología diferente a la indicada.
- Se ha empleado durante un período de tiempo inadecuado (demasiado tiempo, demasiado poco o tiempo inadecuado para que el fármaco haga su efecto antes de que el paciente muera o *lag time to benefit*).
- El fármaco tiene un elevado riesgo de RAM o IFF.
- El fármaco está duplicado.
- El fármaco es innecesariamente caro.

La definición incluye además como inadecuado que el paciente no reciba un fármaco indicado para la prevención o el tratamiento de la enfermedad.

El uso inadecuado de fármacos se ha asociado prácticamente a los mismos resultados negativos que los descritos en la literatura para la polifarmacia (morbimortalidad, ingresos hospitalarios y utilización de recursos, síndromes geriátricos, aumento de los costes sanitarios), habiéndose descrito del mismo modo una relación bidireccional con la fragilidad. De hecho, un dato relevante es que, para algunos autores, hasta un 80% de las RAM son resultado de una PPI.

Desde el desarrollo de los criterios de Beers en 2001 han visto la luz numerosos criterios de prescripción potencialmente inapropiada, tanto explícitos como implícitos o mixtos (explícitos + implícitos), pero ninguno parece haber alcanzado la relevancia y difusión de los propios Beers, los STOPP/START y el Medication Appropriateness Index (MAI). Las actualizaciones más recientes de los criterios explícitos han sido publicadas a lo largo del año 2023, tanto en el caso de la versión 3 de los criterios STOPP/START como en el de los criterios de Beers de la Sociedad Americana de Geriatría (AGS Beers Criteria®).

El MAI (tabla 6.4) es la herramienta de criterios implícitos más utilizada. Aunque fue desarrollada en EE. UU., tiene versión española. Cada medicamento se evalúa de forma individual contestando a 10 preguntas con tres posibles respuestas, cada una de las cuales recibe una puntuación. El principal problema es que requiere mucho tiempo para su administración y que presenta poca concordancia con los criterios explícitos.

Los criterios de Beers están constituidos por una lista explícita de PPI que es recomendable evitar en los adultos mayores en la mayoría de los casos o en situaciones específicas, como en ciertas enfermedades o condiciones. En su origen estaban formados por una lista de 30 fármacos que debían evitarse en pacientes mayores, independientemente de las patologías que presentaran. Desde 2011, la AGS es la administradora de estos criterios y genera actualizaciones de forma periódica. Para la versión de 2023, un panel interdisciplinar de expertos revisó

TABLA 6.4 Medication Appropriateness Index (MAI)

Criterio	Descripción	Peso relativo
1	Indicación del medicamento	1 (indicado) 3 (no indicado)
2	Efectividad del fármaco para la indicación	1 (efectivo) 3 (no efectivo)
3	Dosificación correcta	1 (correcta) 3 (no correcta)
4	Duración de tratamiento correcta	1 (aceptable) 3 (inaceptable)
5	Información al paciente correcta	1 (correcta) 3 (incorrecta)
6	Información práctica al paciente correcta	1 (práctica) 3 (no práctica)
7	Interacciones medicamento-medicamento	1 (insignificante) 3 (significante)
8	Interacciones medicamento-enfermedad	1 (insignificante) 3 (significante)
9	Duplicidad terapéutica	1 (necesaria) 3 (innecesaria)
10	Alternativa terapéutica coste-eficiente	1 (más barata) 3 (más cara)

la evidencia publicada desde 2017 hasta 2022 y la utilizó para actualizar la anterior versión (2019) con el fin de determinar si se debían añadir nuevos criterios o si se debía eliminar o matizar alguno de los criterios previamente existentes o sufrir cambios en su recomendación, nivel de evidencia o fortaleza de recomendación. De este modo, la revisión publicada en 2019 ha quedado estructurada en seis tablas:

- *Fármacos que se deben evitar organizados por categoría terapéutica* (p. ej., evitar el uso de α-bloqueantes periféricos no selectivos, como la doxazosina, la terazosina y la prazosina, para el tratamiento de la hipertensión por el alto riesgo de hipotensión ortostática y daños asociados a la misma; además, existen alternativas con mejor perfil beneficio/riesgo).
- *Fármacos que se deben evitar ante la presencia de determinados síndromes o enfermedades* por el elevado riesgo de exacerbarlos (p. ej., en pacientes con enfermedad de Parkinson, hay que evitar antieméticos como la metoclopramida, la proclorperazina y la prometazina, así como todos los antipsicóticos, excepto la quetiapina, la clozapina y la pimavanserina).
- *Fármacos que se deben usar con precaución en el paciente mayor* (p. ej., se debe utilizar el prasugrel con precaución en los mayores de 74 años por el incremento en el riesgo de sangrado. Sin embargo, este riesgo puede verse compensado por beneficios cardiovasculares en pacientes seleccionados). Si utiliza prasugrel, considere una dosis más baja (5 mg) para personas de 75 años o más).
- *Interacciones clínicamente relevantes* (p. ej., la warfarina y la amiodarona por aumento del riesgo de sangrado). Se deben evitar si es posible, pero si los usa simultáneamente, controle de forma estrecha el INR.

- *Medicamentos que se deben evitar o en los que hay que realizar una reducción de dosis ante insuficiencia renal* (p. ej., la espironolactona ante aclaramiento de creatinina < 30 ml/min porque aumenta el potasio).
- *Medicamentos con marcado efecto anticolinérgico* (p. ej., antidepresivos, como la amitriptilina, la imipramina, la paroxetina o la nortriptilina).

Además de las tablas reseñadas, para mejorar la utilidad añaden un cuadro en el que realizan un resumen de los criterios que afectan a los anticoagulantes.

Clásicamente, diversos autores han puesto de manifiesto las limitaciones de los criterios de Beers en nuestro medio basadas en hechos como que hasta el 50% de los fármacos que incluyen no están presentes en los formularios de la mayoría de los países europeos, o que incluyan algunos fármacos que no están contraindicados de forma absoluta en los mayores. Además, aparecen desestructurados, lo que los hace poco operativos y no recogen aspectos de la prescripción inapropiada, como la omisión de fármacos beneficiosos.

En este escenario es en el que los criterios de Beers presentan problemas para su aplicabilidad y, ante la necesidad de desarrollar una herramienta validada y basada en la evidencia que apoye al médico a la hora de optimizar la medicación y minimizar las reacciones adversas, adaptada a nuestro entorno, nacen los criterios Screening Tool for Older Person's potentially inappropriate Prescriptions/Screening Tool to Alert doctors to the Right Treatment (STOPP/START). Esta herramienta se publica en 2008 y consta inicialmente de 65/22 ítems relacionados con fármacos de uso habitual en Europa occidental, organizados por sistemas fisiológicos (lo que facilita su aplicabilidad), e incluye como novedad la consideración de prescripción inapropiada a la omisión de fármacos beneficiosos (criterios START), recomendando, por tanto, el uso de determinados medicamentos según las diferentes situaciones clínicas de los mayores. De forma similar a lo que ocurre con los criterios de Beers y la AGS, los criterios STOPP/START están auspiciados por la European Geriatric Medicine Society (EuGMS). Las posteriores revisiones de 2015 y 2023 tratan de actualizar la evidencia sobre problemas de prescripción clínicamente relevantes relacionados con el uso u omisión de fármacos, según el caso. La última versión cuenta con 133 criterios STOPP y 57 criterios START, duplicando de este modo el número de la versión inicial.

- Los *criterios STOPP* constan de indicadores de PPI que incluyen IFF y medicamento-patología, duplicidad terapéutica y medicamentos que incrementan el riesgo de deterioro cognitivo y caídas en las personas mayores. En el cuadro 6.6 se describen algunos ejemplos.
- Los *criterios START,* por su parte, incorporan indicadores, basados en la evidencia, que detectan omisiones de prescripción de medicamentos que podrían beneficiar a los pacientes mayores. Algunos de ellos quedan recogidos en el cuadro 6.7.

En un intento de adaptarse a las distintas realidades del adulto mayor y de mantener una actitud proactiva hacia la adecuación de la terapia farmacológica al final de la vida surgen los criterios STOPP-Pal. Aunque establecen unas

CUADRO 6.6 Ejemplos de criterios STOPP

Sección L. Analgésicos

1. Uso de opiáceos potentes, orales o transdérmicos (morfina, oxicodona, fentanilo, buprenorfina, diamorfina, metadona, tramadol, petidina, pentazocina) como tratamiento de primera línea en el dolor leve (inobservancia de la escala de la OMS; no se ha usado paracetamol o AINE como tratamiento de primera línea).
2. Opioides en uso habitual (no a demanda) sin asociar laxantes (riesgo de estreñimiento grave).
3. Opioides de acción prolongada sin opioides de acción rápida para el dolor irruptivo moderado o grave (riesgo de falta de control del dolor severo).
4. Parche de lidocaína tópica para el tratamiento del dolor crónico de la artrosis (sin clara evidencia de eficacia).
5. Gabapentinoides (p. ej., gabapentina, pregabalina) para el tratamiento del dolor no neuropático (sin evidencia de eficacia).
6. Paracetamol a dosis ≥ 3 g/día en pacientes malnutridos (p. ej., IMC < 18) o hepatopatía crónica (riesgo de hepatotoxicidad).

Sección N. Carga antimuscarínica/anticolinérgica

1. Uso concomitante de dos o más fármacos con propiedades antimuscarínicas/anticolinérgicas (p. ej., antiespasmódicos vesicales, antiespasmódicos intestinales, antidepresivos tricíclicos, antihistamínicos de primera generación, neurolépticos; riesgo de aumento de la toxicidad antimuscarínica/anticolinérgica).

OMS: Organización Mundial de la Salud.

CUADRO 6.7 Ejemplos de criterios START

Sección I. Sistema genitourinario

1. Bloqueantes selectivos α1-adrenérgicos (p. ej., tamsulosina, silodosina) para los síntomas de la hiperplasia benigna de próstata cuando la prostatectomía no se considera necesaria, adecuada o segura.
2. Inhibidores de la 5α-reductasa (p. ej., finasterida, dutasterida) para los síntomas de la hiperplasia benigna de próstata cuando la prostatectomía no se considera necesaria, adecuada o segura.
3. Estrógenos tópicos vaginales o pesario con estrógenos para la vaginitis atrófica sintomática.
4. Inhibidores de la fosfodiesterasa 5 (avanafilo, sildenafilo, tadalafilo, vardenafilo) para la disfunción eréctil persistente que cause sufrimiento.

Sección J. Sistema endocrino

1. IECA (ARA-II si no se toleran los IECA) en la diabetes con evidencia de enfermedad renal (proteinuria en una tira reactiva o microalbuminuria [> 30 mg/24 h] salvo en presencia de enfermedad renal crónica grave (TFGe < 30 ml/min/m^2).

ARA: antagonistas del receptor de la angiotensina; IECA: inhibidores de la enzima conversora de la angiotensina.

directrices claras sobre la población a la que está destinado este instrumento, tienen un componente de juicio clínico y de experiencia de los equipos que los utilizan. Están compuestos por una lista de 27 indicadores, organizados en sistemas fisiológicos, al igual que los originales STOPP-START, para facilitar a los médicos las decisiones de deprescripción en personas mayores en situación de pronóstico de vida limitado. De los 27 indicadores, 25 son explícitos (claramente definidos, destacando el uso inapropiado de determinados medicamentos en la situación definida) y 2 son implícitos (categoría o sección A-general: implica juicio clínico, parar los medicamentos sin una clara indicación clínica o parar aquellos en los que no existe una adecuada tolerancia). En el cuadro 6.8 se recogen algunos de los criterios explícitos a modo de ejemplo.

Es importante comprender la manera de utilizar en la práctica clínica las listas de criterios explícitos de medicamentos potencialmente inapropiados. Estas listas son siempre una ayuda a la decisión clínica y no reemplazan los conocimientos o impresión clínica de los prescriptores, que usan muchos otros elementos, algunos de ellos implícitos (deseos del paciente, experiencia previa con los distintos medicamentos, síntomas menores, valoración del entorno asistencial) en la toma de decisiones. En este punto conviene insistir en que la aparición de un fármaco en un criterio no lo hace inadecuado en todos los pacientes, sino que nos alerta de que podría serlo en gran parte de ellos. Aun así, son herramientas útiles, porque son sencillas de utilizar, son reproducibles y pueden automatizarse y aplicarse sobre poblaciones, y son válidas porque han demostrado reducir la polifarmacia, los eventos adversos y la utilización de recursos sanitarios.

En cuanto a cuál sería el grupo de criterios más adecuado en la práctica clínica, hay que tener en cuenta que se ha puesto de manifiesto que la concordancia entre ellos (índice κ) es francamente baja, lo que viene a poner de manifiesto que realmente no están midiendo lo mismo. A pesar de ello, y como resulta lógico, el National Institute for Health and Care Excellence (NICE) mantiene entre sus recomendaciones: «considere utilizar una herramienta de detección, por ejemplo, los criterios STOPP/START en personas mayores, para identificar posibles riesgos de seguridad relacionados con medicamentos en algunos grupos de pacientes».

Algunos trabajos han intentado estimar la prevalencia y tipo de PPI y prescripciones potencialmente omitidas (PPO) en distintos niveles asistenciales (institución, hospitalizados, comunidad) y en distintos países, y han encontrado, al igual que ocurre con la polifarmacia, resultados muy heterogéneos. Además, algunos países o comunidades pueden tener guías específicas para el tratamiento óptimo de determinadas patologías que no siempre están en concordancia con criterios de PPI, lo que podría explicar por qué se identifican unas PPI y unas PPO en una población y no en otras. Dado que esto tiene implicaciones importantes para la seguridad del paciente, la práctica clínica de los prescriptores y los costes económicos sería interesante tener un conocimiento lo más aproximado posible de estas PPI y PPO en el entorno en el que cada uno va a desarrollar su labor asistencial.

En este apartado merece la pena hacer referencia también a las recomendaciones de «no hacer» sobre medicamentos. En este sentido, múltiples sociedades científicas y organizaciones nacionales e internacionales han realizado el esfuerzo de elaborar algunas recomendaciones para reducir o evitar el uso de medicamentos inapropiados que quedan recogidos en diversos documentos. Así, la Sociedad Española de Geriatría y Gerontología aporta las siguientes:

- No usar medidas terapéuticas intensivas para conseguir una reducción de HbA1c < 7,5% en mayores con multimorbilidad, frágiles, dependientes y con una expectativa de vida < 10 años.
- No prescribir fármacos sin considerar el tratamiento previo, evaluar interacciones y el grado de adherencia al cumplimiento.

En cuanto a la Sociedad Española de Medicina Interna, sus aportes son los siguientes:

- No usar el ácido acetilsalicílico como prevención primaria en personas sin enfermedad cardiovascular.
- No usar benzodiazepinas para el tratamiento del insomnio, la agitación o el *delirium* en personas de edad avanzada.
- En la mayoría de las ocasiones que se detecta una cifra de presión arterial elevada no existe indicación para iniciar tratamiento hipertensivo de manera inmediata.

CUADRO 6.8 Ejemplos de criterios STOPP-Pal

Sección C. Sistema de la coagulación

C1. Antiagregantes: evitar el uso de antiagregantes para la prevención cardiovascular primaria (a diferencia de la secundaria), ya que no existe evidencia de su beneficio.

Sección D. Sistema nervioso central

D1. Antipsicóticos (neurolépticos): tratar de disminuir la dosis y suspender gradualmente estos medicamentos en pacientes que lleven en tratamiento más de 12 semanas si no presentan síntomas psiquiátricos y conductuales de la demencia.

D2. Memantina: suspender y monitorizar en pacientes con demencia moderada a grave, salvo si la memantina ha mejorado de forma significativa los síntomas psiquiátricos y conductuales de la demencia.

RECUERDA: Se denomina prescripción potencialmente inapropiada (PPI) el uso de un fármaco con un perfil beneficio/riesgo desfavorable para un paciente. Los criterios de Beers, los STOPP/START y el Medication Appropriateness Index son las principales herramientas para evaluar la PPI en las personas mayores.

Deprescripción

Como se ha referido en varios apartados del presente capítulo, los adultos mayores están polimedicados y casi en el 45% de los casos se considera que esa polifarmacia es inapropiada. Por ello, se hace imprescindible identificar medicamentos susceptibles de ser suspendidos de cara a mejorar la calidad

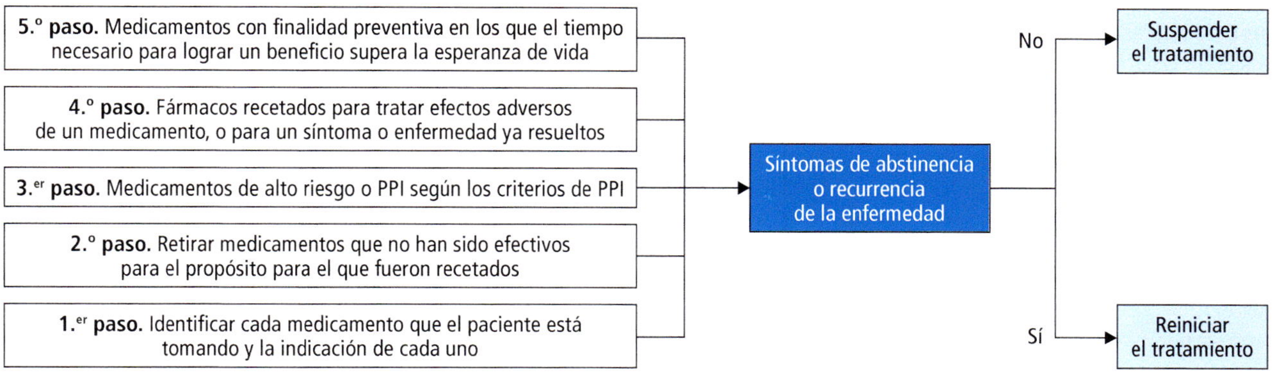

Figura 6.1 Algoritmo de deprescripción.

de la prescripción, lo que redundará en una mayor seguridad y mejor calidad de vida. Ese proceso de identificación y posterior suspensión de determinados fármacos es a lo que se llama *deprescripción.*

El objetivo de la deprescripción debe ser evitar el uso innecesario a largo plazo o indicar la menor dosis eficaz cuando esté recomendado, con el fin de reducir la carga de la medicación y los daños de la terapia continuada, a la vez que se mejora la calidad de vida. Para ello habrá que tener siempre presente que, en determinadas situaciones, el uso de fármacos no mejora la supervivencia respecto a adoptar cuidados paliativos, pero empeora la calidad de vida. En este proceso es fundamental buscar los regímenes terapéuticos más sencillos posibles, identificar los fármacos de mayor riesgo y adoptar decisiones colaborativas de acuerdo con las preferencias del paciente (fig. 6.1).

Un porcentaje elevado de pacientes con enfermedad crónica avanzada y esperanza de vida corta siguen tomando tratamientos preventivos hasta sus últimos días, evitables en muchos casos y no exentos de efectos secundarios. Deberíamos aumentar la deprescripción de medicamentos con beneficios a muy largo plazo en este grupo de pacientes. En el cuadro 6.9 se recogen las recomendaciones para hacer deprescripción según su nivel de evidencia. En él se destaca de nuevo la importancia de revisar periódicamente tanto la *necesidad* de la prescripción (cuando un fármaco deja de ser necesario para el manejo de una situación clínica debe ser suspendido) como la *idoneidad* de dicha prescripción (la revisión periódica de un régimen terapéutico permitirá identificar prescripciones de riesgo que deberían ser suspendidas o sustituidas por fármacos más seguros).

CUADRO 6.9 Recomendaciones para hacer deprescripción según su nivel de evidencia

- Evitar medicamentos que son inapropiados en los mayores debido a que causan efectos adversos, falta de eficacia y/o tienen potencial para interacciones. **Nivel de evidencia A.**
- Utilizar herramientas como los criterios STOPP/START o Beers para ayudar en el proceso de deprescripción. **Nivel de evidencia B.**
- Eliminar de la prescripción medicamentos cuando el balance beneficio/riesgo no satisfaga los resultados en salud del paciente, la esperanza de vida y/o las preferencias. **Nivel de evidencia C.**

Isoapariencia

El término isoapariencia se refiere tanto a los fármacos con un nombre similar *(sound-alike drugs),* ya sea del principio activo o de la marca comercial, como a aquellos medicamentos cuyos envases tienen una apariencia externa parecida a pesar de contar con principios activos diferentes *(look-alike drugs).* Centrándonos en estos segundos, si bien es cierto que es posible encontrar algunos nombres comerciales isoaparentes entre sí, este problema es más frecuente en el grupo de los medicamentos genéricos, debido fundamentalmente a que, del mismo modo que ocurre con los biosimilares, las empresas farmacéuticas necesitan crear una imagen de marca que les permita capturar las mayores cuotas de mercado. Parece lógico pensar que este problema (y más en una población con limitaciones de visión, audición, mayor prevalencia e incidencia de deterioro cognitivo o dificultades para la lectura) pueda ser una fuente importante de errores con la identificación y consumo de fármacos que les exponga a un aumento del riesgo de eventos adversos. Es por ello por lo que a día de hoy son varias las iniciativas que tratan de que se haga obligatorio abordar este problema homogeneizando, por ejemplo, los envases por principio activo.

CONCILIACIÓN DE LA MEDICACIÓN

Un elevado porcentaje de los errores en la medicación se produce en procesos relacionados con la transición asistencial, en el ingreso en el hospital, después de un cambio del responsable médico o en el alta hospitalaria. Si estos errores se mantienen, pueden afectar a la efectividad del tratamiento y a la seguridad del paciente. Este hecho ha impuesto la necesidad de establecer métodos para minimizar estos errores, como la implantación de la conciliación de la medicación. Dentro de las causas de errores de medicación más comunes se encuentran la participación de múltiples profesionales sanitarios en el tratamiento de un mismo enfermo, la falta de registros únicos de salud uniformes y compartidos, y los derivados de la situación de urgencias, donde la toma de decisiones está dirigida a solventar un cuadro agudo concreto. Otras causas prevalentes en el adulto mayor que causan errores en la medicación son:

- Trastornos de memoria/deterioro cognitivo/bajo nivel educacional.
- Deterioro de la agudeza visual y la auditiva.
- Uso de fármacos de venta libre (en muchas ocasiones no se consideran «medicamentos» por nuestros pacientes).
- Complejidad de las pautas terapéuticas.
- Ausencia de un apoyo social competente para hacerse cargo del manejo farmacológico.

Con los programas de conciliación de la medicación se pretende disminuir el número de problemas relacionados con la medicación en la transición de niveles asistenciales entre atención primaria y especializada, apostando por una mayor seguridad en la población anciana, y de forma secundaria una disminución de los costes económicos derivados de dichos errores. Se ha demostrado que el proceso de conciliación de la medicación es una estrategia efectiva para reducir los errores de medicación, los costes de los tratamientos y los riesgos potenciales para el paciente siempre que se revisen los tratamientos farmacológicos en las primeras 24-48 h de la transición al nuevo nivel asistencial. En cuanto a los servicios de urgencias, se propone una entrevista inicial al paciente y/o cuidador en las primeras 4-24 h desde la llegada al hospital.

La implementación de un programa de conciliación de medicación domiciliaria requiere la intervención de un equipo multidisciplinar que realice una entrevista clínica al paciente, elabore el historial farmacoterapéutico y facilite un cuadro diario de medicación (cuadro 6.10).

RECUERDA: La transición asistencial es un momento de alto riesgo para que ocurran problemas relacionados con la medicación. Los programas de conciliación son efectivos para disminuir estos errores, los costes de los tratamientos y los riesgos potenciales para el paciente. Es importante revisar los tratamientos en las primeras 24-48 h de la transición.

Llegados a este punto, cobra importancia conocer la definición de «revisión de la medicación» como «proceso estructurado para conseguir un acuerdo con el paciente en relación con su tratamiento, optimizando el impacto de las medicinas, minimizando los problemas relacionados con los medicamentos y adecuando su coste» (NICE 2013). Actualmente se propone una revisión en siete pasos (cuadro 6.11).

CUADRO 6.10 Componentes del proceso de la conciliación de la medicación domiciliaria

- Entrevista clínica.
- Historial farmacoterapéutico:
  - Listado completo de medicamentos (dosis, pauta y última dosis administrada).
  - Listado de hábitos de automedicación y medicamentos sin receta para síntomas menores.
  - Plantas medicinales y otros productos.
  - Historia de alergias y tipo de reacción, intolerancias medicamentosas o interrupciones previas al tratamiento por RAM.
  - Adherencia y cumplimiento del tratamiento crónico prescrito.
- Facilitar el cuadro diario de medicación.

CUADRO 6.11 Siete pasos para abordar la polifarmacia apropiada

1. Indicación.
2. Fármacos necesarios.
3. Fármacos innecesarios.
4. Efectividad.
5. Seguridad.
6. Coste-efectividad.
7. Adherencia.

CUMPLIMIENTO TERAPÉUTICO

Actualmente, algunas corrientes tratan de cuantificar el tratamiento como porcentaje de adherencia, definiéndolo como el cumplimiento entre el 80 y el 110%. La falta de eficacia del tratamiento por incumplimiento hace que el médico, que en muchas ocasiones ignora este hecho, no pueda valorar con claridad la utilidad del tratamiento y piense que el diagnóstico y/o el tratamiento no sean correctos. Esta circunstancia puede condicionar que se someta al paciente a pruebas complementarias innecesarias, a dosis más altas de las habituales o a tratamientos más agresivos, lo que produce un incremento de los riesgos para el paciente. La adhesión al tratamiento puede ser evaluada por varios métodos:

- *Métodos directos:* medir la concentración del fármaco o sus metabolitos en los fluidos biológicos. Estos métodos son costosos y difíciles, por lo que su utilidad en la práctica habitual es limitada.
- *Métodos indirectos:* recuento de comprimidos (cuadro 6.12), dispositivos electrónicos en el recipiente, asistencia a las citas programadas, asistencia a la cita de la enfermera en pacientes en programa de recetas de larga duración, medida de la eficacia y los eventos adversos del fármaco.

CUADRO 6.12 Método de recuento de medicamentos

Porcentaje de cumplimiento = n.° de comprimidos consumidos/n.° de comprimidos que tenía que haber consumido.

- *Buen cumplidor*: 80-110%.
- *Mal cumplidor:* menos del 80%.
- *Cumplidor en exceso:* más del 110%.

CUADRO 6.13 Cuestionario de Morisky-Green

El paciente cumplidor responde correctamente a todas las preguntas.

1. ¿Olvida alguna vez tomar los medicamentos? Sí/No
2. ¿Toma los medicamentos a las horas indicadas? Sí/No
3. Cuando se encuentra mejor, ¿deja de tomar la medicación? Sí/No
4. Si alguna vez le sientan mal los medicamentos, ¿deja de tomarlos? Sí/No

- *Métodos subjetivos:* juicio médico, entrevista como el cuestionario de Morisky Green (cuadro 6.13) o el cuestionario Haynes y Sackett. Son los más utilizados en la práctica clínica.

En la tabla 6.5 se recogen los distintos métodos para medir adherencia, destacando sus ventajas y principales limitaciones.

Es importante resaltar que diversos factores se han puesto de manifiesto como favorecedores o como barreras a la hora de conseguir una adecuada adherencia en el paciente mayor. De este modo, la existencia de múltiples prescriptores, la complejidad de la pauta posológica, la multimorbilidad o la propia polifarmacia junto al deterioro cognitivo o la «inapropiada formulación» de fármaco se han mostrado como determinantes de incumplimiento. Por el contrario, la revisión frecuente de la medicación (que no tiene por qué implicar cambios en la misma) o implicar al paciente o cuidador en el conocimiento de la indicación de la medicación favorecen el correcto cumplimiento.

TABLA 6.5 Métodos para medir la adherencia

Medidas de adherencia	Ventajas	Limitaciones
Medidas subjetivas		
Autorreferidas y entrevistas a los cuidadores	Evaluación razonablemente precisa de la adherencia si se realiza adecuadamente	Puede infraestimar ligeramente para evitar la desaprobación del médico
Cuestionarios	Cuestionarios ampliados útiles para evaluar la adherencia en algunas enfermedades crónicas (HTA, asma)	Dosis perdidas posiblemente infraestimadas; las dosis extra o fuera de hora rara vez son identificadas
Medidas objetivas		
Ensayos biológicos	Evaluación directa de la adherencia mediante la medición de concentraciones de fármaco o metabolito en la sangre o la orina	Poco prácticos, costosos e invasivos. Evalúan solo la adherencia reciente
Registros de recarga de prescripción	Enfoque económico para estimar la adherencia	Registro solo de fármacos dispensados, no consumidos. No hay información sobre medicamentos de venta libre
Recuento de pastillas	Evaluación objetiva, aunque indirecta, de la adherencia	Puede identificar la infradosificación, pero no la dosis errónea; algunos pacientes se oponen a que se cuenten las pastillas
Monitorización electrónica	Técnica de referencia para medir la adherencia en ensayos clínicos	Viabilidad limitada por falta de disponibilidad y altos costes

7

Estrategias de promoción y prevención de la salud. Vacunaciones

Luis Carlos Venegas Sanabria, Elena Martín Sebastiá, Carlos Alberto Cano Gutiérrez

INTRODUCCIÓN

El envejecimiento poblacional es una realidad que ha llegado para quedarse y debemos verlo como un triunfo de la salud pública y un privilegio para quienes lo logran. Envejecer es un derecho y, si logramos hacerlo de una forma sana, participativa y activa, es un plus.

Desde la salud pública se habla de dos posibles visiones sobre este fenómeno demográfico; o nos enfrentamos a la expansión de las enfermedades dependientes de la edad o asumimos, de una vez por todas, la posibilidad de compresión de estas, principalmente mediante la prevención y la promoción de la salud. En este capítulo desarrollaremos estos conceptos, tomando como ejemplo el modelo de las demencias. Se abordará el tema de prevención en enfermedad cardiovascular desde el control de la hipertensión arterial y la diabetes, así como el uso de antiagregantes y estatinas como intervención de prevención primaria. También se revisarán las estrategias de prevención del cáncer en personas mayores, para finalizar con una actualización sobre vacunación y odontogeriatría.

PREVENCIÓN Y PROMOCIÓN DE LA SALUD

Promoción de la salud

Se define como el proceso que permite a las personas incrementar el control sobre su salud con el fin de mejorarla, facilitado por acciones o políticas públicas favorables. La Organización Mundial de la Salud (OMS), desde la histórica carta de Ottawa de 1986, lo ha dirigido con diferentes metas y estrategias y con múltiples disciplinas en ese propósito común. Si bien es cierto que hemos tenido avances en política pública a favor de la promoción de la salud del adulto mayor, aún falta un largo camino por recorrer, recordando que su implementación no debe ser exclusiva de un grupo de edad en específico, sino que se debe articular al propio curso de la vida. La II Asamblea Mundial de las Naciones Unidas de 2002 dio grandes aportes a este objetivo en su plan de acción, y tras casi dos décadas podemos decir que hay pasos favorables. Uno de ellos es el «acceso universal a los servicios de salud durante toda la vida», que se ha logrado en un número importante de personas mayores, pero no los suficientes, especialmente en países en vías de desarrollo. Lo mismo ocurre con los «factores ambientales, económicos y sociales», los cuales tienen desarrollos e impactos diversos en la comunidad. La promoción de la salud debe ir de la mano de la prevención para así lograr el impacto deseado.

La OMS ha venido manejando desde finales del siglo anterior el término de «envejecimiento saludable», «envejecimiento exitoso» y «envejecimiento activo», soportado por los derechos humanos de las personas adultas mayores, teniendo en cuenta los principios universales promulgados por las Naciones Unidas a favor de este grupo poblacional, destacando la independencia, la participación, la dignidad, la asistencia y la realización de sus propios deseos. El proceso del envejecimiento saludable parte desde el propio nacimiento, en donde la genética y la herencia juegan un papel protagónico, y desde allí tenemos una serie de exposiciones al medio que influyen y modifican esa capacidad intrínseca. Dentro de las estrategias más exitosas están la nutrición y la actividad física, temas referidos en profundidad en otros capítulos.

Los puntos claves del envejecimiento activo son:

- *Autonomía:* es la capacidad percibida de controlar, afrontar y tomar decisiones personales acerca de cómo se vive el día a día, de acuerdo con sus propias reglas y preferencias.
- *Independencia:* se define como la capacidad para realizar funciones relacionadas con la vida cotidiana o la capacidad de vivir independientemente en la comunidad.
- *Calidad de vida:* se define como la percepción que tiene el individuo de conocer su posición en la vida y su relación con sus metas, expectativas, normas y preocupaciones. Cuando las personas envejecen, su calidad de vida depende en gran medida de su capacidad para mantener la autonomía y la independencia.
- *Esperanza de vida sana:* se utiliza como un sinónimo de vivir libre de discapacidad.

Las consecuencias de este concepto de envejecimiento activo nos deben llevar a ofrecerles a las personas mayores la posibilidad de participar plenamente en la sociedad, fomentar sus oportunidades de empleo, independientemente de la propia edad, permitirles participar y contribuir activamente a través de programas intergeneracionales o voluntariado y darles la oportunidad de vivir con independencia adaptando la vivienda, las infraestructuras o el transporte y utilizando las tecnologías para su propio beneficio.

Se requiere que las políticas de envejecimiento incluyan este concepto de «envejecimiento activo», que contribuye al desarrollo económico y social. Este reto de envejecer de una

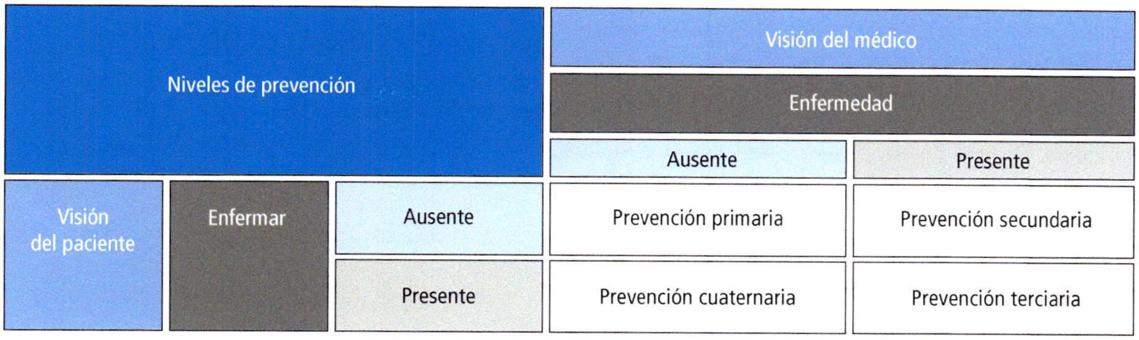

Figura 7.1 Niveles de prevención según la visión del médico y del paciente.

manera activa, saludable y participativa promueve el modelo de calidad de vida a cualquier edad.

Prevención de la salud

Se define como las medidas destinadas no solamente a evitar la presencia o la aparición de enfermedades, sino a detener su avance y a atenuar sus consecuencias cuando ya está presente la misma enfermedad. Dicho concepto se aplica a toda la población en general. Tradicionalmente, y desde el punto de vista pedagógico, se ha dividido en niveles, de la siguiente manera (fig. 7.1):

- *Prevención primaria:* es la que busca evitar que se presente una enfermedad, actuando sobre los factores que puedan producirla. Un campo nuevo e interesante es la aplicación de la epigenética, que busca actuar sobre un riesgo establecido por una condición ya predeterminada.
- *Prevención secundaria:* son las acciones dirigidas a detectar e intervenir sobre un problema precozmente.
- *Prevención terciaria:* son los soportes e intervenciones de rehabilitación sobre un problema que busca minimizar el impacto en la discapacidad o en sus complicaciones.
- *Prevención cuaternaria:* son el conjunto de medidas que tratan de evitar o atenuar las posibles consecuencias perjudiciales sobre los pacientes de las intervenciones (cribados, diagnósticos, tratamientos) del sistema sanitario.

> **RECUERDA:** Los mayores beneficios para el individuo y para la salud pública resultan de la combinación de medidas de prevención y promoción en conjunto.

Modelo dinámico de acciones preventivas

La prevención no se puede enfocar en un solo concepto, y es así como desde diferentes escuelas proponen formas más prácticas y dinámicas, como las siguientes:

- *Promoción de la salud:* son acciones dirigidas a producir cambios en los estilos de vida. Por ejemplo, estrategias educativas dirigidas al individuo y a la comunidad.
- *Protección de la salud:* son acciones de prevención primaria dirigidas al ambiente físico y social, limitando al individuo a una exposición o noxa. Las acciones pueden ser como la generación de leyes y regulaciones.
- *Servicios preventivos:* son acciones de intervención dirigidas al individuo desde la aproximación clínica. Por ejemplo, la educación que se puede brindar en una consulta externa al paciente y su familia.

Modelo de prevención de la fragilidad

La fragilidad es un síndrome que se define como un estado de vulnerabilidad ante factores estresantes, relacionado con el declinar progresivo de múltiples sistemas fisiológicos con el envejecimiento, que aumenta el riesgo de presentar efectos adversos en salud, como la discapacidad, hospitalización y muerte. Es un proceso dinámico, que implica un *continuum* pero puede ser reversible, sobre todo en etapas tempranas. De ahí la importancia de su detección temprana e intervención, con el objetivo de promover el envejecimiento activo, sin discapacidad o dependencia.

En España, el Ministerio de Sanidad ha publicado un documento de consenso de prevención de la fragilidad, donde se recomienda la detección activa de fragilidad en personas de 70 o más años independientes en actividades básicas de la vida diaria (índice de Barthel ≥ 90), y propone realizar pruebas de ejecución como la Short Physical Performance Battery (SPPB), la velocidad de la marcha (VM) o el Timed Up and Go como pruebas de cribado de fragilidad. Tras su diagnóstico, se debe realizar una valoración geriátrica integral (VGI) para establecer indicaciones específicas individualizadas. Se recomienda la prescripción de ejercicio físico, preferiblemente multicomponente (programa Vivifrail), así como recomendaciones nutricionales, revisión y adecuación de fármacos y el manejo correcto de la multimorbilidad.

Modelo de prevención en demencia

Aunque el desarrollo de nuevos tratamientos farmacológicos para la demencia, específicamente para la debida a la enfermedad de Alzheimer, ha abierto nuevas perspectivas en el manejo de esta condición, su uso aún restringido a condiciones muy específicas hace que las intervenciones preventivas continúen siendo parte fundamental del modelo de atención en la demencia. Así lo resalta la publicación de The Lancet Commissions para la prevención, el manejo y el cuidado de la demencia. En este reporte, publicado en 2020, se enfatiza la importancia de las estrategias que conduzcan a una disminución del riesgo de desarrollar demencia. Estas estrategias de reducción de riesgo cubren todo el curso de vida y no se deben limitar solo a la edad adulta. Se estima que el control de los factores de riesgo modificables a lo largo del curso de vida llevaría a una reducción del 35% en la incidencia de la demencia. Dentro de estos factores de riesgo se incluyen la educación, la hipertensión, la obesidad, la pérdida auditiva, la depresión, el consumo de cigarrillos, la diabetes, la actividad física y el aislamiento social. Impedir o retrasar la aparición de la demencia durante algunos años permitiría una reducción de la dependencia, una mejoría de la calidad de vida y una reducción en la carga de los cuidadores. Sin embargo, aunque el control de estos factores de riesgo ha demostrado tener efectividad en la disminución de la incidencia de la demencia, su manejo adecuado puede disminuir la progresión del deterioro cognitivo y el deterioro funcional en personas que ya presentan el diagnóstico de demencia. En la tabla 7.1 se resumen los beneficios en porcentaje de las intervenciones preventivas que pueden afectar al desarrollo de demencia.

En la actualidad no se recomienda cribado poblacional en sujetos asintomáticos ni en aquellos con antecedentes familiares de demencia, únicamente en aquellos que presenten síntomas como déficits amnésicos o pérdida de funcionalidad, referidos por el propio paciente o familiares; trastornos de ánimo resistentes al tratamiento o antecedentes de cuadro confusional. En estos sujetos es conveniente realizar una historia clínica completa y un test de cribado que nos permitan detectar los déficits. El Mini-Mental State Examination (MMSE) es el test más difundido, ya que presenta alta sensibilidad y especificidad para diferenciar demencia de cognición normal, aunque existen otros test validados, como el test de alteración de memoria (T@M) o el test de las fotos. En aquellos pacientes en los que se diagnostique un deterioro cognitivo leve (DCL) se recomienda hacer un seguimiento por el alto riesgo de progresión a demencia.

TABLA 7.1 Factores de riesgo modificables en el curso de la vida para tener demencia

Factor de riesgo	Parte del curso de la vida	Porcentaje de reducción
Bajo nivel educativo	Edad temprana (< 18 años)	8
Baja audición	Edades medias	9
Hipertensión	Edades medias	2
Obesidad	Edades medias	1
Consumo de cigarrillo	Edad tardía	5
Depresión	Edad tardía	4
Inactividad física	Edad tardía	3
Aislamiento social	Edad tardía	2
Diabetes	Edad tardía	1
Total		**35**

Modificado de Livingston G, et al. (2020).

OSTEOPOROSIS

En cuanto a la prevención primaria de la osteoporosis, se recomienda evitar el tabaco y el sedentarismo, tomar dieta rica en calcio y vitamina D, tomar el sol al menos 10 min diarios y realizar ejercicio. Los suplementos nutricionales únicamente están recomendados en mujeres institucionalizadas, y en aquellas menores de 70 años con déficit nutricional importante y escasa exposición solar. El cribado poblacional con 25-OH-vitamina D no está aconsejado.

La estrategia de cribado densitométrico en mujeres debe realizarse en función del riesgo de fractura absoluto en los próximos 10 años. Existen diferentes escalas para estimar el riesgo de fractura: Fracture Risk Assesment (FRAX), GARVAN o el Q-Fracture. La US Preventive Services Task Force (USPSTF) recomienda el cribado densitométrico en mujeres mayores de 65 años y en más jóvenes con similar riesgo según la escala FRAX (8,5%). En España, los Servicios Preventivos de Atención Primaria (PAPPS) en su revisión del 2022, recomiendan el cálculo del riesgo mediante un modelo elaborado según datos de fractura de cadera de una cohorte española.

RECUERDA: El PAPPS recomienda el cribado densitométrico en mujeres mayores de 60 años si tienen riesgo de fractura de cadera > 3% en los próximos 10 años. Si el riesgo es > 10%, hay que iniciar tratamiento farmacológico con bifosfonatos como primera elección.

PREVENCIÓN DE MALNUTRICIÓN EN EL PACIENTE MAYOR

Se recomienda realizar cribado de desnutrición mediante el Mini Nutritional Assessment Short Form (MNA-SF®) ante sospecha clínica por la presencia de síntomas como pérdida de peso involuntaria, pérdida muscular, falta de apetito, problemas con la digestión/absorción de nutrientes o enfermedades intercurrentes. A aquellos sujetos con riesgo de desnutrición se les debe realizar una valoración nutricional completa y, si se precisa, una intervención nutricional adecuada.

Hay que tener en consideración que, en adultos, el gasto metabólico es menor que en jóvenes (30 kcal/kg/día), y las necesidades de proteínas son mayores (1-1,2 mg/kg/día) para contrarrestar el efecto de la sarcopenia. Las intervenciones nutricionales deben ir acompañadas de ejercicio físico, con el objetivo de mejorar la masa muscular y la capacidad funcional.

RIESGO CARDIOVASCULAR

Factores de riesgo cardiovascular y prevención primaria

Las enfermedades cardiovasculares (ECV) constituyen uno de los grupos de enfermedades que más contribuyen a la morbilidad y la mortalidad de la población mundial, y los mayores de 75 años son el grupo en los que más se ve reflejada esta tendencia. Según los datos del Global Burden of Disease Study, aunque la tasa de infarto agudo de miocardio ha disminuido entre 1990 y 2010, la prevalencia de la enfermedad cardíaca isquémica aumentó en este grupo de edad. Lo preocupante de estos datos es que la enfermedad isquémica cardíaca impacta en los años de vida vividos con discapacidad, lo cual deriva en un mayor consumo de recursos sociosanitarios y empeoramiento en la calidad de vida, tanto para la persona adulta mayor como para los cuidadores. Esto también ocurre en otras ECV, como los ataques cerebrovasculares, las patologías valvulares y las del ritmo cardíaco. Por eso las estrategias encaminadas a disminuir la incidencia y las consecuencias derivadas de las ECV, así como de sus factores de riesgo, cobran relevancia dentro de la población anciana no solo buscando disminuir la morbilidad y la mortalidad, sino también la discapacidad y la dependencia asociada.

En las guías europeas de prevención cardiovascular publicadas en 2021, se recomienda el cálculo del riesgo cardiovascular de manera sistemática a cualquier persona adulta con algún factor de riesgo cardiovascular y se recomienda considerar también su realización a los varones mayores de 40 años y mujeres mayores de 50 años que no tengan ECV, o que, por sus características, no sean de alto riesgo, mediante las escalas Systematic Coronary Risk Evaluation 2 (SCORE-2) y Systematic Coronary Risk Evaluation 2 Old Person (SCORE-2OP), que están calibradas para cuatro regiones de Europa según el riesgo cardiovascular (bajo, moderado, alto y muy alto). De esta manera, podemos calcular el riesgo cardiovascular en los próximos 10 años en hombres y mujeres entre los 40 y los 89 años. Así mismo, establece diferentes umbrales de riesgo según la edad para evitar la sobrestimación de riesgo por esta condición, ya que la edad es un factor de riesgo de ECV, y una estimación del riesgo a los 10 años en personas de 70 años o más excede todos los umbrales. Además, el beneficio a lo largo de la vida del tratamiento de los factores de riesgo en cuanto al tiempo libre de ECV es menor para los adultos mayores; por lo tanto, establece umbrales mayores para dichos tratamientos en sujetos de 70 años o más.

La primera intervención tanto en sujetos sanos como aquellos con riesgo cardiovascular es la modificación de los estilos de vida; para ello, en las intervenciones individuales se deben realizar recomendaciones sobre actividad física (tabla 7.2) y recomendaciones nutricionales (tabla 7.3).

Diabetes mellitus

La diabetes mellitus (DM) es uno de los principales factores de riesgo cardiovascular, e incluso se clasifica como equivalente de ECV. Aproximadamente un cuarto de las personas mayores de 65 años a nivel mundial tiene diabetes, proporción que puede incrementarse en las próximas décadas. Además, los adultos mayores con diabetes también tienen un mayor riesgo de desarrollar síndromes geriátricos, como deterioro cognitivo, declive funcional, incontinencia, polifarmacia, fragilidad y caídas, comparados con la población sin diabetes. Los años de vida vividos con discapacidad debidos a la diabetes también aumentan en la población de mayores comparados con grupos de menor edad.

TABLA 7.2 Recomendaciones de ejercicio

Recomendaciones	Clase	Nivel
Realizar al menos 150-300 min/semana de actividad física (AF) moderada o 75-150 min/semana de actividad intensa para reducir mortalidad cardiovascular, mortalidad por cualquier causa y morbilidad	I	A
Aquellos que no puedan realizar 150 min semana de AF moderada se recomienda que se mantengan tan activos como puedan	I	B
Reducir el tiempo de sedentarismo por una actividad al menos ligera	I	B
Ejercicios de fuerza 2 o más días por semana	I	B

Respecto a las medidas de prevención y promoción de la DM, la USPTF recomienda el cribado para detectar DM a toda persona entre los 35 y 70 años. Sin embargo, en España no se recomienda cribado poblacional de la DM salvo que exista riesgo alto, antecedentes familiares u otros factores de riesgo cardiovascular. En adultos mayores, dedido a la alta prevalencia y a las implicaciones clínicas, sí que estaría recomendado realizar la prueba de glucemia sérica aprovechando la petición de una analítica por cualquier otro motivo. El cribado para DM se puede realizar mediante la medición de glucosa sérica en ayunas (≥ 126 mg/dl), niveles de HbA_1C (≥ 6,5%) o medición de niveles de glucosa sérica 2 h después de una sobrecarga oral de glucosa (≥ 200 mg/dl). El cribado se debería realizar cada 3 años en personas con niveles normales de glucosa. Los puntos de corte para prediabetes son: glucosa sérica en ayunas 100-125 mg/dl, HbA_1C 5,7-6,4% y glucosa sérica después de sobrecarga oral 140-199 mg/dl.

TABLA 7.3 Recomendaciones nutricionales para reducir el riesgo de enfermedad cardiovascular

Recomendaciones	Clase	Nivel
Dieta mediterránea o similar	I	A
Sustituir grasas saturadas por grasas insaturadas	I	A
Disminuir el consumo de sal	I	A
Dieta de origen vegetal, rica en fibra, cereales integrales, frutas, verduras, legumbres y frutos secos	I	B
Restringir consumo de alcohol (máx. 100 g por semana)	I	B
Consumir pescado preferiblemente graso, restringir consumo de carne (procesada)	I	B
Restringir azúcares libres (máx. 10% de la ingesta energética)	I	B

En cuanto al tratamiento, los fármacos de elección son la metformina, los inhibidores del cotransportador del sodio-glucosa tipo 2 (iSGLT2) y los agonistas del péptido similar al glucagón tipo 1 (arGLP1), empleándose otros antidiabéticos en caso de contraindicación o efectos adversos. Cuando sea necesario tratar con insulina para conseguir un adecuado control glucémico, se recomiendan insulina glargina o degludec que tienen menos riesgo de hipoglucemias nocturnas.

Los objetivos terapéuticos en adultos mayores van a depender fundamentalmente de la situación funcional del paciente, por eso resulta imprescindible realizar una valoración geriátrica integral así como consensuar las decisiones con el paciente y la familia, siendo el principal objetivo preservar su capacidad funcional y su calidad de vida.

Hipertensión arterial

La prevalencia de hipertensión arterial aumenta con la edad, y llega a más del 75% en los mayores de 80 años, con lo cual definir las metas y el mejor manejo en este grupo de personas resulta importante, más aún cuando datos de un metaanálisis publicado recientemente demostraron que la reducción mayor de 10 mmHg de la presión arterial sistólica disminuye el riesgo de ictus en un 27%, de falla cardíaca en un 25% y de eventos cardiovasculares mayores en un 13% en todos los grupos etarios. Además, datos de ensayos clínicos como el Hypertension in the Very Elderly Trial (HYVET) sustentan que el manejo de la hipertensión arterial reduce el riesgo de eventos cardiovasculares en mayores de 80 años cuando se alcanza la meta inferior a 150/90 mmHg. Recientemente, otro ensayo clínico, el Systolic Blood Pressure Intervention Trial (SPRINT), incluyó a 9.361 personas mayores de 50 años con una presión arterial sistólica de base entre 130 y 180 mmHg, las cuales fueron aleatorizadas en dos grupos dependiendo del control de presión arterial (140 mmHg frente a < 120 mmHg). En el grupo de control estricto se logró una reducción del 25% en los eventos cardiovasculares mayores y del 27% en la mortalidad. En el grupo de mayores de 75 años esta reducción fue aún mayor (34 y 33%, respectivamente). Sin embargo, aunque los datos del estudio SPRINT deben considerarse en el momento de la creación de nuevas recomendaciones en guías de práctica clínica, hay que tener en cuenta que la población incluida en el ensayo era más sana que la población general. Además, la manera en la que se realizó la medición de la presión arterial fue en un ambiente ideal (realizada en una habitación tranquila después de que el participante hubiera estado sentado durante 5 min), difícilmente igualada en la práctica clínica diaria. La presencia de eventos adversos también fue mayor en el grupo de control intensivo. Estas diferencias entre los estudios publicados respecto a las metas de control de presión arterial en adultos mayores han llevado a que las guías de práctica clínica que actualmente se encuentran vigentes den diferentes recomendaciones. En la tabla 7.4 se hace un resumen de las recomendaciones realizadas por tres guías de práctica clínica: el Eighth Joint National Committee (JNC) de 2014, las guías de la Asociación Americana del Corazón publicadas en 2017 y las guías europeas

TABLA 7.4 Recomendaciones sobre las metas y el manejo de la hipertensión arterial en el adulto mayor

Recomendación	Diagnóstico	Edad desde la cual se consideró como adulto mayor	Meta de presión arterial	Tratamiento inicial recomendado
Eighth Joint National Committee (2014)	PAS ≥ 150 PAD ≥ 90	Mayores de 60 años	PAS < 150 (< 140 si hay tolerancia al manejo farmacológico) PAS < 140 si hay diagnóstico de DM o ERC PAD < 90	Diurético tiazídico, IECA, ARA o BCC, solos o en combinación
ACC/AHA Guideline for the Prevention, Detection, Evaluation, and Management of High Blood Pressure (2017)	*Elevada:* PAS 120-129; PAD < 80 *Estadio 1:* PAS 130-139; PAD 80-89 *Estadio 2:* PAS ≥ 140; PAD ≥ 90	Mayores de 65 años	No institucionalizado: PAS < 130 PAD < 80 Institucionalizado o múltiples comorbilidades: definir según riesgo/beneficio	Diurético tiazídico, IECA, ARA o BCC
ESC/ESH Guidelines for the management of arterial hypertension (2021)	*Normal alto:* PAS 130-139; PAD 85-89 *Grado 1:* PAS 140-159; PAD 90-99 *Grado 2:* PAS 160-179; PAD 100-109 *Grado 3:* PAS ≥ 180; PAD ≥ 110	Mayores de 70 años	PAS < 140 y hasta 130 si lo tolera PAD < 80	Combinación de dos medicamentos, preferiblemente en una píldora combinada, excepto en adultos mayores frágiles

ARA: antagonista del receptor de la angiotensina; BCC: bloqueador del canal de calcio; DM: diabetes mellitus; ERC: enfermedad renal crónica; IECA: inhibidor de la enzima conversora de la angiotensina; PAD: presión arterial diastólica; PAS: presión arterial sistólica.

de 2021 respecto al manejo y las metas de presión arterial en esta población.

La USPTF recomienda realizar cribado en personas con edad igual o mayor a 18 años, y repetirlo anualmente en aquellas personas de 40 o más años o que tengan riesgo alto de desarrollar hipertensión arterial, y cada 3 o 5 años para el resto de las personas. El cribado se realiza mediante la toma de presión arterial en la consulta con esfingomanómetro automático y siguiendo una técnica de medida estandarizada. Siempre que sea posible se realizará confirmación mediante MAPA (monitorización ambulatoria de la presión arterial) y/o AMPA (automedida de la presión arterial), que no sería necesario en caso de cifras de presión arterial ≥ 180/110 ni si existe lesión en órgano diana o enfermedad vascular establecida.

Se recomienda iniciar tratamiento combinado, salvo que presente una presión arterial próxima a la basal o en personas de edad avanzada (mayores de 80 años) o muy frágiles que toleran mejor una reducción menor de la presión arterial. El tratamiento preferible para la mayoría de los pacientes con hipertensión es la combinación de un inhibidor de la enzima conversora de la angiotensina (IECA) o un antagonista de los receptores de angiotensina II (ARA-II) con un bloqueante de los canales del calcio (BCC) o tiazidas.

Ácido acetilsalicílico

A medida que se publican nuevos datos de ensayos clínicos y metaanálisis, se ha ido cambiando la recomendación que se tenía hace algunos años sobre el inicio de manejo con dosis bajas de ácido acetilsalicílico como prevención primaria. Un ensayo clínico realizado en Japón demostró que las dosis bajas de ácido acetilsalicílico en adultos entre 60 y 85 años no se asociaron a reducción en el riesgo en los eventos cardiovasculares. Datos del estudio Aspirin in Reducing Events in the Elderly (ASPREE), que comparó dosis de 100 mg de ácido acetilsalicílico contra placebo en prevención primaria en mayores de 70 años, demostraron que el ácido acetilsalicílico no redujo la presencia de eventos cardiovasculares, aunque sí aumentó de manera significativa el riesgo de sangrado. El ácido acetilsalicílico tampoco mostró reducción en todas las causas de mortalidad (que de hecho aumentaron en el grupo de intervención) ni prolongó el tiempo libre de discapacidad. Los datos del estudio ASPREE concuerdan con las recomendaciones dadas en 2016 por la USPSTF, que encontraron datos inconsistentes para el uso del ácido acetilsalicílico en mayores de 70 años como prevención primaria, aunque con un aumento en el riesgo de sangrado. Por otro lado, los criterios Beers de prescripción inapropiada no recomiendan el uso de ácido acetilsalicílico como prevención primaria en mayores de 80 años.

Hábito tabáquico

Fumar es factor de riesgo de cáncer, no solo de pulmón, sino también de otras localizaciones como esófago, vejiga y laringe, así como de enfermedades discapacitantes crónicas como la enfermedad pulmonar obstructiva crónica (EPOC), osteoporosis y demencia. El consumo de tabaco es la primera causa evitable de enfermedad, invalidez y muerte en España. Existe fuerte evidencia para preguntar por el hábito tabáquico y recomendar el abandono a cualquier edad, ya que sabemos que mejora el estado de salud y la calidad de vida, y reduce el riesgo de muerte prematura.

Manejo farmacológico de la dislipemia

El manejo farmacológico de las dislipemias en el adulto mayor, con el objetivo de la prevención primaria, ha sido ampliamente discutido en las últimas décadas. La falta de representatividad en los ensayos clínicos dificultaba dar una recomendación clara. Afortunadamente, este hecho ha ido cambiando en los últimos años, ya que los estudios sobre el uso de estatinas incluyen cada vez más grupos mayores de 70 años, e incluso se han diseñado estudios específicos para este grupo, lo que ha permitido que se hayan publicado varios metaanálisis, con lo cual las recomendaciones de las últimas guías dan una mayor claridad no solo de cuándo iniciar el manejo, sino también de cuándo suspenderlo.

Los datos de los ensayos clínicos han sido contradictorios. El Prospective Study of Pravastatin in the Elderly at Risk (PROSPER), en 2002, que incluyó a un total de 5.084 personas entre los 70 y los 82 años, demostró una reducción del riesgo en un 15%; sin embargo, este efecto no fue significativo en el subgrupo que no tenía antecedentes de ECV. Datos similares se obtuvieron en el Antihypertensive and Lipid-Lowering Treatment to Prevent Heart Attack Trial-Lipid-Lowering Trial (ALLHAT-LLT), en el que no se encontró beneficio en el uso de pravastatina en mayores de 65 años respecto a la mortalidad por todas las causas, mortalidad por causa específica y enfermedad coronaria fatal o no fatal. Por otro lado, estudios como el Justification for the Use of Statins in Primary Prevention (JUPITER), el cual se realizó en personas mayores de 70 años, mostraron una reducción del riesgo de presentar eventos cardiovasculares mayores y mortalidad de todas las causas (HR: 0,61; IC 95%: 0,46-0,82).

Los datos de algunos metaanálisis nos han dado mayor claridad sobre el uso de estatinas en las personas mayores como medida de prevención primaria. Un metaanálisis publicado en 2017, que incluyó los datos del estudio JUPITER y el estudio HOPE-3, encontró un efecto significativo del uso de rosuvastatina en la reducción del *endpoint* compuesto de riesgo de infarto de miocardio no fatal, ictus no fatal o muerte de causa cardiovascular en todos los subgrupos analizados (menores de 65 años, entre 65 y 70 años, y mayores de 70 años). Otro metaanálisis, este publicado en 2015 y que incluyó ocho ensayos clínicos aleatorizados, demostró una reducción del riesgo de eventos cardiovasculares mayores en personas de 65 años o más. En el análisis de subgrupos se evidenció una reducción en el riesgo infarto de miocardio no fatal y cualquier infarto de miocardio, sin embargo, no se encontró un efecto significativo en el infarto de miocardio fatal y el ictus, tanto fatal como no fatal. Finalmente, un metaanálisis recientemente publicado, y en el cual se quería evaluar la eficacia y la seguridad del uso de estatinas en varios grupos de edad, encontró que, en el grupo de personas sin antecedente de enfermedad vascular, el uso de estatinas reducía los eventos vasculares mayores en los grupos de menores de 55 años, de 55-60 años, de 60-65 años, y de 65-70 años, pero no en el grupo de 70-75 año ni en el de mayores de 75 años.

Los datos anteriormente mencionados son tomados en cuenta por las guías de práctica clínica recientemente publicadas en el momento de emitir sus recomendaciones. La guía americana, publicada en 2018, es la que más información aporta sobre la prevención primaria en los mayores. Esta guía no solo menciona que las estatinas de moderada intensidad deberían utilizarse en mayores de 75 años con una LDL-C entre 70 y 189 mg/dl, sino que dan la recomendación de no iniciar o suspender el manejo en caso de deterioro físico o cognitivo, multimorbilidad, fragilidad o disminución de la expectativa de vida. Las guías europeas de la Sociedad Europea de Cardiología para la prevención de ECV publicadas en 2021 establecen un único punto para identificar «persona anciana» como igual o mayor de 70 años, teniendo en cuenta siempre la situación biológica del sujeto. Recomiendan el inicio de estatinas como prevención primaria en sujetos menores de 70 años en función del riesgo cardiovascular. Por encima de esa edad, el inicio del tratamiento con estatinas para la prevención primaria se puede considerar cuando haya un riesgo (muy) alto, pero se recomienda explícitamente tomar en consideración otros factores, como los modificadores del riesgo, la fragilidad, la estimación del beneficio a lo largo de la vida, las comorbilidades y las preferencias del paciente. En el caso de deterioro de la función renal o riesgo de interacción medicamentosa, se debe ajustar la dosis de estatinas con cuidado. En cuanto a los objetivos de LDL-C, no hay evidencia suficiente que respalde los objetivos en prevención primaria para pacientes mayores. Aunque el objetivo convencional de LDL-C de < 2,6 mmol (100 mg/dl) puede parecer razonable, se debe esperar por los resultados de los ensayos con adultos mayores en prevención primaria actualmente en curso. En estos pacientes hay que considerar otros factores importantes como la fragilidad, la polifarmacia y los síntomas musculares.

Por otro lado, las guías europeas para el manejo de dislipidemias, publicadas en conjunto por la Sociedad Europea de Cardiología y la de Ateroesclerosis, recomiendan el inicio de manejo con estatinas en todos los sujetos hasta los 75 años, de acuerdo con el perfil de riesgo cardiovascular. Para sujetos mayores de 75 años se puede considerar el inicio de estatinas a bajas dosis si existe un riesgo alto o mayor para presentar ECV.

En España se recomienda el cribado mediante la medición de colesterol total, colesterol unido a lipoproteínas de baja densidad (cLDL), colesterol ligado a proteínas de alta densidad (cHDL) y triglicéridos a partir de los 18 años con una periodicidad anual.

En el cuadro 7.1 se encuentra un resumen sobre las recomendaciones de las guías de práctica clínica sobre el uso de estatinas para la prevención primaria en los adultos mayores.

CUADRO 7.1 Recomendaciones sobre el inicio del tratamiento con estatinas para la prevención primaria en adultos mayores

AHA/ACC Guideline on the Management of Blood Cholesterol (2018)

En adultos mayores de 75 años con niveles de LDL-C entre 70 y 189 mm/dl, es razonable el inicio de estatinas de moderada intensidad. *(Recomendación IIb)*

En adultos mayores de 75 años, es razonable suspender el tratamiento con estatinas cuando exista deterioro funcional (físico o cognitivo), multimorbilidad, fragilidad o una expectativa de vida reducida. *(Recomendación IIb)*

En adultos entre los 76 y los 80 años con niveles de LDL-C entre 70 y 189 mg/dl, es razonable la medición del CAC para reclasificar. Los que tienen una puntuación de CAC igual a 0 pueden no recibir tratamiento con estatinas. *(Recomendación IIb)*

ESC/EAS Guidelines for the Management of Dyslipidaemias (2021)

Se recomienda el tratamiento con estatinas para personas de 70 años o más con enfermedad arteriosclerótica igual que para pacientes jóvenes *(Recomendación I, evidencia clase A)*

Se debe considerar el inicio de tratamiento con estatinas en prevención primaria en sujetos de 70 años o más que tengan riesgo alto o superior. *(Recomendación IIb, evidencia clase B)*

Se recomienda iniciar el tratamiento con estatinas con una dosis baja si hay deterioro de la función renal significativo o posibles interacciones farmacológicas. *(Recomendación I, evidencia clase C)*

CAC: calcificación arterial coronaria; ECV: enfermedad cardiovascular; LDL-C: lipoproteínas de baja densidad calculadas.

PREVENCIÓN SECUNDARIA DEL CÁNCER

La prevención secundaria de la patología neoplásica es esencial para garantizar la detección temprana e incrementar las probabilidades de sobrevivir. Sin embargo, es necesario considerar que el proceso de cribado puede también traer algunos riesgos, por lo que se requiere de una intervención individualizada y basada en las preferencias de la persona. Así pues, el beneficio de abordar la prevención del cáncer dependerá de tres consideraciones: 1) los factores de riesgo basales para un tipo de cáncer específico; 2) la reducción del riesgo relativo al realizar la detección temprana, y 3) el horizonte temporal en el que esa disminución del riesgo relativo ocurrirá.

Los riesgos de realizar la prevención del cáncer pueden aparecer de manera inmediata. Los más obvios son los riesgos derivados de la realización de la prueba de cribado, dentro de los cuales se pueden encontrar las complicaciones y molestias asociadas a una prueba específica. Otros riesgos son los asociados a los resultados falsos positivos, que llevarán a la realización de pruebas diagnósticas mucho más invasivas, costosas y la mayoría de las veces con un mayor riesgo de eventos adversos y complicaciones. Por otro lado, un riesgo que se debe considerar es el estrés psicológico que puede conllevar la espera de los resultados de una prueba de cribado. Es necesario recalcar que todos estos riesgos se incrementan con la edad, ya que las personas mayores son las más propensas a presentar complicaciones y eventos adversos con la realización de dichas pruebas.

Considerando lo anterior, es necesario definir las intervenciones para la prevención secundaria del cáncer que se deben realizar en las personas mayores y el horizonte temporal que hay que tener presente para su realización, buscando tener el máximo beneficio minimizando los riesgos. La tabla 7.5

TABLA 7.5 Recomendaciones en prevención secundaria del cáncer en adultos mayores

		Cáncer de mama	Cáncer colorrectal	Cáncer de próstata
USPSTF	Método de cribado de elección	Mamografía digital o tomosíntesis mamaria digital	Sangre oculta en heces de alta sensibilidad = anual FIT-ADN en heces = cada 1 a 3 años Colonografía por tomografía computarizada = cada 5 años Sigmoidoscopia flexible = cada 5 años o cada 10 años si se hace prueba de inmunoquímica fecal anual Colonoscopia de cribado = cada 10 años	Medición sérica de antígeno prostático específico
	Edad de realización	Entre los 40 y los 75 años	Entre los 50 y los 75 años Entre los 76 y los 85 años dependiendo de los antecedentes, el historial de cribado y las preferencias del paciente	Entre los 55 y los 69 años, aunque se recomienda individualizar cada caso explicando al paciente el riesgo de falsos positivos, sobrediagnóstico y sobretratamiento
	Periodicidad	Bianual	Depende del método seleccionado	NR
	Versión	2024	2021	2018
NCCN	Método de cribado de elección	Tomosíntesis mamaria digital	Colonoscopia = cada 10 años Sigmoidoscopia flexible = cada 5 a 10 años Colonografía por tomografía computarizada = cada 3 a 5 años Sangre oculta en heces = anual Prueba de inmunoquímica fecal = anual	Medición sérica de antígeno prostático específico
	Edad de realización	Desde los 25 años, aunque no se define una edad superior para detener el cribado. Siempre se debe tener presente la expectativa de vida del paciente (< 10 años), la presencia de comorbilidades severas y el impacto que los tratamientos puedan tener sobre la persona	Entre los 45 y los 75 años	Entre los 40 y los 75 años, aunque se recomienda primero hablar con el paciente sobre los riesgos del cribado
	Periodicidad	Anual para personas > 40 años	Depende del método seleccionado y los hallazgos encontrados	Cada 1 a 4 años dependiendo de los factores de riesgo, antecedentes y niveles de PSA encontrados
	Versión	2.2024	1.2024	2.2024

NCCN: National Comprehensive Cancer Network; NR: no recomendado; PSA: antígeno prostático específico; USPSTF: US Preventive Service Task Force.

muestra las consideraciones que se deben tener en cuenta para el cribado de cáncer en adultos mayores según lo recomendado por la USPSTF y la National Comprehensive Cancer Network (NCCN).

En la tabla 7.6 se muestran los programas de cribado que se realizan en España.

VACUNACIÓN

El proceso de inmunosenescencia o envejecimiento del sistema inmunológico parece ser el «eslabón perdido» en la comprensión de muchas de las entidades clínicas que se presentan en la población de edad avanzada. En la medida en que envejecemos,

TABLA 7.6 **Programas de prevención del cáncer en España**

Detección precoz	Prueba	Intervalo	Población
Cáncer de mama	Mamografía	2 años	Mujeres entre 50 y 69 años
Cáncer de cérvix	Citología	3 años	Mujeres entre 25 y 34 años
	Virus del papiloma humano (VPH)	5 años	Mujeres entre 35 y 65 años
Cáncer de colon	Sangre oculta en heces (SOH)	2 años	50-74 años
	Sigmoidoscopia/colonoscopia	15 años	50-74 años

se incrementa la susceptibilidad a las infecciones, y aunque la respuesta a las vacunas o reacción antigénica disminuye con la edad, en la actualidad se recomiendan por su seguridad y efectividad. En la actualidad se han puesto en práctica estrategias que han sido mucho más efectivas a la hora de mejorar la eficacia de la vacunación. Dentro de todas ellas se han manejado conceptos tales como el aumento en la dosis del antígeno, adyuvantes más potentes y con tecnología biomolecular muy avanzada, revacunación o refuerzos en algunos casos, vías de administración como la intradérmica o nasal y senolíticos que inducen la apoptosis de las células senescentes, entre otras. Un buen ejemplo es la vacuna recombinante contra el virus de la varicela zóster (VVZ) que utiliza el adyuvante AS01 y que mejora la respuesta inmunitaria innata y adaptativa; en términos prácticos, mejora la eficacia de la vacuna del 51,3 al 96,6%.

La inmunosenescencia se define como el estado de desregulación de la función inmune que contribuye a un aumento de susceptibilidad de los adultos mayores a la infección, a las enfermedades autoinmunes y al cáncer, y en donde hay cambios tanto en la inmunidad innata como en la adquirida. El camino de la investigación en este interesante tema abre la opción de prevenir no solo infecciones, sino el cáncer o enfermedades crónicas como la EPOC, la enfermedad de Alzheimer o las dislipemias, entre otras, pero en esta oportunidad solo vamos a hablar de infecciones.

RECUERDA: La vacunación está saliendo del campo específico de la prevención de infecciones y se está dirigiendo igualmente a la prevención o intervención en el cáncer y en las enfermedades crónicas. Un buen ejemplo es la prevención del cáncer de cuello uterino con la vacuna contra el virus del papiloma humano o la inmunización activa o pasiva para la prevención de la enfermedad de Alzheimer.

Las vacunas son una suspensión de microorganismos vivos, inactivados o muertos, fracciones de los mismos o partículas proteicas, que, al ser administradas, inducen una respuesta inmune específica protectora (anticuerpos o inmunidad mediada por linfocitos T). Pueden ser víricas o bacterianas, y se clasifican en vivas atenuadas (que pueden replicarse) y muertas o inactivadas (no replicativas), y por eso las primeras no se deben aplicar a personas inmunodeficientes.

Esquemas recomendados de vacunación en el adulto mayor

Según el Centro para el Control y la Prevención de Enfermedades (CDC; Centers for Disease Control and Prevention), se recomiendan las siguientes vacunas en la población de 65 años y más.

Influenza

Las vacunas contra la influenza generalmente contienen tres cepas diferentes (A/H1N1, A/H3N2, B), y la OMS determina la composición exacta de la vacuna según los datos de vigilancia epidemiológica. Se recomienda la vacunación anual contra la gripe en toda persona mayor de 60 años, sana o con enfermedades asociadas, ya que la composición de la vacuna cambia para reflejar las cepas de virus que circulan en el momento de aplicarla.

Muchos estudios han demostrado que las concentraciones de anticuerpos después de la vacunación son menores en adultos mayores en comparación con adultos más jóvenes, y que las comorbilidades y la fragilidad disminuyen aún más la capacidad de respuesta a la vacunación. Se recomienda la vacunación para los adultos mayores denominados como población cautiva o que viven en residencias o instituciones geriátricas, al igual que a todo el personal de salud. En los hospitales universitarios y con estudiantes en formación, se recomienda la vacunación para todos ellos.

Enfermedad neumocócica

La enfermedad neumocócica invasiva (bacteriemia, meningitis, etc.) afecta principalmente a niños pequeños y a personas mayores. *S. pneumoniae* también es una causa común de neumonía adquirida en la comunidad (NAC) en los adultos mayores. La vacuna 23-valente de polisacáridos se ha usado durante muchos años, y más recientemente se introdujo una vacuna conjugada 13-valente. En un gran ensayo clínico aleatorizado en personas mayores de 65 años, se demostró una efectividad del 45,6% (IC 95%: 21,8-62,5, $p < 0{,}001$) en la reducción de un primer episodio de NAC que requería hospitalización y del 75,0% (IC 95%: 41,4-90,8, $p < 0{,}001$), para enfermedad neumocócica invasiva en el grupo de vacuna en comparación con placebo. Las recomendaciones de vacunación para *S. pneumoniae* son heterogéneas. Algunos países aún recomiendan la vacuna con polisacáridos, mientras que otros recomiendan la vacuna conjugada sola o seguida por la vacuna con polisacáridos por lo general al menos 1 año después. Se recomienda que toda persona mayor sana reciba inicialmente la vacuna PCV13, si previamente no ha sido inmunizado con esta, buscando así disminuir el riesgo de enfermedad invasiva y neumonía por *S. pneumoniae.* Se recomienda que un adulto sano que ha sido inmunizado con

PCV13 antes de los 60 años reciba una dosis de vacuna polisacárida PPSV23 una vez los cumpla. La revacunación después de pasados 10 años sigue siendo un tema controvertido.

En España, la recomendación generalizada es vacunar con la 23-valente a todos los adultos mayores de 65 años y a pacientes institucionalizados sin límite de edad. Se recomienda la vacunación conjunta con la vacuna 13-valente en determinadas situaciones: en sujetos inmunodeprimidos y en pacientes inmunocompetentes con patología de base (cirrosis hepática, fístula de líquido cefalorraquídeo, portador de implante coclear y antecedente de enfermedad neumocócica confirmada).

Con el desarrollo de las nuevas vacunas conjugadas VCN15 y VCN20 y su autorización, se realizaron nuevas recomendaciones.

En adultos mayores de 65 años que no han recibido ninguna vacuna antineumocócica previamente, se recomienda una dosis de VCN15 seguido al año de una dosis de VNP23, mientras que, si se utiliza VNC20, no es necesaria la revacunación. En aquellos casos en los cuales se ha iniciado pauta de vacunación con VCN13, puede revacunarse al año con VCN20 si la vacuna VNP23 no está disponible, considerando completa la inmunización. Para aquellos adultos de 65 o más años que solo recibieron una dosis de la VNP23, se recomienda administrar una dosis de VCN15 o VCN20 al menos 1 año después.

Herpes zóster

Casi todos los adultos están infectados de forma latente con el VVZ. La infección primaria, que generalmente ocurre en la infancia, se manifiesta como varicela, y la latencia de larga duración se establece posteriormente. La incidencia de herpes zóster aumenta con la edad y se ha estimado que hasta el 50% de todos los casos afectan a personas mayores de 85 años. En un número considerable de los pacientes, los episodios agudos de herpes zóster son seguidos por neuralgia postherpética (NPH), caracterizada por un dolor intenso y duradero después de la resolución de la erupción del zóster. La vacuna del virus vivo atenuado ha entrado en desuso, dada la comercialización desde el año 2017 en EE. UU., y luego en el resto del mundo, de una vacuna para la prevención del herpes zóster recombinante (RZV, por sus siglas en inglés). Esta vacuna está indicada en personas de 50 y más años inmunocompetentes y en personas de 18 y más años (incluidos adultos mayores) con inmunosupresión o riesgos de inmunosupresión, es decir, con riesgo de herpes zóster. La vacuna se debe poner en dos dosis, y la segunda está indicada antes de los 6 meses. Esta vacuna rompe uno de los principios de la inmunosenescencia, ya que la eficacia se equipará con el resto de la población al agregar un adyuvante; su eficacia llega al 96,6% y la prevención de la NPH a un 88,8%.

En España está indicada la vacunación sistemática a partir de los 65 años; la vacunación en la cohorte de 80 años se inició en 2022 y sucesivamente según disponibilidad de dosis.

SARS-CoV-2

La enfermedad producida por el coronavirus SARS-CoV-2, COVID 19, a finales del año 2019, ocasionó una gran pandemia en los siguientes años, en la que fallecieron hasta finales del año 2023 cerca de 7 millones de personas, la mayoría adultos mayores. Causa un grave síndrome respiratorio que produce una neumonía viral acompañada de fiebre, tos y dificultad respiratoria que puede llevar a la intubación orotraqueal y a la muerte. El desarrollo de la vacuna fue hecho en tiempo récord con una eficacia de entre el 67 y el 95%.

Una de las dificultades de este virus es su alta capacidad de mutar y, por lo tanto, la cobertura de la vacuna puede perder poder y sus anticuerpos neutralizantes se ven comprometidos. Hemos conocido muchas variantes, como alfa, beta, gamma, delta, ómicron, etc. Esto hace que el CDC indique la revacunación con vacunas recombinantes y otras opciones con una frecuencia a la fecha de 6 meses, aunque es muy factible que con las nuevas vacunas y sus diferentes tecnologías puedan modificar esta indicación.

Actualmente, en España están disponibles siete vacunas autorizadas, cinco de ellas de ARN mensajero (Pfizer®, Moderna®, AstraZeneca®, Janssen/Johnson® y Sanofi Pasteur®) y dos de ellas de vector vírico (Novavax® y Valneva®).

A pesar de la existencia de estas nuevas variables, se ha demostrado la alta efectividad de las dosis de recuerdo en la población en general, aunque existen estudios en los que se postula que las nuevas vacunas ambivalentes proporcionan mayor protección frente a la infección comparadas con haber recibido 2,3 o 4 dosis de la vacuna monovalente.

En España se encuentran disponibles para la vacunación del otoño las siguientes vacunas: Spikevax® original/ómicron BA.1, Spikevax® original/ómicron BA.4-5, Comirnaty® original/ómicron BA.4-5 y VidPrevtyn® Beta, además de algunas vacunas ARNm monovalentes, con el objetivo de proteger tanto frente a las variantes BA.1 y BA.4/5 como frente a las variantes previas.

En cuanto a las últimas recomendaciones para la vacunación del otoño-invierno, se recomienda la administración de una dosis de recuerdo frente a COVID-19 a la población de 60 y más años, a las personas que viven en residencias de mayores y en centros de discapacidad y a aquellas que se encuentran en condiciones de riesgo. Se establece que la dosis de recuerdo se administre con independencia del número de dosis previas recibidas, con 5 meses de diferencia desde la última dosis.

En el caso de una infección reciente en personas de 80 y más años, en personas que viven en residencias o que tienen inmunosupresión de alto grado, se recomienda la administración de la dosis de recuerdo respetando un período de 3 meses tras la infección.

Las últimas recomendaciones indican priorizar la vacunación de los adultos mayores que viven en el ámbito residencial y vacunar de forma conjunta frente a la COVID-19 y la gripe.

Otras vacunas

La inmunización de refuerzo contra el tétanos, la difteria y la tosferina debe hacerse después de los 65 años, y los CDC recomiendan la revacunación cada 10 años. La vacuna para la fiebre amarilla, por sugerencia de la OMS, no se recomienda después de los 60 años, por el riesgo de enfermedad

TABLA 7.7 Indicaciones de vacunación en personas de 60 años y más

Vacuna	Recomendación	Comentarios
Influenza	1 dosis anual	Indicado en trabajadores de salud Incluir población cautiva (residencias, instituciones geriátricas)
Neumocócica	1 dosis de VCN15 o VCN20	En sujetos de 65 años o más que no han recibido ninguna vacuna antineumocócica o que solo han recibido una dosis de VPN23
	1 dosis de VPN20 o VPN23	En personas de 65 años o más que han recibido previamente una dosis de VCN13
Herpes zóster	1 dosis	En todos los adultos ≥ 65 años
Difteria, tosferina y tétanos	5 dosis	Adultos sin dosis previas
	Completar la pauta	Adultos con primovacunación incompleta
	1 dosis de recuerdo	Después de los 65 años si han recibido la vacunación completa en la infancia
SARS-CoV-2	1 dosis anual	Adultos de 60 años o más

viscerotrópica. La vacuna contra el virus respiratorio sincitial (VRS) (nirsevimab) ya está aprobada para su uso en adultos mayores. Los CDC recomiendan que todas las personas de 75 años de edad o más y entre 60 y 74 años con un riesgo elevado de contraer una infección grave por el VRS la reciban, aunque actualmente no está incluida en el calendario vacunacional obligatorio en España. En la tabla 7.7 se presenta el resumen de las recomendaciones de vacunación en el adulto mayor.

ODONTOGERIATRÍA

La salud oral es un determinante importante en la salud de los adultos mayores, por lo cual cualquier patología que la comprometa pone en riesgo no solo el estado de salud del adulto mayor, sino también la calidad de vida. Esto se puede ver en dos trabajos publicados por el grupo del Instituto de Envejecimiento de la Pontificia Universidad Javeriana. El primero encontró una correlación entre el edentulismo y el uso de prótesis con una peor calidad de vida en personas mayores en la ciudad de Bogotá (datos tomados del estudio SABE-Bogotá). El segundo trabajo evidenció una asociación entre el edentulismo y la autopercepción del estado de salud en las personas mayores encuestadas en el estudio SABE-Ecuador de 2009. Sin embargo, la pobre salud oral no solo se relaciona con un peor estado de salud y una peor calidad de vida, ya que datos de un estudio realizado en Atahualpa (Ecuador) encontraron una correlación entre el edentulismo severo, definido como tener menos de 10 dientes, y una peor puntuación en la valoración cognitiva mediante el Motreal Cognitive Assessment. Estos datos se asocian con otros en los que se asocia la periodontitis con el deterioro cognitivo. Es indiscutible el impacto que tiene la salud oral en la población de edad avanzada, por lo que una adecuada valoración desde la atención primaria es muy importante. Esta valoración debe incluir el interrogatorio en problemas para la masticación, dolor o sangrado en las encías, pérdida de piezas dentales, uso de prótesis y la adaptación a ellas, el tipo de prótesis (fija o removible, total o parcial) y los hábitos de higiene oral.

LECTURAS RECOMENDADAS

Guía ESC 2021 sobre la prevención de la enfermedad cardiovascular en la práctica clínica. Rev Esp Cardiol 2022;75:429e1–429e104.

Lee KT, Harris RP, Schoenborn NL. Individualized Approach to Cancer Screening in Older Adults. Clin Geriatr Med 2018;34:11–23.

Livingston G, Sommerlad A, Orgeta V, et al. Dementia prevention, intervention, and care. Lancet 2017;16(10113):2673–734. 390.

Orkaby AR, Rich MW. Cardiovascular Screening and Primary Prevention in Older Adults. Clin Geriatr Med 2018;34:81–93.

Orozco-Beltrán D, Brotons-Cuixart C, Banegas JR, et al. Recomendaciones preventivas vasculares. Actualización PAPPS 2024. Aten Primaria 2024 Nov;56(Suppl 1):103123.

Sociedad Española de Geriatría y Gerontología. *Recomendaciones de vacunación para adultos y mayores, 2023-2024.* IMC. 2023.

Vega García E. Estrategias de promoción y prevención en el anciano. En: Abizanda Soler P, Rodríguez Mañas L, editors. *Tratado de Medicina Geriátrica. Fundamentos de la atención sanitaria a los mayores.* Barcelona: Elsevier; 2015. p. 40–6.

8

Ejercicio físico en las personas mayores

Rafael García Molina, Cristina Gómez Ballesteros, Ester López Jiménez

EJERCICIO Y ACTIVIDAD FÍSICA EN EL MAYOR

La actividad física y el ejercicio actualmente son las principales estrategias para promover el envejecimiento activo y retrasar el declive funcional, tanto físico como cognitivo, que se asocia al envejecimiento. Sin embargo, muchos de los profesionales de la salud aún no se encuentran educados en la importancia de la prescripción de ejercicio en las personas mayores, por lo que sus pacientes no se beneficiarán de este tipo de intervenciones.

A lo largo de este capítulo se desarrollarán los beneficios del ejercicio físico en las personas mayores, el tipo de ejercicio que se debe prescribir y cómo realizarlo.

Actividad física y ejercicio físico

Primero, es necesario determinar las diferencias entre actividad física y ejercicio. La actividad física es toda actividad corporal producida por el trabajo de los músculos y que supone un consumo de energía. El ejercicio físico es entendido como toda actividad programada, estructurada y repetitiva que produce un mayor o menor consumo de energía, y que se realiza con el objetivo de mejorar el funcionamiento del organismo. Este ha demostrado obtener beneficios sobre la salud a todos los niveles, tanto a corto como a largo plazo. Además, un entrenamiento pautado y guiado no tiene los efectos secundarios que sí pueden aparecer con la prescripción farmacológica. Por ello, el ejercicio se podría considerar la «polipíldora». En la tabla 8.1 se hace un resumen del efecto que tiene el ejercicio físico en algunas condiciones crónicas, tanto en el papel de prevención como en el de tratamiento.

TIPO DE EJERCICIO RECOMENDADO EN MAYORES

Podemos diferenciar dos tipos de ejercicios físicos. Por un lado, tenemos los que se enfocan en un tipo específico de actividad (aeróbicos, de fuerza y resistencia, de equilibrio, etc.), y por otro, los que reúnen varios tipos de actividades, los llamados ejercicios multicomponente. Son estos últimos los que mejor resultados demuestran en los mayores. Un ejemplo de esto es la iniciativa Vivifrail, un programa de ejercicio físico multicomponente para la prevención de la fragilidad y las caídas en mayores de 70 años. El programa permite, dependiendo de la capacidad funcional (limitación grave, moderada, leve o sin limitación), mediante la realización de la Short Physical Perfomance Battery (SPPB), la velocidad de la marcha y la determinación del riesgo de caídas, determinar la intensidad y el tipo de ejercicio para trabajar:

- La fuerza y potencia, tanto de brazos como de piernas.
- El equilibrio y la marcha, con el fin de evitar las caídas.
- La flexibilidad.
- La resistencia mediante ejercicios cardiovasculares.

Como se puede ver, estas intervenciones reúnen diferentes tipos de ejercicio, logrando un beneficio completo. Según la segunda edición de la guía de actividad física del U.S. Department of Health and Human Services, el ejercicio físico multicomponente es el tipo de actividad recomendada en mayores. Lo interesante de este tipo de iniciativas es que no solo son aplicables en mayores de la comunidad, sino que se pueden aplicar en otro tipo de poblaciones, como la intrahospitalaria o en el medio residencial. Un estudio reciente demostró la efectividad de este tipo de ejercicios físicos en mayores ingresados en una unidad geriátrica de agudos.

RECOMENDACIONES SOBRE LA ACTIVIDAD FÍSICA EN EL MAYOR

El principal impacto del ejercicio físico en mayores es la prevención de la discapacidad, la fragilidad y la disminución de la mortalidad. Sin embargo, este impacto se consigue solo si se logra una intensidad adecuada. En un trabajo publicado en 2012, Moore et al. evaluaron la asociación entre la intensidad de la actividad física y la reducción de la mortalidad. Se demostró que el beneficio aparecía después de un tiempo semanal de 150-300 min de ejercicio de moderada intensidad. Hay que tener en cuenta que esta recomendación se puede aplicar a mayores sin deterioro funcional o con un compromiso funcional leve. En la figura 8.1 se resumen las recomendaciones sobre ejercicio físico en los mayores según la Organización Mundial de la Salud (OMS). En la tabla 8.2. se hace un resumen de las recomendaciones sobre la prescripción de ejercicio emitidas por diferentes organizaciones.

RECUERDA: El ejercicio físico es una de las intervenciones más importantes que se debe realizar en un paciente mayor, tanto sano como con alguna patología, frágil o robusto, independientemente de su edad. Se deben seguir las recomendaciones tanto en tiempo como en intensidad para alcanzar el mayor beneficio.

TABLA 8.1 Resultados del ejercicio físico en la prevención y el tratamiento de algunas condiciones crónicas y discapacidad

Condición	Resultados sobre la prevención	Resultados sobre el tratamiento
Artritis	Posible, debido a la prevención de la obesidad	Sí, para disminuir el dolor y mejorar la tolerancia al ejercicio
Osteoporosis	Sí, el ejercicio aeróbico ha demostrado ser efectivo en estudios epidemiológicos	Sí, se ha visto un papel de los ejercicios aeróbicos, de resistencia, equilibrio y alto impacto
Cáncer	Sí, el ejercicio aeróbico ha demostrado ser efectivo en estudios epidemiológicos	Sí, para mejorar la calidad de vida, la debilidad, el linfedema, el funcionamiento psicológico y la supervivencia en el cáncer
EPOC	No	Sí, para las manifestaciones extrapulmonares y la mejoría en la tolerancia al ejercicio
Enfermedad renal crónica	Posible, al tener un papel de prevención en la diabetes y la hipertensión	Sí, por efecto en la composición corporal, la capacidad física, la sarcopenia, la calidad de vida y el estado cardiovascular
Fallo cardíaco	Posible, debido a la prevención de enfermedad coronaria e hipertensión	Sí, debido a la mejoría en la tolerancia al ejercicio, la sobrevida, los síntomas, la calidad de vida y el perfil de riesgo cardiovascular
Hipertensión	Sí, el ejercicio aeróbico ha demostrado ser efectivo en estudios epidemiológicos	Sí
Enfermedad coronaria	Sí, los ejercicios aeróbicos y de resistencia han demostrado ser factores protectores	Sí, al mejorar la tolerancia al ejercicio
Ictus	Sí, el ejercicio aeróbico ha demostrado ser efectivo en estudios epidemiológicos	Sí, se ha encontrado mejoría en la funcionalidad, la movilidad y la disminución del riesgo de deterioro cognitivo
Depresión	Sí, el ejercicio aeróbico ha demostrado ser efectivo en estudios epidemiológicos	Sí, por mejoría de los síntomas y prevención de nuevos episodios
Deterioro cognitivo	Sí, el ejercicio aeróbico ha demostrado ser efectivo en estudios epidemiológicos	Sí, produce mejoría de las funciones cognitivas (memoria, lenguaje, funciones ejecutivas) y los síntomas comportamentales
Discapacidad	Sí, los ejercicios multimodal, de fuerza muscular y aeróbicos disminuyen el riesgo de discapacidad	Sí, el ejercicio multimodal retrasa la progresión de la discapacidad, mejora la calidad de vida y puede lograr recuperación funcional
Fragilidad y sarcopenia	Sí, sobre todo los ejercicios multicomponente	Sí, logrando incluso la resolución completa del cuadro
Caídas	Sí, los ejercicios de fuerza y equilibrio disminuyen la prevalencia de caídas	Sí, los ejercicios multicomponente reducen las caídas y mejoran el temor a caer

PROGRAMA DE EJERCICIO FÍSICO MULTICOMPONENTE

El ejercicio físico multicomponente se define como el programa de entrenamiento que involucra las siguientes capacidades físicas: fuerza, resistencia, agilidad, equilibrio y flexibilidad. Con la adecuada estructuración y control de las cargas e intensidades, este tipo de programa ha demostrado tener los mayores beneficios sobre el mayor frágil, ya que reduce la incidencia y el riesgo de caídas y la morbimortalidad, y previene el deterioro funcional y la discapacidad. Los beneficios en estos pacientes han sido mayores que al aplicar los ejercicios de fuerza, resistencia o de equilibrio de manera aislada. El entrenamiento de fuerza mejora la función neuromuscular y fisiológica a nivel muscular y el entrenamiento de resistencia mejora la capacidad cardiovascular y el entrenamiento de equilibrio (ejercicios con pies en tándem, monopodal, o deportes como el taichí o el yoga); produce mejoras en la capacidad de mover y controlar el centro de gravedad, mejorando también el miedo a caer y la estabilidad, tanto estática como dinámica.

Por lo tanto, si la aplicación de diferentes tipos de entrenamiento de manera aislada obtiene beneficios, la conjunción de varios de ellos tendrá efectos sobre todas las capacidades físicas involucradas (fuerza, resistencia, equilibrio, agilidad y flexibilidad) y, por tanto, una mejora funcional. Además, este tipo de programa de entrenamiento permite incidir con más énfasis en aquellos puntos en los cuales el paciente tenga una mayor deficiencia, como puede ser la falta de equilibrio en aquellos con problemas de caídas o la falta de fuerza en las piernas en aquellos con sarcopenia o una alta fatigabilidad ante pequeños esfuerzos.

En un estudio realizado en un hospital sobre 50 pacientes provenientes de una unidad de caídas, entrenaron 2 días a la semana durante 32 sesiones (tabla 8.3) con un programa de ejercicio multicomponente con máquinas de peso guiado, incidiendo en los ejercicios de equilibrio (fig. 8.2). Se estudió en ellos la capacidad funcional, y mejoraron el resultado en el

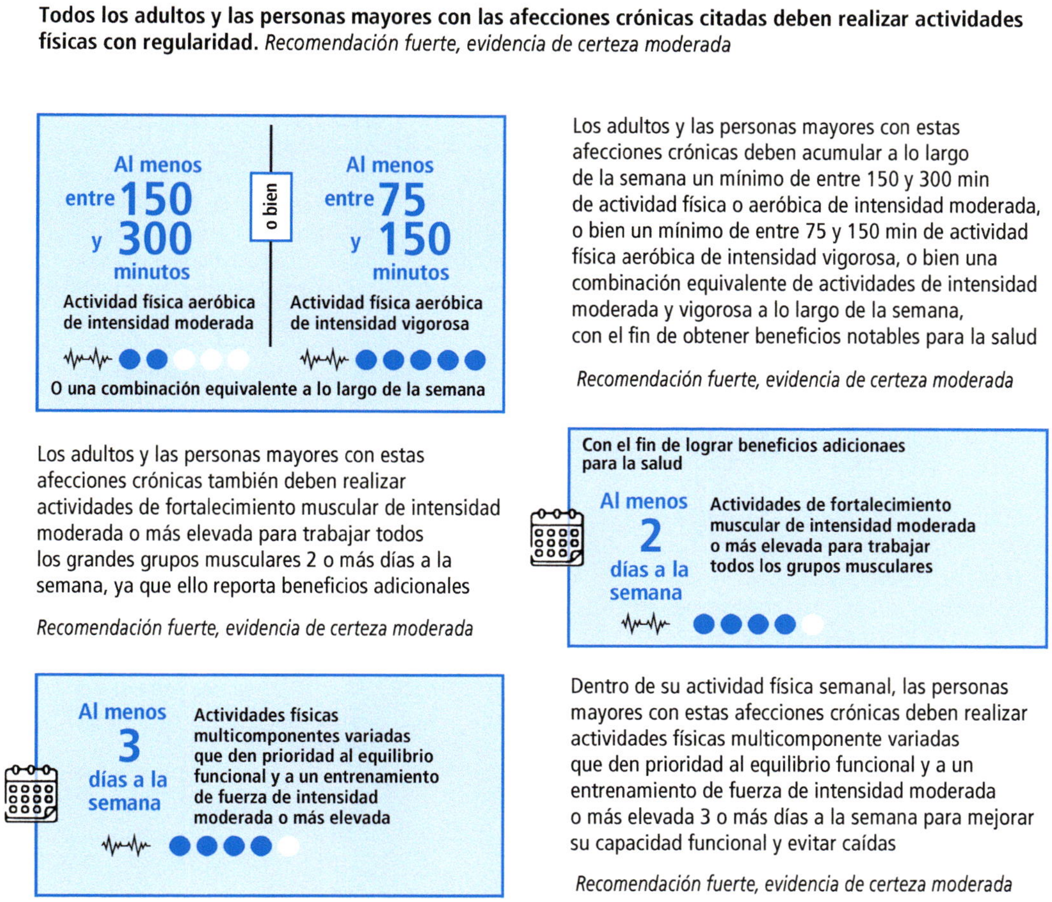

Figura 8.1 Recomendaciones sobre ejercicio físico en los mayores según la Organización Mundial de la Salud (OMS).

TABLA 8.2 Recomendaciones de diferentes organizaciones sobre la actividad física en adultos mayores

	Comité profesional u organización					
	ACMS/AHA	**CDC**	**NIH**	**CSEP**	**BSG**	**OMS**
Frecuencia	Moderada intensidad ≥ 5 días/semana; si es ejercicio vigoroso, se puede hacer ≥ 3 días/semana	≥ 3 días/semana	La mayoría de los días de la semana	NA	≥ 5 días/semana	NA
Intensidad	Moderada a vigorosa	Moderada a vigorosa	Moderada a vigorosa	Moderada a vigorosa	Moderada	Moderada a vigorosa
Tiempo	Si es de moderada intensidad, ≥ 30 min/día; si es ejercicio vigoroso, ≥ 20 min/día	NA	≥ 30 min/día	NA	≥ 30 min/día	NA
Tipo de ejercicio	Aeróbico	Aeróbico	Resistencia	Aeróbico	Aeróbico	Aeróbico

(Continúa)

TABLA 8.2 Recomendaciones de diferentes organizaciones sobre la actividad física en adultos mayores *(cont.)*

	Comité profesional u organización					
	ACMS/AHA	**CDC**	**NIH**	**CSEP**	**BSG**	**OMS**
Adyuvante 1	Ejercicios de fuerza muscular ≥ 2 días/semana (no consecutivos) de moderada a alta intensidad, ≥ 1 set de 10-15 repeticiones	Ejercicios de fuerza muscular ≥ 2 días/semana de moderada a alta intensidad, 2-3 sets de 8-12 repeticiones	Ejercicios de fuerza muscular ≥ 2 días/ semana (no consecutivos) ≥ 30 min/día	Ejercicios de fuerza muscular ≥ 2 días/ semana	Ejercicios de fuerza muscular ≥ 2 días/ semana (no consecutivos)	Ejercicios de fuerza muscular ≥ 2 días/semana
Adyuvante 2	Flexibilidad ≥ 2 días/ semana por 10 min/ día	Equilibrio si hay un riesgo aumentado de caídas ≥ 3 días/semana	NA	Equilibrio si hay movilidad reducida	Flexibilidad ≥ 2 días/semana por 10 min/ día, o antes y después de otros tipos de actividad	Equilibrio, si hay un riesgo aumentado de caídas, ≥ 3 días/semana
Adyuvante 3	Equilibrio si hay un riesgo aumentado de caídas	NA	NA	NA	Equilibrio, si hay un riesgo aumentado de caídas, ≥ 3 días/ semana	NA
Volumen	Si es de moderada intensidad, ≥ 150 min/semana; si es de vigorosa intensidad, ≥ 75 min/semana	Si es de moderada intensidad, ≥ 150 min/semana; si es de vigorosa intensidad, ≥ 75 min/ semana	NA	≥ 150 min/ semana	NA	Si es de moderada intensidad, ≥ 150 min/ semana; si es de vigorosa intensidad, ≥ 75 min/ semana

*La intensidad moderada se define como una puntuación de 5 o 6 en una escala de 0 (sentado) a 10 (esfuerzo total) del nivel de esfuerzo físico, o una intensidad que provoca aumentos notables en la frecuencia cardíaca y la respiración para la actividad aeróbica, o el 60-70% de una repetición máxima para la actividad de fortalecimiento muscular. La intensidad vigorosa o alta se define como una puntuación de 7 u 8 en una escala de 0 (sentado) a 10 (esfuerzo total) del nivel de esfuerzo físico, o una intensidad que provoca aumentos sustanciales de la frecuencia cardíaca y la respiración (sin aliento) para la actividad aeróbica o de fortalecimiento muscular.
ACMS: American College of Sports Medicine; AHA: American Heart Association; BSG: British Geriatric Society; CDC: Centers for Disease Control and Prevention; CSEP: Canadian Society of Exercise Physiology; NA: no aplicable; NIH: National Institutes of Health; OMS: Organización Mundial de la Salud.
Modificado de Zaleski AL, Taylor BA, Panza GA, et al. Coming of Age: Considerations in the Prescription of Exercise for Older Adults. Methodist Debakey Cardiovasc J. 2016; 12(2): 98-104.

SPPB y la velocidad de marcha; sin embargo, la mejoría más significativa se produjo en la fuerza de las piernas, la potencia, el equilibrio y el número de caídas, tanto a corto como a largo plazo, siempre y cuando la adherencia al ejercicio se mantuviese.

Como conclusión, la evidencia disponible apoya ampliamente la implementación de programas de ejercicio en el adulto mayor, incluso en aquellos frágiles o con deterioro cognitivo. En concreto, los beneficios de un programa de fuerza dirigido, individualizado y pautado se han demostrado tanto a corto como a largo plazo; especialmente si se realizan con máquinas de peso guiado como la prensa o extensión de piernas. Aunque el margen de mejora pueda variar según la población (sobre todo según el individuo y la experiencia previa), el beneficio es claro, e incluso algunas personas mayores consiguen revertir la fragilidad. A partir de estos datos, no sería ético no pautar el ejercicio como si de una medicación más se tratara.

Diseño de un programa de ejercicio físico multicomponente

A continuación, vamos a tratar de dar unas herramientas sencillas para la prescripción del ejercicio en adultos mayores. Es importante tener en cuenta los principios básicos del entrenamiento a la hora de programar y prescribir ejercicio (tabla 8.4). El rol de los sanitarios y de los profesionales de la actividad física es de suma prevalencia en la mejora de la condición física, mediante la integración de la prescripción

TABLA 8.3 Programación de entrenamiento de fuerza en máquinas de peso guiado basada en el test de 1RM para 32 sesiones

Sesión		**1**	**2**	**3**	**4**	**5**	**6**	**7**	**8**
Series × repeticiones	Test inicial de 1RM	2 × 8	2 × 10	3 × 10	3 × 10	3 × 12	3 × 12	3 × 10	3 × 10
Intensidad		40%	40%	40%	40%	45%	45%	50%	50%
Sesión		**9**	**10**	**11**	**12**	**13**	**14**	**15**	**16**
Series × repeticiones		3 × 10	3 × 12	3 × 12	3 × 12	2 × 8	2 × 10	3 × 10	3 × 10
Intensidad		50%	50%	55%	55%	60%	60%	60%	60%
Sesión		**17**	**18**	**19**	**20**	**21**	**22**	**23**	**24**
Series × repeticiones	Test de 1RM	3 × 6	3 × 8	3 × 4	3 × 6	3 × 6	3 × 6	3 × 4	3 × 4
Intensidad		65%	65%	70%	70%	70%	70%	75%	75%
Sesión		**25**	**26**	**27**	**28**	**29**	**30**	**31**	**32**
Series × repeticiones		3 × 6	3 × 6	3 × 4	3 × 4	3 × 4	4 × 4	3 × 4	4 × 3
Intensidad		75%	75%	80%	80%	80%	80%	80%	80%

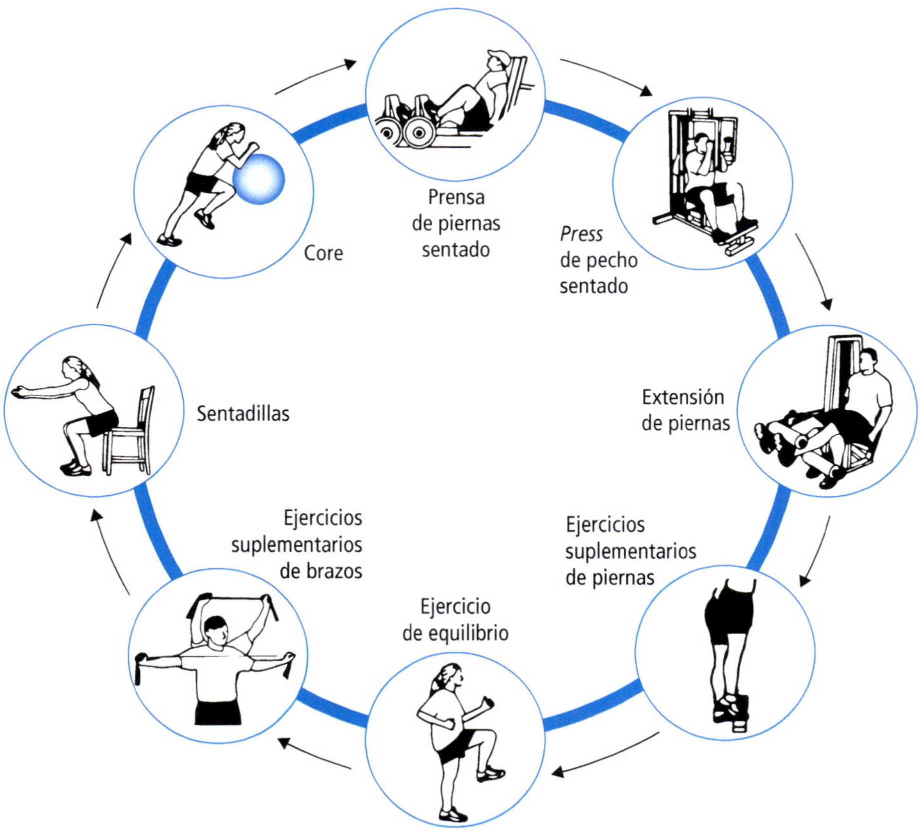

Figura 8.2 Programa de ejercicio multicomponente para adultos mayores realizado en el Servicio de Geriatría del Complejo Hospitalario de Albacete.

de actividad física como una parte fundamental de la salud en la población en general, incluidos los mayores.

Uno de los programas que más éxito tienen por su sencillez y eficacia es Vivifrail (www.vivifrail.com). Este es un proyecto gestionado entre diferentes agentes europeos y financiado por la Unión Europea como parte de su programa Erasmus+. Intenta proporcionar los conocimientos y las herramientas necesarias para poder prescribir de manera sencilla, adaptada e individualizada programas de entrenamiento para el mayor frágil y con problemas de caídas. Este proyecto se enmarca dentro de la Estrategia para la Promoción de Salud y Calidad de Vida de la Unión Europea y el Informe Mundial sobre Envejecimiento y Salud, publicado por la OMS en 2015. Este promueve que la salud del mayor no debe ser medida en términos de patologías o enfermedades, sino en términos de función y calidad de vida. Estas variables son las que predicen con mayor exactitud la esperanza de vida de este colectivo, así como los recursos y apoyos necesarios para las diferentes poblaciones.

TABLA 8.4 Principios básicos del entrenamiento

1. Individualidad	El ejercicio debe adaptarse a cada persona según sus capacidades, objetivos y necesidades
2. Sobrecarga	El ejercicio debe suponer un esfuerzo y una fatiga para que genere un beneficio
3. Progresión	El entrenamiento debe planificarse en función de cómo el cuerpo se va adaptando a los diferentes estímulos, aumentando las cargas e intensidades progresivamente
4. Periodización	La programación del entrenamiento debe seguir una planificación inicial, adaptando los ejercicios al período de entrenamiento en el que se encuentre
5. Reversibilidad	Los beneficios obtenidos mediante el entrenamiento desaparecen una vez que se abandona la disciplina y la constancia sobre el ejercicio
6. Especificidad	El entrenamiento debe tener el objetivo de mejorar la funcionalidad y la calidad de vida de las personas, adaptando los ejercicios a las necesidades diarias
7. Recuperación	Respetar los descansos es parte fundamental del entrenamiento, para la recuperación muscular, la readaptación y la prevención de lesiones, evitando el sobreentrenamiento

Vivifrail destaca por la capacidad de individualizar el entrenamiento según sus capacidades funcionales. Por ello, se realiza una valoración previa al inicio del programa de ejercicio. Esta consiste en la evaluación del SPPB y la velocidad de la marcha, los cuales miden la fuerza de piernas, el equilibrio y la capacidad para caminar, que es un compendio de capacidades físicas (fuerza, equilibrio, coordinación o agilidad entre otras) que se unen para realizar una marcha normal. Según la valoración obtenida en estos test, se clasificará en diferentes grupos (A, B, C o D).

Para que un programa de ejercicio físico multicomponente sea efectivo se debe trabajar en *circuito,* como recomienda el American College of Sport Medicine (ACSM), realizando los ejercicios de manera continuada alternando los grupos musculares trabajados, con el objetivo de fatigar unos músculos durante una estación y otros grupos en la siguiente, mientras los anteriores están «descansando». Con este método, además de trabajar la fuerza o el equilibrio, se entrena la capacidad cardiovascular, manteniendo una frecuencia cardíaca alta durante toda la sesión de entrenamiento.

Cada sesión debe componerse de las tres partes principales: calentamiento, parte principal y vuelta a la calma. El calentamiento deportivo o físico es un conjunto de ejercicios de músculos y articulaciones ordenados de un modo gradual con la finalidad de preparar al organismo para un mayor rendimiento físico y para evitar contracturas musculares o lesiones físicas. Debe constituir la primera parte de toda sesión de entrenamiento y tener una duración de 10-15 min, realizando una primera parte aeróbica (desplazamientos de diferentes tipos utilizando todo el espacio) y una segunda parte de movilización articular.

La parte principal debe tener una duración de 25-35 min y se deben realizar de 6 a 10 ejercicios de los grandes grupos musculares, intercalando entre tronco superior, inferior, entrenamiento del equilibrio (estático y dinámico) y agilidad y coordinación. Los entrenamientos se pueden realizar con diferentes materiales, buscando siempre la individualización de cada ejercicio para cada paciente según sus necesidades y limitaciones. Además, la variedad de ejercicios y el uso de diferentes materiales mejorarán la motivación, el compromiso y la adherencia al ejercicio.

VALORACIÓN DE LA CAPACIDAD FUNCIONAL Y EL RIESGO DE CAÍDA

Para la prescripción de cualquier programa de entrenamiento individualizado, ya sea para jóvenes o mayores, se debe realizar una valoración lo más completa posible del sujeto. En el caso de la población mayor, utilizaremos test estandarizados y adaptados. El método más utilizado y con mayor validez para la valoración de la función es el SPPB, que consiste en tres sencillas pruebas físicas que miden el equilibrio, la fuerza y la velocidad de marcha. Se realiza en menos de 5 min y se obtiene una puntuación de 0 a 12 puntos. Además del SPPB, existen otras pruebas para la valoración funcional y del equilibrio en personas mayores, como la escala de Tinetti, el Senior Fitness Test, la velocidad de la marcha o el Timed Up and Go.

Otro de los aspectos que es importante tener en cuenta a la hora de la prescripción de ejercicio en personas mayores es el riesgo de caída, y existen para ello una serie de pruebas que valoran tanto el miedo como el riesgo a sufrir una caída, la cual se define como todo aquel efecto adverso que provoca el apoyo de otra parte del cuerpo que no sean los pies. Algunas de las pruebas que pueden ser de interés son el Fall Risk Score o el FES-I (Falls Efficacy Scale International).

CAÍDAS Y EJERCICIO

Según las guías mundiales para la prevención de caídas (Montero-Odasso et al., 2022), los programas de entrenamiento para la prevención de caídas en adultos mayores que viven en la comunidad deben incluir ejercicios de equilibrio y funcionales, individualizados y con progresión en la intensidad, al menos tres veces a la semana y durante mínimo 12 semanas (grado de recomendación 1A). Además, recomiendan, cuando sea posible, taichí, yoga y/o entrenamientos progresivos e individualizados de fuerza y resistencia. Esta recomendación se aplica a todos los adultos mayores independientemente del riesgo evaluado de caer o la edad.

Sobre la aplicación de estos programas, es importante destacar que deben ser de suficiente intensidad y duración y llevados a cabo de forma segura y considerando las habilidades funcionales de cada individuo. La implementación debe realizarse por parte de profesionales adecuadamente formados que puedan adaptar de forma apropiada el ejercicio al estado funcional y las comorbilidades del paciente.

Hay que tener en cuenta que el ejercicio debe ser iniciado de manera progresiva y se debe conseguir una buena adherencia. Esto último es especialmente importante, dado que los beneficios del ejercicio se pierden cuando este cesa; por este motivo, es clave la existencia de oportunidades para continuar realizando ejercicio una vez acabe el programa. Si los individuos abandonan por problemas de salud concomitantes o necesidades de cuidado, se les debe animar a volver y los programas deberían ser modificados para asegurar que el nivel de dificultad y la dosis sean adecuados.

Los programas de ejercicio pueden ser aplicados en grupos o de forma individual en el domicilio, con un período de enseñanza previo y apoyo durante el mismo. También son posibles las alternativas mixtas para conseguir una dosis efectiva, que en ocasiones pueden llevar a una mejor adherencia al programa. Existen casos particulares en los que es de especial interés la existencia de grupos más pequeños o la supervisión individual, tales como las personas con mayor deterioro cognitivo y aquellos con mayor riesgo de caídas, incluidos los frágiles.

Para terminar, un aspecto importante es evitar las **estancias prolongadas en el suelo** y el daño producido por ser incapaz de levantarse del suelo que resulta de estas. Uno de cada 8 adultos mayores que caen refieren haber permanecido en el suelo durante más de 1 h y en aquellos mayores de 90 años, hasta el 80% no pueden levantarse del suelo tras una caída. Permanecer en el suelo durante más de 1 h se asocia con deshidratación, alteraciones electrolíticas, fracaso renal, hipotermia, neumonías e infecciones del tracto urinario, lesiones cutáneas y dolor. También se ha descrito un declive en la movilidad y una restricción en la actividad (con el consiguiente deterioro funcional que esto supone), en probable relación con el miedo de volver a caer. Los más mayores permanecerán en el suelo durante un tiempo prolongado antes de ser capaces de dar cualquier tipo de aviso, por lo que es necesario ayudarles a recuperar la habilidad de levantarse del suelo si han presentado previamente una caída con estancia prolongada en el suelo. La manera más exitosa de recuperar esta habilidad es reaprendiendo la técnica con la práctica de cada uno de los movimientos específicos que se necesitan para llevarla a cabo, donde el último paso de la cadena se enseña el primero. Algunos programas de ejercicio de prevención de caídas ponen el foco de atención sobre esta capacidad y han demostrado éxito en recuperarla.

ENTRENAMIENTO POR CAPACIDADES FÍSICAS

A continuación, presentaremos cada uno de los tipos de ejercicios que deben aparecer en un programa de ejercicio multicomponente. En cada uno de ellos trataremos de dar unas pautas de carga (series y repeticiones), intensidad y progresión.

Entrenamiento de fuerza

En los últimos años ha cambiado el concepto de entrenamiento en el mayor, y se ha dado más importancia al ejercicio de fuerza muscular. El objetivo de este tipo de entrenamiento es trabajar los músculos y no solo la cantidad, sino la calidad y la capacidad de realizar movimientos rápidos y efectivos. Diversos estudios han demostrado que un programa de entrenamiento de fuerza máxima (es decir, mover grandes cantidades de peso en pocas repeticiones) obtiene mejoras significativas en la producción de fuerza, no solo en personas jóvenes, sino también en las personas mayores. Las mejoras iniciales de fuerza en este colectivo llegan a ser de hasta un 10-30% (o incluso más) durante las primeras semanas de entrenamiento. Estas mejoras iniciales se deben al aumento de las inervaciones en el músculo implicado, el cual mejora a nivel estructural, pero principalmente provienen del aumento de las motoneuronas encargadas del movimiento. Es a partir del tercer mes cuando el músculo comienza a cambiar su composición, mejorando la función.

Series y repeticiones

- Todo programa de entrenamiento de fuerza debe iniciarse con pocas repeticiones (8-10) y 2 series para tratar de evitar las temidas agujetas iniciales, las cuales van a complicar la adherencia al ejercicio.
- El objetivo tras varias sesiones es llegar a las 12-15 repeticiones y 2-3 series.
- Es importante respetar los descansos entre series y ejercicios (al menos 30 s), para permitir que tanto el músculo como la capacidad cardiopulmonar se recuperen para afrontar la siguiente serie casi al máximo de sus posibilidades.
- El entrenamiento de fuerza según la OMS se recomienda hacer al menos 2 días a la semana, aunque es preferible hacerlo un mínimo de 3 días.

Intensidad y progresión

- La mejor manera de controlar la cantidad de peso y la dosis que debemos emplear en el entrenamiento es valorando el test de 1 Repetición Máxima (1RM). Es una prueba que, de manera resumida, consiste en levantar el mayor peso posible una sola vez, y se necesita al menos 1 min de descanso para poder realizar una repetición. De esta manera conoceremos el 100% de la fuerza muscular en un ejercicio en concreto para la posterior gestión de la intensidad. El inconveniente de este test es que es muy estresante, y posiblemente lesivo, si no se realiza en las condiciones de seguridad adecuadas.
- Para los inicios del programa de entrenamiento de fuerza se deben escoger unos pesos o unas gomas elásticas que permitan hacer al menos 30 repeticiones (test de 30RM), y que estas supongan un esfuerzo al terminarlas. A partir de la semana 7 u 8 se debería revaluar el test, pero en este

caso con 20 repeticiones (20RM) para aumentar el peso con el que se trabajará desde entonces y, de esa manera, aumentar la intensidad.

- Para que el entrenamiento sea efectivo debe durar al menos 12-16 semanas. Una vez pasado ese tiempo, se debería realizar de nuevo el test de funcionalidad para valorar si se puede pasar al siguiente nivel de intensidad.

Ejercicios

- Para la mejora de la capacidad funcional, los ejercicios deben ser lo más adaptados a las actividades de la vida diaria (sentadillas, subir y bajar escaleras, coger objetos altos, etc.).
- El entrenamiento de la potencia muscular (altas velocidades) podría ser más beneficioso en términos de mejorías funcionales que los programas de resistencia (bajas velocidades). Por tanto, en los programas de ejercicio de los mayores deberían aparecer ejercicios realizados con bajo peso y de manera explosiva.
- En el caso de la programación de entrenamientos de fuerza con el objetivo de mejorar la hipertrofia y la potencia, las intensidades deben aumentar en el tiempo hasta entrenar tres o cuatro series, con entre cuatro y seis repeticiones a una intensidad de 8RM; es decir, un 70-80% de la fuerza muscular.
- El programa de ejercicio intenso (levantar grandes pesos) debe ser supervisado por un profesional del deporte.
- En personas sin experiencia o con bajo nivel de actividad física, un volumen de trabajo inicial bajo mejorará la adherencia al programa.

En la tabla 8.5 se expone una programación de entrenamiento de 12 semanas basada en las recomendaciones descritas previamente.

> **RECUERDA:** Lo más importante de todo programa de entrenamiento es la individualización, progresando y adaptando los ejercicios a las necesidades de cada momento.

Entrenamiento de resistencia

Entendemos el entrenamiento de resistencia o cardiovascular como aquel que implica una actividad física extenuante mantenida en el tiempo. Además, debe implicar un gran número de músculos trabajando durante el desarrollo de la actividad. Estos ejercicios pueden ser correr, nadar, montar en bicicleta o remo, entre otros.

Las recomendaciones de la OMS en su apartado de actividad física aeróbica son: realizar actividad física de intensidad moderada entre 150 y 300 min semanales o vigorosa entre 75 y 150 min. Además, permiten la posibilidad de realizar tandas de 10 min. La diferencia entre las intensidades moderada y vigorosa se puede definir con un ejemplo muy sencillo. Cuando la persona mayor salga a caminar pueden darse tres casos: mantener una conversación normal sin fatigarse es una intensidad demasiado baja, mantener una conversación un poco entrecortada y fatigosa es una intensidad moderada y no ser capaz de mantener una conversación es una intensidad vigorosa.

Con este último ejemplo podríamos controlar la intensidad del entrenamiento aeróbico hasta alcanzar las recomendaciones de la OMS, pero existen otras herramientas mucho más fiables para el control del ejercicio cardiovascular:

- El control de las pulsaciones por minuto (ppm): mediante un pulsómetro podemos controlar a qué pulsaciones está trabajando el sujeto.
- Escalas de esfuerzo percibido o escala de Borg: es un método de valoración subjetiva por parte del sujeto de la intensidad del ejercicio a la que está trabajando. Existen dos escalas estandarizadas, la que va de 6 a 20 y la que va de 1 a 10; los valores menores suponen muy poco esfuerzo y los mayores suponen una actividad muy extenuante. Ambas están validadas, pero la más usada en personas mayores es la de 1 a 10 por su facilidad de uso (tabla 8.6).

Ejercicios

- Caminar en diferentes direcciones, caminar en cinta rodante, bicicleta, natación o subir escaleras pueden ser buenos ejemplos de ejercicio de resistencia.

TABLA 8.6 Escala de esfuerzo percibido de Borg

0	Reposo total
1	Muy suave
2	Suave
3	Moderado
4	Un poco duro
5	Duro
6	
7	Muy duro
8	
9	
10	Máximo

TABLA 8.5 Ejemplo de un plan trimestral de entrenamiento de fuerza muscular en mayores

Semanas	Series y repeticiones	Intensidad y progresión
1 y 2	2 series/10 repeticiones	Determinar el ejercicio o el peso que le permita realizar el ejercicio correctamente y sin interrupciones unas 30 veces, pero con el que note que hace un esfuerzo al terminarlo
3 y 4	2 series/12-15 repeticiones	
5 y 6	3 series/12 repeticiones	
7 y 8	Aumente el peso utilizado hasta ahora: 2 series/10 repeticiones	Determinar el ejercicio o el peso que le permita realizar el ejercicio correctamente y sin interrupciones unas 20 veces, pero con el que note que hace un esfuerzo al terminarlo
9 y 10	2 series/12-15 repeticiones	
11 y 12	3 series/12-15 repeticiones	

Intensidad

- Mediante diferentes herramientas podemos controlar la intensidad del entrenamiento cardiovascular. Con la monitorización de las pulsaciones, se debería entrenar a 100-140 ppm, según la persona. Con la escala de Borg, trabajarán en el rango de 5-6.
- La intensidad del entrenamiento de resistencia aeróbica puede empezar en un 40-50% y progresar hasta un 70-80% de la capacidad aeróbica máxima. Sin embargo, es importante para un mayor frágil comenzar con una intensidad que le permita mantener el ejercicio durante algún tiempo.
- La intensidad nunca debe ser tan vigorosa que le dificulte el habla.

Series y repeticiones

- En el caso de los niveles funcionales más bajos, iniciar con marchas de 5-10 s unas 10 veces y aumentar progresivamente el tiempo caminando hasta alcanzar los 10 min seguidos.
- Los programas que combinen el entrenamiento de fuerza y resistencia deben comenzar por el de fuerza, pues producen mayores ganancias neuromusculares y cardiovasculares cuando el entrenamiento se realiza en ese orden.
- Aquellos pacientes que no sean capaces de levantarse de una silla comenzarán realizando el programa de entrenamiento de fuerza hasta que sean capaces de completar bloques de 5 a 10 s caminando.

Entrenamiento de equilibrio

En la realización de las actividades físicas, en general, y de las habilidades motrices el equilibrio juega un papel fundamental a la hora del control corporal y el posterior control del movimiento. Por tanto, podemos afirmar que el equilibrio es condición de nuestros movimientos y nuestras acciones. Se puede definir esta capacidad física como la habilidad de comprender y controlar nuestro cuerpo en el espacio.

Con el objetivo de reducir las caídas y mejorar el miedo a caer, el tipo de entrenamiento más indicado es el multicomponente, que implica ejercicios de fuerza y equilibrio. De los primeros ya hemos hablado, y vamos a tratar de extender y dar algún ejemplo de los ejercicios que mejoran el equilibrio.

Existen principalmente dos tipos:

- Equilibrio estático: son aquellos ejercicios que se realizan sin desplazamiento. El objetivo es reducir la superficie de apoyo (posición en tándem o monopodal), modificar el plano de soporte (inclinado, consistencia blanda o irregular) y tratar de mantener la posición de equilibrio el máximo tiempo posible. Una manera de complicarlo, además de las ya mencionadas, es cerrar los ojos, lo que supone la supresión de uno de los sistemas encargados de la estabilización corporal.
- Equilibrio dinámico: este tipo de ejercicio conlleva un movimiento en el espacio. Se debe realizar un desplazamiento que suponga un estrés a nivel coordinativo y vestibular, como puede ser un paseo en tándem, con tarea dual o con giros en un corto espacio.

Entrenamiento de movilidad articular

El rango de movimiento (ROM) es fundamental para llevar una buena calidad de vida. La capacidad de levantar los brazos hasta la vertical, doblar las rodillas o las caderas más de 90° o controlar los movimientos de la columna vertebral es fundamental para hacer las actividades de la vida diaria de la forma más efectiva y sin dolor.

Por lo tanto, no solo deberemos trabajar la fuerza, la resistencia o el equilibrio, sino que también deberemos entrenar el ROM mediante ejercicios de flexibilidad y movilidad articular. Un buen truco para incluir este objetivo en las sesiones de ejercicio es añadir ejercicios que conlleven un movimiento articular (ya sean balanceos o giros) de cada una de las articulaciones corporales; y al finalizar la sesión, ejercicios de flexibilidad muscular (estiramientos).

En la figura 8.3 se pueden ver tres ejemplos de sesiones de entrenamiento multicomponente para mayores, en los que se respeta un orden de ejercicios adecuado y se permiten

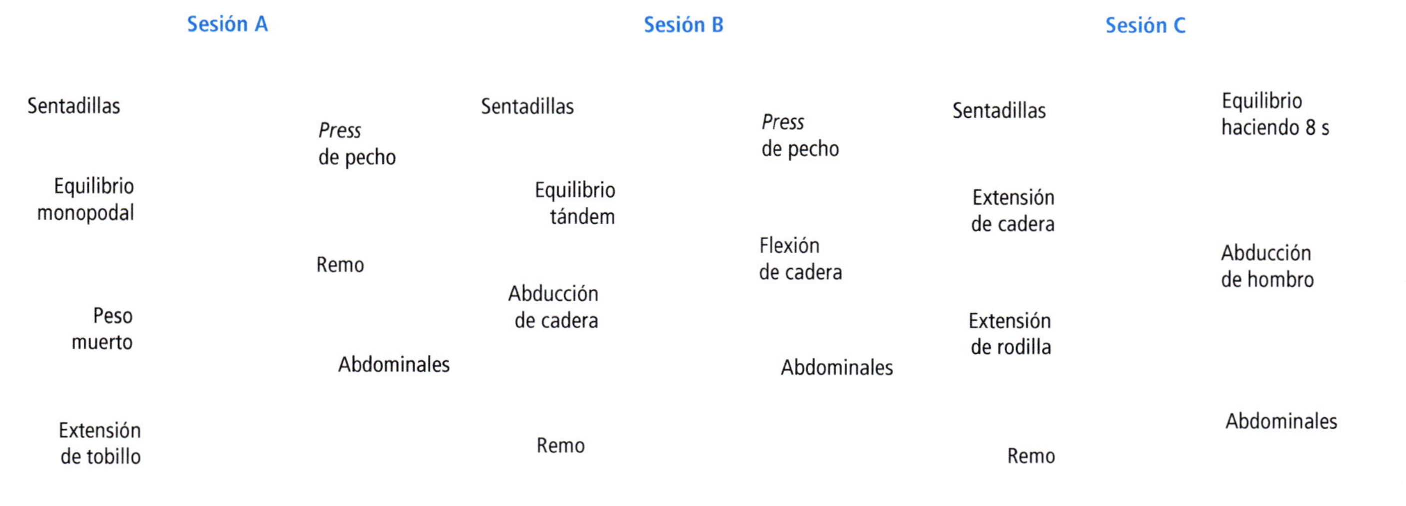

Figura 8.3 Ejemplos de sesiones de entrenamiento multicomponente para adultos mayores.

descansos de los grupos musculares trabajados previamente, con el consiguiente objetivo de entrenar simultáneamente la resistencia cardiovascular.

RIESGOS DE LA PRÁCTICA DE EJERCICIO FÍSICO EN EL MAYOR FRÁGIL

Los problemas que con más frecuencia aparecen en el mayor frágil durante la realización del ejercicio físico suelen estar relacionados con su comorbilidad, aspecto que con gran frecuencia suele correlacionarse con el síndrome de fragilidad. Esta por sí misma no es una contraindicación absoluta de ejercicio, pero sí requiere una evaluación médica exhaustiva antes de iniciar un programa de ejercicio. Habitualmente las contraindicaciones absolutas suelen ser cardiovasculares (infarto cardíaco reciente o angina inestable, hipertensión no controlada, insuficiencia cardíaca aguda y bloqueo auriculoventricular completo). Otra de las patologías a las cuales se le debe prestar atención es la diabetes, sobre todo en los insulinodependientes. En estudios realizados por el equipo de Mikel Izquierdo sobre pacientes agudos ingresados en una planta de geriatría que realizan un programa de ejercicio supervisado durante 5-7 días, se ha observado que produce importantes beneficios sobre la capacidad funcional y el deterioro cognitivo.

Como se ha señalado previamente, en los mayores frágiles se recomiendan programas más conservadores en cuanto a intensidad, potencia, volumen y frecuencia de entrenamiento. Cuanto más gradual sea la progresión mejor será la tolerancia y la adhesión al ejercicio, y se minimizarán los efectos secundarios.

RECUERDA: Lo más importante de cualquier programa de entrenamiento es la adherencia.

9

Organización asistencial de la atención sanitaria al adulto mayor: niveles asistenciales, equipo multiprofesional, atención en el medio residencial y equipos de continuidad asistencial

Nuria Fernández Martínez, Juan de Dios Estrella Cazalla, Laura Plaza Carmona

INTRODUCCIÓN

El principal objetivo en la atención al adulto mayor es evitar y limitar la aparición y el desarrollo de deterioro funcional, discapacidad y dependencia, aumentando los años libres de incapacidad. Es característica en los adultos mayores con enfermedad aguda su tendencia a la incapacidad, especialmente si se dan condiciones de fragilidad, con una disminución en la reserva funcional orgánica y en los mecanismos que tienen de control homeostáticos.

Esto hace que sea muy importante, sobre todo, utilizar métodos adecuados de medida de funcionalidad, para seleccionar bien a los pacientes que se encuentren en riesgo de incapacidad, y tener una estrategia asistencial específica para detectar precozmente los problemas y diseñar estrategias terapéuticas para planificar cuidados, además de desarrollar métodos de intervención de forma multiprofesional con un seguimiento adecuado en los distintos niveles terapéuticos.

Briggs et al., en una revisión sistemática y metaanálisis sobre estudios con los principales elementos para el cuidado integral del paciente mayor, punto que constituye una cuestión prioritaria para la Organización Mundial de la Salud (OMS), llegan a la conclusión de que los pilares básicos en los que se debe fundamentar son la valoración geriátrica integral (VGI), el manejo de casos de forma adecuada al nivel asistencial que se precise y el equipo multiprofesional.

NIVELES ASISTENCIALES

Son cada uno de los dispositivos en que tradicionalmente se ha subdividido un servicio de geriatría. Su necesidad parte de la premisa de que cada fase de la enfermedad de los adultos mayores precisa unos recursos específicos tanto humanos como materiales. Un servicio de geriatría debe disponer de una unidad geriátrica de agudos (UGA) para el diagnóstico y el tratamiento de adultos mayores con enfermedad en fase aguda, una unidad de recuperación funcional (URF) y un hospital de día (HD) para la atención de mayores en fase estable con necesidades de recuperación y rehabilitación intensiva, y una consulta externa y un equipo de atención geriátrica domiciliaria/equipo de continuidad asistencial (AGD/ECA) cuando prima la valoración especializada ambulatoria y el seguimiento clínico continuado. Todos estos niveles asistenciales deben funcionar coordinadamente con la atención primaria, los servicios sociales comunitarios y organizaciones de voluntariado para completar una red de asistencia geriátrica integral que garantice una correcta atención al mayor en todo el denominado «proceso de cuidados», es decir, desde que se instaura el problema hasta que concluye con la curación o el fallecimiento de la persona, como podemos apreciar en la figura 9.1.

El SESCAM, en su Plan estratégico de Geriatría de 2019, presenta cómo debe ser un servicio de geriatría completo, atendiendo a sus diferentes niveles asistenciales (fig. 9.2). En la figura 9.3 podemos ver el diagrama de toma de decisiones del

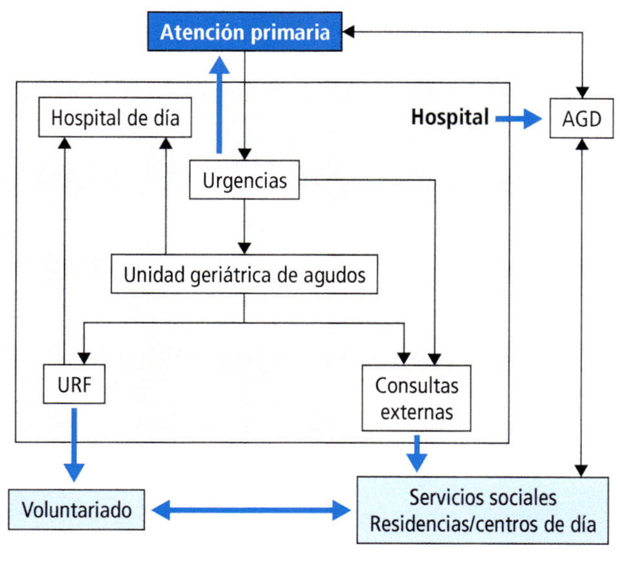

Figura 9.1 Niveles asistenciales en un servicio de geriatría y flujo de pacientes entre ellos. AGD: asistencia geriátrica domiciliaria; URF: unidad de recuperación funcional.

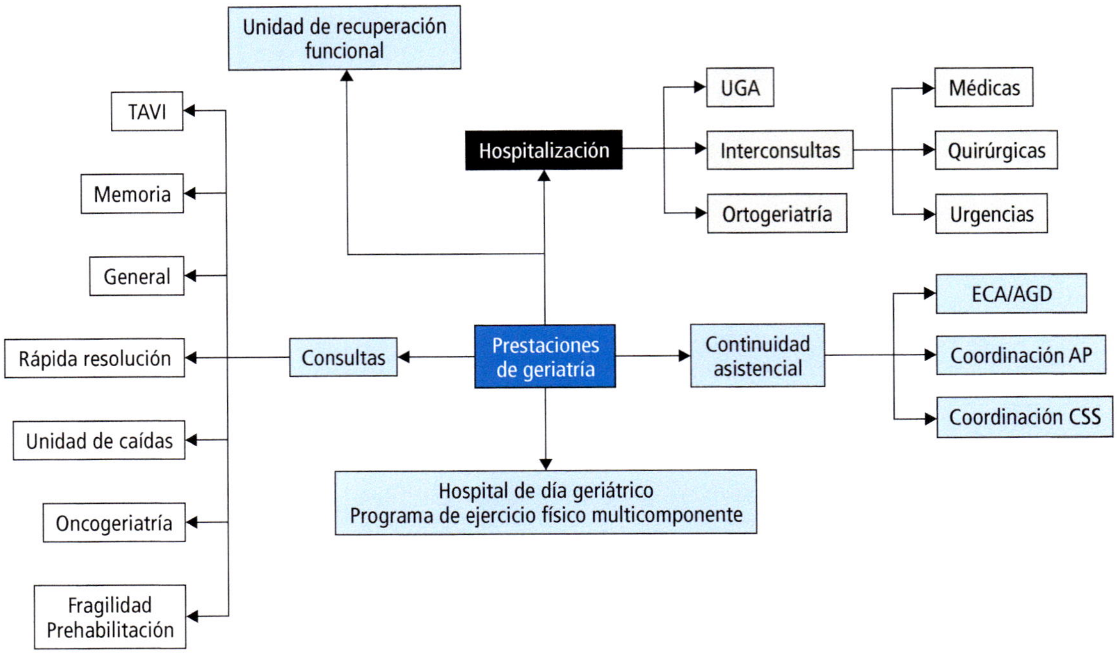

Figura 9.2 Niveles asistenciales del SESCAM.

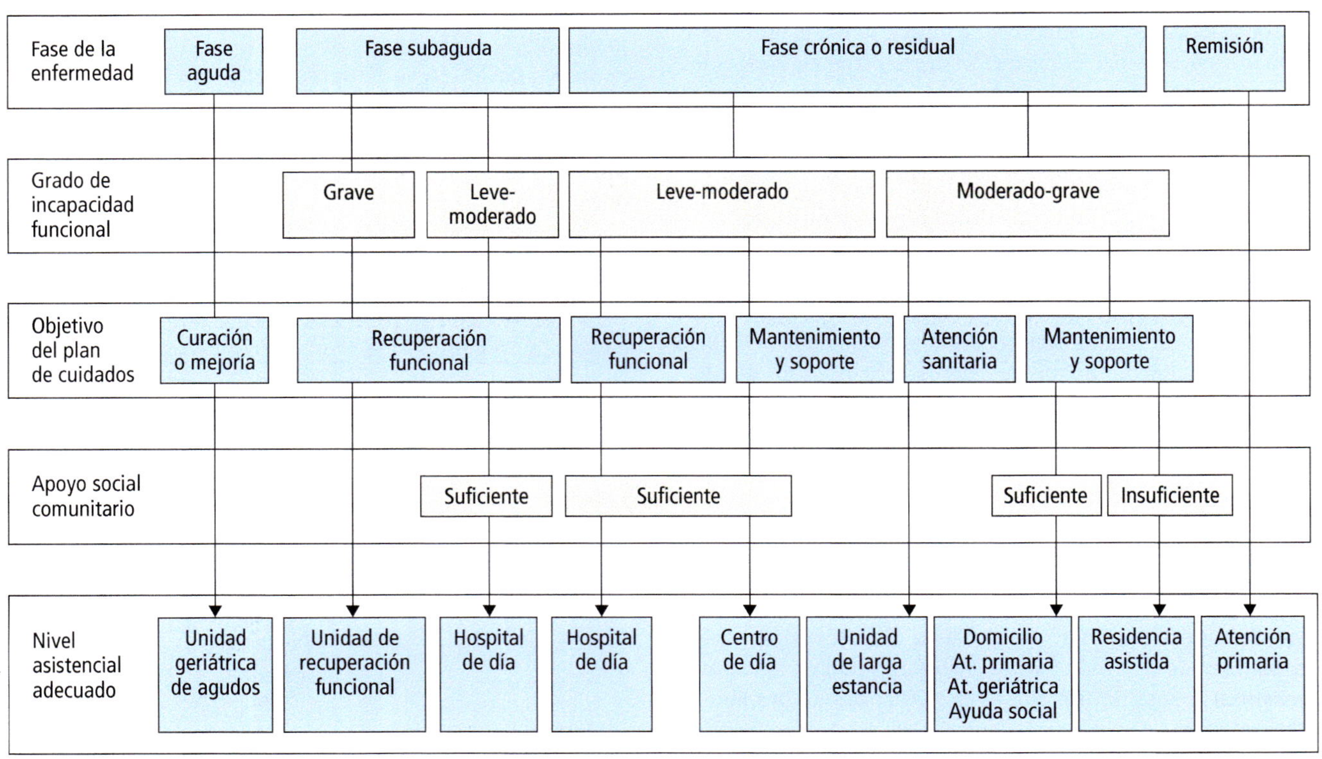

Figura 9.3 Diagrama de toma de decisiones para la adecuación del nivel asistencial en el paciente mayor. (Tomado de González Montalvo JI, Gutiérrez J, Alarcón Alarcón MT. Aplicación de la valoración geriátrica para el correcto uso de niveles asistenciales en la atención al anciano. Propuesta de un diagrama objetivo de toma de decisiones. Rev Esp Geriatr Gerontol. 1998; 33: 115-20.)

nivel asistencial más adecuado para un paciente según la fase de enfermedad, el grado de discapacidad y los apoyos que tenga.

RECUERDA: Los principales niveles asistenciales de un servicio de geriatría son la unidad geriátrica de agudos, la unidad de recuperación funcional, el hospital de día, el equipo de continuidad asistencial y las consultas externas.

Cuidados agudos hospitalarios

La geriatría nació en los años cuarenta en el Reino Unido de la mano de la doctora Marjorie Warren, que trabajaba en el West Middlesex Hospital en Londres con enfermos crónicos. La doctora Warren apreció que un abordaje multiprofesional que prioriza aumentar la funcionalidad de los pacientes mejoraba la calidad de vida y la morbimortalidad, haciendo proliferar las UGA en los hospitales y los HD. Posteriormente, en EE. UU. copiaron y ampliaron este modelo con la planificación de cuidados en unidades especializadas y específicas en cuidados agudos y postagudos.

En los cuidados agudos del paciente mayor hay que destacar las UGA, los equipos consultores multidisciplinarios y la hospitalización a domicilio, cuyas características se resumen en la tabla 9.1.

Los adultos mayores, sobre todo los frágiles, son los que más ingresos sufren, y la hospitalización es un factor de riesgo de deterioro funcional, lo que lleva a más dependencia, institucionalización, consumo de recursos sociales, sanitarios y económicos, y mortalidad. La pérdida funcional en el alta se estima entre el 35 y el 73% comparado con el nivel previo, y al mes está entre el 31 y el 42,8% según estudios. Esto también es una llamada de atención a la importancia de los cuidados continuados tras el alta hospitalaria. La pérdida funcional tras el ingreso hospitalario se asocia fundamentalmente a su reserva fisiológica, la enfermedad que origina el ingreso y el proceso de atención a la enfermedad aguda.

Hasta el 40% de los mayores de 75 años ingresados presentan alguna complicación, y dichas complicaciones aumentan en frecuencia cuanto peor es la situación funcional previa, destacando reacciones adversas a fármacos, las caídas, la malnutrición o el *delirium*.

Las UGA son los dispositivos hospitalarios para cuidados agudos en adultos mayores que han demostrado ampliamente en la literatura su eficacia y eficiencia, ya que es un grupo de pacientes con más tendencia a la cronicidad, las complicaciones y el deterioro funcional.

La afirmación de que «la atención sanitaria a los mayores es cara» es un axioma absolutamente falso y que ha marcado políticas sanitarias erróneas. El gasto sanitario es mayor en los años más próximos a la muerte y los costes de la atención sanitaria son inherentes a la propia enfermedad de las personas, a la tecnificación y a las mejoras en la calidad de la medicina actual, y no al envejecimiento de las personas.

Un aspecto importante que hay que tener en cuenta en esta población cuando se hospitaliza es el impacto que este ingreso puede suponer en su deterioro funcional, y el diagnóstico clínico es un mal predictor de este deterioro y de complicaciones, por lo que existen herramientas que nos pueden ayudar a valorar el riesgo de deterioro funcional durante la hospitalización, como la escala de riesgo de deterioro funcional en el ingreso hospitalario (Hospital Admission Risk Profile, HARP), la Identificación de mayores en riesgo (Identification of Seniors at Risk, ISAR), el Care Complexity Prediction Instrument (COMPRI) o el modelo Yale New-Haven.

En relación con las UGA, también hay que tener en cuenta los sistemas de clasificación de los pacientes para medir el producto sanitario y asignar recursos económicos, permitiendo comparar los resultados de distintos servicios. En España

TABLA 9.1 Principales tipos de unidades de cuidados agudos del paciente mayor

Unidades	Características	Metodología de trabajo	Beneficios
UGA	Ofrece atención especializada dentro de las camas habituales de hospitalización a pacientes mayores que sufren enfermedad aguda, o más frecuentemente reagudización de enfermedades crónicas	Equipo multiprofesional Planificación del alta Adecuada derivación a otros niveles asistenciales si fuera necesario	Ampliamente demostrados: • Menor pérdida funcional • Estancias más bajas que la hospitalización convencional
Equipos consultores multidisciplinarios (se llamaron unidades de valoración geriátrica)	Equipos de intervención sobre pacientes hospitalizados por patologías agudas en situación de fragilidad	Prestar asistencia especializada geriátrica a pacientes mayores en otros servicios (p. ej., traumatología)	Ausencia de beneficios al no disponer de otros niveles asistenciales (pretendían ser un esbozo de futuros servicios de geriatría en hospitales)
Hospitalización a domicilio	Cuidados agudos en el domicilio del paciente como alternativa a los cuidados agudos hospitalarios, por un tiempo limitado y llevados a cabo por profesionales sanitarios	Atención a pacientes mayores en domicilio estables y sin ningún indicador de mala evolución Precisa implicación de los familiares	No hay evidencia científica que lo avale en adultos mayores como alternativa a la hospitalización en agudos

se utilizan los grupos relacionados con el diagnóstico (GRD), aunque no son los mejores para la población geriátrica.

Cuidados continuados

Después de la atención al paciente mayor en su fase aguda de enfermar, debemos poder garantizar una continuidad en sus cuidados, y para ello distinguiremos dos tipos de pacientes:

- Paciente con discapacidad potencialmente reversible, que se beneficia de:
  - Unidad de recuperación funcional (URF).
  - Hospital de día (HD).
- Paciente con dependencia y/o alto riesgo de reingreso, que se beneficia de:
  - Asistencia geriátrica domiciliaria (AGD) o equipos de continuidad asistencial (ECA).

Unidad de recuperación funcional

Se crearon inicialmente en el Reino Unido para pacientes mayores con pérdida de independencia y disponían de terapeutas y enfermeras especializadas, y más tarde se desarrollaron en EE. UU. con un perfil más geriátrico, rehabilitador e integrador, y que estudia su eficacia y eficiencia. En España empiezan a surgir a finales de los años ochenta y los noventa, y, pese a su demostrada eficacia, todavía hay muchos servicios de geriatría que no cuentan con su prestación, intentando suplir su misión con cuidados rehabilitadores en centros residenciales, pero los pacientes con ictus y con fractura de cadera más jóvenes obtienen mejores resultados en una URF, o bien, cuando se puede, con la rehabilitación domiciliaria, que muestra resultados alentadores, pero en pacientes muy seleccionados.

En estas unidades se trabaja, mediante equipos multidisciplinares (geriatra coordinador, enfermería y trabajador social como principal núcleo), con reuniones periódicas que valoran de forma integral a cada paciente, para intentar recuperar la situación funcional previa al evento e integrar al adulto mayor en su entorno con la mejor calidad de vida posible, evitando la institucionalización. Hasta el momento es el nivel asistencial que dispone de más y mejores evidencias sobre su efectividad y eficiencia (nivel de evidencia A), y es la unidad geriátrica más evaluada en la literatura, con unos resultados claramente favorables.

El paciente que más se beneficia de estas unidades es el que padece patologías que generan incapacidad, entre las que destacan el ictus, la fractura de cadera o la inmovilidad prolongada por algún procedimiento médico o quirúrgico. En la figura 9.4 vemos el proceso de derivación de pacientes a una URF.

Las URF que son más eficaces y eficientes cumplen características como una selección adecuada de pacientes, utilizando como herramienta de trabajo la VGI, trabajo en equipo multiprofesional con reuniones periódicas, elaboración de

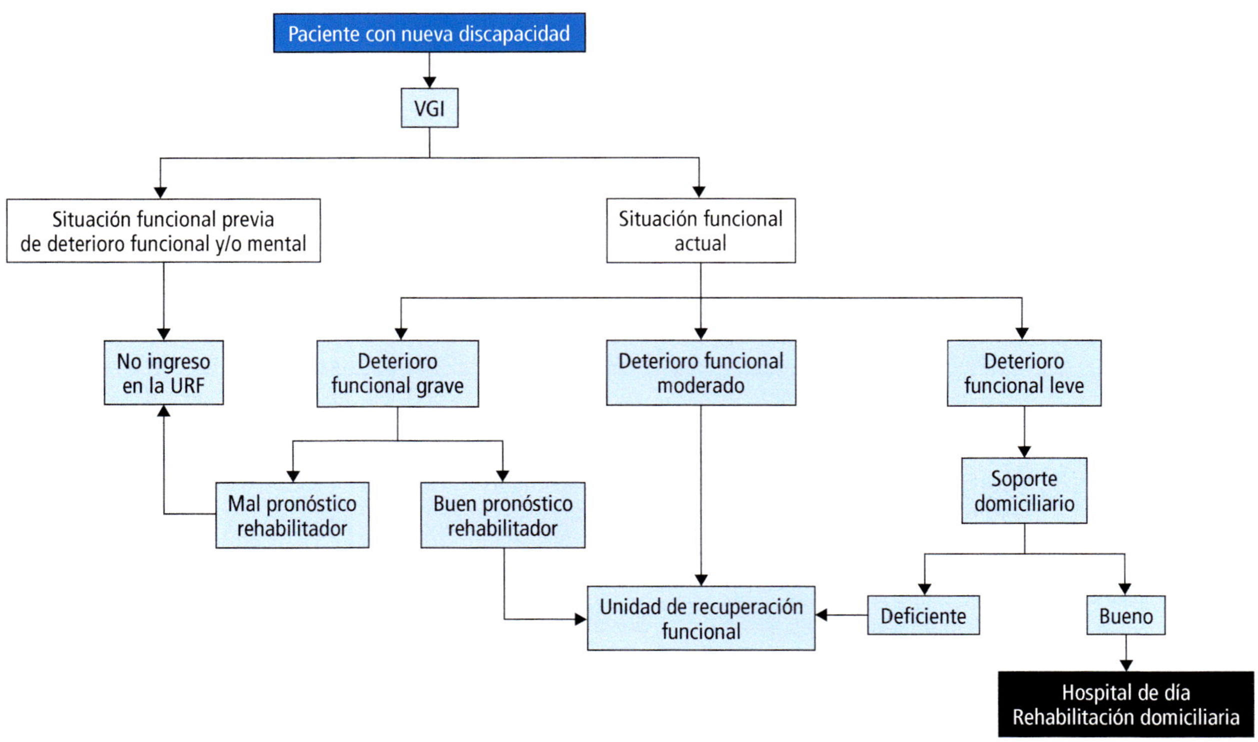

Figura 9.4 Pacientes candidatos a ingresar en una URF. URF: unidad de recuperación funcional; VGI: valoración geriátrica integral. (Reproducido, con autorización, a partir de Hornillos M, Rodríguez J, Pareja T, et al. Atención sanitaria al anciano con discapacidad potencialmente reversible; unidad de recuperación funcional y hospital de día. En: Abizanda P, Rodríguez L. Tratado de Medicina Geriátrica: Fundamentos de la atención sanitaria a los mayores. Barcelona: Elsevier; 2015. pp. 298-304.)

protocolos para la prevención y el manejo de las complicaciones más frecuentes, planificación del alta y del seguimiento posterior, ganancia funcional mayor de 20 puntos en el índice de Barthel, porcentaje de institucionalización en el momento del alta menor del 20%, porcentaje de derivación a una UGA menor del 10% o estancia media en la unidad entre 18 y 35 días.

Hospital de día geriátrico

La primera referencia a este nivel asistencial fue en Oxford en 1954 (Coley Road) y surgió como alternativa a la hospitalización clásica, y actualmente están proliferando en muchas especialidades médico-quirúrgicas en los hospitales para abaratar los costes sanitarios. Proporciona en horario diurno una valoración multiprofesional y un tratamiento integral dentro del hospital, y da mayor énfasis a cuidados de recuperación funcional tanto de rehabilitación como de terapia ocupacional, vinculando a los familiares en dicho tratamiento y haciendo de puente entre cuidados sanitarios hospitalarios y comunitarios, teniendo siempre en cuenta que el paciente vuelve todos los días al domicilio, por lo que su médico de atención primaria debe conocer los progresos realizados y asumir al paciente fuera del horario de estancia en el HD. Se necesitará espacio habilitado y transporte diario para la recogida y el retorno de los pacientes.

El equipo estará formado por el médico geriatra, que coordina a los demás, personal de enfermería, un terapeuta ocupacional, un fisioterapeuta y un trabajador social. Deben reunirse de forma periódica para valorar los resultados, los tratamientos y los planes de cuidados tras el alta.

La recuperación funcional debe terminar cuando se alcanza la máxima autonomía posible o cuando el paciente tiene la independencia suficiente para manejarse en su domicilio, lo que suele conseguirse en un período medio de 3 meses.

Un metaanálisis sobre los beneficios del HD detectó una tendencia a disminuir la estancia hospitalaria y la institucionalización, y un menor deterioro funcional, y otro mostró una mejoría en la realización de actividades básicas de la vida diaria (ABVD), y una reducción de días de uso de camas hospitalarias y de la necesidad de cuidados. No hay que confundir hospital de día con centro de día, y en la tabla 9.2 se exponen las diferencias.

TABLA 9.2 Diferencias entre hospital de día y centro de día

	Objetivos	Personal	Estancia media
Hospital de día	Plan diagnóstico y terapéutico	Médico geriatra Enfermería Fisioterapia Terapeuta ocupacional Trabajador social	Semanas
Centro de día	Apoyo social Prevenir la institucionalización	No necesita médico	Indefinida

Asistencia geriátrica domiciliaria

Asistencia geriátrica domiciliaria tradicional (AGD). En nuestro país se implanta por primera vez un servicio de AGD en el Hospital de la Cruz Roja de Madrid en 1978. En la actualidad, este recurso se ha ido implantando de forma muy heterogénea dependiendo de cada comunidad y con distintas definiciones: PADES, ESAD (equipo de soporte y atención domiciliaria) o AGD. Se benefician de este tipo de asistencia geriátrica los pacientes mayores con dependencia funcional severa irreversible, con alto riesgo de reingreso y/o deterioro cognitivo avanzado. Se llevaría a cabo por equipos sanitarios especializados, compuestos por un médico geriatra, una enfermera y un trabajador social (compartido con la unidad de agudos).

La asistencia geriátrica dirigida a los adultos mayores más añosos y complejos, con alto grado de dependencia, debe suponer un apoyo a la atención primaria, pero nunca una alternativa o sustitución, aunque sí puede ser una alternativa a la hospitalización innecesaria (pero nunca a la necesaria). Es, además, imprescindible que el paciente tenga suficiente apoyo familiar y/o social en su domicilio para la atención de las necesidades mínimas de la vida diaria y garantizar el cumplimiento de las directrices marcadas por el equipo sanitario.

Desde la primera valoración en el domicilio el equipo debe marcar directrices de cuidados e incluso, si fuera necesario, derivar a otro nivel asistencial. Las siguientes visitas deben ser periódicas y previamente pactadas y, tras lograr objetivos, el alta, la derivación a otro nivel asistencial o, si fuera el caso, el duelo de los familiares y los cuidadores.

La AGD ha demostrado una disminución del 30% en el número de visitas a urgencias, del 57% en el número de reingresos y del 69% en los días de estancia hospitalaria. Los objetivos de la AGD se reflejan en el cuadro 9.1.

CUADRO 9.1 Objetivos de una asistencia geriátrica domiciliaria

- Mejora de la asistencia al adulto mayor frágil en su domicilio.
- Reducción del número de reingresos hospitalarios.
- Facilitación de las altas hospitalarias complejas.
- Estabilización de las altas complejas tempranas en el domicilio.
- Evaluación del adulto mayor frágil en el domicilio para adecuar tratamientos, realizar curas y técnicas complejas, y valorar la nutrición.
- Evaluación del adulto mayor frágil en el domicilio por terapia ocupacional para adaptar el entorno reduciendo barreras arquitectónicas, y reentrenar en las actividades de la vida diaria.
- Continuación del tratamiento fisioterápico iniciado durante la hospitalización hasta su entrada en el programa ambulatorio.
- Adiestramiento a los familiares y cuidadores en medidas posturales y cuidados al adulto mayor con discapacidad severa.
- Coordinación con los equipos de atención primaria de la atención a los adultos mayores frágiles.

Equipos de continuidad asistencial (ECA). Desde geriatría se han propuesto varios modelos de atención basados en los equipos de continuidad asistencial (ECA) como abordaje integral de los problemas que se derivan del modelo de atención clásico y, sobre todo, intentando mantener al adulto mayor en su medio habitual (comunidad o, en menor medida, su institución) evitando las complicaciones asociadas de las derivaciones evitables al ámbito hospitalario.

Esta acción coordinada por geriatría puede reducir los gastos sanitarios al disminuir tanto los ingresos hospitalarios como las visitas a urgencias y los consumos derivados de los medios de transporte hasta el hospital. Además, facilita las altas hospitalarias más tempranas y de pacientes más complejos que, de otro modo, estarían en el hospital. Por otra parte, estos modelos colaborativos permiten la atención del geriatra en la comunidad, disminuyendo las derivaciones innecesarias a las consultas externas de múltiples especialidades, y permiten mejorar la calidad de vida del paciente.

La composición multidisciplinaria de los ECA (geriatra, enfermera y trabajador social, principalmente, junto con un fisioterapeuta y un terapeuta ocupacional, en otros casos), así como su implicación directa en los cuidados domiciliarios, determinan la eficacia y favorecen la confianza de los profesionales de atención primaria tanto en la intervención como en el plan de cuidados establecido, opinión avalada por la bibliografía.

Hospitalización a domicilio (HaD). En cuanto a las posibilidades de HaD, existe una gran heterogeneidad en cuanto a los modelos de desarrollo, pero, de modo general, podemos agruparlos en dos grandes grupos: *modelos de evitación de ingreso hospitalario* (paciente con enfermedad aguda o descompensación de enfermedad crónica que ingresa directamente desde la sala de urgencias en una situación que de otro modo requeriría hospitalización convencional) y *modelos de facilitación del alta* (paciente que requiere atención continuada tras superar la fase hiperaguda, o tras el desarrollo de complicaciones durante el ingreso que podría precisar una revaluación temprana en el domicilio por geriatría tanto para el control clínico como para inducir una recuperación funcional e incluso, a veces, con una intención conciliadora y de tranquilidad para la familia o el propio paciente). En algunos servicios de geriatría, por la demanda y los recursos existentes, los ECA desarrollan un modelo mixto en el cual tienen cabida ambos perfiles de pacientes.

Las dos modalidades de HaD obtienen similares resultados de salud y calidad, y en la mayoría de los pacientes candidatos a ser manejados por una unidad de HaD podría omitirse el período de ingreso hospitalario y pasar directamente al manejo en el domicilio. Según una revisión Cochrane, la HaD reduce en un 23% el riesgo de mortalidad a 6 meses y hasta un 65% el riesgo de institucionalización en el mismo período de tiempo, ambos de manera estadísticamente significativa.

Equipos de continuidad asistencial con el medio residencial (ECA-R). Tras la pandemia por COVID-19 y con el objetivo de mejorar algunos de los déficits objetivados en la atención en medio residencial y la coordinación entre atención primaria y hospitalaria, así como para obtener una mejor calidad de vida de los usuarios, surgieron los equipos de atención a centros residenciales de base hospitalaria, llamados equipos de continuidad asistencial con el medio residencial (ECA-R). Están formados fundamentalmente por un geriatra y enfermería especialista en geriatría, aunque pueden colaborar otros profesionales. El cuadro 9.2 presenta los objetivos de los ECA-R. Los tres ejes de trabajo sobre los que se mueven estos dispositivos son:

- Intervenciones sobre el centro residencial: permiten la continuidad de la información (historia clínica, cuidadores, familia); coordinar los cuidados; proporcionar a atención primaria y al equipo sanitario de la institución residencial soporte de consultoría médica, gestión burocrática hospitalaria y canalización de recursos; fomentar el desarrollo, la formación y la actualización de programas específicos del paciente adulto mayor institucionalizado, y protocolizar la identificación del paciente frágil, el manejo de las patologías más prevalentes y los síndromes geriátricos y la prevención de efectos adversos en la prescripción.
- Intervenciones paciente-familia: se basan en el modelo asistencial de atención centrado en la persona, donde el individuo dirige su proyecto de vida y toma de decisiones, y en el que se concibe la residencia como un hogar que oferta cuidados de larga duración, de acuerdo con las creencias y expectativas del paciente y su familia. De ello derivan programas como: la atención ambulatoria a su patología de base en el propio centro (evitando desplazamientos, unificando la asistencia de especialistas, abordando de

CUADRO 9.2 Finalidad de los equipos de continuidad asistencial con el medio residencial (ECA-R)

- Adecuar tanto las derivaciones al servicio de urgencias desde la residencia como el número de pacientes que retornan desde el servicio de urgencias, así como su conveniente revaluación precoz.
- Optimizar el número de derivaciones desde la residencia a centros especializados, evitando consultas duplicadas y, a su vez, ofrecer consulta unificadora en geriatría (valoración geriátrica integral, con revisión de polifarmacia y búsqueda activa de síndromes geriátricos) para evitar múltiples consultas con diferentes especialistas.
- Mejorar el porcentaje de hospitalizaciones de usuarios residenciales: contacto estrecho para teleconsultas sobre pacientes descompensados y manejo residencial, suministro de medicación hospitalaria cuando se precise.
- Reducir la duración promedio de la estancia hospitalaria de los pacientes ingresados, facilitando su retorno a la residencia lo más pronto posible.
- Supervisar los cuidados complejos de enfermería: úlceras por presión, curas de heridas complejas, manejo de sondas PEG, infusores.
- Simplificar trámites burocráticos (tratamientos en hospital de día, oxigenoterapia, prestaciones ortroprotésicas, prescripción de medicaciones que precisen visados, gestión de citas preferenciales con otros especialistas, realización de pruebas diagnósticas, teleconsulta, etc.).

forma integral la polifarmacia y actualizando la valoración geriátrica en cada proceso de su vida); el manejo de base hospitalaria ante patología aguda, usando vía endovenosa o subcutánea si se precisa; la facilitación del ingreso hospitalario evitando la derivación a urgencias, y el manejo del final de la vida.

- Intervención en la transición hospital-centro residencial: asegura la continuidad asistencial, disminuye las tasas de reingresos hospitalarios y favorece los cuidados al final de la vida. Colabora en la canalización de información y recursos; proporciona apoyo asistencial con el fin de promover el alta precoz hospitalaria y de urgencias, para continuar el manejo en su residencia.

Programas integrados de gestión de casos para el adulto mayor frágil y dependiente. Son modelos de servicios donde se integran los servicios sanitarios (atención primaria y servicios de geriatría en alguno de ellos) y los servicios sociales comunitarios, donde mediante actuación del equipo multidisciplinar con protocolos de actuación definidos se busca la gestión de casos mediante la adecuada utilización de recursos disponibles (cuidados domiciliarios médicos y sociales, hospitales, centros de rehabilitación, centros de día y cuidados institucionales a largo plazo).

En el ámbito internacional son ejemplos de estos programas los modelos canadienses Integrated Services for Frail Elders (SIPA), realizado en dos áreas de Montreal y que muestra un menor coste en cuidados institucionales, cuidados comunitarios y derivados de hospitalización aguda en pacientes con dependencia en las ABVD, y Program of Research to Integrate the Services for the Maintenance of Autonomy (PRISMA), llevado a cabo en la provincia de Quebec, que da como resultado un menor declinar funcional, un mayor grado de satisfacción del paciente y un menor número de visitas a urgencias, aunque no se obtuvieron diferencias en hospitalizaciones, estancias o reingresos; o los de EE. UU.: el Program of All Inclusive Care for the Elderly (PACE), que es un sistema de prestación de servicios integrales e integrados en la financiación del Medicare y del Medicaid, y el Geriatric Resources for Assessment and Care of Elders Intervention (GRACE), que obtuvo beneficios en cuanto a la mejoría en la calidad de los cuidados, la mejoría en cuatro subescalas de la escala SF-36 (estado general, vitalidad, funcionamiento social y salud mental) y un menor número de visitas a urgencias en el grupo de intervención y de hospitalización en un subgrupo de alto riesgo en el segundo año de la intervención, pero sin obtener mejoría en las ABVD. En Europa se encuentra el ejemplo de Torbay en Inglaterra, que incluye tres pequeñas ciudades, con un auténtico programa de integración entre servicios médicos y sociales para personas mayores frágiles y dependientes, que cuenta con un único sistema de información y coordinación desde un equipo multiprofesional que interactúa tanto en el hospital como en el medio residencial, el domicilio, la atención primaria, etc.; hay un único sistema de servicios sanitarios y sociales, con un mismo presupuesto, etc.

A pesar de todas las dificultades para conseguir la integración de servicios para los mayores dependientes, esta constituye una necesidad ineludible en el futuro inmediato, y más teniendo en cuenta la austeridad que se está imponiendo en las políticas sanitarias.

La tabla 9.3 recoge los niveles de recomendación para la implantación de los distintos niveles asistenciales anteriormente descritos.

Atención en el medio residencial

En las últimas décadas, los cambios sociodemográficos y las nuevas formas de vida han propiciado que el paciente mayor con dependencia, alta complejidad y dificultad en los apoyos sociales para mantener la calidad de vida en los cuidados recurra más a los cuidados sanitarios en el medio residencial al final de su vida.

Las residencias de mayores son centros de atención integral personalizada y continuada, donde se proporcionan cuidados sociales y sanitarios adecuados a la situación de dependencia y a las necesidades particulares de las personas usuarias; ofrecen un *continuum* de atención con los servicios sociales y de salud de su entorno. La Ley 39/2006, de 14 de diciembre, de Dependencia define los centros residenciales como: «Recursos sociales especializados que proporcionan alojamiento, manutención, atención personal, sanitaria y otras actividades de apoyo a las personas en situación de dependencia, con el objetivo de promover su autonomía personal, mejorar su calidad de vida y apoyar a sus familias».

Los principales objetivos de estos centros son la promoción del envejecimiento activo y la autonomía de las personas mayores, así como servir de apoyo a los familiares de usuarios de los centros mediante servicios específicos.

Aunque tradicionalmente entendemos por centro residencial el alojamiento colectivo para personas mayores, los servicios y centros especializados en las personas mayores pueden clasificarse como:

- Centros residenciales:
  - Residencias para personas mayores: son centros de carácter social que ofrecen alojamiento, convivencia, atención integral continuada y cuidados sociales y sanitarios adecuados a la situación de dependencia y a las necesidades personales.
  - Viviendas de mayores: son viviendas en las que convive un pequeño grupo de personas mayores con una adecuada situación de autonomía personal. Incluyen comidas y servicios como limpieza, lavandería, transporte, actividades sociales y recreativas. No obstante, en la mayoría de las unidades, no hay asistencia con las ABVD ni supervisión de medicamentos. La permanencia en la vivienda está condicionada al mantenimiento de la propia capacidad para el autocuidado o a que se puedan garantizar en la misma los apoyos y cuidados necesarios para la realización de las actividades de la vida diaria.
- Centros y servicios de atención comunitaria:
  - Centros de día de personas mayores: son centros de servicios sociales especializados para personas mayores, abiertos a la comunidad, que se dirigen a promover el envejecimiento activo y a favorecer el desarrollo personal, la convivencia y la participación social.

TABLA 9.3 Grados de evidencia de los niveles asistenciales

Fase	Población diana	Intervención	Beneficios para el paciente	Beneficios para el sistema sanitario	Grado de recomendación
Aguda	Adulto mayor frágil hospitalizado	Equipo geriátrico consultor	No hay diferencias en la mortalidad, la institucionalización ni la situación funcional	Impregnación de cuidados geriátricos adecuados	C B (para equipos en unidades de ortopedia)
		Unidades ortogeriátricas	Reducción de la morbimortalidad y deterioro funcional tras el alta	Descenso de la estancia media y la institucionalización	A
		Unidad geriátrica de agudos	Menor deterioro funcional e institucionalización tras el alta	Reducción de la estancia media y los costes hospitalarios	A
		Hospitalización domiciliaria	Mayor satisfacción con cuidados	Eficiencia cuestionable en el adulto mayor frágil	C
Subaguda	Adulto mayor con deterioro funcional potencialmente reversible	Unidad de recuperación funcional o media estancia o convalecencia	Mejoría funcional y afectiva y menor mortalidad tras el alta y al año	Menor institucionalización y reducción de costes sanitarios y sociales al año	A
		Unidades de ictus	Menor mortalidad, institucionalización y deterioro funcional al año	Menor coste asistencial	A
		Hospital de día geriátrico	Menor deterioro funcional, mejoría afectiva y satisfacción con los cuidados	Tendencia a una menor estancia hospitalaria y una menor tasa de institucionalización al año	B
Crónica	Adulto mayor frágil con alto riesgo de reingreso o con insuficiencia cardíaca	Seguimiento tras el alta hospitalaria	Menor mortalidad a los 6 meses y, en el caso de insuficiencia cardíaca, también a los 18 meses	Reducción de reingresos y costes totales de atención a los 6 y 18 meses. Menor institucionalización al año	B
	Adulto mayor con incapacidad establecida o enfermedad crónica en estadio severo	Asistencia geriátrica domiciliaria y equipos de soporte	Mayor satisfacción de los pacientes y la familia. Mejor calidad de vida	Eficiencia cuestionable (más favorable en atención de pacientes con cáncer avanzado)	B

- Servicios de estancias diurnas: son recursos sociales que ofrecen, durante el día, una atención integral a las personas mayores que tienen una determinada situación de dependencia para la realización de las ABVD o necesitan atención de carácter terapéutico, rehabilitador o psicosocial, con el fin de mejorar o mantener su nivel de autonomía personal. Asimismo, proporcionan a los familiares o personas cuidadoras el apoyo y la orientación necesaria para facilitar su atención, favoreciendo la permanencia de las personas mayores en su ambiente familiar y social.
- Centros y servicios de noche: son recursos sociales para personas mayores que, por motivo de su situación de dependencia, tienen necesidades de apoyo de diferente intensidad y frecuencia durante el período nocturno, y donde se desarrollan actividades que están dirigidas al mantenimiento o la recuperación de las habilidades de autonomía personal, en función de las características psicofísicas de las personas usuarias.
- Servicios de estancia temporal: ofrecen la estancia y atención en un centro residencial en régimen de alojamiento, manutención y atención integral por un período de tiempo limitado y predeterminado, por motivos de carácter temporal. Se podrá establecer previamente su duración y durante su estancia las personas usuarias de estas plazas tendrán los mismos derechos y obligaciones que las personas residentes permanentes.
- Otros centros y servicios de carácter social, como las comunidades de adultos activos, el *cohousing* o la vivienda

colaborativa. Actualmente, el Gobierno de España recoge en su Plan Estatal de Vivienda 2022-2025 un programa de ayudas específicas para este tipo de residencias colaborativas y cooperativas ante la expectativa de que aumente su oferta en los próximos años. El *cohousing* es una modalidad residencial en la que se comparten espacios como la cocina o áreas de descanso entre los habitantes de edificios o residencias, aunque cada uno posee su espacio o vivienda privada; en este tipo de centros, los espacios de interrelación ganan superficie a los espacios meramente privados, lo cual posibilita una mayor integración y relación entre los inquilinos.

RECUERDA: Las residencias son instituciones sociales especializadas que proporcionan atención integral y sanitaria, y otros recursos de apoyo a las personas en situación de dependencia, con el objetivo de promover su autonomía personal, mejorar su calidad de vida y apoyar a sus familias.

El Informe «Envejecimiento en Red: un perfil de las personas mayores en España» de 2022 nos revela que hay un 19,65% de personas de 65 años o más sobre el total de la población (47.385.107 personas en España a enero 2022), con un aumento significativo de la población mayor de 85 años. Según la proyección del INE (2022-2035), en 2035 podría haber más de 12,8 millones de personas mayores, el 26,5% del total de la población, de las cuales un porcentaje significativo (15,1%) necesita algún tipo de apoyo para realizar las ABVD. En 2021, el 2,4% de las personas mayores de 65 años recibían atención residencial. En España hay 4,2 plazas de residencia por cada 100 personas mayores; en total, 398.575 plazas (67,9% de las plazas residenciales son de financiación pública) y 5.542 centros residenciales, según los datos del Imserso 2023 (fig. 9.5).

El envejecimiento poblacional, sumado al aumento de la esperanza de vida, está suponiendo un cambio radical en el paradigma de la atención a las personas; términos como fragilidad, deterioro cognitivo, discapacidad, dependencia funcional y riesgo psicosocial vertebran la atención a la persona mayor. En la actualidad, los planes de salud nacionales centran sus líneas estratégicas en la sostenibilidad de la atención sociosanitaria; tienen como principio básico la integración de todos los ámbitos asistenciales y sitúan a las personas como eje central del sistema de salud. Por ello, la mejora en la atención de los centros residenciales ha sido una de las principales dianas.

Los objetivos de cuidado en las residencias son el eje central de la atención. Deben enfocarse en promover el bienestar del usuario y ser **claros, medibles y personalizados para cada residente:**

- Mantener o mejorar la salud física y la funcionalidad del residente:
  - Prevenir o retrasar la aparición de complicaciones o enfermedades crónicas y detectar rápidamente enfermedades agudas y iatrogénicas, evitando idealmente la hospitalización, así como ofrecer un enlace apropiado entre la salida hospitalaria y la transición a una residencia.
  - Promover una alimentación saludable y equilibrada.
  - Fomentar hábitos de higiene y cuidado personal.
  - Proporcionar asistencia con las actividades de la vida diaria según sea necesario.
  - Derivar para realizar terapias físicas y ocupacionales de cara a preservar o rehabilitar la movilidad, la funcionalidad y la autonomía individual.
- Preservar o estimular las capacidades cognitivas del residente:

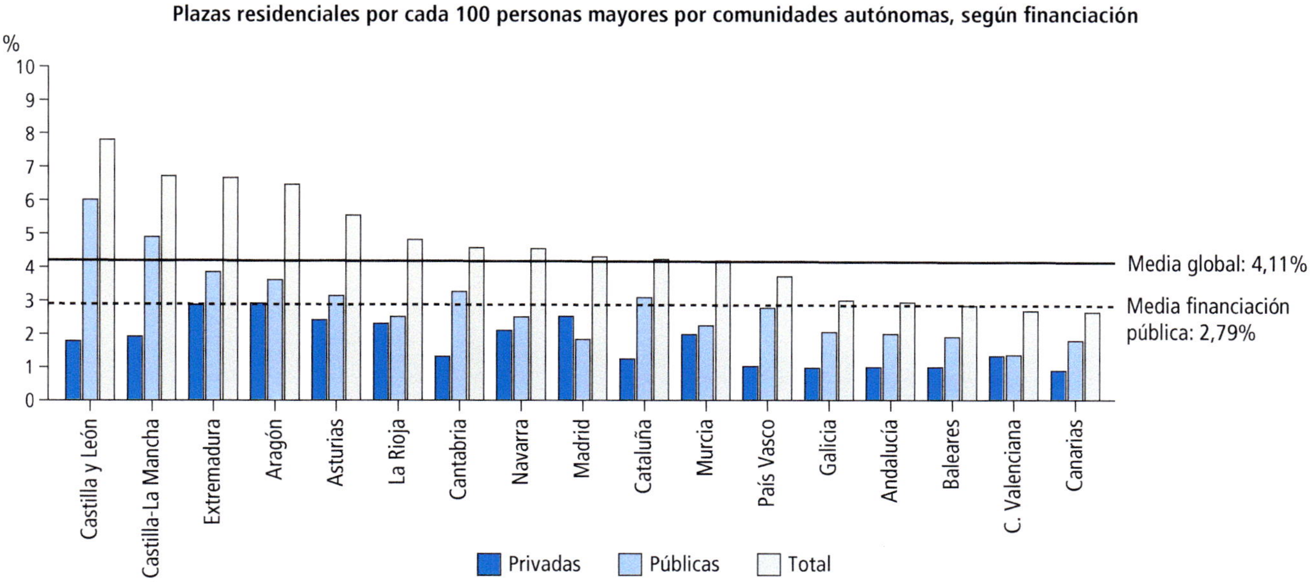

Figura 9.5 Centros residenciales. Índice de cobertura de plazas residenciales (2022). (Fuente: Asociación Estatal de Directoras y Gerentes de Servicios Sociales. Imserso. www.epdata.es.)

- Fomentar la actividad mental a través de juegos, lecturas, talleres y otras actividades cognitivas.
- Brindar apoyo emocional y psicológico para prevenir o retrasar el deterioro cognitivo, implementando estrategias para compensar las posibles limitaciones cognitivas.

- Promover la salud mental y emocional del residente:
  - Crear un ambiente seguro y tranquilo que favorezca el bienestar emocional.
  - Fomentar la interacción social y la participación en actividades recreativas.
  - Brindar apoyo psicológico y emocional individualizado.
  - Detectar y tratar tempranamente posibles trastornos mentales como la depresión o la ansiedad.
- Mantener o fortalecer las relaciones sociales del residente:
  - Fomentar el contacto con la familia y amigos.
  - Estimular la participación en actividades sociales y comunitarias.
  - Respetar las preferencias y valores sociales del residente.
  - Brindar apoyo para mantener la red social del residente.
- Respetar la dignidad y los derechos del residente:
  - Proporcionar una atención individualizada y respetuosa. Vigilancia sobre situaciones de maltrato.
  - Fomentar la autonomía y la toma de decisiones del residente.
  - Garantizar el acceso a información clara y precisa sobre su estado de salud y cuidados.
  - Proteger la privacidad y confidencialidad del residente.

Los modelos de planificación y atención gerontológica centrada en la persona (PAGCP) tienen un carácter de atención integral, que otorga el máximo valor a la persona, reconociendo su papel central para que sea ella misma, o su representante, quien decida y participe activamente en todos los aspectos de su vida y cuidados presentes y futuros. Permiten a los diferentes profesionales implicados en los recursos que prestan apoyo y atención disponer de una metodología de valoración e intervención, proporcionando una visión más amplia y realista de cada persona, implicándose con ella y prestando los apoyos necesarios para alcanzar el objetivo de mejorar su calidad de vida. Así pues, la planificación anticipada sobre sus preferencias es muy importante, ya que garantiza que las familias y los miembros del equipo multiprofesional comprendan y actúen de acuerdo con el proyecto de vida y las decisiones de la persona.

La vinculación entre los objetivos de cuidado y el proceso de valoración del usuario es fundamental para garantizar una atención integral y centrada en las necesidades individuales del residente, ya que permite priorizar y personalizar las estrategias de cuidados, monitorizar y evaluar los cambios y progresos y facilitar la comunicación eficaz entre el equipo multidisciplinario, el usuario y su familia, ayudando a la toma de decisiones compartidas (fig. 9.6).

Para garantizar la calidad de los servicios ofrecidos, las instituciones residenciales pueden obtener certificados si cumplen con estándares rigurosos de calidad, que funcionan como acreditaciones de excelencia y herramientas para la

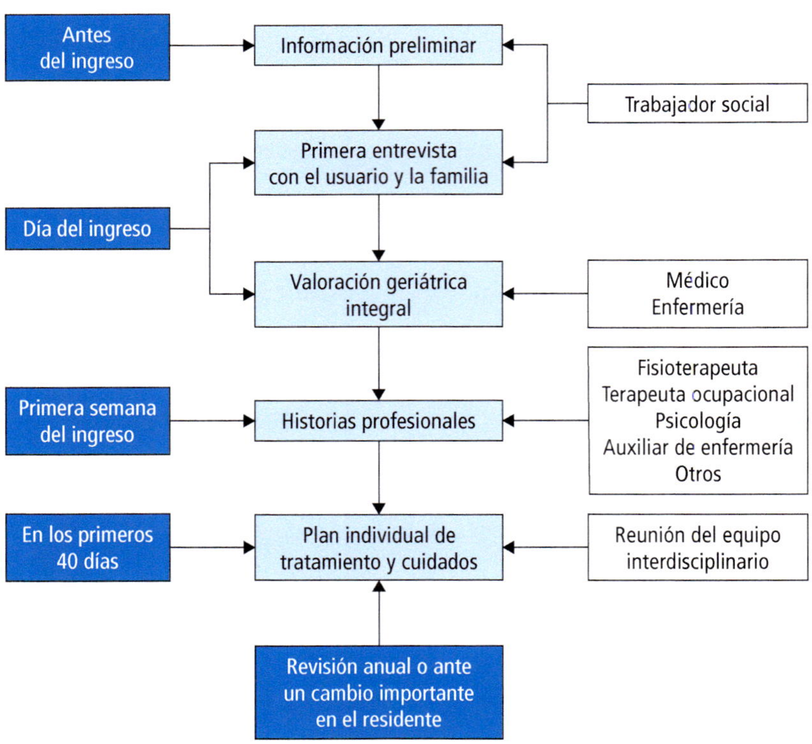

Figura 9.6 Algoritmo de valoración de los residentes.

mejora continua. Para ello, se someten a evaluaciones exhaustivas (según la atención al residente, la calidad de los servicio e instalaciones y la gestión interna y la eficiencia) por parte de entidades independientes y acreditadas, basadas en estándares nacionales e internacionales reconocidos en el ámbito de la atención a personas mayores. Entre ellos destacan:

- Modelo de excelencia y calidad en la gestión empresarial (EFQM): reconocido en el ámbito europeo, se centra en la calidad empresarial, en el bienestar de los receptores del servicio y el impacto de la actividad a nivel social.
- Normas UNE 158000:2008: servicios para la promoción de la autonomía personal. Gestión de los centros residenciales y centros residenciales de día o centros de noche integrados. Se asegura el cumplimiento de los requisitos mínimos de la Ley de Dependencia, así como de otros requisitos vigentes de la legislación.
- ISO 9001: es el certificado internacional más estandarizado que demuestra, tras dos auditorías externas, las cualidades de gestión y el grado de satisfacción de los clientes.
- Acreditación de la Sociedad Española de Geriatría y Gerontología (SEGG): acreditación propia nacional que clasifica los centros en tres grados según la puntuación alcanzada en los estándares: acreditado, avanzado, excelente.

Prevención del maltrato en las instituciones

El maltrato es un problema latente que pueden sufrir los usuarios por los riesgos de discriminación, violencia, abuso y negligencia. Con frecuencia está camuflado, pues menos de un 6-7% de las víctimas denuncian estas situaciones. Según la encuesta a familias de residentes en centros de mayores (*Estudio sobre el maltrato a personas mayores en las instituciones.* Madrid: Instituto de Mayores y Servicios Sociales, Imserso, 2022), más del 50% de las familias con un familiar en una residencia de mayores han percibido indicios de maltrato. Según el Imserso (2020), el 13,4% de los residentes en residencias de mayores y centros sociosanitarios han sufrido algún tipo de maltrato, siendo las formas más comunes maltrato psicológico (48,5%), negligencia (44,7%), maltrato físico (17,8%) y abuso sexual (2,9%). Además, el 75% de los profesionales que trabajan en residencias de mayores han presenciado o recibido denuncias de maltrato, y han identificado como causas sobrecarga de trabajo (68,2%), falta de formación (54,3%) o estrés laboral (42,1%) (Estudio Imserso y CENEPS 2021). Estas cifras probablemente subestiman la realidad del maltrato en residencias, debido a la dificultad para detectarlo. Por todo ello, se debe exigir un plan institucional y gubernamental, por el que cada centro tenga el deber de desarrollar planes preventivos y de sensibilización a todo el personal sobre formas de maltrato, cómo prevenirlo y denunciarlo.

El uso de restricciones físicas ha sido materia de múltiples discusiones. Algunos países tienen estrictas limitaciones para su uso. En 20 instituciones de Suiza se realizó un estudio transversal multicéntrico que mostró un 26,8% de algún tipo de restricción física. Según el Estudio Imserso 2020 (*Informe Anual del IMSERSO 2020.* Ministerio de Derechos Sociales y Agenda 2030. Accesible en: https://sid-inico.usal.es/documentacion/informe-anual-imserso-2020/), en España el 10,3% de los residentes han tenido alguna restricción física y el 65,2% de los profesionales que trabajan en residencias las han utilizado en el último año. El método más usado fue la barandilla en la cama. Entre los factores asociados al residente, se encontró que el tiempo de estancia en la residencia, el grado de dependencia y la limitación en la movilidad fueron los más relevantes. El uso de restricciones físicas se considera maltrato cuando no se utilizan como último recurso, no hay consentimiento informado, se utilizan de forma excesiva o prolongada o no se supervisan adecuadamente.

La evidencia sigue siendo escasa sobre los beneficios del uso de restricciones y, por el contrario, puede ser un factor de riesgo de abuso físico. Existen alternativas menos restrictivas y más respetuosas que pueden ser más efectivas para garantizar la seguridad del residente.

Cuidados en estadios finales de la vida en residencias

Desde el ingreso del usuario, se debe analizar el estado de severidad de las comorbilidades, el pronóstico y su posible expectativa de vida, para que exista un diálogo entre el residente, la familia y el equipo terapéutico que permita explorar y conocer expectativas y temores y aclarar dudas alrededor del cuidado de fin de vida.

La voluntad anticipada y la orden de no reanimación son medios por los que el residente deja constancia de cómo actuar ante un evento futuro. La no existencia previa de estas órdenes hace prioritario explicar por el equipo terapéutico su beneficio y consensuar estas decisiones, que deberán quedar por escrito e idealmente ser renovadas cada 6 meses. También es pertinente aclarar decisiones como cuándo no optar por más atenciones en hospitales o servicios de urgencias y dónde estar en el proceso de final de vida. La constante comunicación de la evolución del residente a la familia va a permitir sensibilizar este tema.

El abordaje de síntomas difíciles, especialmente en las últimas 48 h de vida, puede requerir del apoyo de un grupo de cuidado paliativo. Estos profesionales son importantes, porque, con su dedicación, mejoran la calidad de vida y el bienestar de los pacientes y de sus familias, quienes se enfrentan a enfermedades amenazantes que debilitan y provocan múltiples complicaciones biológicas, afectivas y sociofamiliares que generan una situación de sufrimiento; así, mitigan el dolor y otros síntomas y proporcionan apoyo espiritual y psicológico desde el momento del diagnóstico hasta el final de la vida y durante el duelo.

Finalmente, la preparación y el cuidado del cadáver hasta la entrega al coche fúnebre son responsabilidad de la residencia. El apropiado diligenciamiento de la documentación legal («acta de defunción») puede ser responsabilidad del médico del centro, quien debe recordar que ha de dejar constancia del deceso en la historia clínica.

EQUIPO MULTIPROFESIONAL

La OMS define a un equipo de salud como un grupo de personas con un objetivo sanitario común, al cual contribuye cada uno de los miembros aportando su competencia y capacidad, y actuando de forma integrada y coordinada con los demás miembros. El trabajo en equipo no es fácil, y solo si se tiene en cuenta el área de actuación de cada componente y no usurpar competencias de otros trabajando de forma conjunta y ordenada se pueden lograr los objetivos marcados.

En el caso de los adultos mayores, la presencia de numerosas enfermedades que se cronifican, que pueden derivar en la discapacidad y dependencia con necesidad de múltiples cuidados, hace que el trabajo en equipo multiprofesional se constituya como la mejor forma de conseguir los mejores resultados en términos biológicos, psicológicos y sociales para el paciente y sus familiares.

Composición del equipo y funciones de sus miembros

El núcleo básico del equipo multiprofesional lo constituyen el médico geriatra, el enfermero y el trabajador social, pero a ellos se unen otros profesionales que tratan aspectos más específicos del área de salud (nutricionista) o de tratamientos (fisioterapeuta). En la tabla 9.4 se resumen los profesionales que participan y sus funciones.

TABLA 9.4 Miembros del equipo multiprofesional en geriatría y sus funciones

Profesional	Funciones
Médico geriatra	Realización de VGI y valoración nutricional Seguimiento de enfermedades crónicas causantes de discapacidad y tratamiento de enfermedades incidentes nuevas o complicaciones Revisión de tratamientos Atención a aspectos relacionados con el final de la vida Formación, investigación y docencia
Enfermero	Valoración de las necesidades e identificación de problemas Planificación de cuidados y su ejecución para resolver los problemas planteados Evaluación de objetivos Vigilancia del cumplimiento terapéutico Aspectos de prevención y de promoción del autocuidado, educación sanitaria Cuidados para el bienestar y paliativos/final de vida Garantía de la continuidad asistencial mediante la coordinación con profesionales de otros niveles asistenciales Formación, investigación y docencia
Trabajador social	Valoración social completa del paciente Dar a conocer los recursos sociales de que puede disponer en cada caso Sensibilizar al resto de los miembros del equipo de la realidad social de cada paciente Contacto, coordinación y gestión con el resto de los agentes sociales implicados Participación y colaboración en protocolos de actuación desde el punto de vista social Formación, investigación y docencia
Fisioterapeuta	Puesta en marcha del plan terapéutico rehabilitador Valoración e intervención sobre movilidad, coordinación, marcha, transferencias, fuerza y rango del movimiento articular Enseñanza del uso adecuado de ayudas técnicas para la marcha Educación sanitaria a los pacientes y cuidadores y al resto del equipo en el ámbito rehabilitador Contribución al alivio del dolor relacionado con anomalías posturales Formación, investigación y docencia
Terapeuta ocupacional	Intervención específica sobre las actividades básicas e instrumentales de la vida diaria Instrucción y formación en el uso de equipos de adaptación y soporte para la persona y el entorno como mobiliario, medidas de seguridad en el domicilio, etc. Educación sanitaria a pacientes, cuidadores y resto del equipo Formación, investigación y docencia
Dietista/nutricionista	Valoración de la ingesta y los hábitos nutricionales Adaptación de la dieta a las necesidades del paciente Educación de hábitos nutricionales y consejo dietético a cada paciente según las necesidades y las patologías (desnutrición, obesidad, diabetes, insuficiencia renal, etc.) Formación, investigación y docencia
Psicólogo	Valoración neuropsicológica de procesos de deterioro cognitivo Evaluación y tratamiento de trastornos psicológicos Apoyo familiar Formación, investigación y docencia
Otros: médico rehabilitador, logopeda, farmacéutico, etc.	Cuando haya una necesidad específica de su área de especialización

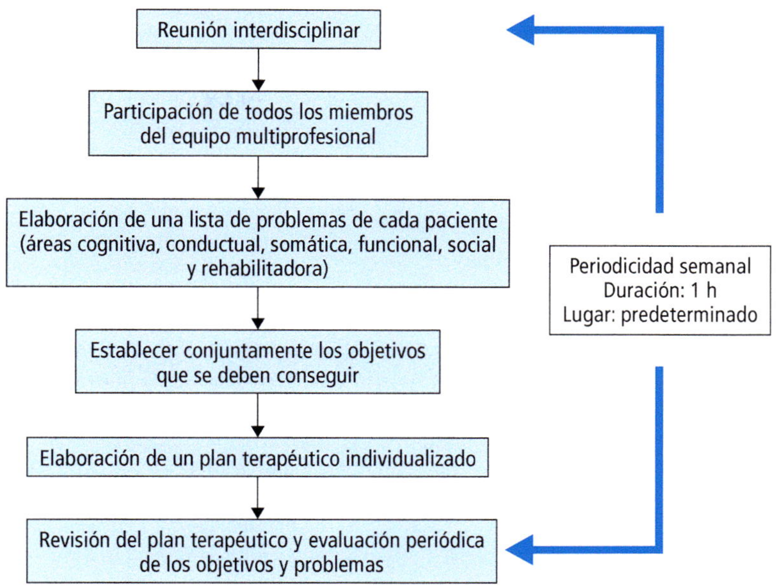

Figura 9.7 Funcionamiento de las reuniones interdisciplinares.

RECUERDA: El núcleo básico del equipo multiprofesional lo constituyen el médico geriatra, el enfermero y el trabajador social, pero también son importantes otros profesionales, como terapeutas ocupacionales, fisioterapeutas, nutricionistas, profesionales del deporte, logopedas, farmacéuticos o neuropsicólogos.

Dinámica y coordinación del equipo multiprofesional

Para el buen funcionamiento del equipo multiprofesional es necesario que alguien haga funciones de liderazgo formal o informal, que suele ser el geriatra o el enfermero, ya que son los profesionales que más tiempo pasan con el paciente y tienen mayor capacidad de gestión de problemas. Pero también es necesaria una adecuada comunicación entre los miembros del equipo, que debe ser eficaz, sincera, fluida y dinámica, y los profesionales deben mostrar habilidades como la escucha activa y la relación interpersonal; los miembros deben tener una formación e incentivación personal y profesional, una adecuación de recursos; deben tener las competencias necesarias, y crear entre todos un clima de trabajo adecuado con respeto y entendimiento mutuo.

Para favorecer esta comunicación deben establecerse reuniones periódicas del equipo multiprofesional que constituyen las reuniones interdisciplinares. Su funcionamiento se esquematiza en la figura 9.7. El trabajo en un equipo multiprofesional facilita el alta hospitalaria, siempre y cuando se considere que el paciente ya no se beneficia del nivel asistencial en el que se encuentre, y siempre esta alta debe informarse con tiempo suficiente y en el momento apropiado.

El trabajo en equipo permite hacer VGI y valoración de los problemas en diferentes momentos evolutivos, incluyendo después del alta. Así se aseguran la continuidad de los cuidados y una transición coordinada entre los distintos niveles asistenciales que ya se han contado anteriormente, atención primaria y el medio residencial. Es lo que la Sociedad Americana de Geriatría llama «cuidados transicionales».

Evidencia científica sobre el trabajo en equipo multiprofesional

Los beneficios del trabajo multiprofesional ya fueron evidenciados en 1998 en EE. UU. con un trabajo exhaustivo sobre Medicare que concluía que estos equipos proporcionan asistencia sanitaria a las personas mayores de forma más eficiente y con mejores resultados. De forma indirecta, también se exponen beneficios en procesos en los que intervienen varios profesionales, como los programas de rehabilitación, planificación del alta, coordinación entre niveles asistenciales, atención al final de la vida o la atención integral a la demencia.

Baztán et al., en 2009, en su metaanálisis sobre eficacia en las UGA, comprobaron que uno de los principales pilares en los que se asientan los beneficios que ofrecen estas unidades frente a la hospitalización convencional es el trabajo de un equipo multiprofesional. Una revisión de Cochrane en 2009 encontró cinco estudios aleatorizados con grupo control en los que el trabajo en un equipo multiprofesional parecía mejorar la evolución de los procesos clínicos, aunque por la heterogeneidad de los trabajos no se podrían generalizar los resultados. También hay revisiones sistemáticas sobre la eficacia de la intervención interdisciplinar en la intervención residencial, identificando que esta forma de trabajar en equipo consigue objetivos y buenos resultados; y otro estudio llevado a cabo en la hospitalización de agudos demostró que el trabajo en equipo multiprofesional era eficaz en disminuir la pérdida funcional, la aparición de cuadros confusionales y la institucionalización en el alta.

Mucho más reciente, en 2018, Briggs et al., en una revisión de revisiones, dejaron claro que en la asistencia integral del mayor es fundamental el trabajo del equipo multiprofesional, además de la valoración geriátrica integral y el manejo de casos de forma adecuada al nivel asistencial que precisen.

Por lo tanto, la geriatría cuenta desde sus inicios, aunque perfeccionado con el paso del tiempo, con una forma de trabajo en equipo con coordinación e integración de distintos profesionales, además de una organización del trabajo en distintos niveles asistenciales que facilitan la continuidad de cuidados del paciente de edad avanzada para conseguir mejores resultados en términos de salud y retrasar la discapacidad.

LECTURAS RECOMENDADAS

Abizanda Soler P, Rodríguez Mañas L, editors. Tratado de Medicina Geriátrica. Fundamentos de la atención sanitaria a los mayores. 2.ª ed. Barcelona: Elsevier; 2020.

Decreto 2/2022, de 18 de enero, de la Consejería de Bienestar Social, por el que se establecen las condiciones básicas de los centros de servicios sociales de atención especializada, destinados a las personas mayores en Castilla-La Mancha. DOCM n.º 15; 2022. Disponible en: https://docm.jccm.es/docm/descargarArchivo.do?ruta=1642582880274640035.doc&tipo=rutaCodigoLegislativo

Ley 39/2006, de 14 de diciembre, de Promoción de la Autonomía Personal y Atención a las Personas en Situación de Dependencia. BOE n.º 299, de 15 de diciembre de 2006, páginas 44142 a 44156.

López-Dóriga Bonnardeaux P, de la Fuente Gutiérrez C. Atención sanitaria a la persona mayor en el siglo XXI. Desde la promoción de la salud hasta el final de la vida. Madrid: SEMEG; 2022.

Pérez Díaz J, Ramira Fariñas D, Aceituno Nieto P et al. Un perfil de las personas mayores en España, 2022. Indicadores estadísticos básicos. Informes Envejecimiento en red n.º 29. Madrid: CSIC; 2022. Disponible en: http://envejecimiento.csic.es/documentos/documentos/enred-indicadoresbasicos2022.pdf

Real Decreto 42/2022, de 18 de enero, del Ministerio de Transportes, Movilidad y Agenda Urbana, por el que se regula el Bono Alquiler Joven y el Plan Estatal para el acceso a la vivienda 2022-2025. BOE n.º 16 de 19 de enero de 2022.

Sociedad Española de Geriatría y Gerontología. 50 recomendaciones básicas de aplicación práctica del modelo de planificación y atención gerontológica centrada en la persona. Documento del grupo de trabajo «Criterios de calidad asistencial en servicios sociosanitarios para personas mayores»; 2014.

Sociedad Española de Geriatría y Gerontología. Papel de la Geriatría en la coordinación con el medio residencial; 2020.

Aspectos sociales, éticos y legales en la atención al adulto mayor

Rodrigo Alberto Heredia Ramírez, Saith de Jesús Hoyos Porto, Pedro Abizanda Soler

INTRODUCCIÓN

En el día a día, la atención médica frente al paciente mayor se desarrolla en campos no solo de la geriatría, sino de la gerontología, en donde se mezclan elementos como gustos, costumbres locales, religión, educación, experiencias laborales, barreras de acceso, redes de apoyo y legislaciones, entre otras. ¿Qué guía la buena toma de decisiones fuera del campo meramente científico? Posiblemente la respuesta más acertada sea la «ética», ya que determina qué es moralmente bueno o malo. Los problemas éticos aparecen cuando hay un conflicto alrededor de la acción correcta que se debe tomar. Las respuestas a las preguntas éticas no son sencillas; implican una compleja integración de pensamientos, sentimientos, creencias y datos basados en la evidencia. En el presente capítulo analizaremos el contexto social del adulto mayor, que servirá como marco para identificar los riesgos sociales. Tomaremos como ejemplos los problemas relacionados con la soledad y los malos tratos. Lo anterior lleva a ampliar los dilemas éticos que podemos enfrentar como médicos, pero también dará la oportunidad de resaltar la autonomía como un facilitador de la calidad de vida, y la incapacidad y la tutela como medios de protección. Finalmente, abordaremos el tema de toma de decisiones, voluntades anticipadas y la eutanasia.

ASPECTOS SOCIALES DEL ENVEJECIMIENTO

Una interesante pregunta surge y es: ¿cómo se llegó a incrementar la expectativa de vida de los seres humanos en los últimos 150 años? Claramente el fundamento parte desde el propio desarrollo de la sociedad. En términos generales, las mejoras en calidad y masificación de la educación llevaron a que las personas identificaran hábitos y comportamientos saludables y a una mejor utilización de los servicios de salud. El empoderamiento de las mujeres llevó a un acceso a la educación y oportunidades económicas que favorecieron menores tasas de fertilidad, pero incrementaron los cuidados en la salud maternoinfantil, por lo que se incrementó la expectativa de vida. La reducción de la pobreza llevó a mejorar el estado nutricional y dar facilidades de acceso a la salud. Se suma a lo anterior la promoción de la igualdad y la justicia social, que son determinantes de la salud descritos por la Organización Mundial de la Salud (OMS). Finalmente, los avances de la tecnología y la comunicación han facilitado el desarrollo de nuevos conceptos y terapéuticas que han extendido la expectativa de vida.

Se ha puntualizado que los aspectos sociales que han extendido el tiempo de vida han sido los relacionados con la salud pública y la atención médica. El desarrollo de la salud pública y su masificación ha facilitado las medidas de saneamiento básico, como el acceso a agua potable, la higiene personal y la disminución de las enfermedades infecciosas. Los avances de la medicina, como el desarrollo de vacunas, antibióticos y tratamiento de enfermedades infecciosas y crónicas, así como el desarrollo de terapias oncológicas, han sido un gran pilar en la extensión de la vida. Particularmente, la geriatría dio sus primeros aportes al envejecimiento en 1935, cuando la doctora Marjory Warren sentó las bases de la medicina geriátrica. Esto benefició el cuidado de los potenciales pacientes mayores bajo un modelo de rehabilitación y atención multidisciplinar. Claramente, se prolongó la vida de los que se consideraba que fallecerían pronto. Estos principios fundamentales son:

- Hay que prevenir la enfermedad cuando sea posible.
- Se debe reducir la discapacidad al mínimo.
- Se debe obtener y mantener un máximo de independencia.
- Hay que enseñar al paciente a adaptarse de forma inteligente a su discapacidad residual.

La nutrición es otro gran pilar que se resalta durante todo el trascurso de la vida y como reserva para enfrentar la vulnerabilidad de la vejez. Los avances en la atención médica, y la calidad, accesibilidad y desarrollo de tecnologías, unidas a las mejoras en las condiciones de vida diaria y laboral, han sido fundamentales para extender la vida.

La realidad actual muestra que el período de la vejez puede llegar a ser hasta la tercera parte de la vida de una persona. La anterior afirmación muestra por sí misma una serie de implicaciones individuales, sociales, gubernamentales, de asistencia sanitaria y de cuidados de larga duración, entre otras. Pero también se pueden visualizar aspectos positivos, como una mejor comprensión del proceso de envejecimiento, el fortalecimiento de los determinantes sociales y los servicios asistenciales, la reorganización de los puestos de trabajo y el fomento de la economía plateada. La presente década está enmarcada por la Asamblea General de las Naciones Unidas como la Década del Envejecimiento Saludable 2021-2030. Esta estrategia de corte social busca unir esfuerzos de los gobiernos, la sociedad civil, los organismos internacionales, los equipos de profesionales, el mundo académico, los medios de comunicación y el sector privado encaminados a mejorar la vida de las personas mayores, sus familias y sus comunidades.

Algunos aspectos sociales que pueden influir en la calidad de vida de las personas son las redes sociales. Al envejecer, la red social puede modificarse por fallecimiento de amigos o familiares y se puede llegar a experimentar soledad y aislamiento social. El rol social frecuentemente se modifica con el envejecimiento, principalmente después de la jubilación. El apoyo social se vuelve esencial, principalmente al enfrentar desafíos de salud, discapacidad o deterioro en la salud mental.

Recientemente, se ha publicado que la «adaptación psicosocial» debería ser considerada una marca de la salud. Esta adaptación psicosocial se refiere a la «tensión permanente entre la persona y su contexto social y que nos acompaña durante toda la vida». Estas tensiones y conflictos tienen que estar continuamente resolviéndose mediante adaptaciones para superar las frustraciones, la carencia de relaciones sociales positivas y los riesgos de deconstrucción personal, todo ello para tomar las decisiones correctas y favorecer el éxito de los grupos sociales. Cuando las adaptaciones fracasan, se aumenta el riesgo de presentar enfermedades físicas y de tener malestar. Esto es así porque se ha demostrado una clara relación entre las relaciones sociales satisfactorias y la fisiología humana.

EDADISMO

La OMS publicó en 2021 el «Informe mundial sobre el edadismo», en el que identificó que el edadismo surge cuando la edad se utiliza para categorizar y dividir a las personas por atributos que ocasionan daño, desventaja o injusticia, y menoscaban la solidaridad intergeneracional. El edadismo perjudica nuestra salud y bienestar y constituye un obstáculo importante para la formulación de políticas eficaces y la adopción de medidas relativas al envejecimiento saludable. El edadismo tiene tres atributos o características principales:

- Los estereotipos: corresponde a las actitudes o creencias que tenemos acerca de la edad de las personas, es decir, cómo pensamos.
- Los prejuicios: cómo nos sentimos ante una persona por la edad que tiene; en el caso de los mayores, por su edad avanzada.
- La discriminación: tratar de manera injusta solo por la edad de las personas; se corresponde a cómo actuamos frente a ellas.

A nivel mundial, una de cada dos personas son edadistas contra las personas mayores, y en Europa, que es la única región de la que se dispone de datos, una persona de cada tres afirma haber sido objeto de edadismo. Los factores que aumentan el riesgo de incurrir en edadismo contra las personas mayores son ser joven, de sexo masculino, tener ansiedad ante la muerte y el menor nivel de estudios. Por el contrario, los factores que reducen el riesgo son ciertos rasgos de la personalidad y un mayor contacto intergeneracional.

El edadismo puede ser implícito o explícito, según cuán conscientes seamos al respecto, y comienza en la infancia, aunque se refuerza a lo largo del tiempo. Hay tres tipos principales de edadismo:

- Institucional: leyes, regulaciones, ideologías, normas sociales, políticas y prácticas de instituciones que limitan injustamente las oportunidades y perjudican sistemáticamente a las personas en función de su edad.
- Interpersonal: incluye la falta de respeto o el tratamiento condescendiente hacia las personas mayores, no tener en cuenta sus puntos de vista en la toma de decisiones, considerarlos incapaces, evitar el contacto y las interacciones con ellas o el insulto.
- Autoinfligido: es el que una persona se aplica a sí misma.

Es conocido que el edadismo tiene consecuencias graves y de gran alcance para la salud, el bienestar y los derechos humanos de las personas. En las personas mayores, se ha asociado con mayor mortalidad y menor esperanza de vida, peor salud física y mental, mayor deterioro cognitivo, enlentecimiento de la recuperación funcional, peor calidad de vida, mayor pobreza económica, mayor aislamiento social y soledad, y aumenta el riesgo de malos tratos. El edadismo tiene un coste para la sociedad que se ha calculado en miles de millones de dólares.

A nivel sanitario, el edadismo se puede manifestar de tres maneras:

- Peor trato a las personas mayores por razón de su edad: incluye la condescendencia, la infantilización, el paternalismo, el ninguneo y la negación de la capacidad para tomar decisiones, entre otros.
- Exclusión de los mayores de los ensayos clínicos, cuando son los principales usuarios de estos tratamientos. Los fármacos se prueban en poblaciones jóvenes, por lo que no se pueden trasladar los resultados, beneficios y riesgos a poblaciones de edad avanzada.
- Limitación terapéutica: negación de determinados servicios sanitarios o actuaciones de salud por el hecho exclusivo de la edad. Incluye negativa a ingresos en unidades de críticos, a cirugías completas o costosas y a quimioterapia o inmunoterapia avanzada, entre otros. La pandemia por COVID-19 puso de manifiesto actitudes edadistas en este ámbito.

Las acciones que han demostrado beneficio en el tratamiento o manejo del edadismo se presentan en el cuadro 10.1. Estas intervenciones pueden ser lideradas por los gobiernos, las organizaciones no gubernamentales, las instituciones académicas, el sector privado y por las propias personas individualmente.

RECUERDA: El edadismo es un problema frecuente en nuestra sociedad, que surge cuando la edad se utiliza para categorizar y dividir a las personas por atributos que ocasionan daño, desventaja o injusticia. Perjudica la salud y bienestar de los mayores y se caracteriza por cómo pensamos, cómo nos sentimos y cómo actuamos ante las personas mayores.

SOLEDAD NO DESEADA

La soledad no deseada en los adultos mayores es un fenómeno de importante interés desde los puntos de vista sociales y de salud pública. Dicho fenómeno puede generar una disminución en la esperanza de vida, mayor mortalidad, mayor

CUADRO 10.1 Estrategias para combatir el edadismo

- Políticas y leyes de igualdad:
  - Prohibiciones de comportamientos edadistas.
  - Normas sociales claras de lo inadmisible del edadismo.
  - Modificación de las actitudes subyacentes de personas.
  - Modificaciones del entorno.
- Campañas de difusión a nivel local, autonómico, nacional o internacional:
  - Every Age Counts en Australia.
  - Best Before Date en Canadá.
  - Haz frente al edadismo.
- Intervenciones educativas:
  - Presenciales o telemáticas.
  - Conferencias, cursos, módulos.
  - Formación obligatoria en los planes de estudios de educación primaria, secundaria, bachillerato y universitaria.
  - En ámbitos concretos como el sanitario, judicial, etc.
- Intervenciones de contacto intergeneracional (con un mismo estatus y objetivos comunes):
  - De contacto directo: interacción presencial en ocio, trabajo, prestación de servicios, familia, amistades, etc.
  - De contacto indirecto: interacciones virtuales o gamificadas.
- Investigación.

riesgo de caídas, un peor estado de salud y cambios en la estructura de las familias. Además, tiene consecuencias negativas para la salud física y mental de los adultos mayores, tanto cognitiva como afectiva, y se asocia con demencia, depresión y suicidio. Además, produce un incremento en el riesgo de conductas nocivas para el individuo, como el tabaquismo y la no realización de actividad física (sedentarismo), que se traducen en obesidad. Se ha comprobado que los adultos mayores con un alto grado de conexión social presentan niveles más bajos de proteína C reactiva (PCR), presión arterial sistólica más baja y menor perímetro abdominal, y este factor de riesgo se considera equiparable a factores tradicionales como el tabaquismo.

Es importante diferenciar el aislamiento social de la soledad no deseada. El primero es la falta esencial de contactos sociales y puede medirse objetivamente. La soledad no deseada es un sentimiento subjetivo, que produce malestar, y que surge de una discrepancia entre el deseo de conexión social del individuo y su conexión social real, o porque las relaciones que tiene no le ofrecen un apoyo emocional satisfactorio. A partir de edades medias, la calidad de las relaciones sociales tiene un peso más importante que el tamaño de la red social como factor de riesgo.

La prevalencia de soledad no deseada varía entre un 20 y un 35% aproximadamente, dependiendo la fuente bibliográfica. Por ejemplo, según la fuente del Observatorio Estatal de Soledad No Deseada (SoledadES), en España se estima que el 13,4% de las personas sufren soledad no deseada. Hay características sociodemográficas que parecen estar relacionadas con la soledad no deseada, como el sexo, el estado civil y la edad avanzada. La soledad suele ser más prevalente entre las mujeres y en aquellos adultos mayores solteros o viudos.

Existen múltiples factores que pueden estar relacionados con soledad no deseada. Uno de los principales es la pérdida de seres queridos, incluidos cónyuges, amigos y familiares, lo que reduce la red de apoyo social. Otro factor para resaltar es la edad de pensión o jubilación. Aunque este puede llegar a verse como un tiempo para la relajación y el disfrute, también puede significar pérdida de interacción social diaria con los compañeros de trabajo. El cambio en las estructuras familiares también juega un papel crucial. En muchas culturas, hay disminución en la convivencia de varias generaciones dentro de una misma casa, lo que deja a muchas personas mayores viviendo solas. Los aspectos socioeconómicos, sobre todo las desigualdades sociales, también son otro factor de riesgo para tener en cuenta. Las limitaciones en movilidad y el deterioro de la salud física, mental y sensoperceptiva limitan la capacidad para participar en actividades sociales y aumentan el aislamiento. La figura 10.1 enumera los factores de riesgo más importantes.

Sin embargo, cada vez está más claro que la soledad no deseada tiene un sustrato fisiopatológico neuroendocrinológico. Evolutivamente, las redes sociales en la naturaleza favorecían la probabilidad de supervivencia de una especie, ya que la soledad se asociaba a peligro, produciendo respuestas neuroendocrinas de estrés. Se ha comprobado cómo el aislamiento social se asocia a niveles más elevados de catecolaminas, cortisol en saliva y orina, peor respuesta inmune e hiperactivación del eje hipotálamo-hipófiso-suprarrenal. Pero, además, la soledad no deseada se ha relacionado con una regulación al alza de genes proinflamatorios, una regulación a la baja de marcadores antiinflamatorios y una reducción en los receptores de señalización de glucocorticoides, lo que favorece un estado de inflamación crónica de bajo grado y un aumento de enfermedades inflamatorias, entre las que destacan las cardiovasculares y las neurodegenerativas.

Existen varias estrategias multidimensionales que pueden ayudar a disminuir el impacto de la soledad no deseada y que se han analizado en metaanálisis. Destacan las intervenciones con animales, el ejercicio físico en grupos, las intervenciones multicomponente (ejercicios y actividades de ocio y recreacionales), las sesiones grupales de soporte psicosocial, las terapias comunitarias de psicoterapia, las intervenciones sociales comunitarias (grupos, teléfono, amigos) y las intervenciones tecnológicas comunitarias. Las más eficaces fueron las intervenciones con animales y las tecnológicas en residencias (videoconferencias, clases de informática, dispositivos de monitorización de ejercicio). Sin embargo, la prescripción de actividad social no consiguió efectos beneficiosos, probablemente por originar ansiedad social y miedo a que las relaciones significativas podrían no surgir de la socialización prescrita.

RECUERDA: La soledad no deseada es un sentimiento subjetivo, que produce malestar, y que surge de una discrepancia entre el deseo de conexión social del individuo y su conexión social real. Afecta al 13-35% de los mayores, tiene una base médica fisiopatológica y se asocia a resultados adversos de salud.

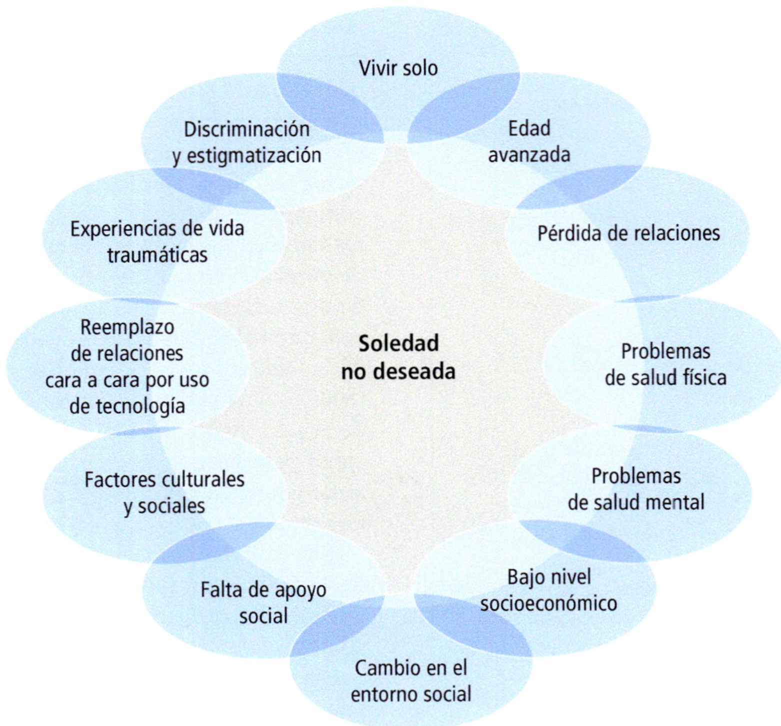

Figura 10.1 Factores de riesgo para el desarrollo de soledad no deseada.

APROXIMACIÓN AL RIESGO SOCIAL

La valoración del riesgo social es uno de los cuatro ejes fundamentales de la valoración geriátrica integral (VGI) como se definió en el capítulo 5. A partir de los conceptos de la Clasificación Internacional del Funcionamiento, de la Discapacidad y de la Salud de la OMS, podemos entender que la función social requiere de estructuras y funciones corporales íntegras. Ambas van a dar la posibilidad de realizar acciones o tareas en un entorno real, por lo que una persona va a poder involucrarse y participar en una situación vital. Esta participación social genera compromisos sociales. Es aquí donde cobra importancia la movilidad dentro y entre los ambientes, y el concepto de «envejecimiento activo», donde las actividades familiares, religiosas, sociales, recreativas y comunitarias adquieren un significado. El grado de complejidad de la movilidad y del desafío ambiental lleva al concepto multidimensional de «espacio de vida». Este se refiere al entorno físico, social y psicológico; la movilidad; la accesibilidad; la participación; los recursos y los servicios que llevan a gestionar la llamada calidad de vida y la percepción de bienestar de una persona. Por lo anterior, el bienestar no depende solo de los atributos físicos individuales, sino de la interacción con el entorno. Un espacio de vida desfavorable puede contribuir a la soledad, el aislamiento y el deterioro de la salud (fig. 10.2).

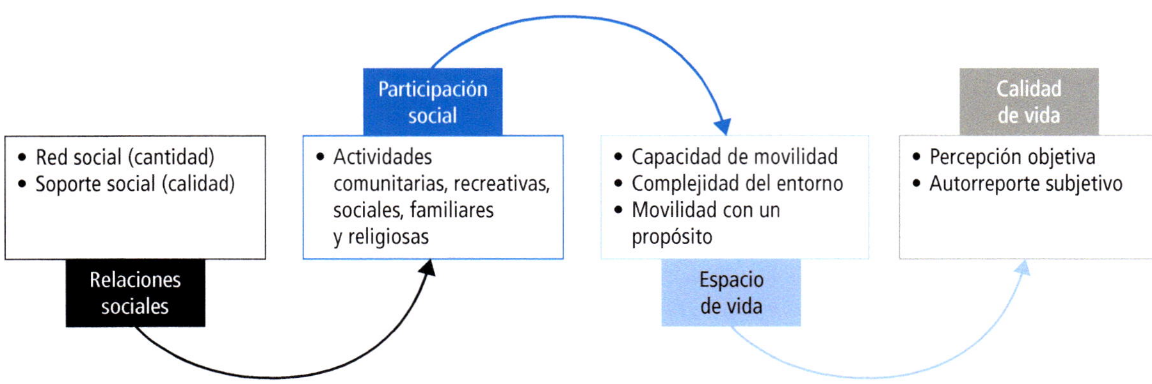
Participación social
Calidad de vida
• Red social (cantidad)
• Soporte social (calidad)
• Actividades comunitarias, recreativas, sociales, familiares y religiosas
• Capacidad de movilidad
• Complejidad del entorno
• Movilidad con un propósito
• Percepción objetiva
• Autorreporte subjetivo
Relaciones sociales
Espacio de vida

Figura 10.2 Aproximación al análisis del riesgo social.

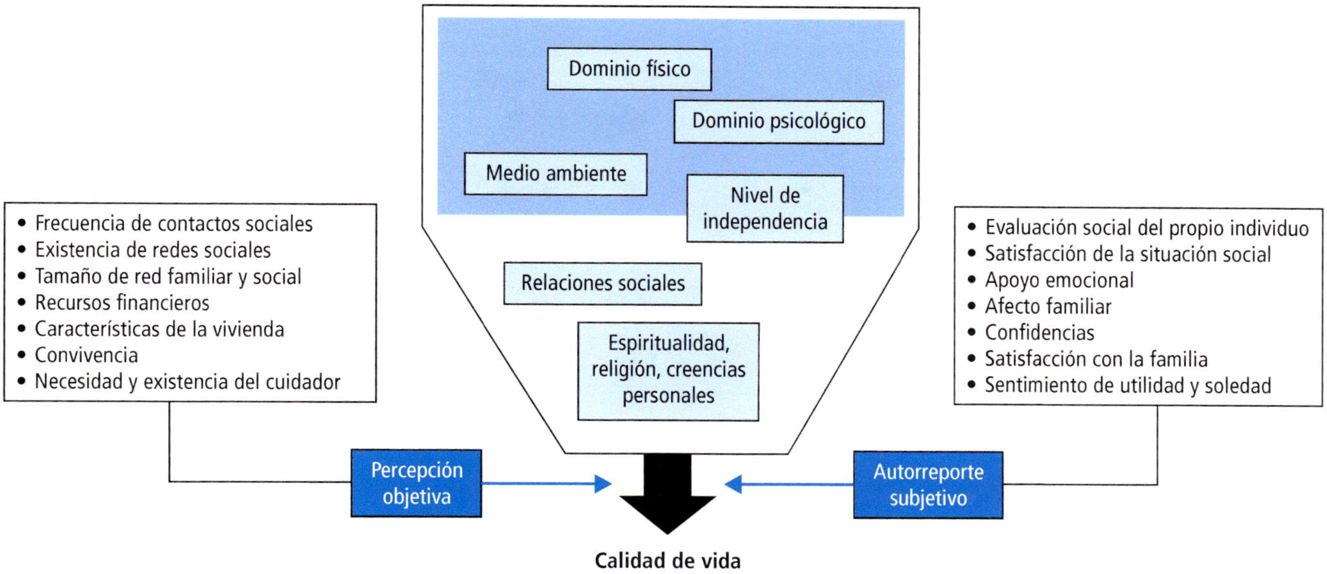

Figura 10.3 Dominios para la evaluación de la calidad de vida según la OMS y aproximación al funcionamiento social de los adultos mayores.

La salud de cualquier individuo, y particularmente del adulto mayor, tiene como fin tener la mejor calidad de vida posible. Podemos entonces partir primero del concepto de «salud» que la OMS nos da: «La salud es un estado de bienestar físico, mental y social, y no solamente la ausencia de afecciones o enfermedades». Sobre esta definición podemos acercarnos a las propuestas de calidad de vida. En 1995, el grupo World Health Organization Quality Of Life (WHOQOL) propuso esta definición: «La percepción individual de la posición en la vida en el contexto de la cultura y sistema de valores en el cual se vive y su relación con las metas, expectativas, estándares e intereses». De forma gráfica, se explican los dominios para la evaluación de la calidad de vida según la OMS y la aproximación para conocer el funcionamiento social del adulto mayor en un ambiente real, como en una consulta médica o durante una hospitalización (fig. 10.3). Hay que tener en cuenta que han venido emergiendo otros elementos relacionados con la «comparación social» descrita por Gibbons y Buunk (1999), que se refiere a la tendencia de algunos individuos a compararse con mayor frecuencia con los demás, sobre todo con el advenimiento de las redes sociodigitales. El resultado de la percepción será el tamaño de la brecha derivado del proceso de comparación, o «discrepancia percibida» (entre lo que quiero/tengo; actual/ideal; pasado/presente/futuro).

> **RECUERDA:** La calidad de vida puede definirse como el nivel percibido de bienestar derivado de la evaluación que realiza cada persona de elementos objetivos y subjetivos en distintas dimensiones de su vida y que se mide por autorreporte.

La medición de la calidad de vida en el adulto mayor es un tema en crecimiento. Algunos estudios muestran que cerca de dos terceras partes de esta población consideran su calidad de vida como positiva o muy positiva. Los mayores evalúan la calidad de vida como positiva cuando se comparan con otros, cuando mantienen contactos sociales con la familia e hijos, al tener buena salud y buenas circunstancias materiales y al poder realizar actividades de participación. Hacen una evaluación negativa cuando hay dependencia o limitaciones funcionales, infelicidad y disminución de contactos sociales por muerte de amigos y miembros de la familia. Los aspectos que se cree que dan el mayor valor a la calidad de vida son la familia, realizar actividades y los contactos sociales. Por el contrario, los aspectos que deterioran la calidad de vida son las pérdidas, como la enfermedad y las limitaciones funcionales. Otros estudios destacan la importancia del vecindario en la calidad de vida. Mantener unas buenas relaciones con los vecinos, un agradable y atractivo barrio, casas confortables, buenos servicios públicos y medios de transporte son relevantes. Los factores psicológicos, como el optimismo, la alegría, las ganas de realizar actividades y las estrategias de afrontamiento son aspectos positivos dentro de la valoración de la calidad de vida. El resultado de una buena calidad de vida en el adulto mayor depende de múltiples factores; potenciar los aspectos positivos podría favorecer una mayor satisfacción individual de los mayores al final de la vida.

ASPECTOS ÉTICOS Y LEGALES EN LA ATENCIÓN DE PERSONAS MAYORES

En la atención médica del adulto mayor se presentan una variedad de problemas y dilemas éticos importantes, los cuales aparecen cuando hay un conflicto alrededor de una acción que hay que tomar. El dilema (del latín *dilemma*, dos premisas) está formado a partir de dos proposiciones contrarias

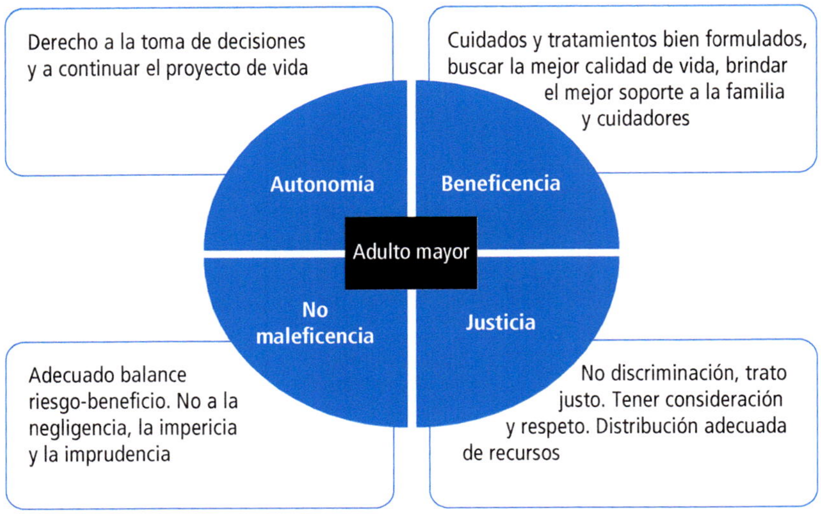

Figura 10.4 Principios éticos fundamentales en la atención sanitaria al adulto mayor.

(elegir entre dos cosas o soluciones diferentes). Un dilema ético es una situación en la que los preceptos morales o las obligaciones de similar obligatoriedad ética se encuentran en conflicto, de forma que cualquier solución posible al dilema es moralmente intolerable. En otras palabras, un dilema ético es una situación donde los principios morales que guían la conducta no permiten determinar de manera evidente lo correcto o incorrecto ante dos posibles cursos de acción. Ante lo anterior, el cuidado ético es la guía que nos ayuda a determinar qué es moralmente correcto o incorrecto. Los dilemas éticos forman parte del ejercicio médico, y la naturaleza dependiente del adulto mayor genera que nos enfrentemos a este tipo de problemas frecuentemente. El respeto a la ancianidad puede desempeñar un papel muy importante en estas decisiones. Reconocer y actuar según los deseos de la persona mayor es un componente crítico del cuidado ético. En la figura 10.4 se describen los principios éticos fundamentales y su relación con el adulto mayor.

Los aspectos legales buscan garantizar los derechos, el bienestar y la protección al adulto mayor y están ligados desde la constitución política de todas las naciones en Latinoamérica y España. Existen diferencias en el alcance entre cada país por la diversidad de leyes y decretos, pero en general buscan un enfoque integral de cuidado. En general, en América Latina y España se tienen como aspectos comunes los representados en el cuadro 10.2. Igualmente, existe una serie de aspectos legales relacionados con el cuidado de la salud, entre los que destacan el derecho a la atención sanitaria, el consentimiento informado, la confidencialidad de la información médica, el derecho a la dignidad y al trato humano, el derecho a una segunda opinión médica, el derecho a la atención paliativa, el derecho a la intimidad y dignidad y la protección contra el maltrato y el abuso.

Algunos ejemplos de leyes de protección al adulto mayor son:

- España: artículo 50 de la Constitución Española. Ley 8/2021, de Reforma Civil y Procesal, para el Apoyo a las Personas con Discapacidad en el Ejercicio de su Capacidad Jurídica. Ley 39/2006 de Promoción de la Autonomía Personal y Atención a las Personas en Situación de Dependencia.
- Colombia: Ley 1850/2017 (Ley de Medidas de Protección al Adulto Mayor en Colombia). Ley 1251/2008 (Ley del Adulto Mayor), Programa Colombia Mayor, Ley 1171/2007.
- México: Ley de los Derechos de las Personas Adultas Mayores, INAPAM (Instituto Nacional de las Personas Adultas Mayores).
- Argentina: Ley de Protección Integral de los Derechos de las Personas Mayores, PAMI (Programa de Atención Médica Integral).
- Chile: SENAMA (Servicio Nacional del Adulto Mayor), Ley de Protección de los Derechos de las Personas Mayores.

CUADRO 10.2 **Medidas de protección al adulto mayor que buscan garantizar sus derechos y el bienestar**

En Latinoamérica:

- Derecho a la atención sanitaria.
- Protección contra el maltrato y abuso.
- Pensiones y seguridad social.
- Participación social y comunitaria.
- Acceso a servicios de cuidado.
- Educación y formación continua.

En España:

- Ley de Promoción de la Autonomía Personal y de la Atención a las Personas en Situación de Dependencia.
- Ley General de Sanidad.
- Ley de Autonomía del Paciente.
- Ley de servicios sociales.
- Protección contra el maltrato y abuso.
- Programas de envejecimiento activo.
- Prestaciones económicas.

- Convención Interamericana sobre la Protección de los Derechos Humanos de las Personas Mayores, en la sede de la OEA de 2017, con la que varios países en América han ratificado su compromiso.

MALOS TRATOS EN LOS ADULTOS MAYORES

Un problema creciente de salud pública es identificar a los adultos mayores vulnerables y susceptibles de abusos o maltrato y negligencias por parte de sus cuidadores y familiares. Esta problemática recibe en las últimas tres décadas una mayor importancia con el aumento en el desarrollo de investigaciones en esta área. Los estudios acerca del maltrato en adultos mayores prácticamente son recientes si lo comparamos, por ejemplo, con el maltrato infantil y la violencia hacia la mujer. Los pioneros en la investigación de esta problemática fueron Gran Bretaña, EE. UU. y Canadá. Los primeros estudios comenzaron a finales de los sesenta con la publicación de artículos británicos, entre ellos el de Isaacs, quien, tras observar a pacientes en una sala de medicina geriátrica de Escocia, llegó a la conclusión de que la prolongada supervivencia de las personas de edad avanzada, sus discapacidades y comorbilidades, ocasionaban en las familias y en el sistema social una tensión importante. Hacia los setenta, A. Baker publicó «abuela golpeada» (Baker AA. Granny battering. Nurs Mirror Midwives J. 1977 Feb 24; 144[8]: 65-6), donde denunció el maltrato físico hacia las ancianas. Posteriormente, Burston utilizó el término «abuela apaleada» *(granny bashing);* estos dos autores son conocidos como la primera referencia en la literatura médica. Ya hacia los años ochenta, M. Eastman hizo una contribución sustancial a partir de su publicación *Old Age Abuse* en 1984, que permitió cambiar los términos «abuela golpeada» y «apaleada» por el de abuso a la tercera edad. Entre 1980 y 1990, en EE. UU. y Canadá se desarrolló aún más la investigación sobre el maltrato de los adultos mayores.

Definiciones

En 1996, en la primera conferencia del consenso sobre el adulto mayor maltratado, se dio una definición de maltrato a las personas adultas mayores como: «todo acto u omisión sufrido por personas de 65 años o más, que vulnera la integridad física, psíquica, sexual, económica, el principio de autonomía o un derecho fundamental del individuo; que es percibido por este o constatado objetivamente, con independencia de la intencionalidad y del medio donde ocurra: familiar, comunidad e instituciones». Otra definición es la promulgada en la Declaración de Toronto, a través de la Red Internacional de Prevención del Abuso y Maltrato en la Vejez (INPEA) y la OMS, en noviembre de 2002, la cual refiere que el maltrato a las personas mayores se define como la acción única o repetida, o la falta de la respuesta apropiada, que ocurre dentro de cualquier relación donde exista una expectativa de confianza y que produzca daño o angustia a una persona anciana.

Epidemiología

A nivel epidemiológico, hay que dividir la información en investigación sobre el abuso de personas mayores que viven en la comunidad y las que están en unidades de larga estancia. Cuando se revisa la evidencia disponible, es razonable decir que la prevalencia general estimada del maltrato en la población mayor es aproximadamente del 10%. Por lo tanto, un médico que atiende a personas mayores tiene una alta probabilidad de hallar a una persona con este abuso. Si vamos a revisar cifras más exactas, en los estudios en esta población que muestran la prevalencia de abuso en general, este oscila entre el 2,2 y el 36%, con una media del 14,3%. Las cifras más elevadas se encuentran en China (36%) y Nigeria (30%), seguidos por Israel (18,4%), India (14,0%), Europa (10,8%), México (10,3%), EE. UU. (9,5%) y Canadá (4,0%). Los hallazgos por categorías de maltrato han mostrado que las tasas de prevalencia más bajas de maltrato físico a personas mayores fueron en Canadá, EE. UU. y Europa (0,5, 1,4 y 1,67%, respectivamente). En el ámbito del abuso sexual, la prevalencia se ha reportado en una media del 0,7%, y a nivel del abuso financiero, en el 4,7%. La prevalencia más baja de abuso financiero estuvo en México (2,6%), mientras que otros sitios con valores intermedios fueron Europa (3,8%) y EE. UU. (4,5%). El abuso emocional/psicológico tiene una prevalencia del 8,8% y, en abandono, los resultados varían del 0,2 al 5,5%. Se debe aclarar que estas tasas de prevalencias reportadas en los estudios de abuso en personas mayores son basadas en la población de estudio y probablemente se subestime la prevalencia real en la población global. Una población con mayor vulnerabilidad son los adultos mayores con deterioro cognitivo en la comunidad.

Formas de maltrato

Dentro del marco general del maltrato a las personas mayores, se reconocen los siguientes cinco tipos de abuso o maltrato: *a)* físico, que incluye actos realizados con la intención de causar dolor físico o lesiones; *b)* psicológico o verbal, definido como actos realizados con la intención de causar dolor o lesión emocional; *c)* sexual, definido como contacto sexual sin permiso de cualquier tipo; *d)* explotación material o financiera, que implica la malversación de dinero o propiedad de una persona mayor, y *e)* negligencia. La forma más frecuente de maltrato es el psicológico, el cual tiene su origen en una relación potencialmente dañina entre el adulto mayor y el cuidador, y sus manifestaciones son: aislamiento social, amenazas de institucionalización y de abandono, burlas, agresiones verbales, ridiculización, intimidaciones, infantilización y humillaciones, lo que genera en el maltratado inseguridad, angustia y baja autoestima. En relación con el maltrato físico, el cual es muy frecuente, este se caracteriza por el uso de la fuerza física que atenta contra la integridad corporal de la persona mayor por medio de golpes, quemaduras, empujones, inmovilización, sujeción mecánica o administración forzada de medicación inapropiada, y se demuestra por medio de la presencia de abrasiones, laceraciones, hematomas, fracturas y quemaduras.

En cuanto a la violencia sexual, la OMS la define como «todo acto sexual, la tentativa de consumar un acto sexual, las insinuaciones sexuales no deseadas, o las acciones para comercializar o utilizar de cualquier otro modo la sexualidad de una persona mediante coacción por otra persona, independientemente de la relación de esta con la víctima, en cualquier ámbito, incluidos el hogar y el lugar de trabajo». Hay que resaltar que los adultos mayores no están preparados para los riesgos sexuales que existen, ya que, ante el estigma social, la vergüenza y la autoculpa, minimizan los actos de violencia sexual, como las caricias, los «tocamientos», la exhibición de genitales, la masturbación, así como el sexo oral, anal o vaginal sin su consentimiento, empleando la fuerza, las amenazas y el engaño.

El abuso patrimonial o financiero hace referencia a la inadecuada utilización, explotación o apropiación de los bienes por parte de terceros, sin consentimiento del adulto mayor; sobre todo quienes tienen deterioro cognitivo son los que mayor riesgo presentan de sufrir este tipo de maltrato.

La negligencia se define como el incumplimiento en las funciones del cuidador, de donde se derivan dos tipos de negligencia: la activa y la pasiva. La primera es cuando el victimario, por prejuicio o descuido, deja de proveer al maltratado los cuidados de forma deliberada e intencionada. La pasiva es un descuido involuntario que sucede por ignorancia. Los que cometen este tipo de maltrato pueden incurrir en el abandono, en el que se desampara de manera voluntaria al mayor generalmente con dependencia funcional.

Además de las formas de maltrato clásicas, la OMS y la INPEA incluyen otras dos formas de abuso que involucran a la sociedad. El primero es el maltrato social, el cual es provocado desde los gobiernos e instituciones gubernamentales, y se define como una discriminación en las políticas públicas hacia la población de edad avanzada y la falta de recursos para cubrir las necesidades asistenciales y la necesidad de ingresos y de alojamiento de este grupo poblacional. El segundo tipo de abuso es el relacionado con los prejuicios y los estereotipos sobre las personas mayores, que se traducen en actitudes irrespetuosas y maltrato verbal y emocional, lo que desencadena una actitud social negativa. Estos tipos de maltrato están intrínsecamente asociados con el edadismo.

Factores de riesgo

En relación con los factores de riesgo de este problema, la mayoría de los estudios señalan que las mujeres mayores son más propensas que los hombres a ser víctimas de abuso. Tener una edad más joven se ha asociado con un mayor riesgo de abuso, incluido el abuso emocional, físico y financiero, y el abandono. Una razón probable para este hallazgo es que los «adultos mayores» viven más a menudo con su cónyuge o con los hijos adultos, abusadores más probables. Un entorno de vida compartido, pero sobre todo vivir con un número mayor de miembros del hogar que no sean un cónyuge se asocia con un mayor riesgo de abuso, especialmente financiero y físico. También tener un ingreso económico bajo se ha asociado con una mayor probabilidad de abuso financiero, emocional, físico y negligencia. Por último, los estudios sugieren que el aislamiento y una inadecuada red de apoyo social son un factor de riesgo importante. En cuanto a comorbilidades, la demencia se ha identificado como un factor de riesgo documentado para el abuso económico. En general, se ha demostrado que el deterioro funcional y el de la salud física se asocian con un mayor riesgo de abuso. En relación con el victimario, se sabe sobre una base limitada de evidencia que los perpetradores tienen más probabilidades de ser hijos adultos o cónyuges, y son más propensos a ser hombres, a tener un historial de abuso de sustancias en el pasado o el presente, a tener problemas de salud mental o física, a tener un historial judicial, a estar aislados socialmente o desempleados, o a tener problemas financieros y estar experimentando un gran estrés.

Factores protectores contra el maltrato

La evidencia existente es limitada con respecto a los factores que pueden proteger a las personas mayores del maltrato. Sin embargo, hay investigaciones que sugieren que hay dos factores que pueden conferir protección contra este problema. Recibir prestaciones económicas y mantener contacto con los servicios sociales favorece un buen trato. También contar con una adecuada red de apoyo social y, por último, tener una buena relación con la familia.

Secuelas o efectos del maltrato

El maltrato genera un rango de secuelas que van más allá de la lesión traumática y el dolor que pueden generar en las víctimas. Ya hay estudios que han demostrado que los adultos mayores víctimas de maltrato tienen un mayor riesgo de muerte, institucionalización y hospitalización. Por otra parte, los efectos psicológicos del abuso incluyen mayores índices de depresión y ansiedad.

Evaluación

La evaluación para reconocer los casos de maltrato al adulto mayor es un desafío, ya que muchas veces son las víctimas quienes niegan u ocultan los hechos, porque no son capaces de informarlas por el compromiso cognitivo o al ser confundidas como parte de las comorbilidades; por ejemplo, la presencia de fracturas atribuidas erróneamente a la osteoporosis. Hay escalas estandarizadas para afrontar y evaluar el maltrato, como la Elder Abuse Suspicion Index (EASI), desarrollada en Montreal, compuesta por seis preguntas dirigidas a personas mayores sin deterioro cognitivo en el ámbito de la atención primaria, a la cual se le hizo validación al español logrando una alta especificidad (95%) y una baja sensibilidad (67%). Otra prueba de cribado es la Indicators of Abuse (IOA): es un instrumento de 15 ítems sobre la persona mayor y 12 ítems sobre el cuidador, discrimina entre abuso y no abuso, y se creó para ser aplicado por servicios sociales o sanitarios. Cuenta con un gran poder discriminativo y su fiabilidad aumenta si la realizan profesionales en trabajo social. La Escala de Detección del Maltrato por parte del Cuidador (Caregiver Abuse Screen, CASE) cuenta con seis ítems dirigidos a los cuidadores; es un instrumento sensible y específico que puede utilizarse como tamizaje o cribado. Las escalas EASI e IOA detectan en mejor medida a los adultos mayores maltratados sin deterioro cognitivo y la CASE a los que tienen deterioro cognitivo.

En las instituciones de salud, la atención de un caso de maltrato o sospechoso requiere un manejo integral y multidisciplinario. Se recomienda tener grupos establecidos en

TABLA 10.1 Tipo de maltrato y signos de alarma

Tipo de maltrato	Signos de alarma
Psicológico	Indecisión para hablar abiertamente Confusión y desorientación Depresión y ansiedad Temor a los extraños y al cuidador Miedo a volver a su ambiente
Físico	Alopecia traumática Desprendimiento de retina Hematomas (rostro, cara lateral de los brazos, tórax anterior, dorso, región lumbar y glútea) Abrasiones Fracturas Marcas de sujeción (muñecas)
Sexual	Ropa interior rasgada, manchada o con sangre Dolor genital o anal Hematomas perineales Hemorragias vaginales o anales sin explicación Enfermedades venéreas o infecciones genitales sin explicación
Negligencia	Malnutrición y deshidratación Descuido en la higiene personal y del vestuario Abandono de la persona en la cama del hospital, en la calle o algún servicio público Inadecuada adherencia a los tratamientos médicos Úlceras por presión sin atender Impactación fecal
Económico y abuso patrimonial	Patrón irregular de gastos Retiro inexplicable de dinero de la cuenta Autorizar bajo un poder legal a terceros el retiro de la pensión Cambios repentinos en el testamento Falta de utensilios de higiene personal y del vestuario Desaparición inexplicable de posesiones valiosas

cada institución para el abordaje puntual de la situación de maltrato a todas las edades. El caso debe incluir una evaluación inicial, buscando signos de maltrato (tabla 10.1); derivar al paciente a trabajo social y coordinar la detección de problemas y necesidades. Finalmente, debe realizarse una coordinación interinstitucional con fines de seguimiento y educación (fig. 10.5).

> **RECUERDA:** Los malos tratos a las personas mayores afectan aproximadamente al 10% de esta población, y pueden ser físicos, psicológicos, sexuales, financieros o negligencia. Hay factores de riesgo y signos de alerta ante este problema y el manejo debe ser multidisciplinario e integral.

AUTONOMÍA, INCAPACIDAD Y TUTELA

Según María Isülina Dabüve (2018), la autonomía puede ser comprendida en el mundo jurídico como el espacio individual en cuyo ámbito cada persona ejerce por sí misma el poder sobre su vida y su patrimonio, y establece reglas, disposiciones o planes que solo a ella se refieren y le permiten proyectarse y desarrollarse en igualdad de condiciones que los demás (aunque sin dañarlos).

Respecto a los adultos mayores, se define como la capacidad y el derecho de una persona mayor para tomar decisiones y realizar acciones que afectan a su vida, de acuerdo con sus valores, deseos y preferencias, sin coerción ni influencia indebida. Este concepto abarca varias dimensiones, que incluyen la capacidad de autogobernarse (independencia), la libertad de elección y la habilidad para manejar de manera independiente las actividades de la vida diaria. Jurídicamente la autonomía requiere dos componentes (la capacidad y la voluntad), por lo que el individuo necesita expresar tres elementos internos: el discernimiento, la intención y la libertad. Realizar una evaluación integral de estos elementos permite obtener una visión clara del nivel de autonomía del adulto mayor y ayuda a identificar áreas donde se puede necesitar apoyo adicional para mejorar su independencia y bienestar.

La incapacidad es el despojo de esta capacidad de obrar, que podrá ser absoluta y otras veces limitada y/o condicionada. Por lo anterior, la incapacitación es una medida de protección destinada a las personas que, por enfermedades o deficiencias persistentes de carácter físico o psíquico, no pueden gobernarse por sí mismas. La pérdida de este bien es trascendental para la vida de una persona mayor y, por lo tanto, solo puede declararla un juez mediante sentencia, previo trámite judicial. Para estos casos, la persona incapacitada queda bajo un régimen de tutela o curatela y se nombra un tutor. Será parcial cuando se estime que la persona puede realizar determinados actos por sí sola y que es capaz de adoptar algunas decisiones que le atañen a ella, pero que para actos

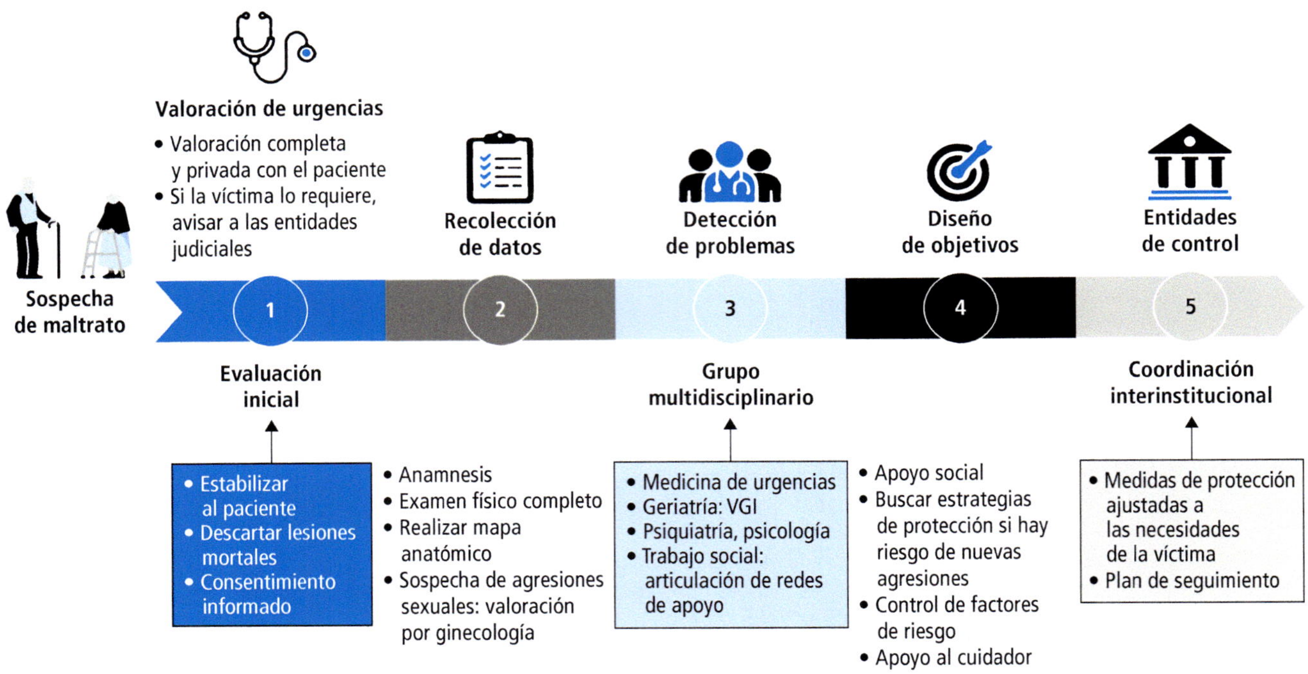

Figura 10.5 Flujograma de atención al maltrato en los adultos mayores. VGI: valoración geriátrica integral. (Tomado de Forero Borda LM, Hoyos Porto S, Buitrago Martínez V, Heredia Ramírez RA. Maltrato a las personas mayores: una revisión narrativa. *Univ Med.* 2019; 60[4]: 1-16.)

de mayor trascendencia o complejidad necesita el auxilio de otra persona, en cuyo caso se le somete a la llamada curatela y se nombra un curador. De forma puntual, podemos definir que la tutela es la institución de guarda que procede cuando se declara la incapacidad total de una persona, para regir su persona y sus bienes, y el tutor se convierte en el representante legal del incapaz tanto en el ámbito personal como en el patrimonial. La curatela es fundamentalmente una institución de asistencia y no de representación, y supone un complemento de la capacidad de las personas que, sin ser totalmente incapaces, no alcanzan la plena capacidad. Todo lo expuesto hasta ahora en el presente capítulo tiene un solo fin, que es enaltecer y cuidar la calidad de vida de las personas ancianas por vías éticas y legales.

En España, la Ley 8/2021, de 2 de junio, por la que se reforma la legislación civil y procesal para el apoyo a las personas con discapacidad en el ejercicio de su capacidad jurídica, se disponen las nuevas medidas judiciales de apoyo y protección a estas personas. En primer lugar, desaparecen los términos «incapacidad» y «tutela» y, en segundo lugar, se habilita a profesionales «no jueces», como los notarios, a tramitar algunas medidas de apoyo. Las nuevas medidas que entraron en vigor a partir de esta ley se presentan en el cuadro 10.3 y son, además de las de naturaleza voluntaria, la guarda de hecho, la curatela y el defensor judicial. La función de las medidas de apoyo consistirá en asistir a la persona con discapacidad en el ejercicio de su capacidad jurídica en los ámbitos en los que sea preciso, respetando su voluntad, deseos y preferencias.

CUADRO 10.3 Medidas de apoyo en España a las personas con discapacidad en el ejercicio de su capacidad jurídica

- Medidas de apoyo de naturaleza voluntaria: son las establecidas por la persona con discapacidad, en las que designa quién debe prestarle apoyo y con qué alcance. Cualquier medida de apoyo voluntaria podrá ir acompañada de las salvaguardas necesarias para garantizar en todo momento y ante cualquier circunstancia el respeto a la voluntad, deseos y preferencias de la persona.
- Guarda de hecho (artículo 250): es una medida informal de apoyo que puede existir cuando no haya medidas voluntarias o judiciales que se estén aplicando eficazmente.
- Curatela: es una medida formal de apoyo que se aplicará a quienes precisen el apoyo de modo continuado. Su extensión vendrá determinada en la correspondiente resolución judicial en armonía con la situación y circunstancias de la persona con discapacidad y con sus necesidades de apoyo. La curatela se constituirá cuando no exista otra medida de apoyo suficiente para la persona con discapacidad. La autoridad judicial determinará los actos para los que la persona requiere asistencia del curador en el ejercicio de su capacidad jurídica atendiendo a sus concretas necesidades de apoyo.
- Defensor judicial: es una medida formal de apoyo que procede implementar cuando la necesidad de apoyo se precise de forma ocasional, aunque sea recurrente. Por ejemplo, cuando la persona que presta apoyo no puede hacerlo o cuando existe conflicto de intereses entre la persona con discapacidad y la que haya de prestarle apoyo, entre otras.

Al determinar las medidas de apoyo se procurará evitar situaciones en las que se puedan producir conflictos de intereses o influencia indebida. No podrán ejercer ninguna de las medidas de apoyo quienes, en virtud de una relación contractual, presten servicios asistenciales, residenciales o de naturaleza análoga a la persona que precisa el apoyo. Las medidas tomadas por la autoridad judicial en el procedimiento de provisión de apoyos serán proporcionadas a las necesidades de la persona que las precise, respetarán siempre la máxima autonomía de esta en el ejercicio de su capacidad jurídica y atenderán en todo caso a su voluntad, deseos y preferencias. Las medidas de apoyo adoptadas judicialmente serán revisadas periódicamente en un plazo máximo de 3 años, aunque de manera excepcional y motivada, se podría prolongar hasta los 6 años.

RECUERDA: El tutor es la persona física o jurídica que, nombrada por la autoridad judicial y bajo la vigilancia y control de esta, tiene como misión el cuidado de la persona incapacitada sometida a tutela. La representará en todos los actos que no pueda realizar por sí sola y administrará el patrimonio. En España, la Ley 8/2021 reforma la legislación civil y procesal para el apoyo a las personas con discapacidad en el ejercicio de su capacidad jurídica y dispone las nuevas medidas judiciales de apoyo y protección a estas personas, que son las de naturaleza voluntaria, la guarda de hecho, la curatela y el defensor judicial.

EVALUACIÓN DE LA CAPACIDAD DE TOMA DE DECISIONES

«La libertad, al fin y al cabo, no es sino la capacidad de vivir con las consecuencias de nuestras propias decisiones.»

James Mullen

Actualmente, el ejercicio médico tiene un nuevo panorama donde los pacientes se empoderan de sus derechos y los exigen en la medida que el orden jurídico se los facilita. Se experimenta un cambio en la relación médico-paciente en pro de un equilibrio. Las personas mayores desean hacer respetar su autonomía a pesar de la no necesaria lógica de las decisiones. El médico se enfrenta al reto de evaluar la apropiada capacidad de toma de decisiones de una persona cada vez más anciana y vulnerable. La gestión de los procesos de salud da relevancia a la toma de decisiones por ser parte de la calidad de atención en salud. También hace uso de los principios bioéticos, y la dignidad, la responsabilidad y la autonomía buscan la tendencia a la humanización de los servicios de salud. Para ahondar en el tema se requiere definir competencia y capacidad. La «competencia» corresponde a un término jurídico, y significa el reconocimiento legal de las aptitudes psicológicas para tomar determinadas decisiones. Equivale a «capacidad legal» o «capacidad de derecho». En cambio, la «capacidad» es un término psicológico y clínico. Define las aptitudes psicológicas necesarias para tomar, aquí y ahora, una determinada decisión. Es evaluada por médicos, psiquiatras, neurólogos, psicólogos y notarios. Para una apropiada evaluación de la capacidad, se recomienda tener en cuenta algunos aspectos, como comunicarse, entender, analizar y reflexionar (cuadro 10.4).

CUADRO 10.4 Criterios para evaluar la capacidad de toma de decisiones

- Capacidad de comunicarse: estar alerta y ser capaz de comunicarse de forma verbal, escrita o por otro medio de manera comprensible.
- Capacidad de entender: tener las funciones cognitivas conservadas para comprender una información.
- Capacidad de analizar: tener claridad en el razonamiento, ser capaz de distinguir y separar los problemas y soluciones para escoger la mejor opción para la persona. Precisa equilibrio emocional y ausencia de presiones.
- Capacidad de reflexionar: poder pensar con atención y detenidamente sobre un tema y elaborar un juicio al respecto, teniendo en cuenta valores u objetivos propios que expliquen la razón de la elección de una opción.

Modificado de Simón-Lorda P. Med Clin (Barc). 2001; 117: 419-26.

El proceso de toma de decisión no excluye escuchar opiniones aportadas por otras personas, principalmente por familiares y otros sujetos que considere la persona mayor como importantes. Finalmente, el ambiente para que el paciente comunique la decisión final debe ser el más tranquilo, como un consultorio, e idealmente se debe dejar una constancia escrita en la historia clínica o en un documento notarial, cuando sea el caso. En algunas situaciones no se cuestionan las decisiones del paciente, porque son parte del principio de presunción de competencia. Sin embargo, cuando se requiere una evaluación de la competencia explícita, los médicos deben ser conscientes de los criterios relevantes para determinar la competencia y utilizar un enfoque estructurado de evaluación. En ciertas circunstancias se requerirá una evaluación psiquiátrica o psicológica, principalmente en casos complejos o con enfermedad mental. Actualmente se utilizan herramientas que pueden apoyar el proceso diagnóstico, como el Mini-Mental Test, pero ya hay unas escalas específicas para estos casos, como la MacArthur Competence Assessment Tool for Treatment, que evalúa la capacidad de los pacientes para consentir un tratamiento y ya se encuentra validada al español. La toma de decisiones puede encontrarse en un rango de baja a alta complejidad (p. ej., decisiones jurídicas o participación en ensayos clínicos). La racionalidad del uso restrictivo de la «incapacidad» parte de las consecuencias posibles de una decisión. En casos donde hay una pérdida parcial de esta capacidad se podrán respetar las decisiones que involucran las actividades básicas e instrumentales de la vida diaria. Determinar la capacidad cognitiva y la capacidad de tomar decisiones no es fácil. Uno debe distinguir entre la memoria y la comprensión. Una expresión de toma de decisiones son las llamadas voluntades anticipadas, que se explicarán a continuación.

RECUERDA: La «competencia» es la capacidad de una persona para actuar de forma razonable después de comprender la naturaleza de la situación a la que se enfrenta. Alguien que no es competente para actuar en su propio nombre requiere que una persona asignada actúe por él o ella.

La «capacidad» es la aptitud para realizar los actos necesarios que sean decisivos para los intereses de una persona. Nadie puede ser incapacitado sin una sentencia judicial y en virtud de las causas establecidas por la ley.

ÓRDENES DE NO REANIMACIÓN Y VOLUNTADES ANTICIPADAS

Los principios éticos y el estado de derecho de los individuos les permiten conocer su estado de salud o enfermedad. Ahora las personas toman decisiones sobre el tratamiento sugerido por el grupo médico basadas en una explicación adecuada de su situación y alternativas. Lo anterior nos muestra que el diálogo entre el paciente y el equipo médico es esencial. Los pacientes tienen derecho a saber si una enfermedad los deteriorará e incluso poder llegar a tener un paro cardíaco o una muerte prematura. En un bajo porcentaje, la reanimación cardiopulmonar es exitosa y, de llegar a serlo, podría dejar unas secuelas en un individuo. Habrá pacientes que no deseen pasar por una reanimación y otros que deseen aferrarse a la mínima posibilidad de sobrevivir, aun con mala calidad de vida, y esta decisión debe respetarse. Sin embargo, el razonamiento médico no solo debe tener en cuenta el principio de autonomía, sino el de beneficencia antes de proponer o adoptar una determinada conducta. Una orden de no reanimación debe ser el producto de una toma de decisiones entre el paciente (o su familia) y su médico, previa información adecuada del pronóstico y bajo el supuesto de que se puede presentar un paro cardiorrespiratorio dentro de la evolución de su enfermedad sin excluir ninguna otra forma de cuidado. Por el contrario, las voluntades o directrices anticipadas, el testamento vital o el documento para una muerte digna reúnen las preferencias del paciente respecto a la generalidad del manejo médico cuando se encuentre en una situación en la cual no pueda expresar de manera directa sus decisiones. Las órdenes de no reanimación y las voluntades anticipadas son decisiones distintas en cuanto a sus perspectivas; la orden de no reanimación puede estar comprendida dentro de la voluntad anticipada. Por ejemplo, una persona puede llegar a urgencias con infección urinaria y con hipotensión, por lo que requiere reanimación hídrica. Este paciente ha expresado previamente el deseo de no realizar maniobras de reanimación en caso de parada cardíaca. Esto no significa una restricción o una renuncia a los restantes cuidados, médicos y de enfermería, que necesita y merece el paciente (p. ej., líquidos endovenosos, antibióticos, analgésicos, etc.). Otro término que debe quedar diferenciado es el de consentimiento informado, que es de uso frecuente para intervenciones quirúrgicas o para la realización de procedimientos que pueden llegar a tener un evento adverso. El manual de ética del Colegio Americano de Médicos lo define así: «El consentimiento informado consiste en la explicación, a un paciente atento y normalmente competente, de la naturaleza de su enfermedad, así como del balance entre los efectos de la misma y los riesgos y beneficios de los procedimientos terapéuticos recomendados, para, a continuación, solicitarle su aprobación para ser sometido a estos procedimientos. La presentación de la información al paciente debe ser comprensible y no sesgada; la colaboración del paciente debe conseguirse sin coerción; el médico no debe sacar partido de su posición potencial de dominancia psicológica del paciente». Todos estos documentos buscan un fin que es poder enaltecer la decisión de las personas, favorecer su autonomía y mejorar la calidad de vida.

RECUERDA: Las voluntades anticipadas se definen como el conjunto de preferencias que una persona tiene respecto del cuidado futuro de su salud, de su cuerpo y de su vida, y que decide cuando está en pleno uso de sus facultades mentales, en anticipación a la posibilidad de que en algún momento futuro se encuentre incapacitada para expresarlas y tomar decisiones por sí misma.

EUTANASIA

El aumento en la esperanza de vida, la cronicidad de patologías y los avances médicos y tecnológicos han llevado a un incremento de enfermedades que, en lugar de tener altas tasas de mortalidad, se presentan como condiciones crónicas en grupos poblacionales como los adultos mayores e impactan negativamente en su calidad de vida. Debido a esto, varios países han optado por legalizar decisiones al final de la vida, como la eutanasia, un tema que suscita intensos debates éticos, legales y sociales.

La decisión de apoyar u oponerse a la eutanasia a menudo depende de cómo se equilibren los principios de bioética (autonomía, beneficencia, no maleficencia y justicia) y también requiere un enfoque multidisciplinario que incluya perspectivas médicas, éticas, legales y socioculturales. La postura hacia argumentos éticos a favor de la eutanasia en los adultos mayores defiende la autonomía del individuo, ya que este debería tener el derecho de decidir sobre el final de su vida, sobre todo cuando se enfrenta a enfermedades crónicas avanzadas o terminales con dolor severo, sufrimiento intolerable y una calidad de vida deteriorada. Y es allí donde la eutanasia puede ser vista como una forma compasiva de aliviar dicho sufrimiento, más aún cuando los tratamientos paliativos no son suficientes.

La palabra eutanasia proviene del griego y está compuesta por dos partes: *eu*, que significa «bueno», y *thanatos*, que significa «muerte»; es decir, literalmente se traduce **buena muerte.** Y una de sus definiciones expresa «que es el acto de provocar intencionalmente la muerte de una persona para aliviar su sufrimiento». Los estudios sobre decisiones al final de la vida consideran condiciones terminales como cáncer en etapa avanzada, demencias en estadio severo y condiciones clínicas con dolor incontrolable. Además, aunque con menor frecuencia, se encuentran estudios que evalúan la decisión de eutanasia enmarcados en los escenarios de la necesidad de atención o cuidados a largo plazo, o percepciones negativas como ser una carga para la familia. Un estudio realizado en Países Bajos informó que el 37% de la población encuestada aprobó la eutanasia para adultos mayores que vivían solos, con incontinencia, con limitaciones en su movilidad y con deterioro neurosensorial. En comparación, un 85% la aprobaba en caso de presentar un dolor severo. Otro estudio realizado en EE. UU. documentó que dos terceras partes de la población encuestada apoyaban la eutanasia en caso de dolor severo y un 49% en casos de dependencia funcional grave y de requerir atención a largo plazo. Y en menor proporción, un 36% la apoyaba en caso de que el paciente se percibiese a sí mismo como una carga para la familia. Más recientemente, estudios realizados para adultos mayores en Austria mostraron que el 29% no querría vivir en caso de dependencia grave y necesitar atención o cuidados, y estaban a favor de la eutanasia un 34%. Por otra parte, se han reportado estudios que demuestran que las características sociodemográficas y la religión de los individuos influyen en la toma de posiciones hacia la aprobación o el rechazo en relación con la eutanasia; esta también es diferente entre la población general, el personal de salud, los pacientes y los familiares. Es por eso por lo que aquellos con educación superior y liberalismo sociocultural tienden a estar a favor de esta decisión y los que pertenecen a un grupo religioso o tienen fuertes creencias religiosas tienen una menor aceptación de la eutanasia, ya que esta postura sostiene que la vida humana tiene un valor intrínseco y moralmente sería incorrecto terminar con ella. Este punto de vista sostiene que todas las vidas, independientemente de su calidad, tienen un valor inherente, y la eutanasia iría en una vía contraria a este principio. También es de notar que hay estudios con elevadas tasas de aprobación de la eutanasia en individuos que presentaban síntomas depresivos o en adultos mayores con discapacidad funcional y gravemente enfermos.

La eutanasia tiene implicaciones legales internacionales, dado que presenta matices extremos. Actualmente, en países europeos como Bélgica, Países Bajos, Luxemburgo, Portugal y España, y en algunos de Latinoamérica, como Colombia y Ecuador, la eutanasia está legalmente permitida bajo estrictas condiciones médicas. En estos países, las leyes están diseñadas para proporcionar una opción controlada y digna para los pacientes que afrontan un sufrimiento intolerable. En contraste, en muchos otros países la eutanasia es ilegal y es rechazada debido a consideraciones culturales, éticas y fuertemente religiosas (debido a que se valora la santidad de la vida y esto juega un papel significativo en la oposición a la eutanasia). En este contexto, el enfoque del manejo de los pacientes tiende a estar más hacia el fortalecimiento de los cuidados paliativos y el apoyo al final de la vida. Las leyes que permiten la eutanasia generalmente incluyen garantías diseñadas para proteger a los pacientes y asegurar que la decisión sea voluntaria y bien informada. Estas garantías pueden incluir la confirmación del diagnóstico y pronóstico por múltiples profesionales (es decir, una junta médica interdisciplinaria) y evaluaciones psicológicas y psiquiátricas para asegurar que el paciente afectivamente no esté bajo condiciones que afectan a su juicio, como la depresión, y para evitar decisiones precipitadas.

Finalmente, la eutanasia en adultos mayores es un tema complejo con múltiples matices que abarca dimensiones éticas, médicas, legales y socioculturales. Los argumentos a favor resaltan la autonomía del paciente y el alivio del sufrimiento, mientras que los argumentos en contra enfatizan el valor intrínseco de la vida. Las implicaciones legales varían ampliamente en todo el mundo, con algunos países adoptando leyes que permiten la eutanasia bajo condiciones estrictas y otros que la prohíben herméticamente. Independientemente de la posición o postura que se tome en este tema, es esencial abordar la eutanasia con un enfoque que priorice el bienestar y la dignidad de los adultos mayores. Y así mismo, promover los cuidados paliativos de calidad, junto con un marco legal y ético bien dirigido, para asegurar que las decisiones sobre el final de la vida se tomen de manera justa, compasiva, informativa y respetuosa, con el fin de encontrar soluciones que honren tanto la vida como la dignidad humana.

11

Formación y docencia en geriatría

Pedro Abizanda Soler, Carlos Alberto Cano Gutiérrez, José Francisco Parodi García

INTRODUCCIÓN

El incremento exponencial esperado de los adultos mayores en los próximos años en todos los países del mundo hará que todos los médicos, bien de atención primaria o bien especialistas (excepto los pediatras), atiendan con frecuencia a personas de avanzada edad. Actualmente la atención sanitaria a los mayores de 65 años supone el 28% de la carga de trabajo en atención primaria, el 32% en cirugía, el 43% en especialidades médicas y el 48% de las hospitalizaciones. A pesar de ello, numerosas encuestas indican que los conocimientos de la mayoría de los médicos y cirujanos sobre la atención sanitaria a los adultos mayores y la medicina geriátrica son inadecuados, y que el número de geriatras es inferior al recomendado. Por ello, el Instituto de Medicina de EE. UU., la American Geriatrics Society (AGS), la British Geriatrics Society (BGS), la Association of American Colleges y el American Board of Medical Specialties recomiendan que todas las licenciaturas y certificaciones de profesionales de la salud, así como los programas de especialización médicos y quirúrgicos, incluyan una demostración de las competencias en el cuidado de las personas mayores.

La AGS estimó que durante los años de formación clínica un estudiante debería recibir al menos 15 h de clases, 4 semanas en bloque de rotación y 9 semanas de tiempo clínico longitudinal para adquirir un entrenamiento adecuado en competencias geriátricas, aunque esta carga docente parece baja actualmente. Las sociedades científicas europeas están de acuerdo en que la educación en medicina geriátrica de alto nivel es necesaria tanto en el pregrado como en el posgrado para asegurar un adecuado manejo de la población adulta mayor, y que es necesario un currículo unificado que determine los mínimos para conseguir este objetivo. La publicación de las competencias mínimas en 2009 supuso un *benchmark* o patrón de comparación que deberían alcanzar todas las facultades de Medicina en sus programas de geriatría. El Instituto de Medicina de EE. UU. recomienda, así mismo, que el entrenamiento de pregrado en geriatría no solo se realice en hospitales, sino en todos los dispositivos asistenciales donde se atienda a personas mayores. Esto debería incluir residencias, centros de día y los propios hogares de los mayores.

ENSEÑANZA DE LA GERIATRÍA EN ESPAÑA

La enseñanza de la geriatría de manera reglada en España comienza en 1978 con el reconocimiento como especialidad médica según el decreto de 15 de julio, publicado en el BOE 2.025, de 29 de agosto. En 2018 son 33 las unidades docentes acreditadas en España, con una oferta anual de 65 plazas aproximadamente. El programa oficial de la especialidad de geriatría se encuentra publicado en el BOE número 223, de 15 de septiembre de 2008, en la orden SCO/2603/2008, de 1 de septiembre (disponible en http://www.boe.es/boe/dias/2008/09/15/pdfs/A37785-37790.pdf). En el programa se describen la definición de la especialidad y el campo de acción, el contenido y las rotaciones del período formativo de 4 años, las actividades asistenciales, docentes e investigadoras que debe desarrollar el residente y su programa de guardias necesario.

Más recientemente, se ha creado en España la especialidad de enfermería geriátrica. La orden que regula esta especialidad se publicó en el BOE 288, de 30 de noviembre de 2009, Orden SAS/3225/2009, de 13 de noviembre (disponible en https://www.boe.es/eli/es/o/2009/11/13/sas3225). La aparición de esta nueva especialidad ha obligado a que las unidades docentes de geriatría y gerontología cambien su denominación a unidades docentes multiprofesionales de geriatría y gerontología, para poder asumir el control de la docencia tanto MIR como enfermera interna residente (EIR). Actualmente, las antiguas unidades docentes están inmersas en la reacreditación a este nuevo modelo formativo.

A nivel de pregrado, la asignatura de Geriatría se imparte de manera irregular en las diferentes facultades de Medicina de España, tanto en el número de horas impartidas como en el número de créditos asignados, la ratio teórica/práctica, el curso de docencia y la titulación de los docentes, aunque existe una tendencia creciente a contar con 3-6 créditos ECTS y ser impartida por geriatras.

ENSEÑANZA DE LA GERIATRÍA EN LATINOAMÉRICA

El envejecimiento poblacional en Latinoamérica es una realidad, y un ejemplo de ello es el índice de envejecimiento, que pasará de 36 adultos mayores por cada 100 menores de 15 años, a 150 para mediados de este siglo y a 240 para finales del mismo.

Existen actualmente 14 países en donde se puede hacer la especialidad: Argentina, Brasil, Chile, Colombia, Costa Rica, Cuba, Ecuador, México, Panamá, Paraguay, Perú, República Dominicana, Uruguay y Venezuela, y cada uno de ellos tiene particularidades, tanto en su duración como en la forma de acceder. En promedio, los programas duran 4 años y van desde los 2 hasta los 5 años, y en algunos de ellos se accede de manera directa y en otros se tiene como prerrequisito ser médico internista o médico de familia.

La Academia Latinoamericana de Medicina del Adulto Mayor (ALMA) es la principal organización en América Latina dedicada a estimular y fomentar la excelencia en geriatría en la formación académica y en los diferentes niveles de la atención de salud en los últimos 20 años, y cuenta en la actualidad con una red de más de 400 docentes de geriatría de 50 universidades de 20 países. Entre las líneas estratégicas de ALMA están la capacitación de capacitadores (curso para docentes de geriatría), la sensibilización de tomadores de decisión para gestión del cambio (foros de salud pública), la construcción de competencias en envejecimiento de gestores (curso para gerentes de servicios para personas mayores) y la capacitación de médicos de primer nivel y otras especialidades (cursos, congresos, libros). En el 2005, ALMA publicó una propuesta de contenidos mínimos para los programas docentes de pregrado en Medicina Geriátrica y posteriormente, como resultado de un Foro de Salud Pública realizado en Perú, se realizó la Declaración de Lima sobre Enseñanza de Geriatría y Gerontología en el Perú. En una reunión de egresados en 2017, se acordó y recomendó, por una metodología de consenso, que la geriatría sea una especialidad de 4 años de formación directa con un claro énfasis en la atención basada en la persona y con entrenamiento, tanto a nivel hospitalario como comunitario, en los diferentes niveles de asistencia.

Un ejemplo exitoso es el desarrollo de pre- y posgrado de la geriatría en la Pontificia Universidad Javeriana de Bogotá, Colombia, en donde 22 geriatras trabajan en todos los niveles asistenciales y se cuenta con 32 residentes en formación. Así mismo, se dan 170 h de docencia en pregrado (9 créditos académicos) durante todo el currículo y de una manera vertical y transcurricular, desde el primer al décimo semestre. Otra experiencia afortunada es el semillero de pregrado en neurociencias y envejecimiento, creado en el año 2014 y que ha dado como resultado excelentes investigadores en esas áreas. Se trata de dar las competencias para aprender a pensar en investigación y utilizar instrumentos para el fin de una manera estructurada y orientada por docentes con experiencia en la docencia y en la investigación.

Otro ejemplo es el de la Facultad de Medicina Humana de la Universidad de San Martín de Porres en el Perú, donde hay un programa de posgrado de residencia médica en geriatría de acceso directo a la especialidad y que se realiza en servicios de geriatría que cuentan con todos los niveles de atención. Además, tiene un curso de geriatría teórico-práctico en su malla curricular de pregrado desde hace más de 30 años, cuyo valor curricular es aún 3 créditos. Todos los docentes de ese curso son geriatras y se realiza en servicios de geriatría.

La formación en geriatría, tanto a nivel de pregrado como de posgrado, es la principal herramienta para garantizar que el envejecimiento poblacional se acompañe de una adecuada asistencia, con la calidad que nuestros adultos mayores requieren y merecen.

CAMBIOS EN LA METODOLOGÍA DOCENTE: EDUCACIÓN BASADA EN COMPETENCIAS

La educación basada en competencias se diferencia de la educación tradicional en que prepara a los alumnos para realizar tareas que acontecen en el contexto de la práctica clínica habitual. En primer lugar, define las actuaciones que se esperan de un médico en su puesto de trabajo, para posteriormente diseñar el currículo académico que permita que los graduados aprendan a realizar esas actuaciones aplicando los conocimientos, las habilidades y las actitudes necesarios. Ante la carencia de estándares consensuados de actuaciones basadas en competencias en el campo de la geriatría para graduados en Medicina, la Association of American Medical Colleges (AAMC) y la John A. Hartford Foundation (JAHF) publicaron en 2009 el primer consenso de competencias mínimas en geriatría para estudiantes de Medicina graduados. Este consenso incluía un listado de 26 competencias incluidas en ocho dominios, necesarias para que un médico residente de primer año de cualquier especialidad pueda atender adecuadamente a los pacientes mayores de 65 años (cuadro 11.1). Posteriormente, en 2014, Masud et al. publicaron un currículo europeo pregrado en Medicina Geriátrica, basándose en la metodología Delphi, en el que participaron 39 delegados de la EUMS de 27 países (cuadro 11.2). Estas competencias deberían ser la base de los programas de geriatría en las facultades de Medicina y están formuladas para que puedan ser evaluadas de manera objetiva. En 2023, la BGS publicó una actualización de las recomendaciones sobre las competencias mínimas para los estudiantes de Medicina de pregrado sobre geriatría. Este nuevo plan de estudios se basa en siete conceptos básicos de la medicina geriátrica y ha sido desarrollado por un equipo multidisciplinario utilizando una técnica de grupo nominal. Estas recomendaciones están dirigidas a facultades de Medicina y estudiantes de Medicina en el Reino Unido y están escritas para reflejar el estándar que se espera de un médico al graduarse de la facultad de Medicina (tabla 11.1). Así mismo, la AGS publicó en 2000 las competencias centrales necesarias para el cuidado de los pacientes mayores, incluyendo las actitudes, las habilidades y los conocimientos necesarios, que

CUADRO 11.1 Competencias mínimas en geriatría para estudiantes de Medicina: grandes dominios

Manejo farmacológico.
Trastornos cognitivos y conductuales.
Capacidad de autocuidado.
Caídas, equilibrio y trastornos de la marcha.
Promoción y planificación de los cuidados de salud.
Presentaciones atípicas de las enfermedades.
Cuidados paliativos.
Cuidados hospitalarios.

Adaptado de Leipzig RM, et al. Acad Med. 2009; 84: 604-10.

CUADRO 11.2 Currículo europeo pregrado en Medicina Geriátrica

Los graduados deberán respetar a los pacientes independientemente de su edad.

Los licenciados deberán conocer y entender las estructuras y funciones normales y anómalas, incluida la historia natural de las enfermedades humanas, los mecanismos de defensa del cuerpo, la forma de presentarse las enfermedades y las respuestas a la enfermedad.

Los licenciados deberán conocer las dolencias comunes de los mayores.

Los licenciados deberán poseer las habilidades especiales necesarias para llevar a cabo la historia clínica y efectuar la evaluación de un paciente mayor.

Los licenciados deberán conocer y entender los principios del tratamiento, incluido el uso efectivo y seguro de los medicamentos como base para recetar.

Los licenciados deberán reconocer la importancia de las respuestas ante la enfermedad, proporcionando ayuda para la recuperación y reduciendo o gestionando disfunciones, discapacidades y limitaciones.

Los licenciados deberán conocer y entender los principales asuntos éticos y legales en el contexto internacional y nacional con el que se vayan a encontrar.

Los licenciados deberán conocer, entender y respetar el papel y el conocimiento experto de otros profesionales de atención sanitaria y social.

Los licenciados deberán conocer la atención a pacientes mayores en diferentes ámbitos asistenciales.

Los licenciados deberán conocer los aspectos específicos relevantes para la atención sanitaria y social de los mayores en su región/país.

Adaptado de Masud T, Blundell A, Gordon AL, et al. European undergraduate curriculum in geriatric medicine developed using an international modified Delphi technique. *Age and Ageing.* 2014; 43: 695-702; y Vilches-Moraga A, Ariño-Blasco S, Verdejo-Bravo C, et al. University studies plan in geriatric medicine developed using a modified Delphi technique. *Rev Esp Geriatr Gerontol.* 2015; 50: 82-8.

fueron actualizadas en 2021 y organizadas según el modelo de las 5 M de servicios de salud amigables con personas mayores (**M**ovilidad, **M**ental, **M**ulticomplejidad, **M**edicamentos y lo que más i**M**porta a la persona) (tabla 11.2). La AGS también ha desarrollado un grupo de competencias e hitos de formación en geriatría para residentes de medicina interna, medicina familiar, emergencias, psiquiatras, geriatras y psicogeriatras. La AGS también ha propuesto competencias para otros profesionales de salud bajo el título de competencias multidisciplinarias. La figura 11.1 resume los contenidos de los principales planes formativos en Medicina Geriátrica publicados, incluidos los de la Facultad de Medicina de la Universidad de Castilla-La Mancha en Albacete (España) y los de la Pontificia Universidad Javeriana de Bogotá (Colombia) como grandes referentes en lengua española.

Diferentes facultades de Medicina de EE. UU. han realizado otros cambios pedagógicos en su metodología docente de la geriatría, que incluyen el aprendizaje en grupos pequeños, el desarrollo de casos clínicos, prácticas en comunicación geriátrica, telemedicina, casos y docencia *online,* seminarios interdisciplinares, visitas domiciliarias a personas mayores en la comunidad, adultos mayores sanos como profesorado, y, por último, el aprendizaje basado en problemas y la evaluación de la competencia basada en exámenes clínicos objetivos y estructurados. Se han descrito estrategias docentes para promover el desarrollo del pensamiento crítico en los estudiantes (fig. 11.2). En la tabla 11.3 se presenta algunos retos de la docencia en geriatría del siglo XXI.

APRENDIZAJE BASADO EN PROBLEMAS

El aprendizaje basado en problemas (ABP) es un enfoque de la docencia pregrado en Medicina que se implementó por primera vez en la Universidad de McMaster, en Hamilton, Ontario. Surgió como reacción a un sistema docente «anticuado» que adolecía de diversos problemas, como una sobrecarga

TABLA 11.1 Competencias de pregrado en medicina geriátrica recomendadas por la BGS

Sección 1. Fundamentos del envejecimiento y la medicina geriátrica	
1a: Los graduados deben mantener un enfoque profesional y respetuoso con los pacientes, independientemente de su edad	• Demostrar una comunicación profesional y respetuosa con los pacientes, los cuidadores, los familiares y los profesionales de la salud, reconociendo que las conversaciones y la terminología utilizada en torno al envejecimiento, la fragilidad y la muerte deben abordarse con consideración y sensibilidad • Reconocer la cuestión de los estereotipos relacionados con las personas mayores y abogar contra la discriminación por edad, siendo conscientes del efecto negativo que la discriminación por edad puede tener en la atención de los pacientes mayores • Reconocer la heterogeneidad de las personas mayores y el envejecimiento como un espectro, y considerar los orígenes étnicos, sexuales y culturales de los pacientes
1b: Los graduados deben comprender la historia natural de las enfermedades humanas, incluidas la presentación, progresión y respuestas a las enfermedades	• Explicar las teorías bioquímicas, moleculares, celulares, genéticas y psicosociales del envejecimiento • Describir los cambios anatómicos, histológicos y fisiológicos asociados al envejecimiento • Describir la patología asociada al envejecimiento, los procesos patológicos asociados a la edad y la muerte • Explicar los conceptos de fragilidad, discapacidad y multimorbilidad en las personas mayores • Reconocer que las personas mayores con fragilidad a menudo presentan síntomas no específicos y signos atípicos, que deben tenerse en cuenta en el razonamiento clínico de diagnóstico, investigación, terapéutico y pronóstico, y comprender que es probable que esto esté asociado con elementos de incertidumbre clínica

TABLA 11.1 Competencias de pregrado en medicina geriátrica recomendadas por la BGS *(cont.)*

Sección 2. Atención clínica de personas mayores	
2a: Los graduados deben tener las habilidades especiales necesarias para cuidar a las personas mayores de manera integral y compasiva	• Tomar antecedentes de pacientes mayores, incluida la obtención de antecedentes colaterales cuando sea necesario • Realizar una evaluación física en una persona mayor, que incluya la evaluación de las actividades de la vida diaria, cognición, marcha y equilibrio, audición, estado de ánimo, piel, visión, nutrición e hidratación, y utilizar herramientas de evaluación objetiva disponibles en estos dominios cuando corresponda, después de considerar sus indicaciones y limitaciones • Definir la valoración geriátrica integral (VGI) y enumerar sus principales dominios: físico, funcional, social, ambiental y psicológico • Contribuir al proceso de VGI involucrando a los miembros del equipo multidisciplinario en cada uno de estos pasos: evaluación inicial, establecimiento de una lista de problemas, plan de gestión, objetivos e iteración • Interpretar los hallazgos de VGI, sugerir pasos de diagnóstico y manejo y adaptar las investigaciones y el manejo según las necesidades clínicas y las prioridades del paciente • Aplicar los principios de la práctica basada en la evidencia en el cuidado de las personas mayores, teniendo en cuenta la multimorbilidad y reconociendo las limitaciones de las investigaciones existentes al extrapolar datos de estudios realizados en personas más jóvenes al aplicar directrices genéricas
2b: Los graduados deben reconocer el impacto de la enfermedad en la función, brindando ayuda para la recuperación, reduciendo o manejando las discapacidades y manteniendo la independencia	• Describir los conceptos de prehabilitación y rehabilitación, y su papel en el continuo de la promoción de la salud • Reconocer el papel de los factores sociales y ambientales en la salud de las personas mayores y considerar la experiencia de vida, los valores y las preferencias de un individuo al tomar decisiones compartidas sobre su cuidado • Reconocer el papel de las ayudas (p. ej., audífonos, ayudas para ir al baño, ayudas para trasladarse, ayudas para caminar, tecnologías de asistencia) en el tratamiento de personas mayores con limitaciones cognitivas, sensoriales y funcionales, y posibles barreras para su adopción • Adaptar su enfoque de comunicación y evaluación para adaptarse a pacientes individuales con discapacidades cognitivas, sensoriales y/o funcionales • Comprender y estar preparados para discutir el impacto de las limitaciones físicas y cognitivas en la capacidad de un paciente para conducir de manera segura y poder aplicar orientación gubernamental relevante a casos individuales
Sección 3. Condiciones específicas relacionadas con la edad	
3a: Los graduados deben poder describir la fisiopatología, el diagnóstico, la evaluación, el manejo y las estrategias preventivas de las afecciones y síndromes comunes que se encuentran en la medicina geriátrica	• Trastornos de la vejiga y los intestinos • Enfermedad cardiovascular (incluidos inestabilidad de la presión arterial, insuficiencia cardíaca y síncope) • Enfermedad cerebrovascular y accidente cerebrovascular • Deterioro cognitivo, incluidos demencia y *delirium* • Mareos (incluidos hipotensión ortostática y vértigo) • Caídas • Fragilidad • Trastornos auditivos y visuales • Inmovilidad y desacondicionamiento • Desnutrición y sarcopenia • Salud mental en la vejez (incluidos la depresión, el abuso de sustancias, la soledad y el duelo) • Enfermedad de Parkinson y otros trastornos relacionados • Osteoporosis y fracturas por fragilidad • Úlceras por presión
3b: Los graduados deben poder describir los aspectos relevantes de la fisiopatología, el diagnóstico, el tratamiento y las estrategias preventivas para enfermedades y síndromes que caen dentro del ámbito más amplio de la medicina interna general, pero que aumentan en prevalencia y cambian en su presentación y tratamiento con la edad	
Sección 4. Trabajo y servicios en equipos multidisciplinarios	
4a: Los graduados deben comprender y respetar las funciones y la experiencia de otros profesionales de atención sanitaria y social	• Describir las funciones y contribuciones de los profesionales sanitarios y sociales que habitualmente participan en el cuidado de las personas mayores • Adquirir experiencia sobre cómo estas profesiones trabajan juntas en un equipo multidisciplinario y reconocer la importancia del trabajo en equipo para brindar una atención óptima a las personas mayores

(Continúa)

TABLA 11.1 Competencias de pregrado en medicina geriátrica recomendadas por la BGS *(cont.)*

4b: Los graduados deben conocer la atención de pacientes mayores en diferentes entornos y aspectos específicos de la atención sanitaria y social en su región/país	• Adquirir experiencia en el cuidado de pacientes mayores en diversos entornos y cómo estos servicios funcionan juntos, incluyendo: atención primaria y comunitaria, atención hospitalaria para pacientes hospitalizados y ambulatorios en todas las especialidades clínicas, rehabilitación para pacientes hospitalizados y ambulatorios, atención a largo plazo institucional y no institucional, cuidados paliativos y al final de la vida brindados en estos entornos y en residencias • Describir la interacción entre los servicios sociales y de salud en el alta de los pacientes del hospital, la provisión y financiación de cuidados a largo plazo para adultos mayores y describir qué servicios están disponibles en su región/país • Definir las especialidades que comúnmente trabajan estrechamente con la medicina geriátrica (medicina del accidente cerebrovascular, medicina paliativa, psiquiatría de la vejez) y subespecialidades dentro de la medicina geriátrica, y relacionar su contribución con la atención de los adultos mayores en un contexto regional/nacional
Sección 5. Prescripción en medicina geriátrica	
5: Los graduados deben comprender los principios del tratamiento, incluido el uso apropiado y seguro de los medicamentos como base para la prescripción	• Describir el efecto del envejecimiento sobre la farmacodinámica y la farmacocinética • Definir el concepto de polifarmacia en personas mayores • Participar en la optimización de los medicamentos con pacientes mayores, teniendo en cuenta las diferencias fisiológicas, las interacciones entre medicamentos, la multimorbilidad, la fragilidad, las reacciones adversas a los medicamentos y las preferencias del paciente, y considerando las herramientas de evaluación objetiva disponibles para las revisiones de medicamentos cuando corresponda (p. ej., STOPP/START, STOPPFall, calculadoras anticolinérgicas y calculadoras de equivalencia de levodopa) • Discutir los factores que afectan a la concordancia de la medicación con pacientes mayores y la detección y manejo de la infrautilización/sobreutilización de medicamentos • Prescribir de forma segura para las condiciones definidas en la sección 3 y para controlar los síntomas que ocurren al final de la vida
Sección 6. Aspectos ético-legales de la medicina geriátrica	
6: Los graduados deben comprender las principales cuestiones éticas y legales que surgen en el cuidado de los pacientes mayores	• Aplicar los cuatro principios éticos de autonomía, beneficencia, no maleficencia y justicia en su abordaje del cuidado de las personas mayores • Aplicar los marcos éticos y legales relevantes en su país que rigen las directivas anticipadas, la muerte asistida, las decisiones de reanimación cardiopulmonar, la retirada y retención de tratamientos médicos y la nutrición e hidratación artificiales • Demostrar la capacidad de mantener conversaciones sensibles con pacientes, cuidadores y otros defensores sobre cómo dar malas noticias, resolución de conflictos, civismo, decisiones de reanimación cardiopulmonar y planificación anticipada de la atención • Aplicar los principios de la capacidad mental para tomar decisiones, comprender el concepto de "mejor interés" y ser conscientes de la legislación que describe y protege estos principios en su país (p. ej., salvaguardias de protección de la libertad, poder notarial, defensores independientes de la capacidad mental, tribunal de protección) • Reconocer el posible abuso de personas mayores y describir los pasos apropiados para proteger a los pacientes vulnerables, conociendo los procedimientos de protección locales
Sección 7. Investigación en envejecimiento y medicina geriátrica	
7: Los graduados deben comprender las complejidades de realizar e interpretar investigaciones en personas mayores	• Describir las tendencias nacionales e internacionales recientes y previstas en demografía, epidemiología y costes sanitarios relacionados con el envejecimiento • Ser conscientes de las desigualdades en salud nacionales e internacionales y de cómo estas afectan a la esperanza y la calidad de vida de las personas mayores • Comprender las metodologías de investigación y mejora de la calidad empleadas para avanzar en la atención de las personas mayores • Abogar por la voz del paciente y el codiseño al participar en equipos de investigación médica • Describir las barreras a la investigación en personas mayores, incluyendo: cuestiones de muestreo y generalización, inclusión de participantes con multimorbilidad, deterioro funcional y cognitivo y las cuestiones éticas asociadas, cuestiones de medición y sesgo de medición

Nota: El plan de estudios actualizado se ha reestructurado en siete secciones, cada una con uno o dos objetivos de aprendizaje generales (columna 1), que luego se amplían y aclaran en varios subobjetivos (columna 2), modelando la estructura del plan de estudios europeo.
Fuente: Pearson GME, Winter R, Blundell A, Masud T, Gough J, Gordon AL; BGS Undergraduate Curriculum Nominal Group; Henderson EJ. Updating the British Geriatrics Society recommended undergraduate curriculum in geriatric medicine: a curriculum mapping and nominal group technique study. *Age and Ageing.* 2023; 52 (2): afac325.

TABLA 11.2 Competencias para pregrado de Medicina (modificadas de la American Geriatric Society 2021, basadas en el modelo de las 5 M de servicios amigables para personas mayores: Mente, Movilidad, Medicamentos, Multicomplejidad, lo que más iMporta)

Mente	Competencia para obtener una historia clínica del paciente y/o del cuidador, un examen físico y una valoración geriátrica integral en los adultos mayores con quejas cognitivas o afectivas Competencia para evaluar la capacidad de un adulto mayor para tomar una decisión médica Competencia para identificar el *delirium* y manejarlo como una emergencia médica Competencia para manejar la agitación en un adulto mayor con *delirium* o demencia con síntomas conductuales
Movilidad	Competencia para realizar e interpretar una evaluación funcional en un paciente mayor, incluyendo las actividades básicas e instrumentales de la vida diaria, la fragilidad y la función física, trabajando en un equipo multiprofesional Competencia para identificar el riesgo de caídas y fracturas, y para evaluar las alteraciones de la marcha y del equilibrio Competencia para realizar una gestión integral de aun adulto mayor con caídas o con riesgo de caídas
Medicamentos	Competencia para conciliar los fármacos prescritos a un adulto mayor, identificando las barreras para el cumplimiento y colaborando con los farmacéuticos cuando sea adecuado Competencia en aspectos farmacológicos en el adulto mayor, adecuando los tratamientos a los cambios fisiológicos relacionados con la edad que pueden afectar a la farmacocinética y la farmacodinámica Competencia en el manejo de las cascadas de prescripción, identificando la medicación potencialmente inapropiada, los efectos adversos de los medicamentos, y las interacciones entre medicamentos y con alimentos o enfermedades concomitantes Competencia en el proceso de deprescripción de medicamentos acorde a la valoración geriátrica integral del adulto mayor
Multicomplejidad	Competencia en equidad en salud, identificando los determinantes estructurales y sociales de la salud, incluidos el racismo sistémico, la discriminación por edad y el sexismo Competencia en el manejo de los cuidados transicionales, realizando planes de atención para un paciente mayor según el nivel de atención necesario en un momento determinado Competencia para identificar y manejar los peligros de la hospitalización, incluyendo entre otros la pérdida de movilidad, caídas, desnutrición, *delirium,* úlceras por presión, infecciones nosocomiales, medicamentos potencialmente inapropiados, incontinencia y riesgos durante las transiciones Competencia para identificar y manejar las presentaciones atípicas de la enfermedad en adultos mayores Competencia para identificar los cambios fisiológicos que se originan durante el envejecimiento Competencia para identificar, diagnosticar y manejar la fragilidad como pilar de la medicina geriátrica Competencia para realizar un pronóstico sobre la esperanza de vida de un adulto mayor con el uso de herramientas validadas, que ayude en la toma de decisiones clínicas y en la planificación de los cuidados y las directrices anticipadas Competencia para realizar recomendaciones individualizadas a los adultos mayores en base a sus características identificadas en la valoración geriátrica integral. Manejo de los cuidados al final de la vida Competencia para identificar y manejar los problemas de audición, visión y salud bucal que puedan afectar al adulto mayor, colaborando con otros miembros del equipo multiprofesional como audiólogos, optometristas o dentistas Competencia para prevenir, identificar y manejar las úlceras por presión, colaborando con miembros del equipo multiprofesional como enfermeras y especialistas en el cuidado de heridas Competencia para diagnosticar y tratar los diferentes tipos de incontinencia urinaria y/o fecal
Lo que más iMporta	Competencia en comunicación tanto con el paciente mayor como con sus cuidadores, empleando técnicas que demuestren sensibilidad y respeto cultural Competencia para evaluar las necesidades psicosociales y espirituales del adulto mayor, identificando los signos de estrés del cuidador, negligencia y abuso de personas mayores, en colaboración con otros miembros del equipo interprofesional como trabajadores sociales, terapeutas, policía, abogados y capellanes, entre otros Competencia para evaluar y manejar el dolor en los adultos mayores mediante tratamientos farmacológicos y no farmacológicos, según los objetivos de bienestar del paciente, principios de cuidado y prescripción segura Competencia para identificar las prioridades del paciente mayor, conociendo qué es lo que más le importa, en colaboración con sus familiares y el equipo multiprofesional Competencia para realizar una planificación anticipada de la atención, fomentando la elaboración de directrices anticipadas, en el contexto de las leyes del Estado en el que se esté

AGS: American Geriatrics Society.

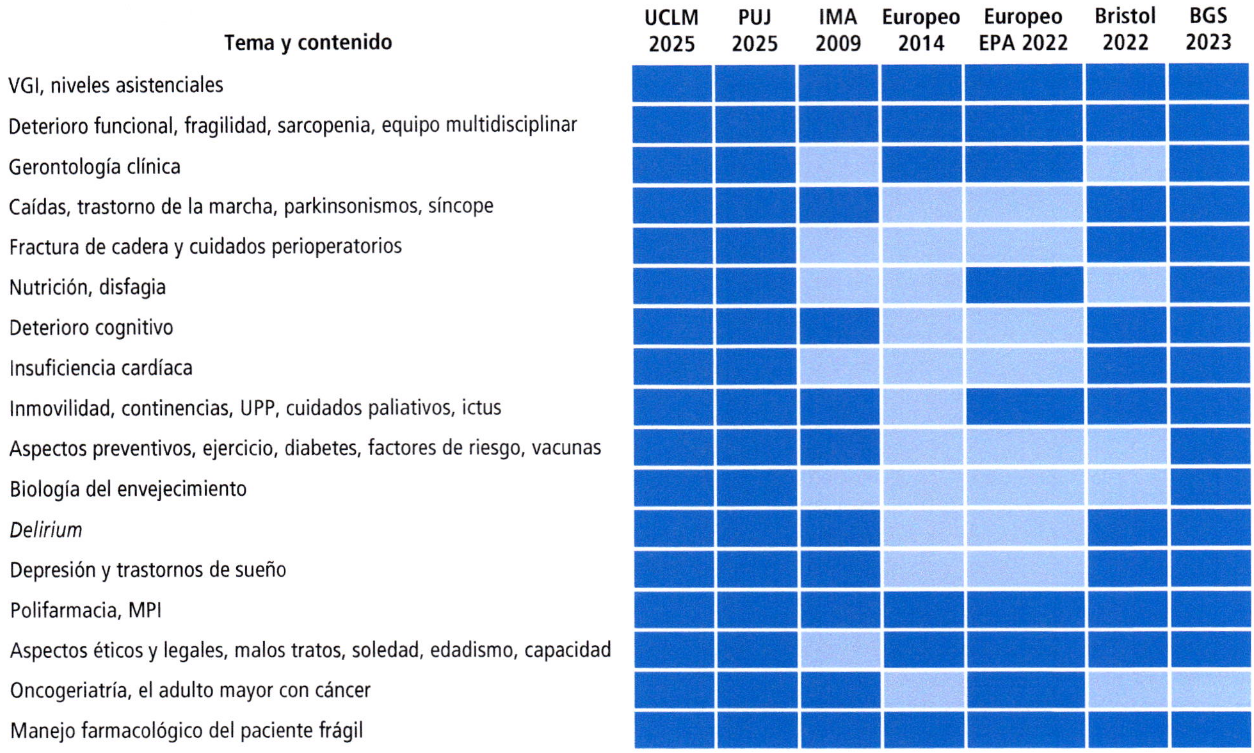

Figura 11.1 Principales currículos pregrado en Medicina Geriátrica con sus contenidos. BGS: British Geriatrics Society; EPA: objetivos de aprendizaje; Europeo: Currículo Europeo de Geriatría; IMA: Instituto de Medicina Americano; PUJ: Pontificia Universidad Javeriana, Bogotá, Colombia; UCLM: Universidad de Castilla-La Mancha, Albacete, España.

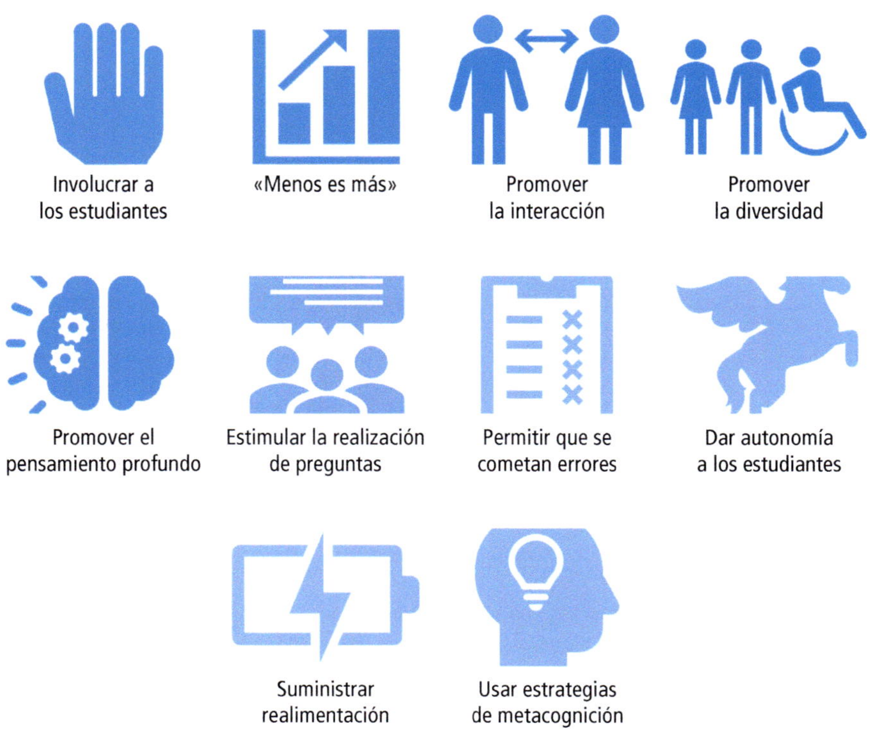
Involucrar a los estudiantes
«Menos es más»
Promover la interacción
Promover la diversidad
Promover el pensamiento profundo
Estimular la realización de preguntas
Permitir que se cometan errores
Dar autonomía a los estudiantes
Suministrar realimentación
Usar estrategias de metacognición

Figura 11.2 Estrategias para mejorar el pensamiento crítico en los programas educativos en Medicina Geriátrica.

TABLA 11.3 Retos de la docencia en geriatría del siglo XXI

Mejorar la presencia	En muchos lugares son insuficientes las competencias y contenidos de geriatría en los programas de formación de pre- y posgrado para las necesidades de los servicios de salud. Aunque se ha mejorado, en muchas facultades de Medicina no existe un capítulo en el plan de estudios o curso de geriatría reflejado en su malla curricular, pero sí hay de pediatría
Mejorar la valoración	La valoración del tema frente a las transiciones demográficas, epidemiológicas y clínicas aún es insuficiente. Esto se refleja en el índice de créditos entre cursos de pediatría/geriatría
Competencias (habilidades, destrezas y actitudes) homogéneas y alineadas con las recomendaciones publicadas	El diseño del sílabo de la asignatura representa cómo el estudiante va a adquirir las competencias propuestas. Existen documentos internacionales realizados con metodologías apropiadas que proponen qué competencias deben construir mínimamente los estudiantes según su nivel. La homogeneidad en el diseño de estas características puede contribuir a los procesos de acreditación de programas y facultades de Medicina
Optimización de los docentes	Sería ideal que los profesores de los cursos de geriatría sean geriatras. En varios países esto no es posible por la insuficiente cantidad de geriatras. Esto refuerza la necesidad de que todos los médicos tengan competencias en geriatría
Evolucionar hacia la enseñanza basada en el aprendizaje	Además de las competencias específicas en geriatría, los docentes y centros de enseñanza deben promover una enseñanza basada en el aprendizaje, optimizando la capacidad para aprender del estudiante y fomentando el aprendizaje significativo a través del uso de técnicas docentes que promuevan la neuroplasticidad, la atención, la memoria, la motivación y el adecuado clima social en clase. Un reto contemporáneo del aprendizaje de medicina, que en la geriatría es cada vez más necesario, son los programas de formación inter- o transdisciplinarios
Evolucionar hacia el uso de metodologías activas de enseñanza	Aprender implica la formación de un circuito neuronal que tiene diferentes fases (codificación, reflexión/recuperación y aplicación). Como un sistema biológico clásico, las redes neuronales se adaptan a la actividad, lo que significa que el fortalecimiento de una memoria (o aprendizaje a largo plazo) depende de la actividad de la red neuronal asociada con el contenido de esa memoria. El paso crítico es activar este circuito pensando y reflexionando sobre el contenido aprendido. Cada vez que reflexiona o piensa en lo que aprendió (el proceso de recuperación), está fortaleciendo las conexiones en esa red neuronal. Las metodologías activas de aprendizaje promueven el desarrollo del pensamiento crítico y el razonamiento diagnóstico (calibración adecuada entre pensamiento tipo 1 y 2). Entre las metodologías que promueven esto están: ABP, *think-pair-shair*, mapas conceptuales, aprendizaje basado en retos, aprendizaje basado en casos colaborativos, simulación, gamificación, foros *online*, etc.
Mejorar los entornos de enseñanza	El ideal es que la geriatría se pueda aprender en servicios de geriatría que permitan implementar cursos teórico-prácticos adecuados. Sin embargo, hay aún muchos países en los que los hospitales no cuentan con servicios de geriatría
Diseñar casos basados en personas y no en enfermedades	Migrar de los casos clínicos basados en enfermedad (caídas, incontinencia, hipertensión arterial, diabetes, etc.) a los casos clínicos basados en personas (robusto, frágil, dependiente de cuidados, con patología terminal, etc.), en los que la función, las prioridades de las personas y su dignidad sean la base para la toma de decisiones. Se puede resaltar, en el diseño, las particularidades de la historia clínica en geriatría, cómo una misma enfermedad de igual severidad no se trata igual en personas de la misma edad con diferente estado funcional, la necesidad de intervenciones múltiples, la importancia de las transiciones de cuidado, la búsqueda de aliados del cuidado en los recursos y prestaciones sociales, la importancia del desarrollo de la capacidad de agencia de las personas mayores para su autocuidado, la elaboración y cumplimiento del plan de cuidados, etc.
Aumentar la investigación y las publicaciones en geriatría	Las competencias en investigación en estudiantes no solamente son claves para la realización de esta, sino aplicables a la práctica clínica a través de la correcta extrapolación y el uso de la evidencia publicada. La investigación en docencia en geriatría es una oportunidad de desarrollo en docentes y estudiantes
Capacitación para formar líderes de cambio	Usar la capacitación en geriatría como actividad clave para formar líderes de cambio, además de expertos y buenos profesionales. El liderazgo se puede ejercer tanto en entornos clínicos como de enseñanza. El objetivo es avanzar hacia una enseñanza de medicina centrada en la persona como base para el desarrollo de servicios de atención centrados en la persona en lugar de enfermedades

de información, un sistema de aprendizaje basado exclusivamente en la memoria a corto plazo, una escasa atención a los resultados de los alumnos, un exceso de dependencia de los profesores durante el proceso de aprendizaje y una escasa atención hacia las habilidades de larga duración, como el pensamiento crítico, el razonamiento, la resolución de problemas, la comunicación, el trabajo en equipo y el liderazgo.

El ABP consiste esencialmente en el diseño de un sistema estratégico de aprendizaje que combina diferentes principios educacionales complementarios. Barrows y Tamblyn la definen como el aprendizaje que se genera desde el proceso de trabajo y cuyo fin es la comprensión y la resolución de un problema. El problema es lo primero que aparece en el proceso de aprendizaje, antes de que se genere el conocimiento, y es este problema el punto gatillo que suscita la necesidad de conocimientos para resolverlo. Normalmente los problemas integran conocimientos de diferentes especialidades y disciplinas.

Habitualmente, los problemas se presentan en grupos pequeños de alumnos, y el profesor funciona como presentador y facilitador del mismo. Normalmente, un problema se resuelve en dos sesiones o tutorías de 2 h de duración cada una aproximadamente, con un período libre entre ambas de 4 o 5 días, tiempo necesario para que el alumno realice el autoaprendizaje guiado, buscando y adquiriendo información.

En una primera tutoría se presenta el problema y se analiza de manera conjunta por todos los miembros del grupo. Deben generarse hipótesis empíricas de los diferentes aspectos del problema y deben formularse los objetivos del aprendizaje para poder identificar los conocimientos necesarios que el alumno debe adquirir para poder resolverlo. Por último, deben identificarse los recursos necesarios para adquirir esa información (libros, apuntes, información *online,* opiniones de expertos) y se asignan tareas concretas a los miembros del grupo.

En la segunda tutoría, se comparte y evalúa la nueva información hallada y aprendida, y se reanaliza el problema global y cada una de sus partes a la luz de los nuevos conocimientos, comprobando o rechazando las hipótesis presentadas en la primera tutoría. Al final, los alumnos deben estar capacitados para resolver el problema.

Todo el proceso de aprendizaje depende de la participación activa de los alumnos a través de dinámicas de «tormenta de ideas», en las que se estimula la discusión pedagógica, el aprendizaje colaborativo, la interacción social, el compartir recursos y la complementariedad de roles entre los miembros del grupo. Todos los alumnos aprenden y todos los alumnos enseñan. Esta metodología choca con la tradicional, basada en que el alumno solo recibe la formación que exclusivamente imparten los profesores.

Por último, al final de la segunda tutoría, y durante 10 o 15 min, los alumnos y el profesor deben discutir los factores que han estimulado o inhibido al grupo para alcanzar los objetivos docentes, incluyendo el impacto que cada miembro ha ejercido sobre los demás para solucionar el problema. Esta metacognición, autocrítica o aprendizaje reflexivo permite al alumno ser consciente de sus fortalezas y debilidades, lo que favorece el pensamiento crítico.

Una evolución de esta técnica de aprendizaje activo es la enseñanza basada en retos que se centra en la resolución de un problema real del entorno del estudiante, no diseñado para el aula como los en el ABP. Esto implica un aprendizaje más significativo y relevante para la comunidad. Es decir, los estudiantes deben desarrollar soluciones reales que produzcan un impacto en la comunidad. Se enfoca, además de en la adquisición de nuevos conocimientos, en el desarrollo de habilidades y «competencias blandas» a partir del surgimiento del reto.

PROGRAMA DOCENTE EN GERIATRÍA DE LA FACULTAD DE MEDICINA DE LA UNIVERSIDAD DE CASTILLA-LA MANCHA EN ALBACETE: APRENDIZAJE BASADO EN PROBLEMAS

Desde 2002, el servicio de geriatría del Complejo Hospitalario Universitario de Albacete viene aplicando el sistema del ABP a los alumnos de 5.º curso de la Facultad de Medicina de Albacete. Los alumnos son divididos en cuatro grupos de entre 20 y 30 alumnos según los cursos, y el programa docente se repite cuatro veces al año durante períodos de 7 semanas. En estas 7 semanas, los alumnos abordan 11 problemas y se les imparten dos seminarios complementarios como parte más teórica y de adquisición de conocimientos, y concomitantemente reciben un entrenamiento de 3 semanas en habilidades de geriatría rotando por la unidad de agudos, la unidad de recuperación funcional, las consultas externas, la unidad de caídas y el equipo de continuidad asistencial.

En 2002, los profesores de la asignatura diseñamos los 11 problemas que podían resumir el *core* de conocimientos de la geriatría basados en los grandes síndromes geriátricos y que se relacionan a continuación:

- Problema 1: Cipriano ha dejado de hacer sus actividades habituales. Aborda el problema del deterioro funcional y la metodología de trabajo en geriatría.
- Problema 2: mi madre está perdiendo la memoria. Aborda el problema del deterioro cognitivo en el adulto mayor.
- Problema 3: ¿por qué se cae tanto la abuela? Aborda el problema de las caídas y las alteraciones del equilibrio y marcha en los mayores.
- Problema 4: al abuelo se le ha ido la cabeza. Aborda el problema del *delirium.*
- Problema 5: ¿se va a quedar así mi padre? Trata el problema del síndrome de inmovilidad y sus consecuencias.
- Problema 6: Manuela viene a revisión del programa del mayor. Presenta los problemas de la prevención y promoción de la salud en los mayores.
- Problema 7: ¿qué puedo darle a mi madre para que coma mejor? Aborda el problema de la malnutrición y la disfagia en las personas mayores.
- Problema 8: mi padre tiene fatiga. Presenta el problema del manejo de la insuficiencia cardíaca en las personas de edad avanzada, así como sus determinantes.
- Problema 9: aquí le traigo a este adulto mayor. Presenta los problemas bioéticos más comúnmente encontrados en la población anciana.
- Problema 10: mi madre lleva 10 días sin pegar ojo. Aborda el problema de los trastornos del sueño y la depresión en los mayores.

- Problema 11: mi padre toma muchas pastillas. Aborda el problema de la polifarmacia, la medicación potencialmente inapropiada, la conciliación terapéutica y la deprescripción.

Dentro de estos 11 problemas, se imbricaron aspectos relevantes globales de la medicina geriátrica, como los cuidados paliativos, el trabajo en equipo interdisciplinar, los niveles asistenciales, la atención residencial, la anamnesis y la exploración en los mayores, los cambios fisiológicos en los sistemas, aspectos farmacológicos, el ejercicio y la calidad de vida, además de otros más específicos de enfermedades, como los parkinsonismos, la diabetes, la anemia, los ictus, la fractura de cadera, la artrosis, la osteoporosis, las infecciones y el cáncer, analizando sus peculiaridades en la población mayor. Estos 11 problemas se complementan con 5 seminarios, uno de demografía, epidemiología y biología del envejecimiento; un segundo sobre técnicas de valoración geriátrica; un tercero sobre gerontología clínica; un cuarto sobre oncohematogeriatría, y el quinto sobre manejo farmacológico del paciente frágil.

Normalmente, los problemas se resuelven en dos sesiones o tutorías. En una primera de 1 h se presenta el problema, se discuten los conceptos relevantes, se planifica la búsqueda de información y se plantean las hipótesis de trabajo para su resolución mediante una metodología de «tormenta de ideas». Dos o tres días después, y una vez que el alumno ha realizado el autoaprendizaje, el tutor resuelve el problema en una sesión participativa con los alumnos de 2 h de duración.

Al final del capítulo se presentan 11 problemas con sus algoritmos de resolución, que sirven de guion para el desarrollo docente.

EVALUACIÓN DE LA COMPETENCIA CLÍNICA

Uno de los objetivos fundamentales de la formación médica es fomentar la adquisición y el desarrollo de las habilidades clínicas en los estudiantes. Desde hace mucho tiempo, los métodos tradicionales de formación médica ponen el énfasis en transmitir conocimientos médicos y enseñar el método clínico mediante un aprendizaje que incluye la técnica de la entrevista médica, el examen físico, el diagnóstico diferencial y la toma de decisiones. Pero la competencia profesional supone algo más que la adquisición de conocimientos y competencias aisladas. En ella son fundamentales, además, la integración del conocimiento y técnicas clínicas, la adecuación al contexto donde se proveen los cuidados, el manejo de la información, el trabajo en equipo, el conocimiento de los sistemas de salud y las relaciones médico-paciente.

Por consiguiente, un clínico competente debe poseer la habilidad integradora de pensar, sentir y actuar como médico. El empleo de técnicas de aprendizaje y evaluación encaminadas a conseguir estos objetivos de formación, tanto en el pregrado como en el posgrado, lleva a la adquisición de habilidades clínicas significativamente superiores que, a su vez, permiten una actividad profesional de más alto nivel en los profesionales así formados.

Las competencias que los médicos han de adquirir son muy diversas y, para evaluar cada una de ellas, los instrumentos han de ser necesariamente distintos y adecuados a cada aspecto que se va a evaluar. Uno de los aspectos más criticados del sistema educativo han sido los exámenes clásicos, ya sean escritos de preguntas de elección múltiple (PEM), de preguntas de respuesta abierta y corta (PRAC) u orales. Cada una de estas modalidades de exámenes cuenta con ventajas e inconvenientes, pero ni siquiera combinadas entre sí son adecuadas para medir el grado de formación en habilidades clínicas. Por ello, se ha hecho patente la necesidad de una «evaluación auténtica», que evalúe tanto el conocimiento como las conductas y las habilidades más importantes.

Desde hace años, la simulación se considera un método muy útil en las ciencias médicas, tanto cuando se emplea en la enseñanza, donde acelera el proceso de aprendizaje del estudiante y elimina muchas molestias que, durante su desarrollo, se producen a los pacientes y a la organización de los servicios de salud, como en la evaluación de los estudiantes. Para este fin se ha desarrollado la metodología Objective and Standardized Clinical Exam (OSCE) o Examen Clínico Objetivo y Estructurado (ECOE) en español, descrita por Harden en 1975 en la Universidad de Dundee. Consiste en un circuito de 5 a 15-20 estaciones o consultas en las que el estudiante debe responder a diferentes cuestiones de distintas áreas. Cada una de estas estaciones puede tener una duración controlada desde 5 min, donde el estudiante puede interpretar un electrocardiograma o identificar un soplo cardíaco, hasta 30 min, donde debe realizar una historia clínica completa y un examen físico, un análisis de pruebas, concluir un diagnóstico y determinar un tratamiento. Se trata de reproducir «en laboratorio» situaciones controladas que rozan la realidad.

La ventaja de este examen es su capacidad de probar muchas dimensiones de la competencia clínica (historia clínica, exploración física, habilidades de comunicación y de relacionarse, resolver problemas, toma de decisiones, y tratamiento y manejo del paciente), y el valor de la prueba ya ha sido demostrado en muchas publicaciones en cuanto a su fiabilidad, reproductibilidad y validez.

Como objetivos básicos del ECOE, el examinando deberá ser capaz de:

- Realizar una historia completa y un examen físico para un paciente dado:
  - Determinar los problemas presentes y los detalles más relevantes.
  - Determinar los antecedentes personales médico-quirúrgicos, la historia familiar, la historia social, la medicación y las alergias.
  - Realizar una revisión por sistemas apropiada para detectar algún otro problema de salud.
  - Mostrar sensibilidad y respeto durante el examen físico, explicando al paciente las maniobras que debe realizar en un lenguaje comprensible.
- Mantener en todo momento respeto a la dignidad y la privacidad del paciente, y establecer una relación confortable y adecuada con él.
- Mostrar empatía, tacto y compasión, manteniendo un código de conducta ético y profesional.
- Resumir al paciente concisamente la historia y el examen físico.

- Presentar los hallazgos positivos y negativos de una manera sistemática.
- Formular una lista de problemas y de diagnóstico diferencial.

La puesta en marcha y desarrollo de un ECOE exige una planificación previa cuidadosa y un importante trabajo en equipo, ya que intervienen un gran número de personas, tanto en la organización como en el desarrollo del mismo, con roles diferentes y funcionando simultáneamente. El primer paso es definir los objetivos de evaluación que vamos a establecer y el contenido del examen clínico: ¿qué queremos evaluar? De esa manera se establecen las bases para la validez de contenido de la prueba. Expertos en cada área deben escribir los casos con la colaboración de los responsables de la organización del examen y/o del entrenamiento de los PE. Los casos deben basarse en pacientes reales. Además de añadir autenticidad, utilizar casos cercanos tiene menos margen de error. Posteriormente, un comité debe revisar cada caso para evaluar la adecuación del problema.

Según las competencias que se vayan a evaluar, se utilizan diversos tipos de estaciones:

- Estaciones de tipo caso clínico con PE: evalúan la habilidad para realizar una historia clínica y/o una exploración física, las habilidades de comunicación y todo lo relacionado con la relación médico-paciente.
- Estaciones de tipo taller de habilidades con modelos y/o maniquíes.
- Estaciones con pruebas diagnósticas que se deben interpretar en relación o no con los casos clínicos. Además, otras estaciones pueden aportar al estudiante información adicional, como datos de laboratorio o radiografías.

Los PE son personas entrenadas para simular de forma creíble y consistente una situación clínica con el propósito de evaluación y/o enseñanza. En la interacción con el examinando, los PE presentan un caso en respuesta a las preguntas del estudiante y se les realiza una exploración física. Los estudiantes interactúan con los PE de la misma manera que interactúan con los pacientes reales. Los PE representan una gran variedad de papeles, incluyendo pacientes con problemas físicos, psicosociales, preocupaciones sexuales o combinaciones de esas quejas. En muchos casos, los pacientes rellenan una planilla evaluando las «conductas profesionales» de los estudiantes durante la entrevista.

La competencia del alumno se realiza mediante «planillas de evaluación» previamente fijadas para recoger datos sobre la historia clínica, el examen físico o las actitudes de los alumnos. Habitualmente se usan dos métodos para recoger los elementos de una conducta competente en un ECOE. El primer método conlleva el uso de un esquema detallado (planilla de evaluación o *checklist*), y el segundo utiliza «escalas globales multipuntos», escalas de rango holístico que evalúan amplias cualidades, como el «grado en el que el candidato trata al paciente»; por ejemplo, la escala de Likert.

La Facultad de Medicina de la UCLM ha puesto en marcha desde 2001 un programa de PE incluido en el aprendizaje de las competencias clínicas de los estudiantes de Medicina. La iniciativa para la implantación de este programa partió de la unidad de educación médica y opera con el apoyo administrativo de esta unidad. Al finalizar cada curso del segundo ciclo de formación (de tercero a sexto curso), la facultad lleva a cabo una evaluación de las competencias clínicas de forma sistemática. Este examen evalúa las habilidades y actitudes ante los pacientes que los estudiantes han alcanzado durante ese año de una manera objetiva y estructurada. La coordinación la realiza la responsable del programa, planificando y organizando tanto la búsqueda y entrenamiento de los PE, como las reuniones con todos los miembros de la facultad implicados en la docencia clínica y preclínica.

El guion de cada caso clínico lo realizan los profesores clínicos en cada área, en colaboración con la responsable del programa. Los casos se modifican con frecuencia para animar a los estudiantes y a los profesores a la búsqueda de múltiples diagnósticos diferenciales. El entrenamiento de los PE para cada situación clínica se realiza a través de varias entrevistas. En la primera, la responsable del programa presenta y explica el caso al PE. Después, una vez que el paciente lo aprende y lo ensaya con ella en las sesiones que sean precisas, se realiza un ensayo final con la presencia del profesor que ha elaborado el caso clínico, así como de las personas que posteriormente examinarán a los alumnos, en el caso de que dicha situación clínica se haya preparado para una evaluación. El número de ensayos necesarios para conseguir una buena simulación depende de las características de los casos clínicos y del PE.

En resumen, el ECOE es el método de evaluación de las competencias clínicas que está mejor posicionado para evaluar habilidades clínicas, técnicas y prácticas, y, además, puede hacerse de forma amplia y con un alto grado de fidelidad. Los vídeos 1 a 6 muestran ECOE realizados en la Facultad de Medicina de la UCLM sobre seis de los principales problemas en medicina geriátrica:

- Deterioro funcional agudo (vídeo 1).
- Deterioro funcional subagudo (vídeo 2).
- Deterioro cognitivo (vídeo 3).
- *Delirium* (vídeo 4).
- Caídas (vídeo 5).
- Programa del adulto mayor sano (vídeo 6).

LECTURAS RECOMENDADAS

ADGAP. Minimum competencies in Geriatrics for Medical Students. Disponible en: https://adgap.americangeriatrics.org/education-training/competencies/geriatrics-competencies-medical-students.

Cano C, Gutiérrez LM, Marín PP, et al. Propuesta de contenidos mínimos para los programas docentes de pregrado en Medicina Geriátrica en América Latina. Rev Panam Salud Pública 2005;17:429–37.

Parodi JF, Lisigurski-Teitelman M, Fernandez-Vigil J, et al. I Foro Nacional sobre Enseñanza de Geriatría y Gerontología en el Perú. 2005. Disponible en: https://www.researchgate.net/publication/326723310.

Pearson GME, Winter R, Blundell A, et al. Updating the British Geriatrics Society recommended undergraduate curriculum in geriatric medicine: a curriculum mapping and nominal group technique study. Age Ageing 2023;52:1–8.

PARTE II

Síndromes geriátricos

12

Fragilidad

Melisa López Utiel, Isabel de Siles Crespo, Pedro Abizanda Soler

DEFINICIÓN Y CONSTRUCTOS

La fragilidad es un estado de prediscapacidad dentro del *continuum* funcional que va desde la máxima capacidad intrínseca posible hasta la dependencia absoluta para realizar las actividades básicas de la vida diaria (ABVD) (fig. 12.1). La Acción Conjunta de la Unión Europea 724099/ADVANTAGE la define como «un estado caracterizado por un declinar progresivo de los sistemas fisiológicos relacionado con el envejecimiento, que resulta en una reducción de la capacidad intrínseca y que confiere una extrema vulnerabilidad a estresores, aumentando el riesgo de presentar diversos eventos adversos de salud». La capacidad intrínseca sería la combinación de todas las capacidades físicas y mentales con las que cuenta una persona.

Todas las definiciones de fragilidad a lo largo de los más de 20 años de historia de este auténtico síndrome geriátrico han coincidido en sus cuatro atributos principales:

1. *Características:* se trata de un síndrome complejo, compuesto por múltiples condicionantes, heterogéneo, relacionado biológicamente con el envejecimiento y con una trayectoria específica que puede ser fluctuante y reversible.

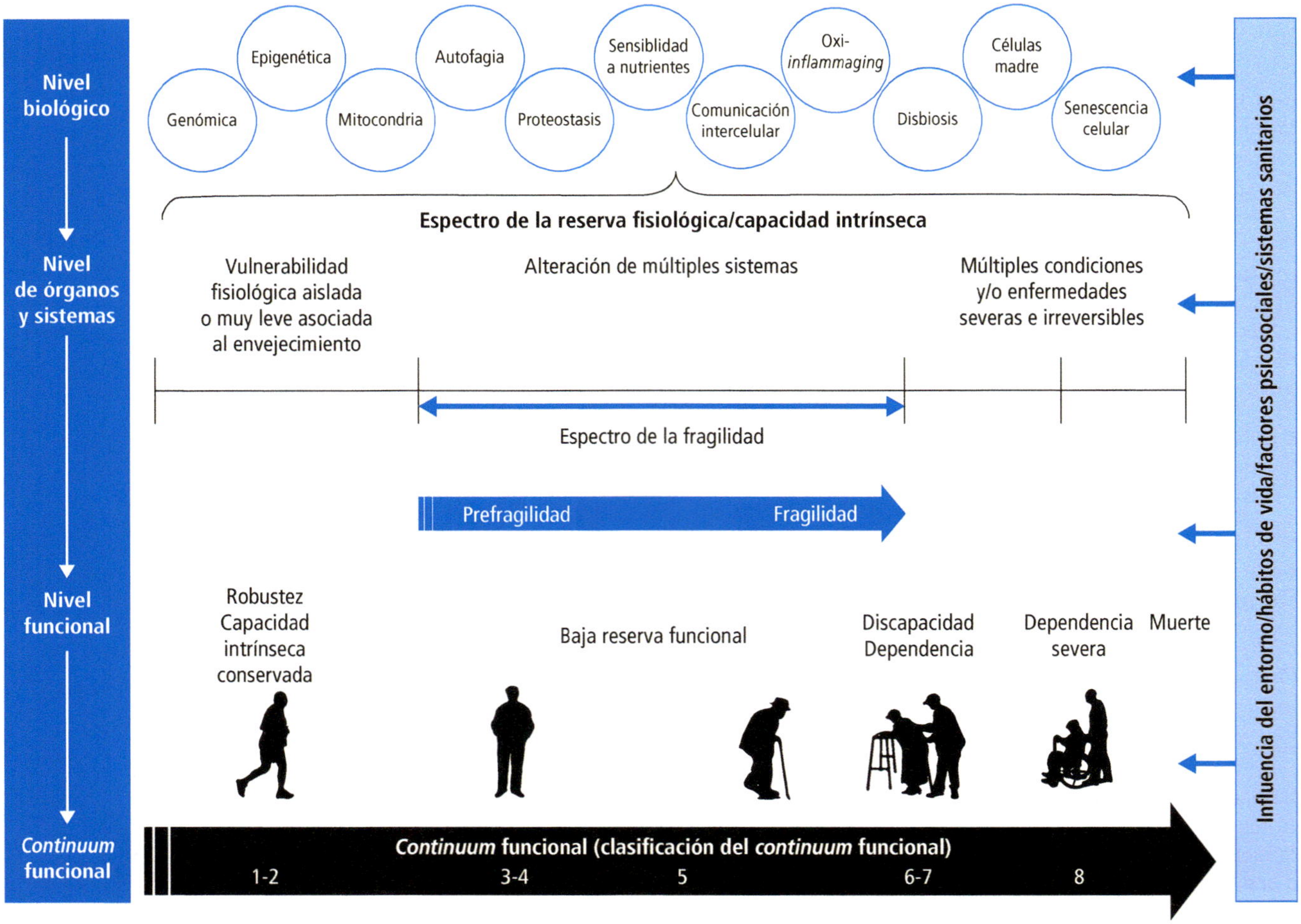

Figura 12.1 Espectro del *continuum* funcional.

2. *Patogenia:* proceso multicausal que incluye disfunción de diversos sistemas corporales debido a factores intrínsecos y extrínsecos.
3. *Desencadenantes o aceleradores:* estresores como la hospitalización, la enfermedad aguda, el cambio de fármacos o condicionantes sociales.
4. *Vulnerabilidad a eventos adversos de salud:* como mortalidad, discapacidad incidente, institucionalización, hospitalización, visitas a urgencias o caídas.

Actualmente coexisten dos maneras de entender la fragilidad. La primera se basa en el constructo del fenotipo promulgado por L. P. Fried en 2001, y clasifica a los mayores como no frágiles o robustos, prefrágiles y frágiles, atendiendo a si cumplen ninguno, entre uno y dos, o entre tres y cinco criterios, respectivamente. Estos cinco criterios son la pérdida de peso, la debilidad, la lentitud, el cansancio y la baja energía (cuadro 12.1). El segundo constructo, descrito por Mitnitsky y Rockwood en 2001, se basa en la acumulación de déficits a diferentes niveles. Los autores incluyeron inicialmente 70 ítems que comprendían signos, síntomas, alteraciones funcionales y alteraciones analíticas de laboratorio. Al dividir el número de ítems afectados entre el total, se crea un índice de fragilidad (*frailty index* o FI) que, cuando es mayor de 0,3, considera a la persona frágil. Posteriormente, esos déficits se agruparon hasta construir una escala jerárquica con nueve niveles, la escala de fragilidad clínica o Clinical Frailty Scale (CFS) (fig. 12.2), que abarca desde la máxima robustez, pasando por la fragilidad, hasta el estado terminal. La principal crítica a estos criterios es la inclusión de ítems de discapacidad, cuando se parte de la premisa de que la fragilidad es un estado que la antecede. Realmente la CFS es una escala de estado vital más que de fragilidad, aunque es muy usada especialmente en dispositivos hospitalarios por su facilidad de aplicación.

La fragilidad se considera un síndrome geriátrico, ya que presenta una elevada prevalencia en los mayores, está íntimamente relacionada con el proceso del envejecimiento, su causa es multifactorial (factores extrínsecos e intrínsecos), su forma de presentación es típicamente atípica, no es ninguna enfermedad tradicional, origina discapacidad y dependencia, y su abordaje es multiprofesional y multidimensional.

RECUERDA: La fragilidad es un estado de declinar progresivo de los sistemas fisiológicos relacionado con el envejecimiento, que confiere vulnerabilidad a estresores, y aumenta el riesgo de presentar eventos adversos de salud. Es la piedra angular de la medicina geriátrica.

EPIDEMIOLOGÍA

La prevalencia de este síndrome varía ampliamente según las poblaciones y ámbitos seleccionados, la definición operativa adoptada y las herramientas de detección empleadas. Actualmente, la prevalencia poblacional estimada de fragilidad se sitúa en torno al 10-15% en los mayores de 65 años, con una tasa de incidencia de 43,4 casos por 1.000 personas/año. Esta prevalencia se obtiene principalmente al usar el fenotipo de fragilidad, que se calcula de media en el 12% (IC 95%, 10-15%) en adultos mayores de la comunidad, pero con el índice de acumulación de déficits o escalas multidimensionales puede oscilar entre el 16 y el 17%. En medios no comunitarios la prevalencia puede llegar a ser del 45% (hospitales o residencias de mayores). La incidencia es mayor en personas ya

CUADRO 12.1 Criterios del fenotipo de fragilidad de L. P. Fried

1. Pérdida de peso involuntaria

Pérdida de ≥ 4,5 kg o un 5% del peso corporal que tenía el año previo a la valoración.

2. Debilidad muscular

Fuerza prensora (medida con dinamómetro de mano Jamar) en el quintil inferior del Cardiovascular Health Study, ajustada por sexo e índice de masa corporal (IMC).

IMC/ hombres	Punto de corte de fuerza (kg)	IMC/ mujeres	Punto de corte de fuerza (kg)
≤ 24	≤ 29	≤ 23	≤ 17
24-26	≤ 30	23-26	≤ 17,3
26-28	≤ 30	26-29	≤ 18
> 28	≤ 32	> 29	≤ 21

3. Baja resistencia o agotamiento autorreferido

En función de la respuesta a dos preguntas del Center of Epidemiological Studies-Depression (CES-D): a) «siento que todo lo que hago me supone un esfuerzo», y b) «siento que no puedo seguir haciendo las cosas». Se considera positivo si una de las dos situaciones ha estado presente 3 días o más la última semana.

4. Lentitud de la marcha

Velocidad de marcha en el último quintil del Cardiovascular Health Study, recorriendo 4,57 m a su marcha habitual, ajustado por sexo y altura.

Altura (cm)/ hombres	Punto de corte	Altura (cm)/ mujeres	Punto de corte
≤ 173	0,65 m/s	≤ 159	0,65 m/s
> 173	0,76 m/s	> 159	0,76 m/s

5. Nivel bajo de actividad física

Cálculo del consumo de kcal semanales por debajo del quintil inferior del Cardiovascular Health Study ajustado por sexo, y evaluando 15 actividades del cuestionario Minnesota de actividad física; considera la frecuencia y la duración en cada actividad en las últimas 2 semanas multiplicado por un baremo de kilocalorías, y luego se divide entre dos para expresar las kcal/semana. Se considera nivel bajo < 383 kcal/semana en hombres y < 270 kcal/semana en mujeres.

Valoración del resultado: ningún criterio: **robusto;** 1-2 criterios: **prefrágil;** 3-5 criterios: **frágil.**

Muy en forma (1)	Personas que son robustas, activas, enérgicas y motivadas. Hacen ejercicio regularmente. Están en la mejor forma para su edad
En forma (2)	Personas que no tienen ninguna enfermedad activa, pero son menos vigorosas que las del nivel 1. A menudo, hacen ejercicio o son muy activas ocasionalmente (p. ej., actividades estacionales)
Adecuado manejo (3)	Personas cuyos problemas médicos bien controlados no afectan a su vida diaria. Son típicamente independientes, aunque pueden ser menos activas que las del nivel 2
Vulnerable (4)	Personas que no son dependientes de otros para el cuidado diario, pero los síntomas limitan sus actividades. Una queja común es que se sienten «lentificados» o están limitados por enfermedades
Fragilidad leve (5)	Personas que requieren ayuda para las actividades instrumentales de la vida diaria (AIVD), como el transporte, las finanzas, la preparación de comidas y las tareas del hogar. Típicamente, tienen dificultades en la gestión de sus asuntos domésticos y la movilidad fuera del hogar
Fragilidad moderada (6)	Personas que necesitan ayuda para todas las actividades de la vida diaria (AVD), como vestirse, bañarse y movilidad. A menudo tienen problemas con el manejo de las escaleras y pueden necesitar ayuda con el autocuidado
Fragilidad severa (7)	Personas completamente dependientes de otros para las AVD. Aunque no están completamente discapacitadas, tienen problemas importantes con la movilidad y el manejo diario
Fragilidad muy severa (8)	Personas que están completamente dependientes de otros y casi completamente discapacitadas. A menudo no se recuperan de enfermedades menores y tienen una esperanza de vida limitada
Enfermo terminal (9)	Personas que están en las etapas finales de una enfermedad terminal, con una esperanza de vida menor de a 6 meses. Esta categoría se aplica a personas que de otro modo no serían frágiles

Figura 12.2 Escala de fragilidad clínica o Clinical Frailty Scale (CFS).

previamente prefrágiles (62,7 por 1.000 personas/año) que en las que son robustas o no frágiles (12,0/1.000 personas/año). La prevalencia aumenta de manera exponencial a medida que se envejece y es más frecuente en las mujeres que en los hombres, con una ratio aproximada de 2:1. Si tenemos en cuenta los datos de los estudios longitudinales realizados en España empleando el fenotipo de fragilidad, la prevalencia entre los 70 y los 75 años es de un 2,5-6%; entre los 75 y los 80 años, del 6,5-12%; entre los 80 y los 85 años, del 15-26%, y por encima de los 85 años, del 18-38%.

ETIOPATOGENIA

La fragilidad es un síndrome biológico claramente relacionado con el proceso de envejecimiento y la manera diferencial que tenemos de envejecer los humanos. Cada vez hay más evidencias de que es un fenómeno multifactorial con una susceptibilidad genética, sobre la que factores epigenéticos, moleculares y celulares interactúan modulados por la carga de enfermedad, los estilos de vida (nutrición, ejercicio, actividad física, vacunaciones), los fármacos, los factores psicosociales y el ambiente, para determinar una susceptibilidad a noxas externas (exposoma) que favorecen la aparición de declinar funcional, discapacidad, hospitalización, institucionalización y, en último caso, la muerte. Estudios en gemelos han mostrado una herencia de fragilidad entre el 25 y el 45%, y una contribución ambiental cercana al 50%. Un metaanálisis publicado en 2022 ha demostrado una asociación entre factores de riesgo conocidos como la edad, el sexo femenino, el bajo peso, la desnutrición, la soledad, la baja actividad física, la polifarmacia, los hábitos tóxicos, los niveles bajos de vitamina D y la multimorbilidad (destacando la diabetes, la disfunción auditiva, el insomnio, el dolor, la historia de caídas, el deterioro cognitivo, la depresión y las enfermedades respiratorias) con la fragilidad. Los mayores frágiles tienen mayor número de enfermedades crónicas que los no frágiles y mayor carga de comorbilidad medida con el índice de Charlson. El trabajo inicial de Fried ya demostró que la fragilidad, la comorbilidad o multimorbilidad y la discapacidad, aunque íntimamente relacionadas, no son sinónimos ni tienen las mismas implicaciones.

Probablemente, el elemento más estudiado y claramente relacionado con la fragilidad sea la inflamación crónica de bajo grado o *inflammaging* que acompaña al envejecimiento de manera fisiológica, aunque con una elevada variabilidad entre individuos. Se caracteriza por la presencia de niveles elevados de mediadores de la inflamación, como la proteína C reactiva (PCR), las interleuquinas 1 y 6 (IL-1, IL-6) o el factor de necrosis tumoral α (TNF-α) en valores medios y de forma mantenida. Se caracteriza por un origen multifactorial y está desencadenada por un aumento de especies reactivas de oxígeno secundario a la disfunción mitocondrial y un aumento de la actividad NOX-2 celular asociada al envejecimiento, así como al envejecimiento de la médula ósea que promueve un cambio de entorno linfoide a mieloide, con una menor respuesta antiinflamatoria y cambios en la inmunidad

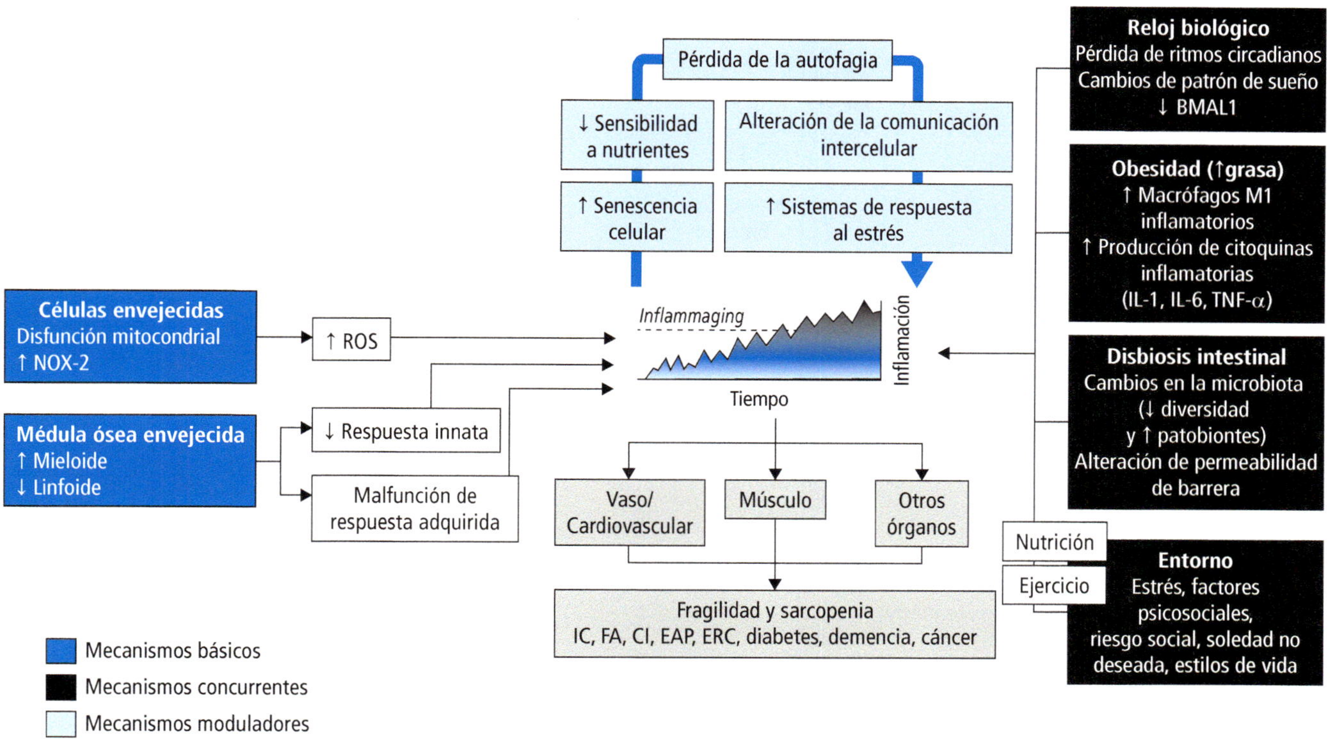

Figura 12.3 Mecanismos productores de *inflammaging*. CI: cardiopatía isquémica; EAP: enfermedad arterial periférica; ERC: enfermedad renal crónica; FA: fibrilación auricular; IC: insuficiencia cardíaca; ROS: especies reactivas de oxígeno.

innata y adquirida. La disbiosis intestinal, los cambios en la composición corporal con aumento de adipogénesis inflamatoria, las alteraciones en los ritmos circadianos y los cambios psicosociales actúan como factores concurrentes en la patogenia del *inflammaging* y la senescencia celular. La pérdida de la sensibilidad a nutrientes, las alteraciones en la comunicación intercelular y la pérdida de la autofagia funcionan como mecanismos moduladores en la producción de la fragilidad, al igual que la sarcopenia y otras enfermedades crónicas asociadas al envejecimiento (fig. 12.3). La nutrición desempeña un papel fundamental en el desarrollo de la fragilidad, y es uno de los factores modificables más importantes junto con el ejercicio físico.

Desde los trabajos iniciales de L. P. Fried en 2001 en los que describe el ciclo de la fragilidad, investigaciones recientes están aportando nuevos conocimientos sobre la patogenia de este síndrome, sus determinantes biológicos y sus rasgos diferenciales con el envejecimiento para completar un marco conceptual más complejo, pero a la vez más claro y completo, que queda resumido en la figura 12.4.

Es importante resaltar que la fragilidad es un estado dinámico, con sujetos que entran y salen del mismo, que varían a lo largo del *continuum* robusto-prefrágil-frágil, y que, además, pueden evolucionar a discapacidad y muerte. El desarrollo y la evolución de la fragilidad no son fenómenos lineales; diferentes factores interaccionan de manera multiplicativa o exponencial para originar un estado de ineficacia fisiológica.

CONSECUENCIAS DE LA FRAGILIDAD

La relevancia del síndrome de fragilidad radica en que es un importante predictor de eventos adversos graves en personas mayores, entre los que destacan:

- *Mortalidad:* los mayores frágiles presentan un riesgo dos veces mayor de mortalidad que los robustos, y los prefrágiles, un 33% mayor.
- *Hospitalización:* tanto los frágiles como los prefrágiles tienen un mayor riesgo de hospitalización a los 3 años, con una OR de 1,9 para los frágiles y una OR de 1,3 para los prefrágiles.
- *Discapacidad en las ABVD y en las actividades instrumentales de la vida diaria (AIVD):* el riesgo de los frágiles de presentar discapacidad incidente es mayor que en los robustos, con una OR de 2,8 para las ABVD y una OR de 3,6 para las AIVD.
- *Institucionalización:* el riesgo de institucionalización en los pacientes frágiles se multiplica por 5,8, y en los prefrágiles, por 3.
- *Fracturas y caídas:* si los comparamos con los sujetos robustos, los frágiles y prefrágiles presentan mayor riesgo de fracturas (HR, 1,6 y 1,3 respectivamente), así como mayor riesgo de caídas futuras (OR, 1,8).
- *Calidad de vida:* existe una asociación inversa entre fragilidad y prefragilidad con calidad de vida, tanto en la esfera física como en la mental.

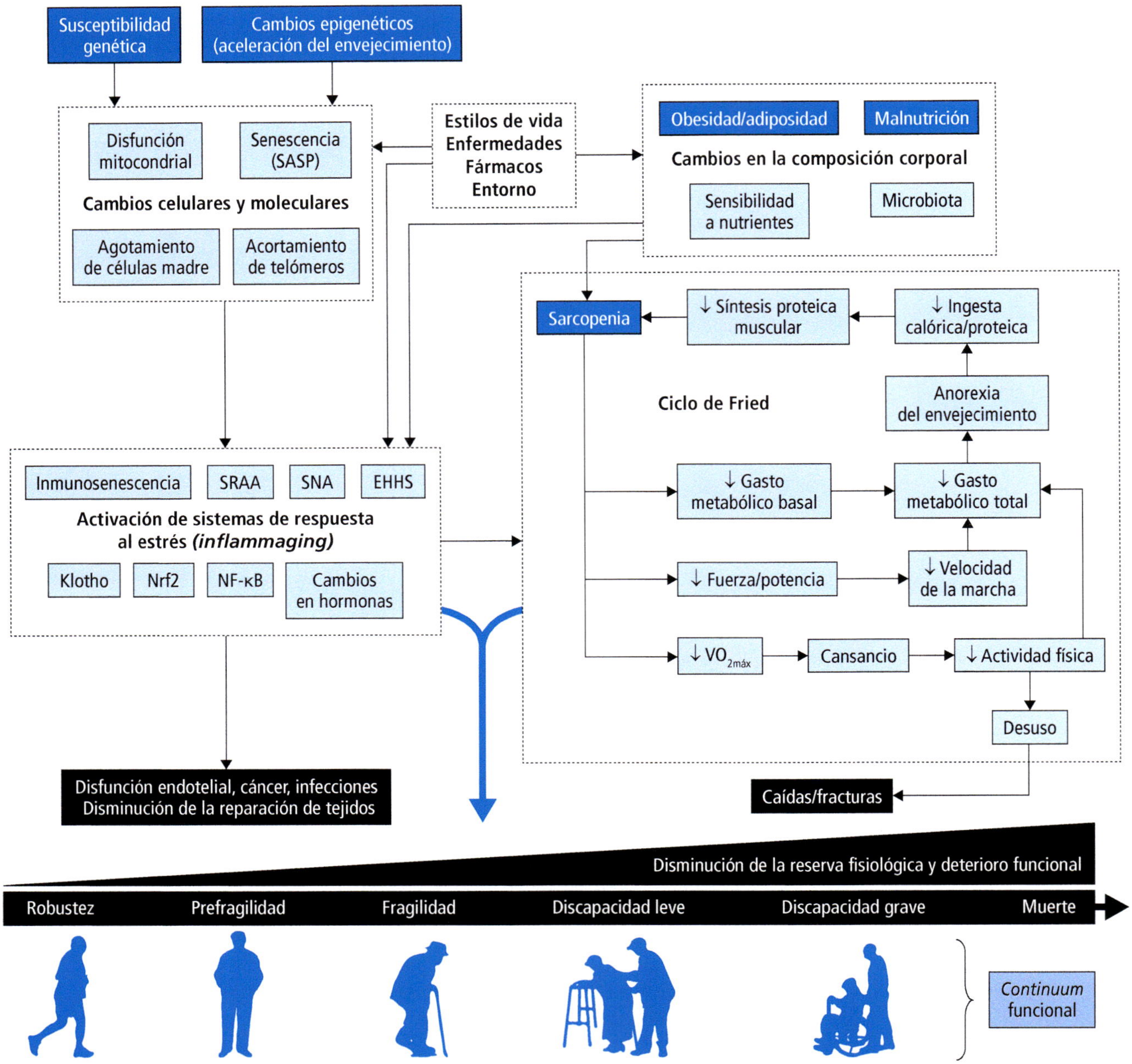

Figura 12.4 Patogenia de la fragilidad. EHHS: eje hipotalámico-hipofisario-suprarrenal; NF-κB: factor nuclear potenciador de las cadenas ligeras kappa de las células B activadas; Nrf2: factor nuclear derivado del eritroide 2; SASP: fenotipo secretor asociado a la senescencia; SNA: sistema nervioso autónomo; SRAA: sistema renina-angiotensina-aldosterona.

- *Deterioro cognitivo:* la fragilidad aumenta el riesgo de demencia global, pero también de demencia de tipo Alzheimer, con un HR de 1,3, y de demencia vascular, con un HR de 2,7.
- *Malnutrición:* el 68% de los adultos mayores malnutridos son frágiles, mientras que el 8,4% de los adultos frágiles se identifican como malnutridos.
- *Costes:* los costes en hospitalizaciones, visitas a urgencias y a especialistas aumentan a medida que aumenta el estado de fragilidad, pasando de 1.217 €/año en los robustos a 2.056 €/año en los prefrágiles y 2.476 €/año en los frágiles, ajustados por edad, género y comorbilidad.

En nuestro medio, el estudio FRADEA en mayores de 70 años ha demostrado que la fragilidad aumenta el riesgo de muerte 4,5 veces, de discapacidad incidente en las ABVD 2,7 veces y del evento combinado mortalidad y discapacidad incidente 3 veces. Cuando la fragilidad se incluye en un modelo de *continuum* funcional conformado por las ABVD, las AIVD y el fenotipo de fragilidad (fig. 12.5), la fragilidad incrementa el riesgo de mortalidad a los 10 años (HR, 3,7).

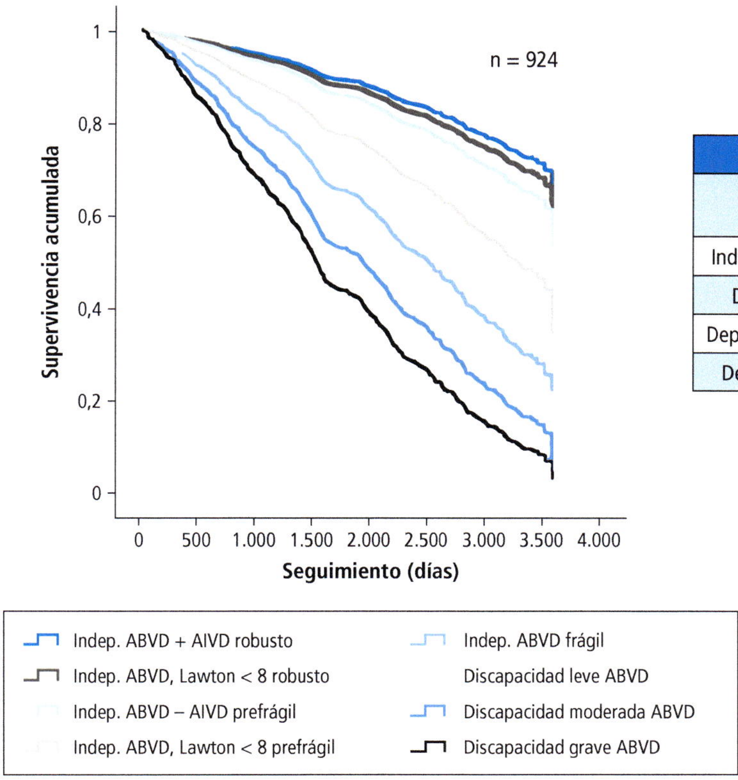

Categorías	OR (IC 95%)	*p*
Independencia en ABVD + Lawton < 8 + prefrágil	2,27 (1,22 a 4,2)	< 0,01
Independencia en ABVD + frágil	3,73 (1,88 a 7,42)	< 0,001
Dependencia leve en ABVD	4,2 (2,27 a 7,77)	< 0,001
Dependencia moderada en ABVD	5,59 (2,81 a 11,11)	< 0,001
Dependencia severa en ABVD	7,25 (3,73 a 14,12)	< 0,001

Figura 12.5 *Continuum* funcional y mortalidad a 10 años, estudio FRADEA. ABVD: actividades básicas de la vida diaria; AIVD: actividades instrumentales de la vida diaria.

La fragilidad no solo se relaciona con mayor riesgo de mortalidad en los adultos mayores de la comunidad, sino también en el ámbito hospitalario (mayor morbimortalidad posquirúrgica, estancias hospitalarias más prolongadas y mayor institucionalización al alta) y en el residencial (mayor mortalidad y deterioro funcional; OR, 3,3). Además, cada vez más especialidades médicas, junto con la geriatría, están resaltando la importancia de detectar y evaluar la fragilidad como marcador de riesgo en los mayores y, por tanto, como herramienta que ayude a la toma de decisiones en pacientes complejos, en quienes el grado de fragilidad orientará entre la asignación o no de una determinada intervención y la intensidad de esta (cirugía, quimioterapia o diálisis).

RECUERDA: La fragilidad se asocia de manera independiente a mayor mortalidad, discapacidad, institucionalización, hospitalización, caídas y fracturas, deterioro cognitivo y costes de atención sanitaria.

DIAGNÓSTICO Y ESTRATEGIAS DE DETECCIÓN

El fenotipo de fragilidad descrito por Fried es hoy por hoy el instrumento más ampliamente usado y referenciado en la literatura científica. Está conformado por cinco criterios clínicos objetivos: pérdida de peso, debilidad muscular, baja resistencia y agotamiento, lentitud en la velocidad de la marcha y bajo nivel de actividad física. En el cuadro 12.1 se recogen los criterios originales, aunque posteriormente ha habido adaptaciones. Presenta buena fiabilidad, y sus cinco componentes tienen sensibilidades y especificidades superiores al 80% considerando su capacidad pronóstica, aunque a costa de tener un bajo valor predictivo positivo. Se ha diseñado la herramienta FRAIL, una adaptación del fenotipo de fragilidad de Fried, para que pueda aplicarse en todos los ámbitos sanitarios, como urgencias o las unidades de hospitalización, presentando una buena concordancia con el fenotipo original (cuadro 12.2).

El FI es el más representativo y de referencia dentro de los índices de acúmulo de déficits o multidimensionales. Se basa en la evaluación y la puntuación sumativa/acumulativa en varias áreas y dimensiones (comorbilidades, signos o síntomas en las áreas física, psicológico-mental o social, o discapacidades). La versión inicial contenía 70 ítems, pero posteriormente se han publicado versiones reducidas, y una puntuación mayor de 0,30 (valor relativo) es indicativa de fragilidad según la versión empleada. De este índice ha derivado la CFS, que clasifica a los mayores en nueve categorías que incluyen la discapacidad (v. fig. 12.2).

Pero, probablemente, las herramientas que más expansión están teniendo para la detección de la fragilidad son las pruebas de ejecución. El Consenso del Sistema Nacional de Salud (SNS) sobre prevención de fragilidad y caídas en la persona mayor recomienda la detección oportunista organizada de

CUADRO 12.2 Herramienta FRAIL

Preguntas (sí = 1 punto; no = 0 puntos)

- ¿Ha estado usted cansado en las últimas 4 semanas durante la mayor parte del tiempo o todo el tiempo?
- ¿Es incapaz de subir usted solo, sin ayudas técnicas, 10 escalones sin descansar?
- ¿Tiene dificultad para caminar usted solo, sin ayudas técnicas, varios cientos de metros?
- ¿Tiene más de 5 de estas 11 enfermedades: hipertensión arterial, diabetes, cáncer (diferente al cáncer menor de piel), enfermedad pulmonar y crónica, infarto de miocardio, insuficiencia cardíaca, angina, asma, artrosis o artritis, ictus y enfermedad renal?
- ¿Ha perdido más del 5% de su peso en el último año?

0 puntos = no fragilidad
1-2 puntos = prefragilidad
≥ 3 puntos = fragilidad

fragilidad a personas mayores de 70 años no dependientes (Barthel ≥ 90 puntos) en atención primaria, a través de pruebas de ejecución utilizando de forma preferente la Short Physical Performance Battery (SPPB) y el test de velocidad de la marcha. Otras opciones son el test de levántese y ande (Timed Up and Go) y la realización de una escala FRAIL. Todo ello seguido de una valoración multidimensional en forma de valoración geriátrica integral (VGI) e intervención centrada en la actividad física, la nutrición y el riesgo de caídas (fig. 12.6). Estos instrumentos se explican con detalle en el capítulo de valoración funcional. En otros países, como el Reino Unido, existe un índice electrónico de fragilidad o se recomienda la detección oportunista.

RECUERDA: Hay dos constructos de fragilidad: el fenotipo de fragilidad, constructo de prediscapacidad compuesto por pérdida de peso, debilidad muscular, baja resistencia y agotamiento, lentitud en la velocidad de la marcha y bajo nivel de actividad física, y el constructo de acúmulo de déficits.

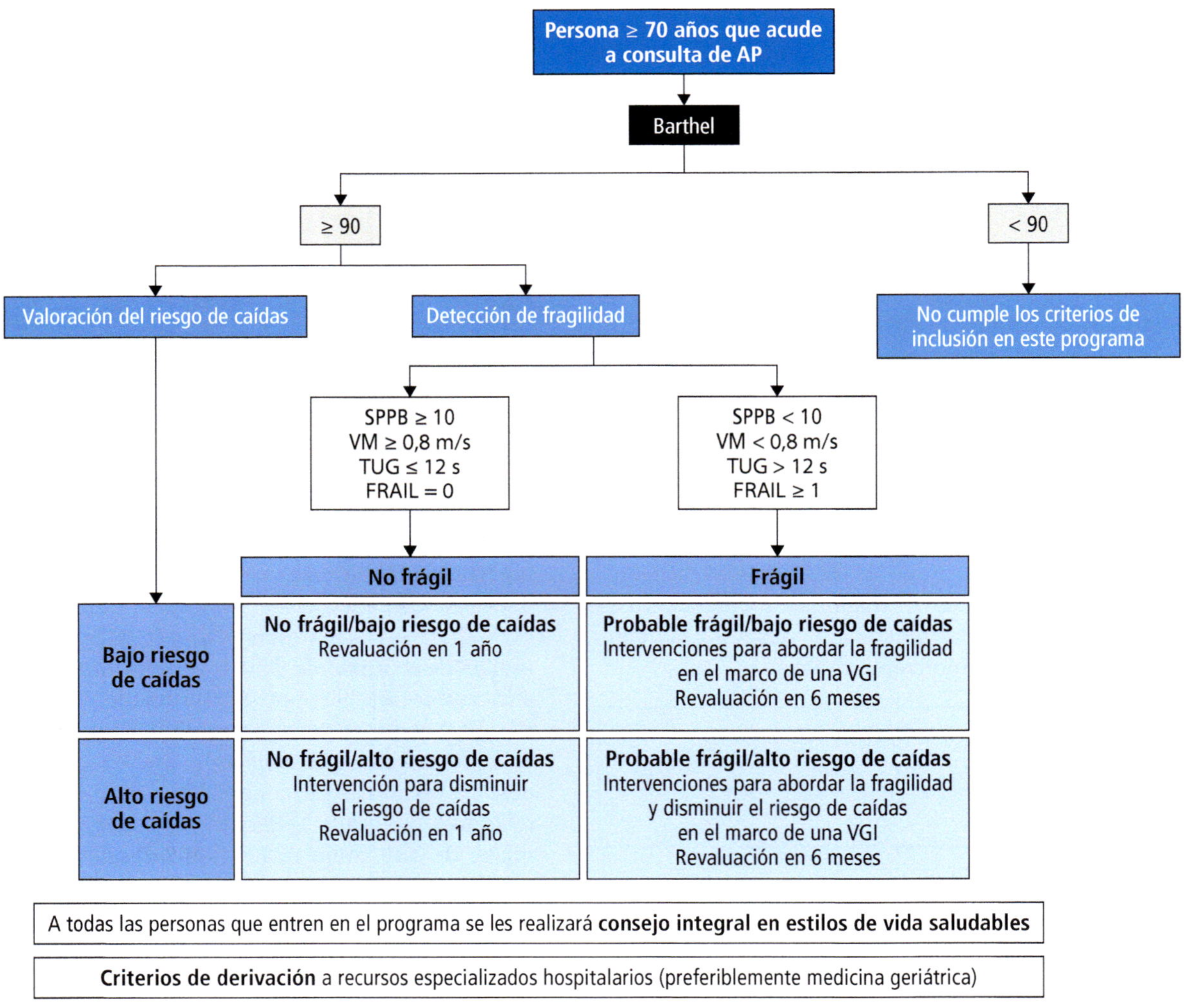

Figura 12.6 Propuesta de cribado de la fragilidad en atención primaria. (Tomado de https://www.sanidad.gob.es/areas/promocionPrevencion/envejecimientoSaludable/fragilidadCaidas/docs/ActualizacionDoc_FragilidadyCaidas_personamayor.pdf.)

TRATAMIENTO

La posibilidad de intervención sobre la fragilidad parte de la base de que esta condición de salud es potencialmente prevenible, reversible o que se puede enlentecer. El estudio Toledo de Envejecimiento Saludable demostró que el 27,5% de los adultos mayores prefrágiles mejoran espontáneamente su estado pasando a ser robustos, mientras que el 15% de los frágiles lo consigue, pasando a ser prefrágiles o robustos. Estos hallazgos confirman que la fragilidad puede ser mejorada. La intervención sobre la fragilidad se puede entender en cuatro niveles. El primero, evitando que aparezca con medidas de fomento de la actividad física y estilos de vida saludables (prevención primaria). El segundo, detectándola precozmente en etapas preclínicas o en sus primeras fases evitando su progresión (prevención secundaria). El tercero, evitando las consecuencias asociadas una vez establecida (prevención terciaria), y el cuarto evitando los daños asociados a la sobre- o infraprescripción farmacológica en esta población, los efectos adversos de la polifarmacia y la medicación potencialmente inapropiada (prevención cuaternaria).

El tratamiento del síndrome de fragilidad parte de cinco premisas básicas derivadas de su etiología multidimensional y de la reversibilidad del proceso. En primer lugar, debe ser individualizado, debido a la gran variabilidad en la etiología, y en los condicionantes personales y ambientales. En segundo lugar, las intervenciones deben ser lo suficientemente largas y mantenidas en el tiempo como para garantizar la recuperación o el mantenimiento de las funciones perdidas, así como para prevenir y controlar los estresores intercurrentes, entre los que destacan la hospitalización, la institucionalización, los fármacos y las caídas. En tercer lugar, las intervenciones deben ser multidimensionales (físicas, cognitivas y sociales) y orientadas a que el adulto mayor mantenga su independencia en su domicilio. En cuarto lugar, deben promoverse medidas de apoyo que faciliten la adherencia al plan de intervención. Y, en quinto lugar, es imprescindible la implicación de familiares y cuidadores en el proceso. La figura 12.7 presenta el modelo de manejo y tratamiento propuesto por ADVANTAGE, modificado por la estrategia del Sistema Nacional de Salud y las últimas evidencias, y la tabla 12.1 describe las intervenciones terapéuticas propuestas para este síndrome.

EJERCICIO

La terapia que ha manifestado mayor eficacia hasta el momento para prevenir y tratar la fragilidad es el ejercicio físico, que ha demostrado reducir la mortalidad y la discapacidad en los mayores, al mantener la masa muscular, aumentar la fuerza y la funcionalidad, estabilizar la densidad mineral ósea y favorecer el metabolismo hidrocarbonado y la dinámica cardiovascular. Existen cuatro tipos principales de ejercicio: fuerza, resistencia, equilibrio y flexibilidad. Se han descrito programas de entrenamiento incluso en nonagenarios, por lo que la edad no es una contraindicación para el ejercicio. La única condición es que los programas deben ser individualizados y adaptados a las características de los mayores, teniendo en cuenta que no se precisan grandes intensidades para conseguir beneficios funcionales inicialmente. Los programas de ejercicio multicomponente han demostrado ser superiores al entrenamiento de fuerza aislado de la extremidad inferior, al igual que las intervenciones duraderas (más de 5 meses), con una frecuencia de dos o tres veces por semana.

Recientemente, y bajo el paraguas de la Unión Europea, se ha editado el programa Vivifrail. Consiste en un programa práctico para la prescripción de un programa de entrenamiento físico multicomponente según el nivel de fragilidad en mayores de 70 años. Está disponible *online* (www.vivifrail.com), y se pueden descargar gratuitamente aplicaciones en español para su aplicación en el ámbito comunitario.

NUTRICIÓN

La malnutrición, la anorexia y la pérdida de peso se han relacionado con la aparición de fragilidad. Por ello, una valoración y una intervención nutricional apropiadas resultan imprescindibles para su prevención y tratamiento, y se recomiendan por las principales instituciones nacionales e internacionales, incluida la OMS. Se ha demostrado la eficacia de la dieta mediterránea, de las recomendaciones dietéticas y de la suplementación oral hiperproteica y con diferentes compuestos, como la vitamina D, del hidroximetilbutirato (HMB) o la leucina, consiguiendo mejorías en la función física, la calidad de vida, la composición corporal, el estado nutricional y los biomarcadores de inflamación, especialmente si se acompañan de programas de ejercicio físico. La suplementación con ácidos grasos omega 3, así como el empleo de probióticos para restaurar la microbiota intestinal, son estrategias prometedoras todavía no bien contrastadas. La suplementación nutricional ha demostrado un valor añadido independiente al del ejercicio en diferentes estudios.

POLIFARMACIA

La polifarmacia puede considerarse un principal contribuyente al desarrollo de la fragilidad, aunque la relación es bidireccional y no queda claro el mecanismo subyacente. Sí que parece claro que la prescripción farmacológica en sujetos frágiles y prefrágiles debe ser cuidadosa, evitando los fármacos potencialmente inapropiados, mientras que en sujetos robustos la polifarmacia no tendría un efecto perjudicial tan importante. La deprescripción (retirada de fármacos o reducción de dosis) en los mayores frágiles debe ser cuidadosa, aplicando criterios validados como Screening Tool of Older Person's Prescriptions/Screening Tool to Alert Doctors to Right Treatment (STOPP/START) o los de Beers, y valorando además el *lag-time-to-benefit* (tiempo hasta el beneficio).

RECUERDA: Los pilares en el manejo de la fragilidad son el ejercicio físico multicomponente, las intervenciones nutricionales y el control de la polifarmacia.

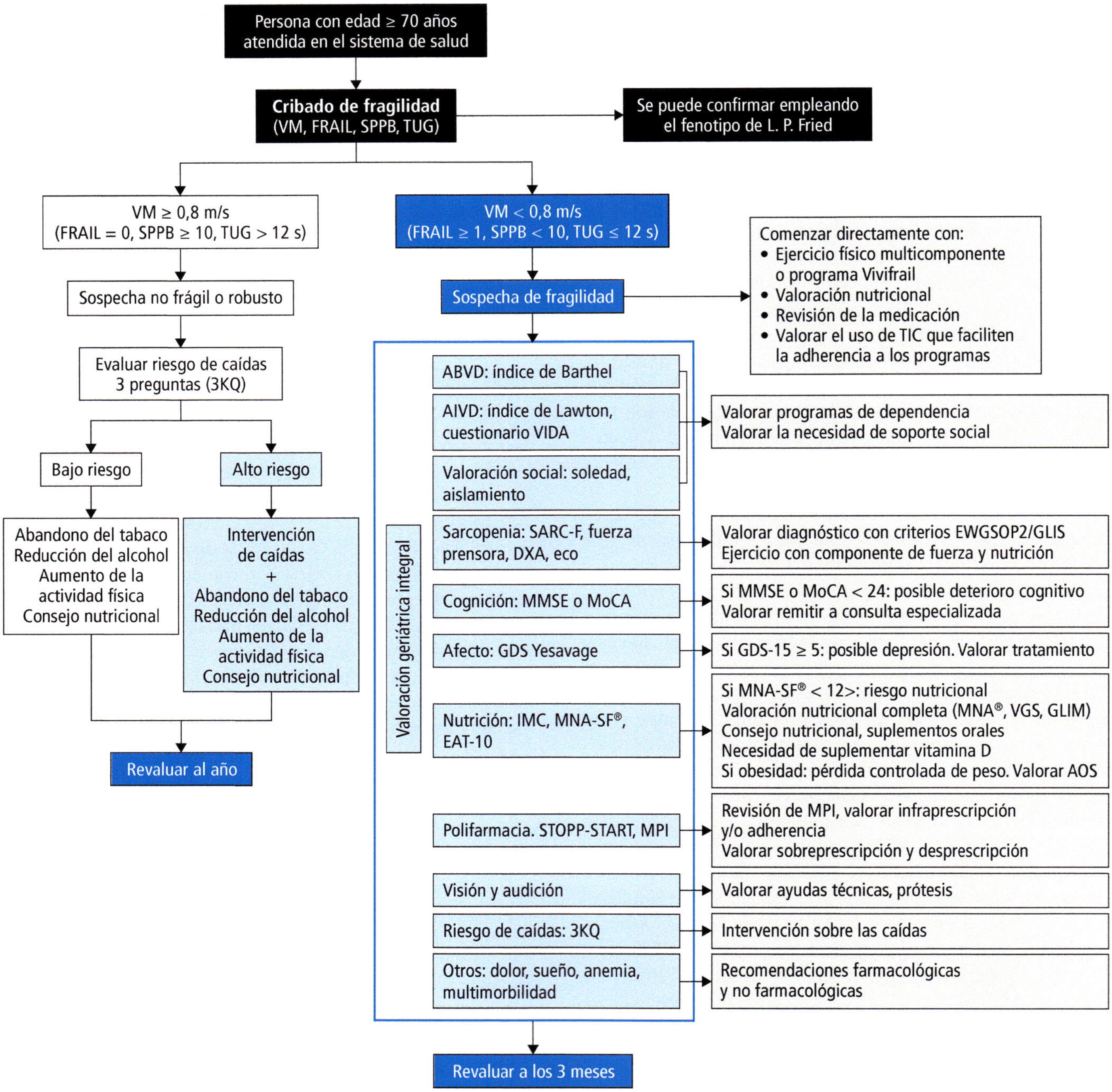

Figura 12.7 Modelo de manejo y tratamiento de la fragilidad propuesto por ADVANTAGE (2018), modificado por la estrategia del Sistema Nacional de Salud (2022) y las últimas evidencias. ABVD: actividades básicas de la vida diaria; AIVD: actividades instrumentales de la vida diaria; DXA: densitometría; GDS: Geriatric Depression Scale; GLIM: Global Leadership Initiative in Malnutrition; GLIS: Global Leadership Initiative in Sarcopenia; IMC: índice de masa corporal; 3KQ: Three Key Questions; MMSE: Mini-Mental State Examination; MNA-SF®: Mini Nutritional Assessment Short Form; MoCA: Montreal Cognitive Assessment; MPI: medicación potencialmente inapropiada; SPPB: Short Physical Performance Battery; TIC: tecnologías de la información y comunicación; TUG: Timed Up and Go; VGS: valoración global subjetiva; VM: velocidad de marcha.

TABLA 12.1 Valoración e intervenciones en el manejo de la fragilidad

Problema	Valoración	Intervención
Enfermedad crónica y multimorbilidad	Valoración geriátrica integral	Revisión de enfermedades y fármacos, ajustando indicaciones y dosis al nivel de fragilidad y función Nuevos diagnósticos, síndromes geriátricos y problemas de salud
Polifarmacia y medicación potencialmente inapropiada	Criterios STOPP/START Valoración de interacciones, sobre- e infraprescripción	Evitar medicación potencialmente inadecuada, pautar medicación adecuada, optimización terapéutica, valorar deprescripción Mejoría del cumplimiento terapéutico (adherencia), conciliación farmacológica
Déficit de vitamina D	Medición de niveles	Valorar suplementación con vitamina D en sujetos frágiles, en riesgo de malnutrición o con riesgo de caídas y con niveles séricos < 30 ng/ml, con dosis de 800-1.000 UI/día*
Osteoporosis	DXA	Vitamina D y calcio, bisfosfonatos, denosumab, teriparatida, romosozumab (según tipo y causa)
Sarcopenia	DXA, BIA Criterios EWGSOP2 o GLIS	Ejercicio físico multicomponente con importante contenido en fuerza y potencia muscular, suplementos nutricionales*
Dolor	EVA	Tratamiento no farmacológico y farmacológico adecuado
Malnutrición	MNA-SF® o MUST (cribado), MNA®, criterios GLIM, historia dietética, MEDAS, HEI	Recomendaciones dietéticas, buena calidad de dieta, adherencia a dieta mediterránea, dieta rica en proteínas* Suplementos nutricionales orales (hiperproteicos, suplementados con hidroximetil butirato [HMB] o con leucina)*
Disfagia	EAT-10, test de volumen viscosidad	Alimentación con adecuación de texturas si existe disfagia, hidratación adecuada y entorno facilitador
Obesidad	IMC, DXA	Recomendaciones de estilos de vida. Pérdida lenta y progresiva de un 5-10% del peso en 6 meses o 1 año en personas con índice de masa corporal (IMC) > 35 kg/m^2, acompañada de ejercicio físico y aporte proteico necesario. Los análogos del GLP-1 o la cirugía bariátrica no han mostrado beneficios en esta población
Depresión	GDS Yesavage	Actividad física y TO para promover el bienestar mental Antidepresivos si son necesarios
Deterioro cognitivo	MMSE/MoCA/T@M	Diagnóstico, tratamiento y cuidados del paciente con deterioro cognitivo leve o demencia*
Anemia	Hematimetría y determinación de precursores	Manejo de la anemia, suplementación si se precisa
Sueño	Valoración subjetiva Criterios diagnósticos Poligrafía respiratoria	Si insomnio, medidas no farmacológicas y, si fracasan, farmacológicas durante cortos períodos Si AOS, valorar CPAP Si piernas inquietas, valorar agonistas dopaminérgicos
Déficit visual o auditivo	Valoración breve, test del susurro, optotipos	Valoración por un especialista Ayudas a la visión y la audición
Movilidad reducida y riesgo de caídas	Velocidad de la marcha, TUG, SPPB, 3KQ	Programas individualizados de ejercicio, ejercicio multicomponente* Rehabilitación y TO para recuperar funciones perdidas Intervenciones multicomponente para prevenir caídas
Falta de participación y/o apoyo social	Valoración social Cuestionarios de soledad	Modificaciones del entorno e interacciones sociales Información y formación a familiares y cuidadores Facilitación de servicios sociales y ayuda en domicilio Cuidados residenciales solo en último caso Empleo de Tecnologías de la Información y Comunicación (TIC)*
Paciente complejo	Valoración geriátrica integral	Valorar derivación a atención hospitalaria especializada (preferiblemente medicina geriátrica)*

*Intervenciones sobre factores de riesgo con evidencia basada en ensayos clínicos y/o meta-análisis.
AOS: apnea obstructiva del sueño; BIA: bioimpedanciometría; CPAP: presión continua positiva intermitente; DXA: densitometría; EVA: escala analógica visual; GDS: Geriatric Depression Scale; GLIM: Global Leadership Initiative in Malnutrition; GLIS: Global Leadership Initiative in Sarcopenia; HEI: Healthy Eating Index; índice de masa corporal; 3KQ: Three Key Questions; MEDAS: Mediterranean Diet Adherence Screener; MMSE: Mini-Mental State Examination; MNA-SF®: Mini Nutritional Assessment Short Form; MoCA: Montreal Cognitive Assessment; MUST: Malnutrition Universal Screening Tool; SPPB: Short Physical Performance Battery; START: Screening Tool to Alert doctors to Right Treatment; STOPP: Screening Tool of Older Person's Prescriptions; T@M: test de alteración de memoria; TO: terapia ocupacional; TUG: Timed Up and Go.

MODELOS DE ATENCIÓN SANITARIA AL ADULTO MAYOR FRÁGIL

Aunque ningún modelo de atención sanitaria ha demostrado de manera inequívoca ser superior a otro en referencia a la fragilidad, diferentes grupos mundiales han trabajado en abordajes que comparten semejanzas. El modelo más recomendado actualmente es el basado en cuidados integrales, continuados y coordinados, en el que el sistema sanitario detecta la fragilidad de manera sistemática desde atención primaria iniciando el tratamiento previamente comentado, todo ello coordinado con los servicios sociales y los servicios de geriatría. La fragmentación de cuidados separando la atención primaria de los servicios de geriatría y de los servicios sociales solo lleva a desastres en la atención sanitaria de los mayores frágiles.

En 2018, y como parte de la revisión del estado de arte de ADVANTAGE, se hacen recomendaciones sobre cómo abordar el manejo de la fragilidad a nivel individual y cuáles son las intervenciones que, hasta la fecha, se deben considerar definitivamente contrastadas (v. fig. 12.7). En nuestro país, el Ministerio de Sanidad, Servicios Sociales e Igualdad lidera desde 2014 una estrategia nacional denominada «Documento de consenso sobre prevención de fragilidad y caídas en la persona mayor. Estrategia de Promoción de la Salud y Prevención en el SNS. 2014», ya comentada previamente y actualizada en 2022. Pretende establecer las bases de la atención sanitaria a los frágiles, desde el cribado, la detección, la clasificación y la intervención (v. fig. 10.5). El programa está basado en atención primaria, pero cuenta con el respaldo de la geriatría como atención hospitalaria.

Por último, están en fase de investigación plataformas tecnológicas que permitirán la identificación, la monitorización y la intervención en personas mayores frágiles o en riesgo de fragilidad para reducir o retrasar la fragilidad.

13

Sarcopenia

José Francisco Parodi García, Teresa Flores Ruano, Pedro Abizanda Soler

DEFINICIÓN

La sarcopenia es una enfermedad muscular (insuficiencia muscular) que se caracteriza por una baja fuerza y en la que subyace una baja cantidad o calidad muscular. No es solo un síndrome geriátrico, sino que actualmente se reconoce como una enfermedad y condición de salud independiente con un código específico de la International Classification of Disease, Tenth Revision, Clinical Modification (ICD-10-CM), y se considera una prioridad para la investigación e intervención en los mayores.

La sarcopenia fue definida por primera vez para describir la pérdida de masa muscular asociada al envejecimiento. Clásicamente, las primeras definiciones se basaban únicamente en la cuantificación de la masa muscular; sin embargo, este concepto ha evolucionado considerando además los cambios cualitativos del tejido muscular e incorporando fuerza y función en su definición. En 2019, el grupo European Working Group on Sarcopenia in Older People (EWGSOP2) hizo una revisión de la aproximación clínica estableciendo la baja fuerza muscular como parámetro principal. Así, distingue entre sarcopenia probable (baja fuerza muscular), sarcopenia confirmada (baja fuerza + baja calidad y/o cantidad muscular) y sarcopenia severa (baja fuerza + baja calidad y/o cantidad muscular + baja función física). Posteriormente, en 2020, el Sarcopenia Definitions and Outcomes Consortium (SDOC) también basó la definición de sarcopenia en fuerza y función muscular, aunque sin incluir masa muscular en sus criterios diagnósticos, lo cual ha causado controversias. Los criterios diagnósticos de estos y otros principales grupos de expertos se comentarán posteriormente en el apartado correspondiente. Aunque múltiples criterios de sarcopenia se han desarrollado, no existe consenso internacional sobre su definición. Por ello, recientemente, el comité The Global Leadership Initiative in Sarcopenia (GLIS) ha creado la primera definición conceptual global de sarcopenia, a través de un proceso de Consenso Internacional Delphi riguroso. Esta definición conceptual global de sarcopenia incluye masa muscular, fuerza y fuerza muscular específica (fuerza estandarizada al tamaño del músculo; p. ej., fuerza máxima de extensión de pierna estandarizada al volumen del músculo cuádriceps como componentes). Sin embargo, la inclusión de tres componentes superpuestos presenta un desafío para los próximos pasos del GLIS, que consisten en traducir esta definición conceptual en una definición operativa de sarcopenia para uso tanto en entornos clínicos como de investigación.

RECUERDA: La sarcopenia es una enfermedad muscular (insuficiencia muscular) que se caracteriza por una baja fuerza y en la que subyace una baja cantidad o calidad muscular. Los criterios clínicos más recientes son los del EWGSOP2 (2019) y del SDOC (2020). El comité GLIS ha creado la primera definición conceptual global de sarcopenia, pero ahora se requiere una definición operativa para su uso en entornos clínicos y de investigación.

CATEGORÍAS DE SARCOPENIA Y OTRAS CONDICIONES RELACIONADAS: CAQUEXIA, FRAGILIDAD, DESNUTRICIÓN, OBESIDAD Y OSTEOPENIA

Sobre la base de su etiología, la sarcopenia se puede clasificar en *primaria* o *secundaria*. Se considera sarcopenia primaria o asociada al envejecimiento cuando no existe otra clara causa que la pueda provocar. Por el contrario, se habla de secundaria cuando algún otro origen resulta evidente. Las causas más frecuentes de sarcopenia secundaria son las enfermedades crónicas sistémicas que promueven un estado proinflamatorio de bajo grado (cáncer, enfermedad de órgano específica), la inactividad física y la malnutrición con baja ingesta proteica. En los mayores, con frecuencia la etiología es multifactorial, por lo que es complicada su categorización. Asimismo, según su curso temporal, la sarcopenia puede clasificarse en *aguda* o *crónica*, según si su período de instauración es menor o mayor de 6 meses, respectivamente. Esta división tiene interés a nivel diagnóstico, terapéutico y pronóstico.

A menudo, la sarcopenia se asocia a otras situaciones que también cursan con pérdidas musculares, pero de las que es importante diferenciar. La caquexia es una condición que acompaña a estados de emaciación grave asociada a gran inflamación, como el cáncer y etapas terminales de otras enfermedades. Cursa con una severa pérdida de peso y masa grasa y muscular. Casi la totalidad de los caquécticos son también sarcopénicos; sin embargo, la mayoría de los sarcopénicos no se consideran caquécticos, por lo que no deben confundirse. La fragilidad (detalladamente descrita en el capítulo 12) y la sarcopenia son entidades ligadas al envejecimiento, relacionadas entre sí y con frecuencia superpuestas, aunque son conceptos distintos. La sarcopenia se considera un elemento clave en la etiopatogenia de la fragilidad. No obstante, el concepto de fragilidad va más allá de factores únicamente musculares. Tampoco debe confundirse desnutrición con sarcopenia, aunque con frecuencia se asocien.

Por otro lado, apunte especial merece el caso de la *obesidad sarcopénica*. Es una condición en la que se pierde masa corporal magra mientras que la grasa está aumentada, y se produce una infiltración grasa en el músculo, lo cual afecta a su calidad y función. Por tanto, sujetos obesos y con aumento de peso también pueden padecer sarcopenia, que a menudo pasa desapercibida. Sin embargo, cuando la obesidad y la sarcopenia coexisten, el riesgo de discapacidad es mayor.

Además, con frecuencia la sarcopenia coexiste con osteopenia, y se ha demostrado que comparten múltiples factores de riesgo y que existe una estrecha relación entre el tejido muscular, el óseo y el graso. Esta asociación se conoce como osteosarcopenia.

RECUERDA: La sarcopenia puede ser aguda o crónica, primaria o secundaria. La obesidad sarcopénica supone la coexistencia de sarcopenia y obesidad. La osteosarcopenia combina sarcopenia y osteopenia.

EPIDEMIOLOGÍA

La prevalencia de la sarcopenia varía ampliamente en la literatura según la definición y los criterios diagnósticos empleados, y la población y el ámbito clínico evaluados, con gran heterogeneidad en los resultados de los diferentes estudios. Aunque las cifras varían según los estudios, su prevalencia es alta y se ha descrito que la sarcopenia afecta al 13% de los mayores de 60 años y hasta al 50% de los mayores de 75 años. Su prevalencia aumenta con la edad, con discrepancias en cuanto a la diferencia entre géneros. La prevalencia también tiende a ser más alta en el ámbito hospitalario, especialmente en unidades de cuidados intensivos, así como en centros de cuidados de larga estancia. Asimismo, también se ha estimado que la sarcopenia es más frecuente en países con bajos medios e ingresos económicos; así como en individuos no asiáticos. Además, se ha previsto un crecimiento progresivo de su prevalencia en los próximos años, y se ha estimado que la prevalencia mundial de sarcopenia aumente de 50 millones de personas en 2010 a aproximadamente 200 millones en 2050. En cuanto a su incidencia, son escasos los datos disponibles, y son necesarios más estudios a largo plazo con criterios diagnósticos y puntos de corte estandarizados.

RELEVANCIA Y ASOCIACIÓN CON EVENTOS ADVERSOS

La sarcopenia es un problema relevante en adultos mayores tanto en la práctica clínica como de salud pública, por su creciente prevalencia y por las severas consecuencias y eventos adversos con los que se asocia (fig. 13.1). Tal y como indica su definición, la sarcopenia implica pérdida de fuerza muscular y rendimiento físico, y se asocia, por tanto, a pérdida funcional, de movilidad y de autonomía en las actividades de la vida diaria, es decir, discapacidad y dependencia. El músculo se considera también un órgano endocrino con funciones autocrinas y paracrinas. Por ejemplo, se ha descrito relación entre masa y función muscular con cambios en determinadas zonas

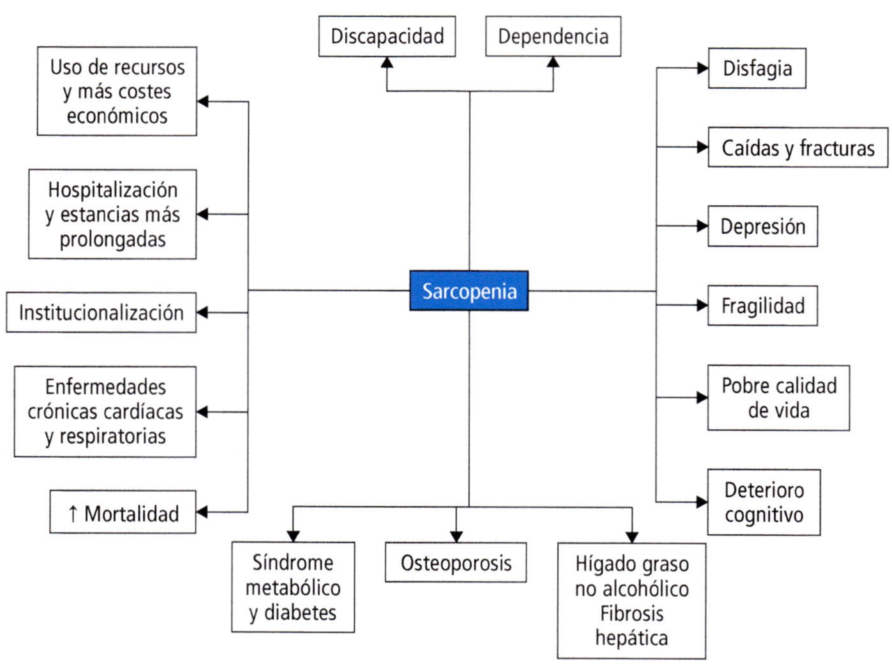

Figura 13.1 Eventos adversos asociados a la sarcopenia.

cerebrales. Además, el músculo está relacionado de manera bidireccional con el sistema inmune. Cabe señalar que ante un estrés agudo como en las hospitalizaciones (incluidas cirugías programadas) la optimización del músculo es clave para la evolución y funcionalidad de la persona mayor. Se ha descrito que los sujetos sarcopénicos tienen entre 2 y 5 veces más probabilidades de desarrollar discapacidad que los que no tienen sarcopenia. Concretamente, se ha observado que la obesidad sarcopénica es un mejor predictor de eventos adversos que la sarcopenia y la obesidad por sí solas. La sarcopenia también predispone a caídas y fracturas, fragilidad, deterioro cognitivo, peor pronóstico de múltiples enfermedades (cardíacas, respiratorias, digestivas, reumatológicas, endocrinas y cáncer), complicaciones quirúrgicas y posquirúrgicas, hospitalización, institucionalización, mortalidad, pobre calidad de vida y, por tanto, uso de recursos médicos y hospitalarios, que provoca un gran aumento de costes económicos. Por todo ello, es evidente que la sarcopenia implica una gran carga personal, social y económica y, por ello, su investigación, prevención y tratamiento son imprescindibles. La optimización muscular se puede trabajar con un enfoque de curso de vida.

ETIOPATOGENIA Y FACTORES DE RIESGO

La etiología de la sarcopenia es compleja y multifactorial, y la edad y el envejecimiento muscular se consideran el centro de su patogenia. El envejecimiento se asocia a una pérdida de masa y fuerza muscular que se inicia en la cuarta década de la vida con una pérdida anual en torno al 1-2%. Esta pérdida incluye disminución tanto del número de fibras musculares, como de su tamaño, como un cambio en su composición. Junto con estos cambios, con el envejecimiento otros múltiples fenómenos implicados en la sarcopenia tienen lugar en el músculo, los cuales se resumen en el cuadro 13.1. Entre ellos, uno de los más relevantes es la acumulación de tejido adiposo en el músculo (mioesteatosis). El tejido adiposo intramuscular está aumentado, inflamado y es disfuncional, lo cual provoca alteraciones metabólicas y mecánicas que afectan a la contractibilidad. Este produce sustancias inflamatorias y quimiocinas (adipocinas y otras citoquinas). Así, se establece un círculo vicioso originando inflamación local por vías paracrinas y autocrinas e inflamación sistémica *(inflammaging)* por vías reguladoras endocrinas, que originan a su vez mayor disfunción muscular y sarcopenia.

Son numerosos los factores que están implicados en la fisiopatología del envejecimiento muscular. Entre ellos destacan los genéticos, alteraciones en la síntesis y degradación de proteínas, inflamación, alteraciones hormonales, insulinorresistencia y disfunción mitocondrial. Gran parte de estos mecanismos están relacionados con el estrés oxidativo. Además de las relacionadas con la edad, otras múltiples causas contribuyen al inicio y la progresión de la sarcopenia, como la inactividad física, una baja ingesta proteico-calórica, situaciones crónicas inflamatorias y bajos niveles de vitamina D. La figura 13.2 sintetiza los principales factores implicados en la etiopatogenia de la sarcopenia. También factores sociales (soledad, pobreza o bajo nivel educativo), ambientales (contaminación) y psicológicos (depresión y ansiedad) se han relacionado con esta entidad. A menudo, varias causas coexisten en un mismo individuo y varían a lo largo del tiempo. Por último, sobre esta base fisiopatológica, diferentes aceleradores pueden aumentar la tasa de pérdida muscular. Entre los más importantes destacan la enfermedad aguda intercurrente, la hospitalización y, de manera más intensa, el ingreso

CUADRO 13.1 Cambios en el músculo asociados al envejecimiento implicados en la sarcopenia

Fibras musculares
- Disminución del número y tamaño de las fibras musculares, y cambios en su composición.
- Atrofia selectiva y disminución de las fibras de tipo II (necesarias para actividades de mayor intensidad) respecto a las de tipo I (empleadas en actividades cotidianas y ejercicios de intensidad submáxima, como caminar).

Mioesteatosis
- Acumulación de tejido adiposo en el músculo.
- Excesiva producción e hiperplasia/hipertrofia de adipocitos.
- Aumento de tejido adiposo intramuscular, que además está inflamado y es disfuncional, lo que provoca disfunciones metabólicas y mecánicas que afectan a la contractibilidad.
- ↑ Células inmunes proinflamatorias.
- ↑ Quimiocinas (adipocinas, citoquinas).
- ↓ Capacidad de almacenar lípidos.

Cambios neurológicos
- Pérdida de motoneuronas α en la médula espinal, pérdida de fibras nerviosas y enlentecimiento de la conducción nerviosa por alteraciones en la mielina.
- Fenómenos de denervación y posterior reinervación, lo que origina placas motoras de mayor tamaño, pero con menor eficacia contráctil.
- Alteración de la unión y señalización neuromuscular:
  - Disminución de las terminaciones nerviosas y el número de pliegues postsinápticos → respuesta postsináptica reducida.
  - Alteración mitocondrial: disminución del número de mitocondrias y signos de degeneración (edema, mitocondrias gigantes por fusión, reducción de la movilidad) → aumento de estrés oxidativo, disminución de las vesículas sinápticas y reducción de las cantidades de neurotransmisores durante la despolarización.

Tendones/fascículos
- Disminución de la firmeza de los tendones y acortamiento de los fascículos musculares.

Vasos sanguíneos
- Fenómenos de aterosclerosis, trombosis, disminución de la densidad capilar → reducción de aporte de oxígeno y nutrientes.

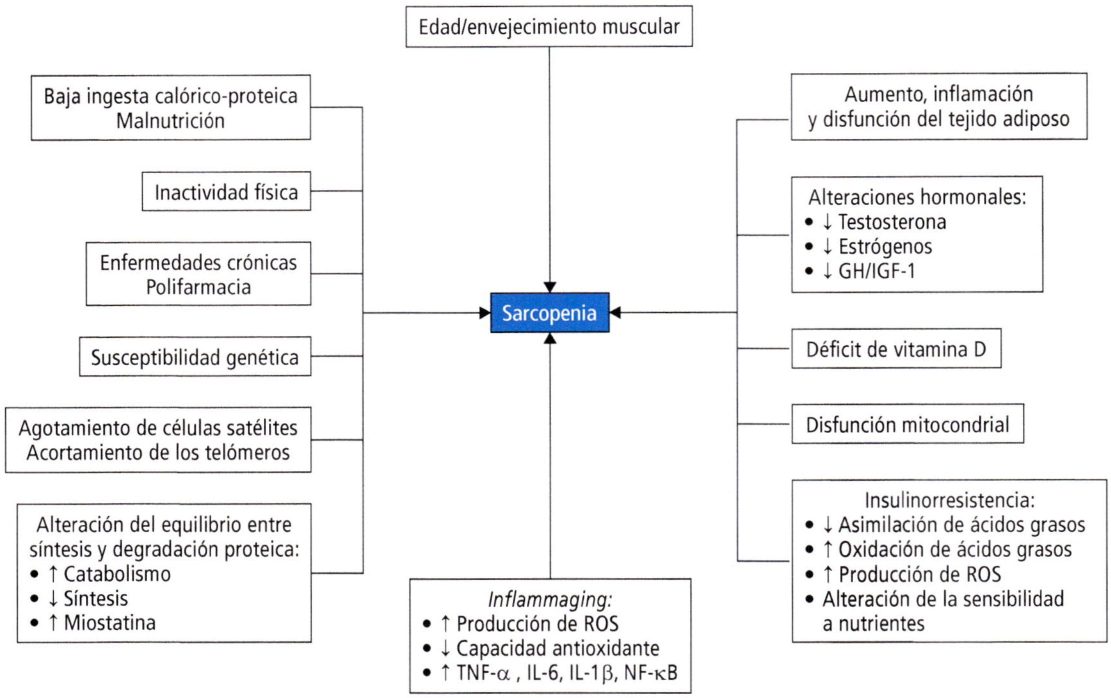

Figura 13.2 Etiopatogenia y factores de riesgo de la sarcopenia. GH: hormona del crecimiento; IGF-1: factor de crecimiento insulínico de tipo 1; IL: interleuquinas; NF-κB: factor nuclear κB; ROS: especies reactivas de oxígeno; TNF-α: factor de necrosis tumoral α.

en unidades de críticos. En estas últimas se describen tasas de pérdida de masa muscular del 2% por cada día de ingreso durante la primera semana, que se acompañan de pérdida de volumen muscular, fuerza y función física.

DIAGNÓSTICO

Herramientas diagnósticas

Puesto que la definición de sarcopenia incluye fuerza, masa y función muscular, obviamente su diagnóstico se basará en la valoración de estos parámetros. La figura 13.3 enumera las principales herramientas disponibles para la evaluación de cada uno de estos componentes. La elección de los instrumentos empleados dependerá del tipo de paciente, del entorno en el que nos encontremos y los recursos disponibles, y de si el objetivo es la práctica clínica habitual o la investigación.

El EWGSOP2 recomienda en primer lugar realizar una búsqueda de casos o *cribado,* para lo cual existen herramientas validadas y sencillas, como el *Simple clinical symptom index* (SARC-F) o la fórmula de Ischii. El *SARC-F* (tabla 13.1) es una de las escalas de cribado de sarcopenia más conocidas, basada en cinco ítems: fuerza, deambulación, levantarse de la silla, subir escaleras y caídas. También existe una versión que incorpora la circunferencia de la pantorrilla (SARC-CalF). Tiene una sensibilidad baja-moderada, pero una alta especificidad para detectar la fuerza muscular, y descubre principalmente los casos más graves. Es breve, fácil y barata, pero es poco sensible a la masa y composición corporal, por lo que requiere asociarse a otras escalas para aumentar su validez en la detección de la sarcopenia.

Como medidas de *fuerza muscular* se han empleado las siguientes:

- *Fuerza de prensión:* la medición de la fuerza de la mano dominante mediante dinamómetro es la técnica más utilizada en la práctica clínica y en investigación. Presenta buena correlación con la fuerza y área transversal del músculo de los miembros inferiores. Su bajo coste, disponibilidad, facilidad y buena correlación con la discapacidad hacen que sea un método ampliamente aceptado. No obstante, el grado de motivación o el estado cognitivo pueden influir en su evaluación.
- *Extensión de las rodillas:* aunque la fuerza de las extremidades inferiores es la que mejor se correlaciona con la función física, se utiliza menos que la fuerza prensora. Es un método adecuado en investigación, pero en la clínica está limitado por la necesidad de un equipo especial y la necesidad de entrenamiento.
- *Test de levantarse de la silla:* buen indicador de fuerza y potencia muscular de las piernas, se recomienda como alternativa a la fuerza prensora si no se dispone de dinamómetro. Forma parte de la Short Physical Performance Battery (SPPB) y consiste en levantarse lo más rápidamente

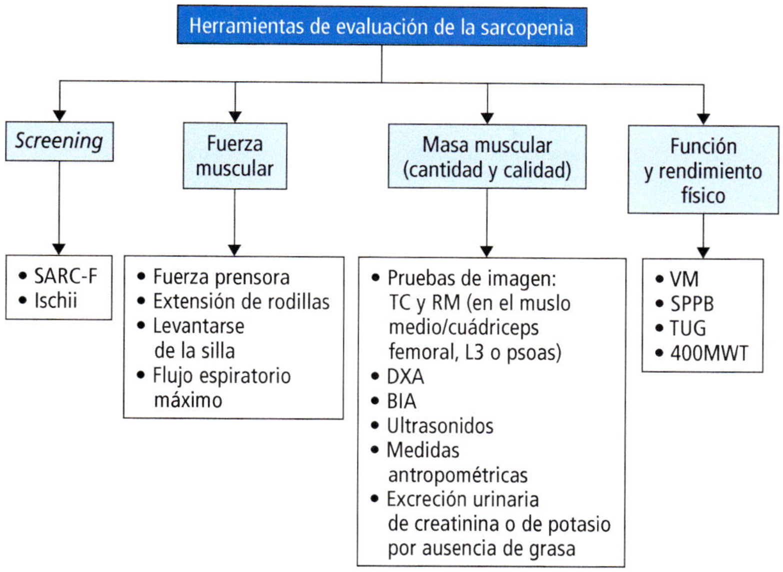

Figura 13.3 Principales herramientas disponibles para la evaluación de la sarcopenia. BIA: impedancia bioeléctrica; DXA: energía dual de rayos X por absorciometría; RM: resonancia magnética; SARC-F: cuestionario *Simple clinical symptom index;* SPPB: Short Physical Performance Battery; TC: tomografía computarizada; TUG: test Timed Up and Go; VM: velocidad de la marcha; 400MWT: test de caminar 400 metros.

posible de una silla cinco veces sin emplear los brazos, calculando el tiempo hasta la quinta levantada. El EWGSOP2 considera alterado un tiempo mayor de 15 s.

- *Flujo espiratorio máximo (PEF):* determina la fuerza de los músculos espiratorios. Es una técnica barata, simple y accesible. Sin embargo, puede estar alterada en pacientes con trastornos pulmonares. No se recomienda como medida de sarcopenia de forma aislada.

Para la medida de la *masa muscular* se utilizan distintos *parámetros/indicadores.* Entre estos, uno de los clásicos es la masa muscular esquelética apendicular o masa magra apendicular, basada en la suma de la masa muscular de las cuatro extremidades. También se utilizan mucho el índice de masa musculoesquelética apendicular, que hace referencia a la cantidad de masa muscular apendicular en relación con la estatura; y el índice de masa esquelética, que expresa el porcentaje de masa muscular en relación con el peso corporal total. Este último es útil para evitar los sesgos en casos de delgadez u obesidad sarcopénica.

Existen disponibles diferentes *técnicas para evaluar la masa muscular.* Su elección dependerá de sus características y

TABLA 13.1 Escala SARC-F

Componente	Pregunta	Respuesta	Puntuación
Fuerza	¿Cuánto le cuesta levantar o llevar 4,5 kg de peso?	Nada	0
		Algo	1
		Mucho o incapaz	2
Ayuda para caminar	¿Cuánto le cuesta caminar/cruzar una habitación?	Nada	0
		Algo	1
		Mucho, usa ayudas o incapaz	2
Levantarse de la silla	¿Cuánto le cuesta levantarse de una silla o de la cama?	Nada	0
		Algo	1
		Mucho o incapaz sin ayuda	2
Subir escaleras	¿Cuánto le cuesta subir 10 escalones?	Nada	0
		Algo	1
		Mucho o incapaz	2
Caídas	¿Cuántas veces se ha caído en el último año?	Ninguna	0
		1 a 3	1
		4 o más	2

La puntuación varía de 0 a 10, y se considera positivo para riesgo de sarcopenia un resultado ≥ 4.
Tomado de Morley JE, Cao L. Rapid screening for sarcopenia. J Cachexia Sarcopenia Muscle. 2015; 6: 312-4.

TABLA 13.2 Métodos para la evaluación de la masa muscular

Características	Ventajas	Inconvenientes
Pruebas de imagen: TC y RM		
La principal ubicación para medir la masa muscular es a nivel del muslo medio/cuádriceps femoral También se ha empleado el área transversal de la musculatura lumbar a nivel L3 y la medición del músculo psoas	Método más preciso Patrón oro/de referencia Permite conocer el volumen total de cada componente Ofrece información sobre la calidad muscular Útil en ensayos clínicos y en la práctica clínica en estadios precoces	Alto coste y tiempo requerido Acceso limitado Dificultad de realizar en pacientes muy obesos Información solo en dos dimensiones Exposición a radiación con la TC Imposibilidad de realizar la RM en pacientes con dispositivos metálicos como marcapasos o prótesis
Energía dual de rayos X por absorciometría (DXA)		
Ofrece estimaciones precisas de la masa magra, la grasa y la ósea del cuerpo entero o de zonas específicas	Método más accesible Rápida, bien tolerada Precios y radiación aceptables Más utilizada en la práctica clínica y en investigación	Diferencias según el fabricante y modelo Posibilidad de sesgo por la baja diferenciación de agua y tejido magro no óseo
Impedancia bioeléctrica (BIA)		
Basada en la medida de conductividad eléctrica de los tejidos, permite estimar la masa magra y la grasa	Barata y fácil de usar Opción portátil, en pacientes ambulatorios y encamados	Falta de precisión y validez respecto a previas Resultados alterados en situaciones de deshidratación o edemas generalizados
Medidas antropométricas		
La más usada es la circunferencia de la pierna	Una circunferencia de la pierna < 31 cm se correlaciona con baja masa muscular y discapacidad Fácil de hacer Puede realizarse a pacientes encamados	Aportan solo una aproximación muy indirecta y son dependientes del observador Los cambios con la edad, como la pérdida de elasticidad y la obesidad, pueden provocar errores de estimación en los adultos mayores No se recomienda su uso rutinario
Ultrasonidos		
Ecografía del músculo esquelético Permite evaluar grosor y área transversal muscular, ángulo de penación de las fibras, longitud del fascículo e intensidad del eco El recto anterior del cuádriceps suele ser la ubicación anatómica más utilizada	Simple, rápida, accesible, portátil, económica, segura y no invasiva ni radiactiva Buena correlación al compararse con biopsias musculares, DXA, TC y RM Permite valorar cantidad y calidad muscular Permite imágenes a tiempo real Útil para evaluar la progresión y respuesta a intervenciones	Depende del operador y/o sistema de ecografía No existen todavía metodología ni puntos de cortes validados estandarizados para el diagnóstico de sarcopenia Actualmente limitada a investigación, aunque se considera el método del futuro
Determinación de la excreción urinaria de creatina deuterada (creatina D3)		
	Buen indicador de la masa muscular, buena asociación con la función física y concordancia con otras técnicas	Requiere recogida de orina diaria y un control estricto de la dieta Gran variabilidad en un mismo individuo No se utiliza en el ámbito clínico de rutina

el medio utilizado. En la tabla 13.2 se detallan sus principales características, ventajas e inconvenientes. Las técnicas son las siguientes:

- *Pruebas de imagen:* la tomografía computarizada (TC) y la resonancia magnética (RM) se consideran las técnicas de referencia o el *patrón oro* para la estimación de la masa muscular. Aportan imágenes muy precisas de los tejidos corporales y permiten conocer el volumen total de cada componente. Por su elevado coste y escasa accesibilidad, su uso generalizado fuera de la investigación es poco viable. La principal ubicación para medir la masa muscular es a nivel del muslo medio, determinando el área del cuádriceps femoral, aunque también se ha empleado el área transversal de la musculatura lumbar a nivel L3 y la medición del músculo psoas. Además, tanto la TC como la RM permiten identificar de manera muy fiable la infiltración grasa y la calidad muscular.
- *Energía dual de rayos X por absorciometría (DXA):* actualmente representa el método más accesible y utilizado tanto en el ámbito clínico como en investigación. Mide no solo la cantidad de masa esquelética apendicular, sino también el porcentaje corporal y por segmentos de masa muscular y masa grasa. También permite evaluar la masa ósea.
- *Impedancia bioeléctrica (BIA):* se basa en la medida de la conductividad eléctrica de los tejidos, y permite estimar la masa magra y la grasa. Puede ser una opción adecuada

en pacientes ambulatorios, encamados y una alternativa portátil a la DXA, y ha demostrado buena correlación con esta.

- *Ultrasonidos/ecografía musculoesquelética:* habitualmente se mide el diámetro o el área del recto anterior del cuádriceps, aunque también pueden evaluarse los músculos abdominales, de la pantorrilla, e incluso los de miembros superiores y de cabeza y cuello. También se ha descrito que la inclinación de las fibras musculares o *pennangle* podría ser un marcador de función muscular. La técnica de histograma de grises permite además conocer la atenuación muscular, es decir, la infiltración grasa y, por tanto, la calidad muscular. Hasta la fecha, su uso se limitaba a la investigación, aunque cada vez más se considera que puede ser la herramienta del futuro para la determinación de sarcopenia, aunque todavía es necesaria la estandarización del método de evaluación y medidas. Se ha de mencionar el muy reciente trabajo publicado basado en datos de un estudio multicéntrico, de cohorte, prospectivo, y a nivel nacional: el Disease-Related caloric-protein malnutrition EChOgraphy (DRECO study). Este propone unos puntos de corte de las diferentes medidas ecográficas para el diagnóstico de riesgo de sarcopenia y sarcopenia probable, confirmada y grave, según géneros, en pacientes hospitalizados con riesgo de desnutrición. No obstante, este se limita al ámbito concreto hospitalario e incluye también pacientes muy jóvenes, por lo que los resultados podrían no ser adecuados para el paciente mayor y en otros entornos.
- *Medidas antropométricas:* la más usada es la circunferencia de la pierna, pero solo dan una aproximación muy indirecta y son dependientes del observador. No se recomienda su uso rutinario en el diagnóstico de sarcopenia.
- *Excreción urinaria de creatina deuterada (creatina D3):* ha demostrado ser buen indicador de la masa muscular y tener buena asociación con la función física y concordancia con otras técnicas, aunque no se utiliza actualmente.
- *Biomarcadores específicos o paneles de biomarcadores:* aunque se han propuesto algunos potenciales, debido a la compleja fisiopatología de la sarcopenia, no se conoce actualmente ningún marcador único específico diagnóstico de la sarcopenia.

En cuanto a las medidas de *función muscular y rendimiento físico,* las más empleadas y que forman parte de los criterios y definiciones de la sarcopenia son la velocidad de la marcha, la SPPB, el test Timed Up and Go (TUG) y el test de caminar 400 metros (400MWT). Sus características ya se han descrito en el capítulo de valoración geriátrica de este libro (v. capítulo 5).

Criterios y algoritmos diagnósticos

Al igual que la definición de sarcopenia ha ido evolucionando, los puntos de corte en la medición de los parámetros musculares han sufrido modificaciones según los autores y las poblaciones estudiadas. Aunque son numerosos los criterios operativos para el diagnóstico de sarcopenia, en la tabla 13.3 se presentan los propuestos por los grupos más relevantes y actuales. Identificar a sujetos con sarcopenia es una tarea compleja, pero de gran importancia tanto en la práctica clínica como para la selección de individuos en ensayos clínicos. La figura 13.4 muestra el algoritmo diagnóstico actualizado propuesto por el EWGSOP2.

RECUERDA: La fuerza muscular se determina mediante dinamometría (prensión o prensa de pierna), la masa muscular mediante DXA o BIA, y la función física mediante velocidad de la marcha o SPPB. La calidad muscular puede determinarse mediante ecografía, TC o RM.

INTERVENCIONES PARA PREVENIR EL INICIO Y PROGRESIÓN DE LA SARCOPENIA

Al igual que en el caso de la fragilidad, la etiología de la sarcopenia es multifactorial y puede ser distinta en cada individuo, por lo que, aunque existan recomendaciones generales, siempre será necesaria una intervención multidimensional con medidas individualizadas y ajustadas a cada sujeto. El ejercicio físico y una adecuada intervención nutricional constituyen sus dos grandes pilares terapéuticos. Existe sólida evidencia de que el ejercicio físico, especialmente actividades de fuerza, resistencia y potencia, mejora tanto la masa como la calidad muscular, y su recomendación es clara. También es fundamental asegurar una ingesta proteica adecuada. Hasta la fecha, ninguna terapia farmacológica ha demostrado ser curativa de la sarcopenia ni está aprobado ningún medicamento específico para su tratamiento. En el cuadro 13.2 se describen las opciones terapéuticas para la prevención y el tratamiento de esta entidad.

RECUERDA: IDEAS CLAVE

- El grupo EWGSOP2 establece la baja fuerza muscular como parámetro principal diagnóstico de la sarcopenia y distingue entre sarcopenia probable (baja fuerza muscular), sarcopenia confirmada (baja fuerza + baja calidad y/o cantidad muscular) y sarcopenia severa (baja fuerza + baja calidad y/o cantidad muscular + baja función física).
- La sarcopenia se clasifica en primaria o secundaria, según su etiología, y en aguda o crónica, según su curso temporal menor o mayor de 6 meses, respectivamente. Debe distinguirse de otras entidades que también cursan con pérdidas musculares, pero de las que es importante diferenciar, como la caquexia, la fragilidad o la desnutrición.
- En la obesidad sarcopénica se pierde masa corporal magra, mientras que el peso y la grasa pueden estar aumentados, por lo que a menudo pasa desapercibida. Es mejor predictora de eventos adversos que la sarcopenia y la obesidad por sí solas.
- La sarcopenia es un problema de gran relevancia tanto en la práctica clínica como de salud pública, tanto por su creciente prevalencia como por las severas consecuencias que conlleva. La sarcopenia predispone a deterioro de la movilidad, discapacidad, dependencia, caídas, fracturas,

TABLA 13.3 Criterios diagnósticos de sarcopenia según los grupos más relevantes y actualizados

	Masa muscular	Fuerza muscular	Función muscular/rendimiento físico
EWGSOP1 (2010)	MMA/talla² Mujeres: ≤ 5,67 kg/m² Hombres: ≤ 7,25 kg/m²	Percentil 25 más bajo Mujeres: FP < 20 kg Hombres: FP < 30 kg	VM < 0,8 m/s
	Diferencia entre: • **Presarcopenia:** afectación únicamente de la masa muscular • **Sarcopenia:** afectación de la masa muscular más afectación de la fuerza o función muscular • **Sarcopenia grave:** afectación de los tres parámetros (masa + fuerza + función)		
EWGSOP2 (2019)	MMA/talla² Mujeres: < 5,5 kg/m² Hombres: < 7 kg/m² o MMA Mujeres: < 15 kg Hombres: < 20 kg	Mujeres: FP < 16 kg Hombres: FP < 27 kg o Test de la silla* > 15 s (cinco levantadas)	VM ≤ 0,8 m/s TUG ≥ 20 s 400MWT ≥ 6 min sí completado o no completado
	Diferencia entre: • **Sarcopenia probable:** baja fuerza muscular • **Sarcopenia:** baja fuerza + baja cantidad o calidad muscular • **Sarcopenia grave:** se añade a lo anterior una baja función física		
IWGS (2011)	MMA/talla² Mujeres: ≤ 5,61 kg/m² Hombres: ≤ 7,23 kg/m²	No exige la determinación de la fuerza muscular	VM < 1 m/s
FNIH (2014)	MMA/IMC Mujeres: < 0,512 Hombres: ≤ 0,789	Mujeres: FP < 16 kg Hombres: FP < 26 kg	VM < 0,8 m/s o dificultad para levantarse de la silla
SDOC (2020)	No incluye la determinación de masa muscular	Mujeres: FP < 20 kg Hombres: FP < 35,5 kg	VM < 0,8 m/s

*El test de la silla consiste en levantarse cinco veces de una silla midiendo el tiempo en llegar a la quinta levantada.
EWGSOP: European Working Group on Sarcopenia in Older People; FNIH: Foundation for the National Institutes of Health; FP: fuerza prensora (kg); IMC: índice de masa corporal (kg/m²); IWGS: International Working Group on Sarcopenia; MMA: masa musculoesquelética apendicular; 400MWT: test de caminar 400 metros; SDOC: Sarcopenia Definitions and Outcomes Consortium; TUG: test Timed Up and Go; VM: velocidad de la marcha.

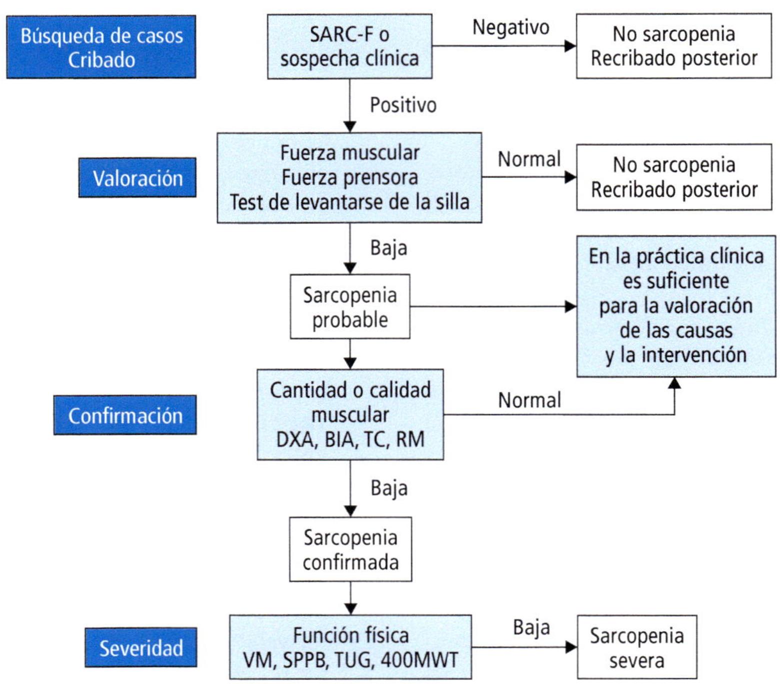

Figura 13.4 Algoritmo diagnóstico de sarcopenia propuesto por el EWGSOP2. BIA: impedancia bioeléctrica; DXA: energía dual de rayos X por absorciometría; RM: resonancia magnética; SARC-F: cuestionario *Simple clinical symptom index;* SPPB: Short Physical Performance Battery; TC: tomografía computarizada; TUG: test Timed Up and Go; VM: velocidad de la marcha; 400MWT: test de caminar 400 metros.

CUADRO 13.2 Opciones terapéuticas para la prevención y el tratamiento de la sarcopenia

Ejercicio físico

- Es la opción terapéutica con **mayor evidencia.**
- Todos los tipos de ejercicios son beneficiosos, aunque las actividades de **fuerza, resistencia y potencia muscular** son las más favorables para aumentar la masa y la potencia muscular.
- La opción combinada de los **programas multicomponente es la recomendada.**
- Se recomienda incluir actividades de la vida cotidiana (como sentarse y levantarse de una silla) y el entrenamiento especialmente de los miembros inferiores.

Nutrición

- Una ingesta de nutrientes apropiada, especialmente **proteínas y aminoácidos,** es esencial para lograr una masa muscular adecuada.
- **Efecto sinérgico existente entre la suplementación nutricional y el ejercicio físico,** especialmente si aquella se administra inmediatamente después de la actividad física.
- Los **suplementos nutricionales calórico-proteicos son de utilidad para corregir déficits** en pacientes malnutridos, con pérdida de peso y que no alcancen los requerimientos proteicos mínimos recomendados, pero **no están indicados de forma general** e indiscriminada.
- En el caso de la **obesidad sarcopénica,** el ejercicio físico y la **ingesta proteica adecuada deben combinarse con restricción calórica moderada,** con el objetivo de reducir el peso a expensas de la grasa, conservando la masa y la función muscular.
- También se ha estudiado la suplementación con aminoácidos de cadena ramificada (especialmente la leucina y su precursor el β-hidroxi-β-metilbutirato, la valina y la isoleucina) y otros suplementos como la creatina, los antioxidantes, los ácidos grasos de cadena larga omega 3 y los minerales.
- Otros compuestos que ofrecen la posibilidad de un futuro campo de investigación son: ácido ursólico, ornitina α-cetoglutarato, nitratos, miméticos de restricción calórica, miméticos del ejercicio, probióticos, prebióticos y simbióticos.

Vitamina D y calcio

- Los niveles bajos de vitamina D y calcio se asocian a pérdida de masa muscular y debilidad.
- Se recomienda la medición de sus niveles, una adecuada exposición solar y una dieta rica en calcio y vitamina D, incluyendo pescados azules, lácteos y cereales.
- No se recomienda su suplementación en la población general, pero sí en **sujetos con déficit y formando parte de un manejo multidimensional.**

Tratamiento hormonal

- La **testosterona exógena en sujetos con hipogonadismo** aumenta la masa muscular, la fuerza y el rendimiento físico, disminuyendo la masa grasa y reclutando células satélite. Las dosis de 5 mg/día por vía oral o transdérmica parecen ser seguras y eficaces en los pacientes con niveles de andrógenos disminuidos.
- La sustitución estrogénica en mujeres posmenopáusicas no aumenta la fuerza muscular. Únicamente la tibolona, un compuesto de perfil hormonal estrogénico, androgénico y progestágeno, ha mostrado aumentar la fuerza de prensión a medio plazo.
- Otras terapias, como la deshidroepiandrosterona, la hormona del crecimiento y agentes miméticos de la ghrelina, tienen resultados aún contradictorios y no se recomienda su uso actualmente.

Futuras terapias

- Los inhibidores de la enzima conversora de la angiotensina (IECA), losartán, metformina, inhibidores del cotransportador de sodio y glucosa 2 (iSGLT2), agonistas del receptor del péptido similar al glucagón 1 (GLP-1), inhibidores de la dipeptidil peptidasa 4 (iDPP-4) o estatinas son fármacos con beneficio demostrado tanto a nivel cardiovascular como muscular, aunque su uso en el manejo aislado de la sarcopenia no está recomendado.
- Los bloqueadores de miostatina, activadores de troponina, el factor de crecimiento insulínico de tipo 1 (IGF-1) y el factor de crecimiento mecánico (MGF), los moduladores androgénicos sintéticos, el factor neutrofílico ciliar o los β-agonistas están todavía en vías de desarrollo.
- Los ensayos con terapias inmunológicas, como anticuerpos antimiostatina o contra el receptor activado de activina A, anticuerpos contra el receptor de activina II como el bimagrumab, así como las terapias regenerativas con células madre mesenquimales se encuentran aún en fases precoces.
- La estimulación eléctrica neuromuscular se ha investigado como medida de prevención secundaria, con resultados inconsistentes.

fragilidad, peor pronóstico de enfermedades, complicaciones quirúrgicas y posquirúrgicas, deterioro cognitivo, baja calidad de vida, hospitalización, institucionalización, uso de recursos médicos y hospitalarios y gran aumento de costes económicos.

- Puesto que la definición de sarcopenia incluye fuerza, masa y función muscular, su diagnóstico incluye la valoración de estos parámetros. La fuerza prensora de la mano dominante con dinamómetro es la medida más utilizada para la evaluación de fuerza muscular. Para la medición de la masa muscular, las pruebas de imagen (TC o RM) son las más precisas y constituyen el patrón oro o técnicas de referencia; sin embargo, la DXA es más accesible, y es la más utilizada tanto en investigación como en la clínica habitual. La ecografía del músculo esquelético, aunque hasta ahora su uso se limita a la investigación, se considera cada vez más que puede ser la herramienta del futuro.
- El recto anterior del cuádriceps suele ser la ubicación anatómica más utilizada para la evaluación de sarcopenia mediante ecografía.
- En la práctica clínica, el diagnóstico de sarcopenia probable ya es suficiente para iniciar la valoración de las causas e intervenciones.
- El ejercicio físico, en combinación con una adecuada intervención nutricional, constituye su gran pilar terapéutico, con un efecto sinérgico entre ambos.

14

Trastornos de la marcha: parkinsonismos y otras patologías neuromusculares y osteoarticulares

Carmen Luengo Márquez, Luis Romero Rizos, Ariana Priscila Oviedo Chavarría

INTRODUCCIÓN

La movilidad o capacidad de desplazarse en el medio de una manera segura es un componente esencial para el envejecimiento activo y autónomo. Es una función compleja con integración de las esferas físicas y psíquicas, y es un determinante básico de la calidad de vida, así como su deterioro un potente factor pronóstico para el desarrollo de fragilidad, discapacidad, institucionalización, mortalidad y otros eventos adversos de salud.

En el envejecimiento se objetiva una disminución de la masa muscular, con pérdida de las fibras musculares de tipo I y sobre todo de las de tipo II de contracción rápida, junto con un aumento de la adiposidad con pérdida de la calidad de músculo y una disminución de la fuerza muscular (del 30% a partir de la séptima década, con aceleración por encima de la octava y pérdida de potencia muscular de hasta el 70% entre los 65 y los 85 años). Junto con esto, se producen alteraciones en las aferencias sensoriales, pérdida de neuronas motoras α de la médula espinal (en torno al 8% por década) y daños axonales que condicionan un retraso en la estimulación y conducción de la señal nerviosa a los músculos, alteración en el reclutamiento muscular por alteraciones cuantitativas y cualitativas de las unidades motoras, retardo del estímulo a los músculos y alteraciones en el reclutamiento muscular. Todas estas alteraciones serán causantes de pérdida de movilidad asociada a la edad.

La marcha normal requiere de una adecuada función del equilibrio, de los reflejos posturales, de la función sensorial y de la integración sensitivomotora, del control motor del aparato musculoesquelético y de las funciones cardiopulmonares. Los nervios aferentes de los sistemas visuales, vestibulares y propioceptivos proporcionan información sobre la posición del cuerpo. Esta información se integra a nivel central del sistema nervioso (áreas en la corteza frontal, los ganglios basales, tronco y cerebelo), que interpreta la información recibida y selecciona la acción motora que se requiere para la deambulación. El sistema eferente incluye el tracto piramidal, los nervios periféricos, las uniones neuromusculares y los músculos.

El control voluntario de la marcha normal se inicia en la corteza motora cerebral, en la cara posterior del lóbulo frontal. Las neuronas involucradas (neuronas motoras superiores o del tracto corticoespinal) hacen sinapsis con neuronas en la médula espinal (neuronas motoras inferiores). Estas transmiten impulsos hasta la unión neuromuscular para iniciar la contracción muscular. En caso de alteración de la marcha, es preciso determinar si el origen de la afectación es central (lesión de motoneurona superior en corteza cerebral, tractos corticoespinales, tronco cerebral y médula espinal) o periférico (motoneurona en asta anterior, raíces nerviosas, nervios periféricos, unión neuromuscular-placa motora y fibras musculares), o bien si se relaciona con patología osteoarticular del esqueleto axial y periférico.

En este capítulo se abordan de forma específica los trastornos extrapiramidales, la enfermedad de Parkinson (EP) y los parkinsonismos, junto con alteraciones neurológicas, neuromusculares y osteoarticulares determinantes de trastorno de la marcha en el paciente de edad; en el capítulo 15 del presente libro se expone la evaluación específica de las caídas y los trastornos del equilibrio en el adulto mayor.

> **RECUERDA:** Los trastornos de la marcha en el envejecimiento están relacionados con disminución de fuerza muscular, alteraciones sensoriales y daños axonales.

El adulto mayor con enfermedad de Parkinson

Etiopatogenia de la enfermedad de Parkinson

La EP es la segunda enfermedad neurodegenerativa más común tras la enfermedad de Alzheimer. Se define por la combinación de acinesia y al menos uno de los siguientes síntomas: rigidez, temblor de reposo y alteraciones posturales. Afecta particularmente a los adultos mayores y su prevalencia aumenta con la edad, siendo un factor de riesgo importante para su presentación y la causa principal de heterogeneidad en sus manifestaciones clínicas, especialmente en los síntomas no motores. La mayor parte de los pacientes con EP son mayores de 65 años (la edad media de comienzo está alrededor de los 55 años, y la mayoría de los enfermos tienen entre 50 y 80 años), con una prevalencia en torno al 1% que aumenta hasta el 4-5% a la edad de 85 años.

Su etiología es desconocida, aunque se han implicado factores genéticos (carácter esporádico, autosómico dominante y penetrancia incompleta) y factores ambientales (intoxicación en adictos a metil-fenil-tetrahidropiridina, o por exposición a metales pesados, como el manganeso, el aluminio, el arsénico o el mercurio, y herbicidas).

Desde el punto de vista anatomopatológico se produce degeneración de las neuronas pigmentadas de la *pars compacta* de la sustancia negra y aparecen los *cuerpos de Lewy*, que son inclusiones eosinofílicas intracitoplasmáticas, cuyo principal componente es la α-sinucleína. Se produce despigmentación y signos inflamatorios de gliosis con infiltración linfocitaria. La principal alteración neuroquímica es el déficit de dopamina en la vía nigroestriada, y se ven afectados en menor cuantía los núcleos no dopaminérgicos (colinérgicos, serotoninérgicos y noradrenérgicos).

Clínica de la enfermedad de Parkinson

Las características motoras características de la EP idiopática son bradicinesia, temblor en reposo, rigidez e inestabilidad postural y de la marcha.

La bradicinesia o lentitud del movimiento es el componente más incapacitante. La reducción en la amplitud de los movimientos voluntarios hace que tareas simples como escribir, vestirse o abrocharse botones se conviertan en imposibles. También origina dificultad para pasear y girarse en la cama y pérdida de la destreza manual, que conduce a la micrografía. Es característica la marcha en «pequeños pasos», y la última expresión de la bradicinesia es el «bloqueo o congelación», cuando el paciente repentinamente se queda enganchado en el sitio, como con los pies pegados al suelo.

El temblor es de reposo con una frecuencia de entre 4 y 6 Hz, con una extremidad en reposo absoluto y que se suprime al inicio del movimiento.

La rigidez es el aumento del tono a lo largo de todo el movimiento pasivo de la extremidad. Es definida como la resistencia de un «tubo de plomo» independiente de la velocidad del movimiento. Puede estar presente una rigidez en «rueda dentada», que implica la existencia de temblor y que se nota mejor cuando se flexiona y extiende pasivamente, o con el signo de Froment.

La alteración de los reflejos posturales origina dificultad para mantenerse de pie en posición recta, y los pacientes presentan un trastorno de la marcha con pasos cortos, arrastre de los pies, giros en bloque y una marcha «festinante» con postura encorvada, como corriendo detrás de su centro de gravedad. Se explora con la prueba del empujón, que consiste en empujar al paciente hacia atrás para ver cómo recupera el equilibrio.

Los síntomas no motores incluyen trastornos del habla (disartria hipocinética e hipofonía), disfunción olfativa, síntomas psiquiátricos (depresión en un 40%, o alucinaciones visuales y cuadros psicóticos relacionados mayoritariamente con la medicación dopaminérgica), trastornos del sueño (en relación con factores como falta de movilidad, depresión, acatisia, mioclonía nocturna o síndrome de las piernas inquietas, sueños vívidos, vocalizaciones nocturnas), deterioro cognitivo de características frontosubcorticales con enlentecimiento psicomotor, apatía y alteraciones disejecutivas (que pueden afectar al 40% a los 10 años y hasta al 80% de los pacientes tras 20 años de evolución de la enfermedad) y disfunciones autonómicas (hipotensión ortostática, impotencia, estreñimiento, seborrea, alteraciones de la regulación térmica con sudoración, incontinencia urinaria de urgencia, disfagia e hipersialorrea). Todos estos síntomas también se exacerban con la progresión de la EP, y pueden determinar discapacidad, pérdida de calidad de vida, institucionalización y aumento de mortalidad.

La EP con predominio del síndrome rígido-acinético sin temblor puede observarse con frecuencia en la EP de inicio tardío (> 70 años), que presenta déficits motores más complejos, alteraciones posturales y de la marcha, caídas, alteraciones del habla, disfagia y síntomas no motores. Además, el beneficio de la levodopa o la terapia de estimulación cerebral profunda (ECP) sobre los síntomas motores ha cambiado el enfoque hacia los síntomas no motores, que influyen en la pérdida de la calidad de vida fundamentalmente en los pacientes de edad. Por ello, se han propuesto nuevos conceptos de fenotipo no motor con múltiples subtipos (cognitivo, apatía, depresión/ansiedad, sueño, dolor, fatiga y autonómico), que deberían derivar en el diseño de ensayos de intervención específicos para mejorar el conocimiento de la heterogeneidad de la enfermedad (no solo limitada a disfunción dopaminérgica) e intentar reducir la carga de la discapacidad asociada con los síntomas no motores.

Los criterios diagnósticos y de exclusión se exponen en el cuadro 14.1, mientras que las peculiaridades de la EP en el adulto mayor se presentan en el cuadro 14.2.

En las etapas avanzadas de la enfermedad, y tras años de tratamiento con levodopa, aparecen las complicaciones de la EP a largo plazo, que son las fluctuaciones y discinesias (cuadro 14.3). A los períodos de empeoramiento de los síntomas parkinsonianos se les llama períodos *off*, y los períodos sin síntomas parkinsonianos se denominan *on*. Los períodos *off* alternan con los *on*, y se denominan fluctuaciones. Además de estas oscilaciones de la clínica parkinsoniana, pueden aparecer movimientos involuntarios anormales, llamados discinesias.

La escala de Hoehn y Yahr (cuadro 14.4) establece estadios evolutivos de la enfermedad. La Unified Parkinson's Disease Rating Scale (UPDRS) es otra escala para evaluar la discapacidad y la MDS-UPDRS revisada (patrocinada por la International Parkinson and Movement Disorder Society) es más sensible para detectar pequeños cambios e integrar los síntomas no motores de la EP.

RECUERDA: Los síntomas más frecuentes de EP son: bradicinesia, temblor en reposo, rigidez, inestabilidad postural, trastornos no motores, fluctuaciones y discinesias.

Diagnóstico de la enfermedad de Parkinson

El diagnóstico de la EP es esencialmente clínico y se basa en los criterios diagnósticos (v. cuadro 14.4) validados del UK Parkinson's Disease Society Brain Bank (UK-PDSBB) de 1998. En 2015 se publicaron los criterios de la International Parkinson and Movement Disorder Society (MDS-PD Criteria), que revisaban los anteriores y mantenían los elementos que habían demostrado validez para el diagnóstico de la enfermedad. Las exploraciones complementarias, como la analítica y la neuroimagen, son útiles para descartar los parkinsonismos secundarios.

CUADRO 14.1 Criterios diagnósticos del UK-PDSBB para la enfermedad de Parkinson

Paso 1. Diagnóstico de parkinsonismo

- Bradicinesia Y al menos uno de los siguientes:
  - Rigidez muscular.
  - Temblor de reposo de 4-6 Hz.
  - Inestabilidad postural no causada por disfunción primaria visual, vestibular, cerebelosa o propioceptiva.

Paso 2. Hallazgos que excluyen la EP como causa del parkinsonismo

- Antecedentes: ictus repetidos, progresión del parkinsonismo, traumas craneales repetidos o encefalitis definida.
- Crisis oculógiras.
- Tratamiento con neurolépticos al inicio de los síntomas.
- Más de un familiar afectado.
- Remisión sostenida.
- Unilateralidad después de 3 años.
- Parálisis supranuclear de la mirada.
- Signos cerebelosos.
- Disfunción autonómica precoz.
- Demencia grave precoz con alteración de memoria, lenguaje y praxias.
- Signo de Babinski.
- Presencia de tumor o hidrocefalia comunicante en la TC craneal.
- Ausencia de respuesta a dosis elevadas de levodopa (excluyendo malabsorción).
- Exposición a MPTP.

Paso 3. Hallazgos que apoyan el diagnóstico de EP (tres o más)

- Inicio unilateral y asimétrico.
- Presencia de temblor de reposo.
- Curso progresivo.
- Respuesta (70-100%) a la levodopa.
- Corea grave inducida por la levodopa.
- Respuesta a la levodopa mantenida durante 5 años o más.
- Curso clínico de 10 años o más.
- Hiposmia.
- Alucinaciones visuales.

EP: enfermedad de Parkinson; MPTP: 1-metil-4-fenil-1,2,3,6-tetrahidropiridina; TC: tomografía computarizada; UK-PDSBB: UK Parkinson's Disease Society Brain Bank.

CUADRO 14.2 Peculiaridades de la enfermedad de Parkinson en el adulto mayor

Mayor afectación axial y disautonomías.
Menor temblor y menor asimetría.
Predominio del trastorno de la marcha y las caídas.
Mayor susceptibilidad a los efectos secundarios de los fármacos dopaminérgicos.
Progresión más rápida.
Mayor riesgo de demencia.
Frecuente enfermedad cerebrovascular asociada.
Presentación atípica, como deterioro funcional, caídas, depresión.
Más frecuentes alteraciones del habla, disfagia y otros síntomas no motores.
Solapamiento etiológico: causas degenerativas, vasculares y por fármacos.
Peor respuesta al tratamiento con levodopa.

CUADRO 14.3 Complicaciones y manejo en fases avanzadas de la enfermedad de Parkinson

FLUCTUACIONES MOTORAS

- **Acinesia o deterioro de fin de dosis (fenómeno *wearing-off*):** predecible declive del efecto de la levodopa que ocurre en 2-4 h con reaparición de síntomas parkinsonianos antes de la siguiente toma por bajo nivel plasmático del fármaco.

Manejo: aumentar frecuencia de la toma, uso de inhibidores COMT (catecol-*O*-metiltransferasa) o añadir agonistas dopaminérgicos.

- **Fenómeno o respuesta *on-off* (fluctuaciones complejas):** repentina e impredecible respuesta que no tiene relación con la dosis de levodopa. El paciente pasa del *on* al *off* súbitamente.

Manejo: apomorfina subcutánea intermitente, uso de bomba de perfusión con apomorfina, duodopa o técnicas invasivas (v. texto).

- **Fallo de dosis individuales (no respuesta *on*):** fallos de dosis por absorción inadecuada o pobre vaciamiento gástrico. El efecto terapéutico puede coincidir con la toma siguiente, provocando una estimulación dopaminérgica excesiva tóxica.

Manejo: en caso de retraso en la respuesta motora, uso de levodopa triturada en bebida gaseosa o favorecer vaciamiento gástrico con domperidona.

- **Acinesia nocturna**

Manejo: levodopa o agonistas de liberación retardada o parches de rotigotina.

DISCINESIAS

- **Discinesias de pico de dosis o discinesias *on*:** corresponden a la máxima concentración del fármaco en el cerebro, con aparición de movimientos involuntarios. La corea es más frecuente que la distonía.

Manejo: reducir dosis de levodopa y aumentar la frecuencia o terapias invasivas (v. texto).

- **Discinesias difásicas:** fenómeno D-I-D (discinesia-mejoría-discinesia); se relacionan con el pico y el valle de la levodopa. Los movimientos pueden ser distónicos, coreicos o ambos.
- **Distonía precoz matutina (distonía del *off*):** distonía del período *off* relacionada con bajos niveles de levodopa. Suele ser dolorosa y suele afectar a los pies y las piernas.

Manejo: apomorfina subcutánea o bien levodopa retardada o agonista de vida media larga.

CUADRO 14.4 Estadios de Hoehn y Yahr

1	Enfermedad exclusivamente unilateral.
1,5	Afectación unilateral y axial.
2	Afectación bilateral sin afectación del equilibrio.
2,5	Afectación bilateral leve con recuperación de la prueba del empujón.
3	Afectación bilateral leve-moderada, con inestabilidad postural, pero físicamente independiente.
4	Afectación bilateral grave, capaz de caminar o estar de pie sin ayuda.
5	Permanece en silla de ruedas o encamado si no tiene ayuda.

Ante dudas diagnósticas tras aplicar los criterios diagnósticos, podremos realizar pruebas de neuroimagen para descartar otras afectaciones en los ganglios de la base:

- *Resonancia magnética (RM) cerebral:* sirve para detectar lesiones estructurales que causen parkinsonismo, identificar la magnitud y la extensión de la enfermedad cerebrovascular asociada y diferenciar la EP del parkinsonismo vascular y otros parkinsonismos atípicos.
- *Neuroimagen funcional:* el SPECT con 123I FP-CIT (SPECT de fotón simple con 123 ioflupano) o DaTSCAN® puede ayudarnos a distinguir un parkinsonismo (EP o un parkinsonismo plus, donde se produce disminución de la captación en el estriado) de un parkinsonismo farmacológico, un parkinsonismo psicógeno o del temblor esencial; en estos tres últimos casos no existe afectación de la vía nigroestriada.

A la hora de evaluar pacientes con EP mayores, es frecuente encontrarnos con afecciones degenerativas de columna cervical y lumbar, osteoartrosis, temblor esencial, demencia, enfermedades cardiovasculares o polifarmacia (uso de neurolépticos que determinan trastornos extrapiramidales y otros causantes de hipotensión ortostática), que pueden determinar errores diagnósticos y que precisan una adecuada evaluación.

Tratamiento de la enfermedad de Parkinson

Para optimizar el tratamiento es necesario evaluar la respuesta a los fármacos y monitorizar los efectos adversos. Existen escalas que monitorizan la respuesta al tratamiento, como la UPDRS, que consta de cuatro subescalas: I (estado mental, conducta y ánimo), II (actividades de la vida diaria), III (exploración motora) y IV (complicaciones). Actualmente se puede ordenar el tratamiento de la EP en cuatro categorías a las que habrá que añadir la fisioterapia, la terapia ocupacional, la nutrición, la psicoterapia y la logopedia cuando sean necesarias.

Tratamiento farmacológico de síntomas motores en pacientes mayores. Se deben usar fármacos eficaces y con las menores reacciones adversas posibles. La levodopa es el fármaco de elección para monoterapia en pacientes mayores con EP, por sus efectos beneficiosos sobre los síntomas motores y más leves efectos adversos. Son fármacos de uso en la EP:

- *Levodopa:* precursor de la dopamina que se administra con un inhibidor de la enzima dopa-descarboxilasa (carbidopa o benserazida). Este inhibidor no atraviesa la barrera hematoencefálica (BHE) y actúa sobre la levodopa extracerebral. La dosis (realizando una titulación lenta) es de 300-1.500 mg/día repartidos en varias dosis (tres o cuatro veces al día). Es muy eficaz en la mejora de los síntomas motores. Las complicaciones tardías son las fluctuaciones y discinesias, y el riesgo (menor que con los agonistas dopaminérgicos) de hipotensión ortostática o psicosis.
- *Agonistas dopaminérgicos:* actúan sobre los receptores postsinápticos de la dopamina. Se usan en monoterapia en jóvenes y como coadyuvante de levodopa cuando aparece toxicidad. Se dispone de fármacos ergotínicos (p. ej., bromocriptina, pergolida y cabergolina, que están en desuso por el riesgo de desarrollo de fibrosis valvulares), pero son mejor tolerados los no ergotínicos (ropinirol, rotigotina parche y pramipexol). Solo menos de la mitad de los pacientes mayores no presentan eventos adversos severos, y deben usarse con precaución en pacientes con deterioro cognitivo, hipotensión ortostática, alucinaciones y somnolencia diurna excesiva, ya que pueden provocar náuseas, vómitos y epigastralgia y agravar las discinesias inducidas por la levodopa.
- Los *inhibidores de la catecol-O-metiltransferasa (COMT),* como entacapona u opicapona, se usan junto con la levodopa para aumentar su vida media y tienen beneficio en las fluctuaciones motoras; y los *inhibidores de la monoaminooxidasa B (IMAO-B),* como rasagilina o safinamida, disminuyen la progresión cuando se usan en estadios tempranos por su efecto neuroprotector. Son buenas alternativas de uso como terapia complementaria, pero la evidencia en poblaciones de mayor edad es limitada.
- Los *agentes anticolinérgicos,* como la benzatropina o el trihexifenidilo, son efectivos en el temblor (sobre todo en pacientes jóvenes) y la rigidez, pero no en la bradicinesia; y la *amantadina* es eficaz sobre todo en la discinesia y como coadyuvante en las fluctuaciones motoras. Ambos tienen un alto riesgo de efectos adversos como delirio, alucinaciones y caídas, que superan sus beneficios, por lo que su uso está limitado en pacientes mayores.

Tratamiento médico de síntomas no motores

- *Trastornos psiquiátricos (alucinaciones y psicosis):* en primer lugar, hay que tratar los problemas médicos agudos intercurrentes y valorar retirar los medicamentos en el orden siguiente: anticolinérgicos, amantadina, IMAO-B, agonistas dopaminérgicos, inhibidores COMT y, finalmente, reducir la levodopa. Si persisten, hay que considerar el uso de neurolépticos atípicos como la quetiapina (riesgo de sedación, hipotensión ortostática o caídas), la olanzapina (riesgos como la quetiapina y además agranulocitosis) o la pimavanserina (riesgo de prolongación del intervalo QT y empeoramiento paradójico de síntomas parkinsonianos).
- *Demencia:* ajuste de medicación antiparkinsoniana. Son de primera elección los inhibidores de acetilcolinesterasa (donepezilo y rivastigmina) y de segunda línea la memantina.
- *Depresión:* son de elección los inhibidores de la recaptación de serotonina (precaución con la paroxetina por efectos anticolinérgicos), como la sertralina o el escitalopram, y los inhibidores de la recaptación de noradrenalina y

serotonina como venlafaxina o duloxetina, aunque pueden empeorar los síntomas motores. La terapia electroconvulsiva también ha mostrado su eficacia y buena tolerancia en pacientes con EP y depresión refractaria, con beneficios adicionales temporales en la sintomatología motora en una revisión sistemática y metaanálisis. El uso de los antidepresivos tricíclicos (amitriptilina/imipramina), por sus efectos secundarios (sequedad de boca, visión borrosa, retención urinaria), está restringido en los pacientes mayores.

- *Náuseas y vómitos por efectos secundarios de fármacos antiparkinsonianos:* es de indicación la domperidona, que se administra 15-20 min antes de las principales comidas. No atraviesa la BHE, por lo que no produce parkinsonismo.
- *Somnolencia diurna:* beneficio con modafinilo o metilfenidato.
- *Hipotensión ortostática:* midodrina y sobre todo fludrocortisona.
- *Estreñimiento:* laxantes como macrogol y posible beneficio de probióticos y prebióticos.
- *Sialorrea:* bromuro de glicopirronio oral o inyección de toxina botulínica.
- *Incontinencia urinaria:* mayor beneficio con trospio (antimuscarínico) y más modesto con solifenacina o mirabegrón.
- *Disfunción eréctil:* beneficio con uso de sildenafilo.

Tratamiento de las complicaciones* on-off *severas y de las discinesias: manejo farmacológico e invasivo. Los pacientes con síntomas y complicaciones no controlables con tratamiento farmacológico pueden intentar ser tratados con tratamientos más invasivos que incluyen:

- *Apomorfina:* agonista dopaminérgico no ergotínico con un paso rápido por la BHE. Actúa a nivel de receptores dopaminérgicos D1 y D2. Su efecto clínico es superponible al de la levodopa, pero de inicio de acción más rápido y predecible. Puede ser usado en perfusión subcutánea en bomba continua diurna, y puede ser eficaz en las fluctuaciones motoras. Existe posibilidad de administración subcutánea en pluma y también está aprobado el uso sublingual. Riesgo de náuseas y cuadros psicóticos.
- *Levodopa/carbidopa intraduodenal:* se administra por sonda de gastrostomía percutánea con extensión duodenal en perfusión continua diurna. Permite una estimulación continua de los receptores dopaminérgicos a nivel estriatal, por evitar el vaciamiento gástrico errático. Es efectiva en el tratamiento de fluctuaciones motoras en la EP, sobre todo en la reducción del tiempo en *off.* La mejoría motora se asocia a una mejoría de la calidad de vida y de las actividades de la vida diaria. Las discinesias también se reducen de manera significativa.

Así mismo, pueden ser de utilidad en pacientes menores de 75 años y sin disfunción cognitiva o trastornos neuropsiquiátricos otras terapias invasivas como:

- *ECP:* incluye la estimulación del núcleo subtalámico, globo pálido interno o núcleo ventromedial mediante implantación con cirugía estereotáxica de electrodos intracerebrales bilaterales conectados a un generador de estímulos programable, con beneficio en fluctuaciones motoras y discinesias.
- *Cirugías lesionales o ablativas:* se incluyen las técnicas de ablación mediante radiofrecuencia, radiocirugía estereotáxica, ultrasonido de alta intensidad guiado por RM y terapia térmica intersticial con láser. La talamotomía del núcleo ventral intermedio se usa para el temblor unilateral y la palidotomía medial para la bradicinesia contralateral y discinesias severas por levodopa en las que está contraindicada la estimulación cerebral profunda.

Parkinsonismos en el adulto mayor

El parkinsonismo es un síndrome clínico manifestado por bradicinesia, temblor, rigidez e inestabilidad postural. Existen parkinsonismos por enfermedades neurodegenerativas (que incluye la EP arriba desarrollada y otras entidades como la atrofia multisistémica [AMS], la parálisis supranuclear progresiva [PSP] o la degeneración corticobasal [DCB], denominadas «síndromes de Parkinson plus»), parkinsonismos secundarios (como el inducido por fármacos, el parkinsonismo vascular, la hidrocefalia idiopática normotensiva, la encefalopatía traumática y tóxica) y un tercer grupo de escasa presentación en pacientes de edad en relación con enfermedades heredodegenerativas (ataxia espinocerebelosa, corea de Huntington, neurodegeneración con acumulación del hierro cerebral, distonía sensible a levodopa o la enfermedad de Wilson). Las principales enfermedades causantes de los parkinsonismos en adultos mayores se exponen en el cuadro 14.5.

CUADRO 14.5 Etiología de los parkinsonismos

Parkinsonismos neurodegenerativos

EP idiopática.

Parkinsonismos plus:

- PSP: parálisis supranuclear progresiva.
- AMS: atrofia de múltiples sistemas.
- DCB: degeneración corticobasal.

Enfermedad por cuerpos de Lewy.

Complejo ELA-parkinsonismo-demencia.

Enfermedad de Alzheimer con parkinsonismo:

- Enfermedad de Huntington.

Parkinsonismos secundarios

Farmacológico.

Inducido por tóxicos.

Postencefalítico y posvacunal.

Postraumático (incluida encefalopatía pugilística).

Vascular.

Hidrocefalia.

Lesiones ocupantes de espacio: tumor, hematoma.

Trastornos metabólicos:

- Enfermedad de Wilson.
- Degeneración hepatocerebral adquirida.
- Enfermedades paratiroideas.
- Alteraciones del metabolismo del ácido fólico.
- Hipoxia.
- Mielinólisis extrapontina.

Enfermedades causadas por priones:

- Enfermedad de Creutzfeldt-Jakob.

Atrofia de múltiples sistemas (AMS)

Enfermedad neurodegenerativa caracterizada por disfunción autonómica, parkinsonismo (subtipo AMS-P) y ataxia cerebelosa (subtipo AMS-C) debido a inclusiones citoplasmáticas de α-sinucleína en células gliales y neuronas. El parkinsonismo AMS-P responde mal a levodopa, aunque un tercio sí lo hace en fases iniciales de la enfermedad, con frecuente discinesia tipo distónico de cráneo y cuello inducida por levodopa. Presenta un temblor postural con componente mioclónico que lo diferencia de la EP.

Se objetiva atrofia del putamen, el cerebelo, el pedúnculo cerebeloso medio o el puente en la RM cerebral; hipometabolismo en el putamen, el tronco del encéfalo y el cerebelo en la FDG-PET, y degeneración dopaminérgica nigroestriatal presináptica en imágenes DaTSCAN®.

Degeneración corticobasal (DCB)

Entidad caracterizada por el depósito de τ hiperfosforilada de cuatro repeticiones en las neuronas corticales y estriatales y en células gliales. Ahora se denomina síndrome corticobasal (SCB) y corresponde a un subtipo clínico donde se incluyen otras entidades patológicas además de la propia DCB, como la PSP, la demencia frontotemporal (FTD) y la enfermedad de Alzheimer, lo que hace dificultoso el diagnóstico en vida. Se caracteriza por rigidez asimétrica y bradicinesia, apraxia asimétrica ideomotora o cinética de las extremidades, distonía y mioclonías. La RM cerebral muestra atrofia cortical asimétrica en las cortezas frontal posterior y parietal, y tiene una respuesta deficiente a levodopa.

Parálisis supranuclear progresiva (PSP)

Es una taupatía primaria caracterizada por presencia de ovillos neurofibrilares e hilos de neuropilo en la protuberancia, la sustancia negra, el núcleo subtalámico y el pálido. En la PSP clásica se produce alteración supranuclear de la mirada vertical con dificultad para mirar hacia abajo y movimientos sacádicos lentos que se asocian con atrofia del mesencéfalo en la RM. Se asocia con rigidez axial y caídas por inestabilidad postural, junto con alteraciones cognitivas que afectan a la velocidad de procesamiento y la función ejecutiva frontal. En las etapas avanzadas de la enfermedad se produce dificultad grave en la articulación del habla, rigidez axial, inmovilidad y disfagia con riesgo de neumonía por aspiración.

El hipometabolismo de la corteza frontal, los ganglios basales, el tálamo y el mesencéfalo en la FDG-PET puede ser útil para el diagnóstico de la enfermedad.

Los criterios los criterios de la MDS-PSP (Grupo de estudio de PSP de la Movement Disorder Society) de 2017 incluyen variantes de PSP diferentes de la forma clásica, como son la PSP-motora ocular, PSP-inestabilidad postural, PSP-parkinsonismo (PSP-P), PSP-frontal (PSP-F), PSP-congelación progresiva de la marcha, PSP-SCB, PSP-trastorno del habla/lenguaje (PSP-SL) y PSP-esclerosis lateral primaria, con un curso clínico más benigno que la forma clásica.

Parkinsonismo farmacológico

Es la segunda causa de parkinsonismo tras la EP y con frecuencia es difícil de diferenciar, aunque suele tener con mayor frecuencia una forma de presentación simétrica y el PET cerebral y el DaTSCAN® son normales. Puede aparecer en relación con el uso de bloqueadores del receptor dopaminérgico D2 (neurolépticos clásicos y de segunda generación, pero es menos marcada con clozapina y quetiapina; antieméticos como metoclopramida, domperidona o cisaprida; y fármacos como la sulpirida, y con menor frecuencia con el uso de calcioantagonistas, antiepilépticos como el ácido valproico e inhibidores de la recaptación de serotonina) o fármacos que disminuyen la dopamina, como la tetrabenacina.

El inicio del parkinsonismo ocurre desde varios días hasta años después de la ingesta y suele mejorar semanas o meses después de su suspensión, aunque los síntomas persisten o mejoran temporalmente antes de volver a progresar en un porcentaje de hasta el 50% de los pacientes.

Parkinsonismo vascular

Se puede asociar a ictus isquémicos (es excepcional en los hemorrágicos) y generalmente afecta a los miembros inferiores. Puede aparecer en fase aguda o subaguda por un ictus en la región de la sustancia negra unilateral o de la vía nigroestriatal, o de forma crónica e insidiosa por afectación extensa de la sustancia blanca.

Hidrocefalia normotensiva

Enfermedad caracterizada por la tríada trastorno de la marcha de base ancha y dificultad de inicio (junto con bradicinesia, rigidez e inestabilidad postural), incontinencia urinaria y deterioro cognitivo. Aparece ventriculomegalia desproporcionada al grado de atrofia cerebral, que determina una disfunción de la vía ganglios basales-talamocortical.

La mejoría tras extracción de líquido cefalorraquídeo (LCR) mediante punción lumbar se ha considerado criterio para el tratamiento quirúrgico, que consiste en la derivación ventriculoperitoneal o ventriculolumbar, aunque no existe siempre un buen resultado a largo plazo.

Enfermedades determinantes de trastornos de la marcha por debilidad en miembros inferiores

Etiología por niveles de lesión (cuadro 14.6)

Origen central a nivel medular. Son la causa más frecuente de debilidad en miembros inferiores de origen central en adultos mayores. Pueden manifestarse por dolor, déficit motor (en caso de afectación del asta anterior o la raíz motora se acompaña de atrofia, fasciculaciones o hipoarreflexia, y de signos piramidales en caso de afectación de la vía piramidal), déficit sensitivo por afectación de la sensibilidad espinotalámica y cordonal posterior, y alteración esfinteriana por afectación de segmentos medulares bajos o en la cola de caballo.

Se distinguirá entre las lesiones agudas, como las mielopatías compresivas (fractura vertebral complicada, hernia de disco central, tumores, hematomas o abscesos epidurales), el infarto medular o la mielitis, que se acompañan de flacidez, hiporreflexia y alteraciones sensitivas en miembros inferiores y esfinterianas, que son los procesos desmielinizantes, degenerativos o carenciales de un curso evolutivo más lento.

CUADRO 14.6 Etiología de los trastornos de la marcha por debilidad en los miembros inferiores y según niveles de lesión

Origen central

Origen medular

Mielopatía compresiva

Curso agudo/subagudo

- Osteoarticular:
  - Fractura vertebral complicada.
  - Herniación discal central.
- Infecciosa/absceso epidural.
- Origen vascular:
  - Hematoma epidural.
  - Hematomielia.
- Tumores:
  - Extradurales: metástasis, plasmocitoma, mieloma, linfoma, cordomas.
  - Intradurales: meningioma, neurofibroma, schwannoma.
  - Intramedulares (muy raros): ependimoma, astrocitoma, metástasis.

Curso progresivo

- Mielopatía espondilítica/estenosis del canal.
- Malformaciones vasculares:
  - Fístulas arteriovenosas durales.
- Siringomielia adquirida del adulto.
- Procesos tumorales, sobre todo los primarios pueden tener un curso más progresivo.

Mielopatía no compresiva

- Mielitis (generalmente aguda/subaguda):
  - Idiopática.
  - Infecciosa: virus del herpes, VVZ, VEB, CMV, adenovirus, enterovirus, VIH, *Staphylococcus aureus,* estreptococos, micobacterias, sífilis, *Borrelia.*
  - Inflamatoria: vasculitis, LES, síndrome de Sjögren, sarcoidosis.
  - Paraneoplásica.
- Origen vascular:
  - Infarto arterial o infarto venoso (agudo).
- Metabólico/carencial:
  - Deficiencia de vitamina B_{12}, B_1, E o cobre (generalmente curso progresivo).

Enfermedades desmielinizantes

- Esclerosis múltiple.
- NMOSD.

Enfermedad de la motoneurona

Patología encefálica

Ictus en arteria cerebral anterior, trombosis de seno longitudinal superior, hidrocefalia aguda o las lesiones estructurales del *tronco cerebral,* vasculares o tumorales, asocian a la debilidad de miembros inferiores multiplicidad de síntomas neurológicos y alteración del nivel conciencia de forma aguda.

Origen periférico

Neuropatías periféricas

Mononeuropatía y radiculopatía lumbosacra

- Hernia de disco, degeneración, estrechamiento de foramen, infiltración neoplásica, etc.).

Polineuropatías

- Polineuropatías axonales (más frecuentes):
  - Idiopáticas.
  - Diabetes mellitus.
  - Fármacos/tóxicos.
  - Otras menos frecuentes: enfermedades sistémicas (AR, lupus, síndrome de Sjögren, esclerodermia) y vasculitis (PAN, ACG, Wegener); infecciones (*Borrelia,* VIH, VHC); paraneoplásica; paraproteinemia (GMSI, mieloma múltiple); metabólicas/endocrinológicas (uremia, hepatopatía crónica, hipotiroidismo); carenciales (déficit de vitamina B_{12}, B_1, ácido fólico, vitamina E); variantes de AIDP (síndrome de Guillain-Barré): AMAN, AMSAN.
- Polineuropatías desmielinizantes:
  - AIDP.
  - Polirradiculopatía crónica inflamatoria, idiopática y variantes: neuropatía motora sensitiva desmielinizante multifocal adquirida, neuropatía motora multifocal y neuropatía desmielinizante adquirida distal simétrica; otras: infección por VIH o *Borrelia,* paraproteinemia (GMSI, plasmocitoma, síndrome de POEMS), hereditarias.

Mononeuropatía múltiple

- De predominio axonal: isquemia por vasculitis sistémica, diabetes mellitus o crioglobulinemia, infección (enfermedad de Lyme, VIH, VHC), sarcoidosis, leucemia, linfoma o infiltración neoplásica, amiloidosis.

Miopatías

- Fármacos/tóxicos.
- Miopatías inflamatorias:
  - Dermatomiositis, dermatomiositis juvenil, miositis por cuerpos de inclusión, miopatía necrotizante autoinmune, síndrome de superposición con otras conectivopatías y síndrome antisintetasa.
  - Miositis asociadas a vasculitis, colagenosis, cáncer.
- Miopatías de origen endocrino:
  - Hipo- e hipertiroidismo, síndrome de Cushing e insuficiencia suprarrenal, déficit de vitamina D e hiperparatiroidismo.
- Presentación rara o excepcional:
  - Miopatías congénitas: distrofia miotónica o distrofia muscular de Becker.
  - Miopatía mitocondrial de inicio tardío.

ACG: arteritis células gigantes; AIDP: polineuropatía desmielinizante inflamatoria aguda; AMAN: neuropatía axonal motora aguda; AMSAN: neuropatía axonal sensitivomotora aguda; AR: artritis reumatoide; CMV: citomegalovirus; GMSI: gammapatía monoclonal de significado incierto; LES: lupus eritematoso sistémico; NMOSD: *neuromyelitis optica spectrum disorder;* PAN: panarteritis nudosa; POEMS: polineuropatía, organomegalia, endocrinopatía, proteína M y *skin;* VEB: virus de Epstein-Barr; VHC: virus de la hepatitis C; VIH: virus de la inmunodeficiencia humana; VVZ: virus varicela-zóster.

Se desglosan a continuación distintas etiologías, y en un apartado posterior se desarrollarán de manera más amplia las más frecuentes en adultos mayores:

- La *mielopatía compresiva espondilótica* cervical de origen degenerativo es la mielopatía más frecuente y mayoritariamente de curso progresivo; determina rigidez, espasticidad en miembros inferiores y atrofia de los músculos intrínsecos de las manos, pudiendo aparecer dolor cervical y parestesias. La estenosis a nivel lumbar puede determinar radiculopatía uni- o bilateral, claudicación neurógena y debilidad o espasticidad en miembros inferiores en la evolución.
- La *patología tumoral* más frecuente son las lesiones metastásicas con crecimiento en el espacio epidural, que pueden causar mielopatía por compresión. Son poco habituales los tumores primarios de la médula espinal. Producen dolor, debilidad muscular, alteraciones sensitivas y disfunción esfinteriana, en función del nivel de afectación. La mielopatía paraneoplásica de rara prevalencia se caracteriza por afectación simétrica longitudinal extensa en la sustancia gris en la RM y desarrollo de un cuadro de discapacidad de rápida progresión.
- El *absceso epidural* es poco frecuente, de localización preferente en la columna torácica baja y lumbar, y el principal patógeno es *Staphylococcus aureus,* que llega a partir de bacteriemia o por inoculación directa desde un foco de osteomielitis vertebral. También se puede originar desde una osteomielitis vertebral por una reactivación de *Mycobacterium tuberculosis* y raramente por bacilos gramnegativos o iatrogenia tras técnicas invasivas. Se inicia con dolor lumbar, fiebre (puede estar ausente), trastornos sensitivos, afectación radicular, debilidad muscular, trastornos esfinterianos y posteriormente compresión medular en un tercio de los casos.
- La *patología vascular* puede ser de tipo compresivo. Las malformaciones son del tipo fístulas arteriovenosas durales, con localización principal en la región torácica. Tienen un curso lentamente progresivo con trastornos de la marcha, parestesias, dolor lumbar o radicular, debilidad asimétrica en miembros inferiores y hemorragia en la cuarta parte de los casos. La afectación vascular de tipo no compresivo es menos frecuente y puede determinar un infarto que simula una mielitis. Tiene un curso agudo con disfunción motora severa, esfinteriana y sensitiva. Se produce por trombosis arterial de la arteria espinal anterior (síndrome medular anterior), espinal posterior (síndrome cordonal posterior), subcomisural *(síndrome de Brown-Sequard)* o infarto venoso.
- La *mielitis* corresponde a un trastorno inflamatorio, raro en adultos mayores y de etiología idiopática, autoinmunitaria, desmielinizante, de origen infeccioso o postinfecciosa. Se presenta con síntomas motores o sensitivos asimétricos, más frecuente en miembros inferiores, asociada a un nivel sensitivo en el tronco y/o en asociación con reflejo cutáneo plantar extensor o trastornos esfinterianos y dolor, que evoluciona con un perfil temporal de curso subagudo. La tradicional forma idiopática se asocia con pleocitosis, bandas oligoclonales o índice de IgG elevado en el LCR y realce con gadolinio en RM en dos o tres segmentos raquídeos. En el caso de mielitis paraneoplásica, sobre todo con cáncer primario en pulmón, linfomas y ovario, aparece una afectación motora y sensitiva indolora de rápida progresión y mal pronóstico.
- Los *déficits nutricionales,* que incluyen el déficit de vitaminas B_1, B_{12}, E y cobre, pueden asociarse a mielopatía potencialmente tratable. La más frecuente de ellas es el déficit de vitamina B_{12}, que determina la degeneración subaguda combinada, caracterizada por parestesias de predominio en miembros superiores, alteración de la sensibilidad propioceptiva, ataxia, espasticidad, debilidad e hiperreflexia. La deficiencia de cobre por malabsorción intestinal o el uso de pasta para dentadura postiza puede provocar mielopatía, polineuropatía, neuropatía óptica o enfermedad de la motoneurona y causar déficit sensorial, ataxia y debilidad muscular en los miembros inferiores.

RECUERDA: La causa más frecuente de debilidad en los miembros inferiores es de origen central. Estas condiciones pueden provocar síntomas como dolor, déficit motor, alteraciones sensoriales y disfunción esfinteriana.

Origen central cerebral y tronco del encéfalo. En lo referente a las patologías con *afectación cortical* que provocan debilidad en los miembros inferiores, estas pueden producirse por procesos con un área amplia de afectación de hemisferios cerebrales como la isquemia aguda bilateral en pacientes con variantes de la arteria cerebral anterior, trombosis venosa del seno longitudinal superior, trombosis venosa cortical o hidrocefalia aguda, o bien por lesiones frontales que determinen efecto masa en el lóbulo frontal contralateral, como el meningioma de la hoz o procesos tumorales, y suele asociarse a somnolencia, confusión, convulsiones y otros signos corticales. La presentación sigue un curso subagudo/crónico a lo largo de semanas de evolución, y se necesita hacer cribado de enfermedad de la motoneurona superior o hidrocefalia crónica en el diagnóstico diferencial. Las *lesiones del tronco cerebral* no se limitan a debilidad en extremidades inferiores; se asocian a afectación de pares craneales y otros signos neurológicos, a menudo con deterioro del nivel de conciencia.

- La *enfermedad de la motoneurona,* con frecuencia infradiagnosticada en adultos mayores, determina una clínica combinada de motoneurona superior e inferior. Precisa diagnóstico diferencial con la mielopatía cervical.
- Las *enfermedades desmielinizantes* que pueden determinar, entre otros síntomas, debilidad en miembros inferiores, son muy poco frecuentes en pacientes de edad avanzada. Entre ellas se incluyen la esclerosis múltiple (EM) o la *neuromyelitis optica spectrum disorder* (NMOSD). Precisan diferenciarse de enfermedades autoinmunitarias como el lupus, el síndrome de Sjögren, el síndrome neuro-Behçet o la sarcoidosis.

La EM es una enfermedad crónica inflamatoria y desmielinizante de origen autoinmunitario, con afectación encefálica y medular. Hasta en un 30% de los casos solo resulta afectada la médula espinal, presentando lesiones múltiples o solitarias hiperintensas en T2, que captan contraste y que afectan a uno o dos segmentos. Presenta diferentes tipos de curso clínico: EM remitente recidivante (EMRR), que representa más del 80% de los casos; EM progresiva secundaria (EMPS); EM progresiva primaria (EMPP); EM progresiva con recaídas (EMPR). El tipo EMRR se caracteriza por presentar durante los brotes síntomas variables que incluyen alteraciones visuales, parestesias, fatiga, trastornos intestinales y urinarios, y espasticidad. La edad de presentación está entre los 20 y los 40 años y cerca del 5% son de comienzo tardío en mayores de 50 años. El inicio por encima de 70 años se considera una EM de comienzo muy tardío y cerca del 60% de los casos presentan la forma progresiva primaria. El uso de terapias modificadoras ha incrementado la supervivencia y un alto porcentaje superan los 65 años, por lo que la edad avanzada no puede ser considerada como criterio diagnóstico de exclusión de EM.

Las NMOSD se caracterizan por desmielinización y daño axonal que afecta a los nervios ópticos, la médula espinal y otras áreas como el tronco cerebral o el diencéfalo, y son reconocidas como entidades clínicas diferentes de la EM. La mayor parte están asociadas a anticuerpos contra aquaporina 4 (AQP4+) y, dentro de las que no los presentan, un 25% tiene anticuerpos dirigidos contra la glucoproteína de mielina de oligodendrocitos (MOG+). Son más frecuentes en mujeres de etnia no europea, con una media de inicio entre los 30 y los 45 años, aunque pueden aparecer en edades avanzadas. Determinan un cuadro agudo, con grados variables de recuperación en semanas o meses, donde pueden aparecer neuritis óptica, mielitis que afecta longitudinalmente a tres o más vertebras (hiperintensas en RM en T2 con captación de contraste) con aparición de paraparesia o cuadriparesia, pérdida de sensibilidad por debajo del nivel afectado y disfunción esfinteriana, y la afectación de tronco cerebral puede provocar náuseas, vómitos o hipo intratables.

Origen periférico. Se describen diferentes semiologías específicas que ocasionan debilidad en miembros inferiores, cuyas etiologías se exponen en apartados posteriores:

- Una debilidad segmentaria o distal, amiotrofia y fasciculaciones con reflejos osteotendinosos disminuidos orienta a afectación de motoneurona inferior.
- La debilidad muscular con reflejos osteotendinosos disminuidos y dolor con irradiación generalmente unilateral metamérica orienta a una radiculopatía.
- La fatigabilidad con el esfuerzo y los reflejos conservados orientan a una lesión de placa motora, aunque la asociación con otros síntomas como diplopía o disfagia, de más frecuente presentación, no suele dificultar el diagnóstico diferencial en el paciente con debilidad en miembros inferiores. No obstante, en el caso del síndrome de Eaton-Lambert, aparece una debilidad muscular rápidamente progresiva, proximal y en tronco, mayor en piernas, junto con hiporreflexia. Suele aparecer en mayores de 40 años y presentarse en pacientes de edad; se asocia en más de la mitad de los casos a carcinoma pulmonar de células pequeñas y otros tumores (con menor frecuencia).
- La debilidad de predominio proximal, aunque también distal, simétrica, con atrofia muscular y con reflejos conservados, suele ser indicativa de un proceso miopático. En los procesos de neuropatía/polineuropatía suele asociarse de forma variable a afectación motora o sensitiva con reflejos osteotendinosos disminuidos o ausentes.

Exploraciones complementarias

La evaluación del nivel lesional causante de la debilidad en miembros inferiores a través de la exploración física, el conocimiento de los procesos patológicos prevalentes y la valoración geriátrica integral orientarán la solicitud racional e individualizada de las exploraciones complementarias en el paciente de edad (fig. 14.1).

Pruebas de laboratorio

- *Analítica básica,* marcadores tumorales y valoración de déficits nutricionales (vitamina B_{12}, cobre, vitamina E y zinc) si existe mielopatía. Si existe neuropatía, deben solicitarse hormonas tiroideas; marcadores tumorales; proteinograma; inmunoelectroforesis en sangre y orina; vitaminas B_{12}, B_1 y E y porfirinas en orina. En el caso de miopatía, deben solicitarse enzimas musculares, hormonas tiroideas, cortisol en orina de 24 h, vitamina D, parathormona (PTH) y marcadores tumorales.
- *Estudio serológico:* si se sospecha mielitis de origen infeccioso, deben solicitarse serologías para sífilis, *Mycoplasma,* virus de Epstein-Barr, citomegalovirus, virus de la varicela-zóster, *Borrelia,* hepatitis B, virus de la inmunodeficiencia humana (VIH) o enterovirus. En el caso de que existan datos sugerentes de polineuropatía, conviene añadir serología de *Campylobacter* y virus de la hepatitis C (VHC).
- *Estudio de autoinmunidad:*
  - En los procesos de mielitis, hay que solicitar anticuerpos antinucleares (ANA), anticuerpos antiantígeno nuclear extraíble (ENA), anticuerpos anticitoplasma de neutrófilo (ANCA), enzima convertidora de angiotensina (ECA), anticuerpos antiaquaporina 4 (AQP4), IgG, anticuerpos séricos contra la glucoproteína de mielina de oligodendrocitos (MOG) y anticuerpos nucleares antineuronales paraneoplásicos.
  - Determinación de anticuerpos antirreceptor de acetilcolina o anti-Musk ante la sospecha de cuadros de miastenia, y anti-CCSV ante sospecha de síndrome de Eaton-Lambert.
  - En el caso de pacientes con polineuropatía axonal, se debe incluir la solicitud de ANA, anti-Ro y anti-La, ANCA, ANNA1, ANNA2 y anti-CV2/CMRP5. Si existe polineuropatía desmielinizante, se ha de solicitar además anticuerpos antimielina asociada a glucoproteína (MAG) o antigangliósido tipo IgM GM1 en la variante de neuropatía motora axonal aguda (AMAN), e IgM anti-GQ1b en el síndrome de Miller-Fisher.
  - En pacientes con sospecha de miopatías inflamatorias, se han de determinar autoanticuerpos específicos de miositis, que incluyen anticuerpos antisintetasas (anti-Jo1, que es el más prevalente; anti-PL7, anti-PL12, anti-EJ, anti-OJ anti-KS), anti-SRP, anti-HMGCR si

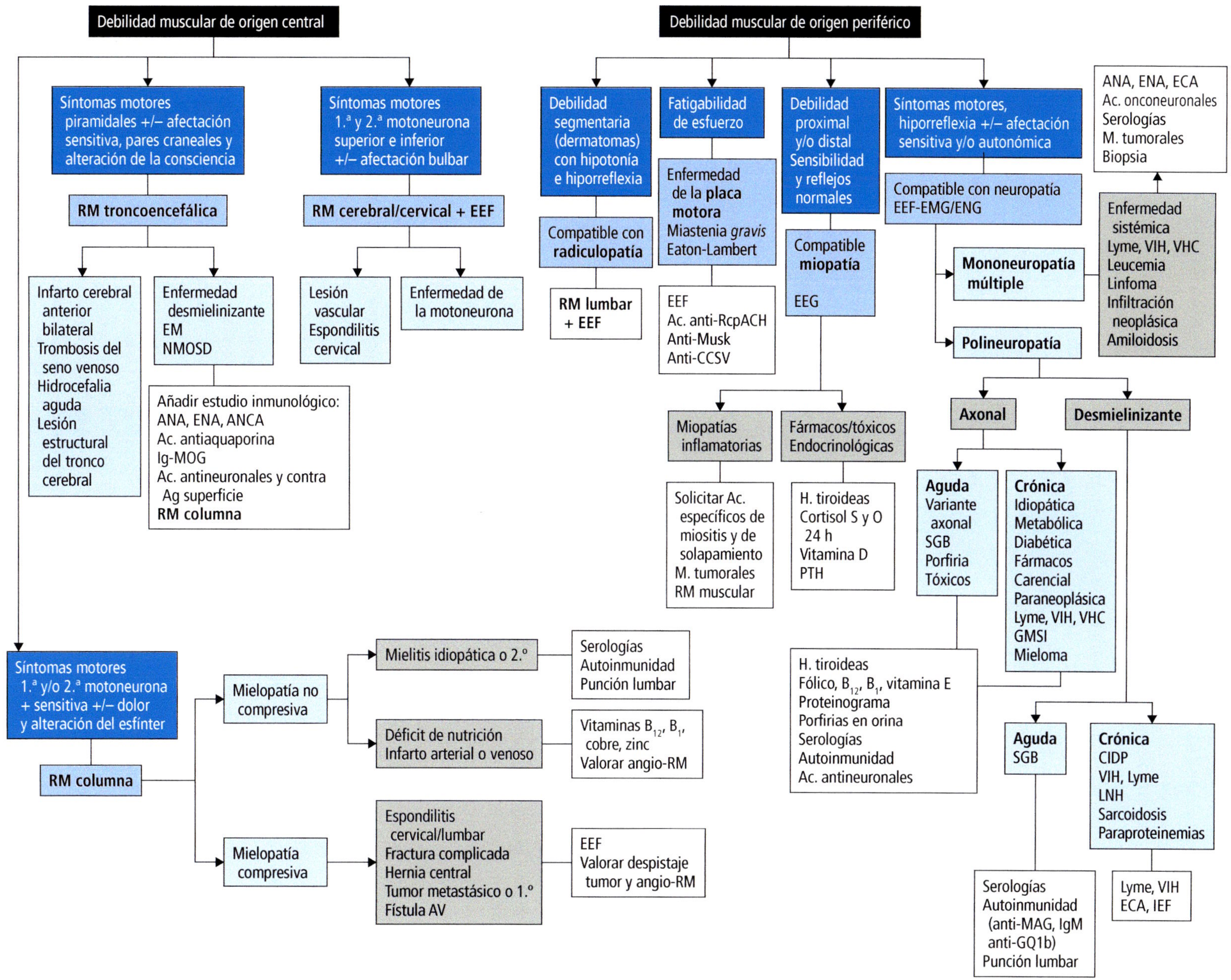

Figura 14.1 Debilidad de los miembros inferiores de origen central y periférico. Ac.: anticuerpos: Ag: antígeno; ANA: anticuerpos antinucleares; ANCA: anticuerpos anticitoplasma de neutrófilo; AV: arteriovenosa; CCSV: canales de calcio dependientes de voltaje; CIDP: polineuropatía desmielinizante inflamatoria crónica; ECA: enzima convertidora de angiotensina; EEF: estudio electrofisiológico; EEG: electroencefalograma; EM: esclerosis múltiple; EMG: electromiograma; ENA: antígeno nuclear extraíble; ENG: electroneurograma; GMSI: gammapatía monoclonal de significado incierto; IEF: inmunoelectroforesis; Ig-MOG: anticuerpos contra la glucoproteína de mielina de oligodendrocitos; LNH: linfoma no Hodgkin; MAG: glicoproteina asociada a mielina; NMOSD: *neuromyelitis optica spectrum disorder;* PTH: parathormona; RM: resonancia magnética; SGB: síndrome de Guillain-Barré; VHC: virus de la hepatitis C; VIH: virus de la inmunodeficiencia humana.

se sospecha miopatía necrotizante inmunomediada y anti-cN1A si se sospecha miopatía por cuerpos de inclusión (cerca del 50% y no específicos). Se deben solicitar también anticuerpos de solapamiento con enfermedades reumatológicas, anti-Ro, anti-La, anti-Sm, anti-RNP, anti-PM-sl o anti-Ku.

- Estudio del LCR: se realizará en los casos de mielitis, de amplio diagnóstico diferencial, e incluye la evaluación de índice IgG, bandas oligoclonales, estudio microbiológico (Gram y cultivo bacteriano, serología de sífilis, tinción, cultivo y PCR para micobacterias, serología y PCR para la enfermedad de Lyme y el virus de la varicela-zóster), citometría de flujo, citología y anticuerpos paraneoplásicos.

Estudios de imagen

- RM cerebral para detección de lesiones a nivel cortical y tronco cerebral, así como en los casos de curso progresivo por enfermedades desmielinizantes.
- RM de columna: evalúa la etiología de la mielopatía compresiva y no compresiva, así como el estudio de radiculopatías y plexopatías. En el caso de las mielopatías inflamatorias, las lesiones hiperintensas en T2 y la potenciación con gadolinio pueden sugerir un diagnóstico específico de etiología inflamatoria o neoplásica, aunque pueden también observarse en las no inflamatorias, como las fístulas arteriovenosas y la mielopatía compresiva.
- RM muscular: puede detectar patrones de afectación en diferentes subtipos de miopatía inflamatoria.

Estudios neurofisiológicos

- La electromiografía (EMG) permite diferenciar el origen central o periférico (neurógeno o miopático) de la debilidad, y diferenciar entre radiculopatía o plexopatía, neuropatía multifocal o polineuropatía.
- La electroneurografía (ENG) complementará el estudio de procesos neurógenos y permitirá realizar estudios de conducción motora y sensitiva. Evalúa la distribución topográfica (mononeuropatía, mononeuropatía múltiple o polineuropatías), la afectación axonal (caracterizada por disminución de potenciales) o desmielinizante (caracterizada por disminución de la velocidad de conducción y presencia de bloqueos) y la afectación de fibras motoras o sensitivas. No obstante, será necesario tener en cuenta que el envejecimiento se asocia a disminución de la velocidad de conducción nerviosa y la amplitud de los potenciales motores y sensitivos.
- La estimulación repetitiva o la EMG de fibra única se usan para el estudio de patología de la placa motora, así como los potenciales evocados somatosensoriales.

Procesos patológicos prevalentes en adultos mayores

Se plantea un amplio diagnóstico diferencial; los procesos degenerativos osteoarticulares, las enfermedades neurodegenerativas y tumorales y las enfermedades neuromusculares son las causas de mayor prevalencia en el paciente de edad avanzada. Se precisará una búsqueda minuciosa de estas circunstancias patológicas que, con frecuencia, pueden ser difíciles de diferenciar del desuso que aparece en esta población tanto por estilos de vida sedentaria como por enfermedades no neuromusculares.

> **RECUERDA:** Es beneficioso para los adultos mayores mantener un estilo de vida activo y participar en programas de ejercicio que ayudan a prevenir y manejar estos procesos patológicos.

Patología ósea degenerativa o traumática

Estenosis de canal. Enfermedad de origen degenerativo, común en adultos mayores, que afecta a segmentos de gran movilidad como la columna cervical o lumbar. Su afectación coexiste de forma conjunta hasta en cerca del 30% de los casos, y determina la presencia de claudicación neurógena, alteración progresiva de la marcha y polirradiculopatía en ambas extremidades. La *mielopatía espondilótica cervical* es la causa más frecuente de mielopatía en pacientes de edad. Puede clasificarse según el sitio de la compresión en anterior (protrusión discal u osteofitos posteriores), anterolateral (articulaciones de Luschka), lateral (facetaria) o posterior (ligamento amarillo). Suele ser de curso progresivo y puede presentar dolor local, déficit sensitivo irradiado a brazos y debilidad en los miembros superiores, con datos de afectación de segunda motoneurona (atrofia e hiporreflexia), sobre todo en los segmentos C5-C7; alteración sensitiva y debilidad en las extremidades inferiores, con datos de afectación de primera motoneurona (espasticidad y aumento de reflejos osteotendinosos); disfunción esfinteriana y signo de Lhermitte. Se diagnostica por RM, y los estudios neurofisiológicos permitirán diferenciarla de la enfermedad de motoneurona o del síndrome de Guillain-Barré de presentación subaguda. No existe consenso sobre la indicación quirúrgica, pero es práctica clínica común considerar la descompresión quirúrgica en pacientes con deterioro progresivo y/o mielopatía moderada o grave que causa déficits neurológicos incapacitantes.

La estenosis de canal lumbar aparece radiológicamente en más del 80% de los mayores de 70 años en relación con degeneración y protrusión discal, con artrosis de los platillos vertebrales, hipertrofia de las facetas con osteofitos y calcificación del ligamento amarillo. Puede asociarse a espondilolistesis y puede determinar estenosis del canal espinal o central, estenosis del canal neural o radicular y estenosis del foramen intervertebral. No obstante, solo es sintomática en menos del 20% de los mayores de 65 años y mayoritariamente es benigna, aunque puede determinar discapacidad progresiva en un porcentaje bajo de casos. El síntoma más característico es la claudicación neurógena en más del 80% de los pacientes, que puede ocasionar dolor lumbar y, como complicaciones más raras, radiculopatía lumbosacra única o múltiple con déficit sensitivo y debilidad de distribución radicular, mielopatía por compresión T12-L1 con paraparesia, hipertonía y anestesia de distribución en silla de montar, o síndrome de cola de caballo (debilidad en miembros inferiores, disfunción intestinal y esfinteriana). Se diagnóstica mediante RM y se complementa con EMG/ENG si existe radiculopatía asociada. Se establece indicación quirúrgica en caso de presentar pérdida de calidad de vida por claudicación neurógena y signos neurológicos progresivos.

Fractura vertebral complicada. Las fracturas vertebrales por compresión ocurren hasta en un 40% de las mujeres mayores de 80 años. Los déficits neurológicos, la mielopatía o la radiculopatía son poco frecuentes (< 5%), y pueden aparecer de forma aguda (fractura por estallido) o de forma diferida e insidiosa por colapso progresivo, inestabilidad o estenosis del canal preexistente. El tratamiento intervencionista se plantea para los casos de dolor incapacitante no controlado médicamente y sin compromiso neurológico, mediante vertebroplastia o cifoplastia. Los pacientes con fracturas que cursan con compromiso neurológico y deformidades sagitales por inestabilidad, que asocian alto riesgo neurológico, y con aplastamientos superiores al 70% de la altura del cuerpo vertebral son candidatos al tratamiento mediante descompresión quirúrgica.

Enfermedad de la motoneurona. Esclerosis lateral amiotrófica (ELA). Se trata de una enfermedad neurodegenerativa que afecta a la motoneurona superior en la corteza motora y a las neuronas motoras inferiores a nivel medular y del tallo cerebral. Predominan síntomas motores con inicio más frecuente de debilidad en la mano, disartria, disfagia y calambres musculares, aunque no es infrecuente la afectación inicial de las piernas. Una vez establecida, aparece una amiotrofia extensa severa asimétrica, debilidad, fasciculaciones y aumento de reflejos osteotendinosos. Dependiendo del tipo de ELA, pueden aparecer también una combinación de síntomas bulbares o seudobulbares en la parálisis bulbar progresiva, amiotrofia y fasciculaciones en la amiotrofia muscular espinal y síntomas piramidales en la esclerosis lateral primaria. Un 5-10% de los pacientes desarrollan demencia frontal. La muerte ocurre típicamente después de una supervivencia media de 3-4 años, generalmente debido a insuficiencia respiratoria. El diagnóstico de ELA y sus subtipos se establece según los criterios revisados de El Escorial, tanto clínicos como electromiográficos. Un 10% tiene formas familiares; las formas esporádicas representan el 90% de los casos, y se han implicado varias mutaciones genéticas (SOD 1, C9ORF, FUS o TDP-43). Clásicamente la edad de inicio para las formas esporádicas se establece entre los 58 y los 63 años, pero los estudios epidemiológicos objetivan un infradiagnóstico de la enfermedad en edades superiores (entre los 75 y los 79 años). Por encima de los 80 años, la incidencia disminuye y representa aproximadamente un 5 % del total, probablemente por dificultad de reconocimiento en los estadios iniciales en los que, en la población anciana, existe un leve predominio de las formas bulbares, de difícil diferenciación de la existencia de disfagia como síndrome geriátrico y consideradas habitualmente como de causa funcional o asociadas a enfermedad cerebrovascular o a demencia. Además, puede presentar potencial solapamiento clínico con la estenosis de canal cervical y debe ser considerada incluso ante la presencia de hallazgos radiológicos de afectación cervical.

Tumores medulares. La mayor parte corresponden a tumores metastásicos, y el origen más frecuente es la mama, la próstata y el pulmón. Estos tumores desarrollan metástasis espinales con mayor frecuencia que en pacientes jóvenes. Así, cuando se compara el grupo de edad de entre 60 y 80 años con los menores de 60 años, la frecuencia de metástasis espinales es seis veces superior en el cáncer de próstata, cinco veces en el cáncer de pulmón y el doble en el caso de cáncer de mama. Son de localización extradural, con afectación preferente de cuerpos vertebrales y elementos posteriores, sobre todo en la región lumbar, y pueden ser líticas (lesiones hipointensas en RM en T1 e hiperintensas en T2 y realce con gadolinio) o blásticas (lesiones hipointensas en T1 y T2), con potencial aparición de masa en partes blandas y extensión epidural. Se estima que un 5% de los pacientes con cáncer metastásico desarrollan compresión medular. El síntoma más habitual es el dolor (menos del 1% de las causas de dolor lumbar en pacientes mayores), localizado (progresivo, de empeoramiento nocturno y con la movilización) o radicular en el 90% de los casos, seguido por debilidad muscular que afecta a entre el 35 y el 75%, variable en función del lugar de afectación, con síntomas de motoneurona superior (generalmente simétrica) o inferior (inicialmente asimétrica y distal). Pueden aparecer déficits sensoriales en un 50-70% de los casos, generalmente distales y tras el déficit motor o el dolor; alteraciones esfinterianas de gravedad paralela a la afectación motora y síntomas autonómicos.

Un pequeño porcentaje de los casos corresponde a tumores primarios. En cuanto a los tumores primarios malignos, el osteosarcoma y el condrosarcoma suelen presentarse en la cuarta y la quinta décadas, mientras que el linfoma (lesiones líticas o blásticas focales o difusas), el cordoma (más frecuente en la región sacrococcígea con lesión lítica de margen escleroso y masa de partes blandas, hiperintensa en T2 con captación de contraste) y el plasmocitoma (lesiones líticas hiperintensas en T2, de localización preferente en el cuerpo vertebral y extensión a la parte posterior) pueden presentarse a partir de la sexta década y deben ser considerados en el diagnóstico diferencial del adulto mayor con dolor lumbar.

Polineuropatías en el adulto mayor. La prevalencia en mayores de 65 años es del 7%, mayor en mujeres y en edades más avanzadas. Se clasifican por el patrón de afectación (mononeuropatía o radiculopatía, polineuropatía y mononeuropatía múltiple), el curso temporal, el tipo de déficit (motor, sensitivo, mixto, autonómico) o la patogenia (axonal, desmielinizante o mixta).

Las *polineuropatías axonales crónicas* son el tipo más común. La afectación de axones largos comienza en las extremidades inferiores con síntomas sensoriales lentamente progresivos que generalmente preceden a los síntomas motores, y que producen debilidad en etapas avanzadas. En las *polineuropatías axonales agudas* (p. ej., tóxicas o porfiria), los síntomas son similares, de rápida progresión; alcanzan una meseta en menos de 4 semanas y una posterior recuperación variable a lo largo de meses.

En las *polineuropatías desmielinizantes inflamatorias agudas* (AIDP), como en el síndrome de Guillain-Barré, resultan afectadas predominantemente las fibras nerviosas motoras, y la debilidad en los miembros inferiores es el primer signo de la enfermedad, aunque la mayoría de los pacientes presentan disestesias y alteración propioceptiva. En la *polineuropatía desmielinizante inflamatoria crónica* (CIDP) la debilidad y la pérdida sensorial con frecuencia se presentan de forma simultánea. El curso es variable, tanto progresivo como alternando períodos de estabilidad con exacerbaciones.

La *mononeuropatía múltiple* generalmente se presenta con afectación de nervios no relacionados, aunque se pueden presentar ocasionalmente síntomas sensoriales y motores más simétricos que afectan a ambas piernas.

En la patogenia, el 90% presenta neuropatía axonal, y el porcentaje de neuropatía desmielinizante es inferior al 10%, fundamentalmente un síndrome de Guillain-Barré o CIDP. Las neuropatías idiopáticas representan el 35% de los casos, cifra que aumenta a cerca del 50% en los mayores de 80 años. Los trastornos metabólicos, incluida la neuropatía diabética, suponen el 23%; los fármacos y tóxicos superan el 10%; las causas de origen inmunitario, incluidas las enfermedades sistémicas y las vasculitis como la panarteritis nudosa, un 8%; las neuropatías inflamatorias, un 6%; la macroglobulinemia (gammapatía monoclonal de significado incierto [GMSI], mieloma, plasmocitoma y síndrome de POEMS), un 5%; y los casos infecciosos (hepatitis C, VIH), otras hemopatías, el cáncer y otras etiologías como la amiloidosis y las hereditarias representan menos del 3% cada uno de ellos.

Las principales polineuropatías en mayores son las metabólicas, incluida la diabética; por tóxicos y fármacos; neoplásicas; AIDP y CIDP.

Polineuropatía diabética simétrica distal. Es la forma más común de neuropatía diabética, y menos frecuentemente pueden aparecer oftalmoplejía, radiculopatía, amiotrofia diabética o mononeuritis múltiple. Tiene un patrón neurofisiológico de afectación mixta de predominio axonal distal y denervación crónica o subaguda, asociada a la duración y gravedad de la afectación, y es sintomática en el 40% en el grupo de edad de entre 70 y 79 años. Inicialmente, existe afectación de axones largos con predominio de la afectación sensitiva simétrica distal, y en casos avanzados afectación motora, con debilidad e hiporreflexia. En la evolución puede aparecer dolor profundo y lancinante y síntomas disautonómicos asociados.

Un patrón clínico y neurofisiológico similar a la polineuropatía simétrica distal diabética puede aparecer en pacientes en hemodiálisis, en la hepatopatía crónica o en el hipotiroidismo. En el caso del enfermo crítico, puede aparecer una polineuropatía axonal aguda sensitivomotora de predominio motor potencialmente reversible.

Polineuropatías por tóxicos y fármacos. Los fármacos habitualmente empleados en mayores y que están asociados al desarrollo de neuropatía son múltiples, habitualmente por degeneración axonal, con afectación sensitivomotora distal asimétrica de predominio sensitivo, asociado o no a disautonomía. Suelen aparecer semanas o meses tras el uso del fármaco y revertir con su retirada, aunque las secuelas pueden ser permanentes. Entre ellos se incluyen agentes quimioterápicos como la vincristina, el cisplatino, el oxiplatino y los taxanos; estatinas, amiodarona, colchicina, fenitoína, litio, agentes antiinfecciosos como la isoniazida, metronidazol, linezolid, nitrofurantoína, itraconazol y voriconazol, bortezomib y antifactor de necrosis tumoral (TNF). El alcohol, los metales pesados y otros tóxicos producen degeneración axonal asociada con la intensidad y severidad de la exposición. El alcohol produce una polineuropatía axonal sensitivomotora progresiva asociada a dolor, disestesias, parestesias con debilidad y atrofia en casos graves. Es potencialmente reversible con el abandono del hábito alcohólico.

Polineuropatía asociada a neoplasias. La forma más frecuente de neuropatía suele ser la afectación axonal de la neurona sensitiva en el ganglio raquídeo, o *neuronopatía con afectación subaguda sensitiva* distal, que provoca ataxia sensitiva junto con parestesias y disestesias de inicio en las extremidades superiores, con progresión a las cuatro extremidades. Ocurre más frecuentemente en el carcinoma microcítico de pulmón, de mama, de ovario y el linfoma, y con la presencia de anticuerpos anti-Hu.

En la enfermedad tumoral avanzada, sobre todo el carcinoma microcítico de pulmón, puede aparecer una *neuropatía sensitivomotora aguda o crónica* distal y simétrica, de intensidad leve-moderada, asociada con anticuerpos anti-Hu, anti-CV2 y anti-CRMP5.

Polineuropatía desmielinizante inflamatoria aguda (AIDP). El síndrome de Guillain-Barré es una neuropatía de mecanismo inmunitario que se subclasifica en diferentes subtipos. La AIDP es la más frecuente. Las dos variantes axonales, la neuropatía axonal motora aguda (AMAN) y la neuropatía axonal motora sensitiva aguda (AMSAN), son más frecuente en personas mayores y de peor pronóstico, y pueden representar hasta un 40%. Otras formas son el síndrome de Miller-Fisher, que representa el 5%, se asocia con anti-GQ1b y se caracteriza por oftalmoplejía, ataxia y arreflexia (una variante es el síndrome de Bickerstaff, asociado a alteración del nivel de conciencia e hiperreflexia); la variante motora faringocervicobraquial; la neuropatía sensitiva aguda y la pandisautonomía aguda.

Presenta dos picos de incidencia, uno en adultos jóvenes, de mayor correlación con infección previa, y un segundo pico en pacientes de edad, más relacionado con trastornos autoinmunitarios y con frecuente infradiagnóstico por inespecificidad de síntomas y solapamiento con otras enfermedades.

La forma clásica aparece entre 1 y 3 semanas después de un proceso infeccioso respiratorio o gastrointestinal (citomegalovirus, virus de Epstein-Bar, virus varicela-zóster, SARS-Cov-2, hepatitis A y B, *Haemophylus* o *Campylobacter yeyunii*) no necesariamente relevante, todavía menos evidente en mayores, y se manifiesta por un cuadro agudo de debilidad en las extremidades, proximal y distal; arreflexia; parestesias distales ascendentes; síntomas disautonómicos y riesgo de insuficiencia respiratoria. Los síntomas se desarrollan en 2 a 4 semanas con potencial recuperación a lo largo de los meses en la mitad de los casos. Aunque los resultados no son homogéneos, el intervalo entre inicio y pico de severidad suele ser más corto en pacientes de edad; estos suelen tener una enfermedad más grave con mayor número de complicaciones médicas, menor afectación de los pares craneales, más frecuencia de daño axonal y recuperación más lenta.

El diagnóstico incluye los estudios serológicos y de autoinmunidad antes referidos, entre ellos determinación de anti-GM1. El estudio del LCR puede detectar disociación albuminocitológica, aunque su normalidad no lo excluye, ya que puede estar ausente en la primera semana y hasta en un 25% en la tercera; y un estudio neurofisiológico, que mostrará una disminución de la velocidad de conducción y de ondas F, que puede ser normal en la primera semana. Se ha demostrado un beneficio clínico con la administración de inmunoglobulinas o plasmaféresis.

Polineuropatía desmielinizante inflamatoria crónica (CIDP). La forma idiopática es una enfermedad infrecuente, más predominante en varones y de inicio en la sexta o séptima década. Puede tener un comienzo insidioso y progresivo, generalmente de más de 2 meses de evolución, o cursar con recaídas, con afectación simétrica sensitivomotora y debilidad muscular que afecta a ambas extremidades proximales y distales. Puede aparecer disfagia y diplopía. Existen tres variantes: la neuropatía multifocal adquirida desmielinizante sensitivomotora (MADSAM), asimétrica y que afecta predominantemente a las extremidades superiores; la neuropatía motora multifocal (NMM) y la neuropatía simétrica adquirida desmielinizante (DADS).

El estudio neurofisiológico presenta desmielinización sensitiva y motora difusa asociada a lesiones focales y degeneración axonal secundaria. En el LCR aparece disociación albuminocitológica con hiperproteinorraquia. El tratamiento se basa en el uso de inmunoglobulinas intravenosas, pulsos de esteroides y plasmaféresis para los casos resistentes al tratamiento. La mayoría de los casos son idiopáticos y pueden asociarse a diabetes mellitus, infección por VIH o *Borrelia,* linfoma no Hodgkin y procesos sistémicos como lupus o sarcoidosis, y también con gammapatía monoclonal de significado incierto, plasmocitoma, síndrome POEMS o mieloma múltiple.

Miopatías en el adulto mayor. La mayor parte de las miopatías del adulto tienen un inicio en edades jóvenes o de mediana edad, y con mucha menor frecuencia se inician a partir de la séptima década de la vida. Los datos sugerentes de miopatía son la debilidad muscular, comúnmente proximal, así como la debilidad distal sin afectación sensorial con reflejos que están conservados hasta fases tardías. La debilidad de aparición en un corto período sugiere una causa tóxica, mientras que un desarrollo a lo largo de semanas o meses puede ser el resultado de una alteración endocrina, una miopatía inflamatoria o fármacos. En pacientes de edad con múltiples comorbilidades y pérdida de fuerza y masa muscular por el envejecimiento, tales síntomas son difíciles de demostrar clínicamente, máxime cuando con frecuencia son paucisintomáticos y no tienen elevación de enzimas musculares.

Su diagnóstico exige la solicitud de una EMG que muestra ausencia de actividad espontánea en reposo y potenciales de unidad motora de pequeña amplitud, reducidos y generalmente polifásicos. En el caso de la miopatía inflamatoria, hay que solicitar un estudio de autoinmunidad, RM muscular y biopsia muscular si existe rápida progresión.

Existen pocas series descriptivas de miopatías en personas de edad avanzada. Posiblemente la miopatía tóxica sea más frecuente en la población de edad en el medio comunitario en relación con la frecuente polifarmacia y la multimorbilidad asociada. En el caso de estudios en clínicas especializadas y población seleccionada, menos del 20% eran > 70 años, y la miopatía inflamatoria era la causa más frecuente, con porcentajes cercanos al 50% (una cuarta parte correspondía a la miositis por cuerpos de inclusión), seguida de miopatías por vasculitis o determinadas genéticamente, con bajos porcentajes de origen endocrinológico o tóxico.

Miopatías de origen farmacológico y tóxico. El abuso de alcohol y fármacos como las estatinas, esteroides, colchicina, β-bloqueantes, amiodarona, clorpromazina y otros neurolépticos determina en ocasiones necrosis, mientras que otros como la procainamida, la fenitoína, la levodopa y también el alcohol pueden desencadenar miositis. La miopatía puede ser de curso agudo o progresivo, con o sin dolor; suele mejorar tras la retirada del fármaco y puede asociarse a rabdomiólisis y fallo renal en casos severos. Las estatinas son los fármacos que con más frecuencia han sido comunicados; provocan mialgias en el 10-20% de los pacientes, el porcentaje de toxicidad severa es del 0,1 al 1% y es mayor con dosis más altas y con la toma concomitante de inhibidores del citocromo P-450 o del CYP3A4.

Miopatías de origen endocrinológico. El hipotiroidismo se presenta con debilidad muscular y aumento de creatina cinasa (CK). La miopatía es más severa en el hipertiroidismo, pero con valor de CK normal. El síndrome de Cushing se asocia con mialgias y debilidad muscular proximal y simétrica, y tiene mayor riesgo el Cushing inducido por la toma de esteroides, que cursa con valores de CK normal. Los pacientes con déficit de vitamina D presentan debilidad muscular proximal en la cintura pelviana. También se asocian con miopatía el hiperparatiroidismo o la insuficiencia suprarrenal.

Miopatías inflamatorias idiopáticas (MII). Son trastornos heterogéneos, generalmente mediados por mecanismo inmunitario y caracterizados por debilidad e inflamación musculares. Incluyen la polimiositis (PM), la dermatomiositis (DM), la miositis por cuerpos de inclusión (MCI), la miopatía necrotizante autoinmune (MNA), el síndrome de superposición con otras conectivopatías y el síndrome antisintetasa (SAS), un tipo particularmente grave que cursa con miositis, enfermedad pulmonar intersticial difusa (EPID), poliartritis simétrica de pequeñas articulaciones de las manos y pies, fiebre, fenómeno de Raynaud y manos de mecánico.

El diagnóstico se realiza mediante estudio electrofisiológico y estudio inmunológico; con frecuencia, la biopsia muscular es necesaria para realizar un correcto diagnóstico (no imprescindible, porque existen métodos no invasivos de evaluación como la RM muscular). En ella aparece un infiltrado inflamatorio, necrosis celular y regeneración, y lo más característico es un infiltrado de localización endomisial en la PM y de localización perivascular y perimisial en la DM. En el caso de la miositis por cuerpos de inclusión, aparecen infiltrados endomisiales con fibras musculares con vacuolas e inclusiones tubulofilamentosas nucleares y citoplasmáticas.

La PM y la DM tienen dos picos de incidencia: en la infancia y en edades medias de la vida, generalmente menores de 65 años, pero se han comunicado en la literatura científica porcentajes de entre el 6,5 y el 30% en mayores de 65 años, con una relación mujeres/hombres de 1,6/1, ligeramente menor que a edades más jóvenes. Las características clínicas en edades avanzadas son similares en la afectación muscular y sistémica, con la diferencia de que con mayor frecuencia hay disfunción esofágica, neumonía bacteriana y asociación con malignidad. La MCI ocurre en pacientes mayores de 50 años (sobre todo varones), con un patrón de debilidad muscular proximal y/o distal simétrica o asimétrica de curso lentamente progresivo hasta la discapacidad en un período de años, con afectación temprana de flexores de los dedos, antebrazo, dorsiflexores del tobillo y extensores de la rodilla. Se asocia a disfagia en la mayoría de los casos, con elevaciones moderadas de CK y sin respuesta a tratamiento esteroideo.

LECTURAS RECOMENDADAS

Battacharyya S. Spinal Cord Disorders: Myelopathy. Am J Med 2018;131:1293–7.

Chhetri J, Mei S, Wang CH, Chan P. New horizons in Parkinson's disease in older populations. Age and Ageing 2023;52:1–10.

Connolly C, Gupta L, Fujimoto M, Machado P, Paik J. Idiopathic inflammatory myopathies: current insights and future frontiers. Lancet Rheumatol 2024;6:e115–27.

Mirian A, Aljohani J, Grushka D, Florendo-Cumbermack A. Diagnosis and management of patients with polyneuropathy. CMAJ 2023;195:E227–33.

Shin HW, Hong SW, Youn YC. Clinical Aspects of the Differential Diagnosis of Parkinson's Disease and Parkinsonism. Clin Neurol 2022;18:259–70.

15

Caídas

Ester López Jiménez, Victoria Sánchez-Flor Alfaro, Mariano Esbrí Víctor

INTRODUCCIÓN

Las caídas constituyen uno de los grandes problemas que puede presentar la persona mayor y un auténtico reto para la sociedad por su asociación con la fragilidad, el desarrollo de la dependencia y la institucionalización, además de producir una cantidad considerable de ingresos hospitalarios y gasto sanitario y social. Con frecuencia, las caídas son un problema infravalorado, porque:

- El paciente habitualmente no refiere a su médico que ha sufrido una caída.
- El médico no indaga sobre la presencia de caídas.
- Con frecuencia no ocurren lesiones importantes como consecuencia de la caída.
- De existir lesiones se tratan, pero no se averigua el motivo de la caída.
- Persiste la falsa creencia de que las caídas son una consecuencia inevitable del envejecimiento.

DEFINICIONES Y CONCEPTOS

Definición de caída

Es el acontecimiento caracterizado por la pérdida de estabilidad postural con un desplazamiento del centro de gravedad hacia un nivel inferior, generalmente el suelo, que ocurre de una manera no intencional. Los sucesos asociados a una desconexión del medio o pérdida de tono postural, como síncopes, accidentes cerebrovasculares o crisis comiciales, tienen un mecanismo de producción distinto a las caídas de origen mecánico y pueden excluirse de la definición de caídas.

Definición de equilibrio

Es la distribución uniforme del peso que permite que el individuo pueda permanecer erguido y estable. Es una función compleja por la que el individuo conoce su lugar en el espacio y es capaz de mantener una posición erguida tanto en la bipedestación estática como en la marcha. En el estudio del equilibrio hay que considerar el paradigma del equilibrio dinámico.

Paradigma del equilibrio dinámico (fig. 15.1)

El equilibrio se basa en la recopilación de información por parte de órganos de los sentidos (vista, vestíbulo y somatosensorial). La información obtenida por estos órganos se integra en el sistema nervioso central (SNC), que determina la posición del cuerpo en el espacio. A través de las vías eferentes del SNC se activan los grupos musculares necesarios para producir el movimiento, particularmente los músculos del tronco, el muslo y el tobillo. Esto genera movimiento, con el consiguiente cambio de la situación espacial del cuerpo. Mediante los órganos de los sentidos arriba referidos se obtiene la información necesaria para volver a determinar la posición del cuerpo en el espacio, y se vuelve a iniciar el ciclo del equilibrio.

Definición de marcha

Es una actividad motora compleja que requiere la integración del equilibrio, el control motor y la función musculoesquelética. Es una función muy compleja y frágil que necesita un amplio aprendizaje, cambia a lo largo de la vida y puede sufrir un deterioro rápido. El ciclo de la marcha consta de dos fases: una fase de apoyo, en la que uno de los pies está en contacto con el suelo y carga el peso del cuerpo, y otra fase, llamada de balanceo, en la que el pie no apoya en el suelo. Los principales tipos de marcha se presentan en el cuadro 15.1.

Evaluación multifactorial del riesgo de caída

Es la evaluación de factores predisponentes conocidos, tanto de la persona como del entorno, que aumentan el riesgo de caída de una persona mayor.

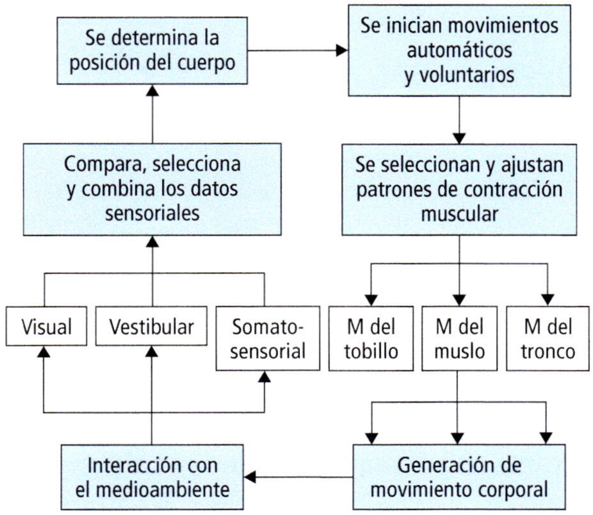

Figura 15.1 Paradigma del equilibrio dinámico. M: movimiento.

CUADRO 15.1 Principales tipos de marcha

- Marcha festinante.
- Marcha apráxica.
- Marcha en estepaje.
- Marcha claudicante.
- Marcha atáxica (cerebelosa, vestibular, sensitiva).
- Marcha hemipléjica.
- Marcha cautelosa.

Dominios de intervención

Son los dominios en los que se ubican los factores de riesgo que se asocian con caídas y, por lo tanto, en los que vamos a intervenir. Los más habituales son: medicación, ejercicio, visión, hipotensión postural, ritmo cardíaco, vitamina D, pie, calzado y entorno.

EPIDEMIOLOGÍA

Las caídas son un síndrome geriátrico con alta prevalencia. Alrededor de una de cada tres personas de 65 años y más se caen a lo largo del año, y de ellos, la mitad se caen más de dos veces. De las personas mayores institucionalizadas, la mitad se caen anualmente. Se calcula que en una residencia de mayores se producen 1,5 caídas por cada plaza de residente y año. La frecuencia de las caídas aumenta con la edad. Alrededor de la mitad de los adultos mayores de 75 años caen anualmente. Con frecuencia, las caídas causan lesiones. Aproximadamente, la quinta parte de todas las caídas precisan atención sanitaria, 1 de cada 10 caídas asocia una fractura, y 1 de cada 100 caídas que se producen tiene como consecuencia una fractura de cadera (v. capítulo 26).

RECUERDA: Una de cada tres personas de 65 años y más se caen a lo largo del año, y de ellas, la mitad se caen más de dos veces. Una de cada 5 caídas precisa atención sanitaria, 1 de cada 10 origina una fractura, y 1 de cada 100, una fractura de cadera.

CONSECUENCIAS DE LAS CAÍDAS

Las caídas producen efectos nocivos en las personas mayores a través de dos mecanismos:

1. Lesiones, contusiones, hematomas subdurales, fracturas, pero también daño renal secundario a rabdomiólisis y neumonía en caso de permanecer largo tiempo en el suelo si es incapaz de levantarse solo.
2. Síndrome de preocupación por las caídas.

Cualquiera de los dos mecanismos puede llevar al paciente a desarrollar deterioro funcional, discapacidad, institucionalización o muerte.

Síndrome de preocupación por las caídas

Es la falta de confianza en poder realizar las actividades de la vida cotidiana sin sufrir una caída. Es un problema muy frecuente entre los mayores, con una prevalencia de entre el 20 y el 80% de los adultos mayores que viven en la comunidad. Se asocia con la edad, género femenino, fragilidad, polifarmacia, obesidad, problemas de visión, alteración cognitiva, depresión, alteración de la movilidad y el equilibrio, y con la historia de caídas previas, aunque un significativo número de personas experimentan preocupación por las caídas sin haber sufrido previamente caída alguna.

El diagnóstico del síndrome de preocupación por las caídas se establece si el paciente responde de forma positiva a alguna de las siguientes preguntas:

- ¿Tiene usted miedo a caerse?
- ¿Ha dejado de hacer alguna actividad dentro del hogar por miedo a caer?
- ¿Ha dejado de hacer alguna actividad fuera del hogar por miedo a caer?

Las escalas más usadas para valorar el síndrome de preocupación por las caídas son la Falls Efficacy Scale International (FES-I), que tiene una versión corta más fácil de usar y que consume poco tiempo en su realización (Short-FES-I) (fig. 15.2), y la Activities-specific Balance Confidence (ABC) Scale. Las personas mayores con síndrome de preocupación por las caídas limitan sus actividades de la vida diaria, las que consideran con más riesgo de sufrir una caída, como una estrategia adaptativa a su temor a caer. Pero ese abandono de actividades produce un desacondicionamiento que conllevará un debilitamiento muscular, un empeoramiento del equilibrio y aparición de caídas, que empeorará el temor a caer con desarrollo de una espiral que llevará, si no se remedia, a la discapacidad del paciente (fig. 15.3).

En cuanto al abordaje del síndrome de preocupación por las caídas, no existe una intervención específica, pero las intervenciones que incluyan actividad física son efectivas para reducir la preocupación por las caídas en pacientes mayores frágiles y prefrágiles. También se recomiendan la terapia cognitivo-conductual y la terapia ocupacional.

RECUERDA: El síndrome de preocupación por las caídas se diagnostica cuando el paciente responde de forma positiva a alguna de las siguientes tres preguntas: ¿tiene usted miedo a caerse?, ¿ha dejado de hacer alguna actividad dentro del hogar por miedo a caer?, ¿ha dejado de hacer alguna actividad fuera del hogar por miedo a caer?

ETIOPATOGENIA DE LAS CAÍDAS

Una característica de las caídas en el adulto mayor es que se deben a la presencia, y la acción muchas veces sinérgica, de múltiples factores, conocidos como factores de riesgo de caídas (cuadro 15.2). Estos factores de riesgo se pueden clasificar en factores de riesgo intrínsecos y extrínsecos. Los factores de riesgo intrínsecos son los relacionados directamente con el paciente y sus características, por lo que incluirán condiciones derivadas del envejecimiento normal (cuadro 15.3) y, además, otros aspectos, como las comorbilidades o los fármacos. Los factores de riesgo extrínsecos se refieren a los relacionados con el medio ambiente en que vive el paciente.

Short FES-I					
Queremos hacer algunas preguntas relacionadas con su preocupación sobre la posibilidad de caerse. Para cada una de las actividades siguientes, por favor haga un círculo en el cuadrado de la frase que se apoxime a la medida en que está preocupado/a por caerse mientras realiza esa actividad. Si usted no realiza actualmente alguna actividad de las relacionadas, por favor conteste si usted estaría preocupado/a por caerse SI realizara dicha actividad.					
		En absoluto preocupado/a 1	Algo preocupado/a 2	Bastante preocupado/a 3	Muy preocupado/a 4
1	Vestirse o desvestirse	1 ☐	2 ☐	3 ☐	4 ☐
2	Bañarse o ducharse	1 ☐	2 ☐	3 ☐	4 ☐
3	Sentarse o levantarse de la silla	1 ☐	2 ☐	3 ☐	4 ☐
4	Subir o bajar escaleras	1 ☐	2 ☐	3 ☐	4 ☐
5	Coger algo alto (por encima de la cabeza) o del suelo	1 ☐	2 ☐	3 ☐	4 ☐
6	Subir y bajar una rampa	1 ☐	2 ☐	3 ☐	4 ☐
7	Salir a un evento social (p. ej., religioso, reunión familiar o social)	1 ☐	2 ☐	3 ☐	4 ☐
Puntos de corte					
7-8: Preocupación baja		9-13: Preocupación moderada		14-28: Preocupación alta	

Figura 15.2 Versión corta de la Falls Efficacy Scale International (Short-FES-I). Disponible en: https://sites.manchester.ac.uk/fes-i/.

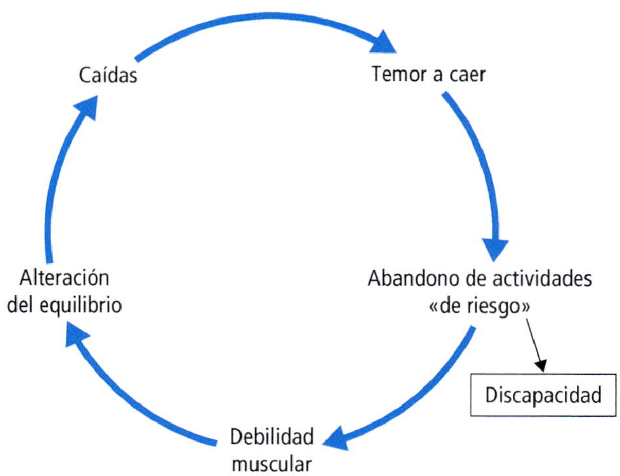

Figura 15.3 Espiral del síndrome de preocupación por las caídas.

Los factores de riesgo intrínsecos actúan minando la capacidad del individuo para mantener los mecanismos homeostáticos de la estabilidad que permiten evitar las caídas. Los factores de riesgo extrínsecos (y algunos intrínsecos) actúan como desencadenantes de las caídas y hacen que ese frágil equilibrio dañado por los factores intrínsecos acabe fallando. Será, pues, muy importante detectar qué factor o factores de riesgo actúan como desencadenantes del evento. Estos factores de riesgo desencadenantes de caídas pueden ser infecciones, deshidratación, arritmias, fármacos y, en general, cualquier situación de estrés, además de los factores extrínsecos.

CUADRO 15.2 Factores de riesgo de caídas

- Caída.
- Cambios fisiológicos del envejecimiento.
- Alteración del equilibrio.
- Alteración de la marcha.
- Sarcopenia.
- Fragilidad.
- Síndrome de preocupación por las caídas.
- Fármacos que incrementan el riesgo de caídas.
- Enfermedades neurológicas (parkinsonismos, deterioro cognitivo, polineuropatías, etc.).
- Hipotensión ortostática.
- Depresión.
- Alteraciones visuales (cataratas, glaucoma, degeneración macular, problemas refractivos).

Los factores de riesgo más importantes son la alteración de la marcha y el equilibrio, la medicación, la hipotensión ortostática, la alteración visual, la discapacidad funcional y la alteración cognitiva.

Este origen multifactorial de las caídas en las personas mayores hace que la estrategia diagnóstica y terapéutica sea distinta a la de otras patologías. Se trata de la valoración e intervención multifactorial que veremos a continuación.

RECUERDA: Los factores de riesgo más importantes de caídas son las alteraciones de la marcha y del equilibrio, la medicación psicotrópica, las enfermedades crónicas, la hipotensión ortostática, las alteraciones visuales, la discapacidad funcional y la alteración cognitiva.

CUADRO 15.3 Cambios fisiológicos del envejecimiento relacionados con las caídas

Sistemas sensoriales
- Disminución de la sensibilidad propioceptiva y aumento del tiempo de reacción.
- Cambios vestibulares: pérdida de células ciliadas laberínticas, células del ganglio vestibular y fibras nerviosas.
- Hipoacusia.
- Cambios visuales:
  - Descenso de la agudeza visual.
  - Opacidad del cristalino.
  - Descenso de la sensibilidad al contraste.
  - Descenso de la adaptación a la oscuridad.
  - Dificultad para la visión periférica.

Aparato locomotor
- Uso primordial de músculos proximales (cuádriceps) frente a distales (tibial anterior), lo que resulta menos eficiente para mantener el equilibrio.
- Contracción de los músculos antagonistas.
- Disminución del tiempo de reacción.
- Disminución de la masa muscular con disminución de la fuerza.
- Aumento de la lordosis lumbar.
- Insuficiencia de los abductores de los miembros inferiores.
- Disminución de la flexión dorsal del pie.

VALORACIÓN DEL PACIENTE MAYOR CON CAÍDAS

No todos los adultos mayores que sufren una caída son subsidiarios de recibir una valoración multifactorial. Para determinar los pacientes con alto riesgo de caídas, que son los que se benefician de una valoración multifactorial, se recomienda realizar lo siguiente (fig. 15.4):

- Todos los pacientes mayores que entren en contacto con el sistema sanitario por cualquier motivo deben ser preguntados al menos una vez al año por la presencia de caídas, la frecuencia de las caídas o las lesiones ocasionadas por las caídas. Además, se recomienda preguntar por la presencia de alteración del equilibrio, de la marcha o de preocupación por las caídas.
- Si el paciente mayor sufre, como consecuencia de una caída, una lesión que requiere tratamiento médico (incluida cirugía), informa de caídas recurrentes (definidas como dos o más caídas en los últimos 12 meses), es considerado frágil (y ha presentado una caída sin lesiones, tiene alteración del equilibrio o la marcha o presenta síndrome de preocupación por las caídas), permaneció tendido en el suelo sin poder levantarse de forma independiente durante al menos 1 h o se sospecha que ha experimentado una pérdida transitoria de conciencia, debe considerarse en *riesgo alto de caída*. Estos pacientes son subsidiarios de recibir una valoración multifactorial de caídas y una intervención individualizada. A los pacientes que han sufrido una pérdida transitoria de conciencia se les debe realizar estudio de síncopes (v. capítulo 23).
- Si el paciente no cumple los criterios de caída grave referidos en el punto anterior, pero tiene una velocidad de la marcha menor de 0,8 m/s (o un Timed Get Up and Go de más de 15 s), presenta un *riesgo intermedio de caída* y se le debe recomendar la realización de ejercicios de fuerza, equilibrio y marcha; derivarle a un fisioterapeuta y proporcionar educación en prevención de caídas.
- Si el paciente no ha presentado ninguna caída o si la ha presentado (o refiere alteración de la marcha o el equilibrio o preocupación por las caídas), pero no cumple criterios de caída grave y la velocidad de la marcha es mayor de 0,8 m/s (o un Timed Get up and Go de menos de 15 s) se considera en *riesgo bajo de caídas* y se le debe proporcionar educación en prevención de caídas y recomendar la realización de ejercicio físico.

La valoración del paciente mayor con caídas se basa en cuatro pilares:

- Valoración geriátrica integral (VGI).
- Valoración de la presencia de fragilidad, sarcopenia y osteoporosis.
- Valoración del equilibrio.
- Valoración de la marcha.

Valoración geriátrica integral

La historia clínica del paciente con caídas deberá abordar los siguientes aspectos:

- La presencia de comorbilidad, con especial énfasis en las patologías crónicas que asocien riesgo de caídas. Particular atención hay que poner en la presencia de parkinsonismos, dolor crónico articular, alteración cognitiva, depresión, vértigo, mareo o enfermedad vasculocerebral fundamentalmente.
- La historia farmacológica del paciente, sobre todo la presencia de psicofármacos, hipnóticos, antidepresivos, anticolinérgicos e hipotensores, y los que hayan producido secundarismos relevantes, e indagar en la posible relación de estos secundarismos con las caídas.
- Se debe realizar una anamnesis detallada de las caídas. Hay que determinar el número de caídas en los 12 meses previos a la consulta. En cuanto a las caídas, se debe determinar cuándo (no solo el día concreto, sino también el momento del día), dónde (interior o exterior del domicilio), actividad que realizaba el paciente, cómo (tropiezo, resbalón, festinación, giro), síntomas acompañantes (mareo, desconexión del medio, palpitaciones, dolor torácico), hacia dónde se produce la caída (adelante, atrás, lateral), si precisó ayuda para levantarse, tiempo que permaneció en el suelo, lesiones y si precisó atención médica.
- En cuanto a la exploración, esta será tanto física, como neurológica, como articular. Se debe realizar siempre despistaje de hipotensión ortostática tomando la presión arterial y la frecuencia cardíaca en decúbito supino y durante los 3 min siguientes en bipedestación. Se debe realizar una valoración de la agudeza visual y auditiva (p. ej., test del susurro).
- Valoración funcional. Debe incluir escalas como las de Katz, Barthel y Lawton. También es recomendable recoger

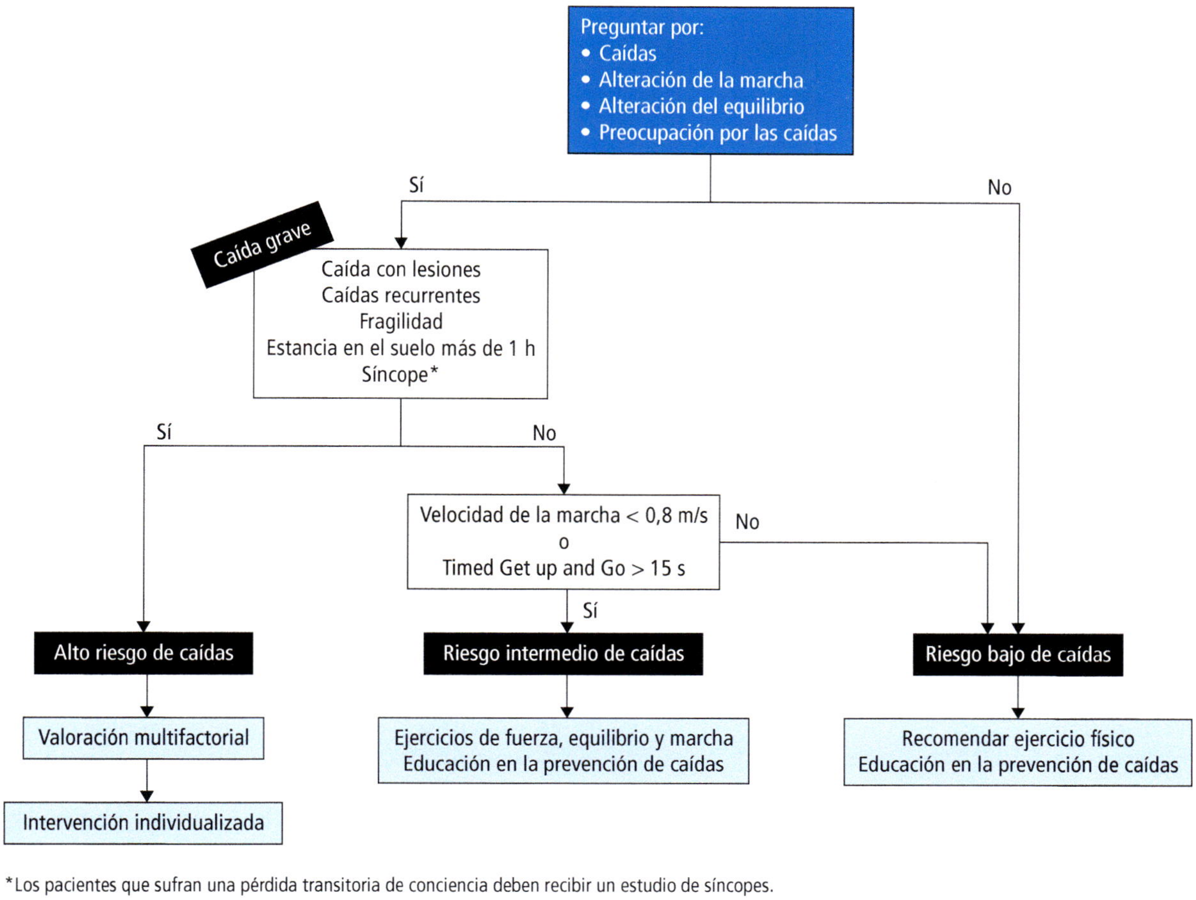

Figura 15.4 Algoritmo de riesgo de caídas.

la escala Functional Ambulation Classification (FAC) y el tipo de ayudas técnicas que use el paciente.

- Valoración cognitiva y del ánimo. Se pueden usar test de cribado de deterioro cognitivo, como el Mini-Mental State Examination (MMSE), el Montreal Cognitive Assessment (MoCA) o el Trail Making Test (TMT). En cuanto a la valoración del ánimo, se puede usar la escala de depresión geriátrica de Yesavage.
- Valoración social. Es importante realizar una valoración social con localización de cuidador principal o potencial cuidador principal, y de las redes sociales de apoyo que incluyan programas comunitarios de ejercicios dirigidos a personas mayores.
- Valoración nutricional. La valoración nutricional se puede hacer con alguna escala, como Mini Nutritional Assessment (MNA®), que está validada en personas mayores y resulta fácil de administrar. Se debe comprobar la variación de peso, si existe, y hacer una pequeña encuesta de hábitos nutricionales con especial incidencia en la ingesta proteica.
- Las pruebas complementarias se indican según los hallazgos realizados en la historia clínica y la exploración realizada. Sin embargo, tiene interés disponer de unas determinaciones analíticas básicas, como la concentración de hemoglobina y los niveles de creatinina y calcio. Es importante determinar los niveles de 25-hidroxivitamina D para identificar a los pacientes con déficit de vitamina D. No está recomendada la realización rutinaria de Holter de ritmo, ecocardiografía, electromiografía, pruebas de neuroimagen o estudio radiológico de columna lumbar en la valoración del paciente con caídas, aunque se indicarán según los hallazgos obtenidos en la valoración clínica del paciente.

Valoración de fragilidad-sarcopenia-osteoporosis

La valoración del paciente mayor con caídas debe incluir la comprobación de si el paciente presenta o no fragilidad por su estrecha relación con las caídas, y se recomienda el empleo del fenotipo de fragilidad de Linda Fried. Igualmente se debe valorar la presencia de sarcopenia, para lo que podemos usar los criterios del European Working Group on Sarcopenia in Older People en su segunda versión (EWGSOP2), por ejemplo. Estos criterios se basan en la determinación de la fuerza muscular, la cantidad muscular y el rendimiento físico. La determinación de la cantidad muscular se puede realizar mediante bioimpedanciometría o densitometría en la práctica clínica, o por resonancia magnética o tomografía computarizada en investigación. Se puede valorar el estado muscular del paciente mediante ecografía. La ecografía muscular está en pleno desarrollo como método diagnóstico, aunque actualmente no se disponen de puntos de corte estandarizados para el diagnóstico de sarcopenia. Es conveniente realizar una valoración de la osteoporosis mediante la búsqueda activa de fracturas por fragilidad y el cálculo del riesgo de fracturas por fragilidad mediante las herramientas FRAX, FRAXplus, Garvan o QFracture. En los pacientes con diagnóstico de sarcopenia resulta de especial importancia la valoración del riesgo de fracturas por fragilidad, dada la alta frecuencia de asociación entre sarcopenia y osteoporosis. Estas dos condiciones se desarrollan con mayor profundidad en los capítulos 13 y 26 respectivamente.

Valoración del equilibrio

El equilibrio tiene como objetivos funcionales:

- Mantener la bipedestación estable.
- Facilitar los movimientos voluntarios necesarios para conseguir una deambulación estable.
- Facilitar la ocurrencia de las reacciones requeridas para restablecer el equilibrio tras la intervención de situaciones que pongan en riesgo la estabilidad.

El equilibrio puede valorarse mediante algunas escalas, entre las que encontramos:

- *Performance Oriented Mobility Assessment (POMA) de Tinetti:* es una escala que evalúa tanto el equilibrio como la marcha. Tiene buena sensibilidad, pero baja especificidad.
- *Escala de equilibrio de Berg:* predice el riesgo de caídas recurrentes. Es probablemente la mejor escala para la valoración del equilibrio. Valora el equilibrio durante la realización de 14 actividades.
- *Short Physical Performance Battery (SPPB):* incluye tres subtest: equilibrio, velocidad de la marcha y tiempo usado en levantarse de la silla cinco veces. Una puntuación menor de 9 predice el desarrollo de discapacidad en actividades de la vida diaria y movilidad, así como caídas.
- *Test Timed Up and Go (TUG):* es la prueba más corta y simple y más segura, pues se trata de una prueba cronometrada. Existen múltiples versiones, y algunas incluyen tarea dual (cognitiva o manual). En su contra está que tiene limitaciones para discriminar a los pacientes en riesgo de caídas cuando son sanos y con alto nivel funcional.
- *Test de alcance funcional:* esta prueba está diseñada para valorar el desplazamiento del centro de gravedad dentro de los límites de estabilidad.

Más útiles son los estudios objetivos del equilibrio basados en soporte tecnológico, como la *posturografía.* La posturografía es una técnica que permite analizar el control postural de una persona en bipedestación estable y en condiciones de desestabilización, así como la realización de ciertas tareas necesarias para mantener la independencia en la sociedad. Para ello, se usa un posturógrafo, que es una plataforma dinamométrica que analiza las oscilaciones posturales a través del registro de la proyección vertical de la fuerza de gravedad (centro de presiones). Los valores obtenidos se comparan con valores normales para distintos grupos de edad y estatura.

La valoración del equilibrio mediante posturografía se basa en el paradigma del equilibrio dinámico ya referido anteriormente (v. fig. 15.1). El posturógrafo determina la integridad de los sistemas sensoriales aferentes mediante el análisis sensorial (test de Romberg sobre suelo firme con ojos abiertos y cerrados y test de Romberg sobre *foam* con ojos abiertos y cerrados) y los neuromusculares eferentes mediante los límites de estabilidad. Así, se puede determinar si el problema de equilibrio es visual, vestibular, somatosensorial o eferente motor. También se evalúan tareas simples, como levantarse de un asiento o saltar un obstáculo, y puede dar información sobre si existe debilidad muscular o alteración del equilibrio debido a hipotensión ortostática.

Valoración de la marcha

Se debe hacer una valoración observacional de la marcha con el objetivo no solo de identificar los distintos patrones de la marcha referidos anteriormente, sino también de distintos parámetros de la marcha que nos pueden indicar la presencia de riesgo de caídas. Durante el envejecimiento se producen una serie de cambios en los parámetros de la marcha que se recogen en el cuadro 15.4.

Más preciso, por obviar la subjetividad del observador, es hacer la valoración de la marcha con una alfombra computarizada. Esta alfombra, o pasillo de la marcha, consiste en un dispositivo con múltiples sensores de presión que, mediante su análisis con una aplicación informática, permite conocer parámetros espaciales y temporales de la marcha de manera objetiva. Es particularmente importante valorar: la velocidad de marcha, la longitud de paso y de zancada, el ancho de paso, el porcentaje de apoyo bipodal, la cadencia y la variabilidad de la marcha. Veamos definiciones de algunos parámetros de la marcha:

- *Longitud del paso:* la distancia entre el lugar donde el talón de un pie toca el suelo y el lugar donde el talón del pie contralateral toca el suelo a continuación.
- *Longitud de zancada:* la distancia que existe entre el lugar donde el talón de un pie toca el suelo y el lugar que toca el suelo el talón del mismo pie en el paso siguiente.
- *Doble apoyo:* porcentaje del ciclo de la marcha en que ambos pies tocan el suelo. Es normal que exista un período del ciclo de la marcha en que ambos pies toquen el suelo. Una fase de doble apoyo aumentada supone habitualmente un descenso de la velocidad de la marcha.
- *Ancho de paso:* distancia que hay entre el paso y la línea de la marcha.

CUADRO 15.4 **Efectos de la edad sobre los parámetros de la marcha**

- Disminución de la velocidad.
- Disminución de la longitud de zancada.
- Aumento de la anchura del paso.
- Disminución de la altura del paso.
- Disminución de la longitud del paso.
- Disminución del ángulo del pie con el suelo.
- Aumento de la fase bipodal.
- Disminución del braceo.

En el curso de la valoración de la marcha se debe evaluar la interacción que produce la realización de una tarea cognitiva simultáneamente con la marcha. Es lo que se llama marcha con tarea dual. Una alteración en la normal realización de la tarea dual es predictora de caídas, entre otros eventos.

Una alternativa más económica a los pasillos de la marcha son los acelerómetros. Los acelerómetros usan sensores inerciales fijados en distintos puntos del cuerpo que permiten medir la aceleración en distintos ejes durante el movimiento del sujeto. Se usan en el estudio de la marcha, aunque también tienen utilidad en el estudio del equilibrio.

RECUERDA: La valoración del paciente mayor con caídas se basa en cuatro pilares: la valoración geriátrica integral, la valoración de la fragilidad, la sarcopenia y la osteoporosis, la valoración del equilibrio y la valoración de la marcha. Estas dos últimas es recomendable realizarlas con dispositivos como el posturógrafo y los pasillos de marcha tipo GaitRite.

INTERVENCIÓN EN EL PACIENTE MAYOR CON CAÍDAS

La evidencia científica disponible sugiere que las intervenciones individualizadas dirigidas hacia los factores de riesgo detectados en una valoración multifactorial son más efectivas que las que realizan un enfoque multicomponente. En los metaanálisis se ha encontrado beneficio con las intervenciones basadas en el ejercicio y en intervenciones multifactoriales.

Veamos las intervenciones recomendadas para los pacientes según su nivel de riesgo de caídas.

Pacientes con alto riesgo de caídas

Intervención multifactorial

Es la intervención formada por un conjunto de actuaciones que se seleccionan y se ofrecen a un individuo para abordar los factores de riesgo específicos identificados a través de una evaluación multifactorial de riesgo de caídas. Ha demostrado ser capaz de reducir la tasa de caídas, sobre todo en pacientes con alto riesgo de caídas.

Los dominios que debe abordar una intervención multifactorial se muestran en el cuadro 15.5.

CUADRO 15.5 Dominios de la intervención multifactorial

- Ejercicio de fuerza y equilibrio.
- Revisión de medicamentos.
- Manejo de la hipotensión ortostática y enfermedades cardiovasculares.
- Manejo de enfermedades agudas y crónicas subyacentes.
- Optimización de la visión y la audición:
  - Visión: cirugía de cataratas para quienes la necesiten y corrección de la refracción.
  - Audición: evaluación y tratamiento de problemas auditivos.
- Cuidado de los pies y calzado adecuado.
- Suplementación vitamínica y optimización de la nutrición: asegurar una dieta equilibrada y considerar suplementos vitamínicos según sea necesario.
- Manejo de la continencia.
- Intervenciones para abordar preocupaciones sobre caídas.
- Educación individual y modificación ambiental:
  - Educación: proveer información y capacitación individualizada.
  - Modificación ambiental: ajustes en el hogar, incluido el uso de dispositivos de asistencia y tecnología.

Ejercicio

El ejercicio es la intervención que ha demostrado una mayor efectividad a la hora de prevenir caídas en las personas mayores y tiene un nivel de evidencia B para su implementación según la US Preventive Services Task Force (USPSTF). El ejercicio ha demostrado disminuir el riesgo de sufrir una caída, la tasa de caídas (hasta en un 23% en algunos estudios) y el riesgo de sufrir una caída que asocie lesiones. Actualmente, se recomienda el ejercicio para prevenir caídas en personas mayores de 65 años que viven en la comunidad y tienen un riesgo incrementado de sufrir una caída. Existen múltiples programas de ejercicios, tanto realizados en grupo como individuales en el domicilio del paciente, como los programas de ejercicios Otago o Vivifrail. Parece que los programas más efectivos son los que incluyen ejercicios multicomponente de moderada intensidad que incluyan entrenamiento de fuerza y potencia realizados con máquinas, resistencia aeróbica, equilibrio y elasticidad realizados en sesiones de 50 min, dos o tres veces por semana. Programas que incluyen taichí también han demostrado eficacia. Otros ejercicios que han mostrado efectividad son el ejercicio funcional (integración de entrenamiento de fuerza y equilibrio en las actividades diarias), *step training* (entrenamiento de cómo dar los pasos de forma correcta y rápida) o la marcha adaptativa (ejercicios que ayudan a evitar obstáculos en la marcha a veces usando realidad virtual).

Deprescripción farmacológica

Se debe realizar una revisión de la medicación con intención de deprescribir fármacos potencialmente inapropiados, con especial atención a los antidepresivos, hipnóticos (especialmente los llamados Z-hipnóticos) y neurolépticos o, al menos, usar las dosis más bajas posibles. La herramienta STOPPFall (Screening Tool of Older Persons Prescriptions in older with high fall risk) es un instrumento diseñado para ayudar en la toma de decisiones clínicas. La tabla 15.1 presenta un resumen de la herramienta STOPP/Fall unificada con las recomendaciones STOPP/START sobre caídas.

Control del dolor

El adecuado manejo del dolor asociado a enfermedades agudas y crónicas forma también parte de la intervención en el paciente con caídas, pues reduce el riesgo de caídas mientras permite que el paciente se mantenga activo. Se recomienda el uso de medidas no farmacológicas cuando sea posible. Los analgésicos asocian riesgo de caídas, por lo que se debe prever la aparición de efectos secundarios. Los opioides débiles (tramadol y codeína) presentan un balance riesgo-beneficio desfavorable y deben evitarse en la medida de lo posible. Se debe prestar especial atención al dolor neuropático.

TABLA 15.1 Recomendaciones para la deprescripción de fármacos en caídas: herramienta STOPP/Fall y criterios STOPP/START (sección K) unificados

	Valorar deprescripción en pacientes con caídas previas de repetición	Cuando hacerla	Monitorización tras la deprescripción
Benzodiazepinas (especialmente las de acción prolongada) e hipnóticos Z	Disminución del nivel de conciencia Sedación diurna Deterioro cognitivo Trastornos del equilibrio, ataxia Alteraciones psicomotoras Prescritos para sueño y ansiedad a la vez	Habitualmente necesaria	Ansiedad, insomnio, agitación, *delirium*, convulsiones
Antidepresivos	Hiponatremia Hipotensión ortostática Mareo Sedación Arritmias Prescritos para trastornos del sueño, trastorno de ansiedad o dolor neuropático Prescritos para depresión, dependiendo del tiempo libre de síntomas	Habitualmente necesaria	Recurrencia de depresión, ansiedad, irritabilidad, insomnio, cefalea, síntomas gastrointestinales
Antipsicóticos (neurolépticos)	Efectos extrapiramidales, parkinsonismo Efectos secundarios cardíacos Sedación, mareo, visión borrosa Prescritos para SPCD, trastornos del sueño o trastorno bipolar	Habitualmente necesaria	Síntomas psicóticos (delirios, alucinaciones), agresión, agitación, insomnio
Opioides	Alteración del equilibrio Disminución del nivel de conciencia Sedación Enlentecimiento de las reacciones Prescritos para dolor crónico y posiblemente para dolor agudo	Habitualmente necesaria	Recurrencia del dolor, síntomas musculoesqueléticos, gastrointestinales, ansiedad, insomnio, intranquilidad
Antiepilépticos	Disminución del nivel de conciencia Ataxia Somnolencia, mareo Trastornos del equilibrio Prescritos para trastornos de ansiedad o dolor neuropático	Valorar en cada caso	Recurrencia de crisis, ansiedad, inquietud psicomotriz, insomnio, cefalea
Diuréticos	Hipotensión ortostática Alteraciones electrolíticas Incontinencia urinaria	Valorar en cada caso	Congestión, insuficiencia cardíaca, hipertensión
Antihipertensivos de acción central	Disminución del nivel de conciencia Hipotensión Hipotensión ortostática Mareo	Valorar en cada caso	Hipertensión
Vasodilatadores	Hipotensión Hipotensión ortostática Mareo, síncope	Valorar en cada caso	Angina
α-bloqueantes como antihipertensivos o para HBP	Hipotensión Hipotensión ortostática Mareo	Valorar en cada caso	Hipertensión, palpitaciones, cefalea Recurrencia de síntomas de HBP
Antihistamínicos sedantes	Disminución del nivel de conciencia Confusión *(delirium)* Mareo, visión borrosa, aletargamiento Prescritos para cualquier indicación	Valorar en cada caso	Recurrencia de síntomas (alergia, picores), ansiedad, insomnio
Fármacos para la incontinencia de urgencia	Disminución del nivel de conciencia Confusión *(delirium)* Mareo, visión borrosa, aletargamiento Alargamiento del QT	Valorar en cada caso	Recurrencia de síntomas

Tratamiento del déficit de vitamina D

Se recomienda el tratamiento del déficit de vitamina D, pues está relacionado con una menor fuerza muscular, caídas, deterioro funcional y fracturas. No está demostrado que la suplementación con vitamina D en pacientes que no presenten déficit disminuya el riesgo de caídas y, por lo tanto, no está recomendado su uso, con un nivel de recomendación D de la USPSTF (no hacer).

Riesgos en el domicilio

La valoración de riesgos extrínsecos en el domicilio es efectiva en reducir la ratio y el riesgo de caídas en personas mayores con alto riesgo de caídas, sobre todo si la realiza un terapeuta ocupacional. Esta es la intervención más coste-efectiva en pacientes que viven en la comunidad.

Cataratas

La cirugía de cataratas reduce la tasa de caídas y el riesgo de presentar una fractura de cadera. Se recomienda, pues, la cirugía de cataratas cuando esté indicada. La corrección de problemas refractivos también se recomienda como parte de la intervención en caídas. El uso de lentes multifocales en exteriores puede ser un factor de riesgo de caídas en personas mayores activas.

Hipotensión ortostática

El tratamiento de la hipotensión ortostática ha mostrado beneficios. La intervención incluye la modificación de la medicación que puede causar efectos adversos como la hipotensión ortostática. Además, se recomienda:

- Evitar la deshidratación.
- Uso de medias elásticas: las medias elásticas pueden ayudar a prevenir la hipotensión ortostática.
- Fármacos: en algunos casos, se pueden prescribir medicamentos como fludrocortisona o midodrina para ayudar a controlar los efectos de la hipotensión ortostática.

Intervenciones multicomponente

Es un conjunto de intervenciones que abordan más de un dominio o categoría de intervención ofrecidas a todos los participantes en un programa determinado. Han demostrado reducir tanto el riesgo de caídas como la tasa de caídas cuando se comparan con el cuidado habitual de las caídas.

Pacientes con riesgo intermedio de caídas

Se recomienda ofrecer un programa de ejercicios basado en una evaluación individual del paciente que tengan como objetivo mantener el equilibrio durante tareas diarias, adaptándose a las necesidades y preferencias individuales. Los ejercicios deben ser exigentes, seguros y alcanzables, y deben revisarse y ajustarse regularmente para mantener un nivel óptimo de dificultad.

Pacientes con bajo riesgo de caídas

Se deben ofrecer consejos para mantener una movilidad segura y mejorar la función física. Estas recomendaciones deben fomentar la salud y prevenir caídas y fracturas, abordando aspectos como la actividad física, los hábitos de vida y la nutrición, incluida la ingesta de vitamina D.

En cuanto a ejercicio, se recomienda que, siempre que sea posible y seguro, los adultos mayores realicen entre 150 y 300 min de actividad física de intensidad moderada por semana, o entre 75 y 150 min de actividad física de alta intensidad por semana.

UNIDADES DE CAÍDAS

Las unidades de caídas son servicios interdisciplinares especializados que realizan valoración e intervención en pacientes con problemas de caídas, equilibrio o marcha. Las principales características de las unidades de caídas son que ofertan atención especializada limitada en el tiempo, están formadas por equipos de trabajo interdisciplinares, la valoración puede realizarse con soporte tecnológico o sin él, actúan preferentemente sobre pacientes frágiles y prefrágiles, la metodología de trabajo es la de la intervención multifactorial y, además, ofertan programas de ejercicio multicomponente.

Las unidades de caídas han demostrado ser efectivas en la reducción del número de caídas, del número de pacientes que sufren caídas, del número de pacientes que caen más de una vez, del número de pacientes que sufren lesiones asociadas a caídas y del número de pacientes que precisan atención sanitaria como consecuencias de caídas. Además, se ha visto que mejoran el rendimiento físico del paciente, el equilibrio, la fuerza de los miembros inferiores y la velocidad de la marcha; y mejoran el síndrome de preocupación por las caídas.

RECUERDA: Las unidades de caídas son servicios interdisciplinares especializados que realizan valoración e intervención en pacientes con caídas. El ejercicio es la intervención que ha demostrado una mayor efectividad a la hora de prevenir caídas en las personas mayores, con un nivel de evidencia B. Las intervenciones multifactoriales también han demostrado beneficio.

LECTURAS RECOMENDADAS

Caballero Mora MA, et al. Manual de manejo de las personas mayores que sufren caídas. 2.ª ed. SEMEG; 2024.

Colon-Emeric CS, McDermott CL, Lee DS, Berry SD. Risk Assessment and Prevention of Falls in Older Community-Dwelling Adults. A Review. JAMA 2024;331(16):1397–406.

Montero-Odasso M, van der Velde N, Martin FC, Petrovic M, Tan MP, Ryg J, et al. World guidelines for falls prevention and management for older adults: a global initiative. Age and Ageing 2022;51:1–36.

Savvakis I, Adamakidou T, Kleisiaris C. Physical-activity interventions to reduce fear of falling in frail and pre-frail older adults: a systematic review of randomized controlled trials. Eur Geriatr Med 2024;15:333–44.

Seppala LJ, Petrovic M, Ryg J, Bahat G, Topinkova E, Szczerbińska K, et al. STOPPFall (Screening Tool of Older Persons Prescriptions in older adults with high fall risk): a Delphi study by the EuGMS Task and Finish Group on Fall-Risk-Increasing Drugs. Age and Ageing 2021;50(4):1189–99.

16

Atención al paciente inmovilizado, trastornos de la eliminación y úlceras por presión

Carmen Luengo Márquez, Gema Juncos Martínez, Esther Martínez Sánchez

DETERIORO FUNCIONAL SEVERO: INMOVILIDAD COMO SÍNDROME GERIÁTRICO

El deterioro funcional extremo con la máxima dependencia hasta la encamación genera como síndrome geriátrico una gran morbimortalidad. Su prevención (primaria, secundaria y terciaria) es un reto no solo para los especialistas en geriatría, sino para todo el sistema sanitario y, en especial, para su mayor consumidor: el adulto mayor. Es este grupo poblacional el que, con sus características fisiológicas y pluripatologías, presenta mayor riesgo de encamación y sus consecuencias.

El deterioro funcional supone una disminución de la capacidad para desempeñar las actividades de la vida diaria (AVD) por deterioro de las funciones motoras. Es involuntario y secundario a distintas causas, y tiene repercusión en la capacidad de desplazamiento y la autonomía. En sí mismo produce disminución de la tolerancia a la actividad física, con sarcopenia secundaria.

Los problemas de movilidad son frecuentes en la población de edad avanzada, y son mayores a nivel hospitalario, con gran iatrogenia al alta en cuanto a pérdida de autonomía, dependencia y sobrecarga de cuidadores. Cualquier deterioro funcional precisa una evaluación completa y urgente para buscar las causas, la posible reversibilidad y la prevención o tratamiento de las complicaciones asociadas lo más precozmente posible. La presencia de fragilidad como síndrome precisa ser conocida para encender alarmas ante cualquier persona que lo presente. El adulto mayor frágil, ante la pérdida de actividad física, necesita el oportuno tratamiento médico y funcional para evitar la discapacidad y/o encamación y sus complicaciones multisistémicas.

El síndrome de inmovilidad es de etiología generalmente multifactorial, potencialmente reversible y prevenible en función de la causa. La dependencia funcional hospitalaria, como un síndrome detectable, se considera una condición catastrófica similar a un ictus o a una fractura de cadera. La inmovilidad secundaria a una estancia hospitalaria aumenta la discapacidad e incluso la muerte.

La pérdida funcional puede producirse de forma catastrófica: brusca por una enfermedad aguda, una patología crónica o por hospitalización (ictus/fractura de cadera), o de forma progresiva como vía común de los procesos de envejecimiento.

Etiología de la inmovilidad en el adulto mayor

En el análisis de la etiología de la inmovilidad en esta población se han de mencionar los tres componentes que la posibilitan: los cambios fisiológicos asociados al envejecimiento (tabla 16.1), los factores o enfermedades que predisponen a ella y la desencadenan (tabla 16.2) y el hospital como fuente iatrogénica de inmovilidad (cuadro 16.1). Este último genera una mala visión de la respuesta de las instituciones a este problema de alta prevalencia y baja visibilidad, por considerar que tanto el problema como la morbimortalidad que genera son normales.

Manifestaciones clínicas y complicaciones de la inmovilidad

La inmovilidad afecta a diversos órganos y funciones, y la gravedad de algunas de las consecuencias generan en ocasiones mayor peligro que la enfermedad que discapacita. Las secuelas serán más graves según el grado y la duración de la inmovilidad. A continuación, describiremos los cambios más relevantes enumerados por sistemas.

La clínica y las estrategias para abordarlas o prevenirlas se muestran en la tabla 16.3.

Evaluación de la inmovilidad

El estudio de un paciente con inmovilidad debe seguir un esquema que ayude a conocer el grado de limitación y su etiología, incidiendo en su posible reversibilidad para ofrecer un tratamiento integral con objetivos de autonomía/independencia. La historia clínica contemplará:

- Los antecedentes médicos/quirúrgicos y el grado de afectación por sistemas (gravedad), así como el tratamiento recibido en cada una de las patologías.
- La naturaleza y la duración del proceso incapacitante precipitante: se deben referir la situación funcional previa y la generada por el proceso actual, así como el tiempo de deterioro y su evolución, y reflejar si ha realizado tratamiento rehabilitador.
- La motivación y aspectos psicológicos: conocer si el deterioro cognitivo y el estado anímico pueden condicionar la colaboración en la rehabilitación.
- Factores ambientales: apoyo familiar/social y barreras arquitectónicas.

TABLA 16.1 Cambios fisiológicos asociados al envejecimiento que predisponen al desarrollo de inmovilidad

Sistema óseo	• Fragilidad ósea: alteración en la fijación del calcio, dificultad en sintetizar vitamina D • Disminución de la densidad mineral ósea con un aumento de la probabilidad de fracturas • Disminución de regeneración ósea del tejido lesionado
Sistema muscular	• Disminución de la masa muscular y del área de sección transversa del músculo con pérdida de fuerza y disminución de la movilidad • Sarcopenia: disminución de la autonomía
Corazón	• Aumento de grosor del ventrículo izquierdo con pérdida de distensibilidad miocárdica • Aumento de la presión sistólica • Engrosamiento/calcificación de las válvulas cardíacas • Tiempos de contracción y relajación mayores con modificación del llenado y vaciado ventricular y disminución del gasto cardíaco
Sistema vascular	• Aumento del grosor en las arterias y venas • Rigidez de la pared de la aorta y los grandes vasos por el calcio con el aumento de las resistencias periféricas y presión sistólica
Sistema respiratorio	• Reducción de la capacidad pulmonar total y capacidad vital, volumen corriente y capacidad de ventilación máxima por minuto • Todo condiciona una disminución de la pO_2 arterial
Sistema nervioso	• Disminución del tamaño cerebral por muerte neuronal • Retraso en la estimulación y conducción de la señal nerviosa a los músculos • Alteración en el reclutamiento muscular con pérdida de unidades motoras • Pérdida de motoneuronas medulares y daños axonales con fenómenos de denervación

TABLA 16.2 Etiología del síndrome de inmovilidad

Factores intrínsecos	Factores extrínsecos
• Enfermedades musculoesqueléticas: patología inflamatoria o degenerativa articular, osteoporosis, enfermedades del tejido conectivo, polimialgia reumática, fracturas, enfermedades musculares primarias o secundarias, problemas podológicos, desuso por encamación prolongada • Enfermedades neurológicas: ictus, enfermedades degenerativas (enfermedad de Parkinson, demencias), esclerosis múltiple, neuropatías, síndrome confusional agudo • Enfermedades cardiovasculares: insuficiencia cardíaca, arteriopatías periféricas • Enfermedades pulmonares: insuficiencia respiratoria crónica de cualquier etiología • Enfermedades psicológicas: depresión inhibida • Otras enfermedades: enfermedades endocrinas (hipotiroidismo, diabetes, hiperparatiroidismo), malnutrición, alteraciones sensoriales (disminución de la agudeza visual, alteraciones vestibulares), anemias de distintas etiologías, neoplasias terminales, daño tisular reciente, poscirugía	• Iatrogénicos: inmovilidad forzada por prescripción facultativa, fármacos sedantes y neurolépticos, actitudes sobreprotectoras • Ambientales: hospitalización, barreras arquitectónicas, inexistencia de medios de ayuda • Sociales: soledad, falta de estímulo y de apoyo social

CUADRO 16.1 Hospital como fuente iatrogénica de inmovilidad

- **Factores dependientes del paciente:** edad, deterioro cognitivo, *delirium* en ingresos previos, situación funcional previa, apoyo social, polifarmacia, desnutrición, déficits sensoriales visuales y auditivos.
- **Factores relacionados con el motivo de ingreso o enfermedad aguda y su grado:** patologías con deterioro funcional catastrófico (ictus/fractura de cadera); en adultos mayores frágiles, cualquier ingreso médico o quirúrgico tendrá un impacto negativo sobre la función.
- **Factores relacionados con el manejo hospitalario:** discapacidad iatrogénica prevenible y no prevenible (evento iatrogénico a pesar de un adecuado cuidado de salud). Prevenible:
  - Diagnósticos: no realizados y, por tanto, no tratados, o incorrectos.
- Fármacos: inapropiados, fútiles, dosis infraterapéuticas o tóxicas, interacciones.
- Procedimientos: catéteres urinarios inapropiados, accesos venosos no necesarios, estancias prolongadas innecesarias con infecciones nosocomiales.
- Movilidad: encamación innecesaria, adecuación del entorno, no utilizar la fisioterapia, no identificar el riesgo de úlceras de decúbito, actuación sobre el *delirium,* protocolizar la movilidad y las caídas.
- Nutrición: no valorar la intervención nutricional si es necesaria.
- Valoración de las necesidades integrales en el alta del paciente, así como coordinación de niveles asistenciales.

TABLA 16.3 Manifestaciones clínicas y estrategias para la prevención de la inmovilidad

Manifestaciones	Estrategias
Sistema musculoesquelético	
Atrofia muscular	Movilización precoz, fisioterapia pasiva/activa, ejercicio de resistencia
Osteoporosis	Movilización/fármacos
Rigidez articular	Movilización articular en rango, evitar flexos
Aparato respiratorio	
Reducción de la capacidad vital	Fisioterapia respiratoria
Hipoxemia, alteración de la ventilación/perfusión	Sedestación intermitente/levantar
Alteración del mecanismo de la tos/riesgo de aspiraciones	Manejo de la disfagia, posición de sedestación en la ingesta
Sistema cardiovascular	
Hipotensión ortostática	Elevar la cabecera de la cama
TVP/TEP	Compresión de los miembros inferiores y heparina profiláctica
Aumento de la frecuencia cardíaca en reposo	Movilizaciones precoces
Aparato genitourinario	
Retención/incontinencia urinaria	Movilización precoz, vigilar fármacos
Infecciones urinarias	Evitar sondas, detección y tratamiento precoz
Litiasis vesical	Alcalinizar la orina
Sistema endocrino	
Resistencia a la insulina Dislipemia	Ejercicio aeróbico, dietas adecuadas, fármacos según necesidad
Aparato digestivo	
Anorexia	Distribuir calorías sin saciar
Estreñimiento	Hidratación, fibra, laxantes, movilizar
Incontinencia fecal	Vigilar seudodiarrea/impactación fecal, calendario de evacuación
Neuropsicológicas	
Déficit cognitivo	Estimulación cognitiva
Distimia	Comunicación apropiada, relaciones sociales; psicofármacos
Alteración del sueño	Higiene del sueño, evitar somnolencia diurna
Piel	
Úlceras en decúbito	Cambios posturales/levantar Inspección diaria cutánea, escalas de riesgo Colchón antiescaras/cojines

TEP: tromboembolismo pulmonar; TVP: trombosis venosa profunda.

Tratamiento: aspectos preventivos, etiológico y rehabilitador

Se fundamenta en tres pilares:

- *Etiológico:* abarca factores etiológicos detectados y potencialmente tratables.
- *Movilización:* aplicación y aprendizaje de técnicas de movilización, con fisioterapia, terapia ocupacional y entrenamiento en AVD.
- *Evitar complicaciones* derivadas de la encamación prolongada.

En las figuras 16.1 y 16.2 se detallan los algoritmos de abordaje desde el punto de vista de prevención y nivel asistencial más adecuado de tratamiento según la situación funcional, psicológica y social del paciente.

Prevención primaria

El ejercicio físico aeróbico produce efectos beneficiosos sobre las lipoproteínas; disminuye las cifras de presión arterial en individuos con hipertensión; ayuda al control de la diabetes de tipo 2, al disminuir los requerimientos de insulina; y aumenta la densidad mineral ósea, lo que reduce la incidencia de fractura de cadera con mejoría de la osteoporosis. También se asocia a la prevención del cáncer, incluido el colorrectal y el de mama. A nivel psíquico, mejora la sensación de bienestar y las relaciones interpersonales y disminuye el aislamiento y la depresión. También mejora la fuerza y la capacidad aeróbica máxima con aumento de la reserva fisiológica, y reduce el esfuerzo y la fatiga asociados con las AVD, lo que disminuye el riesgo de dependencia funcional y prolonga la expectativa de vida activa. Por todo esto, el ejercicio físico es una actividad recomendada (tipo A), tanto por la US Preventive Services Task Force (USPSTF) como por la American Heart Association (AHA).

En este tratado existe un capítulo específico sobre ejercicio físico en las personas mayores en todos los aspectos preventivos y terapéuticos, por lo que remitimos al mismo en cuanto a las recomendaciones del ejercicio multicomponente y sus beneficios (v. capítulo 8).

Prevención secundaria: diagnóstico precoz y rehabilitación

Aparecida la discapacidad funcional, lo fundamental es un diagnóstico precoz y calcular la posibilidad de revertirla, que dependerá del diagnóstico etiológico, de la gravedad del deterioro, del tiempo de evolución de la inmovilidad, de las comorbilidades y de la motivación del paciente y de su entorno. Factores considerados de buen pronóstico funcional son una situación funcional previa buena, ausencia de deterioro cognitivo grave, alto grado de motivación del paciente y participación familiar y apoyo sociosanitario adecuados (unidades de rehabilitación, centros de día).

Se considera un marcador pronóstico desfavorable la dependencia en más de tres AVD. En atención primaria deberían recogerse las capacidades funcionales con evaluaciones periódicas (anuales), especialmente en el caso de los frágiles y después de las altas hospitalarias.

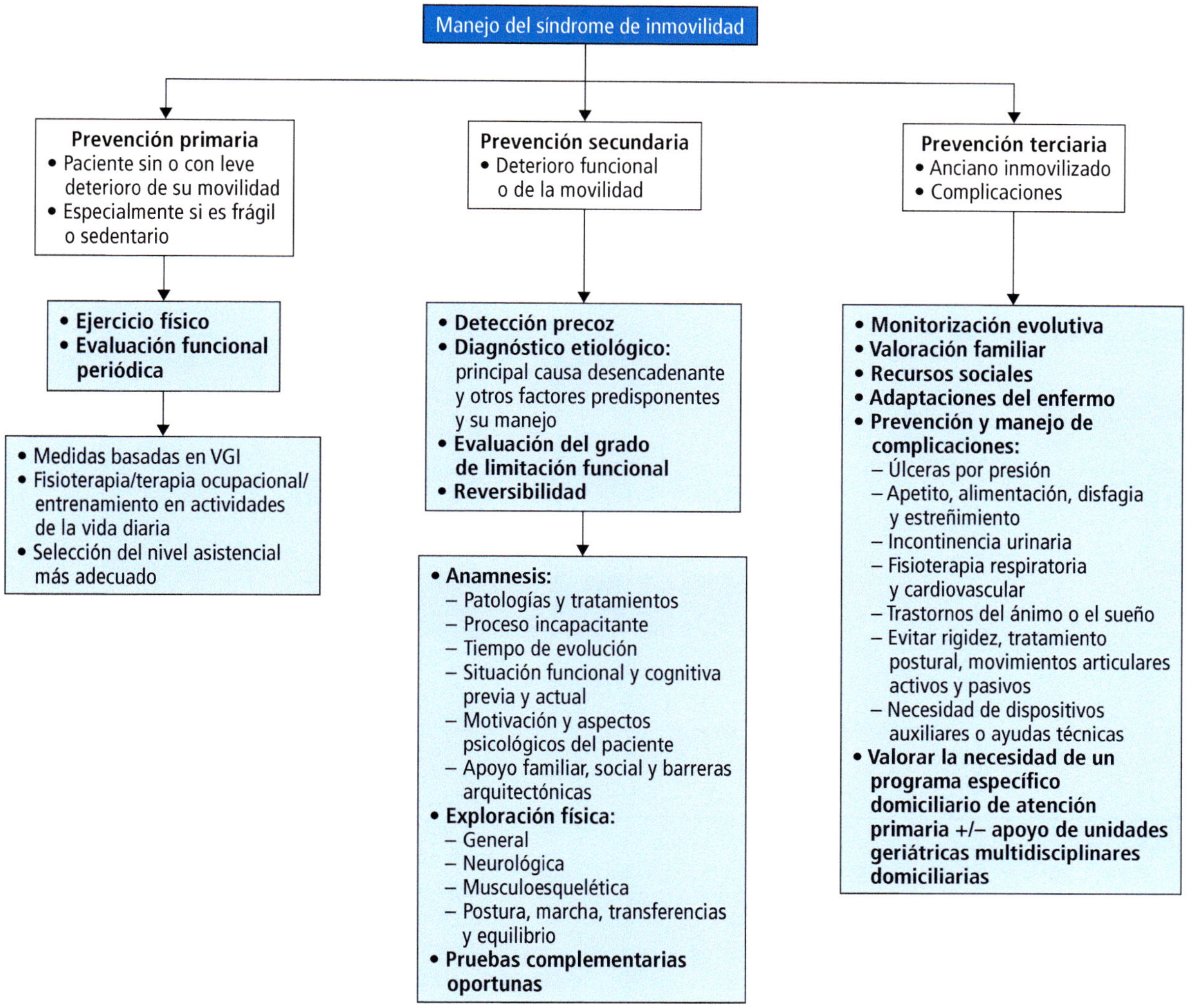

Figura 16.1 Manejo del síndrome de inmovilidad.

Detectado el deterioro funcional y evaluados su etiología y pronóstico, se realizará un tratamiento en el nivel asistencial adecuado: unidades de media estancia rehabilitadoras y de convalecencia, hospitales de día y atención geriátrica domiciliaria.

Prevención terciaria: complicaciones de la inmovilidad

La inactividad puede ocasionar manifestaciones en todos los sistemas, y en la tabla 16.3 se reflejan las complicaciones de la inactividad y su abordaje.

En el paciente inmovilizado se elaborará un protocolo para la recogida de datos sobre el grado de movilidad, los diagnósticos y los tratamientos, una monitorización evolutiva, los cuidados que deben prestarse según las complicaciones, las adaptaciones necesarias del entorno y la valoración de la situación familiar y de los recursos sociales.

La prevención terciaria incluye el tratamiento postural del paciente encamado, usar dispositivos auxiliares, prevenir las úlceras de decúbito, realizar fisioterapia respiratoria y cardiovascular, programar los movimientos articulares pasivos-activos para evitar la rigidez, vigilar la alimentación y sus posibles complicaciones (desnutrición, disfagia), y valorar la presencia de estreñimiento, incontinencia urinaria e infecciones en distintas zonas (escaras, respiratorias, urinarias y sepsis).

Tratamiento etiológico

Desde atención primaria se valorará la posibilidad de derivar al paciente a atención hospitalaria si se sospecha una patología oculta que pudiera requerir un tratamiento específico, o si existe inmovilidad reciente no revertida a corto plazo y necesidad de terapia rehabilitadora.

Se fijan tres objetivos: 1) tratamiento de factores etiológicos detectados y potencialmente tratables con medidas médicas o quirúrgicas; 2) técnicas de fisioterapia y terapia ocupacional con entrenamiento en AVD, y 3) manejo del paciente encamado para evitar complicaciones.

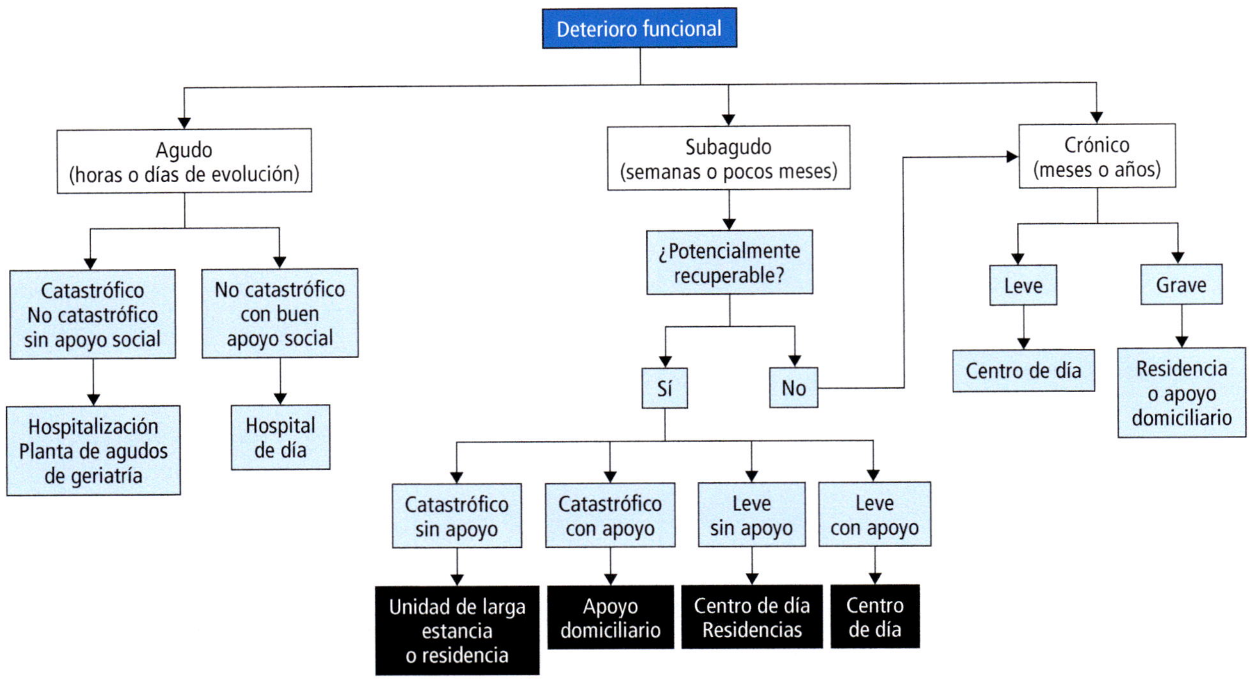

Figura 16.2 Manejo del deterioro funcional por niveles asistenciales geriátricos.

> **RECUERDA:** La inmovilidad es la disminución de la capacidad para desempeñar las actividades básicas de la vida diaria por deterioro de las funciones motoras. Hay que determinar el grado de limitación y su etiología, su posible reversibilidad y un plan de tratamiento integral para conseguir la máxima independencia.

TRASTORNOS EN LA ELIMINACIÓN FECAL

La defecación normal es un acto voluntario en el que están implicados los esfínteres anales interno y externo, los músculos estriados del suelo pélvico (puborrectal y elevador del ano), así como la inervación sensorial y motora de los nervios pudendos y pélvicos con conexión a los niveles L2-S4. El correcto funcionamiento de estos elementos neuromusculares permite una defecación eficiente.

En las alteraciones de la eliminación fecal normal podemos definir dos trastornos: el estreñimiento y la incontinencia fecal.

Estreñimiento

Definición y factores de riesgo

El estreñimiento se define como un desorden funcional intestinal caracterizado por defecaciones difíciles, incompletas y de baja frecuencia. El estreñimiento no es una enfermedad ni un síndrome, es un síntoma difícil de definir. La variabilidad entre los criterios subjetivos y objetivos a la hora de definir «estreñimiento» explica las diferencias entre las tasas de prevalencia que se han determinado en adultos mayores: alrededor del 20-30% a los 65 años, pero entre el 30 y el 50% en los mayores de 75 años (60% de ellos usando laxantes de forma crónica), mayor del 50% en los mayores de 85 años y en los institucionalizados es hasta del 50%.

Los criterios de Roma IV (2016) para el estreñimiento funcional se describen en el cuadro 16.2 y deben estar presentes

CUADRO 16.2 Criterios diagnósticos de Roma IV para el diagnóstico de estreñimiento funcional

- Presencia de dos o más de los siguientes criterios durante los últimos 3 meses, con el inicio de los síntomas por lo menos 6 meses antes del diagnóstico:
  - Esfuerzo defecatorio al menos en el 25% de las deposiciones.
  - Heces duras al menos en el 25% de las deposiciones tipo 1-2 de Bristol.
  - Sensación de evacuación incompleta al menos en el 25% de las deposiciones.
  - Sensación de obstrucción o bloqueo anorrectal al menos en el 25% de las deposiciones.
  - Maniobras manuales para facilitar la defecación al menos en el 25% de las deposiciones.
  - Menos de tres deposiciones espontáneas completas a la semana.
- La presencia de heces líquidas es rara sin el uso de laxantes.
- No deben existir criterios suficientes para el diagnóstico de síndrome del colon irritable.

CUADRO 16.3 «Las 10 D del estreñimiento en el adulto mayor» *(Ten D's of constipation in the elderly)*

1. Fármacos *(Drugs)*.
2. Alteraciones en la defecación *(Defecatory dysfunction)*.
3. Enfermedad degenerativa *(Degenerative disease)*.
4. Demencia *(Dementia)*.
5. Ingesta diaria disminuida *(Decreased dietary intake)*.
6. Movilidad reducida *(Decreased mobility)*.
7. Dependencia de otros *(Dependence on others for assistance)*.
8. Deshidratación *(Dehydration)*.
9. Intimidad reducida *(Decreased privacy)*.
10. Depresión *(Depression)*.

al menos durante 3 meses en los 6 meses previos al diagnóstico. Se ha de demostrar la ausencia de alteraciones estructurales, metabólicas, enfermedades neurológicas o sistémicas o la toma crónica de ciertos fármacos. Estos pacientes no deben cumplir criterios de síndrome del intestino irritable (SII), aunque el dolor y/o la hinchazón abdominal pueden estar presentes, pero sin ser los síntomas predominantes.

Se han identificado múltiples factores de riesgo: edad, sexo femenino, baja ingesta de fibra y de líquidos, inactividad física y trastornos distímicos. En los mayores, como recordatorio puede servir la llamada «regla de las 10 D del estreñimiento en el anciano» *(ten D's of constipation in the elderly)*, descrita por Bouras y Tangalos (cuadro 16.3).

Mecanismos fisiopatológicos

En el cuadro 16.4 se describen los cambios a nivel intestinal asociados al envejecimiento. En el adulto mayor es posible identificar más de un componente fisiopatológico, así como numerosas enfermedades asociadas al estreñimiento crónico.

CUADRO 16.4 Mecanismos fisiopatológicos del estreñimiento. Cambios fisiológicos del colon y el suelo pélvico en el envejecimiento

- Ausencia de alteración del tránsito colónico con la edad, posible disminución del número de neuronas del plexo mientérico.
- Disminución de la sensación de distensión del recto tras su llenado.
- Aumento del tiempo de latencia del nervio pudendo.
- Disminución de las fibras que inervan el esfínter anal externo.
- Reducción de la presión en reposo y en el esfuerzo del canal anal.
- Aumento del umbral por inhibición del esfínter anal interno.
- Aumento del grosor y de la ecogenicidad del esfínter anal interno.
- Disminución del grosor del esfínter anal externo.

Basándose en mecanismos fisiopatológicos, la World Gastroenterology Organization (WGO) distingue estos subtipos de estreñimiento:

- *Estreñimiento de tránsito colónico lento:* es más frecuente en el sexo femenino. Puede producirse por alteraciones metabólicas, endocrinas, enfermedades sistémicas o fármacos, pero también puede ser primario. Se han demostrado dos mecanismos fisiopatológicos:
  - Inercia colónica (disminución de contracciones propulsivas colónicas).
  - Hiperactividad colónica (contracciones descoordinadas en el movimiento colónico).
- *Disfunción del suelo pélvico. Trastorno en la evacuación:* en este subtipo, más frecuente en mujeres, el tiempo de tránsito intestinal es normal. La disfunción del suelo pélvico puede ser definida como una permanencia prolongada de heces en el recto, causada por una eliminación inadecuada debido a la existencia de una alteración en la relajación del esfínter anal interno o a la contracción del esfínter anal externo durante la defecación. El trastorno funcional de la defecación puede deberse a: disminución de la sensibilidad rectal (con inhibición del deseo defecatorio)/disinergia defecatoria (con cuatro tipos según los patrones manométricos). Como mecanismo obstructivo sin implicar directamente al suelo pélvico están las causas orgánicas que suponen una compresión mecánica a la evacuación: tumoraciones benignas o malignas del colon distal/recto y compresiones extrínsecas (tumoraciones pelvianas benignas o malignas).
- *Estreñimiento con tiempo de tránsito colónico normal:* este subtipo es probablemente la forma más común de estreñimiento valorada en atención primaria. Muchos de los pacientes presentan rasgos de SII y trastornos psicológicos, por lo que sus molestias parecen ser secundarias a una incorrecta apreciación de su hábito intestinal.
- *Síndrome de intestino irritable (SII) con predominio del estreñimiento:*
  - El síndrome de intestino irritable es un trastorno funcional digestivo que se caracteriza por la asociación de dolor abdominal, distensión y alteraciones en el hábito de deposición (diarrea o estreñimiento). Los criterios diagnósticos son: dolor abdominal al menos 1 día por semana en los últimos 3 meses, asociado con dos o más de los siguientes síntomas: dolor relacionado con la defecación, asociado a un cambio en la frecuencia de las heces y/o a un cambio en la consistencia de las heces. Se han establecido distintos subtipos basados en la escala de Bristol: SII con predominio de estreñimiento/SII con predominio de diarrea/SII mixto. Hay indicios que describen fenómenos microinflamatorios y un aumento de los linfocitos intraepiteliales, así como mastocitos en el colon de estos individuos. Esta microinflamación origina la hipersensibilidad de las terminaciones nerviosas de la pared intestinal perpetuando los síntomas, incluido el dolor abdominal.
- *Tipo mixto:* supone la combinación de tránsito colónico lento y la disfunción del suelo pélvico.

Etiología

En la población de edad avanzada suele existir un origen multifactorial. Son múltiples las causas de estreñimiento secundario, y se describen en la tabla 16.4.

Diagnóstico

El estreñimiento es un síntoma muy frecuente y originado por múltiples causas, lo que hace fundamental llevar a cabo una correcta anamnesis y exploración física, así como solicitar las pruebas complementarias dirigidas al diagnóstico etiológico para establecer un tratamiento eficaz.

En el diagnóstico sindrómico se valorarán tres aspectos:

1. Cumplimiento de los criterios diagnósticos de Roma IV de estreñimiento.
2. Determinación de las causas: realización de pruebas específicas (solo está indicado realizar estudios de laboratorio, imagen o endoscopia y pruebas funcionales en los pacientes con síntomas de alarma o estreñimiento crónico grave).
3. Detección de signos de alarma que requieran pruebas endoscópicas: cambio súbito en el ritmo deposicional habitual persistente (> 6 semanas), edad > 50 años, anemia ferropénica, sangrado rectal o sangre oculta en las heces positiva, estreñimiento reciente, pérdida de peso, dolor abdominal importante, cambios en las características y consistencia de las heces, prolapso/masa rectal, historia familiar de cáncer de colon.

Para el estudio etiológico se realizarán pruebas diagnósticas dirigidas:

- *Estudios analíticos:* hemograma, bioquímica con iones, ferrocinética, función renal, calcio y hormonas tiroideas.
- *Análisis de las heces:* prueba de sangre oculta en las heces, peso de las heces en 3 días (se considera estreñimiento si el peso es < 100 g) y consistencia de las deposiciones (escala de Bristol.
- *Pruebas de imagen:*
  - *Test de tránsito colónico* (TTC): mide el tiempo que tardan las heces en pasar a través del colon.
  - *Defecografía o enema de bario:* valora el ángulo anorrectal y el descenso del suelo pélvico durante la defecación.
  - *Colonoscopia:* la American Society of Gastroenterology Endoscopy (ASGE) recomienda la realización de una colonoscopia a todos los pacientes mayores de 50 años con estreñimiento que presenten los síntomas de alarma anteriormente referidos y a pacientes que no responden al tratamiento convencional.
  - *Otras potenciales pruebas:* son la ultrasonografía, la tomografía axial computarizada (TAC) o la resonancia magnética (RM).
- *Pruebas funcionales:*
  - *Manometría anorrectal* (MAR): en el estreñimiento funcional en el que además exista fisura anal, incontinencia fecal o rectocele para descartar disinergia del suelo pélvico.
  - *Test de expulsión del balón* (TEB): valora la función motora y la coordinación en los trastornos de la defecación.
  - *Otras:* test sensoriales anorrectales (potenciales evocados) o electromiografía (evalúa el esfínter anal externo y el músculo puborrectal).

En adultos mayores se realizará una valoración geriátrica integral y se evaluará la comorbilidad para racionalizar la aplicabilidad de las pruebas complementarias descritas. En la figura 16.3 se expone un algoritmo explicativo.

TABLA 16.4 Causas de estreñimiento secundario

Obstrucción mecánica	• Tumor colorrectal • Diverticulosis • Estenosis postinflamatorias o posquirúrgicas • Compresión externa por tumor/otra causa pélvica • Prolapso rectal/megacolon/debilidad del suelo pélvico • Vólvulo
Trastornos neurológicos	• Neuropatía autonómica • Enfermedad cerebrovascular • Deterioro cognitivo/demencia/depresión • Enfermedad de Parkinson • Esclerosis múltiple • Patología raquídea
Patologías endocrinas/metabólicas	• Insuficiencia renal crónica • Diabetes mellitus • Alteraciones iónicas: hipercalcemia; hiper-/hipomagnesemia; hipopotasemia • Hiperparatiroidismo • Hipotiroidismo
Miopatías	• Amiloidosis • Dermatomiositis/polimiositis • Esclerodermia
Fármacos	• Analgésicos: AINE/opioides • Psicofármacos: antidepresivos tricíclicos/antipsicóticos • Antiepilépticos • Medicación antiparkinsoniana: agentes dopaminérgicos • Antagonistas del calcio • Diuréticos: furosemida e hidroclorotiazida • Antiácidos (que contengan aluminio, calcio) • Suplementos de calcio y de hierro
Miscelánea	• Enfermedad cardíaca • Inmovilidad

AINE: antiinflamatorios no esteroideos.

Tratamiento

En las últimas guías clínicas de la WGO de 2010 se propone un esquema para el manejo farmacológico general del estreñimiento (tabla 16.5). Además de lo expuesto en esta tabla, tendremos en cuenta:

- *Educación sanitaria:* proporcionar consejos; programación de un horario regular para ir al baño, evitar esfuerzos defecatorios intensos, estimular la actividad física y realizar adaptaciones en el baño.

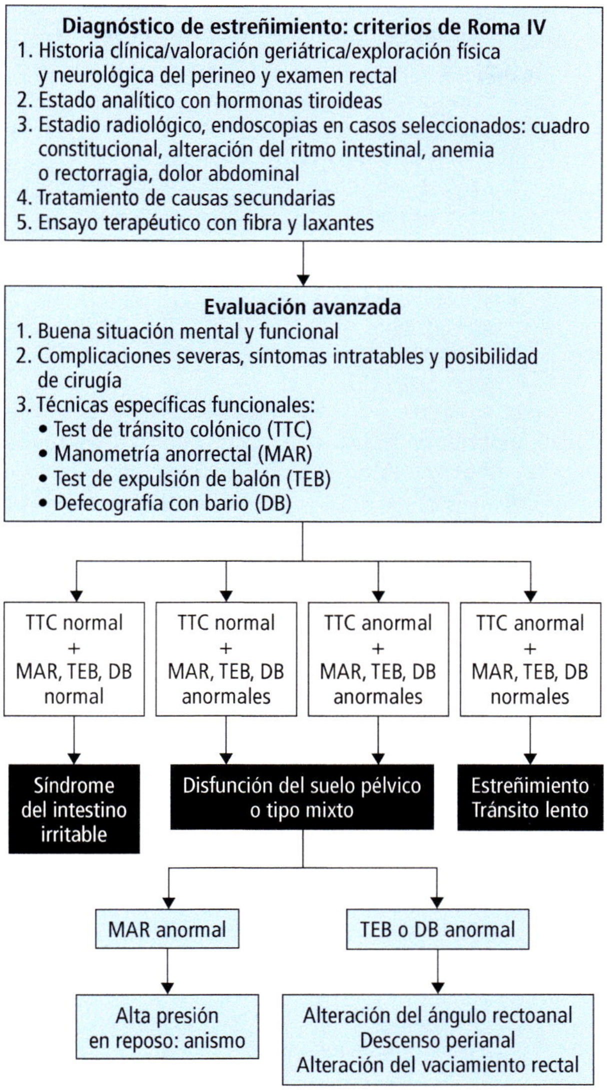

Figura 16.3 Algoritmo diagnóstico/pruebas de evaluación del estreñimiento.

- *Medidas higiénico-dietéticas:* ingesta de fibra hasta 15-25 g/día, asociada a una adecuada ingesta de fluidos (1,5 l/día) para ablandar el bolo fecal. Existen preparados comerciales con semillas de *Plantago* o de *Psyllium* (formadores masa).
- *Biorretroalimentación anorrectal:* técnica de entrenamiento conductual que se puede utilizar de manera efectiva para manejar a las personas con defecación disinérgica con el objetivo de normalizar la sensación, la relajación y la contracción musculares, así como para mejorar la dinámica de la defecación. Los pacientes reciben información visual y auditiva del funcionamiento del esfínter anal y de los músculos del suelo pélvico; se monitorizan con manometría y electromiograma de presiones el esfínter externo y el recto. Es necesario que el paciente tenga buena situación funcional y cognitiva.
- *Cirugía:* en pacientes con tránsito colónico lento que son refractarios al tratamiento médico, puede ser necesaria una colectomía subtotal con anastomosis ileorrectal. Antes se ha de excluir la disfunción de suelo pélvico y la hipomotilidad entérica generalizada, pues, en caso de estar presentes, la cirugía tendría malos resultados. En adultos mayores, los beneficios son inciertos.

Complicaciones del estreñimiento crónico

Hay múltiples complicaciones, alguna de ellas especialmente graves:

- *Impactación fecal (fecaloma):* acumulación de heces en el colon en distintos tramos. Aparece, sobre todo, en pacientes con deterioro funcional grave. Tiene una importante morbilidad, con riesgo de incontinencia fecal con seudodiarrea por rebosamiento, obstrucción y perforación intestinales, dolor cólico, distensión abdominal, intensificación del estreñimiento, retención de orina y alteraciones hidroelectrolíticas. La impactación puede aparecer en la ampolla rectal (localización más frecuente) o en tramos más altos del colon. El diagnóstico se realiza mediante tacto rectal y, en caso de impactación alta, radiografía simple de abdomen. También puede manifestarse como una incontinencia urinaria aguda. Se trata mediante fragmentación manual del fecaloma rectal y extracción, seguidas de enemas jabonosos o aceitosos que se mantendrán hasta vaciar el colon.
- *Vólvulo de colon:* rotación de un tramo del intestino que generalmente afecta al sigma. Los principales factores de riesgo son la inmovilidad, la patología neurológica, el abuso de laxantes y los psicofármacos. Produce dolor cólico y distensión abdominal, y en la radiografía de abdomen se objetiva la imagen típica de «grano de café». El tratamiento urgente requiere la desvolvulación por sondas o por colonoscopia, por el riesgo de perforación. Si hay perforación o isquemia intestinal, se debe recurrir a la cirugía urgente.
- *Enfermedad diverticular:* la enfermedad diverticular se asocia con el estreñimiento.
- *Síndrome de Ogilvie:* dilatación aguda o subaguda del colon que causa un cuadro clínico obstructivo mecánico sin datos de causa orgánica que lo justifique. Cursa con distensión abdominal progresiva asociada a dolor abdominal (el 80% de los casos). Como precipitantes: fármacos, en especial opiáceos, trastornos hidroelectrolíticos, ictus, traumatismos y cirugías abdominales u ortopédicas. Se puede complicar con isquemia o perforación intestinal. El diagnóstico es radiológico y se descarta la obstrucción por colonoscopia que se utiliza en el tratamiento, mediante aspiración de aire y heces.
- *Complicaciones locales:* úlceras estercoráceas, que producen rectorragia, hemorroides, fisuras anales y prolapso rectal parcial (solo de la mucosa) o total.

TABLA 16.5 Tipos, mecanismos de acción, indicaciones y efectos adversos de los laxantes

Tipo	Mecanismo de acción	Indicaciones	Efectos adversos
Formadores de masa • Salvado de trigo • Metilcelulosa • *Plantago ovata*	Polisacáridos no absorbibles que resisten la digestión de las enzimas	Pacientes ambulantes en los que la fibra no es suficiente Tratamiento a largo plazo	Flatulencia

Laxantes osmóticos
• Salinos
  • Sales de magnesio
  • Sales de fosfato
	Retención de agua por el colon con aumento de la presión osmótica	Evacuar el intestino de forma rápida	Absorción de iones, precaución en la insuficiencia renal

• Hidratos de carbono no absorbibles
  • Lactulosa
  • Lactitol
  • Macrogol
• Polietilenglicol
	Aumento de la motilidad colónica al elevar el pH por metabolismo bacteriano sobre sustancias no absorbibles	Útiles en la encefalopatía hepática para disminuir la absorción de amoníaco	Flatulencia, diarrea

Laxantes estimulantes • Senósidos • Bisacodilo • Picosulfato	Estimulan la motilidad colónica disminuyendo el tránsito colónico	Resolución rápida del estreñimiento Inercia colónica	*Melanosis coli* (pigmentación mucosa)
Laxantes lubricantes • Aceite de parafina • Vaselina líquida oral	Revisten las heces y facilitan su expulsión	Hemorroides Fisuras	Náuseas
Laxantes rectales • Glicerina • Salinos rectales	Estimulan el reflejo anocólico	Impactaciones fecales, rectales Imposibilidad de vía oral	Prurito anal
Nuevos tratamientos			
Agonistas serotoninérgicos • Prucaloprida	Agonista serotoninérgico con actividad procinética	Estreñimiento crónico/procinético	Cefalea y dolor abdominal
Agentes secretagogos (prosecretores) • Lubiprostona	Activa los canales de cloro de la célula intestinal aumentando la secreción de agua	Estreñimiento crónico, SII y estreñimiento inducido por opiáceos	Náuseas, diarrea, dolor abdominal, flatulencia, cefalea
Agentes secretagogos (prosecretores) • Linaclotida	Agonista de la guanilato ciclasa C Secreción de sal y agua en la luz intestinal y atenuación de la señalización del dolor aferente visceral	SII con estreñimiento	Diarrea, dolor, distensión abdominal y flatulencia
Antagonistas de los receptores μ opioides de acción periférica • Naloxegol	Derivado PEGilado del antagonista del receptor opioide μ naloxona	Estreñimiento inducido por opioides	Dolor abdominal, diarrea y náuseas

RECUERDA: El estreñimiento es un desorden funcional intestinal frecuente en adultos mayores (superior al 50% en > 85 años), que se caracteriza por defecaciones difíciles, incompletas y de baja frecuencia.

- Se identifica mediante los criterios de Roma IV.
- Se puede distinguir entre estreñimiento de tránsito colónico lento, por disfunción del suelo pélvico y el SII con predominio de estreñimiento.
- Las medidas higiénico-dietéticas y los laxantes son los principales tratamientos.

Incontinencia fecal

Definición y etiología

Se define la incontinencia fecal como el paso incontrolable continuo o recurrente de deposiciones de consistencia sólida, líquida y gases por períodos de al menos 1 mes. La etiología se resume en el cuadro 16.5, y desde el punto de vista clínico existen tres subtipos de incontinencia fecal:

- Incontinencia pasiva (descarga involuntaria sin conciencia).
- Incontinencia de urgencia (descarga a pesar de intentos de retener heces).
- Filtración fecal (fugas con continencia y evacuación totalmente normales).

Diagnóstico

La heterogeneidad de la población de edad avanzada obliga a utilizar las pruebas diagnósticas siempre en función de la valoración geriátrica del paciente. Es muy importante individualizar estas. Así, se dividirá a los mayores en dos grandes grupos:

1. *Incontinencia fecal en adultos mayores independientes en la comunidad:* el resumen en cuanto a mecanismo fisiopatológico, síntomas, etiología, pruebas diagnósticas que se deben realizar y tratamiento se expone en la tabla 16.6.

CUADRO 16.5 Causas de incontinencia fecal

- Debilidad del esfínter anal:
  - Traumática: obstétrica, quirúrgica (fistulotomía, esfinterotomía).
  - No traumática: escleroderma, degeneración de etiología desconocida del esfínter anal.
- Neuropatías: periféricas (nervio pudendo) o generalizadas (diabetes mellitus).
- Alteraciones del suelo pélvico: prolapso rectal, caída del suelo pélvico.
- Procesos inflamatorios intestinales: proctitis posradiación, enfermedad de Crohn, colitis ulcerosa.
- Alteraciones del sistema nervioso central: demencia, ictus, tumores cerebrales, lesiones medulares, parkinsonismos.
- Diarrea: fármacos, síndrome del colon irritable, poscolecistectomía.
- Otras: impactación fecal con rebosamiento, barreras arquitectónicas, inmovilidad.

2. *Incontinencia fecal en institucionalizados:* los factores de riesgo más importantes son la inmovilidad y la demencia. Otras etiologías en este grupo son las alteraciones musculares del suelo pélvico, el estreñimiento, además de la pluripatología (más en enfermedades neurológicas), la polifarmacia y la baja ingesta de líquidos.

El algoritmo de estudio y diagnóstico de la incontinencia fecal se detallan en la figura 16.4. En cuanto a las pruebas diagnósticas, son las mismas del estreñimiento: endoscopia, funcionales y radiológicas.

Tratamiento

En la tabla 16.6 se muestran los tratamientos específicos según la etiología. Si la incontinencia fecal se hace crónica por un proceso irreversible, hemos de prevenir las complicaciones locales en el perineo: dermatitis, infecciones, intertrigo, lesiones fúngicas, foliculitis vulvar y prurito anal.

El tratamiento comprende: rehabilitación pélvico-perineal (ejercicios de Kegel, *biofeedback* y electroestimulación), neuromodulación del plexo sacro (aprobada por la Food and Drug Administration para la incontinencia urinaria, constipación crónica severa e incontinencia anal) y técnicas quirúrgicas (esfinteroplastia, agentes de relleno y neoesfínteres).

RECUERDA: La incontinencia fecal se define como el paso incontrolable continuo o recurrente de deposiciones sólidas, líquidas y gases por un período de al menos 1 mes. La etiología puede ser multifactorial y desde el punto de vista clínico se distinguen la incontinencia pasiva, la incontinencia de urgencia y filtración fecal. El tratamiento se basa en rehabilitación pélvico-perineal, la neuromodulación del plexo sacro y técnicas quirúrgicas.

ALTERACIONES EN LA CONTINENCIA URINARIA

La incontinencia urinaria (IU) es definida por la Sociedad Internacional de la Continencia como: «pérdida involuntaria de orina que condiciona un problema higiénico y/o social que se puede demostrar objetivamente». Representa un problema de salud importante para el paciente y los familiares/cuidadores

TABLA 16.6 Incontinencia fecal: tipos, síntomas, etiología, diagnóstico y tratamiento

	Impactación fecal	Disfunción neuromuscular anorrectal	Disminución de la complianza rectal
Síntomas	Estreñimiento Distensión abdominal Heces duras en el recto (no en la impactación proximal)	Escape de heces (urgencia/pasiva) Debilidad en la contracción del esfínter anal Lesión neurológica central evidente o compresión neurológica	Diarrea Escape de heces con urgencia Moco en las heces
Etiología	Fármacos (Fe, opioides, antagonistas del calcio, anticolinérgicos) Uso crónico de laxantes *Delirium* y demencia Inmovilidad Obstrucción mecánica Sedentarismo y debilidad	Lesiones obstétricas Diabetes mellitus Lesiones compresivas medulares Lesiones locales tras cirugía: hemorroides/fisura Neuropatías	Colitis postantibióticos Colectomía con anastomosis ileoanal Enfermedad inflamatoria intestinal Fístulas y abscesos Diverticulitis Proctitis posradiación Fármacos Sobrecrecimiento bacteriano
Diagnóstico	Radiografía de abdomen Tacto rectal Valorar colonoscopia	Manometría anorrectal Ecografía endoanal Defecografía Electromiograma	Colonoscopia Cultivo de heces y parásitos *Clostridium difficile* Manometría anorrectal
Tratamiento	Desimpactación manual Enemas de polietilenglicol Revisión de la medicación Incrementar la movilidad Evitar esfuerzos con defecación disinérgica	Agentes que aumenten el volumen fecal Terapia conductual *Biofeedback* Corrección quirúrgica de los defectos Estimulación del nervio sacro Colostomía	Tratamiento de la enfermedad de base Metronidazol: *Clostridium difficile* Esteroides, mesalazina, inmunosupresores para enfermedad inflamatoria intestinal Loperamida

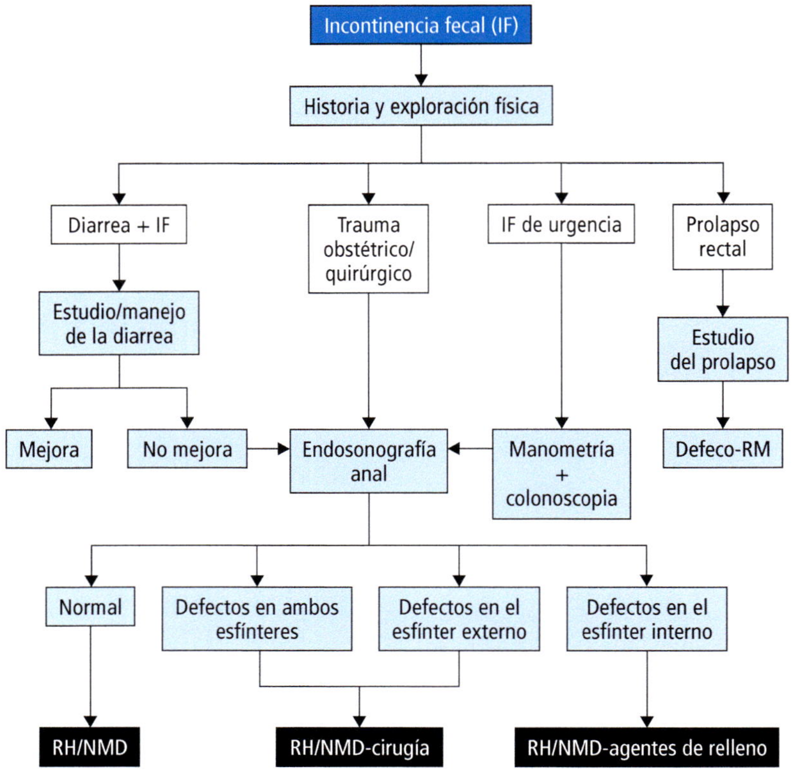

Figura 16.4 Algoritmo diagnóstico de la incontinencia fecal. NMD: neuromodulación; RH: rehabilitación; RM: resonancia magnética.

por el deterioro de la calidad de vida y la mayor necesidad de cuidados.

La delimitarán el número de escapes, el volumen de las pérdidas y el tiempo de duración.

La prevalencia de la IU en España varía en función de la edad y el sexo. Aumenta con la edad y es más frecuente en mujeres (24%) que en hombres (15,8%), y llega al 80% en aquellas mayores de 85 años e institucionalizadas.

Los factores de riesgo asociados a la presencia de IU son: la edad, la diabetes, embarazos, partos vaginales, histerectomía y menopausia, cambios hormonales, la obesidad, infecciones del tracto urinario, enfermedades neurológicas, el deterioro cognitivo y funcional y el tabaquismo.

Incontinencia urinaria

Etiología

- *IU aguda o transitoria:* de menos de 4 semanas de duración, debida habitualmente a enfermedad aguda subyacente, fármacos o iatrogenia ambiental, suele ser reversible. La regla nemotécnica «DIAPPERS» (cuadro 16.6) resume las principales causas de IU aguda.
- *IU crónica:* la duración es superior a 4 semanas y está producida por alteraciones estructurales dentro o fuera del tracto urinario. En muchos casos se requiere la contribución de la urodinámica para descubrir su mecanismo etiológico. Se contemplan cuatro tipos:
- *IU de estrés (o esfuerzo):* pérdida de pequeñas cantidades de orina cuando la presión intravesical supera la presión uretral (tos, esfuerzos, risa, etc.). Debilidad del suelo pelviano o el esfínter vesical por deficiencia estrogénica, multíparas o cirugía genitourinaria. Es más común en mujeres.
- *IU de urgencia:* pérdida de moderadas-grandes cantidades de orina por imposibilidad de retrasar la micción ante la sensación de vejiga llena. Debida a contracciones involuntarias del detrusor (vejiga hiperrefléxica). Las causas son patología neurológica (ictus, enfermedad de Parkinson, tumores, demencia, hidrocefalia), patología vesical (litiasis, neoplasia, infecciones) y obstrucción

CUADRO 16.6 Causas de incontinencia urinaria aguda

D **D**eterioro cognitivo/*delirium*.
I **I**nfecciones urinarias y a otros niveles.
A **A**trofia vaginal (vaginitis)/menopausia.
P Fármacos *(**P**harmaceuticals)* (polifarmacia: diuréticos, opioides).
P **P**sicológicas (depresión).
E **E**ndocrinopatías (diabetes mellitus, hipercalcemia).
R **R**estricción de la movilidad.
S Impactación fecal *(**S**tool)*.

del tracto urinario inferior (hiperplasia de próstata, estenosis uretral). Podemos distinguir dos subtipos:
   - Motora (por hiperactividad del detrusor).
   - Sensorial (por hipersensibilidad del detrusor).
- *IU por rebosamiento:* pérdida debida a una vejiga hiperdistendida por un problema obstructivo sobre la vejiga o la uretra, o neurógeno por vejiga hipotónica o acontráctil. Las causas son: obstrucción del tracto urinario inferior (próstata, estenosis uretral y compresiones extrínsecas) o alteraciones de la contractilidad (lesiones medulares, neuropatías). Tienen un volumen residual posmiccional elevado.
- *IU funcional:* pérdidas sin enfermedad urológica o neurológica, por incapacidad para acceder al WC por deterioro funcional o psicológico, o por barreras arquitectónicas. Suele ser un diagnóstico de exclusión y con frecuencia asociado a los otros tipos.
- *Incontinencia urinaria mixta:* es la pérdida de orina o percepción de pérdida de orina que se produce asociada tanto al esfuerzo como a la urgencia.

Diagnóstico

Se aceptan dos niveles:

1. *Valoración básica:* antecedentes personales y fármacos, historia médica que recoja tiempo, frecuencia, intensidad, valoración funcional, examen físico abdominal, rectal y pélvico, así como estudio analítico básico: sangre y orina.
2. *Valoración especialista:* hay que remitir al especialista cuando existan alteraciones anatómicas considerables, se objetive residuo posmiccional > 100 ml o imposibilidad de sondaje vesical, hematuria de etiología no clara y si tras la corrección de una causa transitoria de incontinencia, esta persiste.

Tratamiento

- Medidas higiénico-dietéticas, como modificar la ingesta de líquidos y sustancias excitantes, ropa cómoda, reducción o cambio de fármacos implicados en la aparición de incontinencia y modificaciones arquitectónicas que faciliten los accesos.
- Técnicas de modificación de la conducta: ejercicios del suelo pelviano (Kegel), reentrenamiento vesical (hoja de registro miccional), anticipación de la micción y micciones programadas.
- Tratamiento de las causas transitorias: en función de la etiología. Si una vez concluido este la incontinencia persiste, habrá que determinar su causa.
- Tratamiento farmacológico en la incontinencia crónica: según la etiología, se muestra el tratamiento en el cuadro 16.7.
- Hay diferentes técnicas quirúrgicas que pueden corregir la IU por estrés y que pueden ser valoradas tras el fracaso de los tratamientos conservadores. Se han probado en adultos mayores con multimorbilidad con buenos resultados. La cirugía de bandas o con microcintas es la técnica más usada en mujeres. Como complicaciones pueden aparecer perforación vesical, disfunción de vaciamiento, hemorragias, heridas vasculares, dolor, erosiones vaginales e infecciones urinarias. Las inyecciones en el músculo detrusor vesical con toxina botulínica y los estimuladores vesicales pueden intentarse en casos de vejiga hiperactiva. Todos estos procedimientos precisan la valoración e intervención de un urólogo.

Se evitará el sondaje permanente en caso de IU excepto en casos de rebosamiento por problema obstructivo cuando se desestime cirugía por alto riesgo quirúrgico y/o cuando existan úlceras de decúbito o alto riesgo de producirse. Los problemas asociados al sondaje vesical permanente son:

- *Infecciosos:* bacteriuria, infecciones urinarias del tracto inferior y superior, sepsis y endocarditis.
- *Repercusiones sobre el bienestar físico y psíquico:* ansiedad, depresión, limitaciones en la esfera sexual, vergüenza, temor a los cambios.

CUADRO 16.7 Tratamiento de la incontinencia urinaria crónica

Incontinencia urinaria de estrés

- Cirugía: fijación de la musculatura pélvica; conos vaginales; relleno de colágeno/silicona.
- Fármacos: duloxetina (IRS), fenilpropanolamina (agonista α) o imipramina solos o asociados a estrógenos en la mujer.

Incontinencia urinaria de urgencia

- Fármacos antimuscarínicos: pueden mejorar la sintomatología urinaria y reducir los escapes en el 50-60% de los casos y conseguir la recuperación de la incontinencia en el 20-30%.
   - Solifenacina: antimuscarínico M3 y M1 selectivo de los receptores vesicales.
   - Tolterodina: antimuscarínico M3 y M2 no selectivo.
   - Fesoterodina: antimuscarínico M3 y M2 no selectivo.
   - Cloruro de trospio: antimuscarínico M3 y M2 no selectivo.
   - Oxibutinina: acción mixta anticolinérgica y relajante muscular (oral o transdérmica), no recomendado en adultos mayores por efectos adversos.
   - Propiverina: antimuscarínico M3 y M2 no selectivo y acción moduladora de canales de calcio.
- Imipramina: α-adrenérgica y anticolinérgica.
- Flavoxato: relajante muscular.
- Mirabegrón: agonista selectivo del receptor β_3 adrenérgico de las células musculares de la vejiga, que produce una disminución de las micciones voluntarias. Puede ser una opción para pacientes en los que no resulte adecuado el tratamiento con anticolinérgicos.

Incontinencia urinaria por rebosamiento

- Obstrucción al tracto de salida: corrección quirúrgica.
- Hiperplasia benigna prostática:
   - Inhibidor de la enzima 5α-reductasa finasterida: 5-10 mg/día o dutasterida.
   - Fármacos bloqueantes α_1-adrenérgicos: doxazosina, alfuzosina, terazosina, prazosina, tamsulosina.
- Alteración de la contractilidad; sondaje intermitente/definitivo:
   - Betanecol: agonista colinérgico.

IRS: inhibidores de la recaptación de serotonina.

- *Complicaciones locales del catéter:* obstrucciones, rebosamiento, uretritis, estenosis vesical, litiasis vesical, insuficiencia renal, absceso prostático o escrotal.

RECUERDA: La incontinencia urinaria es la pérdida involuntaria de orina que condiciona un problema higiénico y/o social que se puede demostrar objetivamente. La prevalencia varía en función de la edad y el sexo; aumenta con la edad, es más frecuente en la mujer y alcanza hasta el 80% en aquellas mayores de 85 años e institucionalizadas. Puede ser aguda o crónica (urgencia, estrés, rebosamiento o funcional).

Retención aguda de orina (RAO)

Suele ser brusca, aunque en ocasiones hay historia previa de dificultad en la micción. En los adultos mayores muchas veces pasa desapercibida o se presenta como síndrome geriátrico en forma de *delirium* o deterioro funcional. Otras veces son los datos de insuficiencia renal en una analítica los que la hacen sospechar, y puede existir o no ureterohidronefrosis.

Las principales causas de RAO se resumen en el cuadro 16.8. También es frecuente que se produzcan RAO en el postoperatorio del paciente mayor, sobre todo en cirugías abdominales y ortopédicas, debido a la inmovilidad, el dolor, los fármacos anestésicos, la edad avanzada y el sexo masculino.

El tratamiento inicial es el sondaje vesical, que deberá mantenerse 24-48 h para intentar una primera retirada una vez tratados los factores desencadenantes. En caso de persistir, se debe mantener la sonda vesical más tiempo y remitir a urología para evaluar el diagnóstico y el tratamiento.

ÚLCERAS DE DECÚBITO O POR PRESIÓN

Definición y mecanismos fisiopatológicos

El National Pressure Ulcer Advisory Panel (NPUAP) define la úlcera por presión (UPP) en 2007 como «la lesión localizada en la piel y/o tejidos subyacentes, generalmente sobre zonas de prominencias óseas como consecuencia de la presión, o esta combinada con cizallamiento y fricción». El cuadro 16.9 recoge los grados de las UPP según su profundidad.

CUADRO 16.8 Etiología de la retención aguda urinaria

- **Obstructiva.** Se debe sobre todo a patología prostática. Otras causas son la impactación fecal, la esclerosis uretral y fármacos con efectos anticolinérgicos.
- **Farmacológica.** Psicofármacos, antagonistas del calcio, anticolinérgicos o miorrelajantes.
- **Neurógena:**
  - Lesiones corticales y subcorticales: ictus, demencias, hidrocefalia, neoplasias.
  - Síndrome de compresión medular: fracturas, neoplasias metastásicas, hernia discal.
  - Neuropatía autonómica: diabetes, enfermedad de Parkinson, atrofias multisistémicas.
  - Neuropatías periféricas: déficit de vitamina B_{12}.

CUADRO 16.9 Grados de las úlceras por presión según su profundidad

Grado I
Piel enrojecida que no cede al desaparecer la presión.
Afecta a la epidermis.

Grado II
Piel con pérdida de solución de continuidad, vesículas y ampollas.
Afecta a la epidermis y a la dermis superficial.

Grado III
Pérdida de tejido que se extiende en profundidad a modo de cráter, a no ser que se encuentre cubierto de tejido necrótico.
Afecta a la dermis profunda y a la hipodermis, no pasa a la fascia.

Grado IV
Pérdida total del grosor de la piel con necrosis, cavernas y trayectos fistulosos.
Afecta al músculo, el hueso o los tendones.

Los mecanismos fisiopatológicos son:

- *Presión:* actúa perpendicular a la piel por acción de la gravedad, provocando aplastamiento tisular entre dos planos. Una presión mayor de 32 mmHg ocluirá el flujo capilar y puede provocar hipoxia que, si no se alivia, provocará necrosis. Es el factor más importante.
- *Fuerzas de cizallamiento o tangenciales:* aparecen si una superficie adyacente se desplaza sobre la otra (piel/músculo, músculo/hueso).
- *Fricción:* es una fuerza tangencial paralela a la piel que produce roces y arrastre.
- *Humedad:* macera la piel aumentando la susceptibilidad a los anteriores factores.

A estos factores se suman: hipoalbuminemia, pérdida de peso, bajo índice de masa corporal (< 21), anemia, deshidratación, diabetes, ictus, fractura de cadera, edad > 70 años e incontinencia urinaria y/o fecal.

La localización de estas úlceras coincide con las prominencias óseas, que se representan en la figura 16.5.

Las complicaciones más frecuentes son:

- *Celulitis:* infección que afecta a las partes blandas en mayor o menor profundidad según el grado, generalmente polimicrobiana (Gram +/– y anaerobios). Produce eritema, dolor y calor y, a nivel sistémico, puede aparecer fiebre y afectación ganglionar. Si progresa a grave ulceración y necrosis puede afectar a la fascia muscular, el músculo, el tendón y la articulación. Precisa antibióticos empíricos de amplio espectro y, tras cultivo de tejido, antibiótico específico según gérmenes y antibiograma. Se debe sospechar infección en toda úlcera de grado III-IV, así como en las de grado I-II con enrojecimiento o supuración por la herida. Se harán cultivos en caso de sepsis, osteomielitis o celulitis. El cultivo debe realizarse por microaspiración, y será positivo si hay más de 100.000 colonias/g. La etiología es polimicrobiana: Gram– *(Escherichia coli, Proteus*

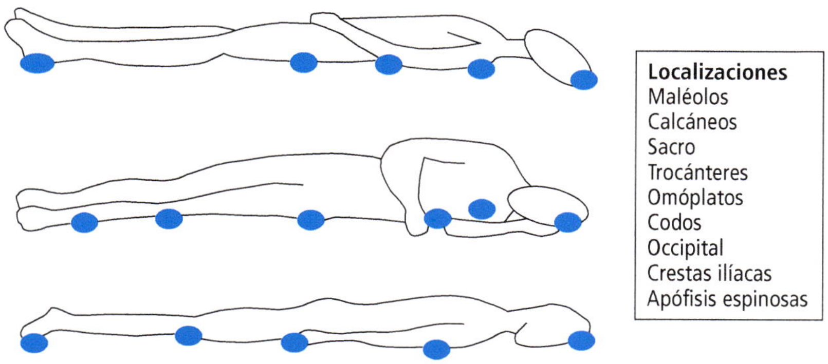

Figura 16.5 Localización más frecuente de las úlceras de decúbito.

mirabilis, Pseudomonas aeruginosa), Gram+ (*Staphylococcus* spp., *Enterococcus* spp., etc.) y anaerobios (*Bacteroides* spp., *Clostridium*).

- *Osteomielitis:* es una infección bacteriana del hueso en las úlceras de grado IV causada por gran número de organismos. El diagnóstico es por RM ósea y biopsia ósea con cultivo.
- *Sepsis:* se debe sospechar si existe fiebre, hipotensión, taquicardia, anorexia, confusión, leucocitosis, elevación de la PCR y velocidad de sedimentación. Está producida por *Staphylococcus aureus,* bacilos gramnegativos o *Bacteroides fragilis.* Es un cuadro grave que precisa hospitalización y medidas de soporte de fluidoterapia, antibióticos e incluso fármacos vasoactivos.
- *Complicaciones sistémicas:* anemia, amiloidosis secundaria, endocarditis, carcinoma de células escamosas o fístulas.
- *Dolor:* si las curas son dolorosas, debe valorarse la administración de un analgésico 30 min antes del comienzo de la cura. Evitar manipulaciones innecesarias en pacientes paliativos avanzados sin esperanza de cura por inmovilidad severa, disfagia y desnutrición severa.
- *Importantes gastos económicos:* mayor estancia hospitalaria, sobrecarga de trabajo al personal sanitario, costes directos de su tratamiento específico e imagen negativa iatrogénica.

Valoración específica

El diagnóstico comienza con la identificación de los pacientes a través de escalas que determinen los niveles de riesgo. Existe un gran número de escalas (Arnell, Norton, Braden, etc.). Como ejemplo, la escala de Norton modificada (tabla 16.7) enumera los parámetros globales que se evalúan.

Tratamiento: plan de cuidados

Prevención

Tras la identificación de pacientes en riesgo de desarrollo de UPP mediante escalas específicas, se iniciarán medidas para aliviar la presión en los puntos de apoyo de las prominencias óseas en contacto con planos duros. Se realizarán cambios posturales frecuentes (cada 2 h), y si es posible se levantará al sillón. Hay que fomentar la movilidad con dispositivos técnicos específicos, como trapecios, barandillas o andadores, y hay que utilizar materiales que disminuyan la presión, como cojines y colchones antiescaras, taloneras y coderas, o vendajes de algodón. También hay que disminuir los riesgos de infección y la maceración controlando las incontinencias urinarias y fecales y haciendo una limpieza adecuada después de cada episodio. La figura 16.6 muestra las distintas posiciones que debe adoptar un paciente encamado para aliviar presiones en las prominencias óseas.

Actuación para la curación

Tras la aparición de UPP, se procederá a la actuación en los siguientes pasos:

- *Identificación y registro:* definir el número, la localización, la extensión y el grado de las UPP que presenta el paciente.
- *Limpieza de las lesiones mediante arrastre con suero fisiológico:* mantener seco el tejido perilesional y húmedo el lecho.

TABLA 16.7 Escala de Norton modificada para la valoración del riesgo de úlceras de decúbito

Estado físico	Estado mental	Movilidad	Actividad	Incontinencia urinaria/fecal
4 Bueno	4 Alerta	4 Completa	4 Deambula	4 No
3 Aceptable	3 Apático	3 Algo limitada	3 Con ayuda	3 Ocasional
2 Deficiente	2 Confuso	2 Muy limitada	2 Silla de ruedas	2 Habitual
1 Muy deficiente	1 Estupor/coma	1 Inmóvil	1 Encamado	1 Doble incontinencia

Puntuación: > 14, mínimo riesgo; 12-14, riesgo evidente; 5-11, riesgo muy alto.

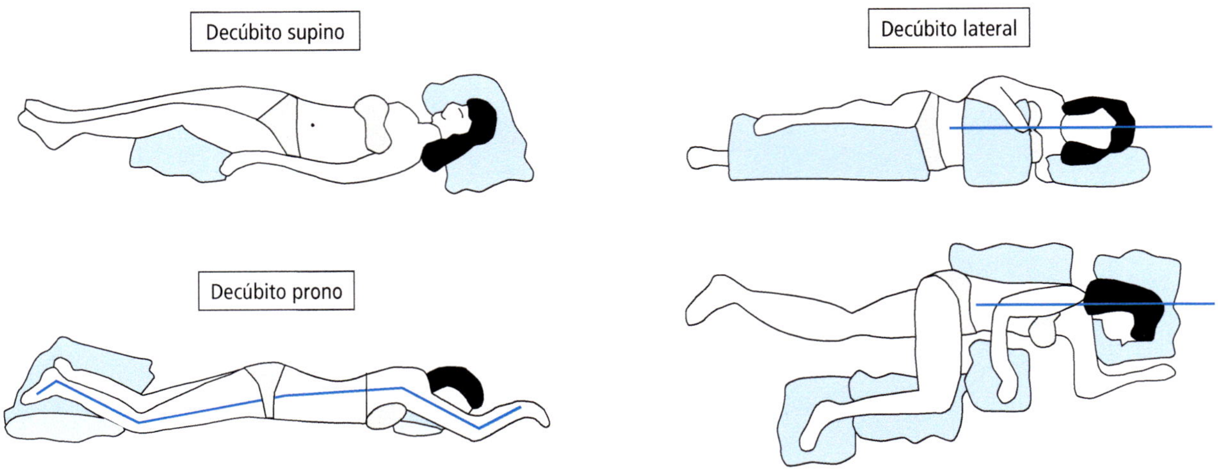

Figura 16.6 Posiciones del paciente encamado.

- *Eliminación de tejido necrótico mediante desbridamiento:* para eliminar sustrato óptimo para la infección, facilitar la curación acelerando la fase proliferativa y de remodelación tisular, detectar abscesos, evaluar la profundidad de la herida y controlar el olor y el dolor. El desbridamiento puede ser quirúrgico con bisturí o enzimático con desbridadores químicos, como la papaína, la fibrinolisina, la tripsina, la desoxirribonucleasa, etc. En la actualidad, la colagenasa (peptidasa de *Clostridium histolyticum*) se utiliza mucho y con buenos resultados.
- *Aplicación de cremas* que favorezcan el crecimiento de tejido de granulación, ya que las UPP van a cicatrizar por segunda intención. El proceso de cicatrización puede prolongarse dependiendo de la situación del paciente.
- *En caso de celulitis/sepsis,* se procederá a curar cada 24 h. Se recomienda:
  - Asepsia previa a la limpieza o el desbridamiento.
  - Si hay mal olor y/o exudado: apósito de carbón activado + apósito de hidrogel.
  - Si no mejora, usar antibiótico tópico: sulfadiazina, ácido fusidínico, mupirocina y metronidazol.
  - Si existe infección, se recomienda por varias sociedades médicas tratamiento empírico y posteriormente según cultivo y antibiograma:
    - Úlcera comunitaria: amoxicilina/clavulánico o cefalosporina de tercera generación + metronidazol.
    - Úlcera hospitalaria: piperacilina/tazobactam i.v. o imipenem +/− linezolid o vancomicina.
    - Alérgicos a las penicilinas: levofloxacino/ciprofloxacino + clindamicina/metronidazol.

RECUERDA: Las úlceras por presión son lesiones localizadas en la piel y/o tejidos subyacentes, generalmente sobre zonas de prominencias óseas como consecuencia de la presión, o de esta combinada con cizallamiento y fricción. La escala de Norton ayuda a valorar el riesgo de presentarlas. El mejor manejo es la prevención. Tras la identificación, se procederá al tratamiento según grado y complicaciones.

LECTURAS RECOMENDADAS

Abizanda Soler P, Rodríguez Mañas L, editors. Tratado de Medicina Geriátrica. Fundamentos de la atención sanitaria a los mayores. 2.ª ed. Barcelona: Elsevier; 2020.

Aziz I, Whitehead WE, Palsson OS, Törnblom H, Simrén M. An approach to the diagnosis and management of Rome IV functional disorders of chronic constipation. Expert Review of Gastroenterology & Hepatology 2020;14(1):39–46.

García González FJ, Salinas Casado J, Madurga Patuel B, Cózar Olmo JM, Esteban Fuerte M. Guía de atención a personas con incontiencia urinaria. Madrid: Asociación Española de Urología; 2020.

Kane RL, Ouslander JG, Abrass IB, Resnick B, editors. Essentials of Clinical Geriatrics. 6th ed. McGraw-Hill; 2009. p. 297–332.

Luengo Márquez C, Flores Ruano T, Juncos Martínez G. Trastornos de la eliminación fecal. En: Abizanda Soler P, Rodríguez Mañas L, editors. Tratado de Medicina Geriátrica. Fundamentos de la atención sanitaria a los mayores. 2.ª ed. Barcelona: Elsevier; 2020. p. 754–64.

Ministerio de Sanidad, Servicios Sociales e Igualdad. Guía para la prevención y manejo de las UPP y heridas crónicas. Madrid: Instituto Nacional de Gestión Sanitaria; 2015.

Sebastián Domingo JJ. Los nuevos criterios de Roma (IV) de los trastornos funcionales digestivos en la práctica clínica. Med Clin (Barc) 2017;148:464–8.

Serra J, Mascort-Roca Juanjo, Marzo-Castillejo M, Delgado Aros S, Ferrándiz Santos J, Rey Diaz Rubio ER, Mearin Manrique F. Guía de práctica clínica sobre el manejo del estreñimiento crónico en el paciente adulto. Parte 2: Diagnóstico y tratamiento. Gastroenterología y Hepatología 2017;40(4): 303–16.

Verdejo Bravo C. Trastornos de la eliminación urinaria en el anciano. En: Abizanda Soler P, Rodríguez Mañas L, editors. Tratado de Medicina Geriátrica. Fundamentos de la atención sanitaria a los mayores. 2.ª ed. Barcelona: Elsevier; 2020. p. 745–53.

World Gastroenterology Organization. Global Guidelines: Constipation: a global perspective. 2010. Disponible en https://www.worldgastroenterology.org/UserFiles/file/guidelines/constipation-spanish-2010.pdf.

17

Deterioro cognitivo en el adulto mayor

Luis Romero Rizos, Cristina Aguado Blanco, Carmen Iniesta López

INTRODUCCIÓN

En el sistema nervioso central, con el envejecimiento se producen cambios fisiológicos que están sometidos a la variabilidad individual, la coexistencia de enfermedades y la reserva funcional, y que determinan *cambios cognitivos* no patológicos, entre los que destacan una afectación de la memoria de trabajo y de la episódica reciente, y pueden existir trastornos leves de la denominación, sin afectación de la memoria semántica. Aparecen alteraciones disejecutivas, enlentecimiento en el procesamiento de la información y disminución en la capacidad de cambiar el foco de atención, sobre todo en las tareas complejas.

Se define la *demencia* como un síndrome adquirido, orgánico, caracterizado por un deterioro persistente de las funciones cognitivas (atención compleja, habilidad ejecutiva, aprendizaje y memoria, lenguaje, percepción visuoespacial, praxias y cognición social) que puede acompañarse de trastornos del comportamiento, no está causada por un *delirium* y provoca un declive en las actividades de la vida diaria, la laboral o la social.

La *prevalencia* varía, en función de la zona geográfica, entre el 5 y el 8% para los mayores de 60 años, y presenta un crecimiento exponencial con la edad (se dobla cada 5 años) y un predominio en las mujeres. En España es del 5,5-5,8% en > 65 años (el 4,2% entre los 65 y 74 años, el 12,5% entre los 75 y 84 y el 27,7% en > 85). Respecto a los subtipos de demencia, la más frecuente es la enfermedad de Alzheimer (EA), con prevalencia en estudios europeos del 5,1%, y la demencia vascular (DVa) es la segunda causa (el 1,4% a partir de los 65 años). Los estudios epidemiológicos en demencia por cuerpos de Lewy o frontotemporal son escasos y heterogéneos, con prevalencias dispares y comentados en los epígrafes específicos. La *tasa de incidencia* es de 17,1 por cada 1.000 personas/año.

El *coste de la demencia* es de compleja cuantificación y debe estratificarse por grado de severidad, de deterioro funcional y presencia de trastornos conductuales, que son sus principales determinantes. El 70-75% del gasto se debe a costes indirectos derivados de la actividad del cuidador principal, y el resto son costes directos, médicos y sociales (el porcentaje de estos se aproxima al 50% en estadios más severos).

La demencia determina un *deterioro en la calidad de vida del paciente* (el instrumento más específico para su valoración es la Quality of life-Alzheimer's disease [Qol-AD]) y *sobrecarga del cuidador* (medible mediante el cuestionario Zarit), con síntomas como estrés, insomnio, cansancio, depresión y disminución de las relaciones sociales. Son factores de riesgo los trastornos conductuales y el deterioro funcional por parte del paciente, y la mayor edad, el bajo nivel económico y la falta de apoyo social, sanitario y emocional por parte del cuidador.

La demencia es *predictora de eventos adversos en salud* y es la enfermedad crónica que determina mayor dependencia, con tasas anuales de institucionalización del 10,5%. Incrementa el riesgo de mortalidad, y es la cuarta causa de muerte en España y, en el caso de la EA, la séptima.

Determina la *pérdida de la capacidad de competencia y en la toma de decisiones*. Su evaluación debe incluir en primer lugar la capacidad de comprender información, y posteriormente cuantificar la capacidad de la toma de decisiones y la competencia de transmitir la decisión de forma organizada y comprensible. Existen documentos que evalúan la capacidad de competencia, tanto nacionales (documento Sitges 2009) como internacionales (p. ej., la MacArthur Competence Assessment Tool [MacCAT]).

En España, la Ley 8/2021 de apoyo a las personas con discapacidad en el ejercicio de su capacidad jurídica establece como medidas de protección las voluntades previas, la guarda de hecho, así como la posibilidad de establecer la curatela asistencial o representativa. Asimismo, la ley orgánica 3/2021 establece la posibilidad de incluir la eutanasia en el documento de voluntades anticipadas en las personas con demencia previamente a la pérdida de las capacidades cognitivas.

> **RECUERDA:** La demencia es un síndrome adquirido, orgánico, caracterizado por un deterioro persistente de funciones cognitivas que provoca un declive en las actividades de la vida diaria, la laboral o la social. Su prevalencia es del 5-8% en mayores de 60 años, y la causa más frecuente es la enfermedad de Alzheimer.

CLASIFICACIÓN Y TIPOS DE DEMENCIA (CUADRO 17.1)

Se clasifican como primarias o degenerativas y secundarias. La EA es la más prevalente, y ocupan el segundo y el tercer lugares dentro de las degenerativas la demencia por cuerpos de Lewy y la frontotemporal (segunda en edades preseniles), respectivamente. La DVa es la más prevalente entre las secundarias.

CUADRO 17.1 Clasificación/tipos de demencia

Demencias primarias o degenerativas

Demencias degenerativas corticales

Enfermedad de Alzheimer

- Fenotipo típico amnésico.
- Variantes atípicas no amnésicas (variantes del lenguaje: logopénica, afasia progresiva primaria no fluente y semántica, variante frontal, síndrome corticobasal y atrofia cortical posterior).

Demencia con cuerpos de Lewy/demencia asociada a enfermedad de Parkinson

Demencias frontotemporales (DFT)

- Variante conductual.
- Afasia progresiva primaria (APP): variante semántica y variante no fluente.
- Variante logopénica de APP.
- Variante lóbulo temporal derecho.
- Puede incluir: DFT/ELA (enfermedad de la motoneurona), parálisis supranuclear progresiva y degeneración corticobasal.

Formas infrecuentes: esclerosis del hipocampo y otras.

Demencias degenerativas subcorticales

- Atrofia de múltiples sistemas: predominio autonómico, predominio estriatal o predominio cerebeloso.
- Degeneración corticobasal.
- Parálisis supranuclear progresiva.
- Enfermedad de Huntington.

Demencias secundarias

Demencia vascular

Isquémicas

- Demencia multiinfarto por oclusión de gran vaso.
- Demencia por infarto estratégico.
- Demencia por enfermedad de pequeños vasos:
  - Subcortical: enfermedad de Binswanger, estado lacunar o angiopatías hereditarias.
  - Corticosubcortical: angiopatía hipertensiva, angiopatía amiloidea, vasculitis.

Isquémico-hipóxicas

- Encefalopatía difusa anóxico-isquémica.
- Infartos de zona fronteriza.

Hemorrágicas

- Hematoma subdural crónico.
- Hemorragia subaracnoidea o cerebral.
- Angiopatía amiloidea.

Demencia por medicamentos

Litio, metotrexato, hidantoínas, letrozol, psicofármacos, anticolinérgicos, esteroides.

Demencia de origen tóxico

- Demencia alcohólica.
- Intoxicaciones.

Demencias de origen autoinmune

- LES, Sjögren, sarcoidosis, vasculitis sistémicas (Wegener, PAN, crioglobulinemia, poliangeítis microscópica y arteritis de células gigantes) y del SNC.
- Anticuerpos contra antígenos de superficie: LGI1, CASPR 2, AMPAR, GABAr, DPPX, IgLON5, NMDAR, mGLuR5, neurexina 3α, MOG.
- Anticuerpos onconeuronales contra antígenos intracelulares: DNA(Tr), antifisina, Hu (ANNA 1), Yo (PCA1), CV2/CRMP5, Ri(ANNA 2), Ma2, TAG, GFAP.
- Encefalomielitis aguda diseminada.

Demencias de origen infeccioso

Bacterianas

- Encefalitis tuberculosa, neurolúes, borreliosis, enfermedad de Whipple, neurobrucelosis.

Virales

- VIH, VHH-6, VVZ, VHS 1 y 2, CMV, VJC.
- Trastornos neurocognitivos asociados al VIH (HAND). Incluye deterioro cognitivo asintomático, deterioro cognitivo leve y demencia asociada al VIH.

Parasitarias

- Toxoplasmosis, cisticercosis.
- Hongos: aspergilosis, mucor, criptococosis.

Enfermedades priónicas

- Enfermedad de Creutzfeldt-Jakob, Gerstmann-Sträussler, insomnio familiar fatal, insomnio letal esporádico, Kuru.

Abscesos cerebrales

Origen endocrino-metabólico

- Hipoglucemia, alteraciones de los electrólitos (Na^+, K^+, calcio), hipoxemia o hipercapnia.
- Disfunción tiroidea, paratiroidea o adrenal (Addison y Cushing).
- Enfermedad de Wilson y porfirias.
- Uremia, hepatopatía.

Demencias de origen carencial

Vitamina B_{12}, fólico, niacina, tiamina.

Errores innatos del metabolismo

- Leucodistrofias (metacromática, adrenoleucodistrofia, ortocromática simple, lipodistrofia membranosa).
- Enfermedades de depósito (p. ej., enfermedad de Gaucher, de Niemann-Pick del adulto).
- Encefalopatías mitocondriales (MELAS, MERRF).

Demencia por traumatismos craneales

Mecanismos expansivos intracraneales

- Hidrocefalia a presión normal.
- Tumores cerebrales primarios o metástasis.

CMV: citomegalovirus; LES: lupus eritematoso sistémico; MELAS: encefalopatía mitocondrial, acidosis láctica y episodios *stroke-like;* MERRF: epilepsia mioclónica asociada a fibras rojas rasgadas; NMDA: *N*-metil-D-aspartato; PAN: panarteritis nodosa; SNC: sistema nervioso central; VHH-6: virus del herpes humano 6; VHS: virus del herpes simple; VIH: virus de la inmunodeficiencia humana; VJC: virus John Cunninghan; VVZ: virus varicela zóster.

DIAGNÓSTICO SINDRÓMICO DE DEMENCIA

El diagnóstico exige realizar una historia clínica y una exploración neurológica, evaluar la repercusión en los niveles de funcionalidad del individuo, realizar una evaluación neuropsicológica formal y la cumplimentación de criterios clínicos de demencia.

Valoración clínica (cuadro 17.2)

En el paciente mayor es obligatoria la evaluación de la presencia de deterioro cognitivo si se presentan:

- Quejas subjetivas y objetivas de pérdida de memoria u otra alteración cognitiva.
- Deterioro funcional de reciente comienzo de causa no claramente justificada.
- Trastornos psiquiátricos (sobre todo depresión) de inicio en edades avanzadas.
- Presentación de cuadros confusionales durante un proceso de enfermedad.

Los aspectos que se deben evaluar se exponen en el cuadro 17.2 e incluyen síntomas cognitivos y síntomas conductuales, así como la presencia de síntomas neurológicos y la repercusión en los diferentes niveles de funcionalidad del individuo (actividad social, laboral, realización de actividades instrumentales o actividades básicas de la vida diaria).

RECUERDA: Hay que realizar un cribado de demencia cuando el paciente o su cuidador refieren quejas subjetivas u objetivas de pérdida de memoria, deterioro funcional de reciente comienzo de causa no justificada, síntomas depresivos en edades avanzadas o *delirium* durante una enfermedad.

CUADRO 17.2 Valoración clínica del paciente con sospecha de demencia

Síntomas cognitivos

Atención: capacidad de centrarse de forma persistente en un estímulo. Regulación en la corteza parietal posterior-prefrontal dorsolateral-zona límbica de circunvolución cingulada anterior.

Tipos: sostenida, selectiva, alternante, dividida. Heminegligencia.

Memoria: función que permite codificar, almacenar y recuperar la información.

Tipos:

- Memoria sensorial y memoria de trabajo, regulada en la corteza prefrontal dorsolateral y dos subsistemas, perisilviano izquierdo (para información verbal) y parietal derecho (no verbal).
- Memoria a largo plazo:
  - Memoria implícita o procedimental (recuerdo de las habilidades motoras y ejecutivas, en las que está implicado el circuito ganglio basal estriado-talamocortical).
  - Memoria declarativa: episódica (recuerdo de episodios vividos. Regulada en el hipocampo, la corteza entorrinal, los cuerpos mamilares y el tálamo) y semántica (memoria de significados de las palabras y los conocimientos, regulada a nivel anterior temporal y mesial).

Orientación: permite conocer nuestra situación real (tiempo, espacio, persona).

Lenguaje: afasia por afectación de la red neural del lenguaje (áreas de Broca y Wernicke, fascículo arcuato y conexiones perisilvianas, prefrontales, temporales y parietales).

Tipos: Broca, Wernicke, conducción, anómica, transcortical fluente y no fluente, global.

Praxias: incapacidad de realizar movimientos motores de manera fina y coordinada no explicable por lesión motora, sensitiva, ataxia o trastornos extrapiramidales.

Tipos: apraxia ideomotora (lesión parietal o motora suplementaria izquierda), ideatoria (afectación temporoparietal izquierda); otras: orofacial, óptica, melanocinética, cinética de las extremidades (afectación de la corteza, asociación motora izquierda).

Función visuoespacial y visuoperceptiva: permite saber nuestra localización y objetos de alrededor. Se regula en la corteza occipital y se transmite a las regiones parietales y temporales.

Alteraciones de la percepción denominadas agnosias o falta de reconocimiento de estímulos externos no explicable por alteración sensorial, atencional, mental o afasia.

Tipos: visual (la más frecuente; prosopagnosia, agnosia para los colores, cinética, simultagnosia, topográfica), auditiva o táctil.

Función ejecutiva: regulada en el lóbulo frontal. Implica capacidad de planificación, organización, resolución de problemas, mantenimiento de capacidad de juicio, razonamiento y abstracción, flexibilidad mental e inhibición, realización de tareas duales y multitareas.

Síntomas psicopatológicos y conductuales

Apatía: trastorno conductual más común en la EA. Aumenta con la progresión y afecta a más del 90% en la demencia avanzada. Se asocia con menor capacidad de unión del transportador de dopamina y unión a receptor colinérgico en la corteza frontal izquierda.

Depresión: afecta hasta un 80% en la evolución, pero el trastorno depresivo mayor solo es un 10-20%. Hay evidencia de pérdida de receptores 5HTA1 y A2 en el hipocampo, y pérdida de neuronas noradrenérgicas en el *locus coeruleus* y de neuronas serotoninérgicas en el núcleo del rafe.

Trastornos psicóticos: se producen por disfunción temporolímbica, se asocian a mayor disponibilidad de receptores de la dopamina D2/D3 en el estriado y mayor densidad de receptores D3 en el núcleo *acumbens* y menor número de receptores 5-HT en la zona ventral temporal. Incluyen:

- Delirios: trastornos del pensamiento que expresan interpretación errónea de la realidad. Suelen ser simples y poco sistematizados. De robo, de ruina, de referencia o de abandono.
- Alucinaciones: trastornos de la percepción por cualquiera de los órganos de los sentidos, sobre todo visuales. Se deben diferenciar de las *falsas interpretaciones* (no se reconocen a sí mismos o a allegados) y otros como el síndrome de Capgras o de Fregoli.

Agitación: comportamientos motores hiperactivos o agresivos física o verbalmente. Empeora por la noche (fenómeno *sundowning*). Se asocia a déficit de transmisión colinérgica y monoaminérgica (5-HTA2) y a una mayor disponibilidad de receptores D2/D3 en el estriado.

Otros: irritabilidad, agresividad, conductas motoras anómalas, trastornos del sueño, hipersomnolencia diurna, alteraciones en la esfera sexual, desinhibición o alteraciones del comportamiento alimentario, hiperoralidad, conductas repetitivas, rituales y falta de empatía.

Evaluación psicométrica. Evaluación neuropsicológica (cuadro 17.3)

La evaluación neuropsicológica incluye la exploración de funciones cognitivas, el nivel de autonomía y la valoración de cambios afectivos y conductuales asociados. Desde el punto de vista cognitivo se debe realizar una valoración inicial con test breves de cribado adaptados al nivel cultural del paciente. La recomendación es el uso de un test general (eurotest en analfabetos y test del informador si hay desaferentación sensorial) y complementar con test cortos específicos que evalúen memoria, lenguaje, praxias y funciones ejecutivas. Su uso tiene valor para el cribado y el despistaje, el seguimiento y para valorar la respuesta al tratamiento, pero no son diagnósticos de demencia. La evaluación neuropsicológica la completará un neuropsicólogo experto mediante el uso de baterías generales o la selección de test de áreas cognitivas específicas. Por último, la evaluación de las funciones cognitivas se complementa con la evaluación de los síntomas conductuales y la repercusión en la funcionalidad (v. cuadro 17.3).

Aplicación de criterios de demencia

El siguiente paso en el diagnóstico es comprobar si el paciente cumple los criterios de demencia. Hasta 2013, los criterios de demencia más utilizados han sido los del DSM-IV-TR 2000, excesivamente centrados en la EA, y los de la CIE-10 (1992).

En 2013 se publican los nuevos criterios en el DSM-5, donde desaparece el término de demencia, que es sustituido por el concepto de «desorden neurocognitivo mayor», que debe cumplir cuatro criterios (A-D):

- *Criterio A:* evidencia de declinar cognitivo significativo comparado con nivel previo en uno o más de los siguientes dominios cognitivos: atención compleja, función ejecutiva, aprendizaje y memoria, lenguaje, habilidad perceptual

CUADRO 17.3 Evaluación neuropsicológica y psicométrica en el paciente con demencia

Test cognitivos de cribado

Test globales
- ***MMSE*** (Folstein 1975). S 88 E 86 Punto de corte (PC) 23/24 variable según la edad y el nivel cultural.
- ***Montreal Cognitive Assessment (MoCA)*** (Nasreddine 2015). S 90-100 y 87. PC 26.
- ***Test de los 7 minutos*** (Solomon 1998). S 100 y E 95-100. Asigna percentil de localización.
- ***Test del informador. IQCODE26*** (Jorm 1989). S 75-83 y E 65-90. PC 3,3.
- ***Eurotest*** (Carnero 2004): analfabetos.
- IDDD (Teunisse 1991).

Test de memoria
- ***MIS de Buschke*** (1999). S 43-86 y E 93-97. PC < 4.
- ***Test de las fotos*** (Carnero 2007). S 93 y E 85. PC 26. También evalúa el lenguaje ejecutivo.
- ***T@M*** (Rami, Molinuevo 2007). S 96 y E 79. PC 36-37.
- ***Free and cued selective reminding test (FCSRT)*** (Ivnik 1997). S 86-100 y E 73-87 PC 25.

Test de la función ejecutiva
- ***Test de fluencia verbal***. Evocación de animales o palabras que comienzan con «p» en 1 min. Variantes: Test de Isaac y Test 5 × 5. S 37-89 y E 43-97. PC 12/13 o 14/15. También valora el lenguaje.
- ***Test del reloj*** (Cacho 1988). S 67-98 y E 69-94. PC < 7. También valora la capacidad visuoespacial y la memoria semántica.

Baterías cognitivas generales
- ***ADAS Cog*** (Rosen 1984). S 89 y E 88. PC < 12.
- ***CAMCOG*** (Roth 1986, Llinás 1990). S 92 y E 96. PC < 80.
- ***Addenbrooke's Cognitive Examination* (ACE-R).** S 84-94 y 89-100. PC 82 o 88.
- ***Test de Barcelona abreviado*** (Peña Casanova 1997).

Test cognitivos específicos por áreas
- **Test de memoria: *California Verbal Learning Test*** (CVLT, Delis 1987), que valora la memoria de trabajo; ***Test de la figura compleja de Rey-Osterrieth*** (Rey 1941), que evalúa el recuerdo libre; ***Cued Selective Reminding Test*** (CSRT, Grober 1987), que evalúa el recuerdo facilitado, y ***Escala de memoria de Wechsler*** (1944, 1997) para la memoria de reconocimiento.
- **Test de atención compleja: *Test de cancelación*** de dígitos (Diller 1971) y letras (Diller 1974), ***Digit Span Forward*** o ***Trail Making Test parte A*** (Raitan 1958).
- **Test de lenguaje: *Test de Denominación de Boston*** (Kaplan 1986), ***Boston Diagnostic Aphasia Examination*** (Goodglas 1972, act. 2002; versión española 1996).
- **Test de praxis: *Florida Apraxia screening test-revised*** (FAST-R; Glez Rothi 1997), ***Praxis constructiva de CERAD*** (Morris et al. 1989).
- **Test de percepción visuoespacial y visuoperceptiva: *Visual Object and Space Perception Battery*** (VOSP, Warrington 1991).
- **Test de función ejecutiva: *Set Test*** (Isaacs 1972), ***Test de colores y palabras de Stroop*** (1935, actualizado Goleen 1978), ***Trail Making Test parte B*** (Reitan 1958), ***Test de clasificación de las tarjetas de Wisconsin*** (Berg 1948) o ***Digit Span Backward.***

Valoración de trastornos conductuales
- **Escalas multidimensionales: *Neuropsychiatric Inventory*** (NPI, Cummings 1994), la más usada, o ***Behavioral Pathology Alzheimer Disease Rating Scale*** (BEHAVE-AD, Reisberg 1987).
- **Escalas específicas: *Cornell Scale for Depression in Dementia*** (CSDD, Alexopoulos 1988) y ***Escala de Depresión Geriátrica de Yesavage*** para la depresión, ***Cohen Mansfield Agitation Inventory*** (CMAI, 1996), o ***escalas de evaluación frontal: Frontal Assessment Battery*** (Dubois 2000).

Evaluación de la funcionalidad
- ***Actividades avanzadas de la vida diaria, Actividades instrumentales-AIVD*** (Lawton y Brody, OARS-IADL) y ***Actividades básicas de la vida diaria-ABVD*** (Katz, Barthel).
- ***Escalas AVD en demencia*** (BRDS, IDDD, B-ADL, ADFACS).

E: especificidad; PC: punto de corte; S: sensibilidad.

motora o cognición social, mediante información fiable o test neuropsicológico estándar.

- *Criterio B:* los déficits interfieren con la autonomía del individuo, que necesita al menos asistencia en las actividades instrumentales complejas.
- *Criterio C:* los déficits no ocurren solo en el contexto de un cuadro confusional.
- *Criterio D:* los déficits cognitivos no se explican mejor por otro trastorno mental (p. ej., trastorno depresivo mayor, esquizofrenia).

Diagnóstico diferencial de procesos no demenciales

En este apartado se incluyen el envejecimiento normal, el deterioro cognitivo leve (DCL), el síndrome confusional agudo o *delirium*, los trastornos depresivos u otros cuadros psiquiátricos de presentación tardía, el retraso mental, las lesiones focales y los síntomas cognitivos por multimorbilidad o uso crónico de psicofármacos.

El DCL es un trastorno cognitivo cuyos criterios fueron definidos por Petersen en 2004 (y otros autores, como López o Winbland) e implica alteración de una o más funciones cognitivas sin repercusión en la funcionalidad. Incluye diferentes subtipos: amnésico (y múltiples dominios amnésicos) y no amnésico (único dominio no amnésico y múltiples dominios no amnésicos) según la presencia y la combinación de sintomatología mental. Su prevalencia es del 10-20%, superior a mayor edad, y hasta un 50% progresan a demencia en 5 años y un 30% retornan a la normalidad.

ESTUDIO DEL PACIENTE CON DEMENCIA (CUADRO 17.4)

Se deben seguir las recomendaciones de las guías clínicas publicadas en los últimos años. En el cuadro 17.4 se reseñan aspectos reflejados en las guías de la Federación de Sociedades Neurológicas (EFNS) 2010/2012 o la guía de la NICE 2018.

El estudio básico incluye hemograma, perfil renal y hepático, iones con calcio, glucemia, perfil lipídico y proteico, hormonas tiroideas, vitamina B_{12} y ácido fólico, así como realización de neuroimagen estructural. De la misma manera, se establece la posibilidad de solicitar serología de sífilis, VIH, anticuerpos antineuronales, neuroimagen funcional, electroencefalograma, punción lumbar o estudio genético en el adecuado contexto clínico o ante la existencia de dudas diagnósticas.

Los factores genéticos pueden desempeñar un papel en el desarrollo de la demencia a través de patrones de herencia mendelianos, raros, que se heredan mediante un patrón autosómico dominante (AD). Las formas esporádicas de diferentes demencias se explican en parte por polimorfismos de un solo nucleótido (SNP), así como duplicaciones, deleciones e inserciones de genes específicos, inversiones o traslocaciones. Además de las variaciones genómicas, las alternancias epigenéticas, como la metilación e hidroximetilación del ADN; las modificaciones de histonas; la regulación del ARN no codificante (ARNnc); y la epigenética mitocondrial se han incluido en la patogenia de muchas demencias.

RECUERDA: En el estudio de un paciente con deterioro cognitivo, y tras un cribado positivo, deben realizarse una anamnesis dirigida, una exploración física y neurológica, una valoración neuropsicológica y solicitar una analítica completa y una prueba de neuroimagen. Se aplicarán los criterios de demencia y se hará un diagnóstico diferencial con procesos no demenciales.

ENFERMEDAD DE ALZHEIMER

El Informe Mundial sobre el Alzheimer 2022 reveló que más de 55 millones de personas padecen EA o afecciones relacionadas en todo el mundo, y se prevé que esta cifra alcance los 82 millones en 2030 y los 138 millones en 2050. No obstante, los estudios epidemiológicos deberán incorporar biomarcadores fisiopatológicos para aumentar la certeza diagnóstica y considerar la EA prodrómica para conocer la prevalencia real de la enfermedad. Se estima en estudios europeos una prevalencia del 5,1%, mayor en las mujeres (7,1% frente a 3,3%), con incremento exponencial con la edad (0,97% en 65-74 años, 7,7% en 75-84, y 22,5% en ≥ 85), y una tasa de incidencia de 17,1 por cada 1.000 personas/año.

Respecto a la etiología, un 75% son casos esporádicos (interacciones genéticas, como la asociación con el gen *ApoE* y otros genes de susceptibilidad y ambientales), entre un 15 y un 25% de inicio tardío y agregación familiar, y menos de un 2% de inicio temprano y agregación familiar.

Factores de riesgo de enfermedad de Alzheimer

- *Edad:* el más importante, con aumento progresivo de la prevalencia y la incidencia.
- *Sexo:* incidencia ligeramente superior y prevalencia tres veces mayor en las mujeres.
- *Factores genéticos* (v. cuadro 17.4): se conocen tres genes con transmisión AD y que representan < 1% de los casos: el gen de la proteína precursora de amiloide (PPA), el de la presenilina 1 (PS-1) y el de la presenilina 2 (PS-2). El más frecuente de estos es la mutación del gen de la PS-1 en el cromosoma 14. Se han descrito también genes de susceptibilidad, y destaca el alelo E4 en estado heterocigoto y sobre todo homocigoto del gen *ApoE* (cromosoma 19), que aumenta el riesgo de aparición temprana y tardía de la EA. Un heterocigoto para un alelo ApoE4 tiene aproximadamente un 10-20% de probabilidad de desarrollar EA a los 75 años, mientras que un homocigoto ApoE4 tiene aproximadamente un 25-35% de riesgo. El segundo gen de susceptibilidad más frecuente tras el de la ApoE es el gen *BIN1*.
- *Factores de riesgo cardiovascular:* hipertensión arterial (HTA) en edades medias, diabetes mellitus, dislipemia, obesidad (sobre todo en edades medias de la vida, entre los 30 y 50 años, con aumento del riesgo 3,5 veces), sedentarismo o tabaquismo.
- *Otros:* menor nivel educativo, historia familiar, síndrome de Down, menor adherencia a la dieta mediterránea, apnea del sueño, antecedentes de traumatismos craneoencefálicos, depresión en etapas tardías o alteración de la microbiota intestinal.

CUADRO 17.4 Solicitud de exploraciones complementarias en el estudio del paciente con deterioro cognitivo

Analítica básica
Hemograma, bioquímica con función renal, hepática, electrólitos, calcio, glucosa, TSH, B_{12} y ácido fólico.

Analítica opcional
VIH, serología de sífilis si hay historia sugerente y serología de *Borrelia*.

Neuroimagen anatómica/estructural (incluida en estudio básico junto con la analítica básica)
- TAC o RM cerebral (preferible) para excluir causas reversibles.
- Valorar RM Flair o difusión en otras demencias como la ECJ.

Neuroimagen funcional
- PET-FDG (tomografía por emisión positrones con fluorodesoxiglucosa) si hay dudas diagnósticas en EA y valoración de variantes de EA y otras demencias.
- SPECT dopaminérgico (^{123}I-FP-CIT SPECT) si hay diagnóstico incierto y se sospecha demencia por cuerpos de Lewy (si no está disponible valorar gammagrafía cardíaca con ^{123}I-MIBG. Recomendación para diferenciar EA de demencia por cuerpos de Lewy.
- PET amiloide (v. cuadro 17.5).
- PET τ (en investigación; v. cuadro 17.5).
- Técnicas de RM cerebral funcionales de uso de investigación.

Punción lumbar
- Diagnóstico de EA mediante determinación de τ, p-τ, β-amiloide 42 y relación β-amiloide 42/β-amiloide 40.
- Realizar si hay curso atípico, rápida evolución, sospecha de infección, cuadro paraneoplásico o vasculitis.
- Determinar proteína 14-3-3 y τ o RT-Quic si hay rápida progresión y sospecha de ECJ.

Electroencefalograma
- Considerar su realización en los casos de presentación atípica.
- Si sospecha de ECJ o crisis epiléptica.

Estudio genético
- No recomendado de forma rutinaria, incluida la determinación de ApoE.
- Estudio de mutaciones genéticas conocidas si existe historia familiar de enfermedad de transmisión AD.

Genes en la EA
- Inicio precoz, AD (< 65 años y < 1-2%): gen *PPA* en Cr 21, PS-1 en Cr 14 (la más frecuente) y PS-2 en Cr 1.
- Genes asociados (inicio tardío): el más frecuente, gen *ApoE* en cromosoma 19 (la presencia de ApoE4 aumenta el riesgo al triple si es heterocigoto y el estado homocigoto aumenta 15 veces el riesgo tanto de aparición temprana como tardía de la EA).
- El segundo gen de susceptibilidad es el *BIN1* y otros asociados son: *CR1, ADAM10, SORL1, SIRT1, BACE1, TREM2, AMY1A, ABCA7, TOMM40, SULTA3/4.*

Genes en la demencia frontotemporal (> 30% transmisión AD)
- Gen *C9orf72* en Cr 9 (causa genética más común, asociada a variante conductual y a enfermedad de motoneurona), gen de la progranulina (asociada a variante conductual y variante no fluente de la afasia progresiva primaria) y gen *MAPT* (proteína τ asociada a microtúbulos), ambos en el Cr 17.
- Otros genes menos frecuentes: *VCP1* (Cr 9), *CHMP2B* (Cr 3), *TBK1, TARDBP, FUS, SQSTM1, CFS1R, UBQLN2, TREM2, CEP131.*

Genes en otras demencias
- Demencia vascular: descrita por desórdenes monogénicos en *NOTCH3, HTRA1, GLA, APP, PS1, PS2, COL4A1* y asociación con otros genes; *ApoE, MTHFR, PON1.*
- Demencia por cuerpos de Lewy: alta asociación con genes *ApoE, SNCA* o *GBA.*
- Mutación gen de la proteína priónica familiar (PRNP en cromosoma 20) en un 10% de las enfermedades priónicas.
- Mutación AD en gen *IT15* en la enfermedad de Huntington.

AD: autosómico dominante; ApoE: apolipoproteína E; Cr: cromosoma; EA: enfermedad de Alzheimer; ECJ: enfermedad de Creutzfeldt Jakob; MIBG: meta-yodo-benzilguanidina; PET-FDG: tomografía por emisión de positrones-fluorodesoxiglucosa; PPA: proteína precursora de amiloide; PS: presenilina; RM: resonancia magnética; SPECT: tomografía de emisión de fotón único; TAC: tomografía axial computarizada; VIH: virus de la inmunodeficiencia humana.

Etiopatogenia de la enfermedad de Alzheimer

- A *nivel macroscópico* se produce atrofia cerebral, que primero afecta a la corteza entorrinal y transentorrinal, y posteriormente al hipocampo, las regiones profundas del lóbulo temporal, la amígdala, el núcleo basal de Meynert, los núcleos del troncoencéfalo y la neocorteza, y a los lóbulos parietales y frontales en estadios avanzados. Las lesiones isquémicas o hemorrágicas de angiopatía amiloide no excluyen el diagnóstico.
- A *nivel microscópico* aparecen lesiones no patognomónicas, los depósitos de β-amiloide (placas seniles neuríticas o difusas y angiopatía amiloide en los vasos de las meninges y la corteza) y la patología τ (neuritas distróficas alrededor del β-amiloide, hilos del neuropilo y ovillos neurofibrilares en las neuronas).
  - Las placas neuríticas son redondeadas, con una zona central densa de amiloide Aβ40 rodeada por una zona difusa rica en Aβ42, circundadas por neuritas distróficas, microglía activa y astrocitos activos, entre otros componentes. Las placas difusas tienen contornos irregulares y no contienen neuritas distróficas.
  - Los ovillos neurofibrilares son filamentos intraneuronales helicoidales apareados cuyo núcleo está compuesto por proteína τ anormalmente fosforilada. Comienzan

en la región transentorrinal del lóbulo temporal medial y luego afectan a la corteza entorrinal, el hipocampo y la neocorteza. En estadio I-II existe afectación a nivel transentorrinal y entorrinal, posteriormente se afecta el hipocampo y las zonas límbicas (estadio límbico o III y IV), y finalmente la neocorteza (estadio isocortical o V y VI). Estos estadios (clasificación de Braak y Braak) se asocian con severidad clínica.

- El sustrato morfológico del deterioro cognitivo es la pérdida neuronal, de dendritas y espinas sinápticas en el tronco cerebral (*locus coeruleus,* núcleos del rafe), el núcleo basal de Meynert, la corteza entorrinal, el hipocampo y la corteza temporoparietal y frontal. Secundariamente aparecen déficits de neurotransmisores, como acetilcolina, serotonina, dopamina y noradrenalina.
- La hipótesis etiológica más extendida es la de la cascada amiloide y fosforilación anómala de la proteína τ. Establece que se produce un desequilibrio por vía amiloidogénica de derivados de la PPA. Por la vía amiloidogénica y por la acción de β-secretasa y la γ-secretasa se obtienen los fragmentos (b)APP y Aβ40/42 (siendo el amiloide de 42 aminoácidos el más tóxico), que quedan en el espacio extracelular (interfiere en las sinapsis, disminuye la plasticidad neuronal, altera el metabolismo energético, induce estrés oxidativo y disfunción mitocondrial, y perturba la homeostasis del calcio celular), y un fragmento C-terminal de 99 aminoácidos (C99) que podría inducir la expresión de genes que promueven la muerte neuronal por apoptosis. Los monómeros de β-amiloide se agregan formando oligómeros solubles neurotóxicos. Los oligómeros pueden unirse a su vez en filamentos y fibrillas, y acabar formando los diferentes tipos de placas. El Aβ actúa como agente proinflamatorio y desencadena la vía del factor nuclear κB (NF-κB) en los astrocitos, aumentando la liberación de C3 del complemento que provoca disfunción neuronal y activación microglial. En la etapa inicial de la EA, la microglía activada puede desempeñar un papel protector y antineuroinflamatorio al eliminar los amiloides y liberar factores de crecimiento nervioso. Sin embargo, la microglía activada induce reactividad neurotóxica de los astrocitos, hiperactivando las cinasas GSK3β, CDK5 y ERK2 que hiperfosforilan la proteína τ, formando los ovillos neurofibrilares que se acumulan en las sinapsis y cuerpos neuronales y ocasionan apoptosis neuronal y déficit de neurotransmisores.

Ante el fracaso de los tratamientos patogénicos, se han planteado otras hipótesis como la alteración mitocondrial, la alteración de los mecanismos de autofagia/mitofagia, la neuroinflamación con implicación de la microglía o la hipótesis infecciosa, ya que se ha asociado un riesgo aumentado de EA con algunos virus, entre los que destacan los del herpes (HHV-1, HHV-2, HHV-3 o virus varicela zóster, HHV-4 o virus de Epstein Barr, HHV-5 o citomegalovirus, HHV-6A y B, HHV-7), flavivirus (virus Zika, virus del dengue, virus de la encefalitis japonesa), VIH, hepatitis, SARS-CoV2 o el virus de la influenza A.

RECUERDA: Las lesiones características, pero no patognomónicas, de la EA a nivel microscópico son los depósitos de β-amiloide (placas seniles neuríticas o difusas y angiopatía amiloide) y la patología τ (neuritas distróficas, hilos del neuropilo y ovillos neurofibrilares en las neuronas). A nivel macroscópico se produce atrofia cortical temporomedial de inicio entorrinal.

Clínica de la enfermedad de Alzheimer

- *Fase preclínica:* desde años antes e incluso más de una década se van acumulando lesiones patogénicas sin aparecer alteraciones cognitivas.
- *Deterioro cognitivo leve debido a EA o EA prodrómica:* lo característico es un trastorno de la memoria episódica (síndrome amnésico temporal), pero puede presentarse como un cuadro focal cortical (trastorno del lenguaje, praxias o alteración visuoespacial) o con leves alteraciones conductuales, sin declinar funcional. Su diagnóstico requiere realizar un estudio de los biomarcadores.
- *Demencia por EA:* es clínicamente heterogénea, y la presentación amnésica (afectación de memoria episódica) es la más frecuente, ya que representa el 80-85%, seguida posteriormente de alteraciones afasoapraxoagnósicas, disfunción ejecutiva, alteraciones conductuales y dependencia funcional, y en estadios avanzados presenta bradicinesia, hipertonía, mioclonías y desconexión del medio. En el resto de los casos se observan fenotipos no amnésicos y presentaciones clínicas heterogéneas que presentan biomarcadores de EA, como la variante logopénica de afasia primaria progresiva (lvPPA), la atrofia cortical posterior (ACP), el síndrome corticobasal (SCB) o la EA frontal. La EA puede asociarse con otras enfermedades neurodegenerativas (acúmulo de α-sinucleína, TDP-43) y patología vascular. Asimismo, existe un subgrupo de EA de rápida progresión asociado a síntomas extrapiramidales y cuadro psicótico con fallecimiento en < 3 años.

En pacientes muy añosos se ha descrito un tipo de demencia de características clínicas similares a la variante típica de la EA, de la cual hay que diferenciarla: la demencia tipo LATE o encefalopatía por depósito de TDP-43 a nivel límbico. Aunque el diagnóstico de certeza solo puede conseguirse con biopsia, esta entidad puede considerarse en pacientes que comienzan a desarrollar una alteración de la memoria episódica en edades muy tardías (cerca de los 90 años), con biomarcadores negativos para EA.

Diagnóstico de la enfermedad de Alzheimer. Biomarcadores (cuadro 17.5)

Los biomarcadores permiten evaluar *in vivo* cambios estructurales y moleculares asociados a la patogenia de la EA, mejorar la precisión diagnóstica, el diagnóstico precoz y la investigación. Diferenciamos marcadores topográficos (RM o PET-FDG) y patofisiológicos (PET-amiloide o τ, y marcadores en el LCR).

CUADRO 17.5 Biomarcadores de la enfermedad de Alzheimer

Biomarcadores de imagen

- RM cerebral: en la EA típica muestra atrofia cerebral de predominio temporal medial, hipocampo y corteza entorrinal, y de corteza posterior. La sensibilidad (S) y especificidad (E) en edades avanzadas de la atrofia del hipocampo es menor del 70%.
  - Variante logopénica: atrofia perisilviana posterior izquierda o parietal.
  - Atrofia cortical posterior: atrofia parietooccipital posterior o parietotemporal.
  - Síndrome corticobasal: atrofia frontal posterior o parietal superior.
  - EA frontal: atrofia temporoparietal.
- PET-FDG:
  - Variante amnésica: muestra hipometabolismo de predominio cingular posterior (cambio más precoz) y parietal bilateral inferior y temporal medial y superior. También en hipocampo, regiones talámicas mediales y cuerpos mamilares, con afectación prefrontal en etapas avanzadas. A veces asimétrico y unilateral. Se debe realizar si hay alta sospecha clínica y en mayores de 80 años con PET amiloide +. S y E del 90% para diferenciar EA de controles.
  - Variante logopénica de afasia progresiva primaria: hipometabolismo de la corteza temporal posterior, parietal inferior, mayor en el hemisferio izquierdo que en el derecho.
  - Atrofia cortical posterior: hipometabolismo occitoparietal bilateral.
  - Síndrome corticobasal: hipometabolismo frontoparietal asimétrico con posible afectación de la corteza sensoriomotora, los ganglios basales y el tálamo.
  - EA frontal: hipometabolismo frontal en fases iniciales de la enfermedad.
- PET-τ. Diferente patrón de captación en las distintas variantes:
  - Variante amnésica: unión a región temporal medial. Mayor potencial de unión a agregados de τ que PET-amiloide a agregados de β-amiloide.
  - Variante logopénica: unión a región temporoparietal izquierda del lenguaje.
  - Atrofia cortical posterior: unión del ligando a la región occipital y región parietal medial.
  - Síndrome corticobasal: unión a hemisferio izquierdo y corteza primaria sensoriomotora.
  - EA frontal: unión temporoparietal y menor unión a la corteza frontal.
- PET-amiloide: tres trazadores: florbetapir, florbetabén y flutemetamol, que detectan carga de β-amiloide fibrilar. Positivo en un 35% de > 65 años sanos, y debe complementarse con PET-FDG o evidencia de patología τ. Alto valor predictivo negativo y valor predictivo positivo moderado. Realizar en deterioro cognitivo leve de causa no aclarada, EA atípica y menores de 65 años. No hay diferencia entre las distintas variantes.

Biomarcadores en el LCR. Uso recomendado en la EA prodrómica y la EA atípica

- Se asocia con depósito amiloide cerebral en placas seniles.
- Reducción de la ratio Aβ42/Aβ40.
- Aumento de τ-Total (T-τ) con mayor aumento en las formas atípicas. Existe un aumento marcado en enfermedad de Creutzfeldt-Jakob y temporalmente en fase aguda de ictus. No aumenta en otras neurodegenerativas, como la demencia frontotemporal o la parálisis supranuclear progresiva.
- Aumento de la fosfo-τ (p-τ 181 y 217). Refleja el estado de fosforilación de la proteína τ.
- Otros: neurogranina (refleja la degeneración sináptica y su aumento es específico de la EA); SNAP-25 y SYT1, que también reflejan pérdida y degeneración sinápticas; NFL; YKL-40 (activación glial); proteína ácida fibrilar glial (GFAP). Desempeñarían un papel en la estadificación y el pronóstico de la enfermedad, no en el diagnóstico diferencial.

Biomarcadores en la sangre. No uso/no recomendación clínica

- Reducción del ratio Aβ42/Aβ40. Requiere una validación para el diagnóstico clínico.
- Aumento de p-τ 181 y 217.
- NFL: no específico de EA. Tiene potencial para ayuda al diagnóstico de afasia progresiva primaria relacionada con la EA, particularmente lvPPA.

EA: enfermedad de Alzheimer; lvPPA: variante logopénica de afasia primaria progresiva; NFL: *neurofilament light protein;* PET: tomografía por emisión de positrones; RM: resonancia magnética; SNAP-25: *synaptosomal asociated protein 25;* SYT1: *synaptotagmin 1.*

Evolutivamente, primero aparecen biomarcadores que traducen depósito del β-amiloide (descenso de β-amiloide en el LCR y PET-amiloide positivo), posteriormente biomarcadores de agregados τ (ONF, P-τ en el LCR y PET-τ) y neurodegeneración (atrofia cerebral en la RM, aumento de τ total en el LCR y disminución de la captación con PET-FDG).

Diagnóstico de la enfermedad de Alzheimer. Criterios diagnósticos

En 2011, la Alzheimer's Association (antes Alzheimer's Disease and Related Disorders Association [ADRDA]) y el National Institute of Aging (NIA) establecieron criterios de EA preclínica, deterioro cognitivo leve debido a EA y demencia posible o probable (con criterios clínicos y con evidencia de proceso fisiopatológico). En el año 2021 el International Working Group (IGW) estableció recomendaciones para el diagnóstico clínico de la EA:

- El diagnóstico de la EA es clínico-biológico. Se precisa la presencia de un fenotipo clínico específico de la EA (antes reseñados) y evidencia de biomarcadores (presencia de amiloide positivo y τ positivo).
- Los biomarcadores de la patología β-amiloide son niveles bajos de Aβ42 o descenso del ratio de la proporción Aβ42/Aβ40 en LCR o PET amiloide positivo. Para la patología τ, se recomienda la τ fosforilada en LCR (no τ total por su baja especificidad) o un PET τ positivo. Son preferibles el

uso de biomarcadores de LCR y el uso de PET en caso de no poder realizar punción lumbar.

- Si los resultados de las pruebas cognitivas o de los biomarcadores están cerca de los puntos de corte, es útil el uso de biomarcadores de neurodegeneración como el PET-FDG.
- No están recomendados los biomarcadores plasmáticos hasta su adecuada validación
- No está recomendada la determinación de biomarcadores en LCR de personas asintomáticas por no existir una adecuada predicción de trayectoria clínica posterior. En caso de realizarse, se establece lo siguiente para la estratificación de riesgo:
  - Riesgo absoluto en portadores de mutaciones AD (APP, PSEN1, PSEN2 o trisomía 21).
  - Alto riesgo (LCR con descenso de betaamloide o PET con amiloide positivo y PET τ positivo fuera de la corteza límbica [estadio de Braak 5 o superior]), así como en portadores APOE ε4 homocigotos.

La NIA en 2018 ha publicado un nuevo marco conceptual para la investigación en la EA con asignación de los sujetos a ocho perfiles diferentes en función de la positividad o negatividad de los biomarcadores en tres categorías fisiopatológicas diferentes: amiloidosis cerebral (A), patología τ (T) y neurodegeneración (N). En el año 2023 la NIA y la Alzheimer's Association propusieron la actualización de este marco conceptual y hablaron de biomarcadores que suponen un evento central en la enfermedad (los biomarcadores de lesión amiloide A y los de patología τ-T), y los biomarcadores de neurogeneración N quedaron en un segundo nivel. Se pasa de la clasificación ATN a la clasificación biológica ATNIVS. Proponen:

- Biomarcadores *core:*
  - A (patología amiloide): descenso de Aβ42/Aβ40 en fluidos y PET amiloide.
  - T (patología τ): p-τ 217 y p-τ 181; y PET τ.
- Biomarcadores no específicos asociados a la EA:
  - N (neurodegeneración): NfL (neurofilamentos de cadena ligera en fluidos), RM cerebral y PET de FDG.
  - I (inflamación. Activación astrocítica): GFPA (proteína ácida fibrilar glial LCR).
- Biomarcadores de NO enfermedad de Alzheimer por patologías asociadas:
  - V (daño vascular): lesiones hiperintensas y dilatación ventricular en RM.
  - S (α-sinucleína).

RECUERDA: La NIA/AA establece criterios de EA preclínica, deterioro cognitivo leve debido a EA y demencia posible o probable. Los biomarcadores diagnósticos incluyen la determinación de β-amiloide (τ total y fosfo-τ) en el LCR, PET-amiloide y PET-τ, atrofia cerebral en la resonancia y disminución de la captación con PET-FDG.

ENFERMEDAD CON CUERPOS DE LEWY

Esta entidad se incluye dentro de las denominadas sinucleinopatías, que son un grupo de enfermedades neurodegenerativas marcadas por la acumulación de formas agregadas de la proteína α-sinucleína (α-syn) en células cerebrales neuronales y no neuronales. Son la segunda enfermedad neurodegenerativa más frecuente que causa demencia, después de la EA.

La enfermedad con cuerpos de Lewy incluye la demencia con cuerpos de Lewy (DLB) y la demencia asociada a la enfermedad de Parkinson (PDD). La regla de 1 año, que se basa en el inicio temporal de los síntomas motores en comparación con los síntomas cognitivos, distingue clínicamente los dos trastornos (antes de 1 año en la DLB). Pero, a medida que avanzan, se vuelven idénticos y pueden considerarse un continuo en lugar de dos entidades distintas.

La mayoría de los casos de DLB se manifiestan clínicamente entre los 70 y los 85 años, sobre todo en varones, y representan aproximadamente el 5 % de todos los casos de demencia, con una incidencia de 3,5/100.000 personas-año. En personas con enfermedad de Parkinson, se cree que la prevalencia puntual de PDD está entre el 25 y el 30% y aumenta a más del 80% en los que viven 20 años desde el diagnóstico. El factor de riesgo genético más común es la mutación del gen de la glucocerebroxidasa.

La patogenia se caracteriza por la presencia de cuerpos de Lewy (inclusiones intraneuronales constituidas por proteínas cuyo componente más específico es la α-sinucleína, proteína codificada en el gen *SNCA*) en el tronco cerebral, a nivel límbico o en la corteza cerebral y, también de neuritas distróficas de Lewy que contienen α-sinucleína, en la corteza CA2 y CA3 del hipocampo y en la neocorteza. Pueden aparecer también cambios anatomopatológicos de la EA, y se asocia a disfunción dopaminérgica y colinérgica.

Respecto al cuadro clínico, el inicio es subagudo con *fluctuaciones* y episodios confusionales con afectación de la atención, la fluidez verbal, las funciones ejecutivas, constructivas y visuoespaciales, e hipersomnia diurna. Son características las *alucinaciones visuales* (precoces, recurrentes y complejas) y el *parkinsonismo,* que suele aparecer tras el deterioro mental y que se manifiesta con rigidez, bradicinesia y escasa respuesta a la levodopa. Otros síntomas que apoyan el diagnóstico son las caídas repetidas y síncopes, la incontinencia urinaria, la hipotensión ortostática y otros datos de disfunción autonómica (hipersensibilidad del seno carotídeo, afectación simpática miocárdica), así como ilusiones, delirios, sensibilidad a neurolépticos y trastorno de conducta del sueño REM, además de otros trastornos del sueño como insomnio (40%), somnolencia diurna (60%), síndrome de piernas inquietas (3%) o apnea obstructiva del sueño (35%).

En el diagnóstico, la neuroimagen muestra atrofia difusa, mayor en la región bifrontal anterolateral y menor a nivel temporomedial y en el hipocampo respecto a la EA. El PET-FDG puede mostrar como hallazgo más sensible la afectación y el hipometabolismo de la corteza lateral-occipital (90%), mientras que el hallazgo más específico es la preservación de la corteza cingulada posterior o mediocingulada. Puede aparecer hipometabolismo en los lóbulos temporales anteriores, las regiones orbitofrontales y el núcleo caudado en pacientes con DLB que tienen alucinaciones visuales.

La SPECT I (123) FP-CIT muestra disminución de la captación de la proteína transportadora de dopamina presináptica en el estriado (putamen mayor que caudado). Tiene una sensibilidad del 78% y una especificidad del 90% para diferenciarla de la EA, pero no se asocia con severidad de la demencia ni se diferencia de otros síndromes asociados a parkinsonismos. La gammagrafía cardíaca con I(123)-meta-yodobenzilguanidina (MIBG) puede detectar defectos precoces de los terminales simpáticos posganglionares cardíacos, que muestran una disminución en la captación miocárdica tanto en la DLB como en PDD. La sensibilidad y la especificidad frente a otras causas de parkinsonismo están en torno al 88 y el 85% respectivamente, y resultará normal en controles sanos y pacientes con AMS (atrofia múltiples sistemas) PSP (parálisis supranuclear progresiva) DCB (degeneración corticobasal) y parkinsonismo vascular.

La polisomnografía es útil para el diagnóstico de trastornos de conducta del sueño REM en los que se sospechen otros trastornos del sueño. Aparece sueño REM sin atonía (dato de alta especificidad).

El grupo de trabajo Dementia with Lewy Bodies Consortium propone en su cuarto consenso en 2017 los criterios diagnósticos de la enfermedad. Establece características clínicas centrales (fluctuaciones cognitivas, alucinaciones visuales, trastornos de conducta del sueño REM, parkinsonismo espontáneo) y de apoyo, así como biomarcadores indicativos (neuroimagen funcional, gammagrafía cardíaca y polisomnografía) y de apoyo (RM o PET-FDG). No está estandarizado en la práctica clínica el uso de potenciales biomarcadores, entre los que se incluyen en investigación la determinación de NFL (neurofilamentos de cadena ligera), α-sinucleína y otros como enolasa neuroespecífica, cromogranina A, etc.

RECUERDA: La demencia con cuerpos de Lewy se caracteriza por un inicio subagudo con fluctuaciones, alteraciones en la fluidez verbal, funciones ejecutivas, constructivas y visuoespaciales, alucinaciones visuales, parkinsonismo, caídas, disautonomía, sensibilidad a neurolépticos y trastornos de conducta del sueño REM.

DEMENCIAS FRONTOTEMPORALES (DFT)

Suponen la tercera causa más frecuente de demencia neurodegenerativa, tras la EA y la DLB, y en edad presenil representan la segunda causa de demencia tras la EA. El Estudio Europeo de Investigación sobre la Incidencia de la Demencia Frontotemporal (FRONTIERS) estima una tasa de incidencia anual de 2,36 casos por 100.000 personas-año, con una prevalencia de 12 a 22/100.000 entre 45 y 65 años, aunque puede aparecer en edades mayores. Suele diagnosticarse sobre la quinta década de la vida, con una edad media de 56 años.

Incluye la variante conductual (DFTvc), que representa el 70% de los casos, las variantes semántica y no fluente de la afasia progresiva primaria (svPPA y nfvPPA), la variante del lóbulo derecho (rtvFTD) y la DFT asociada con enfermedad de la neurona motora (DFT-EMN). Los trastornos relacionados con la DFT pueden incluir enfermedades asociadas al depósito de τ, como la enfermedad de Pick, el SCB (síndrome corticobasal) y la parálisis supranuclear progresiva (PSP). La esperanza de vida varía desde aproximadamente 3 años para la DFT-MND hasta 12 años para la svPPA.

Mayoritariamente, la enfermedad es esporádica, pero en un 30-50% de las series existe herencia AD o mutaciones genéticas. Los tres principales genes implicados son mutaciones en el gen *MAPT*, en el gen de la progranulina y la expansión del hexanucleótido GGGGCC en el gen *C9ORF72* (cromosoma 9).

El sustrato estructural en las DFT es la degeneración lobular frontotemporal (DLFT) con atrofia de los lóbulos temporales y/o frontal bilateral, que inicialmente puede ser asimétrica. Microscópicamente, es característica la afectación laminar superficial de las capas corticales con microespongiosis o microvacuolización, por la pérdida neuronal de las láminas II y III, asociadas a una proliferación de células astrogliales y gliosis. En la DFTvc la atrofia afecta a la corteza cingulada anterior, la ínsula anterior, el cuerpo estriado, la amígdala, el hipotálamo y el tálamo. En la svPPA aparece marcada atrofia del lóbulo temporal anterior izquierdo, y se extiende al contralateral y a las áreas orbitofrontal y posterior del cerebro. En la nfvPPA está afectado el lóbulo frontal inferior dominante, el opérculo anterior y la región perisilviana, la ínsula anterior y la circunvolución temporal superior. En la rtvFTD la atrofia comienza en el lóbulo temporal derecho y luego se extiende a las áreas temporal frontal o izquierda.

Los estudios moleculares de las inclusiones proteicas en neuronas y células gliales dividen la DFT en tres grupos principales desde el punto de vista neuropatológico: TDP-43 (50% de los casos), τ (40%) y proteína FET, incluidos FUS, EWSR1 (región del punto de ruptura 1 del sarcoma de Ewing/proteína de unión a ARN1 de EWS) y TAF15 (factor 15 asociado a la proteína TATA), que representan el 10% de los casos.

RECUERDA: La demencia frontotemporal es mayoritariamente esporádica, pero en un 30-50% existen alteraciones en los genes *MAPT*, progranulina o *C9ORF72*. Existe atrofia de los lóbulos temporales y/o frontal bilateral, que inicialmente puede ser asimétrica. Se clasifica en taupatías, TDP-43 proteinopatías y por acúmulo de FET.

Demencia frontotemporal variante conductual (DFTvc)

Se caracteriza por anosognosia precoz, cambio de personalidad, trastorno del comportamiento social, de la relación afectiva y del control emocional. Pueden aparecer una amplia variedad de cuadros psiquiátricos, trastornos conductuales (apatía o hiperactividad, desinhibición, vagabundeo e irritabilidad), pérdida de empatía o de la cognición social y alteración de los hábitos alimenticios, del aseo personal y trastornos en la esfera sexual. Las funciones ejecutivas se encuentran alteradas precozmente, y la memoria y las funciones visuoperceptivas están preservadas inicialmente, aunque existe un grado variable de alteración del lenguaje, llegando en las fases avanzadas al mutismo y deterioro funcional y cognitivo global severo, con una media de 12 años de sobrevida.

Los estudios con RM cerebral muestran atrofia bilateral prefrontal medial, orbitofrontal derecha, de la corteza insular anterior y de la corteza cingulada anterior. El hipometabolismo en la FDG-PET afecta principalmente a los núcleos caudados, la corteza frontal medial superior de ambos lados, la circunvolución frontal medial derecha y la corteza frontal inferior derecha, la corteza cingulada anterior izquierda y la circunvolución temporal inferior derecha.

Para el diagnóstico clínico se han usado diferentes criterios, desde los Lund-Manchester de 1994, hasta los actualmente recomendados criterios de la International FTD Criteria Consortium (iFTDC) de Raskovsky de 2011, con una sensibilidad del 85% y una especificidad del 95% comparados con los criterios histopatológicos.

En la variante con afectación principal del lóbulo temporal anterior derecho, se observa la aparición de alteraciones conductuales, similares a la DFTvc, con desinhibición, alteraciones en los hábitos alimentarios, aparición de conductas obsesivo-compulsivas y pobre *insight*.

Afasia progresiva primaria

Incluye tres variantes:

- *Afasia progresiva no fluente* (es la segunda más frecuente tras la variante conductual, en el 20% de los casos), que se asocia con mayor frecuencia a patología τ. Se caracteriza por un lenguaje con menor fluencia, agramatismo, parafasias fonéticas, dificultad en la comprensión de estructuras gramaticales complejas y a veces apraxia orofacial. En las técnicas de imagen hay atrofia o hipometabolismo en la corteza perisilviana izquierda del hemisferio dominante.
- *Variante semántica de la afasia progresiva primaria:* se asocia con mayor frecuencia a depósito de TDP-43. Se caracteriza por pérdida del conocimiento semántico de las palabras, lenguaje fluente, correcto gramaticalmente, con alteración en la comprensión de las palabras, y está preservada la repetición. Aparece atrofia o hipometabolismo a nivel temporal anterior de predominio izquierdo.
- *Variante logopénica de la afasia progresiva primaria:* se asocia en un alto porcentaje de casos a EA. Se caracteriza por anomia, y reducción en la fluencia y en la repetición del lenguaje, y está conservada la articulación, la prosodia y la gramática. Aparece atrofia e hipometabolismo temporoparietal izquierdo.

> **RECUERDA:** La afasia progresiva primaria tiene tres variantes, la afasia progresiva no fluente, la variante semántica y la variante logopénica.

Degeneración corticobasal

Su presentación es más frecuente entre la sexta y la octava décadas, similar en ambos sexos. Se manifiesta por parkinsonismo unilateral y asimétrico, fenómeno del miembro ajeno, distonía y apraxias. Se describen también temblor, parálisis de la mirada, síndrome seudobulbar y mioclonías. La demencia en la forma clásica suele aparecer en el 25% en estadios más avanzados, y es más frecuente en las formas no clásicas. Se estima una sobrevida de 6-8 años y para el diagnóstico se utilizan los Criterios de Degeneración Corticobasal de Armstrong de 2013.

> **RECUERDA:** La degeneración corticobasal se caracteriza por parkinsonismo unilateral y asimétrico, fenómeno del miembro ajeno, distonía y apraxias. La demencia en la forma clásica suele aparecer en el 25% en estadios más avanzados, y es más frecuente en las formas no clásicas.

Parálisis supranuclear progresiva

Se produce atrofia mesencefálica con mejor preservación del puente («signo del colibrí o pingüino» en la RM), y despigmentación de la sustancia negra y *locus coeruleus*. La enfermedad progresa a la discapacidad en pocos años y a la muerte a los 12 años de media. Es más frecuente en varones mayores de 60 años, y se manifiesta como un síndrome rígido-acinético axial, trastorno de la motilidad ocular con lentitud de los movimientos sacádicos verticales hacia abajo y luego en resto de planos de la mirada, distonías, disfagia y alteración del lenguaje (monótono, disártrico). Existe alteración cognitiva (primer síntoma en la mitad de los casos) caracterizada por apatía, desinhibición, labilidad emocional, alteración de la memoria y disfunción ejecutiva. En 2017 se publicaron los últimos criterios, Clinical Diagnosis of Progressive Supranuclear Palsy: The Movement Disorder Critetria (CDPSP-MDSC).

> **RECUERDA:** La parálisis supranuclear progresiva se caracteriza por un síndrome rígido-acinético axial, trastorno de la motilidad ocular con lentitud de los movimientos verticales, distonías, disfagia y alteración del lenguaje, alteración de la memoria y disfunción ejecutiva, apatía, desinhibición y labilidad emocional.

DEMENCIA/DETERIORO COGNITIVO VASCULAR (DCV)

El término deterioro cognitivo vascular (DCV) incluye procesos cerebrovasculares isquémicos o hemorrágicos (v. cuadro 17.1) determinantes de deterioro cognitivo, y su forma más grave es la DVa, que es la segunda causa de demencia tras la EA (15-20%), y que puede, además, modificar la expresión de otras demencias degenerativas.

Un 5% de los mayores de 65 años tienen DCV (2,4%, DCL vascular; 1,5%, DVa; y 0,9%, demencia mixta), y son factores de riesgo la HTA, la diabetes, las dislipemias, el tabaquismo, el alcohol, la fibrilación auricular, la hiperhomocisteinemia y factores genéticos (síndrome de CADASIL).

Se caracteriza por su heterogeneidad clínica dependiente de la etiología, la localización y el volumen cerebral afectado. Aparece déficit en la atención y la disfunción ejecutiva (enlentecimiento en la velocidad de procesamiento, inflexibilidad mental y dificultad para la planificación secuencial de actividades), afectación de la memoria con predominio de afectación de la memoria de trabajo, y son frecuentes la depresión (de mayor gravedad que en la EA), la apatía y la labilidad emocional. Pueden aparecer alteraciones motoras con signos focales corticales y afectación subcortical con trastorno de la marcha, disartria, disfagia, labilidad e incontinencia urinaria.

Se han desarrollado múltiples criterios diagnósticos de DVa. Entre ellos destacan los de la American Heart Association-American Stroke Association (AHA-ASA 2010), los del DSM-5 (2013) y los de la Vas-Cog (2014). Ninguno incluye una descripción detallada de las diferentes categorías etiológicas, pero la mayoría incluirán para su diagnóstico:

- Déficit cognitivo de inicio agudo o subagudo, fluctuante (aunque la enfermedad de pequeño vaso puede tener inicio insidioso y curso progresivo).
- Evidencia objetiva, ya sea clínica y/o radiológica, de ECV. Debe haber una relación causal y temporal entre las lesiones vasculares y la demencia (en el caso de hallazgos solo radiológicos deben existir datos de apoyo, como la presencia precoz de inestabilidad postural, trastornos de la marcha, alteraciones esfinterianas o síndrome rígido-acinético).

RECUERDA: La demencia vascular es la segunda causa de demencia. Son factores de riesgo la HTA, la diabetes, las dislipemias, el tabaquismo, el alcohol, la fibrilación auricular, la hiperhomocisteinemia y factores genéticos. Se caracteriza por déficit en la atención y la disfunción ejecutiva, afectación de la memoria de trabajo, depresión, apatía y labilidad emocional, y pueden aparecer signos focales corticales o subcorticales.

OTRAS DEMENCIAS SECUNDARIAS DE INTERÉS

Hidrocefalia normotensiva

Se establece una prevalencia en mayores de 65 años del 0,4%, que aumenta con la edad, sobre todo en mayores de 80 años. Se caracteriza por la tríada clásica de Hakim (no siempre aparecen los tres), consistente en un trastorno de la marcha (el más precoz y que mejor responde a tratamiento quirúrgico), deterioro cognitivo de características frontosubcorticales e incontinencia urinaria.

En la RM cerebral existe dilatación ventricular, especialmente de las astas frontales de los ventrículos laterales y del tercer ventrículo (medición del índice de Evans > 0,4 y ángulo calloso). El drenaje del LCR (40-50 ml) y la mejora posterior en la marcha es un test específico, pero poco sensible, de beneficio posterior del tratamiento quirúrgico, y se pueden usar estudios invasivos de la dinámica del LCR. El tratamiento de elección es la derivación del LCR ventrículo-peritoneal.

RECUERDA: La hidrocefalia normotensiva se caracteriza por la tríada clásica de Hakim, consistente en trastorno de la marcha (el más precoz), deterioro cognitivo de características frontosubcorticales e incontinencia urinaria.

Neurosífilis

La neurosífilis (NS) es la enfermedad del sistema nervioso producida por el *Treponema pallidum*. La NS se clasifica en una forma temprana con afectación del LCR, meninges y vasos (incluye la meningitis aguda sifilítica y la sífilis meningovascular) y una forma tardía donde se ve afectado el parénquima del encéfalo y de la médula (incluye la parálisis general progresiva y la tabes dorsal).

Se produce demencia en la parálisis general progresiva y en algunos casos de sífilis meningovascular por infarto cerebral, circunstancia que ocurre en un 30%. La parálisis general progresiva aparece varios años después de la infección como una demencia progresiva asociada a trastornos psiquiátricos como psicosis, depresión o cuadro maníaco.

Desde el punto de vista neurológico aparece pupila de Argyll-Robertson, temblor, disartria, hiperreflexia y trastornos de la marcha.

El diagnóstico se debe realizar mediante test serológicos en sangre (test treponémicos como FTA-ABS o TPHA, o no treponémicos como VDRL o RPR) combinados con estudio en LCR (VDRL+ con una sensibilidad del 50% y alta especificidad que permite valorar la respuesta al tratamiento; y FTA-Abs con sensibilidad cercana al 100%, así como pleocitosis linfocitaria leve de más de 20 células/ml e hiperproteinorraquia).

Alteración cognitiva asociada al VIH

Las alteraciones en la memoria, la concentración, la atención y las habilidades motoras son comunes en pacientes con VIH. Cuando estos ocurren sin una causa evidente además de la infección por VIH, se denominan trastornos neurocognitivos asociados al VIH (HAND). Dependiendo de la severidad, los déficits cognitivos pueden clasificarse en tres condiciones: deterioro neurocognitivo asintomático (ANI), trastorno neurocognitivo leve asociado al VIH (MND) y demencia asociada al VIH (HAD).

La prevalencia de los HAND se encuentra en torno al 40-45%; es del 26% en el ANI, del 8,5% en el MND y del 2-4% en la HAD. La prevalencia de HAND, en general, no varió según el porcentaje de personas que recibieron tratamiento antirretroviral combinado (cART), el recuento de CD4 o la proporción de coinfección por el virus de la hepatitis C (VHC).

Se precisa una adecuada evaluación de las comorbilidades, así como de la toxicidad neurológica potencial de la terapia antirretroviral. Los regímenes que incluyen darunavir, tenofovir, maraviroc y emtricitabina mostraron niveles bajos de toxicidad.

La HAD, en su forma clásica, se caracteriza principalmente por disfunción subcortical, con deterioro en la atención/concentración, síntomas depresivos y deterioro de la velocidad y la precisión psicomotora.

No existe un marcador específico para el diagnóstico. La RM se realiza típicamente para evaluar otros trastornos neurológicos (infección, neoplasia, infarto, leucoencefalopatía) que pueden ocurrir en pacientes con VIH. La atrofia cerebral difusa y los cambios en la materia blanca subcortical o periventricular (hiperintensidad en T2) son consistentes con HAD, pero no son ni sensibles ni específicos. Del mismo modo, la realización de otras pruebas, incluida la punción lumbar para la evaluación del LCR, se realiza principalmente para evaluar otros posibles diagnósticos. Se debe determinar antígeno criptocócico, pruebas de sífilis, PCR CMV, herpes,

VVZ, VJC y niveles de ARN del VIH (los cuales pueden aumentar en infecciones oportunistas y no se correlacionan con la severidad de la alteración cognitiva).

La cART es la principal modalidad de tratamiento para los HAND, y el enfoque para la selección de régimen es en gran medida el mismo que para la población general con VIH. La cART tiene un claro efecto beneficioso en el tratamiento y prevención de la HAD, y todos los regímenes de cART actuales parecen ser efectivos. El impacto de la cART en las formas más leves de HAND (MND y ANI) no es tan claro.

Demencias de rápida progresión

Se consideran aquellas entidades que evolucionan desde la aparición del primer síntoma hasta el desarrollo de demencia en un período de semanas o meses, incluso hasta 1-2 años. Se describen numerosas causas (toxicometabólicas, vasculares, infecciosas, neoplásicas, neurodegenerativas, sistémicas, etc.), entre las que destacan la enfermedad de Creutzfeldt-Jakob y las demencias autoinmunes.

Enfermedad de Creutzfeldt-Jakob (ECJ)

Afecta en torno a un caso por millón de habitantes. Se han descrito formas genéticas (AD por mutaciones en el exón 2 del gen de la PRNP en el cromosoma 20, y se ha descrito un polimorfismo en el codón 129 del gen *PRNP*), esporádicas (las más frecuentes, sobre todo entre los 70 y 80 años, caracterizadas por agregaciones de proteína priónica mal plegada Scrapie-PrP ^{Sc}), iatrogénicas (implantes de córnea, etc.) y la variante por toma de carne de res afectada por encefalopatía espongiforme bovina.

Se produce afectación difusa con espongiosis cerebral, vacuolización del neuropilo neuronal, astrogliosis y pérdida neuronal, por depósito de la proteína priónica.

Los criterios diagnósticos de la forma esporádica usados son los criterios de consenso del consorcio europeo (2017), que establece un diagnóstico de posible, probable y definitiva. La ECJ probable incluye un deterioro cognitivo rápidamente progresivo asociado al menos a dos signos clínicos (signos piramidales o extrapiramidales, problemas visuales o cerebelosos, mioclonías y mutismo acinético) y un resultado positivo en alguna de las tres siguientes exploraciones (complejos periódicos en el EEG, proteína 14.3.3 + en el LCR o RM típica definida como hiperseñal en el caudado y el putamen o al menos en dos regiones corticales, temporal, parietal, occipital, en secuencias DWI o FLAIR); o bien un deterioro cognitivo rápidamente progresivo y positividad de RT-QuiC en el LCR u otros tejidos (detecta proteína priónica con una especificidad cercana al 100%). Las alteraciones en el EEG (complejos periódicos de ondas agudas [PSWC] con una frecuencia de 1 Hz se consideran un patrón de EEG típico de la ECJ y han mostrado una baja sensibilidad) y punción lumbar pueden no aparecer en las fases iniciales de la enfermedad, y son mayores la sensibilidad y la especificidad en la determinación de la proteína 14.3.3, aunque pueden aparecer falsos positivos en ictus, encefalitis y crisis epilépticas repetidas.

No existe ningún tratamiento modificador de la evolución de la ECJ.

Demencias autoinmunes

Pueden ser idiopáticas o estar relacionadas con trastornos autoinmunes inflamatorios sistémicos, como el lupus eritematoso sistémico, procesos postinfecciosos o paraneoplásicos.

Se asocian a autoanticuerpos dirigidos a epítopos neurales como estructuras de superficie sinápticas (receptores, canales iónicos o proteínas de soporte) o antígenos intracelulares como los antígenos onconeuronales (mediante toxicidad mediada por linfocitos T citotóxicos).

Dentro de los anticuerpos dirigidos contra superficie celular se incluyen LGI1, CASPR 2, AMPAR, GABAr, DPPX, IgLON5 y otros de presentación predominante en pacientes más jóvenes, como NMDAR, mGLuR5, neurexina 3α y MOG. En estos, el porcentaje de asociación a tumores es menor del 50% (más frecuente timomas, teratomas o cáncer de pulmón).

Dentro de los anticuerpos onconeuronales, dirigidos contra antígenos intracelulares, destacan: DNA(Tr), antifisina, Hu (ANNA 1), Yo (PCA1), CV2/CRMP5, Ri (ANNA 2), Ma2, con edades medias en torno a 60 y 70 años; y otros como TAG o GFAP, de presentación en gente más joven. Con mayor frecuencia (80%) se asocian a procesos neoplásicos (ginecológico, pulmón, mama, etc.).

El espectro clínico es variado e incluye la aparición aguda o subaguda de síntomas neurológicos y neuropsiquiátricos (comportamientos extraños, agitación, ansiedad, síntomas depresivos o maníacos, alucinaciones, delirios o catatonia), disfunción cognitiva rápidamente progresiva, convulsiones intratables, alteraciones del sueño, inestabilidad autonómica y disminución del nivel de conciencia, y ocasionalmente disfunción cerebelosa o trastornos del movimiento.

La detección de anticuerpos intraneuronales en sangre y de muestras pareadas de suero y LCR para detectar la presencia de anticuerpos antineuronales de clase IgG sigue siendo fundamental para el diagnóstico de encefalitis autoinmune asociada a anticuerpos de superficie neuronal (aunque con relativa frecuencia estos no aparecen en el LCR).

El estudio del LCR puede mostrar pleocitosis leve, bandas oligoclonales e índice elevado de IgG e hiperproteinorraquia (con una sensibilidad de entre el 30 y el 60%). En la RM pueden aparecer hiperintensidades en FLAIR-T2 en hipocampo uni- o bilateral, con o sin realce de contraste (muy características de la encefalitis límbica autoinmune paraneoplásica o no paraneoplásica).

Se debe complementar con búsqueda activa tumoral subyacente.

VALORACIÓN DE LA SEVERIDAD EN LA DEMENCIA

Debe establecerse, porque es predictora del riesgo de carga familiar, institucionalización y utilización de servicios. Existen diferentes escalas diseñadas para su evaluación, la mayoría de ellas de uso en la EA. Entre ellas destacan:

- Clinical Dementia Rating (CDR, Hughes 1982). Valora seis dominios (memoria, orientación, juicio-resolución de problemas, actividades comunitarias, del hogar y autocuidado): CDR 0, CDR 0,5 (cuestionable) y CDR 1, 2 y 3 (leve, moderada y severa).

- Global Deterioration Scale (GDS, Reisberg, 1982), de valoración junto con la Functional Assessment Staging (FAST, Reisberg, 1988), que evalúa el declive en la capacidad para ejecutar actividades básicas de la vida diaria. Incluye: GDS 1 (sin deterioro cognitivo), GDS 2 (deterioro muy leve), GDS 3 (déficit ligero), GDS 4 (déficit moderado), GDS 5 (déficit moderadamente grave), GDS 6 (déficit grave) y GDS 7 (déficit muy grave).
- En demencias con interferencia de la funcionalidad por parkinsonismo o patología osteoarticular puede establecerse la severidad por puntos de corte del MMSE (algunos autores proponen de manera aproximativa; puntuación de 21 a 25 en demencia leve, 11-20 en demencia moderada y menor de 10 en demencia severa).

TRATAMIENTO

El abordaje de la demencia debe ser integral (atendiendo a aspectos cognitivos-conductuales, funcionales o sociales), y continuado a lo largo del curso de la enfermedad, por ser los pacientes de edad, con multimorbilidad y declinar funcional a lo largo de la evolución. Se precisa un sistema de atención con niveles de asistencia:

- *Unidad de diagnóstico y evaluación:* por equipo multidisciplinar.
- *Centros de día:* con dos objetivos: información y educación familiar y manejo médico, funcional (fisioterapia y terapia ocupacional), cognitivo y conductual. En ellos trabajarán de forma coordinada geriatras, enfermeras, fisioterapeutas, terapeutas ocupacionales y trabajadores sociales. Los pacientes subsidiarios serán los que presenten trastorno psíquico, físico o social, sin patología psiquiátrica grave y con cierto nivel de contacto con el entorno (GDS 4 < 7) y cuya pérdida de autonomía sea leve-moderada.
- *Unidades de larga estancia:* con dos estrategias: institucionalización definitiva si no hay posibilidad de manejo domiciliario o estancias temporales para pacientes con conductas disruptivas de difícil control.
- *Atención domiciliaria:* para el manejo de pacientes con demencia severa y en situación de terminalidad que desean permanencia en el domicilio.

En el cuadro 17.6 se exponen las indicaciones de tratamiento farmacológico en los diferentes tipos específicos de demencia y en el cuadro 17.7 las estrategias para el manejo de los trastornos conductuales y del comportamiento. El mayor

CUADRO 17.6 Tratamiento farmacológico de la demencia

Enfermedad de Alzheimer (EA)

Fármacos de uso clínico. Reemplazo/modulación de los neurotransmisores

- **Inhibidores de la acetilcolinesterasa (IACE):** uso en la EA de leve a moderadamente grave. Potenciales efectos secundarios: náuseas, vómitos, diarrea, mareo, cefalea y pérdida de peso. Contraindicación absoluta de la rivastigmina en la enfermedad hepática severa y de la galantamina en la enfermedad renal y hepática severa. Contraindicaciones relativas: enfermedad del seno y trastornos de la conducción, crisis epiléptica, asma.
  - **Donepezilo.** IACE selectivo con metabolismo hepático. Inicio 5 mg, hasta 10 mg/24 h.
  - **Rivastigmina.** IACE e inhibidor de la butirinil colinesterasa. Metabolismo por la acetilcolinesterasa. Uso oral o tópico con inicio de 4,6 mg y aumento progresivo hasta incluso 13,3 mg.
  - **Galantamina.** IACE y modulador de los receptores nicotínicos. Metabolismo hepático. Inicio 8 mg y aumento progresivo hasta 24 mg/24 h.
- **Memantina.** Antagonista no competitivo de los receptores glutamatérgicos NMDA. Autorizada en fase moderada a grave en monoterapia. Considerar el uso combinado con IACE. Inicio 5 mg/día y escalada hasta 20 mg/día. Bien tolerada. Reducir dosis en insuficiencia renal.

Inmunoterapia pasiva antiamiloide aprobada por la FDA: aducanumab, lecanemab (recomendada aprobación de uso por la Agencia Europea del Medicamento) y donamebab

Fármacos en investigación. Tratamientos patogénicos (Alzforum 2024)

- **Inhibidores de β-secretasas, modulador de γ-secretasa o inhibidores de agregación amiloide:** han fracasado múltiples moléculas en fase 3. Actualmente se encuentran activos en fase 3 el ALZ-801 y el simufilam.
  - **ALZ-801** (profármaco de tramiprosato. Inhibe agregación amiloide), **simufilam** (elimina filamina impidiendo agregación amiloide).
- **Inmunoterapia antiamiloide activa: GV1001** (fase 3). **ABvac 40, ACI24** y **UB311** (fase 2).
- **Inmunoterapia antiamiloide pasiva: remternetug, solanezumab y gantenerumab** en fase 3. **Donanemab** (fase 3 y pendiente de aprobación de la FDA).
- **Terapia anti-τ: LMTX** (fase 3). **Inmunoterapia τ: AADvac1** y **ACI 35** (inmunoterapia activa fase 2); **bepranemab** y **semorinemab** (inmunoterapia pasiva, fase 2).

Demencias no Alzheimer

Demencia de cuerpos de Lewy/demencia asociada a enfermedad de Parkinson

- Donepezilo y rivastigmina indicados para mejorar signos cognitivos y neuropsiquiátricos.

CUADRO 17.6 Tratamiento farmacológico de la demencia *(cont.)*

- Si fuese preciso utilizar neurolépticos, emplear clozapina y pimavanserina (aprobado por la FDA para demencia asociada a la enfermedad de Parkinson). Valorar uso de quetiapina y risperidona.
- Uso de melatonina y clonazepam para trastornos de la conducta del sueño REM.

Demencia frontotemporal
- Ningún fármaco recomendado para modificar el curso de la enfermedad. Considerar uso de IACE en la afasia progresiva primaria, variante logopénica.
- Uso de ISRS (citalopram, 40 mg; o trazodona, hasta 300 mg) en dosis altas para la irritabilidad, la agitación, la depresión o la desinhibición, y reservar el uso de quetiapina u olanzapina para la agresividad.

Demencia vascular (DVa)
No aprobado el uso de IACE o memantina. En algunos estudios se ha visto beneficio de la galantamina en la demencia mixta (DVa + EA). No hay evidencia de beneficio de otros fármacos.

Neurosífilis
Penicilina G cristalina o ceftriaxona durante 10-14 días.

Demencia asociada al VIH
Uso de terapia antirretroviral. Zidovudina, nevirapina e indinavir tienen mayor penetración en el sistema nervioso central.

Demencias autoinmunes
- Primera línea: metilprednisolona (1 g i.v./5 días y luego semanal, 8 semanas), Ig i.v. (2 g/kg divididos en 5 días) o plasmaféresis (a días alternos, 5-7 sesiones según respuesta y tolerancia).
- Segunda línea: rituximab 1.000 mg y repetir a las 2 semanas o ciclofosfamida (750 mg/mes, de 3 a 6 meses).
- Mantenimiento: prednisona + azatioprina o micofenolato/4-6 meses.

CUADRO 17.7 Manejo de trastornos conductuales en la demencia

Intervenciones no farmacológicas
De primera elección, heterogéneas y de implantación individualizada
- **Intervenciones psicosociales.** Educación a familiares y cuidadores mediante programas multicomponentes en sesiones individuales y grupales. Permite información de la enfermedad e intercambiar experiencias, enseñar cuidados y asesoramiento. Disminuye los trastornos conductuales y la depresión del cuidador, y retrasa la institucionalización.
- **Programas de ejercicio físico.** Mejora la situación funcional, cognitiva y conductual.
- **Musicoterapia y estimulación multisensorial.** Reduce la agitación y las conductas disruptivas tras su realización. Menor evidencia de beneficio a largo plazo.
- **Terapias de orientación a la realidad y estimulación cognitiva.** Pueden mejorar el estado de ánimo en combinación con otras terapias. Datos de beneficio inconsistentes.
- **Terapia de validación.** Puede reducir la irritabilidad.
- **Terapia de reminiscencia.** Puede mejorar el estado de ánimo.
- **Intervenciones psicoterapéuticas.** Terapias cognitivo-conductuales con implicación y asesoramiento familiar. Mejoran la depresión, la ansiedad, la agresión y la agitación en la demencia con efecto significativo y de meses de duración, y pueden beneficiar a los cuidadores.
- **Tecnologías de la información y la comunicación.** Beneficio en depresión y agitación. No hay beneficios concluyentes en ansiedad y apatía.

Manejo farmacológico
Fármacos de uso potencial
- **Inhibidores de la acetilcolinesterasa (IACE) y memantina:** no hay un beneficio claro. Controvertido.
  - Se han usado IACE para la apatía, la depresión y la irritabilidad. No son efectivos en la agitación.
  - La memantina puede ser efectiva en la agitación (controvertido), los delirios y las alucinaciones.
- **Benzodiazepinas:**
  - No hay evidencia de beneficio y no deben usarse como hipnóticos.
  - Solo usar en crisis aguda de ansiedad.
- **Antidepresivos:**
  - Pueden mejorar los síntomas afectivos y cognitivos, la agitación y la agresividad (especialmente el citalopram). Son de elección los inhibidores de la recaptación de la serotonina (ISRS). No tricíclicos.
- **Antipsicóticos:**
  - La risperidona y el aripiprazol son los más usados en los síntomas psicóticos, la agitación y la agresividad.
  - La quetiapina, la pimavanserina y la clozapina son de uso preferible si hay presencia de parkinsonismo.
  - El haloperidol solo está recomendado en la fase aguda de *delirium* en la demencia.
- **Otros:**
  - No están recomendados los antiepilépticos.
  - La zopiclona y el zolpidem se usan como hipnóticos solo durante un breve período de tiempo.
  - La trazodona mejora la duración del sueño.
  - Controversias con la melatonina o los agonistas para mejorar el ritmo circadiano del sueño.

Indicación en trastornos específicos
- **Apatía:** modesta mejoría con metilfenidato; no hay beneficio con IACE o antidepresivos.
- **Depresión:** uso de ISRS con calidad de estudios moderada, sobre todo citalopram y sertralina.
- **Síntomas psicóticos:** son de uso preferente los antipsicóticos atípicos, sobre todo la quetiapina, el aripiprazol y la risperidona. Pueden usarse IACE.
- **Agitación y/o agresividad:** uso preferente de antipsicóticos de segunda generación (risperidona, seguida de aripiprazol o quetiapina; en caso de parkinsonismo, quetiapina, clozapina y pimavanserina) con grado modesto de beneficio e importantes efectos adversos; y si no, uso de citalopram. Brexpiprazol (antipsicótico de tercera generación aprobado por la FDA para agitación en la enfermedad de Alzheimer).
- **Trastornos del sueño:** la trazodona mejora el sueño, pero hay riesgo de somnolencia diurna. Uso frecuente de benzodiazepinas o mirtazapina, pero evidencia de beneficio no demostrada. Suvorexant (antagonista del receptor de orexina) está aprobado por la FDA para el insomnio en la enfermedad de Alzheimer.

esfuerzo investigador se ha realizado en la EA. Se expone el uso de inhibidores de la acetilcolinesterasa (IACE), que han demostrado leve mejoría cognitiva (media en ADAS-Cog de 2,7 puntos respecto a placebo) sin diferencias entre ellos; y de memantina (de modesto beneficio cognitivo en casos moderados y severos). El objetivo es conseguir un tratamiento patogénico, y los esfuerzos de investigación se centran en los últimos años en la inmunoterapia frente a amiloide, con resultados poco relevantes. La FDA ha aprobado el uso de dos anticuerpos monoclonales (aducanumab y lecanemab), y un tercero (donmebab) se espera aprobar pronto. Estamos a la espera de las terapias frente a τ, así como otras estrategias basadas en las teorías mitocondriales, neuroinflamatorias, etc.

RECUERDA: Para el tratamiento farmacológico de la EA, actualmente solo se dispone de fármacos sintomáticos, como los inhibidores de la acetilcolinesterasa (donepezilo, rivastigmina y galantamina) y la memantina.

LECTURAS RECOMENDADAS

Antonioni M, Raho E, Lopriore P, Pace A, Latino R, Assogna M, et al. Frontotemporal Dementia, Where Do We Stand? A Narrative Review. Int J Mol Sci 2023;24:11732.

Dubois B, Villain N, Frisoni G. Clinical diagnosis of Alzheimer's disease: recommendations of the International Working Group. Lancet Neurol 2021;20:484–96.

Dubois B, von Arnim C, Burnie N, Bozeat, Cummings J. Biomarkers in Alzheimer's disease: role in early and differential diagnosis and recognition of atypical variants. Alzheimers Res Ther 2023;15:175.

Huang L, Kuan Y, Lin H, Hu C. Clinical trials of new drugs for Alzheimer disease: a 2020-2023 update. J Biomed Sci 2023;30:83.

Sociedad Española de Neurología. Guía oficial de práctica clínica en demencias. Madrid: Luzán. 2018.

18

Delirium

Luis Romero Rizos, Rubén Alcantud Córcoles

INTRODUCCIÓN

Definición de *delirium*

Síndrome clínico agudo y fluctuante, caracterizado por una alteración en la atención y el nivel de conciencia junto con disfunción cognitiva que se desarrollan en un breve período de tiempo y que no pueden explicarse solo por la preexistencia o el desarrollo de una demencia. Es uno de los grandes síndromes geriátricos y una de las formas frecuentes de la manifestación clínica de la enfermedad aguda o de la toxicidad por fármacos en el adulto mayor, y con asociación a fragilidad, y debe considerarse un marcador de vulnerabilidad cerebral y de disminución de la capacidad de reserva.

El DSM-5, en 2013, establecía como criterios diagnósticos:

- *Criterio A:* alteración de la atención y la conciencia.
- *Criterio B:* la alteración se desarrolla en un corto período de tiempo (horas o pocos días) y tiende a fluctuar a lo largo del día.
- *Criterio C:* alteración adicional en la cognición (p. ej., déficit de memoria, desorientación, lenguaje, habilidad visuoespacial o percepción).
- *Criterio D:* las alteraciones de los criterios A y C no se explican por otra alteración neurocognitiva preexistente, establecida o en curso, ni suceden en el contexto de un nivel de estimulación reducido, como situación de coma.
- *Criterio E:* se evidencia en la historia, en la exploración física o en los hallazgos de laboratorio que la alteración es una consecuencia fisiológica de otra alteración médica, intoxicación de sustancias o su retirada (p. ej., debido a drogas de abuso o medicación) o exposición a tóxicos, o se debe a múltiples etiologías.

Epidemiología del *delirium*

La prevalencia de *delirium* en pacientes de edad en el hospital es del 8-17% de los atendidos en servicios de urgencia. Afecta a la tercera parte de los mayores de 70 años ingresados por patología médica en unidades geriátricas de agudos, con una incidencia durante el ingreso entre el 6 y el 56%, y es una complicación común en los servicios quirúrgicos (el 20% en el caso de cirugía mayor programada y mayor del 50% en la fractura de cadera o cirugía cardíaca). En los pacientes sometidos a ventilación mecánica en cuidados intensivos, la incidencia puede superar el 75%, y el 85% en el caso de los pacientes en programas de cuidados paliativos en el final de la vida. Esta frecuencia va a ser mayor en mayores frágiles, en pacientes de mayor edad y con mayor severidad de la patología que motiva el ingreso.

> **RECUERDA:** El *delirium* es un síndrome clínico frecuente agudo y fluctuante, de origen orgánico, caracterizado por una alteración en la atención y el nivel de conciencia, con disfunción cognitiva diferente de la demencia.

PATOGENIA DEL *DELIRIUM*

La fisiopatología del *delirium* no está actualmente del todo comprendida, y sus mecanismos se asocian a un incremento de la vulnerabilidad, y a una menor reserva cerebral y neurocognitiva, entendida como la capacidad del sistema nervioso central (SNC) para responder a las agresiones. La heterogeneidad de su etiología y clínica de presentación hace que estén implicadas diferentes vías patogénicas (fig. 18.1).

Las principales alteraciones que conducen al *delirium* durante una enfermedad aguda incluyen una robusta inflamación sistémica aguda (que involucra un aumento de citoquinas proinflamatorias circulantes, hipoxemia, flujo sanguíneo y perfusión tisular deteriorados), y metabolismo alterado (hiponatremia, hipernatremia e hipoglucemia). Dado los estados alterados de excitación presentes en diferentes subtipos de *delirium,* se asume ampliamente que la alteración de la función en el sistema de excitación ascendente puede estar involucrada. Estos núcleos distribuidos en el mesencéfalo y el tronco encefálico incluyen un fuerte impulso colinérgico desde el tegmento hacia el tálamo para activar la excitación cortical y múltiples núcleos monoaminérgicos que activan la corteza para modular e integrar la activación cortical. Los medicamentos, especialmente sedantes y anestésicos GABAérgicos, así como fármacos anticolinérgicos y antihistamínicos, pueden alterar sustancialmente la excitación y se sabe que contribuyen al *delirium.*

La microglía puede ser activada por una patología preexistente en el cerebro y ser estimulada aún más por estímulos inflamatorios agudos, con lo que secretará citoquinas proinflamatorias, especies reactivas de oxígeno (ROS) y especies reactivas de nitrógeno (RNS) en el tejido cerebral circundante. Estos mediadores pueden afectar directamente a la función neuronal, pero también actuar directamente sobre los astrocitos. Los astrocitos también pueden ser sensibilizados durante la patología cerebral crónica, volverse hipersensibles a la estimulación

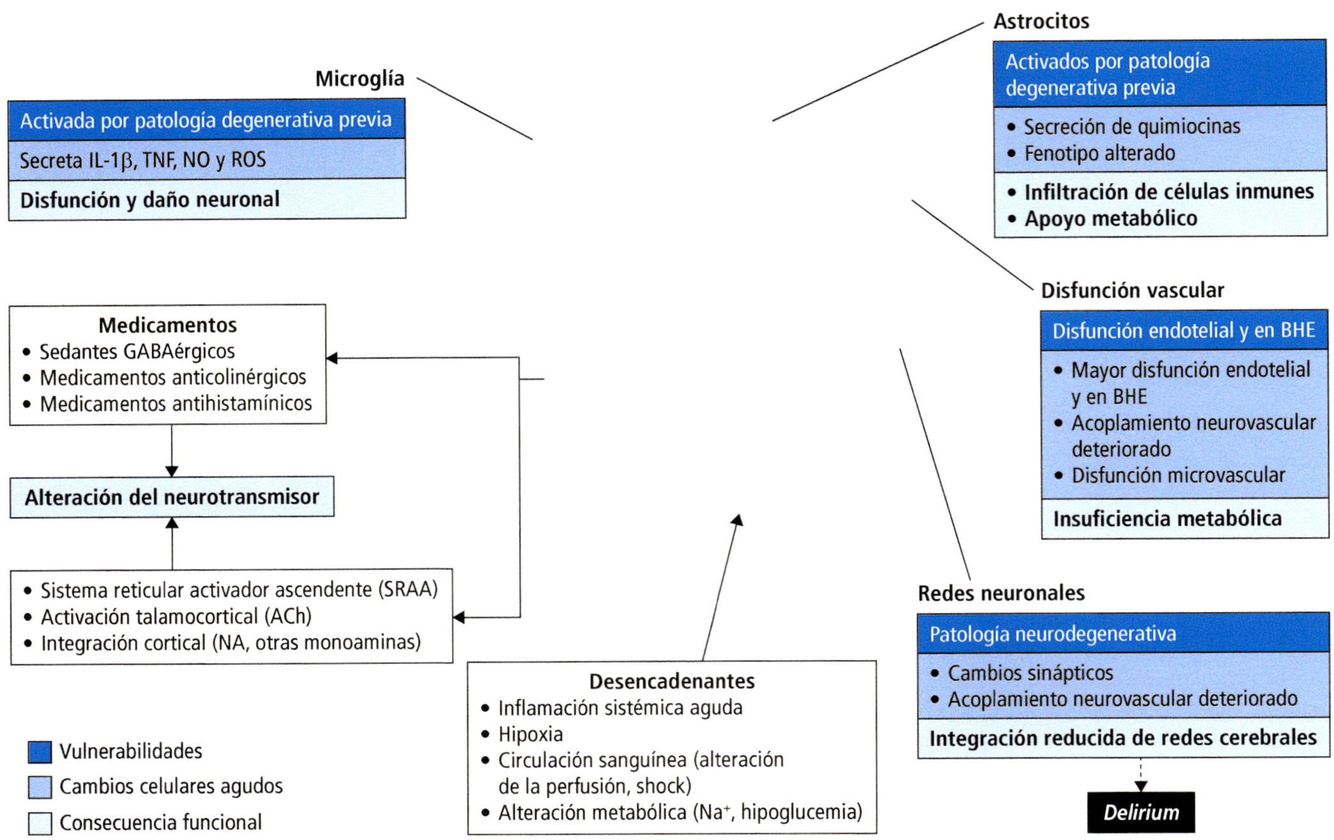

Figura 18.1 Principales mecanismos en la fisiopatología del *delirium*. ACh: acetilcolina; BF: prosencéfalo basal; BHE: barrera hematoencefálica; His: histamina; 5-HT: 5-hidroxitriptamina; LC: *locus coeruleus;* NA: noradrenalina; NO: óxido nítrico; PPT: tegmento pedunculopontino; ROS: especies reactivas de oxígeno.

inflamatoria aguda y secretar niveles aumentados de quimiocinas, lo que puede impulsar el reclutamiento de células inflamatorias periféricas adicionales al cerebro. Los astrocitos activados también pueden perder aspectos del soporte del metabolismo energético que proporcionan a la función neuronal.

La vascularización puede verse afectada, tanto por la patología degenerativa existente como por factores estresantes superpuestos como la inflamación sistémica, lo que produce una lesión endotelial y daño en la barrera hematoencefálica, pero el suministro vascular de oxígeno y glucosa también puede verse afectado, debido a disfunción microvascular y/o acoplamiento neurovascular deteriorado, lo que contribuye a una insuficiencia metabólica.

A continuación se detallarán los aspectos más relevantes.

Neuroinflamación y estrés oxidativo

Los procesos sistémicos inflamatorios o infecciosos pueden provocar activación celular cerebral con sobreexpresión de citoquinas proinflamatorias y mediadores inflamatorios que provocan activación endotelial, microglial y disfunción sináptica y neuronal (fig. 18.2).

Estos estímulos activan los macrófagos tisulares y monocitos sanguíneos, lo que da como resultado la secreción de mediadores inflamatorios como IL-1, IL-1β, IL-6, el factor de necrosis tumoral alfa (TNF-α) y la prostaglandina E2 (PGE2). Estas moléculas pueden, en cierta medida, cruzar la barrera hematoencefálica, pero su producción también se induce en el endotelio y el epitelio cerebral y son secretadas directamente en el parénquima cerebral por macrófagos perivasculares, endoteliales y epiteliales del cerebro.

Por mecanismos que aún no están completamente claros, la microglía se activa para producir citoquinas proinflamatorias, ROS y especies reactivas de nitrógeno (RNS). Si han sido sensibilizadas por una patología previa en el cerebro (como amiloide o neurodegeneración previa), esta microglía produce niveles aumentados de estos mediadores, los cuales afectan tanto a los astrocitos como a las neuronas. Los astrocitos estimulados por citoquinas producen niveles aumentados de quimiocinas, lo que contribuye al reclutamiento de monocitos y otras poblaciones de células inmunitarias al cerebro, pero su activación también lleva a una pérdida del soporte metabólico para el metabolismo energético neuronal.

Los mediadores inflamatorios derivados de la microglía, como IL-1β y TNF-α, afectan directamente a la función neuronal, produciendo tanto disfunción como lesión o muerte celular, lo que podría contribuir colectivamente a

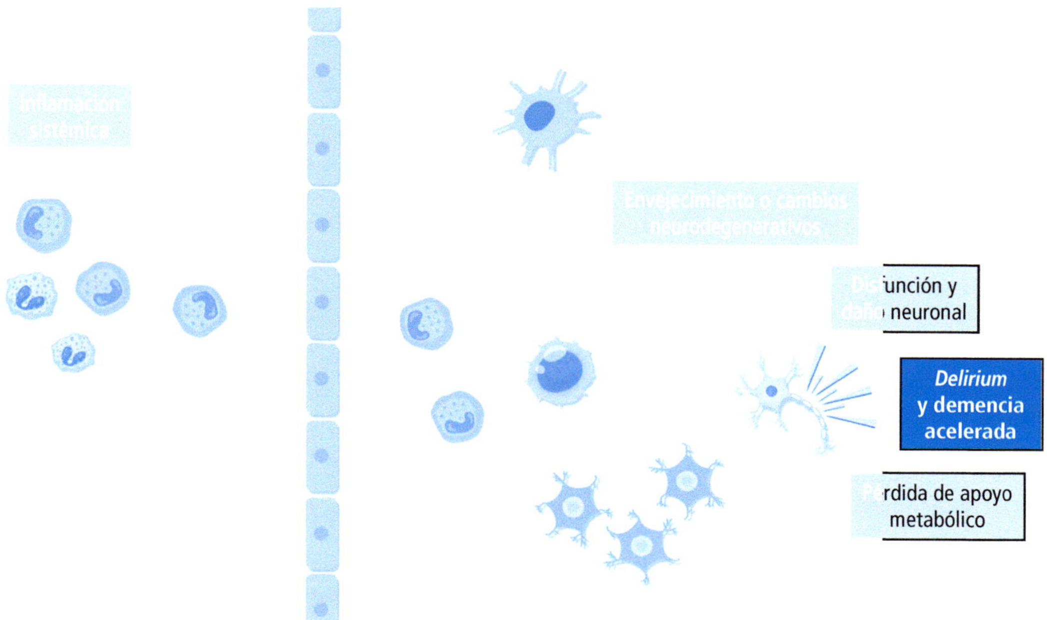

Figura 18.2 Mecanismos inflamatorios en el *delirium*. IL-1: interleuquina 1; IL-1β: interleuquina 1-β; IL-6: interleuquina 6; NO: óxido nítrico; PGE2: prostaglandina E2; ROS: especies reactivas de oxígeno; TNF: factor de necrosis tumoral.

las manifestaciones conductuales agudas en el *delirium*, pero también producir nuevas lesiones cerebrales que promueven un declive cognitivo a largo plazo.

Marcadores de daño neuronal

Los niveles preoperatorios más altos de proteína B fijadora de calcio S100 (S100B) en el líquido cefalorraquídeo (LCR), p-τ y neurofilamento sérico (NfL) se correlacionaron con *delirium* postoperatorio. Sin embargo, no se encontraron diferencias en la subunidad H del neurofilamento axonal fosforilado en suero (pNfLH), la ubiquitina carboxil-terminal hidrolasa L1 (UCHL-1) sérica y la neurogranina del LCR.

Activación del sistema neuroendocrino

Las situaciones de estrés pueden activar el eje hipotalámico-hipófiso-suprarrenal. La activación del núcleo paraventricular del hipotálamo provoca liberación de corticotropina y de ACTH, que estimulan la liberación de glucocorticoides desde la glándula suprarrenal con potenciales efectos deletéreos en circunstancias de estrés. Se produce alteración de la función del hipocampo por efectos sobre receptores serotoninérgicos 5HT-1A, y los niveles elevados y mantenidos de cortisol provoca un estado de vulnerabilidad de la neurona, déficit de la recaptación de glutamato en la sinapsis, inhibición de la salida de calcio de la neurona, aumentando el estrés oxidativo y reduciendo la liberación del GABA, e inhibición del transporte de glucosa. El cortisol se ha sugerido como potencial biomarcador para el diagnóstico de *delirium* con evidencias en pacientes quirúrgicos, aunque no tan claras en los pacientes médicos hospitalizados.

Se ha implicado también a péptidos opioides endógenos, como las endorfinas, por su capacidad de facilitar la liberación de ACTH en situaciones de estrés. Y, de otro lado, la inhibición de la liberación de GH por parte de la somatostatina induce disminución la producción de IGF-1, con propiedades neurotróficas y antiinflamatorias, cuyos niveles bajos se asocian con incidente y prevalente *delirium*.

Interferencia en la neurotransmisión

Múltiples factores (fármacos, tóxicos, hipoxemia, alteración de electrólitos o hipercortisolismo) pueden interferir directamente con los sistemas de neurotransmisión, y otros factores, como la respuesta inflamatoria sistémica, los alterarán de manera indirecta a través de la sobreexpresión de citoquinas proinflamatorias y mediadores inflamatorios, provocando reducción de liberación de acetilcolina, de la actividad de la colinesterasa y activación de células microgliales con respuesta inflamatoria y disfunción sináptica. Son múltiples los neurotransmisores implicados, y el déficit colinérgico y el exceso de dopamina son los más comúnmente involucrados.

La disrupción colinérgica con bajos niveles de acetilcolina a nivel central y su asociación con niveles de acetilcolinesterasa es un mecanismo fisiopatológico de importante relevancia por su implicación con los procesos de atención y memoria. Su disminución con el envejecimiento y la presentación en relación con el uso de fármacos anticolinérgicos o procesos de enfermedad que determinan mayor actividad anticolinérgica en la sangre son apoyos a su implicación en la patogenia. Es sin duda la actividad colinérgica la que de forma más evidente se asocia con cambios cognitivos y atencionales.

Se ha relacionado su presentación con exceso de actividad dopaminérgica, fundamentalmente con formas psicóticas. La dopamina desempeña un papel importante en la actividad motora, la atención, la memoria, el pensamiento y la percepción. Son datos de apoyo su asociación con el uso de levodopa, agonistas dopaminérgicos u opioides que aumentan la actividad dopaminérgica; o su mejoría con fármacos neurolépticos que inhiben receptores dopaminérgicos D2.

La serotonina se relaciona tanto con niveles elevados (estados sépticos, encefalopatía hepática o postoperatorios) como con niveles bajos, como ocurre con la interrupción brusca de inhibidores de la recaptación de la serotonina. Se han implicado también el GABA (y un ejemplo de ello es su presencia en la deprivación o el exceso de benzodiazepinas), el glutamato, la noradrenalina, la melatonina, la histamina y las endorfinas, aunque con menores niveles de asociación.

También, aunque con menor intensidad, los precursores de la serotonina (triptófano, fenilalanina y tirosina), la dopamina y la noradrenalina pueden estar implicados en el desarrollo del *delirium*.

Mecanismos patogénicos de asociación con fragilidad

Los fenómenos de inmunosenescencia y de *inflammaging* del envejecimiento (caracterizado por aumento de citoquinas proinflamatorias como la IL-1β, la IL-6, el TNF-α y la PCR, y reducción de citoquinas antiinflamatorias, como la IL-10 o la IL-1RA) tienen particular relevancia tanto en el *delirium* como en la fragilidad. Estas dos entidades comparten un sustrato fisiopatológico común que incluye mecanismos de neuroinflamación, incremento de estrés oxidativo, y se involucran los sistemas vascular y endocrino.

De acuerdo con la teoría neuroinflamatoria, el *delirium* representa una manifestación del SNC de una enfermedad sistémica, caracterizada por una sobreproducción de citoquinas proinflamatorias, activación microglial y aumento de mediadores inflamatorios que determinan disfunción sináptica y desbalance en el sistema de neurotransmisores. En el síndrome de fragilidad, el incremento de la liberación de citoquinas promueve la degradación proteica o de sus vías metabólicas, determina desregulación endocrina (incremento de cortisol, resistencia a la insulina, etc.), y es responsable de inducción catabólica, apoptosis o autofagia muscular, con efectos prosarcopénicos determinantes de disminución de fuerza, masa muscular y rendimiento físico.

Patogénicamente, el *delirium* se relaciona con aumento del estrés oxidativo. Es de interés en este aspecto el papel de los pericitos, que, en situaciones de estado inflamatorio, además de aumentar las especies reactivas de oxígeno-nitrógeno, incrementan la permeabilidad de la microvasculatura, la sobreactivación microglial y la sobreexpresión de marcadores inflamatorios. En el caso del sistema musculoesquelético, la activación de pericitos musculares con propiedades adipogénicas y miogénicas puede contribuir a incrementar la respuesta inflamatoria, a la generación de grasa muscular y lipotoxicidad, y contribuir al desarrollo de sarcopenia, circunstancia clave en la fragilidad.

De otro lado, en ambos procesos se ha objetivado activación del sistema neuroendocrino y situación de estrés crónico en relación con niveles elevados y mantenidos de cortisol, que son determinantes a nivel cerebral de vulnerabilidad neuronal y a nivel musculoesquelético de sarcopenia, aspectos claves en las manifestaciones clínicas de ambos síndromes.

Estos datos sugieren una compleja relación entre *delirium* y fragilidad, y que existe una relación continua y dinámica entre músculo y cerebro.

RECUERDA: En la patogenia del *delirium* se han involucrado la neuroinflamación, el estrés oxidativo y la activación del sistema neuroendocrino. Es muy frecuente en mayores, ya que tienen una menor reserva cerebral y neurocognitiva para responder a las agresiones.

FACTORES DE RIESGO Y MODELOS PREDICTIVOS DE *DELIRIUM*

Los factores de riesgo de *delirium* pueden ser clasificados en factores predisponentes y precipitantes, que actúan de forma independiente y acumulativa en su génesis. El número de factores predisponentes a nivel individual es determinante en el desarrollo de *delirium,* lo cual podría explicar por qué el cuadro es más frecuente en pacientes de edad y pacientes frágiles por procesos que no determinan su presentación en pacientes jóvenes. En el cuadro 18.1 se exponen estos factores de riesgo, incluyendo factores generales, factores específicos de *delirium* postoperatorio y relacionados con el sistema de atención durante el ingreso hospitalario, así como los procesos de enfermedad y fármacos (fundamentalmente sedantes, psicotropos y los que tienen efecto anticolinérgico) desencadenantes de su presentación.

El desarrollo de modelos basados en la estratificación de riesgo puede predecir la presentación de *delirium* en pacientes ingresados por procesos de enfermedad e implementar estrategias tempranas sobre pacientes de riesgo para reducir su incidencia. A finales de siglo pasado se desarrollaron modelos que incluían características sociodemográficas, estado funcional, cognitivo o depresión y alcoholismo en unos casos; y otros incluían enfermedad, severidad de enfermedad y niveles de urea. Inouye, en 2007, desarrolló un modelo predictivo que incluía cuatro variables: deterioro cognitivo, ratio BUN/creatinina > 18, severidad de la enfermedad medida por la escala APACHE y disminución de agudeza visual, y estableció un riesgo del 10, el 25 y el 80% si no presentaban ninguno, 1 o 2, y 3 o 4, respectivamente.

En los últimos años se han publicado estudios de validación para predecir el riesgo de *delirium* en adultos mayores ingresados en unidades médicas mediante modelos simples con escasas variables, la edad y la funcionalidad previa, o el bajo estado funcional medido por el índice de Barthel y la ratio urea/creatinina, con buena capacidad predictiva.

En este apartado hay que destacar los intentos de desarrollar estos modelos en enfermos en las unidades de cuidados intensivos (UCI), dada la alta prevalencia e incidencia, y son ejemplo de ello el modelo Pre-Deliric, el E-Pre-Deliric basado

CUADRO 18.1 Factores de riesgo de *delirium*

Factores predisponentes

Factores comunes

- Edad > 65 años.
- Fragilidad y deterioro funcional.
- Deterioro visual o auditivo.
- Deterioro cognitivo, demencia o depresión.
- Historia de *delirium* previo.
- Multimorbilidad/severidad de enfermedad crónica.
- Ictus previo, enfermedad neurológica o terminal.
- Polifarmacia. Abuso de tóxicos, sedantes, psicotropos.
- Nutrición o hidratación deficientes.

Factores adicionales asociados a cirugía

- Malnutrición proteica (bajo nivel de albúmina).
- Mal control glucémico en el perioperatorio y el postoperatorio.
- Niveles elevados de bilirrubina y disfunción hepática.
- Nivel elevado de PCR.
- Cirugía urgente y duración de la cirugía.
- Necesidad de transfusión.

Factores precipitantes

Procesos de enfermedad médica y quirúrgica

- Enfermedades neurológicas: ictus, meningitis, encefalitis, traumatismo craneal, tumor o epilepsia.
- Otras enfermedades: infecciones, cardíacas, pulmonares, neoplasias gastrointestinales, metabólicas, alteraciones hidroelectrolíticas o malnutrición.
- Dolor severo prolongado.
- Cirugía cardíaca, ortopédica, etc.

Fármacos potencialmente implicados

- Antiinflamatorios no esteroideos u opioides.
- Antidepresivos (especialmente tricíclicos).
- Benzodiazepinas.
- Psicotropos (fenotiazinas, olanzapina).
- Corticoides.
- Metotrexato.
- Levodopa y agonistas dopaminérgicos.
- Anticomiciales (fenitoína, carbamazepina, fenobarbital).
- Cardiovasculares (digoxina, β-bloqueo, procainamida, diuréticos, IECA).
- Antibióticos y antivirales (cefalosporinas, quinolonas, aminoglucósidos, macrólidos, linezolid, aciclovir, zidovudina, interferón, etc.).
- Antihistamínicos (hidroxicina, difenhidramina), antitusígenos, antieméticos, antiespasmódicos, loperamida.
- Deprivación/retirada de fármacos.

Factores asociados a hospitalización

- Estrés psicosocial por entorno no familiar.
- Ingreso en unidades de cuidados intensivos, coronaria o de reanimación.
- Uso de sondas.
- Uso de vías periféricas o centrales.
- Fomento de incontinencias.
- Desaferentación sensorial.
- Deprivación de sueño o alteración del ritmo sueño-vigilia.
- Cambios frecuentes de habitación.

en el anterior y el modelo DELIPRECAS para detección del riesgo de *delirium* posquirúrgico.

RECUERDA: Los principales factores predisponentes para presentar *delirium* son la edad, la fragilidad, el deterioro funcional, el deterioro cognitivo, la depresión, los déficits sensoriales, la multimorbilidad, la polifarmacia y la malnutrición. Los desencadenantes son la hospitalización, la cirugía urgente y los fármacos, especialmente los psicotropos y los anticolinérgicos.

CLÍNICA. ASOCIACIÓN CON FRAGILIDAD, DEMENCIA Y EVENTOS ADVERSOS EN SALUD

Las claves diagnósticas del *delirium* incluyen un inicio agudo, curso fluctuante, inatención y alteración del nivel de conciencia. Se acompaña de alteración en las funciones cognoscitivas, y pueden aparecer alteraciones de la percepción (interpretaciones erróneas, ilusiones o alucinaciones e ideación delirante), alteración del ritmo sueño-vigilia, alteraciones vegetativas y agitación psicomotriz o hipoactividad.

Generalmente se ha considerado como un cuadro reversible y transitorio, pero es frecuente que persista en un porcentaje variable en el momento del alta hospitalaria y al mes de seguimiento (incluso el 45 y el 33%, respectivamente), circunstancia más probable a mayor severidad, pacientes de más edad, demencia subyacente y morbilidad de gravedad.

Subtipos de *delirium*

Se describe en la literatura la presentación en forma de *delirium* hiperactivo, hipoactivo o mixto. El *delirium* hiperactivo es el más fácilmente reconocido clínicamente y se caracteriza por la presencia de sintomatología psicótica y agitación. En el *delirium* hipoactivo, tradicionalmente considerado como el más frecuente y de peor pronóstico, aparecen letargo, bradipsiquia y bradicinesia, con frecuencia no reconocidos.

El subtipo motor de *delirium* puede evaluarse clínicamente y mediante el uso de escalas validadas, como la Delirium Motor Subtyping Scale (DMSS, que incluye subtipo hiperactivo, subtipo hipoactivo, subtipo mixto y sin subtipo o no motor) o la versión abreviada de la DMSS-4 con alto nivel de concordancia. Los estudios que evalúan resultados clínicos de los diferentes subtipos de *delirium* son con frecuencia contradictorios, máxime cuando un paciente puede experimentar uno o más subtipos durante un mismo episodio de *delirium* en porcentajes entre el 40 y el 80%, en función del lugar de ubicación (servicios médicos, quirúrgicos, UCI o unidades de cuidados paliativos).

Se ha desarrollado asimismo el concepto de *delirium* subsindrómico (DSS), también asociado a eventos adversos, para el cual no existen unos criterios universalmente aceptados y del que se han publicado diferentes y heterogéneas definiciones, que incluyen la presencia de síntomas centrales del *delirium*, pero sin cumplir todos ellos (p. ej., no cumplimentación de todos los criterios del Confusion Assessment Method [CAM], no alcanzar el punto de corte de la escala Delirium Rating Scale Revised [DRS-R] o de la Intensive Care Delirium Screening Checklist [ICDSD]) y que en el DSM-5 solo es citado como «*attenuated delirium syndrome*», pero sin criterios específicos.

Delirium y fragilidad

El *delirium* y la fragilidad comparten vías y mecanismos fisiopatológicos comunes y de manera independiente ambos se asocian con similares resultados adversos en salud. El *delirium* posiblemente representa el precursor cognitivo del estado de fragilidad o bien una condición que pone de manifiesto la existencia de un síndrome de fragilidad no diagnosticado hasta ese momento en personas mayores que presentan un proceso agudo clínico, y, por tanto, es un factor predictor de *delirium*.

Son pocos los estudios que han evaluado de forma específica la relación entre fragilidad y *delirium* en pacientes de edad, o que han evaluado la fragilidad como predictor de *delirium*. Dentro de los datos publicados, la presencia de fragilidad se ha asociado con un incremento de 3-8 veces de *delirium* postoperatorio en pacientes sometidos a cirugía cardíaca, independientemente de la severidad de la patología cardiológica; riesgo también incrementado en los sometidos a reemplazo de válvula aórtica transcatéter (TAVI) u otros procesos quirúrgicos no cardíacos. En el caso de pacientes ingresados en unidades médicas, la presencia de *delirium* y la no resolución completa del cuadro se asociaron no solo con la edad y la existencia de demencia, sino que fueron cuatro veces superiores en mayores frágiles, y además el estado de fragilidad fue modulador de la recuperación funcional derivada del ingreso hospitalario al año de seguimiento. Otros estudios han encontrado que la coexistencia de fragilidad y *delirium* incrementa el riesgo de mortalidad, y que la persistencia del cuadro de *delirium* puede retardar o impedir la recuperación funcional y cognitiva, determinando un nuevo estado o incremento del nivel de fragilidad, y un aumento de la discapacidad a largo plazo.

Delirium y demencia

La asociación de estas dos entidades establece la posibilidad de considerar el *delirium* como marcador de vulnerabilidad en pacientes con demencia subyacente previamente no reconocida o ser una entidad que en sí misma inicia de forma aguda un proceso de demencia en pacientes con baja reserva o fragilidad cognitiva, o ambas. La demencia es uno de los principales factores predisponentes de *delirium*, incrementa entre dos y cinco veces la incidencia durante la admisión hospitalaria y puede ser determinante de una aceleración hasta tres veces mayor de la trayectoria natural del declive cognitivo en estos pacientes.

Muchos estudios han evaluado la asociación de *delirium* y función cognitiva a largo plazo, y en los metaanálisis se establece un aumento tras un episodio de *delirium* del riesgo de demencia incidente de 5,7 a 12,5 veces, que parece ser superior en los de edad superior a los 85 años. En pacientes sometidos a cirugía, se ha objetivado una más lenta recuperación cognitiva a corto plazo, un mayor declive cognitivo y desarrollo de demencia incidente en el seguimiento en los que presentaron *delirium* durante el episodio de hospitalización, circunstancia que ha sido corroborada en la monitorización a los 5 años de pacientes sometidos a cirugía cardíaca y a los 3 años en fractura de cadera, y la asociación es superior a mayor severidad del episodio de *delirium*.

Pese a la aceptación universal de esta asociación, los estudios evaluados posiblemente tengan como limitaciones una incompleta evaluación de la situación cognitiva basal o una inadecuada evaluación prospectiva del *delirium*, por lo que se han diseñado estudios prospectivos como el inglés DECIDE (Delirium and Cognitive Impact in Dementia), que evalúa el efecto de un episodio de *delirium*, su severidad y el subtipo motor sobre la cognición, independientemente de la situación basal cognitiva y la severidad del proceso de enfermedad. Los resultados de este estudio publicado en 2021 encontraron que el *delirium* entre adultos mayores de 65 años estaba asociado con el deterioro cognitivo. Esta asociación consistió en una reducción promedio de 1,8 puntos en el Mini-Mental State Examination (MMSE) y un aumento 8,8 veces mayor del riesgo de un nuevo diagnóstico de demencia a los 12 meses de seguimiento en individuos con *delirium* en comparación con individuos sin este problema. Este estudio también encontró que una mayor exposición al *delirium* (es decir, episodios recurrentes o episodios de mayor gravedad o duración) se asoció con un mayor riesgo de demencia y peores resultados cognitivos.

Además de esta asociación, una situación cada vez con mayor trascendencia clínica es el concepto de «demencia sobreimpuesta al paciente con demencia» (DSD) en pacientes mayores hospitalizados. Un metaanálisis de 81 estudios de 2021 que incluyó a 81.536 personas con demencia informó de una prevalencia combinada de DSD del 48,9% en pacientes con demencia durante la hospitalización. El problema es la dificultad diagnóstica y de criterios específicos, lo que determina dificultad de diagnosticar DSD.

Delirium como predictor de eventos adversos en salud

La presencia de *delirium* en adultos mayores hospitalizados es un evidente factor predictor de aumento de morbilidad (la agitación, el uso de psicofármacos y el letargo aumentan el riesgo de aspiración pulmonar, úlceras por presión, tromboembolismo pulmonar, disminución de ingesta y procesos infecciosos), aumento de mortalidad (tres veces mayor en la fase aguda y dos veces superior en el seguimiento a 2 años), aumento de estancias y reingresos hospitalarios, institucionalización (riesgo 2,4 veces mayor a los 2 años, de 9,3 veces en pacientes con demencia y de 5,6 veces tras cirugía ortopédica), deterioro funcional y discapacidad incidente (que persiste 30 días o más tras el alta, con un riesgo de deterioro funcional 2 veces superior en el seguimiento).

El incremento del coste de la atención es consecuencia del deterioro funcional y cognitivo que puede provocar, es un factor que determina aumento de las estancias hospitalarias, necesidad de traslado a unidades rehabilitadoras, ayuda domiciliaria e institucionalización, así como otras intervenciones sociosanitarias que incrementan el coste de la atención por la necesidad de seguimiento a largo plazo. Se estima en un 40% más el gasto durante la hospitalización en unidades médicas en los pacientes con *delirium* frente a los que no lo presentan. Es evidente que de la implementación de medidas de prevención de este síndrome se derivará un notable beneficio económico.

RECUERDA: El *delirium* aumenta la mortalidad, la morbilidad, la estancia hospitalaria, los reingresos, la institucionalización, el deterioro funcional y los costes de atención sanitaria, por lo que su prevención es una prioridad en la atención sanitaria a los mayores.

DIAGNÓSTICO

Escalas y valoración clínica del *delirium*

El diagnóstico se realizará con una adecuada valoración clínica, que debe incluir evaluación de la atención, nivel de conciencia, funciones cognitivas o alteraciones conductuales por observación directa y con ayuda de un informante.

No es adecuada la utilización de test de cribado cognitivo, pero sí la aplicación de escalas de valoración del *delirium*. Tradicionalmente, la más ampliamente usada es el CAM, (1990, 2008), validado al castellano, de alta sensibilidad, especificidad y reproducibilidad interobservador (fig. 18.3). Se han desarrollado modificaciones de ella como el Confusion Assessment Method for the Intensive Care Unit (CAM-ICU, 2001), el Brief Confusion Assessment Method (bCAM, 2013) para uso en servicios de urgencias, el 3-Minute Diagnostic Confusion Assessment Method (3D-CAM, 2014) para pacientes médicos y otras versiones cortas de la escala para la aplicación en cuidados paliativos o en el medio residencial. Otro ejemplo de test breve de cribado de uso por personal entrenado es el 4AT (2014, recomendado por la SIGN 2019 para su uso en servicios de urgencias y unidades de agudos), que incluye 4 ítems: nivel de conciencia, un test corto de orientación, nivel de atención y presencia de cambio agudo y fluctuación (fig. 18.4). Tiene una alta sensibilidad (incluso superior al CAM) y especificidad.

Existen asimismo escalas en cuyo diseño se incluye la valoración de la severidad. Las más ampliamente utilizadas son la Delirium Rating Scale-Revised (DRS-R-98, 2001), que está validada al castellano y además valora la funcionalidad y los subtipos de *delirium*, y la Memorial Delirium Assessment Scale (MDAS, 1997). Más recientemente, en 2014, se ha desarrollado la validación y el desarrollo de la CAM Severity Scale (CAM-S), con alto valor predictivo de estancia y costes hospitalarios, institucionalización y muerte.

Otras escalas son observacionales e incluyen listas de alteraciones cognitivas y del comportamiento valoradas por personal de enfermería, como la DOSS (Delirium Observation Screening Scale, 2003), la Nursing Delirium Screening Scale (NuDESC, 2005) y la NEECHAM Confusion Scale, 1996. Las dos primeras han demostrado buenas propiedades psicométricas, pero la NuDESC es más breve y más ampliamente validada.

Características necesarias (se requieren AMBAS)	
1	**COMIENZO AGUDO Y EVOLUCIÓN FLUCTUANTE** Se muestra por las respuestas positivas a las siguientes preguntas: • «*¿Ha cambiado el estado mental del paciente abruptamente comparado con su estado basal?*» • «*¿El comportamiento anormal fluctúa durante el día (es decir, tiende a aparecer y desaparecer o aumentar y disminuir en gravedad)?*»
2	**FALTA DE ATENCIÓN** Se muestra por una respuesta positiva a la siguiente pregunta: • «*¿El paciente ha tenido dificultad para enfocar la atención (p. ej., se distrae fácilmente o tiene dificultades para seguir la conversación)?*»
Se requiere UNA de las siguientes características	
3	**PENSAMIENTO DESORGANIZADO** Se muestra por una respuesta positiva a la siguiente pregunta: • «*¿El pensamiento del paciente es desorganizado o incoherente (p. ej., una conversación irrelevante, flujo de ideas poco claro o ilógico, o cambios impredecibles de un tema a otro)?*»
4	**NIVEL DE CONCIENCIA ALTERADO** Se muestra por cualquier respuesta que no sea «alerta» a la siguiente pregunta: • «*En general, ¿cómo calificaría el nivel de conciencia de este paciente?*»

Esta información por lo general se obtiene de un miembro de la familia o de enfermería.
*El diagnóstico de *delirium* requiere la presencia de las primeras dos características más una de las segundas dos características.
Diagnóstico = 1 y 2 + 3 o 4.

Figura 18.3 Confusion Assessment Method (CAM) para el diagnóstico de *delirium*.

Marque con un círculo la respuesta correcta

1	**ESTADO DE CONCIENCIA** *Esto incluye pacientes que pueden presentar somnolencia (p. ej., difíciles de despertar y/o con sueño, obviamente somnolientos durante la evaluación) o agitado/hiperactivo. Observe al paciente. Si está dormido, intente despertarle dirigiéndole la palabra o tocando gentilmente el hombro. Pida al paciente que diga su nombre y dirección para proceder a la puntuación.*	
	a) Normal (completamente alerta, pero no agitado, a lo largo de la evaluación)	0
	b) Somnolencia leve durante < 10 s después de despertar, luego normal	0
	c) Claramente anormal	4
2	**AMT4** *Edad, fecha de nacimiento, lugar (nombre del hospital o edificio), año actual.*	
	a) Sin errores	0
	b) Un error	1
	c) Dos o más errores/no valorable	2
3	**ATENCIÓN** *Pida al paciente: «dígame, por favor, los meses del año hacia atrás en orden, comenzando por diciembre». Para ayudar a la comprensión inicial, pregunte: «¿cuál es el mes antes de diciembre?» está permitido.* **Meses del año hacia atrás:**	
	a) Acierta 7 meses o más correctamente	0
	b) Inicia pero acierta < 7 meses/se niega a iniciar	1
	c) No valorable (debido a malestar, somnolencia, falta de atención)	2
4	**CAMBIO AGUDO O CURSO FLUCTUANTE** *La evidencia de un cambio significativo o fluctuación en el estado de alerta, la cognición, otra función mental (p. ej., paranoia, alucinaciones) que surjan durante las últimas 2 semanas y todavía evidente en las últimas 24 h.*	
	a) No	0
	b) Sí	4

Puntuación 4AT

4 o más: posible *delirium* +/– deterioro cognitivo.
1-3: posible deterioro cognitivo.
0: *delirium* o deterioro cognitivo severo poco probable (pero *delirium* todavía posible si la información [4] está incompleta).

Instrucciones Versión 1.2.Información y descarga: www.the4AT.com

El 4AT es un instrumento de cribado diseñado para la evaluación inicial rápida de *delirium* y deterioro cognitivo. Una puntuación de 4 o más sugiere *delirium*, pero no es diagnóstico: una evaluación más detallada del estado mental puede ser necesaria para llegar a un diagnóstico. Una puntuación entre 1-3 sugiere deterioro cognitivo y es necesario una valoración cognitiva más detallada así como la recopilación de datos de un informante en la historia clínica. Una puntuación de 0 no excluye definitivamente *delirium* o deterioro cognitivo: una prueba más detallada puede ser requerida dependiendo del contexto clínico. Los puntos 1-3 se valoran únicamente durante la observación del paciente en el momento de la evaluación.
El punto 4 requiere información de una o más fuentes, por ejemplo, el propio conocimiento del paciente, otras personas que conozcan al paciente (p. ej., personal de enfermería), notas del médico de familia, notas de casos anteriores, cuidadores. El evaluador debe tener en cuenta las dificultades de comunicación (deficiencia auditiva, disfasia, falta de idioma común) en la realización de la prueba y la interpretación del contenido de la evaluación.
Estado de conciencia: la alteración en el nivel de alerta es muy probable que sea causada por el *delirium* en los hospitales. Si el paciente presenta alteración significativa del estado de alerta durante la evaluación, la puntuación será de 4.
AMT4 (Test Mental Abreviado 4): esta puntuación se puede extraer de los elementos del AMT10 si este se realiza inmediatamente antes.
Cambio agudo o curso fluctuante: las fluctuaciones pueden ocurrir sin *delirium* en algunos casos de demencia, pero la fluctuación marcada, por lo general, indica el *delirium*. Para ayudar a discernir entre alucinaciones y/o pensamientos paranoides, haga al paciente preguntas como: «¿está preocupado por lo que sucede aquí?»; «¿siente miedo por algo o alguien?»; «¿ha estado escuchando o viendo algo inusual?».

Figura 18.4 Test 4AT para la evaluación de *delirium* y deterioro cognitivo.

Algoritmo de evaluación y manejo del paciente con *delirium*

El *delirium* debe ser considerado inicialmente como una urgencia médica y requiere una temprana y apropiada evaluación, incluyendo la realización de una historia clínica, una exploración física y neurológica, el uso de test diagnósticos y un adecuado manejo clínico, como se expone en la figura 18.5.

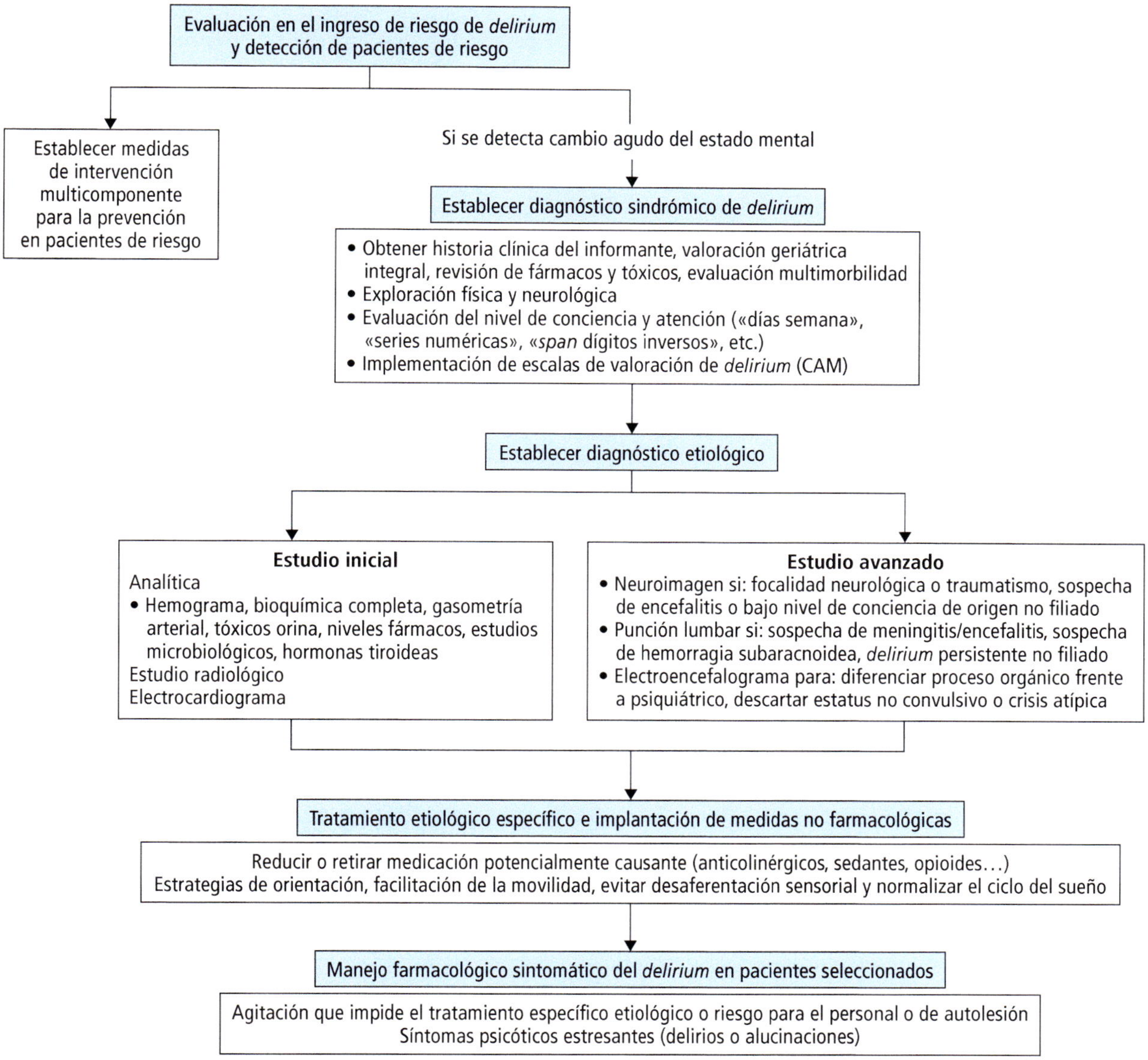

Figura 18.5 Algoritmo diagnóstico y manejo del adulto mayor con *delirium*.

PREVENCIÓN DEL *DELIRIUM*

Potencialmente puede ser prevenible en un 30-40% de los casos, y la estrategia de mayor beneficio es la intervención no farmacológica multicomponente.

Estrategias de prevención no farmacológicas

Intervenciones multicomponente no farmacológicas

Han demostrado ser la estrategia más efectiva para la prevención del *delirium* en pacientes hospitalizados por patología médica y en pacientes quirúrgicos. Estas estrategias están tradicionalmente avaladas por instituciones y sociedades científicas: The National Institute for Health and Clinical Excellence (NICE) inglés, 2010, o la American Geriatrics Society y el American College of Surgeons, 2015, que elaboran una guía de práctica clínica para la prevención y el tratamiento del *delirium* postoperatorio, donde reseñan el beneficio de la intervención multicomponente.

En la revisión Cochrane 2021 sobre intervenciones no farmacológicas para la prevención del *delirium* en pacientes no hospitalizados no-UCI, se establece un beneficio para reducir la incidencia en adultos hospitalizados de un 43% comparado con cuidados habituales. Asimismo, demuestra tendencia a la reducción de la estancia hospitalaria, sin claro beneficio en la duración o severidad del *delirium* ni en la disminución de la mortalidad.

La Guía NICE 2023 establece la necesidad de evaluación para implementar medidas de prevención tras el ingreso hospitalario de pacientes con factores de riesgo de desarrollar *delirium:* mayores de 70 años, pacientes con demencia GDS 5 o superior, fractura de cadera o enfermedad grave.

Uno de los ejemplos de este tipo de intervención es el Hospital Elder Life Program (HELP), que ha demostrado coste- efectividad y beneficio en la reducción del *delirium* y de deterioro funcional en pacientes de edad hospitalizados. La intervención en el programa inicial incluye la actuación en seis áreas: terapias cognitivas (orientación y programa de actividades terapéuticas), movilización temprana, promoción de la higiene del sueño, adaptaciones para mejorar la visión y la audición, reducción de la medicación psicoactiva, y mantenimiento de la hidratación y la nutrición. El programa se implementa por un equipo multidisciplinar especializado en la atención a pacientes de edad con participación activa de voluntarios entrenados, y existen referencias de su uso en gran número de hospitales en todo el mundo, con adaptaciones en función de circunstancias locales y disponibilidad de recursos.

En nuestro país se han desarrollado estrategias de intervención basadas en las actuaciones incluidas en el programa HELP, y se ha obtenido un beneficio en la reducción del 6,8% en la incidencia de *delirium.* En el caso del ensayo clínico aleatorizado MID-Nurse Study, estudio piloto llevado a cabo en Albacete, se incluyen las intervenciones recogidas en el programa HELP original a los que se incorporan tres intervenciones adicionales (actuación sobre la eliminación y continencias, la oxigenación y el dolor) (fig. 18.6) sobre mayores de 65 años ingresados en una unidad geriátrica de agudos. La intervención obtuvo una reducción significativa en la incidencia (14,3 frente a 41,4% en el grupo control) y en la severidad del *delirium.*

Otro ejemplo de intervención es el instrumento ABCDEF, que representa una guía basada en la evidencia para que los médicos aborden los cambios organizacionales necesarios para optimizar la recuperación y los resultados de los pacientes de la UCI. El instrumento **ABCDEF incluye:** evaluación, prevención y manejo del dolor, **ensayos** de despertar espontáneo (SAT) y ensayos de respiración espontánea (SBT), **elección** de analgesia y sedación**,** evaluación, prevención y manejo del *delirium,* movilidad temprana y ejercicio, y compromiso y empoderamiento de la familia.

Otras estrategias de intervención no farmacológica

La intervención proactiva geriátrica en pacientes mayores con seguimiento desde antes de la cirugía hasta el alta hospitalaria constituye una intervención no farmacológica efectiva para la prevención de *delirium* en pacientes de alto riesgo. Se basa en el uso y la estricta adherencia de protocolos estructurados con inclusión de recomendaciones respecto a movilización, nutrición, hidratación, manejo del dolor, uso apropiado de fármacos y manejo de la polifarmacia. Las revisiones sistemáticas de esta intervención sobre pacientes con fractura de cadera son efectivas para la reducción del *delirium* postoperatorio hasta de un 30%, pero sin beneficio en su duración o severidad.

Prevención farmacológica

Los beneficios de las intervenciones farmacológicas para la prevención del *delirium* no están demostrados y no existen recomendaciones para su uso de forma genérica en las revisiones Cochrane.

En los últimos años se han estudiado varias estrategias farmacológicas para prevenir el *delirium* en entornos de alto riesgo. Los antipsicóticos, los inhibidores de la colinesterasa, los agonistas α-2, la melatonina y los agonistas de los receptores de melatonina son los que cuentan con mayor evidencia. Los resultados son similares para los pacientes quirúrgicos, en unidades de críticos y hospitalizados médicamente, sin un beneficio claro del uso de la farmacoterapia para prevenir esta patología. Existen resultados beneficiosos en algunos estudios (no en todos) de la dexmedetomidina en pacientes quirúrgicos cuando se usa para sedación o para acortar la duración del *delirium* en pacientes de UCI. El uso de la melatonina o agonistas de receptores de melatonina como el ramelteón en pacientes médicos ha mostrado beneficio en ensayos clínicos, pero no hay evidencia para su recomendación.

RECUERDA: El *delirium* puede ser prevenible en un 30-40% de los casos, y la estrategia de mayor beneficio es la intervención no farmacológica multicomponente, actuando sobre la orientación, el sueño, la movilización, la visión y la audición, los fármacos, la nutrición, la hidratación, el dolor, la oxigenación y la eliminación. El programa HELP fue el pionero en estas intervenciones.

TRATAMIENTO SINTOMÁTICO

Medidas no farmacológicas

Será necesario implicar en el cuidado a todo el equipo multidisciplinar y a la propia familia y cuidadores, con actuación sobre factores de riesgo potencialmente reversibles y el uso de estrategias similares a las comentadas en prevención, a las que habría que añadir la implementación de medidas que prevengan las complicaciones derivadas de la situación de inmovilidad transitoria (prevención del tromboembolismo pulmonar, atelectasias, aspiración pulmonar, úlceras por presión, estreñimiento, etc.) y la evitación o minimización del uso de restricciones físicas a situaciones de riesgo.

Manejo farmacológico sintomático

Actualmente no existe ningún fármaco aprobado por la US Food and Drug Administration (incluso informan del riesgo de muerte en adultos mayores con psicosis asociadas a procesos de demencia), pero las sociedades científicas recomiendan tratamiento con antipsicóticos tras evaluar los potenciales eventos adversos, el riesgo-beneficio y solo cuando los síntomas impidan la administración de tratamiento etiológico, supongan riesgo de autolesión o lesión de la familia o el personal sanitario, o determinen una situación estresante (delirios o alucinaciones) para el paciente (tabla 18.1).

Los resultados en cuanto a efectividad descritos en la literatura han sido con frecuencia discordantes; incluso se ha

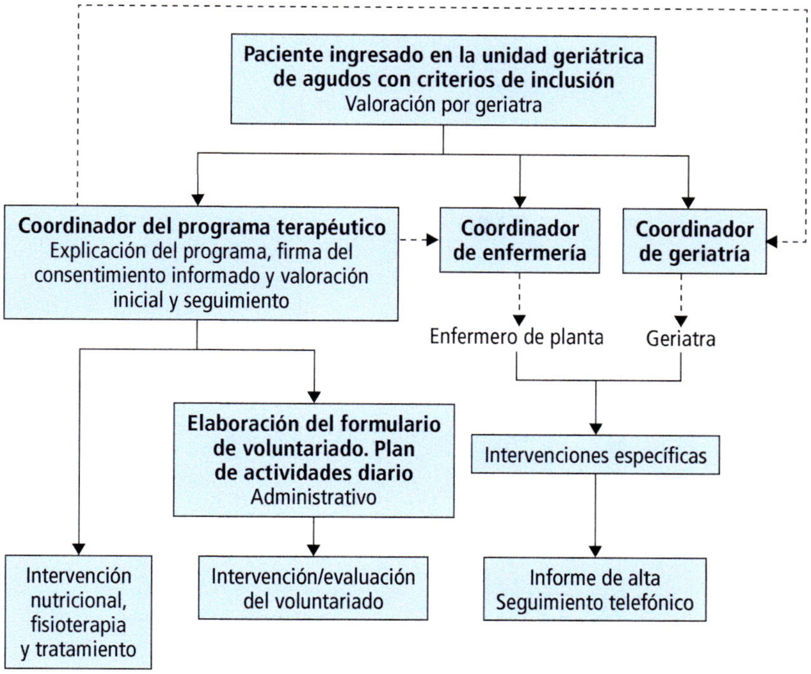

Criterios de inclusión	Criterios de exclusión
• Edad > 70 años • Al menos un factor de riesgo de deterioro funcional o cognitivo: – Pfeiffer > 2 errores – Discapac. 1 ABVD – Problema de audición – Deshidratación • Capacidad de comunicación verbal o escrita	• Coma • Ventilación mecánica • Terminalidad • Afasia • Agresividad • Trastorno psicótico • Demencia severa • Bacilíferos • Aislamiento • Alta < 48 h • No consentimiento

Intervención multicomponente

• Orientación y actividades terapéuticas	• Estimulación cognitiva: terapias de reminiscencia, orientación temporoespacial. Uso de relojes, calendarios, etc. Facilitar visitas de familiares y amigos
• Sueño	• Alertar si hay detección de insomnio o alteración del ritmo sueño-vigilia. Intentar evitar procedimientos médicos o de enfermería durante el sueño. Revisión de fármacos. Medidas no farmacológicas: bebidas calientes, terapias de relajación, masaje, musicoterapia
• Movilización	• Protocolo de movilización temprana adaptado al paciente (deambulación, sillón, silla de ruedas) y ejercicios de estimulación del rango de movilidad articular si están crónicamente discapacitados o indicación médica de reposo. Retirada de sondas y catéteres si es posible. Evitar restricciones físicas. Implicar a la familia en las estrategias de movilización
• Visión y audición	• Facilitar el uso de gafas y audífonos y una adecuada iluminación. Uso de lenguaje no verbal y evitación de ruidos
• Fármacos y tóxicos	• Evitar y retirar medicación psicoactiva. Control de deprivación de drogas y fármacos
• Nutrición	• Alerta si la dieta es absoluta. Control de ingesta diaria y evaluación de alteraciones en la seguridad y eficacia de la deglución. Valoración nutricional, índice de masa corporal y necesidad de suplementos nutricionales
• Hidratación	• Alerta de signos de deshidratación y baja diuresis. Evaluación de ingesta líquida diaria
• Dolor	• Valoración y monitorización del dolor fundamentalmente en pacientes con dificultad de comunicación. Ajuste de medicación analgésica
• Oxigenación	• Valoración y detección de hipoxemia
• Eliminación	• Valoración de ritmo deposicional, incontinencia urinaria o retención urinaria, y establecer medidas para su resolución

Figura 18.6 Intervención multicomponente en el *delirium*. (Adaptado del programa HELP.)

informado de beneficios no evidentes, sin resultados significativos respecto a placebo en diferentes metaanálisis. En la revisión de la Cochrane de 2018 sobre el uso de antipsicóticos para el tratamiento del *delirium* en pacientes hospitalizados no se obtiene beneficio en la reducción de la duración y la severidad, la estancia hospitalaria, la institucionalización en el alta y la mortalidad, aunque son estudios muy heterogéneos.

La decisión de su uso vendrá determinada por la evaluación del beneficio de la reducción del cuadro de agitación, delirios o alucinaciones frente a los efectos secundarios derivados de su uso, precisando una revaluación continua para que su uso sea en lo posible en cortos períodos de tiempo, pues de las evaluaciones derivadas de metaanálisis y estudios prospectivos, el uso a corto plazo de antipsicóticos en pacientes

TABLA 18.1 Fármacos de uso potencial para el control sintomático del *delirium*

Antipsicóticos	Dosis	Sedación	Extrapiramidalismo	Otros efectos secundarios
Haloperidol	0,5-1 mg/12 h p.o. Dosis adicional c/4 h s.p. 0,5-1 mg s.c. o i.m., repetir a los 30-60' s.p.	Baja	Elevado. Si uso prolongado o > 3 mg/día	Prolongación del QT
Risperidona	0,5 mg/12 h. Máx. 6 mg/día	Baja	Elevado	Prolongación del QT, ortostatismo
Olanzapina	2,5-5 mg/día. Máx. 20 mg p.o., sublingual o i.m.	Moderada	Moderado	Prolongación del QT, ortostatismo, anticolinérgicos
Quetiapina	12,5-25 mg/12 h. Hasta 100 mg/día p.o.	Alta	Bajo	Riesgo de prolongación del QT, hipotensión, agitación
Ziprasidona	5-10 mg. Máx. 40 mg p.o. o i.m.	Moderada	Moderado	Prolongación del QT, ortostatismo
Aripiprazol	Inicio 5-7,5 mg. Máx. 30 mg/día. Disponible i.m.	Moderada	Acatisia	No prolonga el QT, agitación

Otros fármacos

Benzodiazepinas. No uso como primera línea de tratamiento en el paciente con *delirium* (riesgo de incrementarlo). Recomendadas para el *delirium* por abstinencia alcohólica, benzodiazepinas o barbitúricos

Clometiazol. Uso para el *delirium* por abstinencia alcohólica

Clonidina. Puede tener indicación de uso como coadyuvante de benzodiazepinas en los casos leves-moderados de deprivación alcohólica

Propofol y dexmetomidina. Coadyuvantes de benzodiazepinas o en monoterapia para uso en la UCI para deprivación grave alcohólica refractaria al uso de benzodiazepinas. La dexmedetomidina es beneficiosa para la sedación en pacientes críticos en comparación con midazolam o lorazepam

hospitalizados no determina respecto a placebo mayor incidencia de muerte, prolongación del QT o trastornos extrapiramidales. El problema viene derivado del riesgo de sedación, los efectos anticolinérgicos o el uso a largo plazo. La efectividad de los diferentes antipsicóticos en los estudios previos es similar y la elección estará basada en sus potenciales efectos secundarios, principalmente si se prevé necesidad de uso a largo plazo. No obstante, en el metaanálisis de Wu et al. en 2019, la mejor respuesta se obtuvo con el uso de haloperidol y, sobre todo, con haloperidol más lorazepam. Existen estudios del potencial beneficio de aripiprazol, aunque sigue siendo preciso establecer en investigaciones futuras la indicación real y el tipo de neuroléptico más apropiado.

RECUERDA: El tratamiento farmacológico del *delirium* establecido incluye el haloperidol y el lorazepam, siempre después de las medidas no farmacológicas. Para la prevención han demostrado beneficios el ramelteón, la olanzapina, la risperidona y la dexmedetomidina.

LECTURAS RECOMENDADAS

Faeder M, Hale E, Hedayati D, Israel A, Moschenross D, Peterson M, et al. Preventing and treating delirium in Clinical settings for older adults. Ther Adv Psychopharmacol 2023;13:1–14.

Inouye SK, Westendorp RGJ, Saczynski JS. Delirium in elderly people. Lancet 2014;383:911–22.

Marcantonio E. Delirium in hospitalized older adults. N Eng J Med 2017;377:1456–66.

National Institute for Health and Care Excellence. Delirium: prevention, diagnosis and management in hospital and long-term care. Clinical guideline [CG103]. Published: 28 July 2010. Last updated: 18 January 2023. CITE; 2023.

Romero Rizos L, Avendaño Céspedes A. El anciano con delirium. Programas de intervención. En: Abizanda Soler P, Rodríguez Mañas L, editors. Tratado de Medicina Geriátrica. Fundamentos de la atención sanitaria a los mayores. 2.ª ed. Barcelona: Elsevier; 2020. p. 908–17.

Wilson JE, Mart MF, Cunningham C, et al. Delirium. Nat Rev Dis Primers 2020;6:90.

19

Depresión, ansiedad y trastornos del sueño

Marta Mas Romero, María Juárez España, Pedro Manuel Sánchez Jurado

DEPRESIÓN

Epidemiología

La depresión es el trastorno psiquiátrico más frecuente de la población adulta mayor. Aproximadamente el 25% de la población mayor de 65 años tiene algún tipo de trastorno psiquiátrico, y la depresión es el más frecuente.

La depresión tiene una prevalencia que varía entre un 10 y un 28,4% según las diferentes series. A pesar de su elevada prevalencia, es una enfermedad infradiagnosticada hasta en un 50% de los casos, debido a que frecuentemente los síntomas con los que se presenta se encuentran enmascarados con quejas cognitivas, estrés y ansiedad.

La depresión en el adulto mayor aumenta el riesgo de eventos adversos de salud y se relaciona con mayor deterioro funcional y cognitivo, pérdida de años de calidad de vida, así como mayor mortalidad por todas las causas, por lo que es fundamental un abordaje diagnóstico y terapéutico precoz.

Entre los trastornos depresivos en esta población, también encontramos la distimia o trastorno depresivo persistente, que es una forma crónica de depresión, de menor gravedad que la depresión mayor y con una duración mayor de 2 años. Aunque es más frecuente que comience en una etapa temprana de la vida, puede persistir hasta la vejez y alcanza prevalencias de hasta un 37%.

Dentro de la depresión en edades avanzadas (en inglés llamada *late-life depression*), podemos distinguir la depresión de aparición temprana, que es aquella caracterizada por la persistencia o recurrencia en la edad avanzada de una depresión previamente diagnosticada durante la edad adulta, y por otro lado encontramos la depresión de aparición tardía, definida como aquella que se desarrolla *de novo* en la vejez. Los pacientes de este primer grupo de depresión de inicio temprano tienen más probabilidades de haber tenido un mayor número de episodios previos, lo que influye negativamente en el pronóstico e implica mayor riesgo de recurrencias.

Además, podemos hablar de distimia (o trastorno depresivo persistente) como la patología más frecuente dentro de los trastornos depresivos en esta población, que debe cumplir los mismos criterios diagnósticos del DSM-5-TR que para el resto de los grupos etarios.

La depresión en el adulto mayor aumenta el riesgo de eventos adversos de salud y se relaciona con mayor deterioro funcional y cognitivo, pérdida de años de calidad de vida, así como mayor mortalidad cardiovascular y por todas las causas.

Por tanto, debido a su presentación atípica y su solapamiento frecuente con otras patologías, a menudo existe un infradiagnóstico, como ya se ha dicho, y un infratratamiento, lo que conlleva un peor pronóstico, por lo que es fundamental conocer su forma de presentación para un abordaje precoz. El cuadro 19.1 presenta los principales factores relacionados con la aparición de depresión en adultos mayores.

RECUERDA: La depresión se asocia con un incremento de la morbilidad y la mortalidad (las tasas de suicidio consumado en adultos mayores son el doble que en el resto de la población), y supone un alto coste sanitario y social.

Etiología

En la actualidad, la etiología de la depresión se entiende como la combinación de factores biológicos, psicosociales y ambientales (cuadro 19.2).

La depresión, además, está estrechamente ligada con el envejecimiento acelerado, incluso se ha relacionado con el acortamiento de los telómeros y cambios epigenéticos.

Entre los factores biológicos, cabe destacar la relación existente entre la enfermedad cerebrovascular y el inicio o empeoramiento de la depresión en el adulto mayor, así como la teoría

CUADRO 19.1 Factores relacionados con la aparición de depresión en adultos mayores

- Sexo femenino (esta diferencia disminuye a partir de los 80 años y llega a igualarse a la de los varones).
- Mayores de 80 años.
- Bajo nivel de escolaridad.
- Divorciados, separados o viudos (especialmente varones).
- Escaso soporte social.
- Deterioro funcional o fragilidad.
- Deterioro cognitivo o enfermedades neurodegenerativas.
- Comorbilidad.
- Eventos vasculares.
- Déficits nutricionales.
- Estilos de vida: fumador, bebedor, polifarmacia.
- Antecedentes de depresión.
- Dolor.
- Ansiedad-agitación-psicosis.
- Trastornos del sueño.
- Privación sensorial.

CUADRO 19.2 Factores etiológicos asociados a la depresión en el adulto mayor

Factores genéticos
- Los familiares de primer grado de pacientes con trastorno depresivo mayor tienen el doble de posibilidades de presentar depresión que la población general.
- Genes implicados: gen del factor neurotrófico derivado del cerebro, gen del transportador de la serotonina, genoma neuronal CREB *(Camp/Ca+ response element binding protein).*

Neurotransmisores
- Disminución de neuronas en el *locus coeruleus* y noradrenalina, descenso de los receptores α- y β-adrenérgicos en la neocorteza.
- Disminución de la densidad de los receptores serotoninérgicos 5HT1 (especialmente) y 5HT2.
- Aumento de los receptores postsinápticos, descenso de los D2 y los presinápticos D1 y D2.

Anomalías neuroendocrinas
- Disminución del factor de crecimiento similar a la insulina 1.
- Aumento del factor liberador del cortisol, de la ACTH y del cortisol, sin supresión de cortisol tras la administración de dexametasona.
- Disminución en la liberación de TSH tras la administración de TRH.

Anomalías estructurales cerebrales
- Dilatación ventricular, atrofia cortical (lóbulo frontal, núcleo caudado) y lesiones vasculares (infartos lacunares en el lóbulo frontal, cabeza del núcleo caudado; lesiones hiperintensas en la sustancia blanca).

Anomalías funcionales cerebrales
- Disminución del flujo sanguíneo cerebral global más marcado en el lóbulo frontal, en los ganglios basales y en el tálamo, y existe también disminución del consumo de glucosa a nivel prefrontal.

Anomalías neurofisiológicas
- Disminución de la fase 3 del sueño no REM, acortamiento de la latencia REM con aparición precoz del sueño REM, aumento del sueño REM y acumulación REM en la primera mitad de la noche.

Alteraciones nutricionales
- Déficit de vitaminas B_{12}, D y folato.

Factores cognitivos
- Reactividad cognitiva hacia los eventos negativos, el estilo rumiativo de respuesta y los sesgos atencionales.

Factores psicosociales
- Pérdida del sentido en la vida o ausencia de relaciones, bajo nivel educacional, estado de viudedad o soltero, ausencia de soporte social, evento de vida estresante, pobreza, deterioro funcional o alteración visual, hábitos perjudiciales para la salud (alcohol, tabaco) y trastornos del sueño.

de la inflamación crónica, según la cual un estado inflamatorio crónico produciría una mayor activación de la microglía y la producción de citoquinas proinflamatorias, que provoca una mayor pérdida neuronal y disminución de la neurogénesis.

Otro mecanismo biológico que interviene en el desarrollo de los trastornos depresivos es la disrupción en la homeostasis del sistema monoaminérgico, del ácido γ-aminobutírico y del glutamato, del sistema hipotálamo-hipófisis-adrenal y del ritmo circadiano.

Asimismo, la depresión en esta población se asocia con frecuencia a patologías somáticas agudas o crónicas (neurológicas, endocrinas, inflamatorias, infecciones, dolor, carenciales, neoplasias u otros trastornos psiquiátricos), al uso de fármacos (anticonvulsivantes, hipotensores, narcóticos, psicotropos, hormonas o antineoplásicos, entre otros) o tóxicos (alcohol, drogas).

Evaluación y diagnóstico

En el paciente mayor, los criterios diagnósticos para la depresión son similares a otros grupos de edad. Los más utilizados son los criterios de la undécima edición de la Clasificación Internacional de Enfermedades (CIE-11) y los de la quinta edición del *Manual diagnóstico y estadístico de los trastornos mentales* (DSM-5-TR). Los criterios del DSM-5-TR dividen la anterior clasificación de «trastornos del estado de ánimo» (DSM-IV) en «trastornos depresivos» y «trastornos bipolares».

La CIE-11 y el DSM-5-TR ofrecen un conjunto de criterios y síntomas que hay que evaluar, y estos requisitos diagnósticos deben emplearse para orientar la entrevista y el juicio clínico. Un buen diagnóstico de depresión en el adulto mayor debe incluir una historia clínica orientada, una exploración física, pruebas complementarias, una valoración geriátrica integral, un test de cribado y, con todo ello, la aplicación de criterios diagnósticos como los del DSM-5-TR (cuadro 19.3) o los de la CIE-11. En el cuadro 19.4 se muestra el diagnóstico de depresión en el adulto mayor. La tabla 19.1 muestra la escala de depresión geriátrica (GDS) de Yesavage de 15 ítems, probablemente el instrumento más empleado para detectar depresión en mayores.

Clínica y pronóstico

La presentación clínica de la depresión en el adulto mayor es muy heterogénea, con síntomas atípicos que dificultan el diagnóstico. Frecuentemente esta población no presenta quejas de tristeza o ánimo deprimido y, en cambio, es habitual encontrar anhedonia (difícil de distinguir de la apatía presente frecuentemente en la demencia) y síntomas somáticos como anorexia, astenia, pérdida de peso, síntomas digestivos, dolor o insomnio.

Además, la depresión en mayores se presenta frecuentemente ligada a ansiedad. Es más probable encontrar sintomatología psicótica como ideas delirantes del tipo de culpabilidad, nihilismo, persecución, celos, y son síntomas más específicos del adulto mayor la agitación o el enlentecimiento psicomotor extremo.

Todo ello conlleva un mayor deterioro funcional y mayor probabilidad de resultados adversos de salud.

CUADRO 19.3 Criterios diagnósticos de trastorno de depresión mayor según el DSM-5-TR

A. Cinco (o más) de los síntomas siguientes han estado presentes durante al menos 2 semanas y representan un cambio de funcionamiento previo; al menos uno de los síntomas 1 o 2 debe estar presente:

1. Estado de ánimo deprimido la mayor parte del día, casi todos los días, según se desprende de la información subjetiva o de la observación por parte de otras personas.
2. Disminución importante del interés o el placer por todas o casi todas las actividades la mayor parte del día, casi todos los días (como se desprende de la información subjetiva o de la observación).
3. Pérdida importante de peso sin hacer dieta o aumento de peso, o disminución del apetito casi todos los días.
4. Insomnio o hipersomnia casi todos los días.
5. Agitación o retraso psicomotor casi todos los días.
6. Fatiga o pérdida de energía casi todos los días.
7. Sentimiento de inutilidad o culpabilidad excesiva o inapropiada (que puede ser delirante) casi todos los días (no solo el autorreproche o culpa por estar enfermo).
8. Disminución de la capacidad para pensar o concentrarse, o para tomar decisiones, casi todos los días (ya sea de información subjetiva o de la observación por parte de otras personas).
9. Pensamientos de muerte recurrentes, ideas suicidas recurrentes o intento de suicidio.

CUADRO 19.4 Diagnóstico de depresión en el adulto mayor

Historia clínica

- Comienzo de la enfermedad, síntomas de presentación, relación con desencadenantes (jubilación, muerte de un allegado, problemas económicos o enfermedad somática), curso de los síntomas (brusco o insidioso con fluctuaciones), personalidad previa, antecedentes personales y familiares de cuadros similares, consumo de tóxicos y riesgo de suicidio.
- Caracterización del episodio: duración, número e intensidad de los síntomas, comorbilidad.
- Respuesta previa al tratamiento. Riesgo de suicidio.

Exploración física

- Para descartar una patología orgánica causante del cuadro.

Exploraciones complementarias

- Hemograma, bioquímica con función renal-hepática, hormonas tiroideas, vitamina B_{12}, ácido fólico y serología luética.
- Otras pruebas: EEG, ECG, TC o RM.

Valoración geriátrica integral

- Cribado cognitivo. Impacto funcional, evaluación psicosocial (apoyo social y relaciones interpersonales), aspectos sociodemográficos y culturales que puedan afectar al desarrollo o el mantenimiento de los síntomas depresivos.

Pruebas psicológicas

- Cuestionarios de evaluación de la depresión: «¿se ha notado triste o deprimido durante el último año?», «¿ha perdido el interés por las cosas?» o «¿está triste?».
- Escalas validadas: escala de depresión geriátrica de Yesavage (GDS), escala de Hamilton, escala de Zung, escala de Beck, cuestionario sobre la salud del paciente 2 y 9 (PHQ-2/9) o escala de depresión del centro de estudios epidemiológicos (CES-D).

Criterios de la CIE-11 y del DSM-5-TR

- Véase el cuadro 19.3.

ECG: electrocardiograma; EEG: electroencefalograma; RM: resonancia magnética; TC: tomografía computarizada.

También encontramos el trastorno del estado de ánimo depresivo asociado a enfermedad médica; en este caso, el paciente puede presentar una notable y persistente alteración del estado de ánimo y pérdida de interés o capacidad para el placer, que se demuestra como consecuencia fisiológica directa de ciertas enfermedades médicas, como la enfermedad de Parkinson (prevalencia media de depresión del 40%), la enfermedad cerebrovascular (prevalencia media postictus del 33%) y la demencia (más del 30% asocia depresión en su inicio), y es importante en este caso realizar un exhaustivo diagnóstico diferencial (tabla 19.2). El cuadro 19.5 presenta las particularidades del pronóstico de la depresión en esta población.

Los mayores con depresión presentan además menor rendimiento cognitivo, con disminución del funcionamiento cognitivo, la fluidez verbal, la velocidad de procesamiento o la memoria.

Por tanto, la depresión en esta población se asocia a mayor riesgo de desarrollar deterioro cognitivo y demencia (más del 30% asocia depresión a su inicio), y esta es, a su vez, un factor de riesgo para el desarrollo de depresión. Por tanto, existe una relación bidireccional entre depresión y demencia.

La enfermedad cerebrovascular también se relaciona con los trastornos depresivos (la llamada «depresión vascular»). Presenta alteraciones cognitivas en diferentes dominios y es frecuente la presencia de alteraciones disejecutivas, baja conciencia de enfermedad, enlentecimiento psicomotor y ausencia de historia familiar de trastornos afectivos.

Además, la depresión tiene una elevada prevalencia en enfermedades neurodegenerativas como el Alzheimer (con una prevalencia entre el 17 y el 56%) y sinucleopatías como la enfermedad de Parkinson o la demencia por cuerpos de Lewy.

La depresión en los mayores tiene peor pronóstico y mayor tasa de recaídas que la de grupos de edad más jóvenes. Entre los factores de mal pronóstico encontramos la severidad y duración del cuadro, la presencia de síntomas ansiosos, la comorbilidad y la disfunción ejecutiva.

TABLA 19.1 Escala de depresión geriátrica de Yesavage de 15 ítems

Trastorno de depresión mayor	
Pregunta	**1 punto si responde:**
¿Está básicamente satisfecho con su vida?	No
¿Ha renunciado a muchas de sus actividades y pasatiempos?	Sí
¿Siente que su vida está vacía?	Sí
¿Se encuentra a menudo aburrido?	Sí
¿Se encuentra alegre y optimista, con buen ánimo la mayor parte del tiempo?	No
¿Teme que le vaya a pasar algo malo?	Sí
¿Se siente feliz, contento la mayor parte del tiempo?	No
¿Se siente a menudo desamparado, desvalido, indeciso?	Sí
¿Prefiere quedarse en casa que acaso salir y hacer cosas nuevas?	Sí
¿Le da la impresión de que tiene más trastornos de memoria que los demás?	Sí
¿Cree que es agradable estar vivo?	No
¿Se le hace duro empezar nuevos proyectos?	Sí
¿Se siente lleno de energía?	No
¿Siente que su situación es angustiosa, desesperada?	Sí
¿Cree que la mayoría de la gente se encuentra en mejor situación económica que usted?	Sí

RECUERDA: Los trastornos depresivos más frecuentes en el adulto mayor son el trastorno depresivo mayor y el trastorno depresivo persistente (distimia). Los síntomas de depresión en esta población son superponibles a los del adulto joven, excepto la mayor frecuencia de aparición de síntomas somáticos.

Tratamiento

El tratamiento de la depresión en los adultos mayores debe basarse en la severidad y en las preferencias del paciente. La severidad de la depresión (leve, moderada o severa) depende de la sintomatología, la intensidad de estos síntomas y el deterioro funcional. La *psicoterapia* es el tipo de tratamiento no farmacológico más importante. Los tratamientos de psicoterapia basados en la evidencia en personas mayores son: terapia cognitiva, terapia de resolución de problemas, terapia de reminiscencia, terapia interpersonal y la nueva terapia de revisión de vida. El ejercicio físico debe acompañar siempre a las depresiones en fases moderadas o severas.

Tratamiento farmacológico

En España, el uso de antidepresivos ha aumentado un 18% entre 2019 y 2022. Además, su consumo aumenta con la edad, y es mayor en mayores hospitalizados e institucionalizados. La edad no debe ser un factor limitante a la hora de tratar a un

TABLA 19.2 Diagnóstico diferencial de depresión en el adulto mayor frente a demencia

	Depresión en el adulto mayor	**Demencia**
Comienzo	Lento o agudo	Lento y progresivo
Evolución	El orden cronológico de los eventos se puede recordar	La historia de la enfermedad no puede ser recuperada por el paciente
Calidad de vida	Disminuida	El paciente no experimenta su enfermedad como un problema
Memoria	Capacidad disminuida para pensar o concentrarse	Disminuida. Alteración de la capacidad de aprender nueva información o recordar información aprendida
Lenguaje y praxias	Normales	Disminuidos
Afecto	Apático, ánimo depresivo, enlentecimiento psicomotor Problemas somáticos (insomnio, dolor, debilidad, etc.)	Labilidad emocional
Somático	Baja energía Variación diurna del ánimo	
Pronóstico	Tratable	Irreversible

CUADRO 19.5 Pronóstico de la depresión en el adulto mayor

- El tratamiento de la depresión en las personas mayores tiene buen pronóstico.
- Un tercio de los pacientes se recuperan totalmente, otro tercio presentará recaídas tras mejorar y en el restante se consigue una recuperación parcial.
- En el caso de la depresión grave o con criterios de trastorno depresivo mayor, alrededor de un tercio de los adultos mayores puede no responder a los antidepresivos tras recibir tratamiento durante varios meses y la mitad no alcanzan una remisión completa.
- Un inicio después de los 60 años empeora el pronóstico.
- El sexo masculino presenta peor respuesta al tratamiento.
- La respuesta es menos favorable si existe presencia de deterioro cognoscitivo, más enfermedades somáticas, falta de soporte social, cuadro más grave, mayor cronicidad, más incapacidad funcional, recurrencia mayor, peor ajuste en la personalidad premórbida o comienzo más tardío.

paciente con depresión, aunque deben realizarse ciertas consideraciones antes de prescribir un tratamiento antidepresivo a estos pacientes (cuadro 19.6).

En general, los antidepresivos tardan más tiempo en comenzar su acción; empiezan a tener resultado a partir de las 4-6 semanas y la respuesta máxima puede demorarse hasta 8-12 semanas después del inicio del tratamiento.

Tras un episodio depresivo, se recomienda prolongar el tratamiento a dosis eficaz durante 1 año. Tras un segundo episodio de depresión, se debe instaurar el tratamiento antidepresivo de forma indefinida.

Deben evitarse todos aquellos antidepresivos con mayor riesgo de efectos anticolinérgicos (síndrome confusional, retención urinaria, estreñimiento, etc.).

Según la última evidencia y guías de práctica clínica, en general, los *inhibidores selectivos de la recaptación de la serotonina* (ISRS) deben ser los de primera elección en los mayores por su buen perfil de seguridad; los más recomendados son la sertralina y el escitalopram. No se aconseja emplear en pacientes mayores otros ISRS como la fluoxetina (larga vida media) y la paroxetina (importantes síntomas anticolinérgicos).

Los fármacos *inhibidores de la recaptación de la serotonina y la noradrenalina* (IRSN) son una alternativa a los ISRS para la depresión en los mayores cuando estos últimos no son efectivos o están contraindicados. Incluso algunas recomendaciones, como la de la Sociedad Española de Psicogeriatría o la guía de la Canadian Coalition for Seniors' Mental Health (CCSMH), valoran como primera línea este grupo de fármacos junto con los ISRS si no existe contraindicación para su uso. Destacan la venlafaxina, la desvenlafaxina y la duloxetina como tratamiento de segunda línea; esta última se incluye en algunas guías dentro de las opciones terapéuticas de primera línea junto con los ISRS, útil en los casos de depresión que asocian dolor neuropático o ansiedad.

Los antidepresivos *tricíclicos* deben reservarse para cuadros depresivos mayores con melancolía o pacientes que no responden a otros tratamientos. Los criterios STOPP/START recomiendan suspender el tratamiento con antidepresivos tricíclicos en presencia de demencia, glaucoma de ángulo estrecho, trastornos en la conducción cardíaca, prostatismo o antecedentes de retención urinaria (riesgo de empeoramiento de estas enfermedades), así como la introducción de estos como antidepresivos de primera línea.

Los *inhibidores de la monoaminooxidasa* (IMAO) están prácticamente contraindicados en los adultos mayores por sus efectos secundarios. Dentro del grupo de los antidepresivos *antagonistas e inhibidores de la recaptación de serotonina* (ISRA) destaca la trazodona. Es el antidepresivo que con más frecuencia se prescribe, como inductor del sueño, en pacientes depresivos con un alto nivel de ansiedad.

En el grupo de antidepresivos *noradrenérgicos y serotoninérgicos específicos* (NASSA) destaca la mirtazapina, utilizada en pacientes con insomnio y disminución del apetito. La mianserina es otro fármaco de este grupo también bien

CUADRO 19.6 Consideraciones del tratamiento de la depresión en el adulto mayor

- El tratamiento de la depresión en las personas mayores debería ser integral y abarcar todas las intervenciones psicoterapéuticas, psicosociales y farmacológicas que puedan mejorar el bienestar y la capacidad funcional.
- La respuesta de los antidepresivos puede tardar más en ponerse de manifiesto, y es más probable que se produzcan recaídas y una mayor duración del tratamiento.
- Las personas mayores son más sensibles a los efectos adversos e interacciones farmacológicas, por lo que hay que incrementar la vigilancia en la interacción farmacológica debido a que frecuentemente son pacientes con comorbilidad y toma de múltiples fármacos.
- Son frecuentes, por miedo, los tratamientos en dosis subterapéuticas.
- Los mayores tienen diferente farmacodinamia y farmacocinética, los antidepresivos deben administrarse en bajas dosis o titulados lentamente.
- El funcionamiento hepatorrenal está disminuido, lo que, asociado a los cambios en la distribución del agua y la grasa corporales, hace que los niveles estables de antidepresivos tarden más en conseguirse que en los adultos jóvenes.
- Es necesaria una cuidadosa revisión del historial farmacológico, poniendo especial énfasis en el uso de fármacos antipsicóticos o sedantes debido al incremento del riesgo de caídas y la consecuente mortalidad, especialmente debida a fractura de caídas.
- Hay una mayor resistencia o falta de interés a las alternativas psicoterápicas.
- La terapia electroconvulsiva, aunque de acción rápida y eficaz en los mayores, conlleva los mayores riesgos de la anestesia por la edad.
- La tolerancia a los tratamientos antidepresivos o psicoterápicos decrece con la edad.
- Episodios previos con buena tolerancia a los tratamientos habituales son de mejor pronóstico.
- Los factores psicosociales e involutivos tienen alto valor predictivo negativo de pronóstico.
- Los inhibidores selectivos de la recaptación de la serotonina son mejor tolerados y eficaces.
- Los tricíclicos y los inhibidores de monoaminooxidasa (IMAO) pueden tener efectos secundarios anticolinérgicos y adrenérgicos que descompensen trastornos previos.
- La dosificación deberá iniciarse con un tercio de la dosis utilizada en el adulto, para ir ascendiendo lenta y progresivamente (sobre todo en los tricíclicos).
- La respuesta terapéutica tarda en aparecer más de las 3 semanas habituales de latencia, por lo que conviene esperar hasta 6 semanas antes de subir la dosis. La duración del tratamiento se estima en 6 meses tras la remisión de un primer episodio depresivo y se recomienda mantener el tratamiento hasta 3 o 5 años si se trata de un segundo episodio, e incluso indefinido si el episodio fue muy grave.
- Para evitar el síndrome de discontinuación, se recomienda que el cese del tratamiento antidepresivo se realice reduciendo la dosis de forma gradual, normalmente en un período de 4 semanas.

tolerado por los mayores. También encontramos dentro de los *antidepresivos multimodales* la vortioxetina, la cual regula múltiples receptores de serotonina (5HT): ejerce una acción agonista de los 5HT1A, agonista parcial de los 5HT1B y antagonista parcial de los receptores 5HT1D, 5HT3 y 5HT7. Es una nueva alternativa eficaz tras los ISRS o IRSN, que demuestra beneficio en pacientes con depresión y deterioro cognitivo.

Podemos encontrar también antidepresivos agonistas melatoninérgicos como la agomelatina, que debe usarse con precaución a partir de los 75 años, sobre todo por la toxicidad hepática.

Existe, además, el grupo de los inhibidores de la recaptación de noradrenalina (INRA), como la reboxetina, antidepresivo sin efecto sedante ni ansiolítico, aunque no recomendada en general en las primeras líneas de tratamiento en esta población.

La tabla 19.3 presenta los principales antidepresivos usados en los adultos mayores, sus dosis recomendadas, los principales efectos secundarios y las contraindicaciones. La figura 19.1 presenta un algoritmo del tratamiento farmacológico.

Cuando la depresión se acompaña de síntomas psicóticos, asociados o no a demencia, se utilizan *neurolépticos atípicos* (quetiapina, aripiprazol). En general, los síntomas psicóticos en los mayores con frecuencia muestran una respuesta terapéutica con dosis mucho más bajas que las indicadas en pacientes más jóvenes, y también son mucho más susceptibles a los efectos extrapiramidales.

Existen fármacos prometedores con posible uso como antidepresivos en el futuro, como la zoranolona y la psilocibina, aunque se necesitan aún más estudios. Además, se plantean nuevas terapias dirigidas contra proteínas específicas o genes, mediante el empleo de anticuerpos monoclonales, silenciamiento de ARN, edición de genes o reutilización de fármacos.

> **RECUERDA:** El antidepresivo ideal para usar en adultos mayores no debe ser cardiotóxico, no debe tener efectos ortostáticos y debe tener un bajo poder sedativo. Los de primera elección son los *inhibidores selectivos de la recaptación de la serotonina* (ISRS).

Terapia electroconvulsiva (TEC)

Múltiples revisiones han probado la eficacia de la TEC en los adultos mayores. Ha demostrado mejoría en el 80% de los que no responden a los antidepresivos. Sus principales indicaciones son los casos de depresión grave, depresión sin respuesta o mala tolerancia al tratamiento farmacológico, depresión con catatonía o con síntomas psicóticos, y depresión con comportamientos autodestructivos (anorexia). Existen estudios que sugieren que ser mayor es un predictor positivo de respuesta a este tratamiento, con rápidas y altas tasas de remisión comparado con los antidepresivos. Como efectos secundarios se han descrito alteraciones transitorias en la memoria, especialmente autobiográfica, que mejora en 6 meses tras el tratamiento. Otros efectos secundarios son la cefalea, la confusión, la euforia y otros trastornos cognitivos.

> **RECUERDA:** En la depresión moderada y grave, la actividad física debe considerarse un complemento al tratamiento con antidepresivos y psicoterapia. En casos de depresión grave, sin respuesta o mala tolerancia al tratamiento farmacológico, depresión con catatonía o síntomas psicóticos o comportamientos autodestructivos, debe considerarse el uso de la terapia electroconvulsiva.

Suicidio en el adulto mayor

El suicidio en personas mayores ha aumentado en los últimos años. En comparación con el suicidio en los jóvenes, los mayores avisan con menos frecuencia y efectúan menos intentos, pero tienen mayor riesgo de completarlo, por lo que los suicidios son más difíciles de predecir y de prevenir, y son más frecuentes en los hombres. Es la principal causa de muerte no natural en población de edad avanzada. La depresión es el mejor predictor de suicidio en esta población. Según los últimos datos definitivos de 2017 a 2022 publicados por el Instituto Nacional de Estadística (INE) en España, un total de 1.157 personas mayores de 65 años fallecieron en 2022 por suicidio; de estas, 926 eran mayores de 70 años, lo que supone uno de cada cuatro en el global de todos los suicidios, y del total, 458 eran mayores de 80 años. En nuestro país, el 20% de la población es mayor de 65 años; un 30,85% del total de los suicidios se da en este grupo de edad. El 75% fueron hombres y el 25% mujeres.

Cuando el adulto mayor decide suicidarse, lo planifica, y las formas más frecuentemente utilizadas son el ahorcamiento por los hombres mayores de 80 años y la precipitación desde un lugar elevado en mujeres.

Entre los predictores de ideación suicida en esta población destacan la presencia concomitante de trastorno depresivo mayor, una mayor severidad de la depresión y niveles elevados de ansiedad. En el cuadro 19.7 se exponen los factores de riesgo de suicidio identificados.

Los mayores de 65 años que han intentado suicidarse repetirán el intento: un 16% el primer año, un 23% el segundo año y un 40% después de 3 a 8 años.

> **RECUERDA:** La tasa de suicidios consumados aumenta con la edad, en especial a partir de los 70 años, y es casi el doble que en la población general.

Fragilidad y depresión

El síndrome depresivo puede ser difícil de diferenciar clínicamente de la fragilidad en los mayores. Esto no es sorprendente, dado que el fenotipo de la fragilidad y la depresión comparten criterios como el de baja energía o bajos niveles de actividad física diaria, que podría ser el resultado de la disminución de la reserva de energía (tanto en la fragilidad como en la depresión) y de la pérdida de interés (anhedonia en la depresión), o de la pérdida de la capacidad para llevar a cabo las actividades de la vida diaria (discapacidad). Se han formulado hipótesis sobre mecanismos biológicos similares para explicar ambos síndromes (fragilidad y depresión): la

TABLA 19.3 Antidepresivos de uso en adultos mayores: dosis, efectos secundarios y contraindicaciones

Tipo	Fármacos y dosis	Efectos secundarios	Contraindicaciones
ISRS	Escitalopram 10 mg/24 h Citalopram 20 mg/24 h Fluoxetina 20 mg/24 h Fluvoxamina 100-150 mg/12 h Paroxetina 20 mg/24 h Sertralina 50-100 mg/24 h	Gastrointestinales Parkinsonismo Disfunción sexual Sangrado gastrointestinal Hiponatremia-hipoglucemia Caídas y fracturas Síndrome serotoninérgico Incremento del intervalo QT (escitalopram, citalopram)	Trastorno bipolar Hipersensibilidad Uso concomitante de IMAO
Antidepresivos tricíclicos (no recomendados en mayores)	Imipramina 150 mg/24 h Clomipramina 150 mg/24 h Trimipramina 50-150 mg/24 h Amitriptilina 75-150 mg/24 h Nortriptilina 50-100 mg/24 h Doxepina 50-150 mg/24 h Maprotilina 150 mg/24 h	Síntomas anticolinérgicos Síndrome serotoninérgico Arritmias Hipotensión ortostática Caídas y fracturas	Infarto de miocardio reciente Insuficiencia cardíaca Arritmias Glaucoma
IMAO (no usados en mayores)	Moclobemida 150-300 mg/24 h Tranilcipromina 20 mg/24 h		
IRSN	Venlafaxina 50-150 mg/24 h Desvenlafaxina 50-100 mg/24 h Duloxetina 60-90 mg/24 h	Gastrointestinales Disminución de la libido Hipertensión Insomnio Cefalea Sudoración	Alteraciones de la función hepática Aclaramiento de la creatinina < 30 ml/min HTA incontrolable Precaución en la epilepsia y la cardiopatía
NASSA	Mirtazapina 15-30 mg/24 h Mianserina 30-90 mg/24 h	Mirtazapina: incremento del apetito-peso, sequedad de boca, somnolencia, hipotensión Mianserina: discrasias sanguíneas, convulsiones, hipomanía, artralgias, depresión de la médula ósea, hipotensión	Mirtazapina: uso concomitante de IMAO Precaución en la insuficiencia renal moderada, epilepsia Mianserina: manía Precaución en adultos mayores, hipertrofia de la próstata, glaucoma, insuficiencia cardíaca
IRAS	Trazodona 50-200 mg/8-24 h	Sequedad de boca, hipotensión ortostática, sedación, priapismo, confusión	Hipersensibilidad Precaución en la cardiopatía
IRNA	Reboxetina 2 mg/12 h		
IRND	Bupropión 100-150 mg/24 h	Gastrointestinales Insomnio Hipertensión Hiponatremia	En la insuficiencia renal y hepática, reducir la dosis al 50% Arritmia Epilepsia
Agonistas melatoninérgicos	Agomelatina 25-50 mg/24 h	Elevación de las transaminasas	Hepatopatía e insuficiencia renal moderada-grave
Antidepresivo multimodal	Vortioxetina 2,5-10 mg/24 h	Hiponatremia Prurito Gastrointestinales Alteraciones hemorrágicas	Uso concomitante de IMAO Precaución en la epilepsia inestable Precaución en > 65 años/pocos estudios Precaución en el tratamiento con anticoagulantes/antiagregantes

IMAO: inhibidores de la monoaminooxidasa; IRAS: inhibidores de la recaptación y antagonistas de la serotonina; IRNA: inhibidores de la recaptación de la noradrenalina; IRND: inhibidor selectivo de la recaptación de la noradrenalina y la dopamina; IRSN: inhibidores de la recaptación de la serotonina y la noradrenalina; ISRS: inhibidores de la recaptación de la serotonina; NASSA: agonista-antagonista de la serotonina.

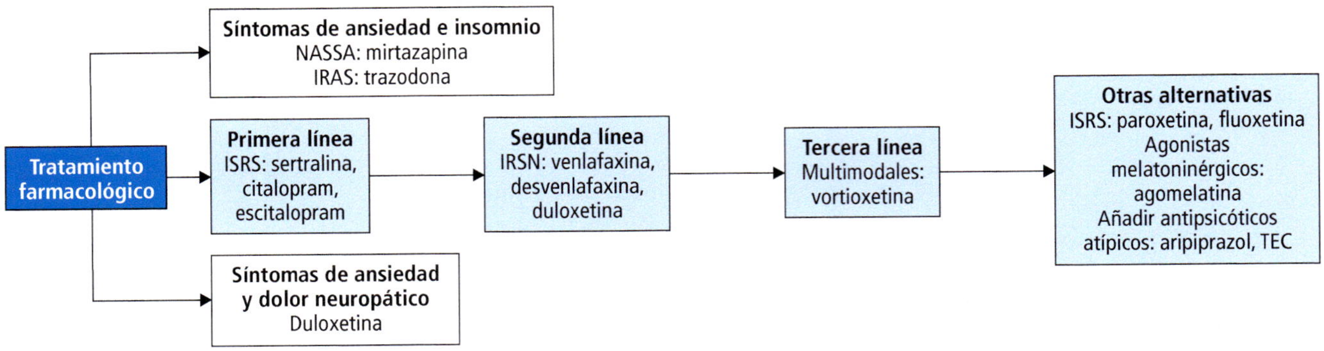

Figura 19.1 Tratamiento farmacológico de la depresión en el adulto mayor. IRAS: inhibidores de la recaptación y antagonistas de la serotonina; IRSN: inhibidores de la recaptación de la serotonina y la noradrenalina; ISRS: inhibidores de la recaptación de la serotonina; NASSA: agonista-antagonista de la serotonina; TEC: terapia electroconvulsiva.

CUADRO 19.7 Factores de riesgo de suicidio en el adulto mayor

- Presencia de síntomas depresivos con altos niveles de desesperanza.
- Peor autopercepción de su estado de salud.
- Mala calidad de sueño.
- Limitación funcional.
- Soledad y carencia de apoyo social.
- Sexo masculino.
- Raza blanca.
- Estado de viudedad.
- Enfermedades neurológicas incapacitantes.
- Enfermedades oncológicas.
- Déficit visual.
- Intentos de suicidio previos.

enfermedad cardiovascular, la inflamación y la alteración cerebrovascular o endocrina.

Las estimaciones de prevalencia en los estudios que examinan las asociaciones transversales entre la sintomatología depresiva y la fragilidad oscilaron entre el 9,3 y el 21,1%. Diversos estudios en personas frágiles mayores de 65 años han demostrado que el 30,6% de las personas no deprimidas desarrollaron estado de ánimo deprimido durante el seguimiento.

Se ha visto un mayor riesgo concurrente de fragilidad en mayores con sintomatología depresiva que tienen anemia, sarcopenia, osteopenia, fractura de cadera, bajo IMC (< 20 kg/m^2) y que usan antidepresivos. Estar en tratamiento con antidepresivos aumenta 3,63 veces el riesgo de desarrollar fragilidad.

TRASTORNOS DE ANSIEDAD

Epidemiología y clasificación

Los trastornos de ansiedad constituyen uno de los trastornos psiquiátricos más frecuentes en la población mayor, con una prevalencia en torno al 20% en este grupo de edad. Son más frecuentes en las mujeres, aunque esta diferencia disminuye con la edad. Los estudios acerca de cada grupo clasificado dentro del trastorno de ansiedad encuentran esta misma tendencia, salvo en algunos estudios sobre la agorafobia, el trastorno de pánico y el trastorno obsesivo compulsivo, los cuales muestran una mayor frecuencia de aparición en los hombres.

La prevalencia de los trastornos de ansiedad en institucionalizados es algo mayor en cada una de sus formas; así, entre el 5 y el 29% de los institucionalizados presentan síntomas de ansiedad, seguidos de fobias (3-14%) y trastorno de ansiedad generalizada (5-11%), y la prevalencia más baja es para los ataques de pánico (0,5-2%). Por otro lado, los cuadros de ansiedad secundaria a procesos somáticos (tratamientos, consumo de sustancias o supresión de estas), asociada a depresión o demencia, suponen el 15-20% de los casos.

Los trastornos de ansiedad en la población mayor, a diferencia de los grupos de edad más jóvenes, presentan frecuentemente asociación con otras comorbilidades, lo que implica peor calidad de vida y se relaciona con mayor cronicidad y recaídas.

Su asociación con la depresión es muy significativa, y en los adultos mayores con trastornos de ansiedad se encuentra una prevalencia de hasta un 27,5% de trastorno depresivo mayor.

Además, otros factores como la soledad, el aislamiento social y la institucionalización constituyen factores de riesgo específicos en los adultos más mayores. Los trastornos de ansiedad constituyen un factor de riesgo de deterioro cognitivo y de enfermedad cardiovascular, por lo que es fundamental un correcto diagnóstico precoz.

Tanto para la población general como para la de edad avanzada, las definiciones aceptadas actualmente son las que aparecen en la CIE-11 y en el DSM-5-TR.

Etiología

Los tres neurotransmisores implicados en la ansiedad son la noradrenalina, la serotonina y el ácido γ-aminobutírico (GABA). Existen factores psicológicos y factores biológicos que predisponen al trastorno de ansiedad. Se ha demostrado la influencia de factores genéticos, ya que entre familiares de primer grado se observa una incidencia mayor.

Sintomatología de la ansiedad y diagnóstico

El síntoma nuclear en el trastorno de ansiedad es el miedo o preocupación excesiva. En los adultos mayores es frecuente encontrar una presentación atípica, con tendencia a minimizar los síntomas y usar un lenguaje diferente para expresar la ansiedad, así como atribuir los síntomas a otras patologías físicas.

En los muchos casos en los que el trastorno de ansiedad aparece asociado a depresión, puede presentarse como trastorno del sueño, de la psicomotricidad, de la concentración o fatiga. Otras formas de presentación de los trastornos de ansiedad en esta población son el miedo a caer, la agitación y mayor frecuencia de síntomas somáticos como mareo, temblor y síntomas vestibulares.

Además, existe una relación bidireccional entre los trastornos de ansiedad y el desarrollo de deterioro cognitivo, y en los pacientes mayores con ansiedad es frecuente encontrar alteraciones en la velocidad de procesamiento, la memoria y la función ejecutiva.

Para establecer el diagnóstico de los trastornos de ansiedad, el instrumento por excelencia es la entrevista clínica. Existen escalas que ayudan a la detección, pero, al igual que en la depresión, por sí mismas no generan diagnósticos y tienen menor sensibilidad en la población mayor. Solo permiten identificar a esta población en la que se sospeche la presencia de ansiedad. Entre las principales escalas para evaluar la ansiedad destacan la escala de Hamilton para la ansiedad, la escala de Zung, la escala de Beck o la escala de Goldberg.

El diagnóstico final se realiza mediante la historia clínica, la exploración psicopatológica, la exploración física (para establecer el diagnóstico diferencial con los cuadros somáticos que pueden producir ansiedad secundaria) y exploraciones complementarias (es imprescindible la determinación de calcio, fósforo, sodio, potasio y cloro; electrocardiograma, hormonas tiroideas, curva de glucemia, ácido fólico y vitamina B_{12}).

Tratamiento

Antes de iniciar el tratamiento debemos hacer un adecuado diagnóstico, valorando si se trata de un trastorno de ansiedad primario (trastorno de angustia, agorafobia, etc.) o si es un síntoma comórbido a otros trastornos psiquiátricos, descartando también causas orgánicas (metabólicas, cardiovasculares, respiratorias, neurológicas, carenciales, dolor), medicamentosas o tóxicas por exceso o abstinencia (alcohol, drogas).

Al igual que ocurre con otros trastornos del ánimo, el tratamiento no farmacológico, las medidas psicoterapéuticas y los ajustes psicosociales pueden resultar suficientes para resolver el problema.

En los casos que existe una respuesta limitada a la psicoterapia, el grado de ansiedad es moderado-severo, existe comorbilidad asociada o el trastorno de ansiedad produce un impacto a nivel funcional, cognitivo o social, se utilizará el tratamiento farmacológico. Las benzodiazepinas son los fármacos de elección en los trastornos de ansiedad primarios, especialmente en las crisis de angustia, pero, en la población de edad, los riesgos y posibles efectos adversos son mucho mayores que en la población general, entre los que destacan la alteración cognitiva, la somnolencia excesiva y el aumento del riesgo de caídas. Por tanto, en este grupo de edad, se consideran los ISRS y los IRSN como primera línea de tratamiento, por ser fármacos con eficacia probada en esta población, con menos efectos adversos que las benzodiazepinas. Entre los ISRS destacan la sertralina, el escitalopram y el citalopram, y entre los IRSN destacan la duloxetina y la venlafaxina. Como segunda línea de tratamiento en los trastornos de ansiedad, encontramos la pregabalina (fig. 19.2).

También se ha descrito efecto beneficioso de la mirtazapina y la trazodona en pacientes que asocian insomnio.

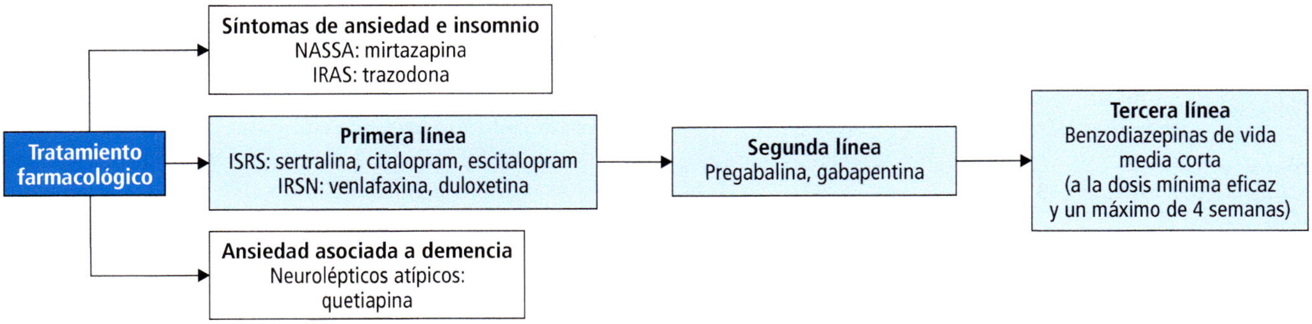

Figura 19.2 Tratamiento farmacológico de los trastornos de ansiedad en el adulto mayor. IRAS: inhibidores de la recaptación y antagonistas de la serotonina; IRSN: inhibidores de la recaptación de la serotonina y la noradrenalina; ISRS: inhibidores de la recaptación de la serotonina; NASSA: agonista-antagonista de la serotonina.

CUADRO 19.8 Consideraciones del tratamiento con benzodiazepinas en el adulto mayor

- Son frecuentes las interacciones con otros fármacos depresores del SNC (alcohol, hipnóticos).
- Los efectos secundarios en los mayores pueden aparecer con dosis bajas. Los más frecuentes son la depresión excesiva del SNC, descenso del nivel de conciencia y dificultad en las funciones intelectuales.
- Hay que utilizar benzodiazepinas de vida media corta. Las benzodiazepinas de vida media larga tienen metabolitos activos y son eliminadas lentamente por el cuerpo.
- Se deben prescribir benzodiazepinas con la dosis mínima eficaz.
- Hay que tener precaución con el síndrome de abstinencia por benzodiazepinas.
- Debe tenerse precaución en los pacientes con enfermedades hepáticas o pulmonares, ya que son fármacos que habitualmente se metabolizan por vía hepática y provocan depresión respiratoria.

SNC: sistema nervioso central.

En casos individualizados en los que las líneas previas no han sido eficaces, podría valorarse el uso de antipsicóticos como la quetiapina, comenzando a dosis bajas y prestando especial precaución a sus posibles efectos adversos. Por tanto, en el tratamiento de los trastornos de ansiedad en los mayores, es importante tener en cuenta ciertas consideraciones (cuadro 19.8). También puede ser útil la trazodona (descrita anteriormente en el apartado «Depresión»). En la tabla 19.4 se exponen los fármacos ansiolíticos y las dosis utilizadas en esta población.

TABLA 19.4 Fármacos ansiolíticos en el adulto mayor

Fármaco	Dosis recomendada
Benzodiazepinas de vida media larga	
Clorazepato	5-45 mg
Diazepam	2,5 mg/12 h (máx. 10 mg/24 h)
Bromazepam	1,5-3 mg/8 h
Benzodiazepinas de vida media corta	
Lorazepam	0,5-5 mg
Temazepam	0,25 mg/8 h
Alprazolam	0,25 mg/8-12 h (máx. 3 mg/día)
Clotiazepam	5 mg/12-24 h
Oxazepam	7,5-30 mg/24 h
Neurolépticos	
Quetiapina	50-300 mg/día
Anticomiciales	
Pregabalina	25-600 mg/24 h
Gabapentina	300-1.800 mg/24 h
Antidepresivos (ISRS, IRSN, NASSA) (v. fármacos y dosis en tabla 19.3)	

IRSN: inhibidores de la recaptación de la serotonina y la noradrenalina; ISRS: inhibidores de la recaptación de la serotonina; NASSA: agonista-antagonista de la serotonina.

RECUERDA: Las benzodiazepinas son los fármacos de elección en los trastornos de ansiedad primarios, especialmente en las crisis de angustia, pero deben ser prescritas con precaución en los adultos mayores.

Trastorno de ansiedad y fragilidad

Los síntomas de depresión y ansiedad originan cambios conductuales y de la actividad en el adulto mayor que conducen a una mayor discapacidad y fragilidad. Se ha demostrado también que los mayores con trastornos del ánimo y sin criterios de fragilidad tienen más riesgo de convertirse en frágiles con el paso de los años. Además, parece que el uso de antidepresivos es capaz de incrementar también el riesgo de fragilidad con el transcurso de los años.

La fragilidad se acompaña de cambios en el estado mental, que pueden terminar en trastorno del ánimo. Estudios recientes muestran superposición entre los diferentes componentes de los constructos de fragilidad, especialmente pérdida de peso y fatiga, con los trastornos depresivo y de ansiedad diagnosticados por el DSM-5-TR.

RECUERDA: Todos los mayores con criterios de fragilidad deben ser evaluados en busca de enfermedades mentales como la depresión y la ansiedad y, al revés, aquellos con trastornos del ánimo es posible que sean frágiles.

TRASTORNOS DEL SUEÑO

Características del sueño en el envejecimiento

A lo largo de la vida se producen cambios en el sueño que permanecen en su mayoría prácticamente estables después de los 60 años en los mayores sanos. El tiempo total de sueño nocturno disminuye cuando los valores promedio varían de 5 a 7 h. Las etapas del sueño cambian, y se identifica una mayor proporción de fases N1 y N2, que aumentan el sueño transitorio y superficial y, por el contrario, disminuyen la fase N3, de ondas lentas, encargada del sueño profundo y reparador, y la fase *rapid eye movement* (REM). Además, la latencia de sueño está ligeramente aumentada, así como el número de despertares nocturnos y su duración después del inicio del sueño. La eficiencia del sueño también disminuye a medida que avanza la edad. Todo ello hace que aumenten las siestas diurnas compensatorias. Respecto a la calidad del sueño, existe una mayor insatisfacción expresada, puesto que las probabilidades de tener trastornos del sueño y problemas subjetivos aumentan cuando se presenta un peor estado de salud.

Los ritmos circadianos y los mecanismos homeostáticos del sueño se vuelven menos robustos con el envejecimiento. El ciclo circadiano desempeña una función esencial en muchos procesos fisiológicos. Su control reside fundamentalmente en el núcleo supraquiasmático del hipotálamo. La regulación de este ciclo está determinada por los llamados relojes moleculares, en los que se ha demostrado que el factor de transcripción BMAL1 *(brain and muscle arnt-like protein 1)* tiene un papel fundamental, ya que interviene en un bucle transcripcional de retroalimentación negativa y de retroalimentación accesoria.

Se ha demostrado que el estrés oxidativo se relaciona con la alteración del ciclo circadiano, en el que la proteína transcripcional BMAL1 desempeña una función protectora; destaca su importancia en la vía Nrf2 (factor nuclear relacionado con el eritroide 2). Esto podría explicarse debido a la regulación positiva que ejerce BMAL1 sobre el factor de transcripción Nrf2, impulsando la expresión de genes antioxidantes como Prdx6 y favoreciendo el mantenimiento de la homeostasis redox. Además, el déficit de BMAL1 se ha relacionado con la disfunción mitocondrial y con la alteración de la reparación del daño del ADN y del metabolismo de la glucosa, los lípidos y las proteínas en diversos órganos.

Debido a las funciones protectoras de BMAL1 mencionadas, su déficit se asocia con múltiples enfermedades relacionadas con el envejecimiento, como la enfermedad de Alzheimer, la enfermedad de Parkinson, la diabetes mellitus de tipo 2, la arteriosclerosis y la hipertensión, entre otras.

Todo ello se traduce en un adelanto del inicio del sueño y del despertar, una disminución en la amplitud circadiana (incluidos la temperatura corporal central, la secreción de melatonina y cortisol, la actividad y el sueño) y una capacidad reducida para ajustar los cambios en las fases de los ritmos circadianos que conlleva la aparición de somnolencia diurna (se refuerza la necesidad de una siesta o las cabezadas diurnas) que, a su vez, contribuirá a un sueño nocturno de menor duración y menos profundo.

Todos estos cambios pueden dificultar la identificación de los trastornos del sueño; por este motivo, el sueño debe examinarse en todos los pacientes como parte rutinaria de una evaluación geriátrica integral.

RECUERDA: El sueño en el adulto mayor presenta cambios fisiológicos propios que no deben confundirse con los trastornos del sueño.

Introducción a los trastornos del sueño

Los trastornos del sueño son frecuentes en las personas mayores de 65 años. Se estima que más de la mitad tiene alguno de ellos. Actualmente disponemos de tres sistemas para su clasificación: el DSM-5-TR, publicado por la Asociación Americana de Psiquiatría en 2022; la Clasificación Internacional de los Trastornos del Sueño, tercera edición (ICSD-3-TR), publicada por la Academia Americana de Medicina del Sueño (AASM) con su última actualización en 2023; y la CIE-11, publicada por la OMS. La mayoría de los criterios se caracterizan por uno de los siguientes síntomas: somnolencia diurna excesiva, dificultad para iniciar o mantener el sueño, o movimientos anormales, conductas y sensaciones que ocurren durante el sueño. Las causas que contribuyen a la aparición de los trastornos del sueño son multifactoriales e incluyen principalmente las detalladas en el cuadro 19.9.

CUADRO 19.9 Factores que contribuyen a los problemas de sueño en los mayores

Comorbilidades
- *Delirium*.
- Enfermedad de Parkinson.
- Demencias.
- Enfermedad pulmonar obstructiva crónica.
- Dolor.

Enfermedad psiquiátrica
- Trastorno del estado de ánimo.
- Ansiedad.
- Depresión.

Otros trastornos del sueño
- Trastorno del ritmo circadiano del sueño-vigilia.
- Apnea del sueño.
- Síndrome de piernas inquietas.
- Trastorno del movimiento.
- Trastorno de conducta durante el sueño REM.

Estilo de vida y malos hábitos de sueño
- Alcohol.
- Nicotina.
- Cafeína.
- Siestas.

Factores ambientales
- Luz.
- Ruido.
- Calor.

Fármacos
- Inhibidores de la acetilcolinesterasa.
- Estimulantes.
- Antihipertensivos.
- Corticoesteroides.
- Antidepresivos.
- Diuréticos.
- Descongestionantes.

Insomnio

Es uno de los trastornos del sueño más frecuentes en la edad adulta. Su prevalencia varía entre el 5 y el 50%. La AASM lo define como la percepción subjetiva de dificultad en el inicio, la duración, la consolidación o la calidad del sueño que ocurre a pesar de una oportunidad adecuada para dormir, y que da como resultado alguna forma de alteración diurna. Los criterios diagnósticos de la ICSD-3-TR se presentan en el cuadro 19.10.

El riesgo de desarrollar insomnio aumenta cuando están presentes algunas comorbilidades médicas, entre las que destacan los trastornos ansioso-depresivos, que, además, de manera bidireccional se relacionan con la presencia de insomnio. También determinados fármacos (β-bloqueantes, glucocorticoides, antiinflamatorios no esteroideos, anticolinérgicos, hormona tiroidea, antidepresivos); enfermedades orgánicas, mentales u otros trastornos del sueño (apnea obstructiva del

CUADRO 19.10 Criterios diagnósticos de insomnio crónico según la ICSD-3-TR

Se deben cumplir los criterios A-F:

A. El paciente refiere o el cuidador del paciente observa uno o más de los siguientes:
1. Dificultad para iniciar el sueño.
2. Dificultad para mantener el sueño.
3. Despertar antes de lo deseado.
4. Resistencia a irse a la cama a un horario apropiado.
5. Dificultad para dormir sin la intervención del cuidador.

B. El paciente refiere o el cuidador del paciente observa uno o más de los siguientes síntomas relacionados con la dificultad para dormir durante la noche:
1. Fatiga/malestar.
2. Alteración de la atención, concentración o memoria.
3. Alteración del rendimiento social, familiar, laboral o académico.
4. Alteración del humor/irritabilidad.
5. Somnolencia diurna.
6. Problemas de conducta (p. ej., hiperactividad, impulsividad, agresividad).
7. Disminución de la motivación, energía, iniciativa.
8. Predisposición para errores/accidentes.
9. Preocupación o insatisfacción con el sueño.

C. Las quejas de sueño-vigilia no pueden explicarse simplemente por una inadecuada oportunidad para dormir (es decir, asignación de tiempo suficiente para dormir) o circunstancias inadecuadas (es decir, el entorno es seguro, tranquilo y cómodo) para dormir.

D. La alteración del sueño y los síntomas diurnos asociados se producen al menos tres veces por semana.

E. La alteración del sueño y los síntomas diurnos asociados han estado presentes durante al menos 3 meses.

F. La alteración del sueño y los síntomas diurnos asociados no se deben únicamente a otro trastorno de sueño, trastorno médico, trastorno mental o uso de medicamentos.

sueño, síndrome de piernas inquietas [SPI]). Ciertos factores ambientales (ruidos, temperaturas altas o bajas, luz durante el sueño, cama incómoda), de comportamiento y sociales (siestas largas, horarios irregulares, cambio de domicilio, hospitalización, institucionalización, duelo) pueden contribuir a desarrollar este trastorno. Entre las consecuencias negativas del insomnio se incluyen la disminución de la calidad de vida, la pérdida funcional, la fragilidad, el riesgo de caídas, las alteraciones cognitivas, los costes económicos, la institucionalización y la mortalidad.

En la población institucionalizada en centros sociosanitarios, los síntomas de insomnio son un problema frecuente e infradiagnosticado; son numerosos los estudios que demuestran que la calidad del sueño es pobre en este grupo y asociada a mayor consumo de psicofármacos, depresión, peor calidad de vida y peor estado funcional. Asimismo, el adulto mayor hospitalizado también puede presentar insomnio, ya que el medio hospitalario, las actividades para el cuidado del paciente, la temperatura, la luz, el ruido, las enfermedades médicas subyacentes y los fármacos prescritos, entre otros, pueden alterar el sueño durante la hospitalización.

Evaluación y diagnóstico

Dentro de la valoración geriátrica integral del mayor debemos evaluar rutinariamente el sueño, su calidad y satisfacción y sus repercusiones diurnas, que alertarán de la necesidad de una entrevista clínica más estructurada. El diagnóstico de insomnio es principalmente clínico a través de una historia completa y detallada del sueño y la salud del paciente y, si fuera necesario, de su compañero de cama o cuidador. La entrevista debe indagar sobre antecedentes y síntomas de insomnio, rutinas y patrones de sueño-vigilia y funcionamiento y consecuencias durante el día, así como posibles tratamientos previos. Interrogar sobre ronquidos o molestias en las piernas puede ayudar a descartar otros trastornos del sueño. Es necesario, además, realizar una exploración física completa buscando signos de organicidad e identificar comorbilidades médicas, psiquiátricas y/o sustancias y fármacos concomitantes que puedan afectar al sueño. Actualmente disponemos de medidas tanto subjetivas como objetivas para evaluar los trastornos del sueño (cuadro 19.11). Su uso no siempre es necesario para el diagnóstico de insomnio en los mayores, y su utilidad reside en descartar otros trastornos del sueño comórbidos. Por tanto, siempre habrá que dirigir la evaluación dependiendo de los objetivos y de las características individuales de cada caso.

Tratamiento no farmacológico y farmacológico

El tratamiento de primera línea para el insomnio en los adultos mayores debe ser el no farmacológico, que ha demostrado tener mejores resultados a largo plazo; entre ellos se incluyen la higiene del sueño y la terapia cognitivo-conductual para el insomnio. Por un lado, la higiene del sueño consiste en un conjunto de intervenciones que promueven un patrón de sueño estable y un entorno sin interrupciones y, por otro, la terapia cognitivo-conductual consiste en una intervención de varios componentes que incluye la terapia de control de estímulos, la terapia de restricción del sueño, el entrenamiento de relajación, la psicoeducación y la terapia cognitiva.

RECUERDA: El insomnio es el trastorno del sueño más prevalente. Para su diagnóstico, además de los síntomas específicos durante la noche, se deben asociar las alteraciones diurnas. Las medidas no farmacológicas, la higiene del sueño y terapias cognitivo-conductuales constituyen el tratamiento inicial.

Si las medidas no farmacológicas fracasan, las podemos combinar con el tratamiento farmacológico, teniendo en cuenta algunas consideraciones: mínima dosis eficaz, duración corta y revaluación periódica. El tratamiento debe ser integral con el objetivo de mejorar la calidad y la cantidad del sueño y reducir su latencia y los despertares nocturnos, además de aumentar el tiempo total de sueño y el funcionamiento diurno. En pacientes de edad avanzada, antes de elegir un fármaco es fundamental valorar el beneficio/riesgo considerando

CUADRO 19.11 Herramientas de evaluación de los principales trastornos del sueño

Medidas subjetivas

Índice de calidad del sueño de Pittsburgh (PSQI)

Instrumento de evaluación de la calidad del sueño y perturbaciones durante el mes anterior. Consta de 19 elementos agrupados en 7 componentes: calidad, latencia, duración, eficiencia, alteraciones del sueño, uso de medicación para dormir y disfunción diurna. Sus puntuaciones varían entre 0 y 21 puntos. Sugieren mala calidad del sueño puntuaciones ≥ 5 puntos.

Índice de gravedad del sueño (ISI)

Cuestionario de evaluación de la severidad e impacto del insomnio durante el mes anterior. Consta de 7 elementos y su puntuación varía entre 0 y 28 puntos. Los valores ≥ 15 puntos se correlacionan con «insomnio clínico».

Diarios de sueño

Permiten el seguimiento prospectivo de los patrones de sueño y su variabilidad. Incluyen información sobre: hora de acostarse, hora de conciliar el sueño, número y duración de los despertares nocturnos, hora de despertarse, hora de levantarse de la cama, hora y duración de las siestas. También incluyen preguntas sobre la calidad del sueño.

Duración de registro recomendable: mínimo 2 semanas.

Escala de Epworth

Evalúa la somnolencia diurna. Consta de 8 ítems. Una puntuación ≥ 17 puntos sugiere somnolencia patológica.

STOP-BANG

Útil para la detección del riesgo de apnea del sueño.

Cuestionario de Berlín

Detección de pacientes con riesgo de apnea obstructiva del sueño (AOS). Evalúa 10 elementos en 3 categorías: ronquidos y apneas, fatiga diurna y somnolencia, presencia de obesidad y de hipertensión arterial. Alto riesgo para la AOS si dos o más categorías se consideran de alto riesgo.

OSA-50

Detección de pacientes con riesgo de AOS. Consta de 4 elementos: circunferencia de la cintura, ronquidos, apneas presenciadas y edad. Una puntuación ≥ 5 predice la probabilidad de AOS.

Escala internacional del síndrome de piernas inquietas (SPI)

Evalúa la gravedad de los síntomas relacionados con el SPI y su impacto en la calidad del sueño, los asuntos diarios y el estado de ánimo.

Medidas objetivas

Polisomnografía

Estudio de sueño nocturno para evaluar la arquitectura del sueño y sus características a través de la actividad eléctrica cerebral (EEG), los movimientos oculares (EOG), la actividad muscular (EMG), la actividad cardíaca (ECG), la respiración, la oximetría y los movimientos de las extremidades.

Es el patrón oro para detectar trastornos del sueño relacionados con la respiración.

Polisomnografía ambulatoria: alternativa portátil.

Actigrafía

Dispositivo portátil (acelerómetro) colocado en la muñeca no dominante que estudia los patrones de sueño-vigilia y los ritmos circadianos mediante la evaluación del movimiento. Complemento objetivo de los diarios de sueño. Duración de registro recomendada: mínimo entre 7 y 14 días.

Poligrafía respiratoria

Analiza la respiración durante el sueño utilizando un polígrafo. Existen varios tipos de dispositivos portátiles en función del número de sensores, que pueden ser al menos de flujo de aire o presión nasobucal, esfuerzo/movimientos respiratorios y oximetría, además de sensor de ronquido y pulso cardíaco, entre otros.

Test de latencia múltiple de sueño

Evalúa los trastornos de somnolencia excesiva, como la narcolepsia o la hipersomnia idiopática.

conjuntamente la eficacia, la tolerancia, el síndrome de retirada y las reacciones adversas. No está recomendada la prescripción de benzodiazepinas, agonistas de los receptores de las benzodiazepinas y antagonistas de los receptores de la histamina en pacientes de edad avanzada, por lo que idealmente habría que evitarlos. Se recomienda que la prescripción se limite al mínimo tiempo necesario (no más de 4 semanas), así como su utilización de forma intermitente, valorando el riesgo de mantener la prescripción frente a su suspensión.

Las benzodiazepinas de acción larga no se recomiendan para tratar los síntomas de insomnio, ya que su mayor vida media aumenta el riesgo de acumulación y los efectos sedantes tardíos. Otros fármacos, como el ramelteón, la doxepina, el suvorexant y el recientemente comercializado daridorexant, han demostrado mejorar los síntomas del insomnio y ser seguros en este grupo de población, pero en España, a excepción de la doxepina y el daridorexant, su uso no está comercializado. En los casos en los que el insomnio concurre con un trastorno del ánimo de base, pueden ser útiles fármacos antidepresivos como la trazodona y la mirtazapina. Los fármacos más utilizados para el tratamiento del insomnio aprobados por la Food and Drug Administration (FDA), así como sus dosis, indicaciones, vidas medias y efectos secundarios, se resumen en la tabla 19.5.

RECUERDA: Antes de iniciar un tratamiento farmacológico para el insomnio se debe evaluar el riesgo/beneficio y considerar siempre la mínima dosis eficaz, la duración corta y la revaluación periódica.

Síndrome de piernas inquietas

El SPI es un trastorno sensoriomotor relacionado con el sueño que se caracteriza por un impulso fuerte y casi irresistible de mover las extremidades, principalmente las piernas. Esta necesidad de moverse suele ir acompañada, aunque no

TABLA 19.5 Fármacos hipnóticos para el insomnio aprobados por la Food and Drug Administration (FDA)

Fármaco	Duración de la acción	Dosis/24 h	Indicación	Efectos secundarios
Benzodiazepinas				
Midazolam	Corta	7,5 mg	Insomnio de conciliación	Depresión respiratoria, somnolencia, confusión, euforia
Alprazolam	Intermedia	0,125-0,5 mg	Insomnio de conciliación	Insomnio de rebote, ansiedad, tolerancia, amnesia anterógrada
Lorazepam	Intermedia	0,5-1 mg	Insomnio de mantenimiento	Sedación, fatiga, somnolencia, cefalea, ataxia, diplopía, reacciones psiquiátricas paradójicas
Lormetazepam	Intermedia	0,5-2 mg	Insomnio de mantenimiento	Somnolencia, confusión, ataxia, cefalea, desorientación
Ketazolam	Larga	15 mg	Insomnio de mantenimiento	Temblor, incontinencia urinaria, hipersalivación, estreñimiento, ictericia, leucopenia, anemia
Agonistas de los receptores de las benzodiazepinas (no BZD)				
Zaleplón	Ultracorta	5 mg	Insomnio de conciliación	Somnolencia, visión borrosa, confusión, alucinaciones
Zolpidem	Corta	5 mg	Insomnio de conciliación	Somnolencia, mareos y ocasionalmente amnesia
Zopiclona	Intermedia	3,25-7,5 mg	Insomnio de mantenimiento	Sequedad oral, somnolencia, sensación vertiginosa, temblor
Agonista del receptor de melatonina MT1 y MT2				
Ramelteón (no comercializado en España)	Corta	8 mg	Insomnio de conciliación	Somnolencia, mareo, náuseas y cansancio
Agonista del ácido γ-aminobutírico (GABA)				
Clometiazol	Intermedia	192-384 mg	Insomnio de mantenimiento	Congestión, irritación nasal, irritación conjuntival, alteraciones gastrointestinales
Antagonista dual de los receptores de la orexina (DORA)				
Suvorexant (no comercializado en España)	Intermedia	Inicio de la dosis: 10 mg (máx. 20 mg)	Insomnio de mantenimiento	Tomar 30 min antes de acostarse Contraindicado en pacientes con narcolepsia
Daridorexant	Intermedia	25-50 mg	Insomnio de conciliación y mantenimiento	Tomar 30 min antes de acostarse Cefalea, somnolencia, mareo, náuseas y fatiga Contraindicado en pacientes con narcolepsia
Antidepresivo tricíclico (ADT)				
Doxepina	Intermedia	1-3 mg	Insomnio de mantenimiento	Náuseas, vómitos, mareos y xerostomía. Contraindicado en el glaucoma de ángulo agudo no tratado o en personas con tendencia a la retención urinaria
Otros fármacos aprobados en España				
Melatonina	Intermedia	Máx. 2 mg/24 h	Insomnio de conciliación	Somnolencia y cefalea
Trazodona	Intermedia	25-50 mg/24 h	Insomnio de conciliación y de mantenimiento	Puede provocar mareo, hipotensión ortostática, aumentar el riesgo de caídas y deterioro de la memoria

siempre, de otras sensaciones incómodas y desagradables que se agravan con el descanso, se alivian con el movimiento y empeoran por la tarde-noche. El SPI puede presentarse a cualquier edad, pero la prevalencia es mayor en edades avanzadas, en mujeres y alcanza cifras del 9-20% en mayores de 65 años. Además de reducir la calidad y cantidad del sueño, el SPI se asocia con un mayor riesgo de caídas en adultos mayores debido a la deambulación nocturna. Aunque la etiología del SPI es desconocida, se ha asociado con deficiencias de hierro, enfermedad renal avanzada, diabetes y enfermedades neurológicas. Su diagnóstico es principalmente clínico: se considera «intermitente» cuando ocurre no más de 1 día por semana y «crónico» cuando ocurre al menos 2 días por semana. Además, puede ser leve, moderado o grave, según la escala internacional del SPI. Es importante realizar el diagnóstico diferencial con entidades que puedan confundirse con el SPI, como los calambres nocturnos, la vasculopatía periférica, las discinesias inducidas por fármacos, las radiculopatías y la artritis de extremidades inferiores, entre otras.

El tratamiento habitualmente es crónico y consiste en agentes dopaminérgicos, incluidos los agonistas de la dopamina (pramipexol, ropinirol y rotigotina) y la levodopa. Otros fármacos no dopaminérgicos, como la gabapentina, la pregabalina, la oxicodona y el clonazepam, han demostrado eficacia en el tratamiento del SPI como alternativas de segunda línea para mejorar, entre otros, el dolor y los trastornos del sueño asociados. Entre los efectos secundarios más frecuentes encontramos somnolencia, mareo, fatiga e hipotensión, por lo que se deben usar con precaución en este grupo de población. Como estrategias no farmacológicas eficaces se incluyen modificaciones del estilo de vida, incorporando el ejercicio físico y la restricción de bebidas con cafeína y alcohol; el control de factores iatrogénicos, ya que determinados fármacos como los agentes antidopaminérgicos y serotoninérgicos pueden exacerbar el SPI y, por tanto, deben minimizarse o evitarse; y la evaluación de las reservas séricas de hierro para su reposición como tratamiento oral o intravenoso.

> **RECUERDA:** El diagnóstico del síndrome de piernas inquietas es clínico; la base del tratamiento incluye modificaciones del estilo de vida, reducción de los contribuyentes iatrogénicos y mantenimiento de niveles de hierro normales.

Trastorno de conducta durante el sueño REM

Es una parasomnia que se caracteriza por episodios repetidos de activación durante el sueño asociados con vocalización y/o comportamientos motores complejos durante el sueño REM. La prevalencia alcanza el 8,9% en mayores de entre 70 y 89 años. Se ha asociado a algunas enfermedades neurodegenerativas y como efecto secundario de algunos fármacos, como antidepresivos o β-bloqueantes. El diagnóstico es clínico, pero conviene realizar una polisomnografía con EEG y EMG para confirmar la presencia de un aumento del tono muscular durante el sueño REM. El tratamiento farmacológico con clonazepam es eficaz en la mayoría de los casos, utilizado con precaución por sus efectos secundarios; como alternativa se puede usar la melatonina.

Trastornos del ritmo circadiano del sueño-vigilia

Dentro de este grupo destacamos los siguientes tipos: trastorno por adelanto de la fase del sueño y la vigilia y trastorno por ritmo irregular del sueño y la vigilia. El primero se caracteriza por un patrón de inicio del sueño y tiempos de despertar avanzados, con incapacidad para permanecer despierto o dormido hasta el sueño o despertar posteriores deseados o convencionalmente aceptables. En el caso de los ritmos de sueño irregulares, se caracteriza por la ausencia de un ciclo de sueño y vigilia claramente definido; el tiempo de sueño es variable e irregular durante las 24 h. En ambos es habitual la presencia de síntomas de insomnio y/o de somnolencia excesiva. Los tratamientos se dirigen a restablecer y sincronizar los ritmos circadianos combinando intervenciones cognitivo-conductuales y luminoterapia.

20

Nutrición y envejecimiento

Matilde León Ortiz, Marta Sáez Blesa

INTRODUCCIÓN

Los trastornos relacionados con la nutrición son uno de los grandes síndromes geriátricos por su alta frecuencia de presentación en la población adulta mayor y por el alto grado de incapacidad que conllevan. Un déficit nutricional aumenta de forma considerable la morbilidad en enfermedades crónicas, estancias hospitalarias, institucionalizaciones y mortalidad por enfermedades concomitantes, y empeora el pronóstico de las enfermedades agudas. En España, el 12% de la población general presenta malnutrición; de ellos, el 70% son mayores frágiles, hospitalizados, institucionalizados y enfermos crónicos. Muchos de los casos de malnutrición en esta población se deben a causas reversibles; por eso la intervención nutricional es útil cuando se asocia al tratamiento etiológico. En el cuadro 20.1 se relatan los factores implicados en el estado nutricional en el envejecimiento. Dentro de ellos, hay que considerar los cambios en los patrones dietéticos que aparecen en el envejecimiento. Suele existir una modificación en sus hábitos alimentarios, como es la reducción en la cantidad y el volumen de las comidas y bebidas, así como disminución de la ingesta de ciertos alimentos, además de los tiempos de las ingestas, que están aumentados. Además, suelen presentar una pérdida de interés por la comida, debido a alteraciones sensoriales, la disminución en la sensación de hambre y la rapidez en saciarse. A todos estos cambios fisiológicos se les suman en muchas ocasiones otros problemas funcionales, como patología articular que dificulta al uso de cubiertos correctamente o la presencia de deterioro cognitivo.

VALORACIÓN DEL ESTADO NUTRICIONAL

El primer escalón del tratamiento de la malnutrición es la valoración del estado nutricional. Disponemos de varios instrumentos para realizarla: anamnesis con historia dietética, escalas de riesgo, parámetros bioquímicos, determinación de la composición corporal y medición de la función muscular (fig. 20.1).

La detección del riesgo de malnutrición se realizará mediante herramientas rápidas y fáciles de utilizar que identificarán a los adultos mayores desnutridos o en riesgo de desnutrición. La detección de malnutrición precisa un análisis más profundo, específico y detallado de evaluación del estado nutricional.

Anamnesis

La primera fase de la valoración nutricional consta de una historia clínica que recoge antecedentes personales y factores de riesgo de desnutrición, y detecta síntomas como la anorexia, la baja ingesta, la presencia de disfagia, las alteraciones bucales y la pérdida de peso. También hay que recoger la historia clínica con comorbilidad (demencia, neoplasias, depresión, ictus, insuficiencia cardíaca y renal, hábitos tóxicos y presencia de úlceras por presión) que influye negativamente en el estado nutricional. Otros factores que hay que tener en cuenta son las cirugías u hospitalizaciones recientes, las alteraciones sensoriales, el aislamiento social y el consumo de fármacos que puedan interferir con el estado nutricional. Es importante incluir una valoración geriátrica integral (VGI) que evalúe el estado funcional, cognitivo, afectivo y social, dado que estos factores pueden condicionar un estado de malnutrición.

Ante un adulto mayor con sospecha de malnutrición, hay que plantear dos cuestiones relacionadas con la hiporexia y el peso: ¿ha perdido apetito? y ¿ha perdido peso involuntariamente? Una respuesta afirmativa a la primera pregunta nos pondría en alerta sobre el riesgo de malnutrición. Respecto a la segunda pregunta, pérdidas de peso mayores de un 2% semanal, de un 5% mensual o de un 10% semestral se consideran indicativas de malnutrición.

CUADRO 20.1 Factores implicados en el estado nutricional en el envejecimiento

- Cambios en la composición corporal (pueden afectar o no al estado nutricional).
- Disminución en la ingesta.
- Cambios fisiológicos:
  - Pérdida de densidad ósea y sarcopenia.
  - Digestivo: reducción en la secreción ácida gástrica, hierro y vitamina B_{12}, xerostomía, enlentecimiento en la peristalsis y estreñimiento.
  - Cambios sensoriales: desregulación del apetito y la sed, menos atracción por el alimento, dificultad para elaborar comidas y comer.
- Cambios de salud: enfermedades agudas y crónicas, aumento del catabolismo.
- Cambios sociales.

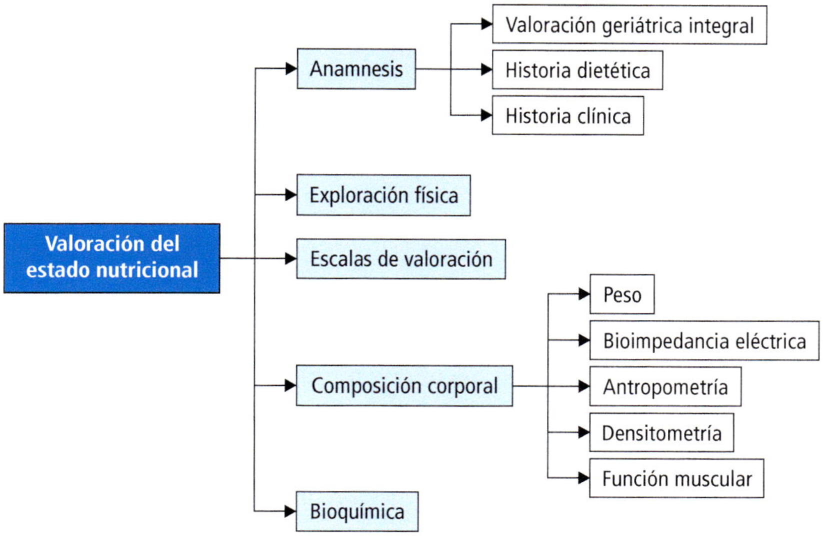

Figura 20.1 Valoración nutricional.

Historia dietética

Dentro de la anamnesis, hay que hacer una historia alimentaria, recogiendo toda la información relativa a los hábitos dietéticos: persona responsable de la alimentación, tipo de alimentos, variedad en la dieta, cantidades, horarios, frecuencia de comidas, problemas en la masticación o deglución, lugar donde comen, si lo hacen en compañía o en soledad, situación económica para la compra de los alimentos, gustos y preferencias, dietas restrictivas, proporción de comida que habitualmente deja en el plato (factor de riesgo de desnutrición cuando es superior o igual al 25%). Para la recogida de la información disponemos de varias alternativas, como el registro dietético de 3 y 7 días, el cuestionario de frecuencia de alimentos, la historia dietética y el recuerdo de 24 h, entre otros. Pero, ante la alta prevalencia de pérdida de memoria a corto plazo en los adultos mayores y la dificultad para obtener estimaciones a través de un familiar o cuidador, existe una limitada fiabilidad y validez de estas medidas.

Exploración física

Los signos que nos deben hacer sospechar presencia de malnutrición son muy inespecíficos, y no son frecuentes en la práctica clínica, porque solo son evidentes en situaciones de carencia extrema, por lo que deben integrarse con el resto de la valoración para que tengan interés. Hay que buscar signos que nos puedan alertar de malnutrición: palidez, bradicardia, hipotensión, atrofia muscular, grado de hidratación, y estado de la piel y del sistema musculoesquelético. También es preciso explorar la piel en busca de xerosis, dermatitis, hiperqueratosis folicular, fragilidad capilar con petequias y equimosis, retraso en la cicatrización de las heridas y úlceras de decúbito, cabello despigmentado y quebradizo, coiloniquia, líneas transversales en las uñas, edemas, etc. Se debe destacar la relevancia de la exploración de la cavidad bucal en busca de pérdidas dentales, xerostomía, patologías bucales (glositis, gingivitis o estomatitis angular), o cualquier fallo anatómico o funcional que pueda influir en la deglución y la exploración abdominal en busca de posibles hepatopatías, tumores, etc.

Escalas de valoración nutricional

El propósito de los cribados nutricionales es predecir la probabilidad de que un paciente se encuentre en situación de malnutrición. Se han desarrollado múltiples herramientas de este tipo, pero no todas han sido validadas en nuestro medio. Entre las escalas que no requieren parámetros bioquímicos para su valoración se encuentran: Mini Nutritional Assessment (MNA®) (fig. 20.2), DETERMINE Checklist –Nutrition Screening Initiative– (fig. 20.3), Nutritional Risk Screening NRS-2002 (fig. 20.4), Valoración Global Subjetiva (VGS) (fig. 20.5), Malnutrition Universal Screening Tool (MUST) (fig. 20.6) y Short Nutritional Assessment Questionnaire, con su versión validada para mayores de 65 años (SNAQ + 65).

El MNA® es uno de los cuestionarios más utilizados. Está validado en diferentes medios (domicilio, residencias y hospitales) y valora parámetros antropométricos, la movilidad, úlceras cutáneas, el consumo de alimentos al día y la percepción subjetiva de su estado de salud. Se diseñó especialmente para la detección del riesgo en personas mayores frágiles. El MUST, recomendado para la comunidad, recientemente ha extendido su uso al medio hospitalario, donde se ha demostrado una buena reproductibilidad y validez predictiva (estancia media, mortalidad y ubicación al alta).

Existen, además, herramientas específicas que valoran diferentes áreas concretas de la malnutrición, como la anorexia y la pérdida de peso. Entre ellas disponemos del Simplified Nutritional Assessment Questionnaire (SNAQ) (fig. 20.7) y el Functional Assessment of Anorexia and Cachexia Therapy Questionnaire (FAACT) en su versión corta (fig. 20.8).

1. Pérdida de apetito en los últimos 3 meses	
Pérdida severa	0
Pérdida moderada	1
No pérdida	2
2. Pérdida reciente de peso (< 3 meses)	
Pérdida de peso > 3 kg	0
Desconocido	1
Pérdida 1-3 kg	2
No pérdida	3
3. Movilidad	
Cama/sillón	0
Se levanta, pero no sale a la calle	1
Sale a la calle	2
4. Enfermedad aguda/estrés psicológico en los últimos 3 meses	
Sí	0
No	2
5. Problemas neuropsicológicos	
Demencia severa o depresión grave	0
Demencia leve	1
No problemas	2
6. IMC (kg/m²)	
< 19	0
19-21	1
21-23	2
> 23	3
7. Vive independiente	
No	0
Sí	1
8. Toma más de tres fármacos/día	
Sí	0
No	1
9. Úlceras por presión	
Sí	0
No	1
10. Comidas completas al día	
Una comida	0
Dos comidas	1
Tres comidas	2
11. Consumo de proteínas	
Al menos un derivado lácteo/día	Sí/No
Huevos/legumbres 1-2 veces/semana	Sí/No
Carne, pescado, pollo diario	Sí/No
0-1 Sí	0
2 Sí	0,5
3 Sí	1
12. Consume frutas/verduras al menos 2 veces/día	
No	0
Sí	1
13. Ingesta líquida diaria	
Menos de 3 vasos	0
De 3 a 5 vasos	0,5
Más de 5 vasos	1
14. Forma de alimentarse	
Incapaz sin ayuda	0
Solo con dificultad	1
Solo sin problemas	2
15. Percepción subjetiva de problemas de nutrición	
Severa	0
No sabe/moderada	1
Sin problemas	2
16. En relación con otros de su edad, su salud es:	
No tan buena	0
No sabe	0,5
Tan buena	1
Mejor	2
17. Circunferencia del brazo (cm)	
< 21	0
21-22	0,5
> 22	1
18. Circunferencia de la pierna (cm)	
< 31	0
≥ 31	1
Evaluación	
Bien nutrido: puntuación total 24-30	
Riesgo desnutrición: puntuación total 23,5-17	
Desnutrición: puntuación total < 17	

Figura 20.2 Mini Nutritional Assessment (MNA®).

RECUERDA: El cribado nutricional es un proceso para identificar si un individuo está desnutrido o en riesgo de desnutrición, para determinar si precisa una valoración más detallada. Las herramientas más empleadas en adultos mayores son el Mini Nutritional Assessment (MNA®) y la Valoración Global Subjetiva (VGS).

Parámetros bioquímicos

Sirven para completar el estudio nutricional, pero no como herramienta única de cribado, ya que diversas situaciones, como las enfermedades crónicas o simplemente la deshidratación, pueden alterar los resultados. Las determinaciones analíticas son los primeros parámetros en alterarse.

Consta de 10 preguntas que pueden ser contestadas por el paciente o el cuidador	
¿Ha cambiado su dieta por enfermedad?	2
¿Come menos de dos veces al día?	3
¿Toma poca fruta, verdura o lácteos?	2
¿Bebe tres o más copas de alcohol al día?	2
¿Tiene problemas dentales que le dificulten comer?	2
¿Le falta alguna vez dinero para comprar la comida?	4
¿Toma más de tres medicamentos al día?	1
¿Ha ganado o ha perdido, sin querer, 5 kg en los últimos 6 meses?	2
¿Tiene dificultades físicas para comprar, cocinar o comer?	2
¿Come solo la mayoría de las veces?	1
Puntuación total	_____
0-2: riesgo leve, revaluar a los 6 meses 3-5: riesgo moderado, mejora de hábitos nutricionales, revaluar a los 3 meses 6 o más: riesgo alto, diagnóstico y tratamiento del problema nutricional	

Figura 20.3 Cuestionario DETERMINE (Disease, Eating, Tooth, Economic, Reduced, Multiple, Involuntary, Needs, Elder).

	Cribado inicial	Sí	No
1	IMC < 20,5 kg/m^2		
2	El paciente ha perdido peso en los últimos 3 meses		
3	El paciente ha disminuido su ingesta en la última semana		
4	Está el paciente gravemente enfermo		
Si la respuesta es afirmativa en alguno de los 4 apartados, realice el cribado final. Si la respuesta es negativa en los 4 apartados, revalúe al paciente semanalmente. En caso de que el paciente vaya a ser sometido a una intervención de cirugía mayor, valore la posibilidad de soporte nutricional perioperatorio para evitar el riesgo de malnutrición			

Cribado final			
Estado nutricional		Severidad de la enfermedad	
Normal Puntuación: 0	Normal	Ausente Puntuación: 0	Requerimientos nutricionales normales
Desnutrición leve Puntuación: 1	Pérdida de peso > 5% → últimos 3 meses o ingesta < 50-75% en la última semana	Leve Puntuación: 1	Fractura de cadera, pacientes crónicos, hemodiálisis, diabéticos, enfermos oncológicos
Desnutrición moderada Puntuación: 2	Pérdida de peso > 5% → últimos 2 meses o IMC 18,5-20,5 kg/m^2 + estado general deteriorado o ingesta del 25-60% en la última semana	Moderada Puntuación: 2	Cirugía mayor abdominal, accidente cerebrovascular, neumonía severa, tumores hematológicos
Desnutrición grave Puntuación: 3	Pérdida de peso > 5% en 1 mes (> 15% en 3 meses) o IMC < 18,5 kg/m^2 + estado general deteriorado o ingesta 0-25% en la última semana	Grave Puntuación: 3	Traumatismo craneoencefálico, trasplante de médula, pacientes en cuidados intensivos
Puntuación:		Puntuación:	
Edad > 70 años, sumar 1 a la puntuación obtenida = puntuación ajustada por la edad			
Si la puntuación es ≥ 3, el paciente está en riesgo de malnutrición y es necesario iniciar soporte nutricional. Si la puntuación es < 3, es necesario revaluar semanalmente. Si el paciente va a ser sometido a cirugía mayor, iniciar soporte perioperatorio.			

Figura 20.4 Nutritional Risk Screening (NRS 2002).

A. Historia
1. Cambios de peso • Porcentaje de pérdida de peso en los últimos 6 meses: _ < 5% _ 5-10% _ > 10% • Cambio en las últimas 2 semanas: _ Sin cambios _ Aumento de peso _ > 10%
2. Cambios en la ingesta dietética (comparado con la normal) _ Sin cambios _ Con cambios. Duración ...... semanas *Tipos* _ Ayuno _ Líquidos hipocalóricos _ Dieta líquida completa _ Dieta sólida insuficiente
3. Síntomas gastrointestinales (> 2 semanas de duración) _ Ninguno _ Náuseas _ Vómitos _ Diarrea _Anorexia
4. Capacidad funcional _ Sin disfunción _ Con disfunción. Duración ...... semanas *Tipos* _ Trabajo reducido _ Ambulatorio sin trabajo _ Encamado
5. Enfermedad y relación con los requerimientos nutricionales • Diagnóstico primario específico • Requerimientos metabólicos: _ Sin estrés _ Estrés bajo _ Estrés moderado _Estrés alto
B. Exploración física
Normal (0). Déficit ligero (1). Déficit moderado (2). Déficit grave (3) _ Pérdida de grasa subcutánea (tricipital, tórax) _ Pérdida de masa muscular (cuádriceps, deltoides) _ Edema maleolar _ Edema sacro _ Ascitis
C. Valoración (seleccionar uno)
No se establece un método numérico para la evaluación del test Se valora en A, B o C según el predominio de síntomas con especial atención a las siguientes variables: • Pérdida de peso • Cambios en la ingesta habitual • Pérdida del tejido subcutáneo y pérdida de la masa muscular
A = bien nutrido
B = 5-10% de pérdida de peso en las últimas semanas Reducción de la ingesta en las últimas semanas Pérdida del tejido subcutáneo
C = > 10% pérdida de peso Pérdida de masa muscular y tejido subcutáneo grave Edema

Figura 20.5 Valoración Global Subjetiva (VGS).

Los más utilizados son la albúmina (un valor < 3 g/dl es un factor de riesgo independiente de morbimortalidad en mayores de 70 años, especialmente en incapacitados), la transferrina, el colesterol (el 9% de los adultos mayores hospitalizados tienen hipocolesterolemia y en ellos la estancia media, las complicaciones y la mortalidad son superiores). Los linfocitos totales son un indicador más, aunque con el envejecimiento existe frecuentemente un recuento menor fisiológico, por lo que su determinación no es tan específica. Otros parámetros, como la prealbúmina y la proteína fijadora de retinol, son útiles para valorar cambios recientes en el estado nutricional por tener una vida media muy corta.

En España se ha validado un sistema de cribado de control de desnutrición (CONUT®) para detectar a través de los parámetros bioquímicos a los pacientes hospitalizados con riesgo de desnutrición (tabla 20.1).

Composición corporal

Es la cuantificación *in vivo* de los componentes corporales, las relaciones cuantitativas entre ellos y sus cambios cuantitativos. Para su determinación contamos con una serie de procedimientos, tanto clínicos (valoración antropométrica) como técnicos que incluyen la densitometría (DXA), la bioimpedanciometría (BIA), la tomografía axial computarizada (TAC), la resonancia magnética (RM) o la ecografía.

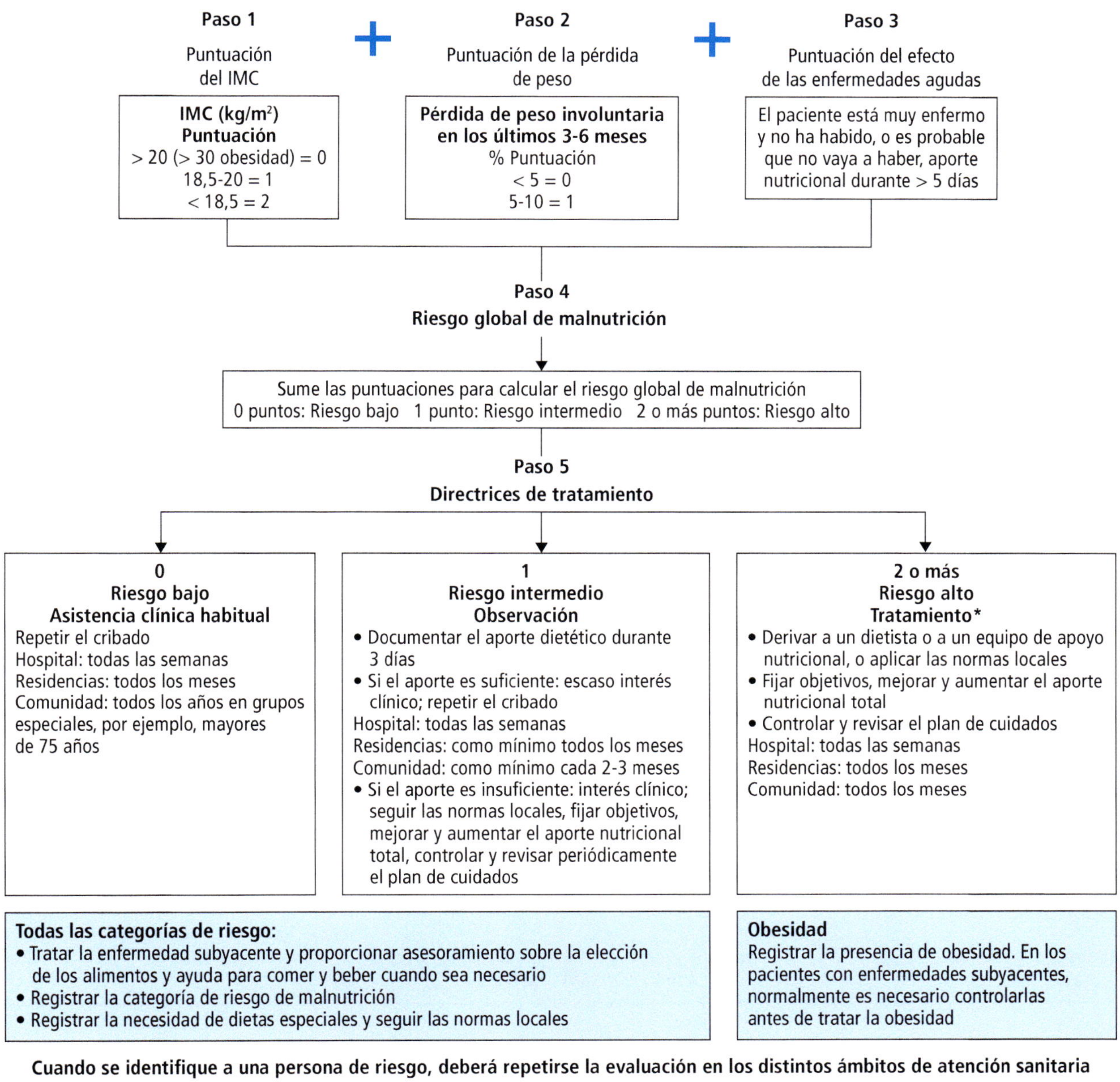

Figura 20.6 MUST. *Salvo que sea perjudicial o no se espere ningún beneficio del apoyo nutricional, por ejemplo, en caso de muerte inminente.

	A	B	C	D	E
Mi apetito es	Muy escaso	Escaso	Medio	Bueno	Muy bueno
Al comer	Me siento lleno a los pocos minutos de comenzar	Me siento lleno tras comer la tercera parte de la comida	Me siento lleno sobre la mitad de la comida	Me siento lleno cuando como casi toda la comida	Casi nunca me siento lleno
Saboreo el alimento	Muy mal	Mal	Medio	Bien	Muy bien
Frecuencia de las comidas	Menos de una comida al día	Una comida al día	Dos comidas al día	Tres comidas al día	Más de tres comidas al día

Figura 20.7 Simplified Nutritional Assessment Questionnaire (SNAQ). Esta herramienta se basa en el siguiente sistema de puntuación: A 1; B 2; C 3; D 4; E 5. Puntuaciones SNAQ < 14 indican un riesgo significativo al menos del 5% de pérdida de peso dentro de los 6 meses.

	0	1	2	3	4
La cantidad que como es suficiente para satisfacer mis necesidades					
Tengo buen apetito					
Estoy preocupado por mi peso					
La mayoría de la comida me desagrada					
Me preocupa lo delgado que me veo					
Mi interés en la comida desaparece cuando empiezo a comer					
Tengo dificultad para comer alimentos ricos o «pesados»					
Mi familia o amigos me presionan para comer					
He estado vomitando					
Cuando como, parece que me lleno rápidamente					
Tengo dolor de estómago					
Mi salud general está empeorando					

Figura 20.8 Functional Assessment of Anorexia and Cachexia Therapy Questionnaire (FAACT). Esta herramienta se basa en el siguiente sistema de puntuación: 0, no, en absoluto; 1, un poco; 2, algo; 3, bastante; 4, mucho. Una puntuación de 24 indica la presencia de anorexia.

TABLA 20.1 Valores de control nutricional (CONUT®)

Parámetros	Normal	Leve	Moderada	Grave
Albúmina (g/dl)	≥ 3,5	3,00-3,49	2,5-2,99	< 2,5
Puntuación	0	2	4	6
Colesterol (mg/dl)	≥ 180	140-179	100-139	< 100
Puntuación	0	1	2	3
Linfocitos totales/ml	≥ 1.600	1.200-1.599	800-1.199	< 800
Puntuación	0	1	2	3
Alerta de desnutrición	Sin riesgo	Leve	Moderada	Grave
Puntuación	0-1	2-4	5-8	9-12

Valoración antropométrica

Se realiza mediante la medición del peso, la talla, la masa magra y la masa grasa. Con la edad, los valores sufren cambios importantes por la fisiología del envejecimiento, por lo que existen tablas de referencia para la población añosa según edad y sexo. Es importante determinar la presencia de sarcopenia con el descenso de masa magra (6,3% por cada década a partir de los 65 años) a expensas del componente proteico, con pérdida de masa muscular (40%) y un aumento de la grasa total corporal, disminución del agua corporal y de la masa ósea (12% en los hombres, 25% en las mujeres). Todo esto conlleva una disminución de peso y talla que favorece la debilidad y la restricción de la actividad física.

Peso

Es muy importante en adultos mayores, ya que la pérdida de este es un indicador de malnutrición. Puede ser difícil determinarlo en el paciente encamado o sobrehidratado. La pérdida de peso se calcula por la siguiente fórmula:

$$\text{Pérdida de peso \%} = \text{Peso habitual} - \text{Peso actual} / \text{Peso habitual} \times 100$$

La pérdida de peso no voluntaria > 5% en 1 mes o > 10% en 6 mes es es un indicador de anormalidad.

Talla

En ocasiones es difícil tallar a los mayores por inmovilidad o encamamiento, por lo que disponemos de una fórmula que estima la altura en estos pacientes. La fórmula de Chumlea varía según el sexo y es aplicable en pacientes entre 60 y 80 años:

$$\text{Talla del varón: } (2{,}02 \times \text{altura talón-rodilla}) - (0{,}04 \times \text{edad}) + 64{,}19$$

$$\text{Talla de la mujer: } (1{,}83 \times \text{altura talón-rodilla}) - (0{,}24 \times \text{edad}) + 84{,}88$$

Índice de masa corporal (IMC)

Viene definido por la fórmula:

$$IMC = peso\ (kg)/talla\ (m^2)$$

El rango deseable establecido por la OMS en adultos (19-25 kg/m^2). En los mayores de 65 años no son deseables valores inferiores a 24 ni superiores a 30, porque aumenta la morbimortalidad.

Pliegue tricipital (PT) (masa grasa)

Aunque la medición más usada es la del pliegue cutáneo tricipital, también se puede determinar a nivel bicipital, subescapular, suprailíaco y abdominal. Debemos tener en cuenta que puede aportar una estimación inadecuada por la redistribución del tejido graso que se produce en el adulto mayor. Los valores normales del pliegue tricipital varían con el sexo y la edad.

Circunferencias/perímetros

La circunferencia del brazo (CB) no dominante, la circunferencia muscular del brazo no dominante (CMB) y la circunferencia de la pantorrilla (CP) reflejan la reserva proteica en el músculo.

- *Circunferencia de la pantorrilla:* es una medida antropométrica directa que guarda relación con la reserva de masa muscular en personas mayores. Es, junto con la circunferencia del brazo, indispensable para la valoración antropométrica que se incluye en el MNA® cuando no es posible el cálculo del IMC.
- Existen varios parámetros nutricionales relacionados con la medición de la *circunferencia braquial:*
  - *Circunferencia muscular del brazo (CMB) o perímetro braquial:* se calcula a partir de la CB y del PT del brazo no dominante mediante la siguiente fórmula: $CMB\ (cm) = CB\ (cm) - [\pi \times PT\ (cm)]$.
  - *Área muscular del brazo (MAMA):* indicador de la reserva proteica muscular del organismo. El MAMA aporta datos más evidentes de los cambios mínimos del PT que se producen con la edad. Se obtiene a través de la fórmula $MAMA: [CB - (\pi \times PT)]^2/4\pi$.
  - *El área grasa del brazo (MAFA):* se recomienda para estudiar la evolución del porcentaje de grasa corporal con la edad. Sin embargo, en la valoración nutricional individual es mejor la medición de pliegues cutáneos. $MAFA = MAA - MAMA$.
  - *Índice adiposo-muscular (IAM):* relaciona de forma global la cantidad de grasa y músculo de la extremidad estudiada. Resulta útil para no sobrestimar la masa muscular en función de la medida del PT en un tejido subcutáneo con compresibilidad aumentada. Es un buen parámetro para definir la obesidad, pero no la desnutrición (falsos negativos por pérdida conjunta de grasa y músculo). Su fórmula es $MAFA/MAMA$.
- *Perímetro abdominal:* es un método sencillo que consiste en la medición de la circunferencia de la cintura por encima de las crestas ilíacas. El verdadero factor de riesgo cardiovascular es la grasa y no el peso, por lo que se han utilizado medidas antropométricas que se correlacionan con la cantidad y la distribución de la grasa. Está especialmente indicado en la valoración de pacientes con obesidad y es un predictor independiente de riesgo de diabetes de tipo 2, enfermedad coronaria e hipertensión arterial en adultos mayores. En una revisión sistemática de reciente publicación, la circunferencia de la cintura se describe como indicador de adiposidad central, y ha demostrado ser tan buen factor de riesgo de mortalidad como el IMC en adultos mayores con obesidad.

En la tabla 20.2 aparecen los valores considerados de normalidad de los parámetros antropométricos.

Impedanciometría bioeléctrica (BIA)

El **análisis de BIA** es un método para estimar la composición corporal, en particular la grasa corporal y la masa muscular, en el que una corriente eléctrica débil fluye a través del cuerpo y se mide el voltaje para calcular la impedancia (resistencia y reactancia) del cuerpo.

Es un método de cálculo de la composición corporal que se basa en la resistencia que un cuerpo opone al paso de una corriente. La grasa es un muy mal conductor de la corriente eléctrica, a diferencia de la masa magra que, por encontrarse en una solución hidroelectrolítica, es un buen conductor. En función de la impedancia registrada se crean ecuaciones de regresión según el sexo, la edad, la talla y el peso. Nos informa sobre la cantidad de agua, masa magra y masa grasa que tiene el individuo. Ese valor relaciona de manera aproximada la proporción de grasa y músculo existente. Es un procedimiento inocuo, rápido, no invasivo, de bajo coste y con una buena correlación con técnicas más complejas. A pesar de que no es exacto para evaluar cambios bruscos de peso corporal, tiene utilidad en la población obesa.

Densitometría de rayos X de doble fotón dual (DXA)

Se basa en un algoritmo que diferencia los tres compartimentos (masa ósea, masa grasa, masa libre de grasa) en función de la absorción de rayos X de dos niveles de energía. Aunque es el método de referencia para analizar el compartimento óseo, se considera también una técnica de referencia para la medición de la composición corporal en la práctica clínica, porque permite valorar con precisión la masa grasa y la masa libre de grasa, tanto a nivel corporal total como a nivel segmentario, valorando además la grasa visceral y la relación entre masa grasa y masa libre de grasa, estimando así el índice sarcopénico. La DXA, junto con la RM, es la prueba de imagen que mejor valora la cantidad y la calidad de la grasa.

RECUERDA: La BIA y la DXA son las dos técnicas más usadas para determinar la composición corporal, determinando la masa magra y la masa grasa.

TABLA 20.2 Valores de normalidad de los parámetros antropométricos

	PS	PA	CB	CMB	MAMA	IAM
Varones						
P5	3,86	2,06	19,83	18,15	25,35	0,02
P10	5,69	4,18	21,27	19,15	28,91	0,09
P25	11,99	10,97	23,65	20,80	34,78	0,21
P50	18,91	18,43	26,26	22,60	41,24	0,35
Varones > 70 años						
P5	5,66	2,65	19,96	18,04	25,36	0,13
P10	7,54	3,04	21,08	18,86	28,14	0,17
P25	10,65	6,98	22,93	20,20	32,73	0,24
P50	14,07	11,32	24,96	21,67	37,77	0,32
Mujeres						
P5	2,34	7,97	20,12	15,22	16,96	0,38
P10	7,39	13,05	21,66	16,23	20,23	0,49
P25	15,72	21,42	24,20	17,90	25,64	0,68
P50	24,87	30,62	27	19,73	31,57	0,88
Mujeres > 70 años						
P5	5,56	7,63	18,15	15,84	18,70	0,14
P10	8,31	10,34	19,74	16,79	21,81	0,24
P25	12,83	14,81	22,36	18,35	26,94	0,40
P50	17,80	19,73	25,24	20,07	32,57	0,58

CB: circunferencia braquial; CMB: circunferencia muscular del brazo; IAM: índice adiposo muscular; MAMA: área muscular del brazo; P5, P10, P25, P50: percentiles; PA: pliegue abdominal; PS: pliegue subescapular.
Modificado de Alastrué A, et al.

Función muscular

Existe un gran impacto de la desnutrición sobre la morfología y la función del músculo. Esta última se afecta de forma temprana en situaciones de restricción calórica, lo que hace que pueda ser considerada un marcador precoz de desnutrición. Se recomienda hacer una valoración nutricional siempre asociada con una valoración de función.

Disponemos de varias herramientas para valorar la función muscular. La más extendida por la facilidad de su uso es la dinamometría. El dinamómetro permite determinar la fuerza máxima isométrica en distintos grupos musculares. La medición de la fuerza prensora de la mano dominante es la más usada, dado que se trata de un marcador simple, no invasivo, de fuerza muscular de las extremidades superiores. Numerosos estudios han demostrado la capacidad predictora de la fuerza de prensión en cuanto a la mortalidad a corto y a largo plazo, y a la morbilidad.

También se puede medir la fuerza de la musculatura respiratoria, midiendo la presión inspiratoria y espiratoria máximas. Estas mediciones tienen una buena correlación con medidas de masa magra y potencialmente podrían ser buenos predictores de complicaciones asociadas a desnutrición.

Existen más métodos para hacer una valoración de la función muscular como la Short Physical Performance Battery (SPPB), que combina un test de equilibrio, un subtest de la velocidad de la marcha y una pruebas de levantarse de la silla; o el test de velocidad de la marcha en 4 m, que consiste en medir el tiempo que tarda una persona en recorrer 4 m. Ambos valoran la presencia de fragilidad.

Existen otros métodos en la valoración nutricional, como la prueba de sensibilidad cutánea tardía y la determinación de factores del complemento y de interleuquinas, pero su baja especificidad, la ausencia de trabajos en adultos mayores y el elevado coste hacen que no se consideren como elementos importantes a este nivel.

Finalmente, a modo de resumen, se presenta un algoritmo de valoración y manejo nutricional en esta población (fig. 20.9).

REQUERIMIENTOS NUTRICIONALES

Requerimientos calóricos

Las necesidades calóricas en el adulto mayor vienen determinadas por el grado de actividad. Estas disminuyen al avanzar la edad por reducción del metabolismo basal (se reduce un 5% por década al pasar los 65 años) y de la actividad física. Con la edad disminuye la masa proteica, que es el tejido más activo, por lo que se produce también una disminución del metabolismo basal. Las necesidades calóricas se calculan mediante:

- *Gasto energético basal:* necesidades energéticas en reposo en relación con el área corporal. Su valor se calcula por la ecuación de Harris-Benedict en función de la edad:

$$\text{Varones: } 66 + (13{,}7 \times \text{peso en kg}) + (5 \times \text{talla en cm}) - (6{,}8 \times \text{edad en años})$$

$$\text{Mujeres: } 665 + (9{,}6 \times \text{peso en kg}) + (1{,}7 \times \text{talla en cm}) - (4{,}7 \times \text{edad en años})$$

- *Consumo energético por actividad:* añade calorías en función del grado de actividad
- *Grado de estrés metabólico:* cirugía, fiebre, politraumatismo, sepsis, etc.

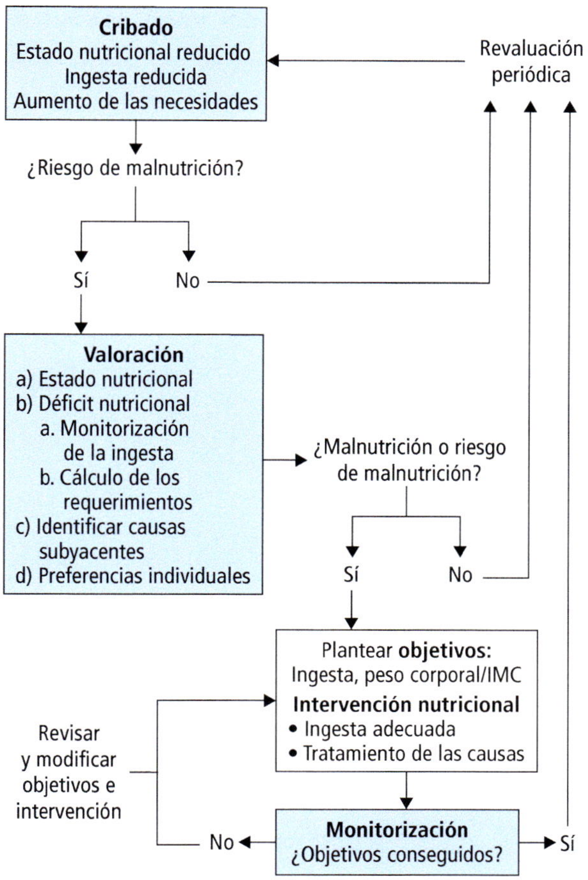

Figura 20.9 Proceso de valoración nutricional en la persona mayor.

Requerimientos nutricionales

Los requerimientos nutricionales del adulto mayor se muestran en la tabla 20.3, y en la tabla 20.4 se recogen las necesidades de nutrientes según la Dietary References Intakes (DRI) en el grupo de mayores de 70 años.

MALNUTRICIÓN

La Organización Mundial de la Salud (OMS) define la malnutrición como las carencias, excesos o desequilibrios de la ingesta de energía y/o nutrientes de una persona. Abarca dos grupos; el primero es el de la «desnutrición», que comprende el retraso del crecimiento, la emaciación, la insuficiencia ponderal y las carencias o insuficiencias de micronutrientes, y el segundo, el del sobrepeso, la obesidad y las enfermedades no transmisibles relacionadas con la ingesta (cardiopatías, accidentes cerebrovasculares, diabetes y cánceres).

La etiología de malnutrición en mayores es compleja y depende de la confluencia de varios factores que se visualizan en el cuadro 20.2. Sus consecuencias se recogen en el cuadro 20.3.

La desnutrición relacionada con la enfermedad (DRE) es un síndrome frecuente en la práctica clínica, y es una condición por falta de ingesta o utilización de nutrientes durante cualquier enfermedad, que provoca pérdida de peso, pérdida de músculo esquelético y peores resultados clínicos. Se relaciona con un aumento de la morbilidad, la mortalidad y el gasto económico. La prevalencia de la DRE en hospitales es del 37% en mayores de 70 años, 35% en oncológicos, 20% en enfermedades cardíacas, 28% en enfermedades respiratorias y 27% en gastrointestinales. Las causas son multifactoriales, como pérdida de apetito, alteraciones hormonales y del metabolismo, menor actividad física y baja conciencia. El 9,6% de los pacientes con buen estado nutricional están desnutridos durante la hospitalización.

Existen múltiples conceptos y términos de los trastornos nutricionales en la clasificación internacional de enfermedades (CIE-10). Sin embargo, existía una falta de acuerdo respecto a definiciones y terminologías relacionadas con la nutrición clínica y la investigación en los mayores. La European Society for Clinical Nutrition and Metabolism (ESPEN) formó un grupo de trabajo con diferentes especialistas con el fin de proporcionar una terminología estándar enfocada principalmente a los adultos, elaborando un documento de consenso que establecía unos criterios de malnutrición (cuadro 20.4). Respecto a la definición clásica de desnutrición, considera diferentes situaciones basadas en su etiología (fig. 20.10). También elabora un consenso sobre los criterios de malnutrición, en los que incluye la posibilidad de utilizar el índice de masa libre de grasa o Fat Free Mass Index (FFMI) (cuadro 20.5). Existen otras definiciones de malnutrición, como la alteración de la composición corporal por privación de nutrientes que produce la disminución de los parámetros nutricionales por debajo del percentil 75, y que se incluyen en el cuadro 20.6.

Existe un documento de consenso global sobre los criterios básicos para el diagnóstico de malnutrición en adultos en entornos clínicos elaborado por las sociedades internacionales, de acuerdo con el Global Leadership Initiative on Malnutrition (GLIM). El consenso se enfoca en dos pasos para llegar al diagnóstico de malnutrición. El primer paso consiste en la identificación del estado de «riesgo de malnutrición» mediante el uso de cualquier herramienta de detección válida, y el segundo evalúa el diagnóstico y clasifica la gravedad de la malnutrición (fig. 20.11). Se utilizaron los criterios ya existentes de valoración y evaluación del riesgo nutricional. Los cinco primeros criterios clasificados incluían tres criterios fenotípicos (pérdida de peso involuntaria, índice de masa corporal bajo y masa muscular reducida) y dos criterios etiológicos (reducción de la ingesta o asimilación de alimentos, y la carga de inflamación o enfermedad). Para diagnosticar la malnutrición deben estar presentes al menos un criterio fenotípico y un criterio etiológico. Se proponen los criterios fenotípicos para clasificar la severidad de la desnutrición como grado 1 (moderada) y grado 2 (severa). La GLIM recomienda que se utilicen los criterios etiológicos para guiar la intervención, así como para predecir los resultados. Este enfoque consensuado recomienda la clasificación de la malnutrición en cuatro categorías de diagnóstico en relación con la etiología.

TABLA 20.3 Requerimientos nutricionales del adulto mayor

Requerimientos nutricionales		
Proteínas 10-20% del aporte energético total	Adulto mayor sano: 1 g/kg/día Adulto mayor frágil: 1-1,6 g/kg/día Adulto mayor con insuficiencia renal: 0,8 g/kg/día Se incrementan en caso de desnutrición a 1,5 g/kg/día No se recomiendan aportes > 2 g/kg/día	
Grasas 30-35% del aporte energético total	Grasas: 1-2 g/kg/día Saturadas: 7-10% Monoinsaturadas: 10-15% Poliinsaturadas: 10% Colesterol: < 300 mg/día	
Hidratos de carbono 50-60% del aporte energético total	100 g de glucosa/día, siendo las necesidades de 2-4 g/kg/día. Hidratos de carbono simples no > 10-12% del aporte energético total y un 85-90% de hidratos de carbono complejos	
Requerimientos hídricos, minerales y vitaminas		
Hídrico	1.500-2.000 ml/día (30 ml/kg/día)	
Vitaminas y minerales	Necesidades similares al adulto sano salvo estados carenciales Calcio: 1,5 g/día Colecalciferol: 10 µg/día Adulto mayor con sarcopenia: se administra vitamina D cuando la 25-hidroxivitamina D es menor de 100 nmol/l	Fármacos que pueden afectar a la absorción o eliminación de vitaminas y minerales: • Protectores gástricos (ranitidina, omeprazol) → déficit de vitamina B_{12} y/o ácido fólico • Diuréticos: producen depleción de sodio, magnesio o potasio • Corticoides: disminuyen la absorción de vitamina D • Algunos hipolipemiantes (colestipol, colestiramina) dificultan la absorción de vitaminas liposolubles
Fibra	20-30 g/día	

TABLA 20.4 Dietary References Intakes

	Sexo	
	Hombre	**Mujer**
Calcio (mg/dl)	1	1
Hidratos de carbono (g/kg/día)	100	100
Proteína (g/día)	0,66	0,66
Vitamina A (µg/día)	625	500
Vitamina C (mg/día)	75	60
Vitamina D (µg/día)	10	10
Vitamina E (mg/día)	12	12
Tiamina (mg/día)	1,0	0,9
Riboflavina (mg/día)	1,1	0,9
Vitamina B_6 (mg/día)	1,4	1,3
Niacina (mg/día)	12	11
Folato (µg/día)	320	320
Vitamina B_{12} (µg/día)	2,0	2,0
Cobre (µg/día)	700	700
Yodo (µg/día)	95	95
Hierro (mg/día)	6	5

RECUERDA: Para el diagnóstico de malnutrición, la Global Leadership Initiative on Malnutrition (GLIM) recomienda dos pasos: el primero, la identificación del estado de «riesgo de malnutrición» mediante el uso de cualquier herramienta de detección válida, y el segundo, el diagnóstico y la clasificación de la gravedad de la malnutrición.

PÉRDIDA DE PESO, CAQUEXIA Y ANOREXIA EN EL ADULTO MAYOR

Pérdida de peso

Durante el envejecimiento se producen una serie de cambios en la composición corporal, como la pérdida de peso, además de existir un mayor número de situaciones que asocian dicha pérdida ponderal (caquexia, anorexia, sarcopenia o síndrome de hipermetabolismo/hipercatabolismo). Estos procesos, que pueden formar parte de los trastornos de la malnutrición (fig. 20.12), aun siendo independientes están

CUADRO 20.2 Factores de riesgo de desnutrición en adultos mayores

Cambios fisiológicos del envejecimiento
- Deterioro sensorial: disminución del gusto por pérdida de papilas, olfato, visión, oído y tacto.
- Alteración de la cavidad oral: pérdida dental, xerostomía.
- Alteraciones secretoras y motoras digestivas.
- Reducción de jugos gástricos (secreción ácida, pepsina, factor intrínseco y moco).
- Frecuente déficit adquirido de lactasa, con intolerancia a la leche.
- Disminución de la absorción de vitamina D, escasa exposición al sol.
- Hormonas anorexígenas: aumento de colecistoquinina y amilina, reducción de leptina y óxido nítrico.
- Reducción de la masa magra y ósea. Aumento de la masa grasa. Disminución de las necesidades calóricas.

Factores fisiopatológicos
- Mayor incidencia de enfermedades.
- Mayor prevalencia de enfermedades crónicas que condicionan dietas restrictivas.
- Polifarmacia e interacciones fármacos-nutrientes.
- Discapacidades y minusvalías.
- Inmovilidad de etiología multifactorial.

Factores psicosociales, emocionales y culturales
- Pérdida de rol familiar.
- Pérdida del entorno social: soledad y aislamiento.
- Pensiones insuficientes: pobreza.
- Síndrome depresivo y duelo.

CUADRO 20.3 Consecuencias de la malnutrición

- Pérdida de peso y masa grasa, flacidez y pliegues cutáneos.
- Edema, hepatomegalia, diarrea.
- Alteración de la respuesta inmune, mayor incidencia de infecciones.
- Sarcopenia: caídas y fracturas, riesgo de neumonía.
- Astenia, depresión y mayor anorexia.
- Riesgo de intoxicación farmacológica por reducción de fracción libre de fármacos con alta afinidad por la albúmina y menor eficacia del metabolismo hepático.
- Síntomas específicos de cada déficit.

CUADRO 20.4 Documento de consenso de la European Society for Clinical Nutrition and Metabolism (ESPEN)

1. El primer paso obligatorio previo al diagnóstico de malnutrición es evaluar los riesgos de malnutrición de forma precoz.
2. Un estado nutricional deficiente se asocia a resultados clínicos negativos. De ahí la importancia de identificar etapas precoces y tardías.
3. La malnutrición genera mayores costes sanitarios.
4. Se insiste en la necesidad y la prioridad de llegar a un acuerdo en la declaración y consenso de malnutrición entre las principales sociedades internacionales de la nutrición.

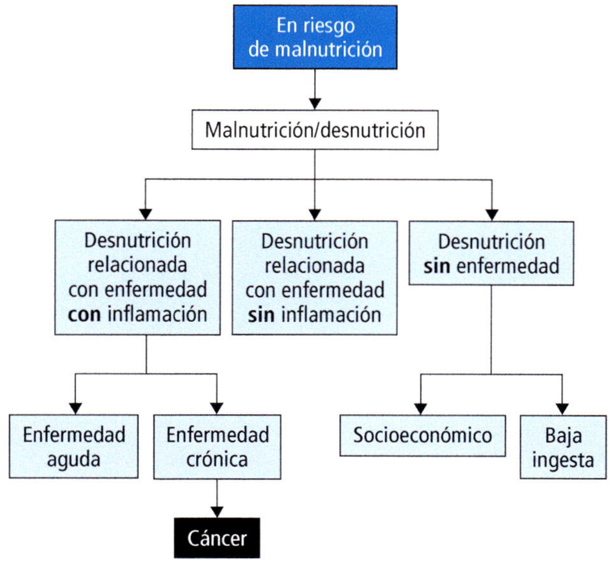

Figura 20.10 Diagnóstico de malnutrición por etiología.

CUADRO 20.5 Criterios de malnutrición de la ESPEN 2017

Riesgo de malnutrición (+)
- Alternativa 1:
  - IMC < 18,5 kg/m^2.
- Alternativa 2:
  - Pérdida de peso (no intencional) > 10% de tiempo indefinido, o > 5% en los últimos 3 meses combinado con cualquiera.
  - IMC < 20 kg/m^2 si es menor de 70 años, o < 22 kg/m^2 si tiene 70 años, o
  - FFMI < 15 y 17 kg/m^2 en mujeres y hombres, respectivamente.

Antes de que se considere el diagnóstico de malnutrición es obligatorio cumplir con los criterios de estar «en riesgo» de desnutrición mediante cualquier herramienta validada de detección de riesgos.

FFMI: índice de masa libre de grasa; IMC: índice de masa corporal.

CUADRO 20.6 Definiciones de malnutrición

Adultos mayores en la comunidad
- Pérdida involuntaria de peso > 14% anual o > 5 kg semestral.
- Índice de masa corporal < 22 kg/m^2.
- Hipoalbuminemia e hipocolesterolemia.
- Pérdida involuntaria de peso > 5% en 3 meses, 10% en 6 meses. Perímetro abdominal: valores < percentil 25 según tablas de referencia.

Adultos mayores institucionalizados
- Pérdida de peso > 2,5 kg mensual o 10% en 180 días.
- Ingesta < 75% en la mayoría de las comidas.

Adultos mayores hospitalizados
- Ingesta < 50% de la calculada como necesaria.
- Hipoalbuminemia.
- Hipocolesterolemia.

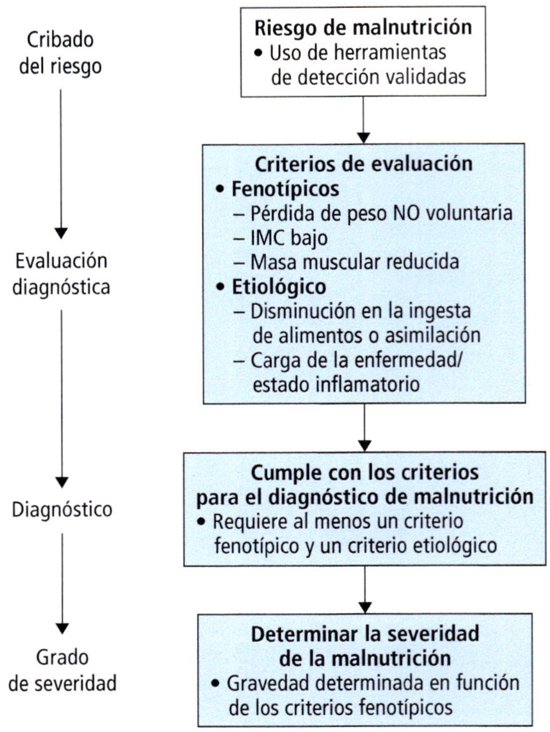

Figura 20.11 Algoritmo de diagnóstico para la detección, la evaluación, el diagnóstico y la clasificación de la desnutrición (GLIM).

interrelacionados, y no existen límites claros entre estos síndromes y las condiciones patológicas. Por ejemplo, la caquexia es un síndrome metabólico complejo que produce pérdida de masa muscular en conexión con el desarrollo de inflamación sistémica crónica grave, que es esencialmente inherente a los adultos mayores, a menudo acompañada de anorexia, y puede también ser parte de otra entidad como la sarcopenia.

La detección precoz de la pérdida de peso facilita el manejo clínico de los mayores y ayuda a mejorar el pronóstico y la expectativa de vida del paciente.

Mecanismos de pérdida de peso en las personas de edad avanzada

Durante el envejecimiento se producen cambios fisiológicos que disminuyen las necesidades energéticas y el gasto calórico. Estos cambios se asocian a alteraciones en la composición corporal, como el aumento del porcentaje de grasa corporal y la disminución de la masa muscular magra, la masa mineral ósea y el agua total corporal. Sin embargo, en muchas personas mayores, la reducción en la ingesta de energía resultante de la pérdida de apetito es más alta que la reducción del gasto energético, lo que conduce a una mayor pérdida de peso.

Existen varios mecanismos implicados en la pérdida de peso en el adulto mayor (cuadro 20.7) que pueden venir condicionados por el propio envejecimiento y a su vez por otras causas médicas, sociales y psicológicas. Las patologías médicas tanto agudas como crónicas son las causas más frecuentes e incapacitantes en esta población. Sin embargo, hay que prestar especial atención al grupo de causas sociales y psicológicas. Así, la demencia y la depresión son dos entidades que obligatoriamente han de descartarse ante toda pérdida ponderal por su elevada prevalencia y asociación con ella.

RECUERDA: Durante el envejecimiento se produce de manera fisiológica un aumento del porcentaje de grasa corporal y una disminución de la masa muscular, la masa mineral ósea y el agua total corporal. Puede agravarse por enfermedades, fármacos o problemas psicosociales.

Caquexia

Es la pérdida de proteínas y energía relacionada con factores inflamatorios (citoquinas), cuya expresión viene mediada por el daño celular y la activación del sistema inmune. Se produce pérdida tanto de masa muscular como de tejido graso. Las citoquinas tienen un efecto negativo sobre la masa muscular y promueven una disminución de la masa esquelética. Este hecho se relaciona con una disminución de la fuerza muscular del adulto mayor (cada incremento de una desviación estándar en el factor de necrosis tumoral disminuye la fuerza de prensión 1,2-1,3 kg). El acúmulo de citoquinas

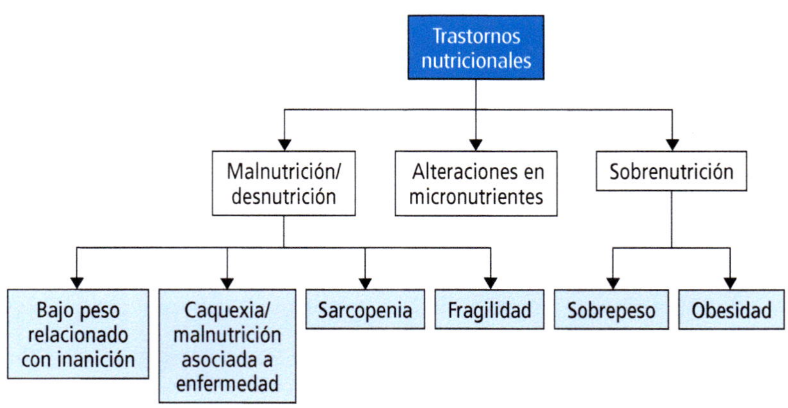

Figura 20.12 Trastornos nutricionales.

CUADRO 20.7 Mecanismos de la pérdida de peso en el adulto mayor

Disminución de la ingesta alimentaria
- Enfermedades agudas.
- Problemática psicosocial.

Caquexia
- Trasfondo inflamatorio.
- Enfermedades crónicas.

Sarcopenia o pérdida de masa muscular
- Fisiológica.
- Procesos patológicos.

se relaciona con una disminución del apetito, con la consiguiente disminución en la ingesta de nutrientes. La caquexia siempre se acompaña de anorexia. Los pacientes experimentan una pérdida progresiva de masa muscular esquelética con preservación de la proteína visceral. Hay que hacer un diagnóstico diferencial con sarcopenia en cuanto a la pérdida de peso involuntaria, aunque en la caquexia asocia una pérdida de apetito o tejido graso.

RECUERDA: La caquexia es la pérdida de proteínas y energía relacionada con factores inflamatorios (citoquinas), cuya expresión viene mediada por el daño celular y la activación del sistema inmune. Se produce pérdida de masa muscular y de tejido graso.

Anorexia del envejecimiento

Es un término que se utiliza para definir la disminución en el apetito y el descenso en la ingesta de alimentos que se produce en las últimas décadas de la vida. Es un síndrome geriátrico específico en el que es muy importante su identificación precoz, así como implementar las intervenciones efectivas por su asociación con la desnutrición calórico-proteica, cambios en la composición corporal, pérdida de peso, sarcopenia, fragilidad, deterioro funcional, discapacidad, morbilidad y mortalidad.

Mecanismos fisiológicos

El centro para la regulación del apetito se encuentra en el hipotálamo. Está regulado por varios núcleos con interacciones complejas entre el hipotálamo ventromedial, que controla la saciedad, el hipotálamo lateral, que controla el apetito, y el núcleo arcuato. Existen dos mecanismos generales involucrados en el desarrollo de la disminución del apetito relacionada con la edad:

1. Reducción del impulso de comer (hambre) como resultado de una disminución de los requerimientos energéticos. Los adultos mayores reducen su ingesta calórica a causa de la disminución en el apetito y la sensación precoz de saciedad. Se calcula que de los 40 a los 70 años se reduce un 25% del consumo diario de calorías. Este descenso calórico se debe principalmente a una disminución en las calorías que provienen de las grasas, con un pequeño aumento en el porcentaje de calorías ingeridas como carbohidratos.
2. Actuación más rápida o más potente de las señales inhibitorias de la saciedad. En adultos mayores sanos, las señales anorexígenas prevalecen sobre las señales orexígenas y contribuyen a la saciedad prolongada y a la disminución del apetito. En situaciones de ayuno o disminución de ingesta por enfermedades agudas, cirugías o duelos, el paciente no recupera el apetito para compensar el déficit previo. Por ello, las personas mayores son menos capaces de regular el peso cuando la ingesta de alimentos fluctúa y se deteriora la homeostasis en una serie de mecanismos reguladores.

La anorexia del envejecimiento es una entidad con fisiopatología compleja por su origen multifactorial (cuadro 20.8), e implica trastornos de los sistemas reguladores tanto periféricos como centrales del mecanismo regulador del apetito. Todos estos factores modulan la función y la actividad del sistema regulador central tanto indirectamente, a través de la activación de fibras vagales aferentes, como directamente, mediante la liberación de neurotransmisores.

A continuación, se detallan los principales cambios fisiológicos.

Disminución de los sentidos. Más del 60% de las personas de 65-80 años tienen una disminución olfativa importante, y en los mayores de 80 años supera el 75%. Es fundamental una valoración del estado de la dentadura, ya que los sujetos con edentulismo o con dentadura en mal estado ingieren comidas menos calóricas. Además, la masticación para la preparación del bolo está relacionada con la eficacia de la olfacción retronasal. La coexistencia de polifarmacia contribuye al empeoramiento de dichas percepciones por efectos secundarios. En

CUADRO 20.8 Mecanismos de la anorexia del envejecimiento

Cambios fisiológicos
- Disminución sensorial:
  - *Anosmia:* disminución en la secreción de moco, cambios en la estructura de la vía aérea, cambios en el espesor epitelial, reducción en la tasa de regeneración de los receptores olfatorios.
  - *Gusto:* disminución en el número y la sensibilidad de las papilas gustativas, incremento del umbral de percepción.
  - *Visión:* comidas no reconocibles.
- Alteración de la distensibilidad antral, retraso en el vaciamiento gástrico, cambios en las hormonas gastrointestinales.
- Inflamación crónica de bajo grado: citoquinas.

Cambios fisiopatológicos
- Depresión, ansiedad, psicosis y delirios.
- Demencia.
- Comorbilidad: enfermedades gastrointestinales, síndromes de malabsorción, hipercatabolismo (hipertiroidismo, infecciones, etc.), otras enfermedades (cardiovasculares, respiratorias, renales, cáncer, etc.).
- Fármacos, intervenciones iatrogénicas. Estado de salud oral.

Cambios sociales
- Bajos ingresos y pobreza.
- Soledad y aislamiento social, especialmente en las comidas.
- Abuso físico y psicológico.

ocasiones, el empleo de potenciadores de sabor puede mejorar la ingesta alimentaria.

Hormonas gastrointestinales (tabla 20.5). Las hormonas liberadas en el tracto gastrointestinal son los reguladores más potentes del apetito. En el envejecimiento se producen unos cambios en su liberación que alteran la regulación del apetito, pero en muchas ocasiones no están relacionadas directamente con el envejecimiento, sino con cambios en la composición corporal del adulto mayor. A grandes rasgos, estas hormonas se pueden clasificar como anorexígenas (péptido YY), péptido similar al glucagón (GLP-1, *glucagon-like peptide 1*), polipéptido pancreático (PP) y colecistoquinina (CCK). Otra hormona, la leptina, es también anorexígena, pero es secretada en el tejido adiposo. La única hormona orexígena secretada de forma periférica es la ghrelina.

Tracto gastrointestinal. Con el envejecimiento existe una disminución del tono de la musculatura gastrointestinal y de la motilidad. Esto ocasiona un enlentecimiento del vaciamiento gástrico, que, junto con un llenado antral más rápido y la reducción en la relajación del fondo gástrico (distensión antral), pueden ser los principales responsables de la sensación de plenitud. El deterioro de la distensión del *fundus* provoca un paso acelerado del contenido al antro y es un estímulo fundamental para la secreción de la hormona CCK, que interviene en la sensación de saciedad precoz. Aunque el aumento de la saciedad en respuesta a una comida proviene principalmente de las señales gástricas, hay otros cambios relacionados con la edad en otros lugares del tracto gastrointestinal. El tránsito gastrointestinal más lento también favorece el estreñimiento y la flatulencia, lo que contribuye aún más a reducir el deseo de la ingesta.

Inflamación crónica de bajo grado relacionada con la edad. Puede alterar la respuesta de áreas del cerebro a estímulos periféricos a través de la acción de mediadores circulantes que incluyen interleuquina (IL)-1, IL-6 y factor de necrosis tumoral α (TNF-α), que aumentan de manera característica en los mayores. Se produce una reducción de la ingesta de alimentos y del peso por su efecto sobre el vaciamiento gástrico y disminución de la motilidad del intestino delgado. Además, estos mediadores inflamatorios estimulan directamente la expresión de leptina y su efecto anorexígeno.

Mecanismos patológicos

Depresión. Es una de las causas reversibles más comunes de anorexia y pérdida de peso en personas de edad avanzada. Las personas mayores que sufren depresión muestran un mayor grado de desregulación de la actividad del eje hipotálamo-hipófiso-suprarrenal en comparación con los más jóvenes, lo que conlleva un descenso de la ingesta. El factor liberador de corticotropina (CRF, *corticotropin-releasing factor*) es un agente anorexígeno de acción central muy potente y puede, por tanto, tener un papel importante en el desarrollo de la anorexia en este grupo de pacientes. La falta de apetito en los pacientes deprimidos se asocia con mayores concentraciones de serotonina y CRF, probablemente debido a un aumento de la secreción de ghrelina causada por la estimulación de los receptores de la serotonina.

Por otra parte, el estreñimiento es muy común en este tipo de pacientes y contribuye a la disminución del apetito por plenitud. En pacientes con depresión psicótica u otras patologías psicóticas pueden aparecer síntomas que limitan el consumo de alimentos por alucinaciones auditivas (órdenes de que no coman, delirios persecutorios de que la comida está envenenada), alucinaciones gustativas y alucinaciones cenestésicas (sensación de congestión u obstrucción del tracto gastrointestinal). En depresiones graves también puede existir negativa a la ingesta debido a pensamientos suicidas. Es importante tener en cuenta la pérdida de rol social y el dolor, que contribuyen a la pérdida de apetito.

Demencia. El riesgo de anorexia es aproximadamente dos veces mayor en sujetos con demencia que en sujetos sanos. También puede afectar al procesamiento de estímulos

TABLA 20.5 Hormonas gastrointestinales relacionadas con la anorexia del envejecimiento

Hormona	Características	Efecto
Colecistoquinina	Anorexígena Aumenta en el envejecimiento	Liberación de bilis, estimula la secreción de enzimas pancreáticas Inhibe la ingesta de alimentos Disminuye el vaciado gástrico
Péptido similar al glucagón 1 (GLP-1)	Anorexígena	Disminuye la glucosa en la sangre Estimula la secreción de insulina de las células β pancreáticas Ralentiza el vaciado gástrico Suprime el apetito Reduce las concentraciones de glucagón Aumenta la sensibilidad a la insulina Estimula la eliminación de glucosa
Ghrelina	Disminuida en los mayores Alta en los mayores desnutridos, pero concentraciones inactivas de ghrelina	Regula la distribución de la grasa Aumenta los niveles de óxido nítrico sintasa en el hipotálamo
Amilina	Anorexígena	Disminuye el vaciado gástrico
Péptido YY	Aumento de los niveles posprandiales Anorexígeno	Dudosa contribución a la anorexia del envejecimiento

olfatorios y aumentar el deterioro fisiológico en el olfato. Además, asocia síntomas psicológicos y conductuales, como la apatía, con indiferencia por la comida. En algunas enfermedades neurodegenerativas, como la enfermedad de Parkinson, se intensifica la disminución del gusto y el olor. En las fases evolucionadas de la demencia aparece apraxia de la deglución, lo que empeora la situación nutricional. Existen varios estudios en los que se manifiesta que la pérdida de peso aparece en fases iniciales de la enfermedad o incluso precede a la sintomatología cognitiva, lo que sugiere la pérdida de peso como un marcador preclínico de demencia.

Comorbilidad. El cáncer es una enfermedad modelo de pérdida de apetito y de peso asociada. Existe una liberación de hormonas anorexígenas, como la leptina y los neuropéptidos, citoquinas proinflamatorias, como la IL-1, la IL-6 y el TNF-α, y neurotransmisores, como la serotonina y la dopamina.

Los mecanismos a través de los cuales las citoquinas alteran el apetito son la liberación de leptina y la activación de su receptor, la estimulación del factor liberador de corticotropina, la inhibición de péptidos orexígenos y el aumento de la prostaglandina altamente anorexígena. Las citoquinas alteran la respuesta fisiológica del hipotálamo a señales periféricas por activación persistente de estímulo anorexígeno e inhibición de vías orexígenas, por ejemplo, actuando sobre las neuronas sensibles a la glucosa de los sitios de hambre y saciedad hipotalámica. El nivel de proteína C reactiva (PCR) también es más alto en sujetos en la comunidad u hospitalizados con anorexia del envejecimiento. Un nivel elevado de PCR puede ser un indicador de inflamación aguda, pero también puede afectar al apetito directamente, a través de cambios en los niveles de testosterona. La inflamación crónica de bajo grado también puede disminuir el apetito activando el sistema de serotonina a través de niveles aumentados de triptófano.

También hay otras patologías que aumentan la anorexia, como la enfermedad pulmonar obstructiva crónica por acortamiento de la respiración durante la ingesta, la angina abdominal por dolor y el estreñimiento por sensación de plenitud. Patologías tan frecuentes en el adulto mayor como la enfermedad renal crónica y la insuficiencia cardíaca crónica son también causas importantes de anorexia en esta población. Toda enfermedad que asocie deterioro funcional que interfiera en las actividades instrumentales de la vida diaria, como la artritis, el accidente cerebrovascular, la enfermedad de Parkinson y muchos otros trastornos neurológicos, disminuye la posibilidad de hacer compras y preparar comida. Además, muchas enfermedades, como la neuropatía autonómica en la diabetes, la enfermedad de Parkinson, la esclerodermia, el síndrome de Ehlers-Danlos, el enolismo, el tabaco y daños en el nervio vago durante la cirugía abdominal pueden ocasionar una gastroparesia y reducir, por tanto, el apetito. Las enfermedades gastrointestinales pueden provocar anorexia, pero también causan síndrome de malabsorción, lo que se traduce en deficiencias de micronutrientes y mayores requerimientos de energía y proteínas. Así mismo, las enfermedades agudas, como las infecciones virales o bacterianas, están asociadas a menudo a una pérdida de apetito espontánea a pesar del aumento en los requerimientos de energía y nutrientes.

Medicamentos. Numerosos medicamentos de uso común pueden causar efectos secundarios que interfieren en la ingesta por boca seca, sabor metálico, náuseas, vómitos, estreñimiento y diarrea. También pueden afectar al gusto y al apetito, y pueden causar malabsorción de nutrientes, producir síntomas gastrointestinales o conducir a interacciones fármaco-nutriente. Este último es un problema frecuente en la población de edad avanzada debido a la elevada prevalencia de polifarmacia. Se han descrito interacciones en ansiolíticos, antibacterianos, antidepresivos, antiepilépticos, antifúngicos, antihistamínicos y descongestionantes, antihipertensivos y cardiotónicos, antiinflamatorios, antimigrañosos, antineoplásicos, antiparkinsonianos, antivirales, broncodilatadores, estimulantes del sistema nervioso central, hipnóticos, hipolipemiantes, relajantes musculares, preparaciones de enzimas pancreáticas, antitabáquicos y medicamentos para la función tiroidea.

Estado de la salud oral. Deficiencias en la masticación por problemas de dentadura, la disminución de la salivación y la presencia de disfagia pueden influir en la elección de los alimentos y limitar el tipo y la cantidad de alimentos ingeridos con el fin de eludir el esfuerzo involucrado en masticar.

Intervenciones dietéticas. Determinadas dietas restrictivas indicadas en el ámbito sanitario son también otro factor iatrogénico que contribuye al desarrollo de la anorexia del envejecimiento. La ausencia de grasa y sal en los alimentos disminuye la palatabilidad y aumenta el rechazo a la ingesta.

Factores sociales. En ocasiones, la monotonía de los alimentos que se sirven en las instituciones sociosanitarias y hospitales puede ser causa de la anorexia y la posterior pérdida ponderal. Se recomienda prestar atención a las preferencias personales de alimentos y estimular un ambiente favorable en las residencias. El estado de salud en el envejecimiento tiene un impacto directo sobre la elección o la disponibilidad de alimentos. A mayor fragilidad y discapacidad, existe menor capacidad para realizar las compras o preparar la comida. En muchos países, la pobreza puede ser una de las principales causas de tales limitaciones. Por último, el entorno social también afecta a la cantidad de comida que se ingiere. La soledad no deseada y la institucionalización son factores que reducen la ingesta por la ausencia de compañía, conversación y ambiente agradable durante las comidas. Cuando las comidas son compartidas, aumenta la ingesta hasta un 40%.

Tratamiento

El manejo óptimo de la anorexia en adultos mayores requiere una intervención integral con la eliminación de los factores potencialmente reversibles (cuadro 20.9). Existen fármacos que modulan la producción o actividad de las citoquinas, como la talidomida y la pentoxifilina, que reducen los niveles de TNF-α por su inhibición y degradación. La oxandrolona reduce los niveles de TNF-α, IL-1 y IL-6. El tratamiento con megestrol está asociado con la disminución de IL-6, los receptores de IL-2 solubles y los receptores de TNF-p75. Además, disminuye el efecto proinflamatorio de las citoquinas y aumenta los niveles de NPY. En general, estos cambios están relacionados significativamente con el aumento de peso.

CUADRO 20.9 Tratamiento de la anorexia del envejecimiento

Manipulación de alimentos
- Optimización de la textura.
- Mejora de la palatabilidad/sabor.
- Variedad de dieta.
- Asistencia alimentaria si es necesario.

Corrección de factores de riesgo ambientales
- Promoción de la convivencia, especialmente en instituciones.

Farmacológicos
- Cardiovascular: digoxina, amiodarona y espironolactona.
- Psicotrópicos: fenotiazinas, litio, amitriptilina, fluoxetina y otros inhibidores selectivos de la recaptación de la serotonina.
- Antirreumáticos: antiinflamatorios no esteroideos.

Comorbilidades
- Trastornos de la deglución: boca seca, pérdida de dientes, lesiones bucales.
- Dispepsia: gastritis y úlcera.
- Síndromes de malabsorción: sobrecrecimiento bacteriano, enteropatía por gluten, insuficiencia pancreática.
- Trastornos neurológicos: ictus.
- Trastornos endocrinos: hiperparatiroidismo.
- Trastornos psiquiátricos: depresión, delirio.
- Enfermedades respiratorias: enfermedad pulmonar obstructiva crónica.
- Enfermedades cardiovasculares: insuficiencia cardíaca congestiva.

Actualmente no hay agentes terapéuticos disponibles para tratar la anorexia del envejecimiento. Respecto a la suplementación oral, hay estudios que han demostrado sus efectos positivos en personas mayores desnutridas, pero la única evidencia sólida va en apoyo de la suplementación proteica.

RECUERDA: La anorexia del envejecimiento es un síndrome geriátrico de etiología multifactorial, caracterizado por la disminución en el apetito y el descenso en la ingesta de alimentos que se produce en las últimas décadas de la vida. Se asocia de manera importante a eventos adversos de salud y forma parte del ciclo de la fragilidad.

OBESIDAD

La obesidad se define tradicionalmente por el IMC. Se considera sobrepeso a un IMC de 25-29,9 kg/m^2, y obesidad a un IMC igual o mayor de 30 kg/m^2. Aunque estos mismos criterios se utilizan para definir la obesidad en los adultos mayores, existen limitaciones en el uso del IMC, especialmente en los pacientes frágiles.

El conocimiento sobre el papel del adipocito ha variado mucho en los últimos 20 años, pasando de ser considerado un simple almacén de triglicéridos a contemplarse actualmente como una célula con actividad paracrina y endocrina, regulando la función de músculo, hueso y vasos, produciendo factores con actividad proinflamatoria y teniendo múltiples implicaciones en el proceso del envejecimiento.

La prevalencia de obesidad es mayor que en los jóvenes, pero esta diferencia solo se mantiene hasta la edad de 75 años. A partir de esa edad comienza a disminuir de forma significativa la prevalencia de obesidad en los mayores (el 35% en los varones entre 60 y 70 años y solo el 19% en los varones > 80). Las mujeres tienen mayor prevalencia que los hombres, aunque se mantiene el descenso en las más ancianas (el 43 frente al 30% en las > 80 años).

Las causas del aumento de peso en las personas mayores son multifactoriales (cuadro 20.10): menor actividad física con mayor sedentarismo, mayor frecuencia de discapacidad física, disminución de la tasa de metabolismo (2% cada 10 años) y cambios en los hábitos dietéticos. El aumento en el porcentaje de tejido adiposo asociado al envejecimiento es un hecho que llega a convertirse en un problema de salud importante en este grupo de población, ya que la llamada obesidad troncular o abdominal (el depósito de grasa visceral) se asocia a muchas de las patologías más incapacitantes y limitantes de la calidad de vida del adulto mayor, como son la resistencia a

CUADRO 20.10 Factores asociados al desarrollo de obesidad en el adulto mayor

Extrínsecos
- Disminución de la actividad y del ejercicio físicos (sedentarismo).
- Comorbilidad: enfermedades del aparato locomotor, enfermedades cardiovasculares o enfermedades neurodegenerativas.
- Períodos de inactividad física (incluso cortos, como un ingreso hospitalario):
  - Disminución de la sensibilidad a la insulina y del metabolismo lipídico posprandial.
  - Pérdida de masa muscular.
  - Acumulación de tejido adiposo visceral.

Intrínsecos

Cambios en la composición corporal
- Descenso de la masa magra.
- Aumento de la masa grasa.
- Descenso del 30% del metabolismo basal por pérdida de músculo esquelético.
- Descenso del 50% del metabolismo basal por disminución de la actividad física.
- Menor capacidad de oxidar grasas → acumulación en el tejido adiposo → una mayor disminución del gasto metabólico.
- Si no se reduce el aporte calórico, el balance energético será positivo: sobrepeso y obesidad.

Metabolismo del adipocito
- Masa grasa disfuncional: se redistribuye a las vísceras abdominales, el músculo, el hueso y el hígado.
- Mayor riesgo de síndrome metabólico.
- Incremento de la actividad apoptósica.
- Incremento de la respuesta inflamatoria (citoquinas proinflamatorias, factor de necrosis tumoral α [TNF-α] e IL-6).

la insulina y la diabetes mellitus de tipo 2, la enfermedad cardiovascular, la demencia y el cáncer, y también se asocia a una mortalidad global mayor. Existen enfermedades que pueden influir en su aparición: hipotiroidismo, depresión, demencia y otros trastornos de conducta, corticoides y el síndrome de inmovilidad. Aunque la obesidad aumenta el riesgo de infarto agudo de miocardio, ictus, apnea del sueño, hipertensión arterial, diabetes mellitus, etc., no existe evidencia de que la pérdida de peso deseada disminuya la mortalidad en los mayores. Las recomendaciones deben, por tanto, individualizarse, y ser prudentes a la hora de recomendar perder peso (no disminuir 250-500 g a la semana). En mayores de 70 años, recomendar solo si existe una enfermedad que pueda mejorar significativamente con dieta prudente (hipertensión arterial, artrosis, trastornos de la marcha y diabetes mellitus). Dentro de los tratamientos disponibles contamos con cambios dietéticos, ejercicio y modificación de conducta; ningún fármaco se ha ensayado adecuadamente en personas mayores.

Obesidad sarcopénica

Presencia en un mismo sujeto de los criterios de ambas entidades (sarcopenia y obesidad). Probablemente exista una fuerte conexión etiopatogénica entre la sarcopenia y la obesidad, ya que el músculo y la grasa están fuertemente interrelacionados. La European Association for the Study of Obesity (EASO) y la European Society for Clinical Nutrition and Metabolism (ESPEN) en 2021 publicaron la definición y diagnóstico de la obesidad sarcopénica (cuadro 20.11).

El adulto mayor con obesidad sarcopénica tiene más riesgo cardiovascular y peores resultados en términos de funcionalidad que ser solo obeso o solo sarcopénico. En la etiopatogenia de la obesidad sarcopénica parece que interactúan múltiples factores, destacando los estilos de vida (dieta, actividad física, ser fumador), factores endocrinos (corticoesteroides, insulina, hormona del crecimiento, catecolaminas), vasculares (función endotelial, coagulación) e inmunológicos (inflamación, especies reactivas de oxígeno).

Respecto al manejo del paciente obeso sarcopénico, antes de iniciar cualquier tipo de tratamiento para la obesidad hay que realizar una valoración geriátrica integral que nos permita determinar cuál es su situación funcional, ya que esta determinará su expectativa de vida y será la que condicione el plan de cuidados que hay que seguir. El uso de dietas con restricción calórica es de resultado incierto en personas de edad avanzada, ya que la pérdida de peso casi siempre se acompaña de pérdida acelerada de masa muscular, con aparición de sarcopenia y de sus consecuencias devastadoras, con lo que se desaconseja su uso como única medida terapéutica. Por el contrario, en adultos mayores obesos con buena situación funcional es fundamental recomendar la realización de ejercicio físico como parte del tratamiento. Debe ser ejercicio físico de resistencia, que también puede ir acompañado de ejercicio cardiovascular y que le aportará beneficios no solo en la pérdida de peso, sino también en el incremento de la masa muscular. La combinación de una dieta restrictiva suave más ejercicio parece ser el mejor abordaje.

Respecto al tratamiento farmacológico, no existen estudios específicos en mayores sobre tratamiento farmacológico de la obesidad. Los que se han realizado con los dos fármacos actualmente disponibles para tratar la obesidad en adultos (orlistat y sibutramina) tenían como criterio de exclusión ser mayor de 75 años. Por el contrario, sí existe evidencia suficiente para tratar con metformina a mayores obesos con resistencia periférica a la insulina.

CUADRO 20.11 Definición y diagnóstico de la obesidad sarcopénica ESPEN y EAOSP

La evaluación ante sospecha de obesidad sarcopénica se estructura en dos niveles: cribado y diagnóstico. Este último permitirá una estadificación de la enfermedad en dos niveles.

- Cribado: presencia concomitante de índice de masa corporal (IMC) o circunferencia de la cintura elevados e indicadores indirectos de sarcopenia (p. ej., síntomas clínicos, factores de riesgo) o cuestionarios validados (p. ej., SARC-F).
- Diagnóstico: ante un resultado de detección positivo, si el músculo esquelético, los parámetros funcionales y la composición corporal están alterados, se establecerá un diagnóstico firme de obesidad sarcopénica.
- Estadificación: cuando se establece el diagnóstico de obesidad sarcopénica, se realiza una estadificación de dos niveles dependiendo de la presencia de complicaciones por severidad.
    - Estadio I: sin complicaciones atribuibles a la alteración en la composición corporal y los parámetros funcionales del músculo esquelético.
    - Estadio II: presencia de al menos una complicación atribuible a la alteración de la composición corporal o los parámetros funcionales musculares (p. ej., enfermedades metabólicas, discapacidades por baja masa muscular, enfermedades cardiovasculares y respiratorias).

RECUERDA: La obesidad sarcopénica cursa con mayor discapacidad y morbimortalidad que las dos entidades por separado (obesidad y sarcopenia). Existe un mayor riesgo de diabetes de tipo 2 y deterioro cognitivo por inflamación crónica y la resistencia a la insulina. Supone mayor riesgo cardiovascular y se asocia a peores resultados funcionales. El tratamiento más efectivo es el multimodal con un adecuado aporte calórico-proteico y la combinación de ejercicios de resistencia y aeróbicos.

Recomendaciones nutricionales generales en el manejo de la sarcopenia y la fragilidad

- En general, en los mayores se recomienda una ingesta proteica de al menos 1,0-1,2 g/kg/día, y se aconseja no exceder los 1,6 g/kg/día, salvo casos excepcionales de malnutrición muy severa o enfermedad crítica, en cuyo caso las demandas pueden aumentar hasta 2 g/kg/día. En personas mayores con insuficiencia renal avanzada no se deben superar los 0,6-0,8 g/kg/día.
- Debe insistirse en la importancia de un patrón y una distribución de ingesta adecuados a lo largo del día, evitando ausencia de comidas y ayunos.
- En cuanto a la fuente proteica, si la cantidad total es adecuada, no influye si el origen es animal o vegetal.

- El volumen y aporte energético deben ser razonables, ya que un exceso puede enlentecer el vaciamiento gástrico, aumentar la saciedad y hacer la ingesta menos factible.
- Los suplementos nutricionales calórico-proteicos son de utilidad para corregir déficits en pacientes malnutridos, con pérdida de peso y que no alcanzan los requerimientos proteicos mínimos recomendados, pero no están indicados de forma general e indiscriminada.
- Es fundamental la realización de ejercicio físico en combinación con el aporte proteico adecuado; se han demostrado beneficios en la suplementación proteica administrada inmediatamente al terminar la actividad física.
- En el caso de la obesidad sarcopénica, el ejercicio físico y la ingesta proteica adecuada deben combinarse con restricción calórica moderada, con el objetivo de reducir el peso a expensas de la grasa, conservando la masa y la función muscular.
- Por sus beneficios demostrados, es recomendable la dieta mediterránea entendida como ingesta rica en verduras, frutas, legumbres y pescado, con bajo consumo de carnes rojas y grasas saturadas.
- Por su frecuente déficit en la población anciana, se recomienda la medición de los niveles de vitamina D, exposición solar suficiente y una ingesta adecuada de lácteos, cereales y pescados azules. En sujetos con déficit está indicado el tratamiento farmacológico según sus niveles.

Aunque se han estudiado los beneficios de los ácidos grasos omega 3, no existen unas recomendaciones establecidas en cuanto a cantidad o tipo de suplementación, aunque es aconsejable tomar al menos dos porciones a la semana de pescados grasos (salmón, atún, sardina, trucha, caballa, arenque, etc.).

DISFAGIA

La disfagia se define como la dificultad para tragar o deglutir líquidos y/o sólidos por la alteración de una o más fases de la deglución. Tiene una prevalencia del 16,5% en mayores de 87 años que viven en la comunidad, entre el 16 y el 50% en enfermedad vasculocerebral y entre el 31 y el 74% en personas mayores en residencias. En pacientes con demencia, las cifras de disfagia alcanzan hasta un 90%.

Tipos de disfagia

Se puede clasificar con relación a la etiología o a la localización (tabla 20.6). Según la localización, la disfagia puede ser orofaríngea o esofágica. La disfagia orofaríngea es la más frecuente en los mayores. El ictus es una de las causas más frecuentes de disfagia (30-40%), que pueden ser sintomáticas o silentes, e incluso producir mortalidad en torno al 10-15%. En la enfermedad de Parkinson, el origen de la disfagia es multifactorial; se produce una disfunción de la preparación del bolo y su propulsión, con deglución fraccionada, aspiración por retraso del inicio del reflejo deglutorio y déficit en la relajación del esfínter esofágico superior (EES). Además, existe un componente de rigidez y alteración en la coordinación de los movimientos.

Existen múltiples factores que pueden modificar el mecanismo de la deglución (cuadro 20.12).

Clínica

Los síntomas directos son los que alteran la *seguridad* (aspiración) y los indirectos los que afectan a la *eficacia* (deshidratación y desnutrición). Los signos que nos hacen sospechar

TABLA 20.6 Tipos de disfagia según la etiología y la localización

Etiología	Localización
Disfagia mecánica	**Disfagia orofaríngea**
Intrínsecas	• Ictus
• Alteraciones congénitas (malformaciones)	• Enfermedades neurodegenerativas: enfermedad de Alzheimer y enfermedad de Parkinson
• Procesos inflamatorios (deshidratación)	• Presbifagia
• Divertículos, estenosis y membranas (divertículo de Zenker o anillo de Schatzki)	*Patologías relacionadas con la fragilidad*
• Cuerpos extraños	• Ictus
• Neoplasias, cirugía y radioterapia (fibrosis y xerostomía)	• Enfermedad de Parkinson
Extrínsecas	• Cuadro confusional agudo
• Neoplasias benignas y malignas (ganglios, tiroides, etc.)	*Fármacos*
• Hiperostosis de columna cervical	• Sedantes: benzodiazepinas, neurolépticos, antidepresivos
• Cardiomegalia y aneurismas de aorta	• Anticolinérgicos: antidepresivos, fármacos IU
Disfagia neuromuscular	*Envejecimiento orofaríngeo*
• Dificultad de reflejo deglutorio (parálisis muscular de la lengua, lesión sensitiva, falta de salivación, etc.)	• Disminución de la secreción salival
• Trastorno de la musculatura estriada faríngea y esofágica	• Mala dentición o mal ajuste de prótesis
• Debilidad muscular: lesión de la neurona motora inferior, neuromuscular y trastornos musculares	• Disminución de la fuerza de masticación
• Contracciones no peristálticas o alteraciones en la inhibición deglutoria (parálisis seudobulbar, etc.)	• Alteración neuromuscular del sistema deglutorio
• Trastornos de la musculatura lisa esofágica	*Alteraciones estructurales*
• Parálisis esofágica con contracciones débiles (acalasia)	• Lordosis o cifosis
• Contracciones no peristálticas (espasmo esofágico difuso)	• Artrosis
	• Enfermedades orofaríngeas
	Disfagia esofágica

CUADRO 20.12 Factores que modifican la deglución

Volumen
La ingesta de un volumen grande es más eficaz que la de uno pequeño.

Textura y viscosidad
Los alimentos líquidos tienen más predisposición a las aspiraciones, por retrasos de la puesta en acción del reflejo de deglución, y los sólidos producen más dificultad si existe una alteración estructural en las vías aerodigestivas.

Temperatura
Los líquidos muy fríos desencadenan más rápidamente el cierre laríngeo.

Edad (presbifagia)
En el adulto mayor es muy común la alteración de la deglución por pérdida de la dentadura, disminución de la salivación y fuerza muscular, distensibilidad, empeoramiento en la coordinación, etc. Este cuadro se denomina presbifagia y condiciona alteraciones nutricionales y un aumento de la morbilidad.

Postura correcta
Condiciona una mayor o menor facilidad para la deglución, lo que resulta de gran utilidad en la rehabilitación de la deglución.

Fármacos
Alteran el nivel de conciencia, coordinación, sensitivomotor, xerostomía, etc., como benzodiazepinas, antagonistas dopaminérgicos, antiepilépticos, anticolinérgicos, antiespasmódicos, procinéticos, mucolíticos, antihistamínicos, antihipertensivos, antibióticos, antineoplásicos, antiinflamatorios, etc.

Afectación anatómica
Traqueostomía y sonda nasogástrica.

una alteración en la deglución son: alteraciones del nivel de conciencia, alteraciones motoras o sensitivas, alteraciones de la articulación del lenguaje, disfonía en forma de voz soplada, ronca o voz nasal, sialorrea, atragantamientos o episodios de tos durante la ingesta, aumento del tiempo empleado para la ingesta, disminución del apetito, pérdida de peso inexplicable, dificultad o lentitud en la masticación y dolor o sensación de obstrucción durante la deglución.

Diagnóstico

- *Historia clínica específica:* antecedentes personales, fármacos e historia. Esta evaluación establece el tipo de alteración de la deglución y su causa, y determina la seguridad de la misma, la posibilidad de alimentación oral, si se precisan modificaciones dietéticas u otros métodos de alimentación; valora la necesidad de realizar otras pruebas diagnósticas y establecer la situación de partida para comparar posteriormente. Disponemos como herramienta de cribado para el despistaje de disfagia de cuestionarios como el Eating Assessment Tool (EAT-10) (cuadro 20.13). Cuando la puntuación del EAT-10 es mayor de 3, se sospecha disfagia, y se recomienda ampliar el estudio con

CUADRO 20.13 Eating Assessment Tool (EAT-10)

1. Mi problema para tragar me ha llevado a perder peso.
2. Mi problema para tragar interfiere en mi capacidad para comer fuera de casa.
3. Tragar líquidos me supone un esfuerzo extra.
4. Tragar sólidos me supone un esfuerzo extra.
5. Tragar pastillas me supone un esfuerzo extra.
6. Tragar es doloroso.
7. El placer de comer se ve afectado por mi problema para tragar.
8. Cuando trago, la comida se pega en mi garganta.
9. Toso cuando como.
10. Tragar es estresante.

Puntuación total: máximo 40 puntos. Cada ítem puntúa de 0 a 4 puntos, siendo 0 = ningún problema y 4 = es un problema serio.

Si la puntuación total es mayor o igual a 3, puede presentar problemas para tragar de manera eficaz y segura.

Fuente: Belafsky PC, Mouadeb DA, Rees CJ, et al. Validity and Reliability of the Eating Assessment Tool (EAT-10). Annals of Otology, Rhinology & Laryngology. 2008; 117 (12): 919-24.

el método de exploración clínica volumen-viscosidad (MECV-V) (fig. 20.13) para su diagnóstico.
- *Exploración física:* buscar signos de parálisis bulbar o seudobulbar (disartria, disfonía, atrofia lingual, fasciculaciones, reflejo nauseoso), inspección orofaríngea, cervical, respiratoria y neurológica. Exploración de la deglución en el individuo.
- *Pruebas complementarias:* deben orientarse según datos de historia y exploración:
  - *MECV-V:* se observa la seguridad y la eficacia de la deglución en las distintas condiciones. Los signos que indican una alteración de la *seguridad* en la deglución son la tos, cambios en la voz (voz húmeda o gorgoteo) y la desaturación. Los signos de alteración de la *eficacia* de la deglución son el sello labial alterado con emisión de alimento fuera de la cavidad oral, la deglución oral fraccionada requiriendo deglutir el bolo en fragmentos, y la presencia de residuo oral y faríngeo tras la deglución. En la figura 20.14 se muestra la hoja de recogida de datos para el MECV-V.
  - *Videofluoroscopia:* consiste en la administración oral de un contraste radiopaco y la visualización dinámica mediante radioscopia de la capacidad de deglución del paciente, tanto en proyección lateral como anteroposterior. Las imágenes obtenidas se registran mediante un vídeo de alta resolución. Se puede modificar la consistencia y el volumen de los bolos. Es muy sensible para valorar la fase oral y faríngea, pero tiene el inconveniente de someter a radiaciones ionizantes. Permite un estudio cualitativo y cuantitativo mediante la digitalización de las imágenes (se analizan los tiempos y desplazamientos que se producen en cada movimiento de la deglución).
  - *Laringoscopia indirecta:* mediante un nasofibroscopio hace una valoración anatómica (si existen alteraciones

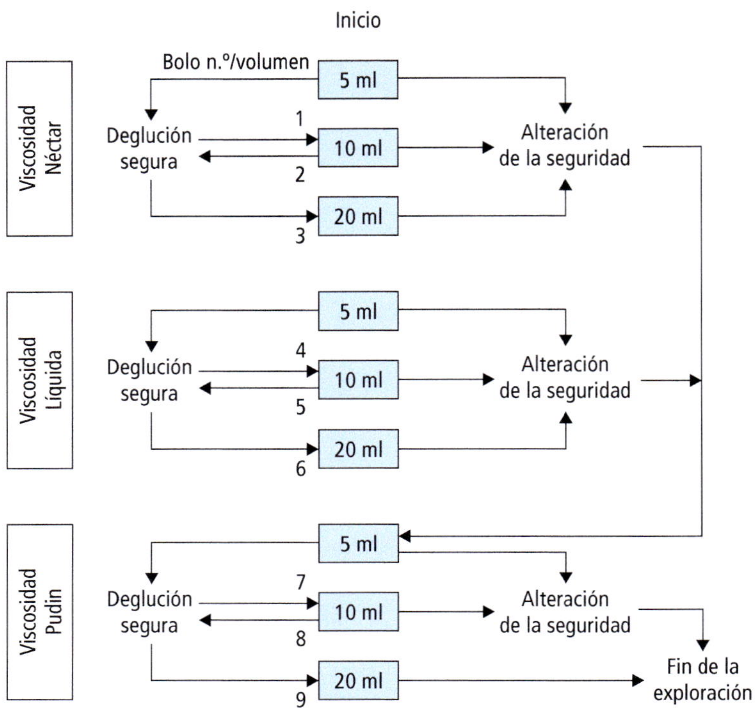

Figura 20.13 Algoritmo del método de exploración clínica volumen-viscosidad.

Alteraciones o signos de seguridad

Consistencia	Néctar			Líquido			Pudin		
Volumen	5 ml	10 ml	20 ml	5 ml	10 ml	20 ml	5 ml	10 ml	20 ml
Tos									
Cambio de voz									
Desaturación (> 3%)									

Alteraciones o signos de eficacia

Consistencia	Néctar			Líquido			Pudin		
Volumen	5 ml	10 ml	20 ml	5 ml	10 ml	20 ml	5 ml	10 ml	20 ml
Ineficacia del sello labial									
Residuo oral									
Deglución fraccionada									
Residuo faríngeo									

Se anotará **Sí** cuando se detecte la **aparición de ese síntoma**, en la casilla correspondiente, tras la administración de cada volumen y viscosidad

Figura 20.14 Hoja de recogida de datos para el método de exploración clínica volumen-viscosidad.

anatómicas o funcionales) y de la deglución mediante la administración de distintas consistencias y volúmenes, coloreados con azul de metileno, para observar si se produce aspiración o retención del alimento y en qué fase.

Las principales complicaciones de la disfagia son las infecciones respiratorias de repetición con gran morbilidad en personas de edad avanzada, la malnutrición y la deshidratación con sus consecuencias, una mayor carga de cuidados e institucionalización, y la necesidad de nutrición enteral por sondas con restricciones físicas secundarias.

Tratamiento

La mayor parte de las alteraciones de la deglución son susceptibles de mejorar con un programa terapéutico adecuado e individualizado según las condiciones específicas del paciente. El tratamiento debe ser multidisciplinar e individualizado, que atienda de forma conjunta la totalidad de alteraciones que se producen en los pacientes con disfagia, y el principal objetivo es conseguir una nutrición adecuada preservando la calidad de vida del paciente.

El tratamiento de la disfagia se compone de estrategias de adaptación, rehabilitación de la deglución y procedimientos quirúrgicos (cuadro 20.14). En las situaciones en que las adaptaciones y la rehabilitación hayan fracasado, dispondremos de la posibilidad de colocación de sondas para conseguir un acceso digestivo de manera temporal o definitiva para asegurar la correcta nutrición e hidratación del paciente. La ventaja de la gastrostomía con respecto a las sondas es que es más cómoda y tolerada, evita lesiones nasofaríngeas y esofágicas, y mejora la calidad de vida. Pero, en determinadas situaciones, puede existir un conflicto ético para su colocación, dado que no está indicada, como en el caso de la demencia en fase avanzada, considerada como «una enfermedad terminal».

RECUERDA: La disfagia origina problemas de seguridad (aspiraciones) y de eficacia (malnutrición y deshidratación). Para el cribado se recomienda la herramienta EAT-10, y para el diagnóstico, el método de exploración clínica volumen-viscosidad (MECV-V). El tratamiento se basa en estrategias de adaptación y de rehabilitación de la deglución.

TRATAMIENTOS DIETÉTICOS. INTERVENCIÓN NUTRICIONAL

El manejo en la intervención nutricional debería ser individualizado, tratando específicamente los factores causantes del estado de malnutrición del adulto mayor (tabla 20.7). Detectados y tratados estos problemas, es fundamental no olvidar que el consejo nutricional debe comenzar siempre por adaptar la dieta oral en adultos mayores malnutridos o en riesgo. Cuando esta opción no es suficiente, podemos recurrir a la alimentación básica adaptada (dietas fortificadas y dietas de consistencia modificada). Si esto es insuficiente, debemos administrar suplementos nutricionales orales. La prescripción de los suplementos debe ser individualizada y siempre con el objetivo de que incremente la ingesta oral, no de que sustituya a esta. La intervención nutricional está indicada si la ingesta

CUADRO 20.14 Tratamiento de la disfagia orofaríngea

Estrategias de adaptación

Modificaciones del entorno

- Entorno tranquilo y respetar el tiempo necesario para la comida.
- Evitar distracciones externas y situaciones conflictivas.
- Posición deglutoria adecuada: en sedestación con la cabeza y el cuello flexionados; en hemiparesia con la cabeza rotada hacia el lado débil.
- Colocación de la comida en el fondo de la lengua.
- Asegurar una buena higiene bucodental.

Modificaciones dietéticas

- Consistencia y volumen del bolo de alimento adaptados según la alteración que presente el paciente.
- Texturas homogéneas, evitando dobles texturas y sabores ácidos para mejorar la deglución.
- Los espesantes se utilizan para aumentar la densidad de los líquidos.
- En algunos casos excepcionales se puede recurrir al uso de prótesis dentarias, linguales, etc., que ayudan en la propulsión del bolo.

Rehabilitación de la deglución

Indirecta (sin alimento)

- *Ejercicios para fortalecer la musculatura,* favorecer el reflejo deglutorio y el cierre glótico. La rehabilitación de la musculatura implicada en la deglución mejora el tono, la fuerza, la amplitud, la velocidad y la coordinación de esta.
- *Estímulo de inicio de deglución:* estimula la fase oral, el control y la propulsión del bolo, y la activación del reflejo deglutorio.

Directa (con alimento)

- *Estrategias posturales:* dependen de la causa que origine la disfagia (flexión anterior de la cabeza, extensión, rotación o inclinación cefálica o decúbito lateral o supino).
- *Maniobras facilitadoras:*
  - Mendelsohn: sujeción manual de la laringe elevándola, deglutiendo y manteniendo esta posición unos segundos después.
  - Masako: el paciente muerde el ápice de su lengua y deglute, con lo que se facilita el movimiento de la base de la lengua y mejora la propulsión del bolo hacia la faringe.

Procedimientos quirúrgicos

Accesos digestivos

- *Sonda nasogástrica:* temporal (< 4-6 semanas), ya que puede favorecer la infección, la aspiración y el reflujo, y dificulta la rehabilitación.
- *Gastrostomía:* gastrostomía endoscópica percutánea (PEG) cuando se prevé una necesidad a largo plazo o es irreversible.

Protección de la vía respiratoria

- Traqueostomía.
- Exclusión laríngea.

TABLA 20.7 Factores causantes del estado de malnutrición del adulto mayor

Causa potencial	Intervenciones
Problemas de masticación	Cuidado bucal Tratamiento dental Dieta de textura modificada
Problemas de deglución (disfagia)	Evaluación profesional de la deglución Rehabilitación de la deglución Dieta de textura modificada de acuerdo con los problemas de deglución
Deterioro de la función de miembro superior	Fisioterapia, terapia ocupacional Ayuda para comer y beber (p. ej., cortar alimentos, alimentar a mano) Provisión de ayudas adecuadas de comida y bebida Comer con los dedos Ayuda de compras/cocina, comida a domicilio
Movilidad reducida, inmovilidad	Fisioterapia Entrenamiento de resistencia Ejercicio grupal Ayuda de compras/cocina, comida a domicilio
Deterioro cognitivo	Supervisión de comidas Asistencia durante la comida (p. ej., pautas verbales, ayuda para comer) Ayuda de compras/cocina, comida a domicilio Comidas de estilo familiar en las instituciones
Estado de ánimo depresivo, depresión	Tratamiento médico adecuado Comer y beber con otros/comidas compartidas Entorno de comida agradable Actividades grupales, terapia ocupacional
Soledad, aislamiento social	Comer y beber con otros/compartir las comidas Actividades en grupo
Pobreza	Programas sociales
Enfermedad aguda, dolor crónico	Tratamiento médico adecuado
Efectos adversos de los medicamentos (p. ej., xerostomía, apatía)	Comprobación de los efectos secundarios de la medicación Reducir la dosis de medicación Reemplazar o suspender medicamentos
Dietas restrictivas	Revisión y modificación de la dieta Restricciones conforme a patologías

oral es insuficiente (< 75% de los requerimientos, < 1.000 kcal/día, < 30 g/día durante > 7/10 días si es normonutrido o 3-5 días si está malnutrido) y en patologías en las que está indicado un soporte nutricional.

Nutrición enteral (NE)

Es una técnica de soporte nutricional por la que se aportan los nutrientes directamente al aparato digestivo por medios de sondas implantadas por vía nasal o gastroenteroanastomótica. Sus indicaciones son:

- *Indicaciones a corto plazo:* desnutrición o disfagia severa secundaria a un proceso reversible (ictus agudo, descompensación enfermedad crónica, mucositis, etc.), suplementación oral por aumento de requerimientos.
- *Indicaciones a largo plazo:* enfermedades neurológicas progresivas e irreversibles, disfagia de cáncer de larga supervivencia (cabeza o cuello).

  Contraindicaciones:
- Reposo digestivo en fase aguda (íleos, hemorragias, pancreatitis aguda, etc.).
- Vómitos incoercibles o diarrea muy severa.
- Síndrome del intestino corto severo o malabsorción severa.

Es importante su inicio precoz dentro de las primeras 36 h del ingreso del paciente. La administración suele ser a través de sondas naso-gastro, duodeno o yeyunales de silicona o poliuretano, o por gastrostomías o yeyunostomías. La aplicación se hace a través de bolos o por bombas de infusión que aportan un flujo constante.

La dieta enteral ideal reunirá una serie de características: osmolaridad similar al plasma (300 mOsm/l), escasa viscosidad para no obstruir el sistema, exentas de sacarosa, aporte equilibrado de nutrientes, proteínas de alto valor biológico, aporte vitamínico y mineral, presencia de fibra, presentación de los principios inmediatos en función de la enfermedad y situación del aparato gastrointestinal. Los preparados comerciales se dividen según su fórmula (cuadro 20.15).

La elección de la fórmula debe fundamentarse en el tipo de deficiencias detectadas en la dieta y que se pretendan corregir: aporte energético, proteico o ambos.

También se ajustarán a las características y preferencias del enfermo con respecto a consistencia y sabores, así como programar el horario de administración a lo largo del día de modo que no interfieran con la ingesta de alimentos y, en vez de complementarla, que acaben sustituyéndola.

CUADRO 20.15 Clasificación de las fórmulas de nutrición enteral

Composición
- **Completa:** contiene todos los macronutrientes y micronutrientes necesarios y puede llegar a ser la única fuente de aporte nutricional.
- **Incompleta:** carece de algún micronutriente, de un micronutriente esencial o solo aporta un nutriente específico.

Fuente de nitrógeno
- **Poliméricas:** mezclan proteínas intactas, hidratos de carbono y grasas; requieren cierto grado de digestión. Tienen baja osmolaridad.
- **Oligoméricas:** las proteínas están hidrolizadas en péptidos o aminoácidos libres, con mayor osmolaridad. Son útiles en malabsorción.

Densidad calórica
- **Hipocalórica:** 0,5-0,75 kcal/ml.
- **Normocalórica:** 1-1,2 kcal/ml.
- **Hipercalórica:** > 1,2 kcal/ml.

Contenido proteico
- Hipoproteica: < 12% VCT.
- Normoproteica: 12-18% VCT.
- Hiperproteica: > 18% VCT.

Contenido en grasa
- **Libre:** < 5% VCT.
- **Baja:** 5-20% VCT.
- **Estándar:** > 20% VCT.

Fibra
- Con fibra.
- Sin fibra.

Osmolaridad
- **Isotónica:** < 300 mOsm/l.
- **Hipertónica:** > 470 mOsm/l.

Especiales
Incluyen los macro- y micronutrientes adaptados a patologías específicas y/o trastornos metabólicos o digestivos, como, por ejemplo, formas para renales, diabéticos, úlceras por presión, etc.

VCT: valor calórico total.

Las complicaciones de la NE pueden ser: mecánicas (obstrucción de la sonda, erosiones de las mucosas, autorretirada de la sonda, neumonitis por aspiración, etc.), metabólicas (deshidratación o hiperhidratación, hiperglucemia, hipo/hipernatremia), gastrointestinales (diarrea, estreñimiento, distensión abdominal, aumento del residuo gástrico, vómitos y regurgitación) e infecciosas (broncoaspiración, sinusitis y otitis).

RECUERDA: El objetivo principal de la suplementación nutricional oral es evitar o reducir el riesgo de desnutrición del paciente, o bien favorecer la recuperación del estado nutricional y/o mejorar su capacidad funcional, asegurando el aporte adecuado de energía y nutrientes cuando el paciente es incapaz de cubrir sus requerimientos nutricionales con la alimentación convencional o terapéutica.

Nutrición parenteral

Es la administración de nutrientes por vía intravenosa que suele ser central por la alta osmolaridad de las soluciones. Aporta nutrientes calculados en función de la situación específica del individuo, modificando sus componentes según las patologías y el grado de estrés. Sus indicaciones son: contraindicación de dieta enteral y oral, catabolismo grave con necesidades imposibles de cubrir vía oral/enteral y desnutrición severa con ingesta insuficiente oral/enteral, enfermedad vascular o inflamatoria intestinal severa, enteritis rádica severa, intestino corto severo y obstrucción intestinal. Exige la vigilancia cercana de los parámetros clínicos y analíticos.

Las complicaciones son: mecánicas, metabólicas, infecciosas y sobre/subalimentación. Existen una serie de recomendaciones basadas en la evidencia para el uso de suplementos nutricionales en pacientes mayores (cuadro 20.16).

CUADRO 20.16 Recomendaciones para el uso de suplementos nutricionales en pacientes geriátricos

Recomendaciones con grado A
- Pacientes desnutridos o en riesgo de desnutrición, mejora la situación nutricional y aumenta la supervivencia.
- Después de una fractura de cadera o cirugía ortopédica, reduce el número de complicaciones.
- La fibra puede regularizar la función intestinal en los pacientes con NE.
- Los suplementos de alto contenido proteico pueden reducir el riesgo de aparición de úlceras de presión.
- En la disfagia neurógena severa, utilizar NE para garantizar el aporte energético y de nutrientes. En estos pacientes es preferible la PEG a sondas nasogástricas para soporte nutricional a largo plazo, ya que se asocia a mejor estado nutricional. Utilizar la PEG si la NE se va a utilizar más de 4 semanas.

Recomendaciones con grado B
- En casos de riesgo nutricional (insuficiente ingesta oral, pérdida de peso > 5% en 3 meses o del 10% en 6, IMC < 20), iniciar la suplementación nutricional oral y/o por tubo.
- Los mayores frágiles pueden beneficiarse de NE por sondas tanto tiempo como sea necesario si la condición general del paciente es estable (no en la última etapa de la enfermedad).

Recomendaciones con grado C
- En la disfagia neurógena severa, la NE debe ser iniciada lo antes posible.
- En pacientes con depresión, utilizar la NE hasta superar la fase de anorexia y la pérdida de motivación.
- Basándonos en la experiencia clínica, la NE está recomendada para mejorar la cicatrización de las úlceras de presión.
- En casos de demencia leve o moderada, considerar la suplementación oral y ocasionalmente enteral por sonda para asegurar un adecuado aporte energético y de nutrientes que evite la desnutrición.
- En la demencia terminal, la NE por sondas no está indicada.

RECUERDA: El uso de la vía intestinal (nutrición enteral) es preferible frente a la utilización de la vía venosa (nutrición parenteral), ya que ayuda a preservar la función y la integridad de las membranas mucosas.

Es esencial monitorizar el proceso de intervención nutricional y realizar revaluaciones periódicas para comprobar si se alcanzan los objetivos nutricionales. Si este no es el caso, los objetivos y las intervenciones tienen que ser modificadas y ajustadas según los problemas detectados. El proceso de monitorización se realiza conforme al proceso de valoración nutricional en la persona mayor (v. fig. 20.8).

Cuidados paliativos en los mayores

Ana Carolina Gama, Juan Felipe Meneses

INTRODUCCIÓN

Según el informe de la Organización Mundial de la Salud (OMS) de diciembre de 2020, que indica las causas de muerte de la población mundial, 7 de las 10 principales causas son enfermedades no transmisibles: cardiopatía isquémica, enfermedad pulmonar obstructiva crónica, enfermedad de Alzheimer y cáncer. La presencia de estas entidades clínicas, tanto de forma aislada como de forma concurrente, es habitual en los adultos mayores. La muerte de las personas que sufren estas patologías está precedida por un período de deterioro funcional, discapacidad y múltiples síntomas físicos (fig. 21.1), emocionales y espirituales que deben ser abordados de forma adecuada. Los cuidados paliativos son una herramienta eficaz, ya que se centran en el control de síntomas y en el mantenimiento de la calidad de vida y la dignidad de las personas y sus familias.

En el presente capítulo abordaremos los síntomas más frecuentes en patologías terminales oncológicas y no oncológicas, destacando la importancia del reconocimiento temprano de problemas, el abordaje integral y el acompañamiento al paciente y familiares.

IDENTIFICACIÓN DE LA NECESIDAD DE ATENCIÓN PALIATIVA

La atención a las personas mayores con patologías crónicas progresivas plantea un reto a la atención sanitaria a nivel mundial para los próximos años y pone a prueba las estrategias de salud pública y la atención sanitaria, lo que requerirá el desarrollo de sistemas de atención integral e integrada, en los que se incluya la detección de necesidades de atención paliativas y la comunicación constante entre los niveles asistenciales para todas las personas que padecen estas patologías y sus familias.

> **RECUERDA:** El objetivo principal de los sistemas de atención integrada es la adecuación de los objetivos del tratamiento a la situación de la persona teniendo en cuenta sus preferencias y valores, realizando una atención centrada en la persona y su familia y no solamente en el pronóstico de su enfermedad.

Con el fin de proporcionar una adecuada atención a estas personas, se desarrolló un nuevo modelo de actuación en tres fases, el «modelo *framework*» (fig. 21.2). La primera fase o primera transición paliativa se basa en la identificación precoz de la situación de final de vida. Existen instrumentos específicos desarrollados en Europa, como el Supportive and Palliative Care Indicator Tool (https://www.spict.org.uk/the-spict/spict-es/), la Gold Standards Framework guide (https://www.goldstandardsframework.org.uk) y el instrumento Necpal (http://www.cuidarypaliar.es/wp-content/uploads/2017/02/doc_necpal_ccoms-ico_instrumento.pdf) (fig. 21.3), los cuales deberían aplicarse en la consulta ambulatoria de forma universal. El objetivo principal de esta identificación es el inicio precoz de una atención con enfoque paliativo progresivo.

La segunda fase es el diagnóstico situacional, que es primordial para establecer en qué momento de la trayectoria vital se encuentra el individuo. Inicialmente se debe determinar la gravedad de la patología en relación con la situación particular de la persona evaluada; para objetivar esta situación particular, la valoración geriátrica integral (VGI) es fundamental (tabla 21.1) (para mayor ampliación en la VGI, v. capítulo 5).

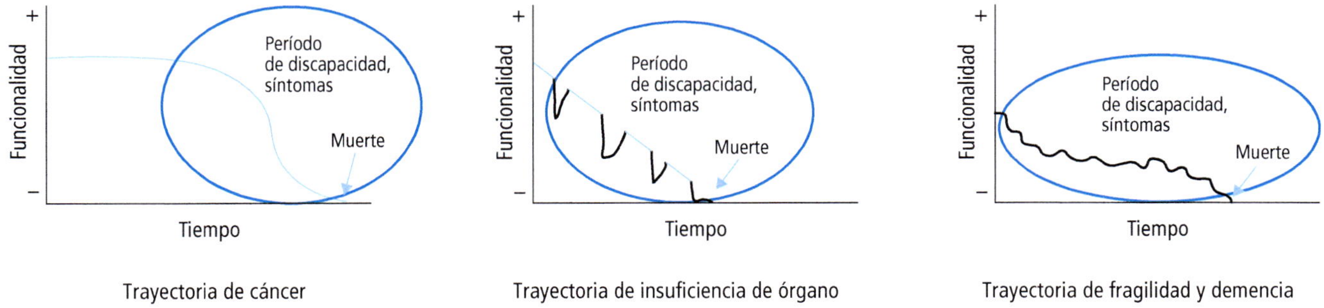

Figura 21.1 Trayectorias funcionales al final de la vida.

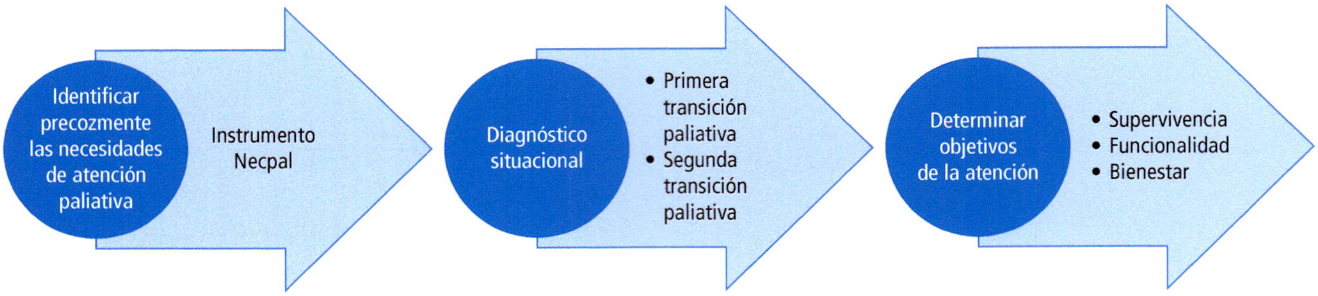

Figura 21.2 Modelo de actuación en tres fases. «Modelo *framework*» en la atención a las personas con enfermedades crónicas avanzadas.

Posteriormente hay que determinar si la patología está progresando o no, haciendo una valoración dinámica en el tiempo de los indicadores de patología avanzada, que se encuentran en los instrumentos específicos de situación de final de vida. Es importante entender que el proceso de muerte de las personas con enfermedades crónicas únicas o concomitantes se asocia con deterioro en todas las dimensiones de su vida (física, psicológica, social y espiritual), deterioro que se sucede a la par y que requiere ser identificado e intervenido (fig. 21.4) mediante el establecimiento de un plan de atención, idealmente de forma anticipada, en el que los valores, las preferencias y los deseos de las personas sean el centro, a través de un proceso de decisiones compartidas, lo cual sería la tercera fase.

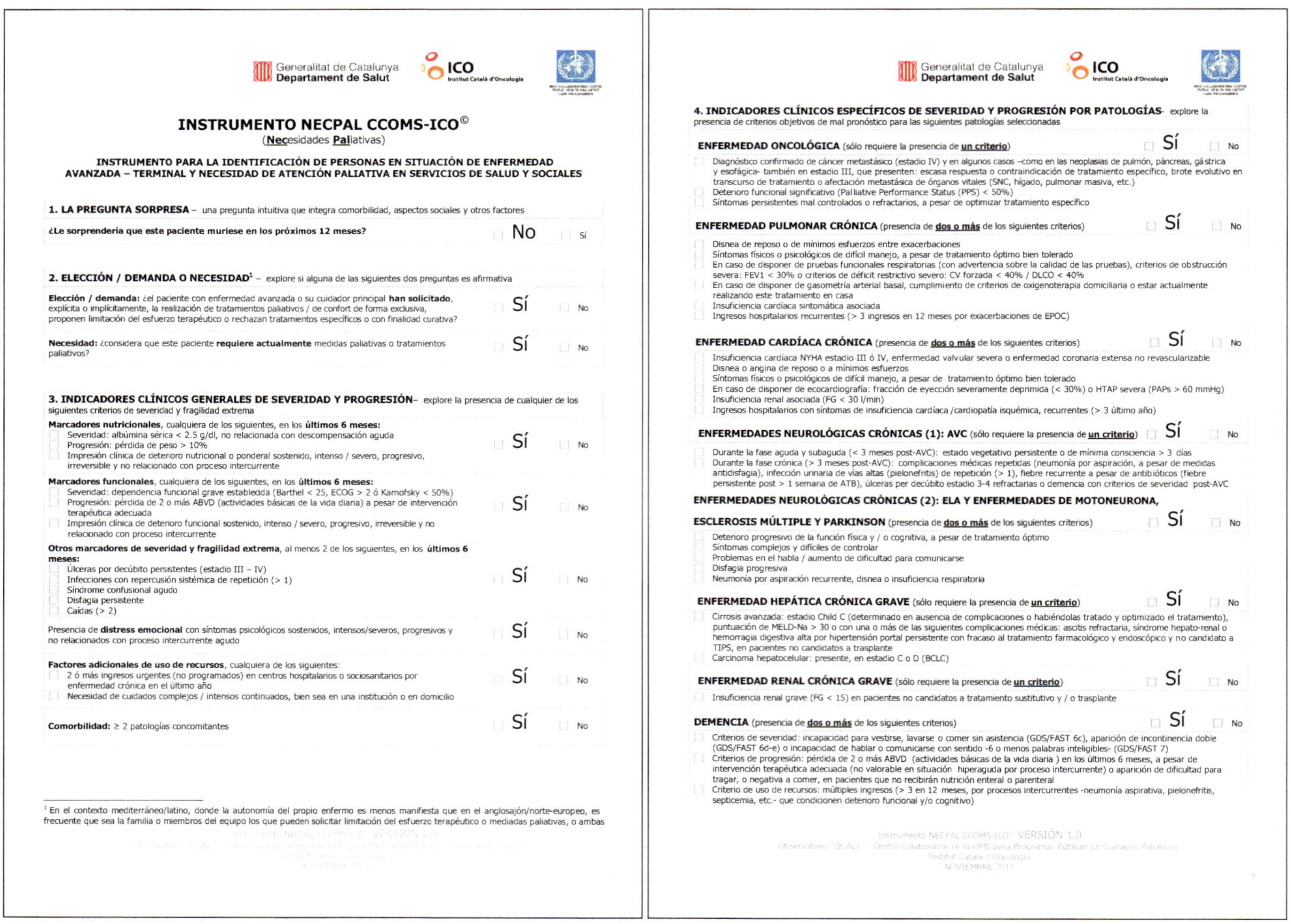

Generalitat de Catalunya
Departament de Salut
ICO Institut Català d'Oncologia

INSTRUMENTO NECPAL CCOMS-ICO©
(**Nec**esidades **Pal**iativas)

INSTRUMENTO PARA LA IDENTIFICACIÓN DE PERSONAS EN SITUACIÓN DE ENFERMEDAD AVANZADA – TERMINAL Y NECESIDAD DE ATENCIÓN PALIATIVA EN SERVICIOS DE SALUD Y SOCIALES

1. LA PREGUNTA SORPRESA – una pregunta intuitiva que integra comorbilidad, aspectos sociales y otros factores

¿Le sorprendería que este paciente muriese en los próximos 12 meses? ☐ No ☐ Sí

2. ELECCIÓN / DEMANDA O NECESIDAD[1] – explore si alguna de las siguientes dos preguntas es afirmativa

Elección / demanda: ¿el paciente con enfermedad avanzada o su cuidador principal **han solicitado**, explícita o implícitamente, la realización de tratamientos paliativos / de confort de forma exclusiva, proponen limitación del esfuerzo terapéutico o rechazan tratamientos específicos o con finalidad curativa? ☐ Sí ☐ No

Necesidad: ¿considera que este paciente **requiere actualmente** medidas paliativas o tratamientos paliativos? ☐ Sí ☐ No

3. INDICADORES CLÍNICOS GENERALES DE SEVERIDAD Y PROGRESIÓN– explore la presencia de cualquier de los siguientes criterios de severidad y fragilidad extrema

Marcadores nutricionales, cualquiera de los siguientes, en los **últimos 6 meses:** ☐ Sí ☐ No
☐ Severidad: albúmina sérica < 2.5 g/dl, no relacionada con descompensación aguda
☐ Progresión: pérdida de peso > 10%
☐ Impresión clínica de deterioro nutricional o ponderal sostenido, intenso / severo, progresivo, irreversible y no relacionado con proceso intercurrente

Marcadores funcionales, cualquiera de los siguientes, en los **últimos 6 meses:** ☐ Sí ☐ No
☐ Severidad: dependencia funcional grave establecida (Barthel < 25, ECOG > 2 ó Karnofsky < 50%)
☐ Progresión: pérdida de 2 o más ABVD (actividades básicas de la vida diaria) a pesar de intervención terapéutica adecuada
☐ Impresión clínica de deterioro funcional sostenido, intenso / severo, progresivo, irreversible y no relacionado con proceso intercurrente

Otros marcadores de severidad y fragilidad extrema, al menos 2 de los siguientes, en los **últimos 6 meses:** ☐ Sí ☐ No
☐ Úlceras por decúbito persistentes (estadio III – IV)
☐ Infecciones con repercusión sistémica de repetición (> 1)
☐ Síndrome confusional agudo
☐ Disfagia persistente
☐ Caídas (> 2)

Presencia de **distress emocional** con síntomas psicológicos sostenidos, intensos/severos, progresivos y no relacionados con proceso intercurrente agudo ☐ Sí ☐ No

Factores adicionales de uso de recursos, cualquiera de los siguientes: ☐ Sí ☐ No
☐ 2 ó más ingresos urgentes (no programados) en centros hospitalarios o sociosanitarios por enfermedad crónica en el último año
☐ Necesidad de cuidados complejos / intensos continuados, bien sea en una institución o en domicilio

Comorbilidad: ≥ 2 patologías concomitantes ☐ Sí ☐ No

[1] En el contexto mediterráneo/latino, donde la autonomía del propio enfermo es menos manifiesta que en el anglosajón/norte-europeo, es frecuente que sea la familia o miembros del equipo los que pueden solicitar limitación del esfuerzo terapéutico o mediadas paliativas, o ambas

Generalitat de Catalunya
Departament de Salut
ICO Institut Català d'Oncologia

4. INDICADORES CLÍNICOS ESPECÍFICOS DE SEVERIDAD Y PROGRESIÓN POR PATOLOGÍAS– explore la presencia de criterios objetivos de mal pronóstico para las siguientes patologías seleccionadas

ENFERMEDAD ONCOLÓGICA (sólo requiere la presencia de **un criterio**) ☐ Sí ☐ No
☐ Diagnóstico confirmado de cáncer metastásico (estadio IV) y en algunos casos –como en las neoplasias de pulmón, páncreas, gástrica y esofágica- también en estadio III, que presenten: escasa respuesta o contraindicación de tratamiento específico, brote evolutivo en transcurso de tratamiento o afectación metastásica de órganos vitales (SNC, hígado, pulmonar masiva, etc.)
☐ Deterioro funcional significativo (Palliative Performance Status (PPS) < 50%)
☐ Síntomas persistentes mal controlados o refractarios, a pesar de optimizar tratamiento específico

ENFERMEDAD PULMONAR CRÓNICA (presencia de **dos o más** de los siguientes criterios) ☐ Sí ☐ No
☐ Disnea de reposo o de mínimos esfuerzos entre exacerbaciones
☐ Síntomas físicos o psicológicos de difícil manejo, a pesar de tratamiento óptimo bien tolerado
☐ En caso de disponer de pruebas funcionales respiratorias (con advertencia sobre la calidad de las pruebas), criterios de obstrucción severa: FEV1 < 30% o criterios de déficit restrictivo severo: CV forzada < 40% / DLCO < 40%
☐ En caso de disponer de gasometría arterial basal, cumplimiento de criterios de oxigenoterapia domiciliaria o estar actualmente realizando este tratamiento en casa
☐ Insuficiencia cardíaca sintomática asociada
☐ Ingresos hospitalarios recurrentes (> 3 ingresos en 12 meses por exacerbaciones de EPOC)

ENFERMEDAD CARDÍACA CRÓNICA (presencia de **dos o más** de los siguientes criterios) ☐ Sí ☐ No
☐ Insuficiencia cardíaca NYHA estadio III ó IV, enfermedad valvular severa o enfermedad coronaria extensa no revascularizable
☐ Disnea o angina de reposo o a mínimos esfuerzos
☐ Síntomas físicos o psicológicos de difícil manejo, a pesar de tratamiento óptimo bien tolerado
☐ En caso de disponer de ecocardiografía: fracción de eyección severamente deprimida (< 30%) o HTAP severa (PAPs > 60 mmHg)
☐ Insuficiencia renal asociada (FG < 30 l/min)
☐ Ingresos hospitalarios con síntomas de insuficiencia cardíaca /cardiopatía isquémica, recurrentes (> 3 último año)

ENFERMEDADES NEUROLÓGICAS CRÓNICAS (1): AVC (sólo requiere la presencia de **un criterio**) ☐ Sí ☐ No
☐ Durante la fase aguda y subaguda (< 3 meses post-AVC): estado vegetativo persistente o de mínima consciencia > 3 días
☐ Durante la fase crónica (> 3 meses post-AVC): complicaciones médicas repetidas (neumonía por aspiración, a pesar de medidas antidisfagia), infección urinaria de vías altas (pielonefritis) de repetición (> 1), fiebre recurrente a pesar de antibióticos (fiebre persistente post > 1 semana de ATB), úlceras per decúbito estadio 3-4 refractarias o demencia con criterios de severidad post-AVC

ENFERMEDADES NEUROLÓGICAS CRÓNICAS (2): ELA Y ENFERMEDADES DE MOTONEURONA, ESCLEROSIS MÚLTIPLE Y PARKINSON (presencia de **dos o más** de los siguientes criterios) ☐ Sí ☐ No
☐ Deterioro progresivo de la función física y / o cognitiva, a pesar de tratamiento óptimo
☐ Síntomas complejos y difíciles de controlar
☐ Problemas en el habla / aumento de dificultad para comunicarse
☐ Disfagia progresiva
☐ Neumonía por aspiración recurrente, disnea o insuficiencia respiratoria

ENFERMEDAD HEPÁTICA CRÓNICA GRAVE (sólo requiere la presencia de **un criterio**) ☐ Sí ☐ No
☐ Cirrosis avanzada: estadio Child C (determinado en ausencia de complicaciones o habiéndolas tratado y optimizado el tratamiento), puntuación de MELD-Na > 30 o con una o más de las siguientes complicaciones médicas: ascitis refractaria, síndrome hepato-renal o hemorragia digestiva alta por hipertensión portal persistente con fracaso al tratamiento farmacológico y endoscópico y no candidato a TIPS, en pacientes no candidatos a trasplante
☐ Carcinoma hepatocelular: presente, en estadio C o D (BCLC)

ENFERMEDAD RENAL CRÓNICA GRAVE (sólo requiere la presencia de **un criterio**) ☐ Sí ☐ No
☐ Insuficiencia renal grave (FG < 15) en pacientes no candidatos a tratamiento sustitutivo y / o trasplante

DEMENCIA (presencia de **dos o más** de los siguientes criterios) ☐ Sí ☐ No
☐ Criterios de severidad: incapacidad para vestirse, lavarse o comer sin asistencia (GDS/FAST 6c), aparición de incontinencia doble (GDS/FAST 6d-e) o incapacidad de hablar o comunicarse con sentido -6 o menos palabras inteligibles- (GDS/FAST 7)
☐ Criterios de progresión: pérdida de 2 o más ABVD (actividades básicas de la vida diaria) en los últimos 6 meses, a pesar de intervención terapéutica adecuada (no valorable en situación hiperaguda por proceso intercurrente) o aparición de dificultad para tragar, o negativa a comer, en pacientes que no recibirán nutrición enteral o parenteral
☐ Criterio de uso de recursos: múltiples ingresos (> 3 en 12 meses, por procesos intercurrentes -neumonía aspirativa, pielonefritis, septicemia, etc.- que condicionen deterioro funcional y/o cognitivo)

Instrumento NECPAL CCOMS-ICO© VERSIÓN 1.0
Observatorio "QUALY" - Centro Colaborador de la OMS para Programas Públicos de Cuidados Paliativos
Institut Català d'Oncologia
NOVIEMBRE 2011

Figura 21.3 Instrumento Necpal CCOMS-ICO de necesidades paliativas.

TABLA 21.1 Instrumentos sugeridos en la valoración geriátrica integral

Valoración clínica completa	Historia clínica Revisión del tratamiento farmacológico → prescripción de los últimos 6 meses Examen físico completo
Valoración funcional	Actividades básicas de la vida diaria → Katz, Barthel, Karnofsky Performance Status Actividades instrumentales de la vida diaria → Lawton y Brody Actividades avanzadas de la vida diaria Medidas de rendimiento físico → Short Physical Performance Battery (SPPB), velocidad de la marcha Detección de fragilidad → FRAIL
Valoración cognoscitiva	Mini-Mental Estate Examination Montreal Cognitive Assesment Confusion Assessment Method o 4AT → detección de *delirium*
Valoración del estado de ánimo	Escala de depresión geriátrica de Yesavage Escala de depresión en demencia Cornell Escala de calificación de ansiedad de Hamilton
Valoración nutricional	Medidas antropométricas Mini Nutritional Assesment (MNA®) Sarcopenia → SARC-F
Valoración social	Entrevista completa Escala de carga del cuidador de Zarit

RECUERDA: La identificación precoz de las necesidades de atención paliativas en personas con enfermedades crónicas es fundamental para ofrecer un tratamiento adecuado. Para esto hay herramientas prácticas de identificación y esquemas de trabajo como el «modelo *framework*».

La utilización y el análisis adecuados de las herramientas propuestas para identificar las necesidades paliativas y para determinar el estadio en el que se encuentra(n) la(s) patología(s) que afecta(n) a la persona que se atiende es fundamental para evitar iniciar un plan de atención paliativa en una persona que puede beneficiarse de otras estrategias de intervención. En la actualidad existe evidencia científica que constata que los adultos mayores tienen más riesgo de ser discriminados negativamente (p. ej., no recibir cierto tipo de tratamientos médicos) solo por el hecho de ser mayores. Este tipo de discriminación se conoce como «edadismo», y aunque puede afectar a cualquier grupo de edad, se ha relacionado con aumento de la morbilidad y disminución de la rehabilitación física y de la esperanza de vida en los mayores.

CUIDADOS PALIATIVOS Y GERIATRÍA

La geriatría y el cuidado paliativo son especialidades afines, en las que el trabajo multidisciplinario es la base fundamental. Se evalúan las esferas física, psicológica y social de las personas para ofrecer un tratamiento integral y mantener la calidad de vida, tanto para la persona enferma como para su familia.

Dado el aumento en la proporción de personas que viven con enfermedades crónicas avanzadas, será indispensable que

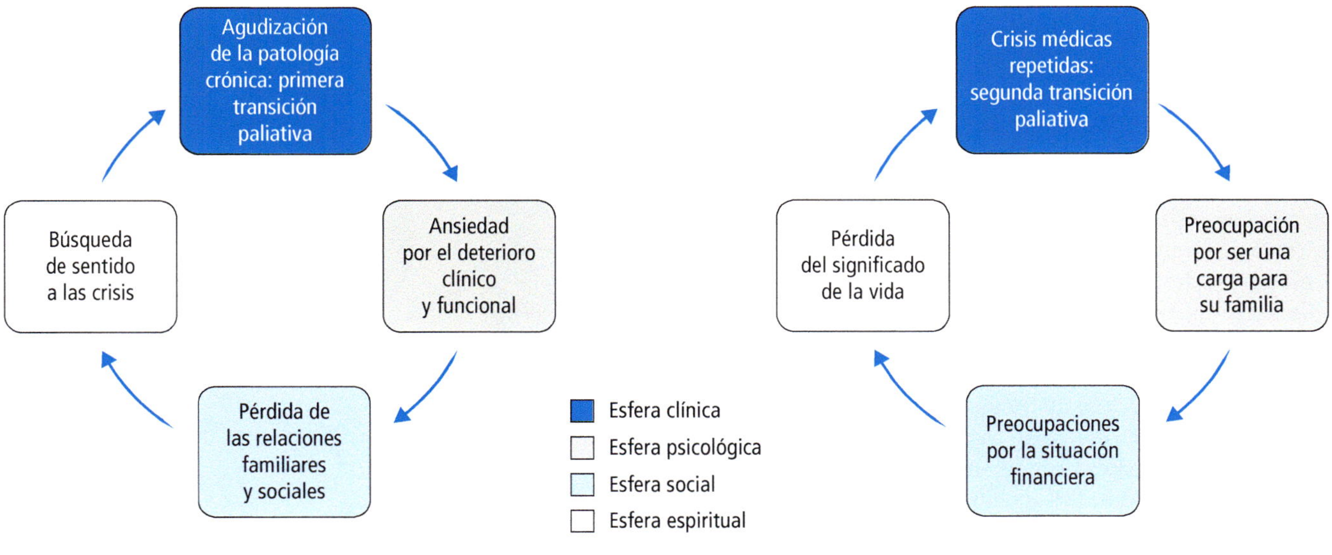

Figura 21.4 Efectos multidimensionales de las crisis médicas en personas con enfermedades crónicas avanzadas.

los servicios sanitarios brinden atención centrada en la persona, en sus deseos, preferencias y necesidades, visión ampliamente desarrollada en el campo de la geriatría, sobre todo en el cuidado de personas con fragilidad y demencia.

Se requerirá, además, la inclusión de especialistas en geriatría dentro de los grupos de atención de cuidados paliativos, ya que ganarán importancia la rehabilitación y la intervención de síndromes geriátricos como la sarcopenia, la fragilidad, las caídas, la polifarmacia, la depresión, la ansiedad y los trastornos cognitivos, los cuales han demostrado tener impacto en los resultados a largo plazo en términos de morbilidad y mortalidad, y que distan de la paliación de enfermedades o sus síntomas.

La colaboración interdisciplinaria entre la geriatría y el cuidado paliativo resulta crucial para ofrecer una atención integral y humanizada a la población geriátrica en momentos de alta vulnerabilidad.

Trabajo interdisciplinario en cuidados paliativos para personas adultas mayores

La atención de personas mayores con necesidad de cuidado paliativo tiene un grado de complejidad mayor, ya que las situaciones que se presentan en este momento de la enfermedad evocan mayor cercanía a la muerte, lo que implica la necesaria participación y organización de profesionales entrenados y empáticos, cuyos objetivos respondan a las metas planteadas de forma conjunta con el paciente y su entorno.

Se han descrito cuatro modelos de geriatría oncológica. En el primero, el geriatra recibe al paciente luego de un cribado básico y es un modelo de referencia; su principal falencia es la falta de integración de los profesionales. En el segundo, se cuenta con profesionales de geriatría formados en manejo oncológico y paliativo en el cuidado primario, pero su debilidad es la carencia de la cantidad adecuada de este tipo de profesionales para el volumen de pacientes. En el tercero, aparece una figura de trabajo multidisciplinario ambulatorio (que incluye terapeuta, trabajador social, nutricionista y enfermeras), a modo de consulta, para el manejo de condiciones complejas del paciente como fragilidad, demencia, etc. detectadas en el equipo de oncología. En el último modelo, el geriatra forma parte del equipo oncológico y logra establecer un trabajo interdisciplinario capaz de detectar los tres factores principales que definen la planeación de la intervención (fig. 21.5): edad fisiológica, soporte social y riesgo de efectos adversos con los tratamientos, los cuales se relacionan con la presencia de fragilidad, polifarmacia, multimorbilidad y malnutrición y se determinan a partir de la VGI.

Teniendo en cuenta estos tres factores, es importante contar en el equipo multidisciplinario con profesionales de enfermería, farmacia, trabajo social; un médico geriatra con experiencia en oncología; un médico especialista en cuidado paliativo, y un médico oncólogo (fig. 21.6).

En el caso de las enfermedades no oncológicas, será el médico geriatra quien considere incluir dentro de su equipo a un especialista específico en cardiología, hepatología, neumología, psiquiatría, medicina física y rehabilitación, entre otros, para lograr los objetivos propuestos.

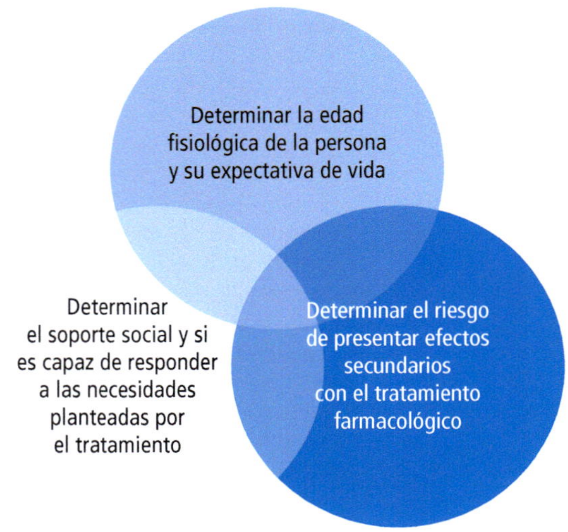

Figura 21.5 Factores determinantes de la planeación de la intervención oncológica en personas mayores.

Lo anterior no es posible sin la premisa fundamental de los grupos interdisciplinarios, que es mantener una comunicación fluida, coordinada, en tiempo real y buscando complementariedad y resolutividad.

Niveles asistenciales

El cuidado paliativo geriátrico debe ser una estrategia dinámica, que se pueda acoplar a los diferentes escenarios de atención y prestación de servicios, según las necesidades de la persona. Será más probable que el equipo de cuidado

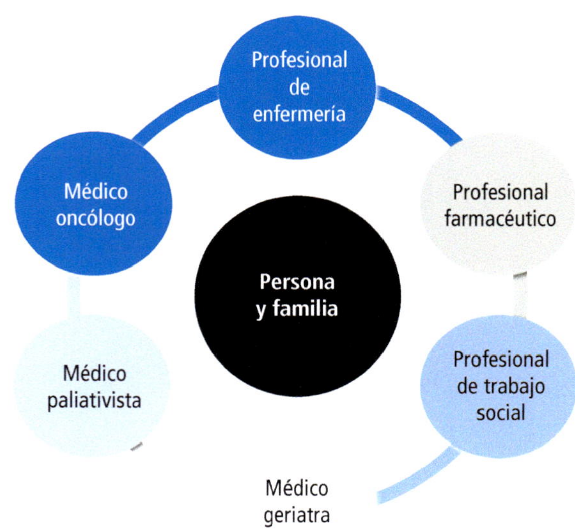

Figura 21.6 Equipo multidisciplinar de atención en geriatría oncológica.

paliativo encuentre mayor relevancia en ciertos niveles, como por ejemplo en un paciente ingresado a la unidad geriátrica de agudos (UGA) con un reciente diagnóstico tributario de manejo paliativo, o bien porque se requieren intervenciones intramurales para controlar los síntomas de la enfermedad. Así mismo, los niveles de atención propios de la cronicidad, como las unidades de larga estancia (ULE), las residencias o el domicilio, serán los sitios más frecuentes para la prestación de las intervenciones paliativas por dicho equipo; y adicionalmente son los lugares que generan mayor confort para el paciente y su entorno. Tras la pandemia de COVID-19, la telemedicina ha ganado un espacio en el manejo y seguimiento de pacientes en todos los niveles. La telemedicina como canal de atención ha permitido mejorar las coberturas de prestación de diversos servicios para población vulnerable o con barreas de acceso, tanto en el número de eventos realizados como en el tiempo en el cual se realizan. Experiencias publicadas en España y Latinoamérica dan cuenta de los beneficios de esta modalidad de atención, teniendo en cuenta las dificultades para su implementación tecnológica y aspectos éticos y de humanización del servicio.

Armonización terapéutica y planificación compartida de la atención

La armonización terapéutica y la planificación compartida de la atención son aspectos cruciales en el cuidado de personas mayores, muchas de las cuales se enfrentan a la multimorbilidad y se acercan al final de sus vidas. Es imperativo que el proceso de atención se alinee con los deseos y preferencias de cada individuo, adoptando así un enfoque centrado en la persona. En este contexto, surge el programa Palliative and Therapeutic Harmonization (PATH), el cual destaca la importancia de evaluar la fragilidad como parte del diagnóstico situacional. A través de la VGI, se analiza el potencial de rehabilitación, la resiliencia física y las necesidades multidimensionales del paciente, todo con el fin de crear un plan de atención individualizado que refleje verdaderamente lo que es significativo para la persona.

Además, es esencial explorar qué aspectos son realmente importantes para cada individuo en el proceso de planificación compartida de la atención. Esto implica una colaboración entre el paciente con capacidad para decidir, la familia y el equipo de atención médica para determinar qué tratamientos futuros pueden no ser deseados, considerando los posibles cambios en la vida, la salud y las necesidades de cuidado derivadas de las enfermedades crónicas. La planificación compartida no solo reduce la frecuencia de visitas a urgencias y hospitalizaciones, así como la medicalización del final de la vida, sino que también facilita el duelo para la familia.

Estas conversaciones de planificación forman parte integral de la relación médico-paciente y deben basarse en los valores, las preferencias y las prioridades del individuo. Es esencial que esta información sea compartida en todos los niveles de atención médica para garantizar que guíe adecuadamente el tratamiento. Sin embargo, iniciar estas conversaciones requiere habilidades comunicativas específicas y representa un desafío para el equipo de atención médica. Afortunadamente, existen estrategias de entrenamiento disponibles para el desarrollo de estas habilidades, como las proporcionadas por organizaciones como AEPCA (www.aepca.es), Al Final de la Vida (www.alfinaldelavida.org) y Fundación Caredoctors (www.fundacioncaredoctors.org).

A nivel farmacológico, el cuadro 21.1 presenta las recomendaciones generales para el uso de medicamentos en adultos mayores con enfermedades avanzadas.

CUADRO 21.1 Recomendaciones generales para el uso de medicamentos en adultos mayores con enfermedades avanzadas

- Elegir el medicamento con mejor perfil farmacocinético y farmacodinámico.
- Lograr alivio de síntomas con la menor tasa de efectos secundarios.
- Iniciar con dosis bajas y titular hasta lograr objetivos.
- Vigilar interacciones farmacológicas de forma periódica.
- Mantener intervenciones sobre la enfermedad de base.
- Revalorar frecuentemente los objetivos y los resultados.
- Conciliar el plan de manejo con la familia y el paciente.
- Acompañar el tratamiento con intervenciones no farmacológicas.
- Evitar la cascada de la prescripción.

MANEJO DE SÍNTOMAS

Dolor

Este síntoma es uno de los más reconocidos en pacientes con enfermedad neoplásica, así como cada vez más en enfermedades no oncológicas. En personas con cáncer el dolor puede ser de origen somático o visceral por compromiso en tejidos cutáneos, hueso, vísceras o músculo; o de origen neuropático por daño en el sistema nervioso central o periférico por infiltración tumoral. Casi todos los pacientes en estadios avanzados tienen dolor de orígenes mixtos.

La valoración del dolor en pacientes sin deterioro cognoscitivo tiene bastantes escalas y cuestionarios, como la escala visual análoga (EVA), la escala numérica (EN) o la escala categórica (EC); la EVA puede cuantificar la intensidad del dolor, así como la mejora con las intervenciones, pero su limitación es la valoración unidimensional del dolor. Las escalas que se recomiendan en la práctica clínica son la EN por su buena sensibilidad, y en segundo lugar la EVA; por supuesto, entendidas como una ayuda que no reemplaza el juicio y la situación clínica. De forma complementaria, se han desarrollado una serie de cuestionarios o herramientas cuyo abordaje incluye otras dimensiones, como, por ejemplo, la sensorial y afectiva, para mejorar las intervenciones en el dolor. Algunos de los siguientes están validados: cuestionario de dolor de McGill (MPQ), cuestionario de dolor en español (CDE), cuestionario DN4 (DN4), inventario multidimensional del dolor de West Haven-Yale (WHYMPI), test Lattinen, cuestionario breve del dolor (Brief Pain Inventory), LANSS Pain Scale, PainDETECT, etc.

Adicionalmente, se debe tener en cuenta el estatus funcional, nutricional, social y afectivo-cognitivo, la polifarmacia y la multimorbilidad, lo que nos permite asegurar una adecuada prescripción, en la cual se identifican riesgos, reacciones adversas, interacciones y respuesta terapéutica.

En pacientes con insuficiencia orgánica (pulmón, corazón, riñón, hígado) es imprescindible descartar causas extrapulmonares, extracardíacas, extrarrenales o extrahepáticas del dolor, entre las cuales están las fracturas costales, la inflamación pleurítica por infección o derrame, la neuropatía, la vasculopatía, las alteraciones musculoesqueléticas, la pancreatitis, la colecistitis, la apendicitis o la perforación de víscera, algunas de las cuales pueden requerir intervenciones adicionales para resolver el síntoma de forma definitiva. Existe una creencia sobre una muerte «no dolorosa», o «pacífica», en la fase terminal de la enfermedad renal (en el paciente urémico); sin embargo, los pacientes y las familias reportan altas tasas de dolor en fases finales al retirar la diálisis, por lo cual la exploración e indagación acerca del dolor debe realizarse de forma permanente en todos los pacientes.

Dentro de las medidas no farmacológicas se contemplan las técnicas de masajes, relajación y rehabilitación.

Las recomendaciones de la OMS para el manejo del dolor son válidas y pertinentes, basadas en la escalera analgésica; sin embargo, en los pacientes mayores complejos, en programas de cuidado paliativo y final de vida, que padecen dolor moderado a severo, el médico podrá hacer uso de los medicamentos de mayor poder analgésico, como los opioides fuertes (paso 3 de la OMS) (fig. 21.7). Las dosis de los principales fármacos empleados se recogen en la tabla 21.2.

La elección del medicamento y la dosis estará sujeta al grado de compromiso de los órganos que metabolizan los medicamentos. Se debe tener especial consideración con los pacientes con fallo renal avanzado, puesto que los opiáceos tienen metabolismo a este nivel; es así como se recomiendan de primera línea fentanilo, alfentanilo y metadona; en segunda línea y con precauciones la oxicodona y la hidromorfona; definitivamente, no se deben usar la codeína ni la meperidina, y la morfina solo en casos particulares por cortos períodos de tiempos, debido a la acumulación de metabolitos tóxicos con riesgo de narcosis y mioclonos. Hasta el momento no hay evidencia en el uso de buprenorfina. Los opiáceos incrementan el riesgo de encefalopatía, por lo que deben estar en dosis bajas e intervalos largos, y si el paciente tiene historia de encefalopatía se deben suspender. Hay que tener en cuenta que se deben acompañar con terapia laxante.

Hay consenso para desaconsejar el uso de AINE por el riesgo de fallo renal, sangrado digestivo y síndrome hepatorrenal en pacientes con fallo hepático. El acetaminofén es seguro en enfermedad hepática, en una dosis de 2-3 g al día. Queda abierta la posibilidad de usar otros agentes analgésicos utilizados para el dolor neuropático, como la gabapentina (300 mg cada día) o la pregabalina (150 mg cada 12 h); y en aquellas personas con trastorno afectivo concomitante (depresión o ansiedad), se pueden utilizar inhibidores duales (serotonina-noradrenalina) (cuadros 21.2 a 21.4).

La estrategia denominada «rotación de opioides» se define como un cambio en el medicamento opioide o su ruta de administración con el objetivo de mejorar los resultados, es decir, controlar el dolor sin aumentar las reacciones adversas,

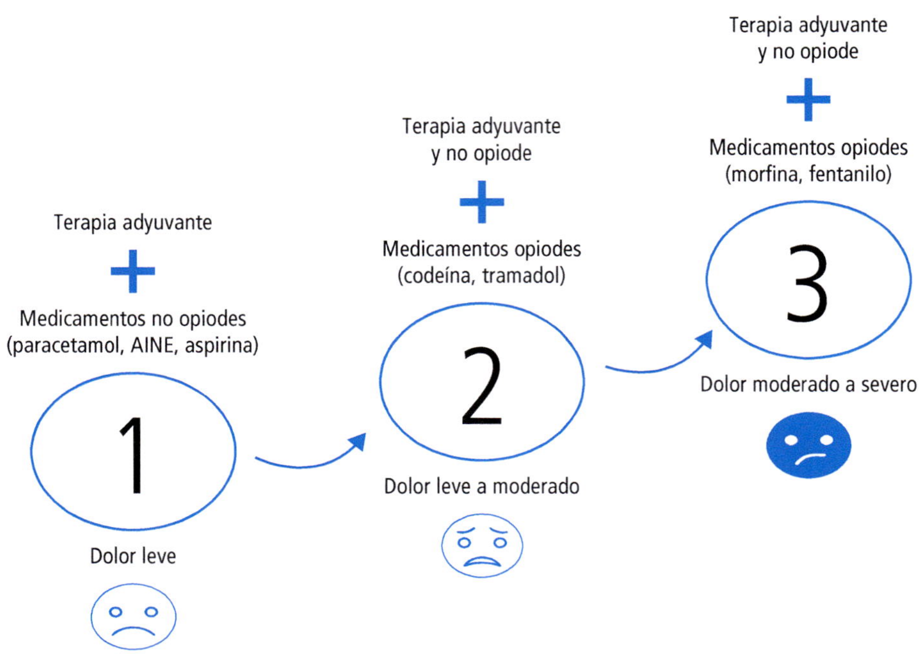

Figura 21.7 Escalera analgésica de la OMS.

TABLA 21.2 Dosis de medicamentos para el dolor en adultos mayores ajustados a la función renal y hepática

Medicamento	Dosis	Ajuste renal	Ajuste hepático	Efectos adversos comunes
Analgésicos no opioides				
Acetaminofén (paracetamol)	3-4 g	TFG < 50 ml/min: 500 mg cada 6 h TFG < 10 ml/min: 500 mg cada 12 h	2 g cada día	Reacciones en la piel, mareo
Analgésicos opioides				
Morfina	2,5-5 mg cada 4 h hasta 200 mg en 24 h (sugerida)	TFG 30-60 ml/min: ajuste dosis del 25% TFG 15-30 ml/min: ajuste dosis del 50% TFG < 15 ml/min: ajuste dosis del 75%	2 mg cada 4-6 h	Prurito, estreñimiento, nauseas/vómitos, somnolencia, cefalea
Hidromorfona oral	2-4 mg cada 4-6 h	Uso con precaución, iniciar con 1/3 de la dosis inicial e ir ajustando	1-3 mg cada 8 h	Cefalea, insomnio, boca seca, estreñimiento
Buprenorfina	37,5-70 µg/h (parches). 0,3-0,6 mg cada 6-8 h (subcutáneo)	No ajuste	No ajuste	Somnolencia, temblor, desorientación, alucinaciones, convulsiones, náuseas y vómitos
Oxicodona	1-3 mg cada 6 h	No consenso en ERC, se sugiere reducir al 50% de la dosis	1 mg cada 8 h	Constipación, mareo, somnolencia, pirosis, náuseas, vómitos
Fentanilo subcutáneo	12,5 mg hasta 200 mg al día	TFG < 30 ml/min: 12,5 a 25 mg (subcutáneo) TFG 10 ml/min: 12,5 mg	Uso limitado	Constipación (menos que otros opiáceos), náuseas/vómitos, somnolencia, confusión, ansiedad, cefalea
Codeína oral (habitualmente combinada con acetaminofén)	15-60 mg cada 8 h hasta 360 mg cada día	No recomendado en ERC; si es necesario, ajuste del 50%. No usar con TFG < 10 ml/min	Contraindicado	Constipación, náuseas, hiporexia, mareo, somnolencia, sudoración, caídas
Tramadol oral	25 mg cada día hasta 100 mg cada día	TFG < 50 ml/min: dosis cada 12 h TFG < 10 ml/min: evitarlo	50 mg cada 12 h	Constipación, náuseas, hiporexia, mareo, somnolencia, sudoración
Analgésicos adyuvantes				
Duloxetina	30-60 mg al día	TFG < 70 ml/min	Reducir dosis al 50%	Boca seca, náuseas, constipación, diarrea, fatiga, somnolencia, insomnio, mareo
Pregabalina	25-50 mg cada 12 h hasta 300 mg al día	TFG < 60 ml/min	No ajuste	Mareo, somnolencia, boca seca, inestabilidad
Gabapentina	100-300 mg al día	TFG < 60 ml/min	No ajuste	Mareo, fatiga, somnolencia, inestabilidad
Carbamazepina	100-1.200 mg cada 12 h	TFG < 10 ml/min (reducción del 7% de la dosis habitual)	Precaución	Mareo, somnolencia, boca seca, inestabilidad

ERC: enfermedad renal crónica; TFG: tasa de filtración glomerular.

sobre la base conceptual de un sistema de equivalencias en su potencia analgésica. Se han descrito las siguientes indicaciones: efectos intolerables durante la titulación, pobre eficacia analgésica a pesar de titulación agresiva, problemas por interacción entre medicamentos, preferencia o necesidad de una administración por otra ruta, cambio en el estado clínico que sugiera un cambio en la farmacocinética de los medicamentos y, por último, disponibilidad del medicamento. En consenso se reconoce que la tabla de equivalencia analgésica de opioides tiene bastantes limitaciones. En general se describen dos pasos para implementar la rotación del medicamento: en primer lugar, elegir el medicamento basado en la tabla de equianalgesia haciendo una reducción del 25-50% de la dosis del nuevo opioide, excepto para la metadona, que requiere una

CUADRO 21.2 Recomendaciones para el manejo del dolor en pacientes con insuficiencia cardíaca y EPOC

- Intervenciones no farmacológicas.
- Escalera analgésica recomendada por la OMS.
- No utilizar combinaciones de acetaminofén/opiáceos.
- Solo utilizar medicamentos de liberación sostenida para mantenimiento cuando el dolor esté controlado.
- Opiáceos en general, la mayoría de los estudios con morfina.
- La administración puede ser oral, rectal, bucal, subcutánea o transdérmica.
- Se recomienda utilizar laxantes al iniciar el manejo con opiáceos: lactulosa y PEG los más recomendados, datos contradictorios con docusato.

CUADRO 21.3 Recomendaciones para el control del dolor en pacientes con insuficiencia hepática

- Tramadol: reducir dosis y frecuencia (50 mg cada 12 h, liberación inmediata).
- Morfina en dosis de 2 mg cada 4-6 h (preferiblemente oral). Pero con restricción de uso en pacientes con fallo renal concomitante.
- Oxicodona, 1 mg cada 8 h.
- Hidromorfona, 1-3 mg cada 8 h.
- Tapentadol sin evidencia para enfermedad avanzada.
- Fentanilo limitado por metabolismo hepático y gran volumen de distribución.
- Buprenorfina con datos limitados.
- No utilizar codeína.
- La administración puede ser oral, rectal, bucal, subcutánea o transdérmica.

CUADRO 21.4 Recomendaciones para el control del dolor en pacientes con insuficiencia renal y hepática concomitante

- Acetaminofén, 2 g cada día.
- Fentanilo, 12,5-25 µg cada 4 h subcutáneos por necesidad.
- Oxicodona líquida, 1 mg cada 8 h.
- Midazolam, 1-2,5 mg subcutáneos cada 2-4 h.

reducción del 75%, y el fentanilo transdérmico, que no precisa ajustes; en segundo lugar, revalorar para decidir aumento o descenso de la dosis en un 15-30% según el estado clínico, el control de los síntomas o la presencia de reacciones adversas. Otra opción para realizar la rotación, sin tener en cuenta la tabla de equianalgesia, consiste en disminuir lentamente el opioide, en promedio un 10-25% cada semana, mientras de forma simultánea se comienza a titular lentamente el nuevo opioide, comenzando con la dosis que pudiera ser utilizada en un paciente nativo (que nunca ha usado opioides) o la dosis más baja disponible.

En personas con trastorno neurocognoscitivo mayor (demencia) en estadio moderado-grave o grave es difícil lograr una adecuada valoración del dolor con los métodos tradicionales, que se basan principalmente en la «comunicación», adicionalmente por la creencia de que la percepción el dolor es menor; por lo tanto, se recomienda hacer una aproximación observacional tanto clínica como a través de escalas. Dentro de la observación a la cabecera del paciente contamos con las siguientes señales clínicas: expresiones faciales (cejo fruncido, distorsiones faciales), vocalizaciones (gritos, lamentos, llanto), movimientos corporales (puños cerrados, rigidez), cambios en las interacciones personales (agresividad, agitación, resistencia al cuidado), cambios en las rutinas (alteración del apetito, rechazo a los alimentos, insomnio) y cambio en el estado mental (confusión, irritabilidad).

Sumado a lo anterior se han dedicado esfuerzos para construir escalas para intentar identificar el dolor en estos pacientes, como Pain Assesment for Dementing Elderly (PADE), A Nursing Assitant Administered Pain Assesment (NOPPAIN), Pain Assement in Advanced Dementia (PAINAD), Pain Assessment Checklist por Senior with Limited Ability to Comunicate (PACSLAC), Facies Pain Scale (FPS), DOLOPLUS, etc. Cada una de estas evalúa diferentes dominios con distintas metodologías, lo que hace difícil su elección; sin embargo, varios autores concuerdan en que la escala PAINAD puede ser las más sencilla y práctica, y en segundo lugar la FPS (fig. 21.8).

Disnea

Las National Comphensive Cancer Guidelines (NCCN) recomiendan dividir los pacientes con disnea en dos grupos para ofrecer tratamiento. El primero de estos tiene una expectativa de vida de años a meses, y a los pacientes se les pueden ofrecer intervenciones como quimioterapia; radioterapia; drenaje de colecciones (derrames); uso de medicamentos como diuréticos (sobrecarga hídrica), esteroides, antimicrobianos y anticoagulantes (embolismo pulmonar), y transfusiones (anemia). En el segundo grupo de pacientes, con una expectativa de vida de semanas a días, se debe redireccionar la intencionalidad de las intervenciones y proveer medidas de confort (considerar la sedación). Dentro de las medidas específicas farmacológicas para la disnea, se recomienda la morfina como medicamento de elección y el único con suficiente evidencia, aunque también se deben tener en cuenta la diamorfina y la hidromorfona. Siempre se recomienda iniciar con dosis bajas, titular a necesidad según la respuesta y la tolerancia y tener en cuenta el ajuste de la dosis de acuerdo con la función renal. Si el paciente venía usando opiáceos para el dolor, se debe incrementar la dosis en un 25-50% y se prefieren la vía oral o subcutánea. Las benzodiazepinas se utilizan únicamente para ansiedad asociada a la disnea y se aconsejan midazolam o lorazepam, asociados con técnicas de relajación y respiración. No hay evidencia para la utilización de neurolépticos o antidepresivos. Los esteroides pueden ser utilizados en la disnea por carcinomatosis linfangítica, neumonitis posradiación, síndrome de vena cava superior o inflamación de las vías aéreas relacionada con el cáncer, entre otros. Algunas

Escala PAINAD				
Puntuación **Parámetros para evaluar**	0	1	2	
Patrón respiratorio	Normal	Ocasionalmente, respiración con esfuerzo. Períodos cortos de hiperventilación	Respiración ruidosa y con esfuerzo. Períodos largos de hiperventilación. Respiraciones de Cheyne-Stokes	
Expresiones verbales negativas	Ninguna	Ocasionalmente, gemidos o quejas. Pocas expresiones negativas o en contra de lo que se le dice	Agitación, pide ayuda repetidamente. Fuertes gemidos o quejas. Gritos	
Expresión facial	Sonrisa o inexpresividad	Tristeza, miedo, fruncimiento de ceño	Muecas o expresiones no habituales	
Expresión corporal	Relajada	Tensa, angustia, inquietud	Rígida, puños apretados, tobillos levantados. Se aparta o empuja a los cuidadores	
Necesidad de tranquilizarle	No necesita	Distraído o capacidad de tranquilizarle mediante la voz o contacto físico	No es posible tranquilizarle o distraerle	
			Total:	

Figura 21.8 Escala PAINAD.

guías de oncología recomiendan reducir la producción de secreciones con hioscina o con diuréticos en dosis bajas para mejorar la sobrecarga de volumen. Como intervenciones no farmacológicas contamos con oxigenoterapia, incremento del flujo de aire en la cara, aseguramiento de un medio con temperatura fresca y psicoeducación a familiares y a cuidadores.

En el fallo cardíaco y en la EPOC la disnea es el síntoma más reportado en las fases avanzadas de la enfermedad. Las intervenciones de primera línea están relacionadas con un óptimo manejo de la enfermedad de base. Este síntoma se puede presentar también en pacientes con insuficiencia renal crónica o insuficiencia hepática. Al igual que en pacientes con cáncer, contamos con los opiáceos; de estos, la morfina tiene la mejor evidencia en cuanto a efectividad y seguridad. Pese a ello, continúan las restricciones por parte del personal de salud en el momento de la prescripción por temor a la depresión respiratoria, situación sobre la cual los estudios han demostrado presentación poco significativa en programas de cuidado paliativo. Se debe iniciar con dosis bajas y titular hasta lograr el control de los síntomas o hasta la aparición de reacciones adversas molestas. Se prefieren, por orden, la vía oral o subcutánea; en lo posible no se debe usar la vía endovenosa, puesto que puede generar molestias o agitación, y se desaconseja la vía intramuscular, por la distribución errática del medicamento. En condiciones crónicas, como la enfermedad pulmonar y cardíaca, hay evidencia para no utilizar los opioides nebulizados, y para la EPOC específicamente se descarta el uso de furosemida nebulizada (cuadros 21.5 y 21.6). Las benzodiazepinas tienen restricciones conocidas en adultos mayores por la posibilidad de generar caídas o síntomas confusionales; en el caso del manejo paliativo de la disnea, la evidencia no las apoya de forma contundente, y se dejan como una tercera línea después de las medidas anteriores. Para pacientes con enfermedad renal crónica y hepática

CUADRO 21.5 Recomendaciones para el control de la disnea en la EPOC

- Manejo óptimo de la enfermedad pulmonar (inhaladores).
- Oxigenoterapia (con o sin hipoxemia).
- Opiáceos en general, la mayoría de los estudios con morfina.
- Se prefiere la vía oral, subcutánea o venosa.
- Medicamentos nebulizados como morfina o furosemida no están recomendados.
- Benzodiazepinas en tercera línea.
- Ventilación mecánica no invasiva (individualizar los casos).
- Las xantinas pueden ocasionar o exacerbar síntomas gastrointestinales.

CUADRO 21.6 Recomendaciones para el control de la disnea en la insuficiencia cardíaca

- Manejo óptimo de la enfermedad cardíaca (manejo deplețivo).
- Uso de IECA, ARA-II, β-bloqueantes y diuréticos limitado por sus efectos como hipotensión, hipovolemia, deterioro de la función renal, bradicardia.
- Vigilar posibles efectos secundarios como estreñimiento, náuseas y vómitos (digoxina, anticálcicos).
- Suspender estatinas.
- Utilizar ASA solo en casos seleccionados.
- Opiáceos en general, la mayoría de los estudios con morfina.
- Se prefiere la vía oral, subcutánea o venosa.
- Medicamentos nebulizados como morfina no recomendados.
- Benzodiazepinas solo si hay ansiedad.

avanzadas se recomienda el uso de morfina y fentanilo con las mismas consideraciones que se tienen para el dolor; las benzodiazepinas tienen datos conflictivos.

Anorexia-caquexia

En pacientes con cáncer avanzado, que comienzan la espiral del síndrome de anorexia-caquexia y declinación funcional, cuya expectativa de vida está identificada en semanas o días, se recomienda realizar intervenciones familiares buscando satisfacer preferencias, soporte emocional e identificar síntomas afectivos. No se aconseja utilizar nutrición o hidratación artificial debido al riesgo de sobrecarga de volumen o infecciones, además de no tener impacto en la mejoría de los síntomas. Dentro de la evaluación inicial, hay que identificar la presencia de boca seca, dolor o náuseas; la utilización de medidas locales de confort para la boca seca puede ser muy útil. Si el paciente cumple con criterios de caquexia refractaria en cáncer avanzado, no se recomiendan medicamentos como talidomida o cannabinoides *(Cannabis sativa)*, y solo en casos en los cuales la anorexia sea el síntoma que genera mayor estrés y preocupación, se podría pensar en progestágenos como el acetato de megestrol, teniendo en cuenta que puede ocasionar efectos secundarios molestos en el contexto de la misma enfermedad como cansancio, fatiga y edemas, además del riesgo de trombosis. Otra medida comúnmente utilizada, aunque con resultados variados, es el uso de ciclos cortos de esteroides (2 semanas), ya que pueden deteriorar o empeorar la fuerza muscular; además, su efecto es transitorio y desaparece en pocas semanas. Recientemente algunos estudios japoneses han documentado el efecto de la anamorelina, un agonista selectivo de la ghrelina, en la anorexia debida a neoplasia pulmonar y gastrointestinal; han encontrado efectos anabólicos y mejoría en el apetito, pero no parece mejorar la función muscular, la mortalidad o la discapacidad. Hay estudios en los cuales la olanzapina, un antipsicótico atípico que actúa sobre receptores de dopamina y serotonina, puede tener beneficios marginales sobre la ganancia de peso en pacientes con anorexia, con un efecto adicional sobre el control de las náuseas.

Desde el apoyo nutricional, se recomienda elegir alimentos ricos en nutrientes, que permitan fraccionar la ingesta en cuatro o cinco comidas al día en pequeñas porciones, teniendo en cuenta los gustos y las preferencias del paciente para mejorar la experiencia y así no generar rechazo.

Estreñimiento (constipación)

El manejo del estreñimiento en pacientes con cáncer requiere la identificación de las causas, dentro de las cuales están las relacionadas con la enfermedad neoplásica o sus intervenciones, u otras etiologías como medicamentos, deshidratación, inmovilidad, alteraciones electrolíticas, miopatía, alteraciones endocrinas, etc. Dentro de los medicamentos para el cáncer que pueden ocasionar constipación de forma más frecuente están los opiáceos, entre un 40-60% (los que han mostrado menos severidad son el fentanilo y la metadona), la talidomida y los alcaloides derivados de la vinca. Como medidas para evitar o disminuir la intensidad de esta condición se recomienda asegurar una adecuada hidratación, incentivar la actividad y la movilidad, permitir privacidad para la defecación y, en caso de inmovilidad, asegurar una adecuada posición para permitir la evacuación (cuadro 21.7).

CUADRO 21.7 Medicamentos para la constipación

- Laxantes osmóticos (PEG, lactulosa o sulfato de magnesio).
- Laxantes estimulantes (senna, aloe, picosulfato de sodio).
- No se recomiendan el docusato de sodio, los aceites minerales ni los formadores de bolo.
- Los enemas rectales están indicados solo en casos de no respuesta a terapia oral y cuando en el examen digital se encuentra ampolla llena o impactación fecal (solución salina isotónica, jabonosos, osmóticos con glicerol, fosfato de sodio hipertónico, docusato de sodio, bisacodilo, de retención).
- Se prefieren los enemas con solución salina isotónica en personas mayores.
- Para la constipación inducida por opiáceos, y después de utilizar laxantes orales (osmóticos o estimulantes), se debe revisar la posibilidad de usar metilnaltrexona o una combinación de opioide con naloxona.

RECUERDA: Los enemas rectales tienen ciertas contraindicaciones en pacientes con cáncer, sobre todo al tener neutropenia, trombocitopenia, íleo paralítico u obstrucción intestinal, cirugía colorrectal y ginecológica reciente, trauma anal o rectal reciente, megacolon tóxico, colitis severa, dolor abdominal no filiado o radioterapia en el área pélvica reciente.

Este síntoma es de especial atención en la población mayor sin patología oncológica, ya que es una queja recurrente en los pacientes y familiares, genera malestar y requiere en su mayoría una intervención farmacológica adicional. Tiene un origen multicausal, que en un gran porcentaje de estos pacientes es debido a dificultades para la movilidad o inmovilidad total, alteraciones en la ingesta de líquidos o consumo de fibra y efectos secundarios de algunos medicamentos, como los opiáceos. Dentro de las opciones de manejo tenemos las siguientes: lactulosa, 15-80 ml cada día (oral); polietilenglicol, 8,5-34 g día (oral); y el docusato de sodio, 100 mg tomado dos veces al día (oral). Los enemas evacuadores se usarán en caso de no obtener respuesta a las recomendaciones anteriores o si hay una impactación fecal.

Delirium

Los pacientes que presentan *delirium* tienen mayor mortalidad al alta y mayores tasas de institucionalización, por lo cual requieren intervenciones oportunas. Dentro de las causas tenemos los tumores primarios del sistema nervioso central (SNC), el compromiso secundario de este por metástasis a parénquima cerebral o meninges, los síndromes paraneoplásicos y la quimiorradioterapia. Adicionalmente hay que tener en cuenta causas no neoplásicas y de alta prevalencia, como son las infecciosas, metabólicas, hidroelectrolíticas, etc.

CUADRO 21.8 Antipsicóticos en el *delirium*

Preferencia por olanzapina, quetiapina y aripiprazol.
La olanzapina y la quetiapina tienen efecto sedante.
La olanzapina y el aripiprazol tienen vía de administración intramuscular y oral dispensable.
Las mayores reacciones adversas son con haloperidol, levomepromazina y risperidona.
No se recomiendan benzodiazepinas.

Se debe tener particular interés en ciertos grupos de medicamentos deliriogénicos, como los anticolinérgicos, los opioides, los esteroides y algunos ansiolíticos. Después de evaluar y reconocer las causas del *delirium*, podemos implementar una conducta específica. Si es debido a toxicidad por opioides, se ha visto una buena respuesta al cambiar (rotar) a fentanilo o metadona y hacer una reducción de la dosis del 30-50%. Es bastante frecuente encontrar deshidratación, en cuyo caso el manejo (hidratación por otra vía diferente a la oral) depende de las metas que se hayan trazado con el paciente y sus preferencias. Frente al tratamiento de infecciones como causa de *delirium*, se recomienda realizar la intervención según las preferencias del paciente, las metas de tratamiento trazadas y la trayectoria de la enfermedad.

Si el paciente recibe más de 80 mg de morfina al día o su equivalente, más de 2 mg al día de lorazepam o usa anticolinérgicos, esteroides o anticonvulsivantes, tiene mayor riesgo de desarrollar *delirium*. Los antipsicóticos han mostrado buenos resultados en pacientes con *delirium* moderado o severo, que sea altamente estresante para el paciente y su familia y cuando se ponga en riesgo la integridad del paciente o su entorno (cuadro 21.8).

El *delirium* es frecuentemente reportado como un síntoma o una manifestación atípica de una condición sistémica, por ejemplo, en las agudizaciones de la EPOC o el fallo cardíaco, en la uremia o la encefalopatía hepática; sin embargo, también es unos de los síntomas más frecuentes en la agonía, por lo cual el correcto tratamiento de este es indispensable para facilitar una muerte tranquila. Hay consenso para el uso de haloperidol de forma sistemática, debido a su perfil de seguridad y su efectividad clínica, así como las diferentes formas y vías de administración para los pacientes con un *delirium* subtipo motor hiperactivo; sin embargo, hay debate para su uso en el *delirium* subtipo hipoactivo. No se recomienda el uso de benzodiazepinas de forma rutinaria. Para la encefalopatía hepática se recomienda, tanto para la prevención como para el manejo, la lactulosa en dosis de 10-30 ml cada día y enemas de fosfato y rifaximina (550 mg cada 12 h), con el objetivo de mantener dos o tres deposiciones blandas al día.

Náuseas y vómitos

Estos síntomas son unos de los más frecuentes reportados en las enfermedades crónicas, incluido el cáncer, con una especial dificultad para el manejo médico, debido a la multiplicidad de causas, la baja oferta de medicamentos con bajas tasas de reacciones adversas y el gran impacto negativo que tienen en la calidad de vida del paciente.

En personas con cáncer, las causas pueden estar directamente relacionadas con el cáncer o con su manejo; por ejemplo, sangrado digestivo, gastroparesia, obstrucción intestinal, hepatomegalia, ascitis, dolor, tos, aumento de la presión intracraneal, ansiedad, hipercalcemia, radioterapia, quimioterapia o algunos medicamentos (opioides). Existen medicamentos quimioterapéuticos con mayor riesgo de emesis, como los platinos (en especial el cisplatino), la doxorubicina, la ciclofosfamida y la citarabina. Cuando se aplica radioterapia a nivel gastrointestinal o cerebral o se hace irradiación corporal total hay mayor probabilidad de emesis. Cuando se sospecha que el mecanismo del vómito se encuentra a nivel central, se sugieren medicamentos que actúen sobre el centro del vómito; como primera elección están los antagonistas dopaminérgicos tipo benzamidas (metoclopramida), las butirofenonas (haloperidol) o las fenotiazinas (levomepromazina) en dosis bajas; dentro de este grupo también están los antihistamínicos y los antagonistas del receptor 5HT2. El compromiso de la zona gatillo quimiorreceptora se da principalmente por agentes de quimioterapia, por lo que se pueden utilizar medicamentos dopaminérgicos y antagonistas 5HT3 (ondansetrón). Si la emesis es por compromiso de la corteza cerebral, están indicados las benzodiazepinas o los esteroides. Si el mecanismo es periférico, utilizamos los procinéticos como agentes dopaminérgicos, antagonistas 5HT4 o esteroides. En las náuseas asociadas a opioides se indica el uso de metoclopramida o haloperidol (cuadro 21.9).

Los antihistamínicos tienen efectos adversos que superan el beneficio; por lo tanto, su uso no es recomendado. Los antagonistas del receptor de serotonina (ondansetrón y otros) tienen un mejor perfil de seguridad y una respuesta similar con respecto a dosis altas de metoclopramida. Los esteroides se han dejado como opción de rescate cuando las medidas anteriores no han funcionado.

Síntomas afectivos (ansiedad, depresión)

En las enfermedades crónicas discapacitantes podemos encontrar pacientes con enfermedades afectivas de larga duración que tienen recaídas, pacientes que presentan síntomas afectivos *de novo* relacionados con la enfermedad y su

CUADRO 21.9 Medicamentos en náuseas y emesis

Identificar el origen: central, periférico o por otras causas.
Si es central, usar metoclopramida, haloperidol, levomepromazina.
Si es por efecto sobre zona gatillo: metoclopramida, domperidona, ondansetrón.
Si en su mecanismo de acción hay compromiso de corteza: benzodiazepinas, esteroides.
Si es periférico: medicamentos procinéticos, antagonistas 5HT3 o esteroides.
Si su origen es derivado del uso de opioides: reducir y titular la dosis, metoclopramida o haloperidol.

progresión, y pacientes que están en elaboración de duelo por su enfermedad y muerte. En todos los casos mencionados es recomendable el apoyo de profesionales del área de salud mental para hacer una intervención integral. Desde el punto de vista farmacológico, se pueden utilizar inhibidores de la recaptación de la serotonina que tengan un buen perfil en el adulto mayor, como la sertralina, el citalopram o el escitalopram. Los antidepresivos duales se pueden utilizar con buenos resultados. Por el contrario, los antidepresivos tricíclicos no tienen cabida por sus efectos adversos, su efecto anticolinérgico con riesgo de hipotensión, la prolongación del intervalo QT y las arritmias.

Ascitis en pacientes con fallo hepático

Para el manejo de la ascitis se considera la restricción de sodio (2 g día) y de líquidos solo si hay hiponatremia severa, uso de diuréticos del ASA y antagonistas de aldosterona. Se considera resistente a los diuréticos si hay pobre respuesta a la restricción dietaria y dosis máximas de diuréticos, reacumulación rápida de líquido posterior a paracentesis o complicaciones por dosis elevadas de diuréticos; todo en ausencia de uso de AINE.

Fatiga

Es un síntoma complejo de alta prevalencia en personas con enfermedades órgano-específicas y neoplásicas avanzadas, en especial en pacientes con enfermedad cardíaca y pulmonar; también se encuentra en personas con anemia, alteraciones tiroideas o hidroelectrolíticas o que usan medicamentos (β-bloqueantes, antipsicóticos, diuréticos). Dentro de este cuadro sintomático se encuentran pacientes con anorexia-caquexia, que tiene un mayor impacto en el curso de la enfermedad por la desnutrición que genera. Antes de iniciar los medicamentos, se deben controlar otros síntomas de base como la disnea, la tos, las náuseas y los vómitos, y mantener una aceptable higiene oral (incluyendo la dentición) intentando maximizar la sensación del gusto. Los esteroides no tienen efectos positivos en estos pacientes sobre el apetito; por el contrario, pueden generar miopatía, mayor fatiga, retención de líquidos, arritmia, síntomas gástricos y riesgo de sangrado digestivo. Otros medicamentos han sido probados sin efectos sostenidos y con reacciones adversas como modafinilo, metilfenidato, paroxetina y bupropión; por lo tanto, no hay tratamientos farmacológicos que demuestren una efectividad para el control de este síntoma.

Se recomienda tener en cuenta los principios de la prescripción farmacológica en adultos mayores que se encuentran en el capítulo 6.

RECUERDA: Respecto al uso medicinal del cannabis, la evidencia científica que apoya su uso en adultos mayores es limitada; su beneficio como tercera línea de tratamiento en dolor oncológico o neuropático, náuseas, astenia y anorexia asociadas a quimioterapia se extrapola de su efecto en personas jóvenes. En la actualidad hay estudios de evaluación del impacto en la agitación en personas con enfermedad de Alzheimer, ansiedad, depresión, insomnio, enfermedad de Parkinson y trastornos del sueño REM.

ACOMPAÑAMIENTO ESPIRITUAL

Es frecuente que las personas que se encuentran en el proceso que precede a la muerte tengan una «crisis de sentido» y tengan la necesidad de emprender tres búsquedas espirituales. Una hacia el interior, buscando el sentido y significado de su vida, de su muerte, de su propio valor; otra hacia el entorno, buscando sentirse parte de este, entendiendo las relaciones entre todos los seres; y, por último, una búsqueda hacia el más allá, buscando o más bien intentando confirmar su trascendencia en la vida de sus familiares y en el mundo en general. Morir implica entonces un gran trabajo interior, que debe ser reconocido y acogido por parte del equipo tratante. A este reconocimiento es al que llamamos acompañamiento. Dado que el proceso que precede a la muerte se asocia a la pérdida progresiva de capacidades físicas, cognitivas y sociales, puede sobrepasar la capacidad de adaptación de quien las vive. Se presenta sufrimiento, cuyo origen muchas veces es difícil de entender. Solamente si los profesionales escuchamos profundamente podremos empatizar con el dolor y acompañar a quien lo padece.

FINAL DE LA VIDA

Varios estudios científicos han revelado que la mayoría de las personas desean fallecer en su domicilio, acompañados de sus familias y con una atención adecuada de sus necesidades. Sin embargo, las dificultades que existen globalmente en el acceso a cuidados paliativos hacen que tengan que acudir a servicios de urgencias, y en algunas ocasiones fallecer allí. Recibir una atención paliativa de calidad y guiada por las preferencias y valores de la persona enferma en este ámbito es muy difícil debido a la falta de transversalidad de los sistemas de salud. En muchas ocasiones las instituciones sanitarias no cuentan con grupos de cuidados paliativos hospitalarios las 24 h del día los 7 días de la semana, los equipos de atención de urgencias tienen escaso entrenamiento en habilidades comunicativas y, en general, el ambiente de estos servicios no es favorable a las necesidades de la atención.

Lo ideal es planificar el tratamiento que se va a suministrar antes de la muerte, durante la muerte y después de esta, con la persona enferma y su familia. Los objetivos de crear este plan son anticiparse, y prevenir o tratar síntomas físicos, psicológicos, sociales y espirituales que puedan aparecer durante este proceso en la persona enferma y su familia. Este tratamiento debe ser brindado de una forma culturalmente apropiada, teniendo en cuenta lo expresado por la persona, sobre todo si ha podido realizar la planificación anticipada del cuidado o si existen voluntades anticipadas, o si se conocen sus deseos y preferencias.

El período que precede la muerte se llama agonía, y se caracteriza por un deterioro marcado del estado general y disminución del estado de conciencia en la mayoría de los casos, lo que produce un gran impacto emocional en la familia. Se pueden presentar además múltiples síntomas con una intensidad variable. Los síntomas más frecuentes son dolor agudo, ansiedad, *delirium* terminal, respiración agónica, fiebre, boca seca, náuseas y vómitos, los cuales deben ser tratados adecuadamente con el objetivo de brindar una muerte digna y en paz y posibilitar un recuerdo lo más positivo posible a la familia.

La fase final del proceso de agonía puede tener una duración de entre 2 y 3 días, y existen algunos síntomas que nos pueden indicar que la persona está pasando por él: nariz fría o pálida, extremidades frías, livideces, cianosis perioral, estertores, apneas, taquipnea sostenida (más de 20 respiraciones por minuto), taquicardia sostenida (más de 120 latidos por minuto), oligoanuria (menos de 300 ml/día) y somnolencia (más de 15 h al día). En estos momentos es importante redefinir los objetivos del tratamiento y hacer énfasis en el control de los síntomas y el acompañamiento a la familia.

En ocasiones los síntomas se hacen refractarios, es decir, que no es posible conseguir un adecuado control de estos a pesar de la correcta administración de tratamientos farmacológicos y no farmacológicos, y es necesario recurrir a la sedación paliativa en la agonía. Esta se define como la administración de fármacos para conseguir el alivio, inalcanzable con otras medidas, mediante la disminución de la conciencia; la sedación debe ser continua y tan profunda como sea necesario, previsiblemente irreversible. Esta sedación está justificada si existe una situación de muerte inminente o muy próxima, existe un sufrimiento intenso causado por el o los síntomas refractarios, el paciente o la familia han dado consentimiento y la persona enferma ha tenido la oportunidad de satisfacer sus necesidades sociales y familiares. Es muy importante tener en cuenta que el acompañamiento en el duelo a los familiares también forma parte del cuidado paliativo y es responsabilidad del equipo tratante.

LECTURAS RECOMENDADAS

Binns-Emerick L, Patel P, Deol BB, et al. Multidisciplinary palliative care of the older adult: a narrative review. Ann Palliative Med 2024;13:1002–11.

Davies E, Higginson I. Mejores cuidados paliativos para personas mayores. Vol. 1, OMS; 2012. p. 1–40.

Halonen P, Raitanen J, Jämsen E, et al. Chronic conditions and multimorbidity in population aged 90 years and over: associations with mortality and long-term care admission. Age Ageing 2019;47:564–70.

Limón Ramírez E, Meléndez Gracia A. Monografia Cronicidad. SECPAL; 2018. Disponible en: https://www.secpal.org/wp-content/uploads/2022/01/Monografia-Cronicidad.pdf

Murray SA, Boyd K, Moine S, et al. Using illness trajectories to inform person centred, advance care planning. BMJ 2024;384:e067896.

OMS. Las 10 principales causas de defunción. 2020. Disponible en: https://www.who.int/es/news-room/fact-sheets/detail/the-top-10-causes-of-death

PARTE III

Atención sanitaria a los mayores con enfermedades prevalentes

22

El adulto mayor con enfermedad cardiovascular

Alicia Noguerón García, Ana Isabel Soria Robles, Pedro Manuel Sánchez Jurado

INSUFICIENCIA CARDÍACA

Introducción

La incidencia de insuficiencia cardíaca (IC) ajustada por edad en países desarrollados podría estar disminuyendo por la mejora en el abordaje de las enfermedades cardiovasculares, pero la incidencia total está en aumento debido al envejecimiento de la población. La prevalencia también aumenta con la edad: desde alrededor del 1% en menores de 55 años a más del 10% de los mayores de 70. En los países desarrollados, la media de edad de la población con IC es de 75 años, y aproximadamente un 2% de la población adulta la padece.

El consumo de recursos sanitarios atribuible a la IC es muy importante, y es la primera causa de hospitalización en mayores de 65 años en los países occidentales. Representa hasta el 3% de todos los ingresos hospitalarios y el 2,5% del coste de la asistencia sanitaria.

La mortalidad en el subgrupo de pacientes con IC y función sistólica deprimida parece haberse reducido tras la optimización de las intervenciones farmacológicas y no farmacológicas de las últimas décadas, pero la IC sigue siendo una importante causa de mortalidad, así como de deterioro funcional, pérdida de la calidad de vida, discapacidad y fragilidad en el adulto mayor.

Debido a la idiosincrasia de la vejez, caracterizada por cambios fisiológicos cardíacos (cuadro 22.1), reducción de la reserva funcional, fragilidad, comorbilidad y polifarmacia, la IC en la población de edad avanzada tiene unas características específicas que la distinguen de la que se presenta en edades más jóvenes. A pesar de estas premisas, pocos ensayos clínicos han probado la eficacia de los diferentes tratamientos para la IC en esta población, en especial en frágiles con alta comorbilidad, lo que hace que la IC sea a menudo infradiagnosticada e infratratada.

> **RECUERDA:** El consumo de recursos sanitarios atribuible a la IC es muy importante, y es la primera causa de hospitalización en mayores de 65 años.

Etiopatogenia de la insuficiencia cardíaca del adulto mayor

La principal causa de IC en el adulto mayor es la hipertensión arterial (HTA), seguida de la cardiopatía isquémica y las valvulopatías. La rigidez de la pared del ventrículo izquierdo hace que la IC en mayores sea mayoritariamente diastólica (más del 50% de los casos). Otro aspecto importante que explica la elevada prevalencia de IC en esta población es la frecuente asociación con otras enfermedades que suponen una sobrecarga cardíaca, aumentan la demanda de oxígeno o facilitan el fracaso del ventrículo izquierdo. Dos tercios de los adultos mayores con IC tienen dos o más comorbilidades no cardíacas, y más del 25% tienen seis o más enfermedades concomitantes. Entre estas destacan la insuficiencia renal, presente en el 30% de los pacientes; la anemia, en el 39%; la enfermedad pulmonar crónica, en el 39%, o la depresión, en el 25%, aunque también se asocia frecuentemente con artritis/artrosis que induce un mayor consumo de antiinflamatorios no esteroideos (AINE), diabetes, alteraciones sensoriales, malnutrición o hipotensión ortostática, que pueden modular el tratamiento.

Entre los factores precipitantes más frecuentes en la población de edad avanzada se encuentran las infecciones agudas, sobre todo de origen respiratorio, el incumplimiento terapéutico, sobre todo el referido a la dieta, y arritmias de nueva aparición, como la fibrilación auricular (FA). Otros factores precipitantes, pero de menor importancia, son la anemia, el tromboembolismo pulmonar, la isquemia coronaria aguda y la patología tiroidea.

> **RECUERDA:** La principal causa de IC en el adulto mayor es la hipertensión arterial, seguida de la cardiopatía isquémica y las valvulopatías. Los principales desencadenantes son las infecciones, el incumplimiento terapéutico y las arritmias de nueva aparición, en especial la fibrilación auricular. La rigidez de la pared del ventrículo izquierdo hace que la IC en esta población sea mayoritariamente diastólica (más del 50% de los casos).

Fisiopatología de la insuficiencia cardíaca

La IC es el resultado de una vía final común que se produce por una presión prolongada o sobrecarga de volumen en el ventrículo izquierdo. Esta sobrecarga ventricular conduce a un aumento de tensión de la pared, poniendo en marcha mecanismos compensatorios, que producen un remodelado patológico caracterizado por hipertrofia excéntrica, cambio en la forma del ventrículo de elíptica a esférica y alteraciones en la matriz extracelular. Todos estos cambios negativos se producen por cuatro ejes fisiopatológicos principales:

1. *Eje neurohumoral:* existe un aumento compensador del sistema renina-angiotensina-aldosterona (SRAA) y del

CUADRO 22.1 Cambios anatómicos y funcionales a nivel cardíaco con el envejecimiento

Cambios morfológicos
- Aumento del grosor de las paredes del ventrículo izquierdo.
- Disminución del número y tamaño de los miocitos.
- Aparición de calcificaciones en las válvulas mitral y aórtica y en el correspondiente aparato subvalvular.
- Tendencia de las valvas de la mitral y, en menor medida, de la tricúspide a la degeneración mixoide.
- Aparición de áreas de fibrosis (microinfartos).
- Aumento del colágeno intersticial que reduce la distensibilidad ventricular.
- Presencia creciente de depósitos de tejido amiloide (sobre todo en mayores de 85 años).
- Reducción del número de células sinusales.
- Pérdida de receptores adrenérgicos.
- Respuesta inflamatoria crónica de la pared vascular y aparición de placas ateromatosas vulnerables a la rotura.
- Disfunción endotelial con adelgazamiento de la íntima y dilatación de la luz.
- Disminución de la producción de óxido nítrico con el consecuente aumento de la vasoconstricción.
- Alteración en la longitud de los telómeros.
- Rigidez y estrechamiento de las coronarias por:
  - Pérdida de tejido elástico.
  - Depósitos de calcio, fosfolípidos y ésteres de colesterol en la íntima.
  - Cambios en la disposición de las células endoteliales.
  - Modificaciones en la media.

Cambios funcionales
- Aumento de la presión arterial sistólica y de la poscarga.
- Acortamiento de la diástole a expensas de una reducción en su fase de llenado rápido.
- Peor llenado ventricular y peor perfusión coronaria.
- Mayor participación de la aurícula en el llenado ventricular.
- Progresiva incapacidad para alcanzar frecuencias cardíacas muy altas con el ejercicio.
- El mantenimiento de un volumen minuto normal con el ejercicio ocurre a expensas de un aumento del volumen de eyección.
- Reducción progresiva del consumo máximo de oxígeno.
- Empobrecimiento de la respuesta barorreceptora.
- Modificación en los niveles de las hormonas reguladoras:
  - Elevadas: catecolaminas y péptido atrial natriurético.
  - Disminuidas: renina, angiotensina, aldosterona, así como la producción de óxido nítrico por las células endoteliales.

sistema nervioso simpático (SNS) con el fin de aumentar el gasto cardíaco, el tono vascular, la frecuencia cardíaca (FC) y la contractilidad, que inicialmente es compensador y posteriormente patológico. La angiotensina II también está implicada en la remodelación ventricular mediante la proliferación de fibroblastos, aumento de colágeno extracelular e hipertrofia de los miocitos.

2. *Hipertrofia cardíaca:* se produce una reacción no específica a la sobrecarga ventricular de presión o de volumen que está modulada por la tensión mecánica y niveles altos de norepinefrina y angiotensina II. Como consecuencia, se produce hipertrofia patológica por aumento de colágeno a nivel de la matriz extracelular y aparecen isoformas de miosina anormales.
3. *Matriz extracelular:* la composición de colágeno (cantidad, tipo y calidad) va a determinar el tamaño y la función del ventrículo. Cuando la tasa de recambio de colágeno es elevada, se encuentra una mayor proporción de colágeno inmaduro (tipo III), que se cree que interviene en la hipertrofia excéntrica y la dilatación ventricular. Esto produce una elevada rotación de colágeno y un remodelado adverso.
4. *Inflamación crónica:* la exposición de citoquinas proinflamatorias (interleuquina 1, interleuquina 6 y factor de necrosis tumoral) causa hipertrofia de los miocitos, deterioro de la contractilidad y aumento de las tasas de apoptosis.

Clínica

La definición actual de la IC se limita a las fases de la enfermedad en que los síntomas clínicos son evidentes, pero, antes de la manifestación de los síntomas, los pacientes pueden presentar anomalías cardíacas estructurales o funcionales asintomáticas, que son precursoras de la IC. En el adulto mayor, los síntomas más comunes pueden estar ausentes o presentarse con características atípicas, y son más habituales las manifestaciones inespecíficas, como la astenia, la fatigabilidad, el síndrome confusional agudo o el insomnio (p. ej., por ortopnea o disnea paroxística nocturna).

La severidad de la IC se determina habitualmente a través de las clasificaciones del American College of Cardiology/American Heart Association (ACC/AHA) o de la New York Heart Association (NYHA) (tabla 22.1).

RECUERDA: En el adulto mayor, los síntomas más comunes de la IC pueden estar ausentes o presentarse con características atípicas, y son más habituales manifestaciones inespecíficas, como la astenia, la fatigabilidad, el síndrome confusional agudo o el insomnio.

Diagnóstico y pronóstico

La IC tiene dos formas de presentación, crónica (ICC) y aguda (ICA). Hacemos referencia a la ICC cuando los pacientes tienen un diagnóstico de IC establecido o un desarrollo progresivo de los síntomas. Cuando se produce un deterioro de la IC (gradual o agudo), el episodio se puede describir como IC «descompensada». Además, la IC puede tener una presentación más aguda con el debut de otras patologías como la miocardiopatía inducida por alcohol, la miocarditis viral o el síndrome de tako-tsubo, que se pueden resolver por

TABLA 22.1 Clasificación de la insuficiencia cardíaca

CLASIFICACIÓN FUNCIONAL (NEW YORK HEART ASSOCIATION)

Clase	Descripción
Clase I Asintomática	No limitación de la actividad física. La actividad ordinaria no ocasiona excesiva fatiga, palpitaciones, disnea o dolor anginoso
Clase II Leve	Ligera limitación de la actividad física. Confortables en reposo. La actividad ordinaria ocasiona fatiga, palpitaciones, disnea o dolor anginoso
Clase III Moderada	Marcada limitación de la actividad física. Confortables en reposo. Actividad física menor que la ordinaria ocasiona fatiga, palpitaciones, disnea o dolor anginoso
Clase IV Severa	Incapacidad para llevar a cabo cualquier actividad física sin malestar. Los síntomas de insuficiencia cardíaca o de síndrome anginoso pueden estar presentes incluso en reposo. Si se realiza cualquier actividad física, el malestar aumenta

CLASIFICACIÓN EN ESTADIOS (AMERICAN HEART ASSOCIATION/AMERICAN COLLEGE OF CARDIOLOGY)

Estadio	Descripción	Ejemplos
Estadio A	Alto riesgo de desarrollar IC Sin anomalías estructurales o funcionales Sin antecedentes de signos ni síntomas	HTA Arteriopatía coronaria Diabetes mellitus Pacientes tratados con tóxicos cardíacos
Estadio B	Cardiopatía estructural Sin signos ni síntomas de IC	Cardiopatía estructural, disfunción sistólica o diastólica
Estadio C	Síntomas actuales o previos de IC asociados a cardiopatía estructural	Cardiopatía estructural, disnea y cansancio
Estadio D	Cardiopatía estructural avanzada y síntomas marcados de IC en reposo, a pesar del tratamiento médico máximo	Síntomas refractarios, IC en reposo

HTA: hipertensión arterial; IC: insuficiencia cardíaca.

completo. Además, hay que reseñar que los pacientes con disfunción sistólica del ventrículo izquierdo pueden recuperar sustancial o completamente la función sistólica tras recibir tratamiento farmacológico y con dispositivos.

El algoritmo diagnóstico de la IC crónica se presenta en la figura 22.1. Para realizar el diagnóstico de la ICC debe existir tanto sintomatología (disnea, edemas) como signos de IC compatibles y evidenciar disfunción cardíaca. Los síntomas y signos por sí solos son insuficientes para establecer el diagnóstico. Tras una anamnesis y una exploración dirigidas, es imprescindible realizar una analítica de sangre y orina, un electrocardiograma y una radiografía de tórax. Si en la saturación por oximetría se detecta hipoxemia, debe solicitarse una gasometría y, si existe sospecha de daño miocárdico o síndrome coronario, unas troponinas. Los péptidos natriuréticos (PN), en especial el PN tipo B (BNP) o su fracción aminoterminal NT-pro-BNP, son biomarcadores útiles en el diagnóstico de la IC y en el manejo de los pacientes con IC crónica establecida, pero los PN aumentan con la edad y con algunas comorbilidades, como la FA y la insuficiencia renal, por lo que su importancia radica en su elevado valor predictivo negativo ante la sospecha de IC en un paciente con síntomas típicos. Pueden ser útiles también en la valoración del pronóstico antes del alta hospitalaria y en el seguimiento de los efectos del tratamiento de la IC.

Los niveles plasmáticos del antígeno carbohidrato 125 (CA125) también se han posicionado como un marcador subrogado de congestión, particularmente de disfunción derecha, correlacionándose de forma positiva con la presión de la arteria pulmonar sistólica. En estudios recientes se confirma el papel del CA125 como marcador pronóstico en población mayor de 70 años con ICA, por lo que los niveles bajos de CA125 son útiles para identificar a la población de bajo riesgo de muerte y de reingreso a 1 y 6 meses tras un alta por este motivo. El CA125 también podría ser de utilidad para guiar la intensidad del tratamiento depletivo, así como la programación futura de revisión tras el alta médica.

La prueba que suele confirmar no solo el diagnóstico, sino también el tipo y severidad de la IC, es la ecocardiografía transtorácica (ETT). Atendiendo a la fracción de eyección del ventrículo izquierdo (FEVI), las guías actuales determinan que el diagnóstico de IC con fracción de eyección reducida (ICFEr) se establece por los síntomas y signos de IC y disfunción ventricular (FEVI $< 40\%$) en el ecocardiograma. Para establecer el diagnóstico de IC con fracción de eyección preservada (ICFEp) de forma simplificada se comienza con la presencia de síntomas y signos de IC, FEVI $\geq 50\%$ y datos objetivos de alteraciones cardíacas estructurales o funcionales, compatibles con disfunción diastólica del ventrículo izquierdo o presiones de llenado de este elevadas, como las altas concentraciones de los PN.

Otras pruebas que pueden ser necesarias para un adecuado diagnóstico sindrómico y etiológico son:

- *Ecocardiografía transesofágica* (ETE): en pacientes con una ventana inadecuada para la realización de ETT (obesos, pacientes con ventilación mecánica), valvulopatías complicadas, sospecha de endocarditis, o para descartar un trombo en el apéndice auricular izquierdo en pacientes con FA.

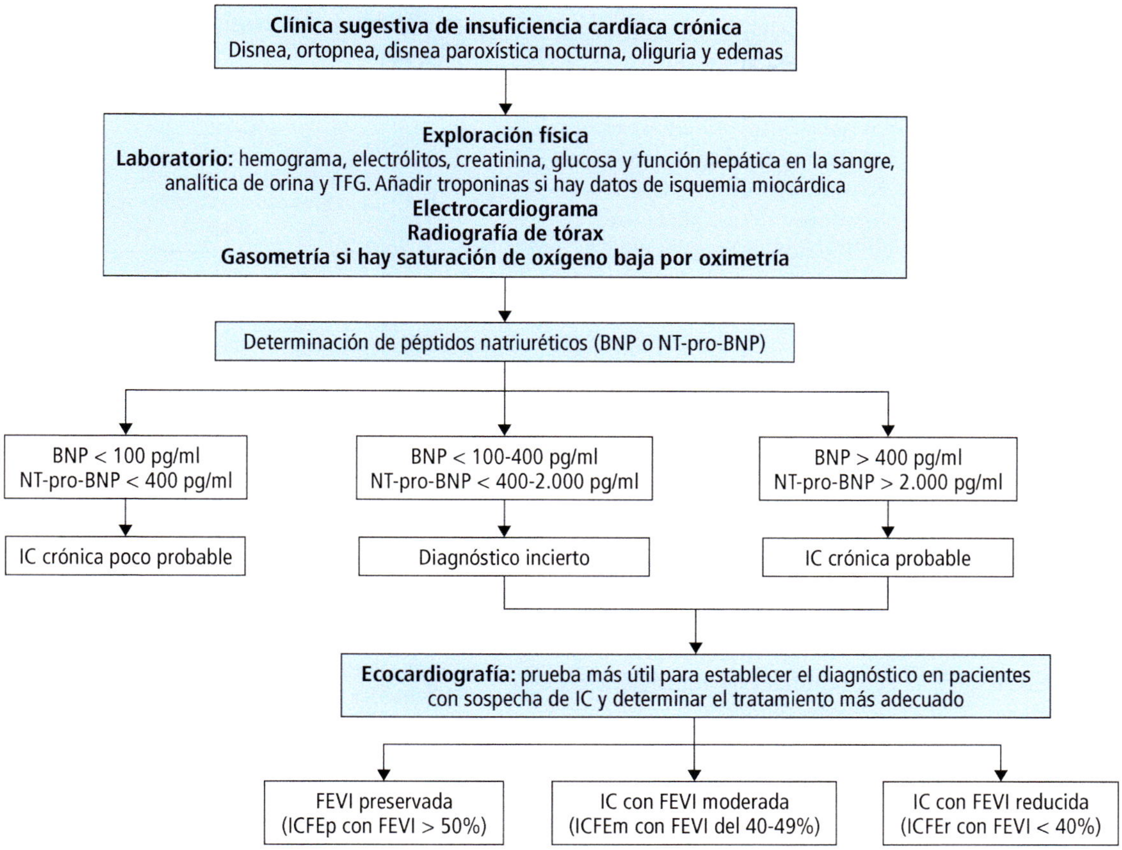

Figura 22.1 Diagnóstico de insuficiencia cardíaca. BNP: péptido natriurético tipo B; FEVI: fracción de eyección del ventrículo izquierdo; IC: insuficiencia cardíaca; ICFEm: insuficiencia cardíaca con fracción de eyección moderada; ICFEp: insuficiencia cardíaca con fracción de eyección preservada; ICFEr: insuficiencia cardíaca con fracción de eyección reducida; NT-pro-BNP: propéptido natriurético cerebral N-terminal; TFG: tasa de filtración glomerular estimada.

- *Ecocardiografía de estrés:* detecta la disfunción ventricular secundaria a isquemia y valora la viabilidad miocárdica en presencia de hipocinesia o acinesia significativas. La ventriculografía isotópica puede ser una alternativa en pacientes en los que resulte dificultoso realizar una ecografía de estrés.
- *Resonancia magnética cardíaca:* puede ser necesaria para evidenciar inflamación, infiltración y cicatrices en pacientes con infarto, miocarditis, pericarditis, miocardiopatías y enfermedades infiltrativas y de depósito.
- *Angiografía coronaria:* cuando existe historia de angina de esfuerzo o sospecha de disfunción ventricular izquierda de origen isquémico y en pacientes con alto riesgo de enfermedad coronaria. En casos de IC grave (shock o edema pulmonar agudo) y en pacientes que no responden adecuadamente a tratamiento. En pacientes con IC persistente de etiología desconocida y en pacientes con insuficiencia mitral grave o estenosis aórtica susceptibles de intervencionismo.
- *Electrocardiograma Holter:* cuando existen síntomas compatibles con arritmia (palpitaciones o síncope) y para monitorizar el control de la frecuencia ventricular en pacientes con FA.
- *TC torácica:* para descartar tromboembolismo pulmonar agudo o crónico si hay sospecha de ser la causa o el desencadenante.

Valoración geriátrica

La valoración geriátrica integral es clave para precisar el pronóstico y mejorar los resultados clínicos facilitando la toma de decisiones centradas en el adulto mayor, así como la realización de un cribado de fragilidad (como se detalla en el capítulo 12). Hay que reseñar que distintas sociedades cardiológicas internacionales recomiendan realizar una valoración geriátrica integral, un cribado de fragilidad, *delirium*, depresión, deterioro cognitivo y adherencia al tratamiento en los pacientes mayores con IC, derivando al geriatra a los pacientes frágiles. Sabemos que los mayores con IC y que asocian deterioro cognitivo tienen una menor capacidad de autocuidado y adherencia a la medicación, y, en consecuencia, un mayor riesgo de mortalidad e ingreso hospitalario. La multimorbilidad aumenta de forma independiente la mortalidad, en particular la diabetes mellitus, la enfermedad cerebrovascular, la depresión y la enfermedad renal crónica. Además, se deben identificar los fármacos potencialmente inapropiados específicamente en la IC (AINE, inhibidores de la COX-2, corticoides, descongestionantes, inhibidores de los canales de calcio no dihidropiridínicos, tiazolidinedionas, metformina en deterioro de la función renal, pregabalina, β_2-agonistas, itraconazol y fórmulas médicas con alto contenido de sodio).

Tratamiento

En los últimos años se han desarrollado importantes avances diagnósticos y terapéuticos en el campo de la IC, si bien muchos de los estudios y ensayos en los que se basan las recomendaciones actuales se caracterizan porque en ellos los pacientes mayores están excluidos o infrarrepresentados. Por lo tanto, las recomendaciones para el tratamiento de esta cohorte de pacientes se apoyan habitualmente en el análisis de subgrupos y en opiniones de expertos.

El tratamiento de la IC en el adulto mayor incluye el control de los factores de riesgo y la comorbilidad, la educación al paciente o cuidadores, el manejo farmacológico y la implantación de dispositivos, si es preciso junto con la creación de unidades multidisciplinares conformadas por cardiólogos y geriatras añadiendo la cooperación con atención primaria. Los objetivos del tratamiento son mejorar el estado clínico, la capacidad funcional y la calidad de vida, prevenir las hospitalizaciones y reducir la mortalidad.

Tratamiento farmacológico de la ICFEr y la ICFE moderada (ICFEm)

Los principales objetivos del tratamiento de los pacientes con ICFEr son: *a)* reducir la mortalidad; *b)* prevenir las hospitalizaciones recurrentes por empeoramiento de la IC, y *c)* mejorar el estado clínico, la capacidad funcional y la calidad de vida de los pacientes.

Los antagonistas neurohormonales (inhibidores del SRAA y del SNS) constituyen la piedra angular del tratamiento de la ICFEr. Las últimas guías de la Sociedad Europea de Cardiología recomiendan la implementación de la cuádruple terapia: inhibidores del sistema renina-angiotensina (iSRAA) (preferiblemente sacubitrilo-valsartán), un β-bloqueante (BB), antagonistas del receptor de mineralocorticoides (ARM) y un inhibidor del cotransportador de sodio-glucosa tipo 2 (iSGLT2), porque mejoran la supervivencia, y reducen el riesgo de hospitalizaciones por IC y la sintomatología de estos pacientes (fig. 22.2). Se recomienda su inicio de forma precoz, durante el primer mes tras el diagnóstico, con titulación progresiva hasta alcanzar las utilizadas en ensayos clínicos (o, si no fuera posible, hasta la dosis máxima tolerada) en un plazo aproximadamente de 3 meses (tabla 22.2). El uso de los inhibidores de la neprilisina y del receptor de la angiotensina (INRA), como el sacubitrilo-valsartán, ha demostrado superioridad sobre los inhibidores de la enzima conversora de la

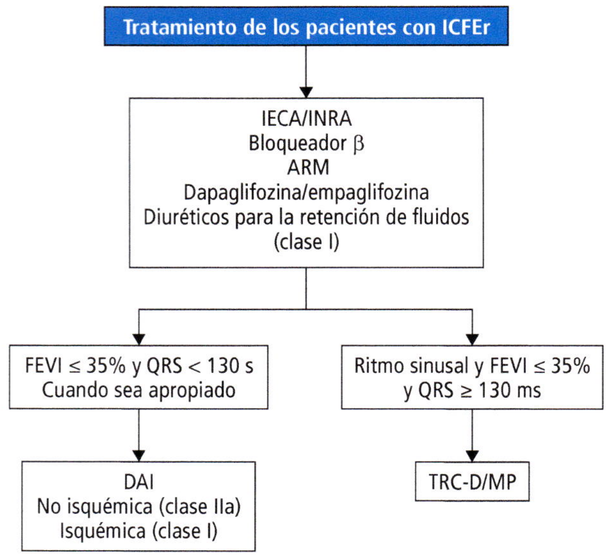

Figura 22.2 Tratamiento farmacológico en la ICFEr. ARM: antagonista del receptor de mineralocorticoides; DAI: desfibrilador automático implantable; ICFEr: insuficiencia cardíaca con fracción de eyección reducida; IECA: inhibidores de la enzima conversora de la angiotensina; INRA: inhibidor de la neprilisina y del receptor de la angiotensina; MP: marcapasos; TRC-D: terapia de resincronización cardíaca con desfibrilador.

angiotensina (IECA), como el enalapril, para la reducción de las hospitalizaciones por empeoramiento de la IC y la mortalidad cardiovascular y por cualquier causa en pacientes ambulatorios con ICFEr. Los beneficios adicionales del sacubitrilo-valsartán fueron una mejoría de los síntomas y la calidad de vida. En aquellos pacientes que no toleran el tratamiento con un INRA o un IECA habría que considerar los antagonistas del receptor de la angiotensina II (ARA-II).

La ivabradina también está indicada en pacientes con ICFEr sintomática (CF II-III NYHA) a pesar del tratamiento médico óptimo (incluyendo BB en dosis máximas toleradas), en ritmo sinusal y con FC ≥ 70 lpm, dada la disminución significativa de las hospitalizaciones por IC y la mortalidad cardiovascular. Este efecto es beneficioso también en los adultos mayores, y es un fármaco seguro en este grupo poblacional.

Se puede considerar la administración de vericiguat (estimulador de la guanilato ciclasa soluble) para pacientes en NYHA II-IV cuya IC ha empeorado a pesar del tratamiento con un IECA (o INRA), un BB y un ARM, para reducir el riesgo de muerte cardiovascular y hospitalización por IC, con una clase de recomendación II y nivel de evidencia B.

La digoxina es una opción para optimizar el control de la respuesta ventricular en pacientes con IC y FA, pero hay que tener en cuenta el mayor riesgo de toxicidad en los mayores respecto a los jóvenes, sobre todo en los que tienen insuficiencia renal.

Por último, habría que considerar los diuréticos del asa para reducir los signos y síntomas de congestión de los pacientes con ICFEr. Los diuréticos del asa producen una diuresis más intensa y corta que las tiazidas, aunque pueden actuar

TABLA 22.2 Dosis de los fármacos modificadores de la enfermedad con base en la evidencia científica en pacientes con ICFEr

	Dosis inicial	Dosis objetivo
IECA		
Captopril	6,25 mg/8 h	50 mg/8 h
Enalapril	2,5 mg/12 h	10-20 mg/12 h
Lisinopril	2,5-5 mg/24 h	20-35 mg/24 h
Ramipril	2,5 mg/12 h	5 mg/12 h
INRA		
Sacubitrilo-valsartán	49-51 mg/12 h	97-103 mg/12 h
Bloqueadores β		
Bisoprolol	1,25 mg/24 h	10 mg/24 h
Carvedilol	3,125 mg/12 h	25 mg/12 h
Nebivolol	1,25 mg/24 h	10 mg/24 h
ARM		
Eplerenona	25 mg/24 h	50 mg/24 h
Espironolactona	25 mg/24 h	50 mg/24 h
iSGLT2		
Dapagliflozina	10 mg/24 h	10 mg/24 h
Empagliflozina	10 mg/24 h	10 mg/24 h
Otros fármacos		
Candesartán	4 mg/24 h	32 mg/24 h
Losartán	50 mg/24 h	150 mg/24 h
Valsartán	40 mg/12 h	160 mg/12 h
Ivabradina	5 mg/12 h	7,5 mg/12 h
Vericiguat	2,5 mg/24 h	10 mg/24 h
Digoxina	62,5 mg/24 h	250 mg/24 h

Con la espironolactona se puede optar por una dosis inicial de 12,5 mg para pacientes cuyo estado renal o hiperpotasemia requieran precaución.
ARM: antagonistas del receptor de mineralocorticoides;
IECA: inhibidores de la enzima conversora de la angiotensina;
INRA: inhibidores de la neprilisina y el receptor de la angiotensina;
iSGLT2: inhibidores del cotransportador de sodio-glucosa tipo 2.

de forma sinérgica (bloqueo secuencial de la nefrona) y su combinación puede emplearse para tratar la resistencia a los diuréticos. Hay que recordar que tanto los INRA como los ARM y los iSGLT2 tienen propiedades diuréticas.

Para los pacientes con ICFEm (FE 40-49%) se podría considerar un IECA, ARA-II o sacubitrilo-valsartán como antagonistas neurohormonales; un BB y un ARM a efectos de reducir el riesgo de hospitalización por IC y muerte, con una clase de recomendación IIb y nivel de evidencia C (fig. 22.3). Los datos de un análisis combinado de los estudios PARADIGM-HF y PARAGON-HF muestran que el sacubitrilo-valsartán, comparado con otros iSRAA, tiene efecto beneficioso, especialmente en hospitalización por IC de los pacientes con ICFEm. En la actualización 2023 de las guías 2021 de la Sociedad Europea de Cardiología sobre el diagnóstico y el tratamiento de la ICA y la ICC, se recomienda el uso de un iSGLT2 (dapagliflozina o empagliflozina) en pacientes con ICFEm para reducir el riesgo de hospitalización por IC o muerte cardiovascular, con una clase de recomendación I y nivel de evidencia A. Para los pacientes con ICFEm y congestión, se recomienda el tratamiento diurético para aliviar síntomas y signos (clase de recomendación I, nivel de evidencia C) (v. fig. 22.3).

Otras consideraciones en el manejo de la ICFEr

Sabemos que la anemia y el déficit de hierro en la IC son predictores independientes de mortalidad, y queda demostrado que empeoran la sintomatología y la clase funcional incrementando el número de hospitalizaciones y relacionándose con una menor capacidad física y de calidad de vida. El déficit de hierro puede afectar a la capacidad funcional, desencadenar una descompensación circulatoria y promover la disfunción de músculo esquelético, y se asocia con fragilidad, independientemente de la anemia. En virtud de los resultados de recientes estudios y metaanálisis, se recomienda la administración de suplementos de hierro i.v. con carboximaltosa férrica para pacientes con ICFEr o ICFEm y déficit de hierro para mejorar la sintomatología, la mortalidad y la calidad de vida, así como para reducir el riesgo de hospitalización por IC. El déficit de hierro en pacientes con IC se define como una concentración de ferritina sérica < 100 ng/ml o de 100-299 ng/ml con una saturación de transferrina (Sat-T) < 20%. Los efectos favorables de los suplementos de hierro fueron independientes de la coexistencia de anemia. Sin embargo, la administración oral de hierro no mejora la capacidad de ejercicio de los pacientes con ICFEr y déficit de hierro, por lo que no se recomienda su administración en esta formulación.

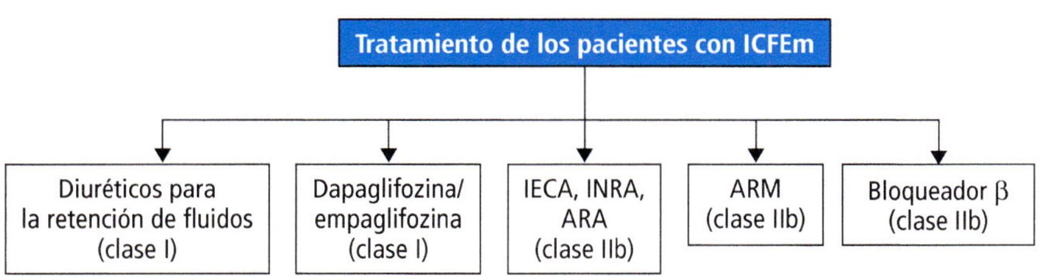

Figura 22.3 Tratamiento farmacológico en la ICFEm. ARA: antagonistas de los receptores de la angiotensina; ARM: antagonista del receptor de mineralocorticoides; ICFEm: insuficiencia cardíaca con fracción de eyección moderada; IECA: inhibidores de la enzima conversora de la angiotensina; INRA: inhibidor de la neprilisina y del receptor de la angiotensina.

Algunos pacientes con ICFEr avanzada en mala clase funcional (NYHA III-IV) con reingresos frecuentes pueden incluirse en un programa de infusión de inotrópicos intermitente (levosimendán), en el que se realicen ingresos programados cada 15-30 días. Estos tipos de abordajes han demostrado mejorar la situación hemodinámica y la sintomatología, disminuir los niveles de péptidos natriuréticos y los reingresos hospitalarios, todo lo cual contribuye a mejorar su calidad de vida.

RECUERDA: Se recomienda la administración de suplementos de hierro i.v. con carboximaltosa férrica para pacientes con ICFEr o ICFEm y déficit de hierro para mejorar la sintomatología y la calidad de vida, así como para reducir el riesgo de hospitalización.

Dispositivos

Existen terapias especializadas dirigidas a retrasar la insuficiencia de la bomba cardíaca y/o arritmias y que cada día se usan más en la práctica clínica en pacientes mayores, entre las que se encuentran la resincronización ventricular con marcapasos bicameral y el desfibrilador automático implantable (DAI).

La resincronización cardíaca (TRC) o estimulación biventricular ha demostrado que mejora la clase funcional (disminuye volúmenes ventriculares, aumenta la FE) y la supervivencia, y reduce las hospitalizaciones por IC incluso en población de edad avanzada. Hasta el 30% de los pacientes con ICFEr presentan trastornos de la conducción eléctrica que condicionan un retraso en la activación ventricular. Su presencia se asocia con progresión de la enfermedad, disminución del gasto anterógrado, desarrollo de más insuficiencia mitral y mayor disfunción ventricular. Está indicada en pacientes con IC sintomática (CF II-IV NYHA), FEVI ≤ 35% y QRS ancho. Se debe considerar en adultos mayores con disfunción ventricular y evidencia de disincronía que estén sintomáticos a pesar de tratamiento óptimo.

El DAI está indicado en prevención primaria en pacientes con ICFEr sintomática (CF II-III NYHA) a pesar de tratamiento médico óptimo durante al menos 3 meses, con una expectativa de vida mayor a 1 año. Los datos disponibles en pacientes mayores no son uniformes y parecen asociarse con menos beneficio, por lo que habría que individualizar.

Abordaje multidisciplinario

Un aspecto fundamental para poder proporcionar una atención integral son los programas de abordaje multidisciplinario diseñados para mejorar los resultados mediante un seguimiento estructurado con educación del paciente, optimización del tratamiento médico, apoyo psicosocial y mejora del acceso a la atención médica. Estas estrategias reducen las hospitalizaciones por IC y la mortalidad de los pacientes que han recibido el alta hospitalaria.

El objetivo del abordaje de la IC es proporcionar un sistema continuo de atención que abarque la asistencia ambulatoria y la hospitalaria integrando servicios como rehabilitación cardíaca o cuidados paliativos. Una línea de atención telefónica puede facilitar el acceso al asesoramiento profesional. Tras el alta, la rehospitalización precoz es muy frecuente, y esto se podría mejorar mediante una planificación coordinada del alta. Los consejos sobre estilo de vida saludable y la programación de un entrenamiento físico también pueden mejorar los resultados.

Manejo de la ICFEp

La ICFEp se diferencia de la ICFEr y la ICFEm en que los pacientes son de edad más avanzada y más frecuentemente mujeres. La FA, la enfermedad renal crónica y las comorbilidades no cardiovasculares suelen ser más comunes en estos pacientes que en aquellos con ICFEr.

La prevalencia de la ICFEp en mayores de 70 años es superior al 50%. Comparadas con las de los pacientes con ICFEr, las hospitalizaciones y muertes de pacientes con ICFEp suelen ocurrir por causas no cardiovasculares. La mortalidad intrahospitalaria es ligeramente inferior en estos pacientes, aunque con similares estancias hospitalarias.

RECUERDA: Las hospitalizaciones y muertes de pacientes con ICFEp suelen ocurrir por causas no cardiovasculares, en contraposición con las de los pacientes con ICFEr.

La fisiopatología subyacente a la ICFEp es heterogénea, y se asocia a fenotipos diferentes, entre los que se incluyen enfermedades cardiovasculares concomitantes (p. ej., FA, HTA, hipertensión pulmonar) y enfermedades no cardiovasculares (diabetes mellitus, enfermedad renal crónica, anemia, deficiencia de hierro, EPOC y obesidad).

Es importante evitar el uso de AINE, el consumo de sal y que los pacientes reciban educación para la autogestión de la dosis de los diuréticos y de la ingesta hídrica. Se recomienda el control de la HTA, el control de la FC en la FA, el mantenimiento de la contracción auricular en la medida de lo posible, la prevención de la taquicardia, la reducción de la congestión pulmonar y el edema con diuréticos y el tratamiento de la isquemia miocárdica. Parece que los diuréticos, IECA, ARA-II y ARM son fármacos adecuados para el tratamiento de la hipertensión sistólica en pacientes con ICFEp. Los BB podrían ser menos efectivos para este propósito. Los diuréticos mejoran el manejo de la sobrecarga de volumen, disminuyendo las hospitalizaciones y el empeoramiento sintomático, pero sin efecto sobre la mortalidad. Los IECA pueden mejorar levemente la capacidad de esfuerzo, sin tampoco haber demostrado efecto sobre la morbimortalidad, de forma similar a los ARA-II y los ARM. Los calcioantagonistas, como el verapamilo, han mejorado la capacidad funcional y la calidad de vida en algunos pequeños estudios. Ya en la actualización de 2023 de las guías europeas de cardiología de 2021, se recomienda, como novedad, con un nivel de recomendación I y nivel de evidencia A, que en pacientes con ICFEp se deben usar los iSGLT2 (dapagliflozina o empagliflozina) para reducir el riesgo de hospitalización por IC o muerte cardiovascular (fig. 22.4).

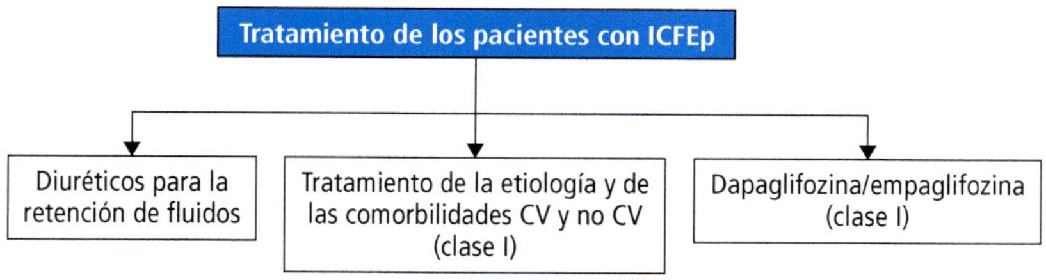

Figura 22.4 Tratamiento farmacológico en la ICFEp. CV: cardiovascular; ICFEp: insuficiencia cardíaca con fracción de eyección preservada.

Los pacientes con ICFEp tienen reducida la tolerancia al ejercicio, generalmente acompañada de un aumento de la presión arterial como respuesta al ejercicio e incompetencia cronotrópica. Sin embargo, el ejercicio combinado de resistencia e intensidad parece seguro para los pacientes con ICFEp mejora la capacidad de ejercicio (como se refleja en el aumento del consumo pico de oxígeno), los baremos de funcionamiento físico y la función diastólica.

RECUERDA: Como novedad, los iSGLT2 (dapagliflozina o empagliflozina) han demostrado una reducción del riesgo de hospitalización por IC o muerte cardiovascular en pacientes con ICFEp y se recomienda su uso (clase I, nivel A).

Decisiones en el adulto mayor con IC terminal

La mediana de supervivencia en los adultos mayores con IC es de 3 años, y entre el 25 y el 50% de los que están en estadio D sobreviven solo 1 año. Por ello, se recomienda discutir con el paciente y la familia o cuidador la pertinencia de implantar cuidados al final de la vida en pacientes con IC en, estadio D refractaria al tratamiento. Debe recomendarse la cumplimentación del documento de directrices anticipadas, y antes de tomar decisiones de no tratar o no reanimar, es necesaria una valoración de los factores que condicionan el pronóstico, como el tipo de cardiopatía, la comorbilidad, la situación funcional y el estado de fragilidad.

Los cuidados paliativos deben encaminarse a controlar los síntomas desde el mismo momento del diagnóstico de la enfermedad no curable y no iniciarse exclusivamente en la fase de agonía.

IC y fragilidad

La fragilidad puede estar presente en más del 70% de los pacientes con IC mayores de 80 años, y los mayores con antecedentes de IC están más predispuestos a ser frágiles, pasando de una prevalencia de IC en los no frágiles del 1,8% frente al 14% en los frágiles. Existe una relación bidireccional entre fragilidad e IC, puesto que ambas entidades comparten mecanismos fisiopatológicos, como las alteraciones en el metabolismo, la inflamación y la disautonomía, y existe entre ambas condiciones clínicas elementos comunes, como la sarcopenia, la caquexia cardíaca y la discapacidad. La caquexia es un fenómeno importante en los pacientes con IC que se presenta en su fase terminal y comparte algunas características con la fragilidad, como la fatiga, la debilidad muscular, la sarcopenia, la activación neurohormonal o la inflamación.

La fragilidad y la comorbilidad, que a menudo se superponen en esta población, retrasan el diagnóstico de IC y conducen a un deterioro de la calidad de vida y del estado funcional. A menudo limitan la aplicación y la tolerabilidad de los tratamientos convencionales de IC. La FA también afecta a la evolución clínica de la IC en pacientes de edad avanzada mediante la aceleración de la progresión de la fragilidad, debido a que se produce una disminución del gasto cardíaco y, como consecuencia, una menor tolerancia al ejercicio.

RECUERDA: La fragilidad está presente en más del 70% de los pacientes con IC mayores de 80 años, y los mayores con antecedentes de IC están más predispuestos a ser frágiles.

FIBRILACIÓN AURICULAR EN ADULTOS MAYORES

La FA se asocia frecuentemente al envejecimiento y es más prevalente en pacientes con IC, en quienes empeora su pronóstico. La FA es la arritmia más frecuente en la práctica clínica diaria y la más común en la población de edad avanzada. Su incidencia aumenta con la edad desde 4,1/1.000 en los menores de 75 años hasta 26,3/1.000 en los mayores de 75 años, y también lo hace su prevalencia por grupos de edad: el 3,9% de 65 a 74 años; el 7,8% de 75 a 84 años, y el 18,2% en los mayores de 85 años.

Debido al incremento de la esperanza de vida, el número de pacientes mayores de 80 años con fibrilación auricular no valvular (FANV) se cuadriplicará en 2060 y representará más del 65,2% de la población total de casos de FA en la Unión Europea, lo que incrementará en un 25-36% el riesgo de ictus en los grupos de edad comprendidos entre los 80 y los 89 años. Los factores que se han encontrado asociados a una mayor probabilidad de presentar FA son el sexo masculino, la IC, las valvulopatías u otras cardiopatías, los factores de riesgo cardiovascular clásicos y, lógicamente, la edad.

Con el envejecimiento existe un aumento del tamaño auricular, así como fibrosis, que lleva a reducir la velocidad de la conducción, con un período refractario efectivo más largo y una mayor dispersión de la repolarización (tabla 22.3). De hecho, estos cambios se pueden detectar en el electrocardiograma y pueden objetivar un bloqueo interauricular con un

TABLA 22.3 Alteraciones fisiopatológicas en el tejido auricular asociadas con la fibrilación auricular

Alteración fisiopatológica	Entidades que contribuyen a la alteración
Cambios en la matriz extracelular, función de los fibroblastos y células grasas	
Fibrosis intersticial y de reemplazo	FA (especialmente las formas con más carga de FA), hipertensión, IC, valvulopatías (por la presión y la sobrecarga de volumen)
Infiltración inflamatoria	
Infiltración grasa	Obesidad
Depósito amiloide	Envejecimiento, IC, EAC (por tejido cicatricial auricular), factores genéticos
Alteraciones de los canales iónicos	
Remodelado de los canales iónicos	FA (especialmente las formas con más carga de FA), predisposición genética a la FA
Manejo inestable del Ca^{2+}	FA (especialmente las formas con más carga de FA), IC, hipertensión (posiblemente mediante el aumento de la actividad simpática)
Redistribución de las conexiones comunicantes	FA
Alteraciones de los miocitos	
Apoptosis y necrosis	EAC, IC (debido a la muerte de cardiomiocitos y tejido cicatricial auricular)
Hipertrofia de los miocitos	Dilatación auricular, FA
Alteraciones endoteliales y vasculares	
Cambios microvasculares	Ateroesclerosis, EAC, EAP, posiblemente FA
Remodelado endocárdico	
Cambios en el sistema nervioso autónomo	
Hiperinervación simpática	IC, hipertensión

EAC: enfermedad arterial coronaria; EAP: enfermedad arterial periférica; FA: fibrilación auricular; IC: insuficiencia cardíaca.

enlentecimiento de la conducción entre la aurícula derecha y la izquierda. Cuanto mayor es la duración de la onda P, mayor es la probabilidad de sufrir FA. Esta asociación se conoce como el síndrome de Bayés.

RECUERDA: La FA es la arritmia más frecuente en la práctica clínica diaria y la más común en los adultos mayores.

Clínica y diagnóstico

Los síntomas clásicos de la FA son palpitaciones, pero en los octogenarios solo están presentes en el 10% en contraposición al 80% de los pacientes más jóvenes. Otras manifestaciones pueden ser el síncope y la disnea. Hasta el 40% de los mayores con FA tienen un curso asintomático.

RECUERDA: Los síntomas clásicos de la FA son palpitaciones, pero en los octogenarios solo están presentes en el 10% en contraposición al 80% de los pacientes más jóvenes. Otras manifestaciones pueden ser el síncope y la disnea.

Según la presentación, la duración y la terminación espontánea de los episodios de FA, se distinguen tradicionalmente cinco tipos: diagnosticada por primera vez, paroxística, persistente, persistente de larga duración y permanente (tabla 22.4). La forma de presentación más frecuente en mayores de 80 años (más del 80%) es la permanente, incluso en ausencia de cardiopatía estructural.

Según las últimas guías de actualización de Fibrilación Auricular de la Sociedad Europea de Cardiología 2024, se aboga por hacer un enfoque integral basado en el AF-CARE: C: manejo de comorbilidades y factores de riesgo; A: prevención de accidentes cerebrovasculares y eventos tromboembólicos; E: evaluación y re-evaluación dinámica del paciente.

Se destaca la importancia del diagnóstico precoz con electrocardiograma implementando estrategias de cribado oportunistas (medición de pulso o ECG) en mayores de 75 años y en pacientes con 65 años o más con factores de riesgo adicionales (hipertensión, diabetes o enfermedad cardiovascular establecida). Un episodio que dura un mínimo de 30 s se considera diagnóstico. Ante el diagnóstico, hay que complementar con ETT, hemograma con bioquímica y hormonas tiroideas. No es obligatorio realizar una placa de tórax a no ser que queramos descartar una cardiomegalia o una congestión pulmonar. Es necesario hacer una valoración geriátrica integral que analice otros factores determinantes, como la capacidad funcional, el riesgo de dependencia, el estado cognitivo y el entorno social.

Factores de riesgo

Muchas enfermedades cardiovasculares y entidades concomitantes aumentan el riesgo de FA y complicaciones asociadas a la misma, por lo que su identificación es un factor importante para la prevención de la FA y su carga patológica.

La IC está presente en muchos pacientes con FA, y ambas enfermedades comparten factores de riesgo similares y la misma fisiopatología (remodelado cardíaco estructural, activación neurohormonal y afección de la función del ventrículo izquierdo relacionada con la FC). La estrategia general para el tratamiento de la FA no varía entre los pacientes con IC y otros.

La HTA es un factor de riesgo de ictus en pacientes con FA y puede llevar a la FA recurrente. Por lo tanto, un buen control de la presión arterial debería formar parte del tratamiento integral de los pacientes con FA.

TABLA 22.4 Patrones de la fibrilación auricular (FA)

Patrón de FA	Definición
FA diagnosticada por primera vez	La FA no ha sido diagnosticada antes, independientemente de la duración de la arritmia o la presencia y la gravedad de los síntomas relacionados con ella
FA paroxística	Autolimitada, en la mayoría de los casos en 48 h. Algunos episodios de FA paroxística pueden durar hasta 7 días. Los episodios de FA que se revierten en los primeros 7 días se considerarán paroxísticos
FA persistente	La FA se mantiene durante más de 7 días, incluidos los episodios que se terminan por cardioversión farmacológica o eléctrica después de 7 o más días
FA persistente de larga duración	FA continua de duración ≥ 1 año tras adoptar la estrategia de control del ritmo cardíaco
FA permanente	El paciente (y el médico) asumen la FA. Por lo tanto, por definición no se adoptan intervenciones para el control del ritmo cardíaco de pacientes con FA permanente. En caso de aplicarse medidas para el control del ritmo, la arritmia se reclasificaría como «FA persistente de larga duración»

Modificado de la Guía ESC 2020 sobre el diagnóstico y tratamiento de la fibrilación auricular.

Las valvulopatías se asocian de manera independiente con la aparición de FA y aproximadamente el 30% de estos pacientes tienen algún tipo de valvulopatía. La FA empeora el pronóstico de los pacientes con valvulopatía grave y también se asocia con un aumento del riesgo tromboembólico. La denominación FA valvular se refiere fundamentalmente a los pacientes que tienen valvulopatía reumática (frecuentemente estenosis mitral) o válvulas cardíacas mecánicas. En estos pacientes se debe considerar el recambio valvular cuando esté indicado.

La diabetes mellitus y la FA coexisten frecuentemente debido a su asociación con otros factores de riesgo. El control glucémico intensivo no influye en la tasa de FA de nueva aparición, mientras que el tratamiento con metformina parece asociado con una disminución del riesgo a largo plazo de FA de los pacientes diabéticos e incluso con menos riesgo a largo plazo de ictus.

La obesidad aumenta el riesgo de FA. Los pacientes obesos tienen más disfunción diastólica del ventrículo izquierdo, un aumento de la actividad simpática e inflamación y mayor infiltración de grasa en las aurículas. Además, la obesidad también puede ser un factor de riesgo de ictus isquémico, tromboembolia y muerte para los pacientes con FA, por lo que se debe considerar la pérdida de peso junto con el tratamiento de otros factores de riesgo para reducir la carga y los síntomas de la FA.

La FA se ha asociado a la apnea obstructiva del sueño. El control de los factores de riesgo y la ventilación con presión positiva continua pueden reducir las recurrencias de esta arritmia.

RECUERDA: Los principales factores de riesgo de FA son HTA, valvulopatías, diabetes y obesidad, y también se ha demostrado su relación con la apnea del sueño.

Estrategia de control de ritmo frente a control de frecuencia en adultos mayores con FA

Actualmente, uno de los aspectos que está sometido a debate en el manejo de la FA es si optar por el intento de mantener el ritmo sinusal o únicamente controlar la FC, ya que diversos estudios en adultos mayores no han encontrado diferencias significativas entre ambas estrategias, aunque sí cierta tendencia favorable al control de frecuencia.

Restaurar y mantener el ritmo sinusal es una parte integral del tratamiento de la FA. Los fármacos antiarrítmicos pueden restablecer el ritmo sinusal en pacientes con FA («cardioversión farmacológica»), como ha quedado demostrado en pequeños ensayos clínicos y metaanálisis, así como en algunos estudios grandes con grupo de control. Elegir uno u otro dependerá del tipo de FA o de la presencia de cardiopatía estructural, y se debe elegir preferentemente los que tengan mejor perfil de seguridad. Los principales antiarrítmicos para la realización de la cardioversión farmacológica se resumen en la tabla 22.5.

La cardioversión eléctrica directa sincronizada es el método de elección en los pacientes que debutan con FA y que asocian inestabilidad hemodinámica, para lo cual es necesario sedación con midazolam intravenoso o propofol.

Sabemos que la ablación cardíaca es más efectiva para mantener el ritmo sinusal que los fármacos antiarrítmicos, particularmente en casos muy sintomáticos en los que la contribución auricular al llenado ventricular suponga una gran aportación. Los análisis de subgrupos del ensayo CABANA y los estudios retrospectivos sugieren que la ablación con catéter y la ablación de la unión auriculoventricular con colocación de marcapasos biventricular pueden ser estrategias de tratamiento seguras y eficaces para tratar la FA médicamente refractaria en pacientes de edad avanzada. Sin embargo, al decidir sobre procedimientos invasivos, se deben considerar la fragilidad y las limitaciones cognitivas, y se deben priorizar los objetivos de atención y calidad de vida en lugar de la longevidad.

Además, ya hemos detallado que la forma de presentación más frecuente de la FA en los adultos mayores es la permanente, por lo que, en muchos casos, insistir en la conversión a ritmo sinusal puede ser contraproducente y, además, poco efectivo. De esta manera, y en general, en pacientes mayores con FA será más razonable optar por la estrategia de control

TABLA 22.5 Fármacos usados para la cardioversión farmacológica

Fármaco	Primera dosis	Dosis de seguimiento	Riesgos
Flecainida	Oral 200-300 mg i.v. 5-7 mg/kg durante 10 min	NA	Hipotensión, *flutter* auricular con conducción 1:1, prolongación del QT. Evítese en pacientes con CI o enfermedad cardíaca estructural significativa
Amiodarona	i.v. 5-7 mg/kg durante 1-2 h	50 mg/h hasta un máximo de 1,0 g durante 24 h	Flebitis, hipotensión, bradicardia/bloqueo auriculoventricular. Ralentiza la frecuencia ventricular. Retraso en la reversión a ritmo sinusal (8-12 h)
Propafenona	Oral 450-600 mg i.v. 1,5-2 mg/kg durante 10 min		Hipotensión, *flutter* auricular con conducción 1:1, prolongación del QRS (leve). Evítese en pacientes con CI o enfermedad cardíaca estructural significativa

CI: cardiopatía isquémica; i.v.: intravenoso; NA: no aplicable.
Modificado de la Guía ESC 2020 sobre el diagnóstico y tratamiento de la fibrilación auricular, desarrollada en colaboración con la EACTS en Rev Esp Cardiol.

de la frecuencia (80-110 lpm), particularmente en los que presenten gran tamaño auricular.

Se recomienda la oclusión de la orejuela izquierda como complemento de la anticoagulación oral en paciente con FA que se someten a cirugía cardíaca. Este procedimiento tiene como objetivo prevenir el ictus isquémico y el tromboembolismo, especialmente en pacientes con contraindicación o que no pueden tomar anticoagulantes a largo plazo.

El control de la frecuencia es una parte integral del tratamiento de los pacientes con FA y, normalmente, es suficiente para mejorar los síntomas secundarios a la misma. En el algoritmo expuesto en la figura 22.5 mostramos la estrategia de control de la FC de forma aguda y crónica en pacientes con FA. La elección del tipo de fármaco siempre ha de estar sujeta a la consideración de la patología cardiológica de base. En la tabla 22.6 mostramos los principales fármacos de uso del control de la FC en pacientes con FA.

Riesgo embólico y hemorrágico y anticoagulación

La edad es uno de los factores de riesgo más potentes para el accidente cerebrovascular isquémico en la FA, e iniciar la terapia anticoagulante en estos casos no solo reduce el ictus, sino la mortalidad. En pacientes de 75 años de edad con FA, las tasas de accidente cerebrovascular oscilan entre el 6,9 y el 8,9%, y las tasas de hemorragia gastrointestinal entre el 5,4 y el 6,6% en 5 años. Dado que el accidente cerebrovascular puede provocar una discapacidad grave, el beneficio de la anticoagulación generalmente supera el riesgo de hemorragia. Aunque se recomienda iniciar anticoagulación en todos los pacientes con puntuación CHA_2DS_2-VASc > 1 (tabla 22.7), esta escala no nos ayuda a tomar decisiones en los pacientes mayores, puesto que ya existe un riesgo moderado entre los 65 y 74 años y elevado para los que tienen ≥ 75 años. Realmente, la única decisión relevante en esta población es detectar las condiciones que contraindican la anticoagulación. La escala HAS-BLED (tabla 22.8) ofrece una estimación del riesgo de sangrado. Las directrices enfatizan que una puntuación alta de riesgo de hemorragia no debería desalentar el uso de anticoagulación, en parte porque los pacientes con mayor riesgo de hemorragia también tienen mayor riesgo de sufrir un accidente cerebrovascular. La calculadora GARFIELD-AF (Global Anticoagulant Registry in the FIELD-Atrial Fibrillation) se puede utilizar para determinar los riesgos de mortalidad, accidente cerebrovascular y hemorragia mayor sin tratamiento o con fármacos antagonistas de la vitamina K (AVK) o anticoagulantes directos (ACOD) durante 2 años. Aunque los mayores de 75 años con FANV presentan peor pronóstico, mayor mortalidad y más eventos adversos que los que tienen entre 65 y 74 años, hasta el 35% de los octogenarios no reciben anticoagulación y cada incremento en una década en la edad se asocia hasta con un 14% de reducción del uso de los fármacos AVK, independientemente de otros factores de riesgo de ictus. Se ha descrito que el tratamiento antiagregante, la edad mayor de 90 años, presentar riesgo de caídas y estar institucionalizado son los principales motivos para no iniciar la anticoagulación en los adultos mayores frágiles, a pesar de una clara indicación.

RECUERDA: La escala CHA_2DS_2-VASc no nos ayuda a tomar decisiones en los adultos mayores, puesto que ya existe un riesgo moderado entre los 65 y los 74 años y elevado para los que tienen ≥ 75 años. Realmente, la única decisión relevante en esta población es detectar las condiciones que contraindican la anticoagulación.

Actualmente disponemos de dos opciones de tratamiento anticoagulante. Los AVK son los fármacos con más experiencia en su uso, con igual eficacia en adultos mayores, incluso en nonagenarios, comparándolos con los pacientes más jóvenes. Reducen la incidencia de ictus relacionado con la FA de manera importante, pero necesitan tener el rango internacional normalizado (INR) en rango terapéutico y un seguimiento estrecho para el ajuste de dosis. El INR se puede ver afectado por la interacción con fármacos o alimentos, o el grado de congestión hepática. El segundo grupo son los ACOD, que incluyen el dabigatrán (inhibidor directo de la trombina), el apixabán, el edoxabán y el rivaroxabán (inhibidores directos del factor Xa de la coagulación). Su principal ventaja es que no precisan controles, y una de sus principales limitaciones

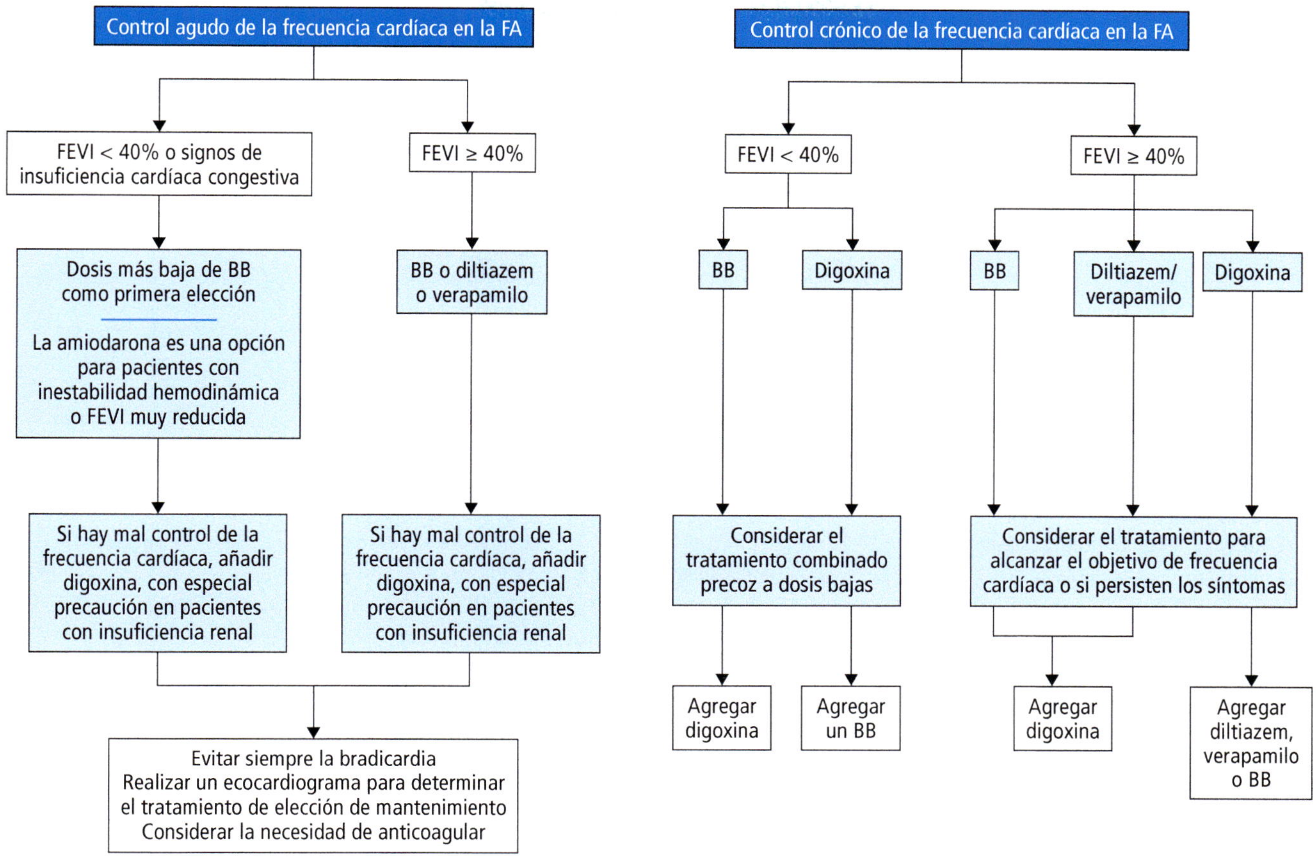

Figura 22.5 Control de la frecuencia cardíaca en la FA. BB: bloqueadores β; FA: fibrilación auricular; FEVI: fracción de eyección del ventrículo izquierdo.

es el uso en pacientes con enfermedad renal avanzada o diálisis (condiciones muy prevalentes en población mayor). Diferentes metaanálisis han demostrado que la anticoagulación con ACOD en comparación con warfarina reduce la probabilidad de ictus hasta un 20%, la mortalidad hasta un 12% y la probabilidad de hemorragias intracraneales hasta un 50%, con menor número de interacciones farmacológicas y alimentarias y sin necesidad de controles. Estudios económicos han detectado que estos fármacos son coste-efectivos independientemente de la edad de los pacientes, con mayor

TABLA 22.6 Fármacos usados en el control de la frecuencia cardíaca en pacientes con fibrilación auricular

Tratamiento	Control agudo de la FC por vía intravenosa	Control de la FC por vía oral a largo plazo	Perfil de efectos secundarios	Comentarios
Bloqueadores β[a]				
Bisoprolol	No disponible	1,25-20 mg 1 vez al día o en 2 tomas	Los síntomas adversos más comunes son letargo, cefalea, edema periférico, síntomas en el tracto respiratorio alto, malestar gastrointestinal y mareo. Entre los efectos adversos se incluyen bradicardia, bloqueo auriculoventricular e hipotensión	El broncospasmo es raro; en caso de asma, se recomienda un bloqueador β1 selectivo (evite el carvedilol). Contraindicados en la IC aguda y en caso de historia de broncospasmo grave
Carvedilol	No disponible	3,125-50 mg 2 veces al día		
Metoprolol	2,5-10 mg en bolo i.v. (puede repetirse si es necesario)	Dosis diaria total: 100-200 mg (según preparado)		
Nebivolol	No disponible	2,5-10 mg 1 vez al día o en 2 tomas		
Esmolol	0,5 mg/kg en bolo i.v. durante 1 min, seguido de 0,05-0,25 μg/kg/min			

(Continúa)

TABLA 22.6 Fármacos usados en el control de la frecuencia cardíaca en pacientes con fibrilación auricular *(cont.)*

Tratamiento	Control agudo de la FC por vía intravenosa	Control de la FC por vía oral a largo plazo	Perfil de efectos secundarios	Comentarios
Bloqueadores de los canales del calcio				
Diltiazem	15-25 mg en bolo i.v. (puede repetirse si es necesario)	60 mg 3 veces al día hasta una dosis diaria total de 360 mg (120-360 mg 1 vez al día en caso de preparados de liberación lenta)	Los síntomas adversos más comunes son mareo, malestar general, letargo, cefalea, sofocos, malestar gastrointestinal y edema. Entre los efectos adversos se incluyen bradicardia, bloqueo auriculoventricular e hipotensión (que se puede prolongar con verapamilo)	Úselo con precaución si se combina con bloqueadores β. Reduzca la dosis en caso de trastorno hepático e inicie el tratamiento con dosis más bajas en caso de trastorno renal. Contraindicados en caso de disfunción del VI o FEVI < 40%
Verapamilo	2,5-10 mg en bolo i.v. (puede repetirse si es necesario)	40-120 mg 3 veces al día (120-480 mg 1 vez al día en caso de preparados de liberación lenta)		
Glucósidos cardíacos				
Digoxina	Los adultos mayores presentan más toxicidad para dosis equivalentes respecto a los más jóvenes, especialmente en el perfil mujer mayor de bajo peso y con insuficiencia renal, y en caso de que coexistan alteraciones hidroelectrolíticas Se recomienda determinar la digoxinemia para mantener el objetivo terapéutico en 0,5-0,9 ng/ml	Dosis ≤ 250 mg/día Digoxinemia entre 0,5 y 0,9 ng/ml	Los síntomas adversos más frecuentes son malestar gastrointestinal, mareo, visión borrosa, cefalea y erupción cutánea. En estados tóxicos (concentración sérica > 2 ng/ml), la digoxina es proarrítmica y puede agravar la IC, especialmente en presencia de hipopotasemia	Las concentraciones plasmáticas elevadas se asocian con un aumento del riesgo de muerte. Compruebe la función renal antes de iniciar el tratamiento y adapte la dosis de los pacientes con ERC. Contraindicada para pacientes con vías accesorias, taquicardia ventricular y miocardiopatía hipertrófica con obstrucción del tracto de salida
Indicaciones específicas				
Amiodarona[b]	300 mg por vía i.v. diluida en 250 ml de solución con dextrosa al 5% (preferiblemente mediante cánula venosa central)	200 mg/día	Hipotensión, bradicardia, náusea, prolongación de QT, toxicidad pulmonar, decoloración cutánea, disfunción tiroidea, depósitos corneales y reacción cutánea por extravasación	Propuesta como tratamiento complementario para pacientes cuya FC no se puede controlar con el tratamiento combinado

[a]Están disponibles otros bloqueadores β, pero no se recomiendan como tratamiento específico para el control de la frecuencia cardíaca en la FA. Entre ellos se incluye el atenolol (25-100 mg/día, con una vida media biológica corta), el propranolol (bloqueador no selectivo, 1 mg durante 1 min, repetir hasta 3 mg en intervalos de 2 min —control agudo— o 10-40 mg tres veces al día —control a largo plazo—) o el labetalol (bloqueador no selectivo, 1-2 mg/min, control agudo).

[b]Si se requiere seguir con amiodarona, proseguir con 900 mg durante 24 h, diluida en 500-1.000 ml de solución y administrada por vía i.v. mediante cánula venosa central.

ERC: enfermedad renal crónica; FA: fibrilación auricular; FC: frecuencia cardíaca; FEVI: fracción de eyección del ventrículo izquierdo; IC: insuficiencia cardíaca; i.v.: intravenoso; VI: ventrículo izquierdo.

Modificado de la Guía ESC 2020 sobre el diagnóstico y tratamiento de la fibrilación auricular.

reducción absoluta de la mortalidad global, los ictus, las hemorragias totales, mayores e intracraneales en los de mayor edad por presentar un mayor riesgo. Sin embargo, y debido a la escasez de estudios específicos en mayores, las actuales guías clínicas no son capaces de realizar recomendaciones extrapolables a los mayores de 85 años.

La anticoagulación en los mayores es un auténtico desafío por la frecuente asociación con condicionantes de salud relevantes que pueden modificar no solo la indicación del tratamiento, sino también el tipo y la dosis de ACOD, la tolerancia, la adherencia, la seguridad y los resultados de salud deseados. Entre estos condicionantes destacan la fragilidad,

TABLA 22.7 **Escala CHA_2DS_2-VASc**

Factor de riesgo	Puntuación
Insuficiencia cardíaca/disfunción ventricular izquierda	1
Hipertensión arterial	1
Edad ≥ 75 años	2
Diabetes mellitus	1
Ictus o accidente isquémico transitorio previo	2
Enfermedad vascular	1
Edad 65-74 años	1
Categoría de sexo (sexo femenino)	1

Fuente: Lip GY, Nieuwlaat R, Pisters R, Lane DA, Crijns HJ. Refining clinical risk stratification for predicting stroke and thromboembolism in atrial fibrillation using a novel risk factor-based approach: the Euro Heart Survey on atrial fibrillation. Chest. 2010; 137: 263-72.

TABLA 22.8 **Escala HAS-BLED**

Factor de riesgo	Puntuación
Hipertensión	1
Función renal o hepática alterada (1 punto por cada una)	1 o 2
Ictus	1
Sangrado	1
INR lábil	1
Edad ≥ 65 años	1
Drogas o alcohol (1 punto cada uno)	1 o 2
Riesgo anual de sangrado mayor (%) según la puntuación: 0: 1,13%; 1: 1,02%; 2: 1,88%; 3: 3,74%; 4: 8,70%; 5: 12,50%.	

la discapacidad, la comorbilidad, la polifarmacia, el deterioro cognitivo, el riesgo de caídas, la institucionalización, el estado nutricional, los problemas en la ingesta, las alteraciones de los sentidos, y los condicionantes personales y sociales. Una correcta valoración geriátrica que permita identificar estos factores en cada paciente, asociada al conocimiento de la biología del envejecimiento y el cálculo de la expectativa de vida total y libre de discapacidad, y a conocimientos especializados de farmacología en mayores y de las particularidades de los efectos de los ACOD en esta población, incluyendo el denominado *lag-time-to-benefit* (tiempo hasta el beneficio), permitirá adecuar el tratamiento con ACOD para conseguir los mejores resultados de salud.

CARDIOPATÍA ISQUÉMICA

El 33% de los síndromes coronarios agudos (SCA) se dan en mayores de 75 años, y es la principal causa de mortalidad en mayores de 70 años, ya que se estima que el 30% de las muertes en mayores de 80 años están en el contexto de un infarto agudo de miocardio (IAM). La prevalencia de la patología coronaria en mayores de 70 años es del 30% aproximadamente, y se constata un aumento, con la edad, de la enfermedad coronaria de tres vasos y del tronco coronario izquierdo. La cardiopatía isquémica en personas mayores está relacionada con los cambios que acontecen en el envejecimiento y que se mostraron en el cuadro 22.1.

Se ha demostrado que la fragilidad en los mayores con cardiopatía isquémica es un marcador de riesgo para mortalidad, reinfarto, ictus y cualquier otro evento cardiovascular frente a sujetos robustos.

RECUERDA: Un tercio de los síndromes coronarios agudos ocurren en mayores de 75 años. La cardiopatía isquémica es la principal causa de muerte en los mayores de 70 años.

Clínica y diagnóstico

La clínica más frecuente de presentación del SCA es el dolor torácico típico. Sin embargo, hay que tener en cuenta que con frecuencia las características de presentación pueden ser atípicas en adultos mayores. Entre el 20 y el 50% de los adultos mayores no presentan dolor y es necesario buscar otros síntomas atípicos (disnea, sudoración, náuseas, vómitos, síncope). Los síntomas atípicos son más frecuentes conforme aumenta la edad del sujeto, en el sexo femenino y en pacientes diabéticos.

El algoritmo diagnóstico del SCA en adultos mayores no difiere del resto de la población. Ante su sospecha, hay que solicitar un ECG buscando anomalías que apoyen el diagnóstico (alteraciones en el segmento ST u onda T o bloqueo de rama izquierda de nueva aparición) y enzimas de daño cardíaco (troponina en su fracción I o T). Los pacientes mayores presentan un mayor número de alteraciones electrocardiográficas de base (bloqueos de rama o ritmos de marcapasos), lo que dificulta el diagnóstico. Por otra parte, se ha visto que los mayores de 60 años pueden tener niveles más altos de troponina basal, lo que disminuye la especificidad de la prueba en este grupo de edad. Junto con estas pruebas, las de imagen nos ayudarán a completar el diagnóstico. La ETT es una prueba de gran utilidad dada su accesibilidad, sobre todo en el servicio de urgencias, para detectar signos sugestivos de isquemia, así como para descartar otras causas de dolor torácico. Otras pruebas utilizadas para completar el diagnóstico serían: angiografía por TC, RM cardíaca con o sin estrés farmacológico, gammagrafía de perfusión miocárdica con isótopos (SPECT) y ecocardiografía de estrés. Las técnicas de estrés utilizan ejercicio físico o fármacos intravenosos (dobutamina, dipiridamol, adenosina o regadenosón) para aumentar las demandas miocárdicas de oxígeno. La ergometría ha sido relegada a una segunda línea por su menor sensibilidad y especificidad frente las pruebas de imagen.

RECUERDA: El diagnóstico del SCA se basa en la clínica, cambios en el ECG, elevación de enzimas y pruebas de imagen.

Tratamiento

Debe ser individualizado, teniendo en cuenta los siguientes elementos: la situación funcional, la expectativa de vida y la comorbilidad, prestar atención a la sensibilidad a los hipotensores y a los cambios farmacocinéticos, y no negar por principio el tratamiento intervencionista.

Las guías recomiendan estimar el riesgo isquémico y hemorrágico antes de iniciar un tratamiento para el SCA. Sin embargo, las escalas utilizadas para medir riesgo hemorrágico tienen un valor limitado en pacientes mayores. Un ejemplo es la escala PRECISE-DAPT, que se utiliza para seleccionar la duración de la doble antiagregación después de un SCA. Una puntuación ≥ 25 implica un alto riesgo y, por lo tanto, una estrategia más conservadora. La edad mayor de 75 años asigna 12 puntos, lo que implica que la mayoría de los pacientes mayores obtendrán un alto riesgo exclusivamente basado en la edad.

SCA con elevación del segmento ST (SCACEST)

De acuerdo con las guías actuales, la intervención coronaria percutánea (ICP) realizada en < 120 min desde el primer contacto médico es el tratamiento de elección independientemente de la edad. La ICP ha demostrado beneficios frente a la fibrinólisis en reducción de ictus, reinfarto y mortalidad. Si el paciente no puede acceder a un centro con ICP en menos de 120 min está indicada la terapia fibrinolítica (siempre en las primeras 12 h de inicio de los síntomas) y trasladar al paciente a un centro que disponga de ICP. Si la reperfusión no es eficaz o persiste la clínica (dolor torácico, isquemia, inestabilidad eléctrica o hemodinámica), se debe realizar ICP. En el resto de los casos se realizará ICP diferida (2-24 h) después de la fibrinólisis. La edad no se debe considerar una contraindicación para la fibrinólisis. Estudios realizados con pacientes mayores no han demostrado un aumento de sangrado mayor que requiera transfusión comparado con el manejo conservador o ICP. A pesar de que la incidencia del sangrado intracraneal aumenta con la edad, hay ensayos clínicos que demuestran que este riesgo es reducido tras ajustar la dosis de fibrinolítico en mayores de 75 años. Las estrategias de reperfusión están asociadas con un aumento de supervivencia en pacientes mayores y no existe un límite de edad para llevar a cabo la reperfusión urgente.

SCA sin elevación del segmento ST (SCASEST)

El SCA en pacientes mayores suele manifestarse más frecuentemente sin elevaciones del ST comparado con la población joven. Sin embargo, estos pacientes presentan las tasas más bajas de revascularización. El estudio After Eighty incluyó a 457 pacientes mayores de 80 años con SCASEST o angina inestable y comparó la estrategia invasiva con el manejo conservador. Los resultados revelaron que la estrategia invasiva reducía el riesgo de IAM, revascularización urgente, ictus o muerte, aunque con menor beneficio en mayores de 85 años. Además, la estrategia invasiva no demostró un aumento de complicaciones por sangrado.

Los fármacos para el manejo del SCA en el adulto mayor se presentan en la tabla 22.9.

> **RECUERDA:** El tratamiento debe tener en cuenta la situación funcional, la expectativa de vida, la comorbilidad, los cambios farmacocinéticos y la fragilidad, y el intervencionismo coronario es el tratamiento de elección.

ESTENOSIS AÓRTICA

La estenosis aórtica (EAo) alcanza una prevalencia del 2-4% en los mayores de 75 años y hasta de un 15% en los mayores de 80 años, y es, por tanto, la valvulopatía más prevalente en este grupo de edad.

La reducción del área valvular aórtica dificulta la salida del flujo sanguíneo del ventrículo izquierdo, por lo que el principal mecanismo de compensación es la hipertrofia concéntrica. Cuanto mayor sea la estenosis, mayor diferencia de presión existirá entre el ventrículo izquierdo y la aorta, lo que se denomina «gradiente». De forma consecuente, aparece disfunción diastólica del ventrículo izquierdo, progresivamente dilatación auricular e hipertensión pulmonar. En casos muy avanzados aparece disfunción sistólica y el gasto cardíaco se reduce, y, como consecuencia, el gradiente ventriculoaórtico disminuye.

Clínica y diagnóstico

Los pacientes con EAo están asintomáticos durante un largo período de tiempo, pero la aparición de los síntomas condiciona un claro aumento de mortalidad hasta del 50% a los 2 años en pacientes no tratados. La tríada clásica de síntomas consiste en la aparición de disnea, angina y síncope. La angina, generalmente de esfuerzo, se debe al incremento de los requerimientos metabólicos del miocardio junto con una disminución del aporte sanguíneo. La supervivencia media de un paciente con EAo y angina es de 5 años. El síncope suele ser de esfuerzo, por la incapacidad de aumentar el gasto cardíaco con el ejercicio. La supervivencia media cuando aparece este síntoma es de 3 años. La disnea de esfuerzo por elevación de las presiones de llenado y/o disfunción ventricular es el síntoma de peor pronóstico, con una supervivencia media de 2 años. El inicio de los síntomas en pacientes mayores puede ser difícil de diagnosticar, al tener una actividad física reducida, consecuencia de comorbilidades y de la aparición de discapacidad. Por ello, es necesario prestar atención a otros aspectos, como la disminución de la tolerancia a los esfuerzos.

> **RECUERDA:** La EAo es la valvulopatía más frecuente en la población mayor de 75 años. El síntoma de peor pronóstico es la disnea, con una supervivencia media de 2 años.

El diagnóstico se basa habitualmente en la realización de un ETT. En él se determina la presencia de EAo y la gravedad y se mide el gradiente medio de presión transvalvular (el parámetro más robusto), la velocidad transvalvular máxima (Vmáx) y el área valvular aórtica, así como la repercusión hemodinámica sobre el ventrículo izquierdo. Sin embargo, en ocasiones pueden ser necesarias otras pruebas, como prueba de esfuerzo (para desenmascarar clínica en asintomáticos), ecocardiografía de estrés (información pronóstica), TC aórtica (para valorar la calcificación y la viabilidad del acceso vascular), RM cardíaca (detecta y cuantifica la fibrosis miocárdica y la presencia de amiloidosis) y coronariografía (antes de la intervención, para valorar la necesidad de revascularización concomitante). La clasificación de la EAo según su gravedad se muestra en la tabla 22.10.

TABLA 22.9 Tratamiento farmacológico del SCA

Antiagregantes
Se mantiene doble antiagregación con ácido acetilsalicílico + antiplaquetario (inhibidor de P2Y12) durante 12 meses y posteriormente solo ácido acetilsalicílico. En pacientes con alto riesgo de sangrado la doble antiagregación se mantiene durante 6 meses
	• Ácido acetilsalicílico:
	  • Dosis de carga: 150-300 mg oral o 75-200 mg i.v.
	  • Dosis de mantenimiento: 75-100 mg/24 h
	• Clopidogrel: considerar en pacientes mayores, sobre todo en aquellos con alto riesgo de sangrado
	  • Dosis de carga: 300-600 mg. Si se va a realizar fibrinólisis, la dosis inicial es de 300 mg en jóvenes y 75 mg en mayores de 75
	  • Dosis de mantenimiento: 75 mg/24 h
	• Ticagrelor:
	  • Dosis de carga: 180 mg
	  • Dosis de mantenimiento: 90 mg/12 h
	• Prasugrel:
	  • Dosis de carga: 60 mg oral
	  • Dosis de mantenimiento: 10 mg/24 h. 5 mg/24 h (si peso < 60 kg). Usar con precaución en mayores de 75 años; si es necesario su uso utilizar la dosis de 5 mg/24 h

Anticoagulantes	• SCACEST: la heparina no fraccionada (heparina sódica) es de elección en pacientes que van a ser sometidos a ICP. La HBPM y la bivalirudina pueden ser usadas como alternativa
	• SCASEST:
	  • Si el paciente va a ser sometido a angiografía +/– ICP inmediata o temprana (< 24 h): heparina sódica o HBPM
	  • Si no se realiza angiografía inmediata o temprana: fondaparinux de elección. HBPM si este no está disponible

Antianginosos	• β-bloqueantes (1.ª línea): reducen la morbimortalidad en pacientes con IAM reciente o IC crónica con FEVI reducida
	  • Carvedilol, labetalol, bisoprolol y metoprolol
	• Calcioantagonistas (1.ª línea):
	  • No dihidropirimidínicos: verapamilo (angina de esfuerzo, vasoespástica e inestable). Diltiazem (angina de esfuerzo)
	  • Dihidropirimidínicos: nifedipino (angina hipertensiva) y amlodipino
	• Nitratos (2.ª línea):
	  • De acción corta: nitroglicerina sublingual o en espray para alivio inmediato de la angina de esfuerzo
	  • De acción prolongada: antianginosos de segunda línea cuando existen contraindicaciones, ineficacia o mala tolerancia con β-bloqueantes o calcioantagonistas
	• Otros (2.ª línea): ivabradina, nicorandil, ranolazina y trimetazidina

Hipolipemiantes	No existen recomendaciones específicas para el adulto mayor. El objetivo es reducir las cifras de LDL al menos un 50% de las cifras de base hasta alcanzar LDL < 55 mg/dl en pacientes de muy alto riesgo. Las estatinas son el tratamiento de primera línea. Si no se alcanza el objetivo o existe intolerancia se añade ezetimiba. Los inhibidores de la PCSK9 se reservan para pacientes de muy alto riesgo
Otros	• IECA: aumentan la supervivencia. Están especialmente indicados en la FEVI < 40%, en diabéticos, hipertensos y en enfermos con insuficiencia renal asociada a insuficiencia cardíaca. Previenen recurrencias • ARA-II: si existe intolerancia a los IECA • Antialdosterónicos: están indicados en la FEVI < 35%, diabetes y en insuficiencia cardíaca

ARA-II: antagonistas del receptor de la angiotensina II; FEVI: fracción de eyección del ventrículo izquierdo; HBPM: heparina de bajo peso molecular; IAM: infarto agudo de miocardio; IC: insuficiencia cardíaca; ICP: intervención coronaria percutánea; IECA: inhibidores de la enzima conversora de la angiotensina; SCACEST: síndrome coronario agudo con elevación del segmento ST; SCASEST: síndrome coronario agudo sin elevación del segmento ST.

TABLA 22.10 Clasificación de la estenosis aórtica según su gravedad

	Leve	Moderada	Grave
Área valvular (cm²)	> 1,5	1-1,5	< 1
Gradiente medio de presión (mmHg)	< 20	20-40	≥ 40
Velocidad máxima (m/s)	< 3	3-4	≥ 4

Modificado de Helmut B, et al. EACVI/ASE Clinical Recommendations 2017.

RECUERDA: Para el diagnóstico utilizamos el ecocardiograma transtorácico, y es necesario medir el área valvular aórtica, la velocidad transvalvular máxima y el gradiente de presión medio transvalvular, así como la repercusión hemodinámica sobre el ventrículo izquierdo.

Tratamiento e indicaciones quirúrgicas

El tratamiento precoz está indicado en todo paciente sintomático, únicamente con excepción de pacientes con expectativa de vida < 1 año o mala situación global. En el caso de pacientes asintomáticos, según las guías, se recomienda intervenir a pacientes con EAo grave con función de ventrículo izquierdo reducida sin otra causa y aquellos asintomáticos durante actividades normales, pero con síntomas durante la prueba de esfuerzo. Sin embargo, la indicación quirúrgica en adultos mayores asintomáticos es un gran reto, sobre todo debido a la dificultad para determinar si tienen o no síntomas. De manera general, la intervención en pacientes mayores asintomáticos está indicada si existe una expectativa de vida razonable, riesgo aceptable quirúrgico y criterios de alto riesgo. Existen dos técnicas de intervención: reemplazo quirúrgico de válvula aórtica (RQVA) e implante percutáneo de válvula aórtica (TAVI).

El TAVI se ha demostrado no inferior al RQVA en pacientes con riesgo alto, intermedio y bajo. Además, algunos estudios han demostrado que el TAVI es superior al tratamiento farmacológico en pacientes considerados de riesgo extremo. La elección del tipo de intervención debe ser individualizada, valorando la relación riesgo-beneficio del paciente y los datos clínicos, anatómicos y técnicos. No existe límite superior de edad para el tratamiento de esta patología, sino que dependerá sobre todo de la situación funcional y la comorbilidad. De manera general, se recomienda el TAVI para pacientes ≥ 75 años con riesgo quirúrgico alto (STS-PROM o EuroSCORE IIf > 8%) o no candidatos a cirugía. Se recomienda RQVA para jóvenes (< 75 años) con bajo riesgo quirúrgico (STS-PROM o EuroSCORE II < 4%), operables no candidatos a TAVI o pacientes que van a ser sometidos a cirugía de revascularización coronaria, de la aorta ascendente o de otra válvula. Aunque existe evidencia sobre los buenos resultados de la TAVI en pacientes con válvulas aórticas bicúspides, el RQVA sigue siendo la técnica de elección en estos pacientes. En la figura 22.6 se muestran las indicaciones para la intervención en la EAo en los mayores.

RECUERDA: El TAVI es el tratamiento de elección en mayores de 75 años.

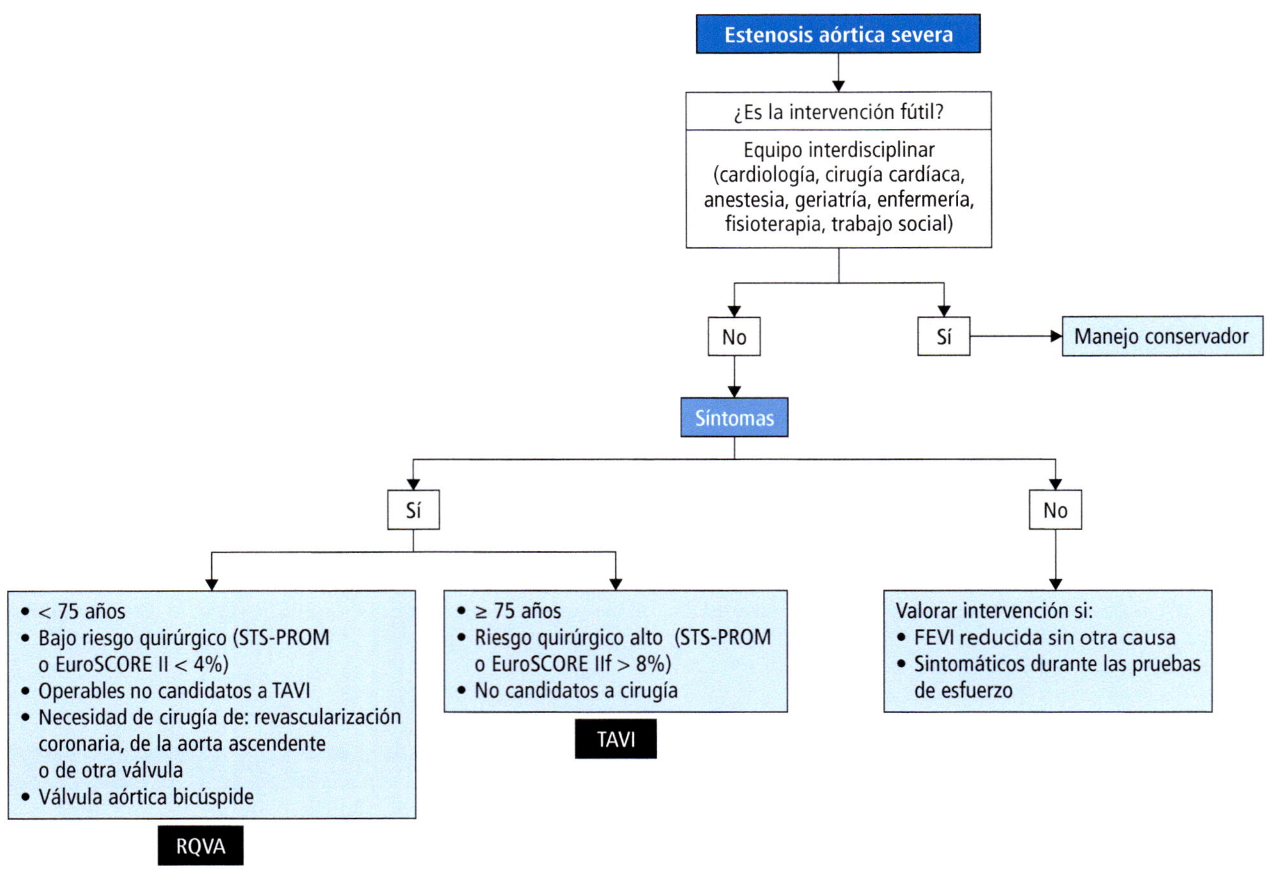

Figura 22.6 Manejo de la EAo. EAo: estenosis aórtica; FEVI: fracción de eyección del ventrículo izquierdo; RQVA: reemplazo quirúrgico de válvula aórtica; TAVI: implante percutáneo de válvula aórtica.

El riesgo operatorio debe evaluarse con mucho cuidado en estos pacientes. Actualmente se siguen utilizando como sistemas de clasificación de riesgo el EuroSCORE II o la puntuación de la Sociedad de Cirujanos Torácicos (STS *score*). Dichas escalas tienen limitaciones importantes, como no incluir la situación funcional y cognitiva, la discapacidad, el estado nutricional, los síndromes geriátricos y la fragilidad.

Las características especiales que adquiere la enfermedad en los pacientes de edad avanzada, entre las que destacan su tendencia al desarrollo de incapacidad funcional, pueden condicionar un impacto negativo sobre los resultados de salud de los pacientes intervenidos, aumentando las tasas de mortalidad y de reingreso y disminuyendo su calidad de vida. Por todo ello, en los últimos años se ha establecido claramente la indicación de una evaluación global que integre la valoración cardíaca y una valoración geriátrica integral (VGI) exhaustiva, que incluya una valoración rigurosa, prospectiva y sistemática de fragilidad, comorbilidad y otras variables vinculadas al envejecimiento de cara a una adecuada selección de la estrategia terapéutica para estos pacientes, además de un conocimiento de las preferencias del paciente, con el fin de mejorar la calidad de vida y el pronóstico. En este contexto es relevante implementar equipos interdisciplinares que incluyan a cardiólogos, cirujanos cardiovasculares, anestesistas y geriatras.

Los objetivos por parte de la geriatría en estas unidades se basan, sobre todo, en detectar e intervenir en situaciones de fragilidad antes de la intervención; mejorar la capacidad funcional del paciente; disminuir la mortalidad y los reingresos; realizar un seguimiento durante la hospitalización para evitar deterioro funcional; adecuar la prescripción farmacológica; prevenir, diagnosticar y tratar el *delirium* y la discapacidad, y asegurar la continuidad asistencial posterior tras el alta hospitalaria.

Se ha observado que las siguientes comorbilidades orgánicas tienen un impacto negativo en la supervivencia tras RQVA y TAVI: EPOC, diabetes, polifarmacia, insuficiencia renal, enfermedad coronaria o cerebrovascular y artropatía periférica. La utilización del índice de Charlson para la valoración de la comorbilidad ha mostrado un adecuado rendimiento pronóstico en pacientes con EAo severa, y es el principal predictor de mortalidad al año. Los octogenarios, con elevado índice de Charlson > 5, no obtenían beneficio en cuanto a la intervención valvular y presentaban una mayor discapacidad y mortalidad, por lo que se ha de realizar una intervención y estabilización de estas patologías potencialmente incapacitantes antes de la toma de una decisión terapéutica.

De igual manera, es importante valorar el estado nutricional en pacientes que van a ser sometidos a RQVA o TAVI. Honda et al. validan y resaltan la gran utilidad de un parámetro muy sencillo de obtener, el Geriatric Nutritional Risk Index (GNRI), para pacientes mayores con enfermedades cardíacas, que ha demostrado un mejor valor pronóstico que otros índices nutricionales. A partir de ahí han surgido varios trabajos en los que una baja puntuación del GNRI, que se traduce en riesgo de malnutrición, se asocia, de forma independiente, con mayor riesgo de mortalidad al año en pacientes sometidos a TAVI, por lo que se deben dar recomendaciones e instaurar intervenciones para prevenir la malnutrición.

Ha de llevarse a cabo una valoración cognitiva mediante *screening* de deterioro cognitivo utilizando el Mini-Mental State Examination (MMSE) y una valoración afectiva mediante *screening* de depresión con la Geriatric Depression Scale de Yesavage, y realizar un diagnóstico y un tratamiento específicos.

El *delirium* tiene una incidencia en torno al 30% en pacientes sometidos a reemplazo valvular aórtico tanto por TAVI como por cirugía; además, aumenta la estancia hospitalaria e incrementa la mortalidad a corto plazo y al año, por lo que es importante detectar el riesgo de *delirium* y realizar las acciones específicas para su prevención.

Pero, además de las comorbilidades orgánicas específicas, aumenta el interés en la evaluación de la fragilidad, porque esta se asocia con un aumento de la morbimortalidad (17% en los pacientes con fragilidad frente al 7% en los que no la tienen) y de complicaciones tras la intervención tras la cirugía y el TAVI. Las guías nacionales recomiendan una evaluación objetiva de la fragilidad, pero la falta de consenso en torno a las herramientas de evaluación limita su uso en la práctica habitual. En el estudio de Afilalo et al. se realiza una comparación de siete escalas distintas para medición de la fragilidad comparando su capacidad para prevenir resultados tras la intervención de válvula aórtica en pacientes mayores. Las escalas que se compararon fueron: Fried, Fried+, Rockwood CFS, SSPB, Bern, Columbia y Essential Frailty Toolset (EFT). De estas herramientas, la EFT fue la que mejor predijo la discapacidad a 1 año y la mortalidad a 30 días y al año. Esta escala se muestra en la tabla 22.11.

TABLA 22.11 Essential Frailty Toolset (EFT)

5 levantamientos de la silla < 15 s	0 puntos
5 levantamientos de la silla ≥ 15 s	1 punto
Imposibilidad de realizar	2 puntos
Sin deterioro cognitivo	0 puntos
Deterioro cognitivo	1 punto
Hb mujeres ≥ 12 g/dl Hb hombres ≥ 13 g/dl	0 puntos
Hb mujeres < 12 g/dl Hb hombres < 13 g/dl	1 punto
Albúmina sérica ≥ 3,5 g/dl	0 puntos
Albúmina sérica < 3,5 g/dl	1 punto

	Mortalidad a 1 año	
EFT score	**TAVI**	**RQVA**
0-1	6%	3%
2	15%	7%
3	28%	16%
4	30%	38%
5	65%	50%

Hb: hemoglobina; RQVA: reemplazo quirúrgico de válvula aórtica; TAVI: implante percutáneo de válvula aórtica.
Afilalo J, et al. J Am Coll Cardiol. 2017; 70(6): 689-700.

Existe evidencia del impacto pronóstico de la fragilidad en pacientes con EAo, de ahí la importancia de evaluarla para identificar su presencia e incluirla en el plan individualizado de tratamiento y cuidados que mejor se adapte a cada paciente. Los sujetos prefrágiles y frágiles podrán optar a un programa de ejercicio físico multicomponente adaptado a sus necesidades y situación específica, que incluya ejercicios de fuerza, equilibrio y flexibilidad.

El objetivo del equipo multidisciplinario debe ser determinar si la intervención es o no fútil valorando la situación funcional del paciente, las comorbilidades, el riesgo quirúrgico, la posibilidad técnica y el beneficio clínico. La adecuada selección de los pacientes por el equipo interdisciplinario produce una disminución de la mortalidad tras un TAVI en adultos mayores de 75 años, como se demostró en la serie de Codner et al.

RECUERDA: La EPOC, la insuficiencia renal, la enfermedad coronaria y cerebrovascular, la artropatía periférica, el *delirium* y la fragilidad tienen un impacto negativo en la supervivencia tras RQVA y TAVI, y generan mayor discapacidad y mortalidad.

Son necesarios equipos interdisciplinares para realizar un enfoque individualizado, teniendo en cuenta las preferencias del paciente, que incorpore conocimientos de cardiología y geriatría.

23

Pérdidas transitorias de conocimiento en el adulto mayor: síncope, epilepsia, ictus y anemia

Miguel Fernández Sánchez, José Luis Navarro López, Carmen Luengo Márquez, Pablo Abizanda Saro

Las pérdidas transitorias de conocimiento (PTC) se caracterizan por la pérdida de conciencia con amnesia del período de inconsciencia, de corta duración, con pérdida del tono postural y muscular; la recuperación no precisa de maniobras de reanimación cardiopulmonar, ya que el paciente se recupera espontáneamente.

La incidencia y prevalencia aumentan con la edad por la existencia de factores predisponentes, muchos de ellos relacionados con la fisiología del envejecimiento (disminución de la sensibilidad barorrefleja con menor vasoconstricción vascular y pérdida excesiva de sodio en orina), así como por el incremento de las morbilidades y la polifarmacia. Encuadrando el contexto de las PTC, estas se pueden dividir en dos grandes grupos:

- PTC no traumáticas: síncope y crisis epilépticas.
- PTC psicógena y causas raras como el síndrome de robo de la arteria subclavia, el accidente isquémico transitorio (AIT) vertebrobasilar o la hemorragia subaracnoidea.

También pueden ocurrir combinaciones: por ejemplo, una PTC no traumática puede motivar una caída con conmoción cerebral. A nivel de medicina geriátrica, con independencia de la gravedad de las PTC en cuanto a la causa y las lesiones que puede producir la caída en este contexto, las PTC pueden condicionar la aparición del síndrome de preocupación por las caídas, que limita la movilidad del paciente con restricción de las relaciones sociales y con pérdida progresiva de la independencia funcional.

SÍNCOPE

Se define el síncope como un episodio de PTC debido a la interrupción brusca del flujo cerebral con pérdida del tono postural de corta duración y con recuperación espontánea, precedido o no de pródromos. Precisa una evaluación para estratificar el riesgo de muerte, que está relacionado con la gravedad de la enfermedad subyacente.

Etiología

Las causas de síncope quedan descritas en el cuadro 23.1.

Evaluación inicial y estratificación del riesgo

Ante una PTC, se preguntará por la forma de inicio y duración, episodios previos y pródromos, las lesiones secundarias, la presencia de testigos y la recuperación. A todo paciente que acude a urgencias por un síncope se le debe realizar un electrocardiograma (ECG), monitorizar el ECG y proceder a evaluar con las siguientes preguntas: ¿existió PTC? Si la respuesta es positiva, ¿es de origen sincopal? Si se sospecha síncope, ¿hay diagnóstico etiológico concreto? y ¿existen datos de alto riesgo de evento cardiovascular o muerte?

En el servicio de urgencias se debe estratificar el riesgo de evento de presentar un evento cardiovascular severo y el riesgo de muerte para valorar las pruebas que se van a realizar e incluso el ingreso. Los métodos se basan en la historia clínica, con antecedentes cardiológicos y episodios previos, y la exploración física, incluidas la valoración de la hipotensión ortostática y la exploración neurológica que, junto con los hallazgos en el ECG, ayudarán a estratificar el riesgo. El mal pronóstico se asocia con la enfermedad subyacente más que con el síncope en sí, independientemente de las lesiones traumáticas que pueda ocasionar la PTC. Así, se estratifica el riesgo en bajo, intermedio o alto. En la tabla 23.1 se detallan los datos de riesgo alto. Se procederá al ingreso hospitalario de los pacientes con alto riesgo, síncopes de repetición y/o traumatismo craneoencefálico grave.

Valoración cardiológica

Los síncopes más graves son los de origen cardiológico y por eso desde la Sociedad Europea de Cardiología (SEC) el estudio inicial se enfoca en descartar cardiopatías estructurales o arritmias. Las pruebas recomendadas son:

- ECG y telemetría en el servicio de urgencias en pacientes de alto riesgo y sospecha de arritmia.
- Ecocardiograma, tomografía computarizada (TC) o resonancia magnética (RM) cardíaca para el diagnóstico de cardiopatía estructural.
- Prueba de esfuerzo en casos de síncope de esfuerzo o postesfuerzo.
- Cateterismo para la detección de isquemia y cardiopatías estructurales, dirigido por la clínica y el ECG.
- Holter, telemetría durante el ingreso, grabadora de bucle externo o implantable.
- Estudio electrofisiológico que, a través de una estimulación endocárdica, genera arritmias causantes del síncope. Es positivo en cardiopatías estructurales, fracción de eyección del ventrículo izquierdo (FEVI) menor del 40%, alteraciones en el ECG y Holter anómalo. Hay que realizarlo ante sospecha de bradicardia intermitente, bloqueo de rama y amenaza de bloqueo auriculoventricular de alto grado y taquicardias.

CUADRO 23.1 Causas de síncope en los adultos mayores

Síncope de origen cardíaco (20%)

Disminución del gasto cardíaco. De mayor gravedad y riesgo de muerte súbita.

- Arritmia como causa primaria:
  - Bradiarritmia: disfunción del nódulo sinusal (incluido el síndrome de bradicardia/taquicardia), trastornos del sistema de conducción auriculoventricular, bloqueo de rama alternante, disfunción de marcapasos.
  - Taquiarritmia: supraventricular/ventricular.
  - Inducida por fármacos: múltiples dentro de la polifarmacia.
- Cardiopatía o patología cardiovascular estructural: estenosis aórtica, isquemia o infarto agudo de miocardio, miocardiopatía hipertrófica, masas cardíacas, taponamiento pericárdico, anomalías congénitas, disfunción de prótesis valvular, enfermedad de grandes vasos, embolia pulmonar, disección aórtica aguda, hipertensión pulmonar.

Síncope reflejo o neuromediado (60%)

Distintos estímulos generan impulsos aferentes que desencadenan respuestas de vasodilatación o bradicardia inapropiada con hipoperfusión cerebral.

- Hipersensibilidad del seno carotídeo: por estimulación del barorreceptor situado en la bifurcación de la carótida común. Se da en adultos mayores con arteriosclerosis. Existen tres tipos: cardioinhibitorio (asistolia igual o mayor de 3 s), vasopresor (caída de la presión arterial sistólica mayor o igual a 50 mmHg sin bradicardia significativa) y mixto (combinación de los dos anteriores).
- Vasovagal: caída de la presión arterial por reflejo vascular vagal iniciado por estímulos (miedo, pánico, instrumentación) que activan el simpático, con taquicardia que genera bajo volumen sistólico y desencadena estimulación vagal.
- Situacional: miccional, tusígeno, defecatorio (asociados a Valsalva).
- Formas atípicas (sin pródromos o desencadenantes aparentes).

Síncope por hipotensión ortostática (5%, pero más frecuente en personas mayores)

Caída brusca de la presión arterial en 20 mmHg o más en la sistólica o de 10 mmHg en la diastólica al pasar del decúbito a la bipedestación.

- Disfunción autonómica primaria asociada a enfermedades neurodegenerativas: (autonómica pura, atrofia sistémica múltiple, enfermedad de Parkinson, demencia con cuerpos de Lewy).
- Disfunción autonómica secundaria (diabetes, amiloidosis, lesiones de la médula espinal, neuropatía autonómica autoinmunitaria o paraneoplásica).
- Inducida por fármacos (vigilar la iatrogenia en polifarmacia).
- Depleción de volumen: hemorragias internas o visibles, vómitos/diarrea que dan depleción de volumen intravascular.
- Después de las comidas (hipotensión posprandial) o de un largo reposo en cama.

Causas neurológicas

Trastornos neurológicos que causan síncopes o PTC. Las entidades clínicas que se engloban son: crisis epilépticas con alteración del nivel de conciencia, disfunción autonómica, trastornos cerebrovasculares (robo subclavio, accidentes isquémicos transitorios vertebrobasilares), migrañas, cataplexia y *drop attacks*.

TABLA 23.1 Estratificación de alto riesgo del síncope en urgencias

Clínica sincopal	• Clínica de dolor torácico, disnea, dolor abdominal o cefalea • Síncope durante un esfuerzo o en supino • Palpitaciones seguidas de síncope
Historia médica	• Cardiopatía estructural conocida • Enfermedad coronaria grave con fracción de eyección reducida
Exploración física	• Presión arterial sistólica < 90 mmHg • Sospecha de sangrado con hipovolemia • Bradicardia persistente (< 40 latidos/min) • Soplo sistólico sin diagnóstico
Alteraciones del ECG	• Cambios isquémicos • Bloqueos auriculoventriculares Mobitz II o de tercer grado • Bloqueos sinusales > de 3 s • Fibrilación auricular lenta • Bloqueos de rama, alteración de la conducción intraventricular • Taquicardias ventriculares • Mal funcionamiento de marcapasos o desfibriladores • Complejo QT largo (> 460 ms)

Valoración del síncope neuromediado: Tilt-test o prueba de la mesa basculante

Descartado el origen cardiológico, se recomienda la valoración del síncope neuromediado mediante la prueba de mesa basculante. Existen dos tipos, el test pasivo y el test con isoproterenol. Se considera positivo si hay asistolia por pausa sinusal superior a 3 s o bloqueo auriculoventricular de alto grado, bradicardia de menos de 40 latidos/min durante 10 s (respuesta cardioinhibitoria), caída de la presión arterial (menos de 85-80 mmHg) sin alteración en la frecuencia cardíaca (respuesta vasodilatadora) y caída de la presión arterial y de la frecuencia cardíaca (respuesta mixta).

Otros estudios recomendados

- Analítica completa: hematocrito ante sospecha de hemorragia, gases arteriales si hay sospecha de hipoxia, seriar troponinas ante sospechas de isquemia miocárdica, dímero D, iones sanguíneos.
- Masaje del seno carotídeo monitorizando el ECG y la presión arterial.
- Ante hipoxia: radiografía de tórax e incluso TC torácica.
- Monitorización ambulatoria de presión arterial (MAPA).
- Grabación de vídeo si es posible para descartar focalidad neurológica o estado poscrítico tras la recuperación de la conciencia.
- Pruebas de neuroimagen e incluso electroencefalograma para PTC.

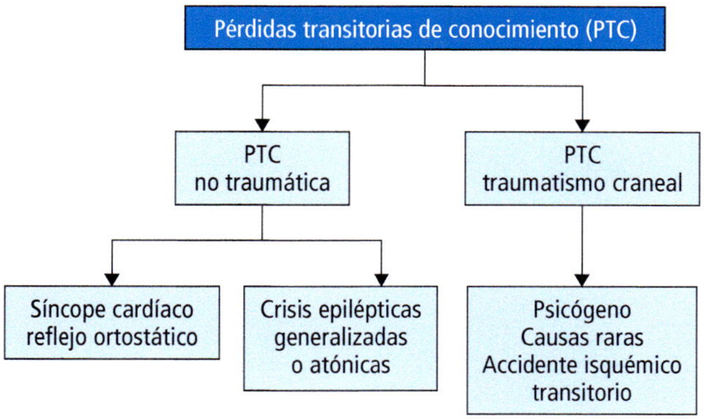

Figura 23.1 Algoritmo de abordaje de las pérdidas transitorias de conocimiento (PTC).

La figura 23.1 muestra el algoritmo de abordaje de las PTC.

Peculiaridades del síncope en los adultos mayores

La última guía de la SEC dedica especial atención al síncope en los adultos mayores con caídas, comorbilidad, fragilidad y polifarmacia. La estrategia de diagnóstico y tratamiento es similar a la de otros grupos de edad en los robustos, pasando a individualizar los esfuerzos diagnósticos y terapéuticos en función de la comorbilidad, la valoración funcional y cognitiva, y la fragilidad (cuadro 23.2). Los pacientes que sufren caídas por causas desconocidas deben ser evaluados de forma similar a la de los pacientes con síncope de causa desconocida.

Se debe tener en cuenta que pueden tener más de una causa de síncope. La polifarmacia, especialmente cardiovascular, y los psicotropos (neurolépticos y antidepresivos), así como los fármacos dopaminérgicos, también aumentan el riesgo de síncope y caídas, mientras que la suspensión o reducción del tratamiento hipotensor lo reducen. Ocasionalmente pueden ocurrir eventos neurológicos focales debidos a hipotensión y síncope, incluso en pacientes sin estenosis significativa de las arterias carotídeas (también denominados «AIT hipotensivos»). Hay acuerdo en que el beneficio de la reducción o suspensión de fármacos hipotensores y psicotropos supera a las complicaciones de la presión arterial elevada a estas edades.

En adultos mayores frágiles, el rigor de la evaluación dependerá de la capacidad para realizar las pruebas y del pronóstico. En pacientes sin fragilidad y con función cognitiva y movilidad normales, debe ser similar a la de individuos más jóvenes. La medición de la presión arterial ortostática y la prueba en mesa basculante las toleran bien incluso los pacientes mayores frágiles o con deterioro cognitivo. Ante caídas de causa desconocida y negación de PTC, estas pueden ser debidas a amnesia de la caída. La ausencia de testigos dificulta el diagnóstico diferencial.

La presión arterial ortostática no logra la estabilización hasta en el 40% de los mayores de 80 años que viven en residencias. Esta falta de estabilización de la presión arterial es un factor de riesgo de caídas y posterior síncope.

CUADRO 23.2 Recomendaciones de la Sociedad Española de Cardiología para el manejo del síncope en adultos mayores con comorbilidad o fragilidad (clase de recomendación/nivel de evidencia)

- En pacientes mayores, realizar evaluación e intervenciones multifactoriales, ya que puede haber más de una causa de síncope y de las caídas de causa desconocida **(I/B).**
- Las pruebas de función cognitiva y capacidad física están indicadas para los pacientes mayores con síncope o caídas de causa desconocida **(I/C).**
- Debe considerarse modificar o interrumpir la medicación potencialmente responsable, especialmente fármacos hipotensores y psicotrópicos, en los pacientes mayores con síncope o caídas de causa desconocida **(II/B).**
- En los pacientes mayores con caídas de causa desconocida, debe considerarse una evaluación similar a la de aquellos con síncope de causa desconocida **(II/C).**

Tratamiento del síncope

Tras la estratificación del riesgo, se debe identificar la etiología, aunque en personas de edad avanzada suele ser multifactorial. Los objetivos serán: prolongar la supervivencia, limitar las lesiones físicas, prevenir las recurrencias y descubrir la causa para su tratamiento.

La tabla 23.2 presenta el tratamiento del síncope según su etiología.

Diagnóstico diferencial de las pérdidas transitorias de conocimiento

A la hora de estudiar las PTC en al adulto mayor, deberíamos tener en cuenta, además de los síncopes, otras patologías tales como la epilepsia, los ictus y la anemia. Todas ellas son enfermedades prevalentes en el envejecimiento que pueden ser responsables directas o contribuir a la alteración del nivel de conciencia, y tienen un importante factor pronóstico. Todas estas patologías serán desarrolladas a continuación.

RECUERDA: El síncope es una PTC por interrupción del flujo cerebral con recuperación espontánea, sin focalidad neurológica y con o sin pródromos. La etiología es cardiológica, neuromediada, hipotensión ortostática e hipovolémica. Los pacientes con riesgo elevado de muerte súbita precisan valoración urgente e incluso ingreso hospitalario. El tratamiento se establece en función de la etiología, teniendo en cuenta que en mayores suele ser multifactorial. En las caídas de causa desconocida hay que hacer un enfoque similar al síncope.

EPILEPSIA

Definición de epilepsia

Las crisis epilépticas suponen uno de los principales diagnósticos diferenciales a la hora de estudiar las PTC en los adultos

TABLA 23.2 Tratamiento del síncope según su etiología (clase de recomendación/nivel de evidencia)

Síncope reflejo	• Explicar el diagnóstico, asesorar sobre la recurrencia y evitar las situaciones y los factores desencadenantes (I/B) • Modificar o interrumpir el tratamiento hipotensor en el síncope vasodepresor (II/B) • Realizar maniobras isométricas de contrapresión (II/B) • Fludrocortisona si presión arterial normal/baja (II/B) o midodrina (II/B) • Estimulación cardíaca: mayores de 40 años con pausas asistólicas espontáneas documentadas > 3 s o pausas asintomáticas > 6 s debidas a parada sinusal, bloqueo auriculoventricular o la combinación de ambas (II/B)
Hipotensión ortostática	• Explicar el diagnóstico, asesorar sobre el riesgo de recurrencia y cómo evitar las situaciones y los factores desencadenantes (I/C) • Modificar o interrumpir fármacos hipotensores (II/B) • Realizar maniobras isométricas de contrapresión (II/C) • Mantener hidratación e ingesta de sal adecuadas (I/C) • Usar medias compresivas para reducir la acumulación venosa (II/B) • Elevar la cabecera de la cama para aumentar el volumen de fluido (II/C) • Fármacos: midodrina (II/B) o fludrocortisona si persisten los síntomas (II/C)

Síncope cardiogénico	**Bradicardia**
	• Síndrome del seno enfermo (I/B) o bloqueo auriculoventricular intrínseco (I/B)
	• Bloqueo auriculoventricular de segundo o tercer grado, intermitente o paroxístico intrínseco (incluida la fibrilación auricular lenta) (I/C)
	• Bloqueo de rama y estudio electrofisiológico positivo o bloqueo auriculoventricular documentado por Holter insertable (I/B)
	• Síncope de causa desconocida y bloqueo bifascicular (II/B)
	Taquicardia
	• Ablación con catéter en síncopes por TSV o TV para prevenir la recurrencia del síncope (I/B)
	• Desfibrilador automatizado implantable (DAI):
	  • TV y fracción de eyección ≤ 35% (I/A)
	  • Infarto de miocardio previo a los que se haya inducido TV en el estudio electrofisiológico (I7C)
	  • Fracción de eyección > 35% y síncope recurrente debido a TV ante el fracaso de la ablación con catéter y los fármacos (II/C)
	Fármacos antiarrítmicos para el control de la frecuencia cardíaca con síncope debido a TSV o TV (IIa/C)
	Síncope por anomalía estructural del corazón o de los grandes vasos
	• Tratamiento quirúrgico de la enfermedad subyacente
	Puede condicionar el sustrato de un trastorno de la conducción, arritmia supraventricular o ventricular que causan el síncope: tratamiento específico

TSV: taquicardia supraventricular; TV: taquicardia ventricular.

mayores. Las crisis epilépticas han sido definidas por la International League Against Epilepsy (ILAE) como una aparición transitoria de signos y/o síntomas debidos a una actividad neuronal anormal, excesiva o sincrónica en el cerebro.

Por otro lado, la epilepsia es un trastorno neurológico que consiste en una predisposición continuada a presentar crisis epilépticas. Para realizar un diagnóstico de epilepsia se debe cumplir uno de los siguientes supuestos:

- ≥ 2 crisis epilépticas no provocadas separadas más de 24 h.
- 1 crisis epiléptica no provocada y una probabilidad de presentar una nueva crisis epiléptica de al menos el 60% en los siguientes 10 años (ejemplos de situaciones que incrementan el riesgo sería la objetivación de una lesión potencialmente epileptogénica o la presencia de actividad epileptiforme en el electroencefalograma).
- Diagnóstico de un síndrome epiléptico.

La importancia entre presentar una crisis epiléptica y ser una persona con epilepsia radica en la necesidad o no de recibir tratamiento con fármacos anticrisis. Algo especialmente importante en pacientes mayores, dados los posibles efectos adversos que pueden conllevar en esta población.

Epidemiología

Se trata de una patología muy frecuente en la población mayor. El 25-50% de las primeras crisis epilépticas ocurren en mayores de 65 años. La prevalencia y la incidencia aumentan de forma progresiva con la edad y llegan a triplicarse en los mayores de 80 años. Supone la tercera enfermedad más frecuente del sistema nervioso central (SNC) en esta población, después del ictus y de las enfermedades neurodegenerativas.

Etiología

Las crisis epilépticas de inicio por encima de los 60 años están causadas generalmente por un problema estructural cerebral, incluso aunque no encontremos datos que lo apoyen de forma directa. Si bien es improbable el diagnóstico de epilepsias idiopáticas generalizadas en población mayor, no se pueden descartar por completo de entrada; es más frecuente este diagnóstico en personas mayores con un nivel socioeconómico más bajo.

Dentro de las etiologías, los ictus son la causa más frecuente en un 40-50%, seguido de las alteraciones metabólicas agudas en un 15-20% (hipoglucemia, hipocalcemia, hipo- e

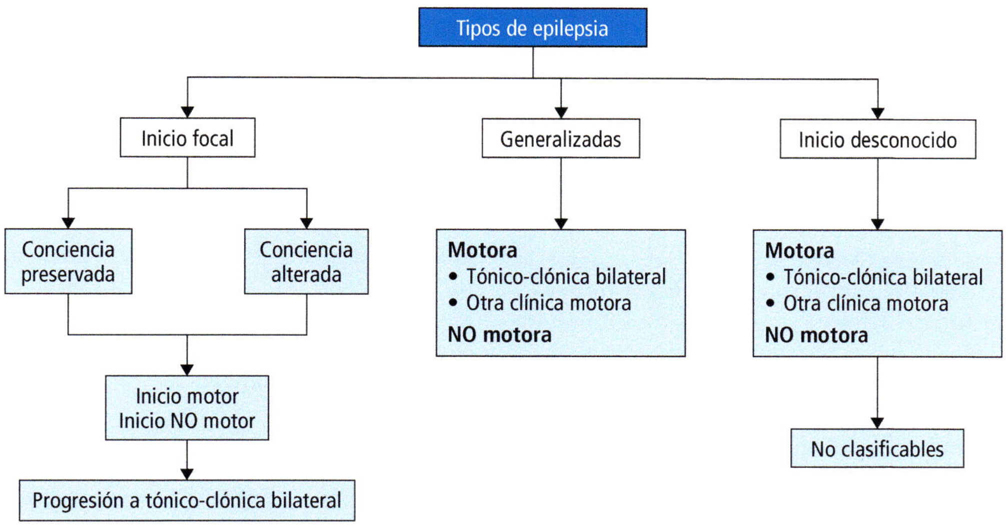

Figura 23.2 Clasificación de las crisis epilépticas (ILAE 2017, versión básica).

hipernatremia, entre otras) y las enfermedades neurodegenerativas en un 5-10% (principalmente por demencia vascular y enfermedad de Alzheimer). En concreto, los pacientes con demencia presentan un riesgo hasta 10 veces mayor de presentar crisis epilépticas. Los fármacos son otra causa desencadenante de crisis epilépticas y en personas mayores podemos encontrar:

- Síndrome de abstinencia: especialmente con la interrupción de benzodiazepinas.
- Uso de fármacos que bajan el umbral epiléptico: como algunos antipsicóticos o antibióticos de amplio espectro (carbapenemes entre otros).

Otras causas etiológicas frecuentes son los tumores cerebrales (primarios o metastásicos), infecciones del SNC o traumatismos craneoencefálicos (TCE).

Manifestaciones clínicas

Las crisis epilépticas se clasifican según su inicio (focal, generalizado o desconocido) y según la alteración del nivel de conciencia y la presencia de actividad motora (fig. 23.2).

En el adulto mayor las crisis más frecuentes son las crisis focales, con afectación del nivel de conciencia y clínica motora poco elaborada, hasta en un 40% de los casos. Suelen ser crisis cortas, frecuentes, no precedidas de aura y con período poscrítico prolongado (paresia de Todd o bien síndrome confusional). Esto motiva errores de diagnóstico hasta en el 50% de los casos, dada su atipicidad, y motiva tenerlas presentes en el diagnóstico diferencial de las PTC en personas mayores.

También es más frecuente en esta población el estatus epiléptico (patología grave causante de alta morbimortalidad, consistente en crisis prolongadas o repetidas sin que se recupere el nivel de conciencia entre ellas), sobre todo de tipo no convulsivo, manifestado como alteración variable del nivel de conciencia, alteración del lenguaje y agitación psicomotriz, frecuentemente confundido con cuadros confusionales (cuadro 23.3).

Diagnóstico

Se fundamenta en una buena anamnesis basada en antecedentes personales y características del episodio:

- Antecedentes personales: episodios previos similares de alteración del nivel de conciencia, alteración del lenguaje o crisis convulsivas; ictus previos, antecedentes oncológicos, infecciones del SNC pasadas o traumatismo craneoencefálico (TCE) graves en el pasado.
- Características del episodio: inicio y duración del episodio, presencia de automatismos, movimientos anormales, déficit neurológico focal, alteración del nivel de conciencia, período poscrítico, mordedura lingual o posibles desencadenantes.

A su vez, se debe acompañar de una exploración neurológica completa (asegurando la recuperación de la situación basal), de un análisis sanguíneo (descartando alteraciones

CUADRO 23.3 Características de las crisis epilépticas en el adulto mayor

- Suele existir una causa estructural (ictus como causa más frecuente).
- Las crisis focales son las más frecuentes, principalmente con afectación del nivel de conciencia.
- No están precedidas de aura.
- Predominan las crisis motoras; tónicas, atónicas con pérdida prolongada de tono muscular de alguna extremidad, mioclónicas y tónico-clónicas.
- Son frecuentes los déficits focales poscríticos: afasia, paresia, hipoestesia.
- Período postictal prolongado tipo síndrome confusional, que puede durar varios días y simular deterioro cognitivo.
- Mayor frecuencia de estatus epiléptico y con mayor frecuencia no convulsivo.
- Mayor asociación a deterioro funcional, deterioro cognitivo, caídas, fracturas y mortalidad cardiovascular.

metabólicas con ionograma completo y CK) y de una prueba de neuroimagen; es de elección la RM cerebral, dado que tiene mayor sensibilidad y especificidad para detectar anomalías estructurales. Se debe completar el diagnóstico con un electroencefalograma (mayor sensibilidad en las primeras 24 h del episodio), teniendo en cuenta que la ausencia de anomalías no excluye el diagnóstico.

Tratamiento

Los medicamentos anticrisis (MAC) pueden generar importantes efectos secundarios en las personas de edad avanzada, tales como un aumento del riesgo y la mortalidad cardiovascular, empeoramiento cognitivo, osteoporosis y aumento de caídas (lo que, a su vez, aumenta el riesgo de fracturas). Por ello, es recomendable, en primer lugar, considerar la necesidad o no de tratamiento crónico con MAC y, en segundo lugar, emplear aquellos fármacos que presenten un mejor perfil de eficacia y seguridad, principalmente en monoterapia, en dosis menores e iniciados de forma progresiva y lenta.

Teniendo en cuenta estos aspectos, y sobre la base de los escasos ensayos clínicos realizados en este grupo de población, los MAC más recomendados en el adulto mayor son la lamotrigina, el levetiracetam y la lacosamida. En la tabla 23.3 se muestran las características de los principales antiepilépticos en los mayores.

RECUERDA: Las crisis epilépticas son muy frecuentes en el adulto mayor y constituyen la tercera enfermedad más frecuente del SNC después de los ictus y las enfermedades neurodegenerativas. Tienen casi siempre origen en una alteración cerebral estructural, y la enfermedad cerebrovascular y las enfermedades neurodegenerativas son las causas más frecuentes. Los medicamentos anticrisis tienen importantes efectos secundarios en esta población; producen mayor riesgo de caídas, fracturas y deterioro cognitivo. Por tanto, se debe considerar la necesidad de iniciar tratamiento y elegir aquellos fármacos con mejor perfil de eficacia y seguridad, comenzando en monoterapia a dosis bajas.

ICTUS Y ENFERMEDAD CEREBROVASCULAR

Concepto y epidemiología

Se denomina ictus al trastorno brusco del flujo sanguíneo cerebral que altera de forma transitoria o permanente la función de una región del cerebro. Según la Organización Mundial de la salud (OMS), los ictus suponen la segunda causa de muerte a nivel mundial, la primera causa de discapacidad y la segunda de demencia. Se trata de una patología muy asociada al envejecimiento, y la edad es el principal factor de riesgo no modificable (el 75% de los ictus afectan a mayores de 65 años). La incidencia, la mortalidad y la discapacidad también aumentan con la edad, con un pico en torno a los 80-85 años, y son mayores en hombres.

Clasificación y diagnóstico diferencial

Los ictus se dividen en dos grandes grupos: isquémicos o hemorrágicos (fig. 23.3). Los ictus isquémicos son los más frecuentes (80% de todos los ictus) y se clasifican, a su vez, según el mecanismo de producción en: aterotrombóticos, cardioembólicos, lacunares, de causa inhabitual y de origen indeterminado (cuadro 23.4). Según su duración, podemos dividirlos en infarto cerebral si la duración es mayor de 24 h o AIT si es menor de 24 h.

Hay que tener en cuenta que los adultos mayores también tienen mayor riesgo de hemorragia cerebral debido a que es más frecuente la angiopatía amiloide (depósito de proteína amiloidea en los vasos sanguíneos cerebrales que favorece las hemorragias y que se asocia al envejecimiento y, sobre todo, a la enfermedad de Alzheimer) y debido a un mayor uso de medicación antiagregante y anticoagulante.

Por lo general, los ictus son fácilmente identificables por la presencia de focalidad neurológica, sin que suelan producir alteración brusca del nivel de conciencia, excepto en los casos donde existe afectación del territorio posterior, una importante extensión y gravedad (principalmente hematomas que asocian gran efecto de masa) o bien cuando se asocian a crisis epilépticas desencadenadas por la isquemia.

TABLA 23.3 Características de los principales fármacos antiepilépticos

Fármaco	Espectro	IT	Cog	OP	Hem	HipoNa	IR	Indicación en adultos mayores
LTG	Amplio	Bajo	No	No	No	No	Sí	Alta
LEV	Amplio	Bajo	No	No	No	No	Sí	Alta
LAC	Amplio	Bajo	Sí	No	No	No	Sí	Alta
PER	Amplio	Bajo	Sí	No	No	No	Sí	Media
CBZ	Amplio	Sí	Sí	Sí	Sí	Sí	Sí	Media
OXC	Focales	Sí	No	No	Sí	Sí	Sí	Alta
PGB	Focales	Bajo	No	No	No	No	Sí	Baja
GBP	Focales	Bajo	Sí	Sí	No	No	Sí	Baja
PHT	Amplio	Sí	No	Sí	Sí	No	No	Media
VAL	Amplio	Sí	No	Sí	No	No	No	Media
PB	Amplio	Sí	Sí	Sí	Sí	No	Sí	Baja

CBZ: carbamazepina; Cog: afectación cognitiva; GBP: gabapentina; Hem: riesgo de problemas hematológicos; HipoNa: riesgo de hiponatremia; IR: ajuste de la dosis en insuficiencia renal; IT: riesgo de interacciones; LAC: lacosamida; LEV: levetiracetam; LTG: lamotrigina; OP: riesgo de osteoporosis; OXC: oxcarbazepina; PB: fenobarbital; PER: perampanel; PGB: pregabalina; PHT: fenitoína; VAL: valproico.

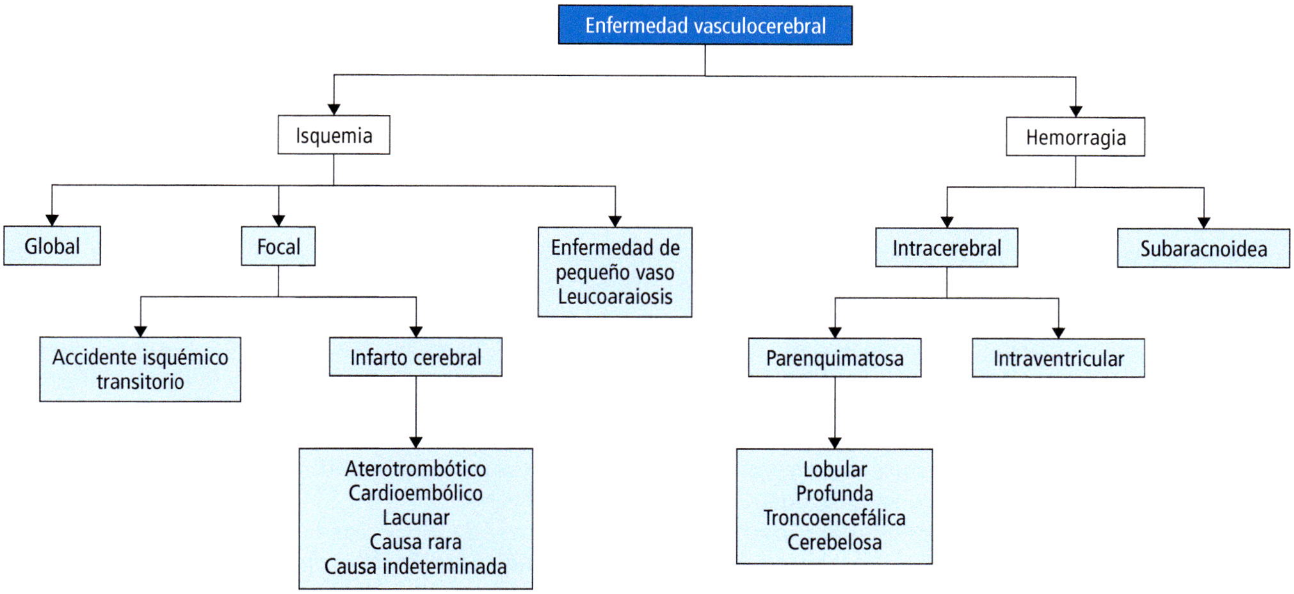

Figura 23.3 Clasificación de la enfermedad vasculocerebral.

No obstante, en la población mayor es especialmente frecuente la aparición de *stroke mimics* hasta en el 25% de los casos, que son todas aquellas patologías que simulan un ictus en su presentación pero que requerirán un manejo muy diferente. Esto hace que el diagnóstico diferencial en este grupo etario suponga un reto en determinados casos.

Tratamiento en fase aguda del ictus

Lo primero que se debe hacer tras la sospecha de ictus por focalidad neurológica aguda es determinar si se trata de un *código ictus* y, por tanto, se deberá activar un protocolo de actuación el que el lema principal es «el tiempo es cerebro». Cualquier paciente subsidiario de tratamiento reperfusor del

CUADRO 23.4 Clasificación de los infartos cerebrales en subtipos etiológicos (Lausanne Stroke Registry)

1. Infarto aterotrombótico. Aterosclerosis de arteria grande
Infarto generalmente de tamaño medio o grande, de topografía cortical o subcortical y localización carotídea o vertebrobasilar, en el que se cumple alguno de los dos criterios siguientes:

A. Aterosclerosis con estenosis: estenosis ≥ 50% del diámetro luminal u oclusión de la arteria extracraneal correspondiente o de la arteria intracraneal de gran calibre (cerebral anterior, media, posterior o troncobasilar), en ausencia de otra etiología.
B. Aterosclerosis sin estenosis: presencia de placas o de estenosis (aumenta la frecuencia en pacientes con hipertensión arterial, diabetes mellitus, tabaquismo o hipercolesterolemia).

2. Infarto cardioembólico
Infarto generalmente de tamaño medio o grande, de topografía habitualmente cortical, en el que se evidencia, en ausencia de otra etiología, alguna de las siguientes cardiopatías embolígenas: trombo o tumor intracardíaco, estenosis mitral reumática, prótesis aórtica o mitral, endocarditis, fibrilación auricular, enfermedad del nodo sinusal, aneurisma ventricular izquierdo o acinesia después de un infarto agudo de miocardio, infarto agudo de miocardio (menos de 3 meses) o hipocinesia cardíaca global o discinesia.

3. Enfermedad oclusiva de pequeño vaso. Infarto lacunar
Infarto de pequeño tamaño (< de 1,5 cm) en el territorio de una arteria perforante que ocasiona un síndrome lacunar (hemiparesia pura, síndrome sensitivo puro, síndrome sensitivomotor, ataxia-hemiparesia o disartria-mano torpe).

4. Infarto cerebral de causa rara
Se ha descartado el origen aterotrombótico, cardioembólico o lacunar. Se suele producir por trastornos sistémicos (conectivopatía, infección, neoplasia, síndrome mieloproliferativo, alteraciones metabólicas, de la coagulación, etc.) o por otras enfermedades, como disección arterial, displasia fibromuscular, aneurisma sacular, malformación arteriovenosa, trombosis venosa cerebral, angeítis, migraña, etc.

5. Infarto cerebral de origen indeterminado
Tras un exhaustivo estudio diagnóstico, han sido descartados los subtipos aterotrombótico, cardioembólico, lacunar y de causa rara, o bien coexistía más de una posible etiología. Dentro de esta etiología indeterminada se podrían plantear unas subdivisiones que aclararían mejor este apartado: estudio incompleto, más de una etiología y desconocido.

ictus podrá ser manejado como *código ictus* y no hay ningún criterio de exclusión por edad. Los criterios son:

- Última situación basal previa menor a 24 h: este criterio posiblemente se amplíe en un futuro con la realización de trombectomías mecánicas más allá de ese tiempo.
- Situación basal previa favorable: se utiliza la escala de Rankin modificada (mRS) como criterio. Se incluyen pacientes con un valor ≤ 3, que indica una cierta ayuda para las AIVD pero independencia para las ABVD.

En segundo lugar, hay que realizar una exploración neurológica dirigida. Para ello se utiliza la escala National Institute of Health Stroke Score (NIHSS), que nos ayuda a predecir la gravedad del ictus y, por tanto, la indicación o no de un tratamiento reperfusor.

A continuación, se realiza una prueba de neuroimagen para una primera definición de ictus isquémico o hemorrágico. En concreto, se realiza un TC craneal basal que descarte sangrado intracraneal o áreas de isquemia aguda/crónica y un angio-TC que nos permita el estudio de troncos supraaórticos y arterias intracraneales, para descartar oclusión de gran vaso.

Así, tras una adecuada valoración neurológica, geriátrica y radiológica, se optará por el tratamiento óptimo, ya sea trombólisis, trombectomía mecánica o tratamiento conservador en unidades de ictus de neurología o en unidades geriátricas de agudos, cuando no estén indicadas técnicas específicas por las características basales del paciente.

Trombólisis

Consiste en la administración de un fármaco fibrinolítico, alteplasa o tenecteplasa, de forma intravenosa con el fin de tratar de disolver el trombo que esté ocasionando un área de hipoperfusión cerebral, y así evitar secuelas y discapacidad.

Se debe realizar de forma precoz, cuanto antes mejor, y dentro de las primeras 4,5 h, o bien en ventana ampliada comprobando que hay territorio en riesgo de isquemia sin infarto establecido (área de penumbra) por medio de TC-perfusión, a las 9 h desde el inicio de la sintomatología.

Procedimiento endovascular

Consiste en la extracción del trombo a través de catéteres endovasculares (trombectomía mecánica). Esta técnica no es excluyente de la trombólisis con fármacos. En ocasiones son necesarias ambas para obtener mejores resultados, y debe realizarse en las primeras 24 h desde el inicio de la sintomatología, siempre que haya territorio en riesgo sin infarto establecido.

La eficacia de ambas medidas ha sido validada independientemente de la edad, y aunque los resultados de salud de estas técnicas son en general peores que en poblaciones más jóvenes, presentan beneficios para reducir la discapacidad y la mortalidad.

Tratamiento médico óptimo

Independientemente de haber recibido tratamiento reperfusor o de la situación basal del paciente, se deberá realizar un manejo dirigido para reducir la mortalidad, la discapacidad, la recurrencia y las complicaciones del ictus. Entre estas medidas destacamos las siguientes:

- Control de las constantes: se realizará un manejo estricto de la presión arterial, corrigiendo a partir de 185/105 mmHg en el ictus isquémico y de 160-140/90 mmHg en el ictus hemorrágico. A su vez, se controlará la saturación de oxígeno de los pacientes, la glucemia (control por encima de 120 de glucemia en las primeras 24 h, evitando sueros glucosados en este tiempo), la temperatura (buscando activamente foco infeccioso en caso de fiebre), la hidratación, los iones y la perfusión.
- Antiagregación: el uso de ácido acetilsalicílico en dosis de 100-300 mg en las primeras 24 h ha demostrado eficacia en el ictus isquémico; se reserva la doble antiagregación para casos seleccionados (AIT de alto riesgo, ictus *minor* o estenosis intracraneal). En caso de fibrinólisis o trombectomía mecánica, se difiere la administración al menos 24 h.
- Anticoagulación: es importante valorar el uso de anticoagulación profiláctica en todo aquel paciente que vaya a permanecer inmovilizado, que se administrará en el momento en que se inicie la antiagregación. Por otro lado, aquellos ictus de etiología cardioembólica y los pacientes que estuvieran anticoagulados previamente requerirán iniciar anticoagulación en diferente momento dependiendo de las características del infarto.

Tratamiento del ictus hemorrágico

Se realizará un control estricto de la presión arterial (corrigiendo cuando sobrepase valores de 150/90 mmHg). A su vez, se deberá revertir la anticoagulación en aquellos pacientes anticoagulados previamente y valorar la necesidad de tratamiento neuroquirúrgico en caso de hidrocefalia o riesgo de herniación.

Prevención de las complicaciones y prevención secundaria

Prevención de complicaciones

Durante la primera semana de evolución, cerca del 65% de los pacientes presentan complicaciones, las más frecuentes de las cuales son el dolor y las infecciones urinarias y respiratorias. Otras complicaciones frecuentes en la población de edad avanzada derivadas de la inmovilidad y la desnutrición son las trombosis venosas profundas y las úlceras por presión, por lo que es muy importante establecer medidas para prevenirlas.

Es imprescindible realizar una valoración nutricional en el momento del ingreso y de forma periódica durante este, incluyendo la valoración de la deglución y el riesgo de aspiración con test adecuados como el test de volumen-viscosidad.

Se deben evitar en la medida de lo posible los sondajes vesicales y se debe fomentar una movilización y una sedestación precoces, así como un correcto estado de nutrición e hidratación.

Prevención secundaria

Se fundamenta en el control de los factores de riesgo vascular y el tratamiento antitrombótico (tabla 23.4).

TABLA 23.4 Medidas de prevención secundaria en el ictus

Medidas higiénico-dietéticas	Abandono de tabaco y alcohol, dieta mediterránea, evitar obesidad y realizar ejercicio físico aeróbico y de fuerza
Control de la presión arterial	El beneficio obtenido con la disminución de cifras de presión arterial es lineal. Se proponen cifras menores de 140/90, 130/80 e incluso 120/80 mmHg según las diferentes guías y según la situación funcional y cognitiva
Diabetes	Se recomienda control habitual según las guías específicas. Sin evidencia de beneficio para el control intensivo y hemoglobina glicada menor del 6,5%
Dislipemia	Cifras objetivo de colesterol LDL menos de 70 mg/dl e incluso menos de 55 mg/dl
Tratamiento antitrombótico	Se recomienda la antiagregación indefinida tras un ictus de origen aterotrombótico (en casos particulares, doble antiagregación transitoria) o anticoagulación si es de origen cardioembólico
Endarterectomía carotídea	Paciente con ictus y estenosis carotídea ipsilateral mayor o igual al 70%. Alto riesgo quirúrgico. Una alternativa puede ser la angioplastia y la endoprótesis carotídea, o bien el tratamiento médico conservador

Pronóstico y rehabilitación

Como ya se ha comentado, el ictus es una patología altamente discapacitante, por lo que es importante establecer una clasificación pronóstica de los pacientes lo más precozmente posible de cara a identificar a aquellos con mayor potencial de recuperación, y así implementar programas de rehabilitación intensiva que eviten o disminuyan el deterioro funcional, la discapacidad y la institucionalización.

Las escalas que cuantifican el déficit neurológico, como la NIHSS, se correlacionan bien con el pronóstico; así, los pacientes con puntaciones inferiores a 7 tienen una gran probabilidad de recuperación, mientras que cada aumento de 1 punto en esta escala disminuye esta probabilidad en un 24%. Otras escalas como el índice de Barthel que valoran las actividades de la vida diaria también predicen la recuperación funcional a los 3 meses y al año. La escala pronóstica de Orpington, habitualmente empleada en las unidades de rehabilitación, está especialmente indicada en mayores de 75 años. Tiene una gran correlación con la escala NIHSS, es más sencilla y predice mejor la discapacidad funcional a corto-medio plazo que esta última.

Por otra parte, una valoración geriátrica integral (VGI) del paciente tanto antes como durante el ingreso es imprescindible para poder guiar las medidas diagnóstico-terapéuticas adecuadas a partir de su situación funcional, cognitiva y social. Una vez establecido el pronóstico, se debe iniciar un programa de rehabilitación multidisciplinar (médico rehabilitador, fisioterapeuta, terapeuta ocupacional, logopeda y foniatra) durante el ingreso, con unos objetivos precisos y siempre que exista estabilidad neurológica, clínica y capacidad de colaboración; puede extenderse de forma ambulatoria al alta, para lo cual el nivel asistencial idóneo sería el hospital de día geriátrico. Si persiste una discapacidad severa y hay un bajo soporte social, se valorará una residencia asistida (fig. 23.4).

> **RECUERDA:** La edad no es un criterio para excluir a un paciente para ser manejado como código ictus y, por lo tanto, para recibir tratamiento intervencionista. Es imprescindible realizar una valoración geriátrica integral para determinar el mejor tratamiento y para establecer el pronóstico. La recuperación funcional se realizará en unidades de recuperación funcional o en un hospital de día geriátrico.

ANEMIA

Definición y epidemiología

La anemia se define como la disminución de la concentración de hemoglobina por debajo de unos límites considerados normales para un determinado grupo de individuos de la misma edad, sexo y condiciones medioambientales. Si bien la anemia se acompaña siempre de una disminución de la masa eritrocitaria, no es obligado un descenso del número de hematíes. No hay criterios diagnósticos claros de anemia, y los más utilizados son los de la OMS (1968), que en adultos mayores caucásicos define la anemia como la existencia de un valor de hemoglobina inferior a 13 g/dl en hombres y 12 g/dl en mujeres.

La prevalencia a los 75 años es del 17,7% en hombres y el 13,1% en mujeres, y es mayor del 20% en mayores de 85 años (30% en hombres y 17% en mujeres). En pacientes afroamericanos la anemia es bastante más prevalente.

La anemia guarda relación con eventos adversos de salud. El síndrome anémico tiene gran relevancia en medicina geriátrica por tener una mayor prevalencia entre las personas de edad avanzada y asociarse con fragilidad, estado de inflamación crónica asociada a la edad, deterioro funcional, caídas, deterioro cognitivo y mayor morbimortalidad (cuadro 23.5).

Las consecuencias a corto plazo vienen determinadas por la gravedad de la anemia y su velocidad de instauración, por su etiología y por la repercusión causada en las funciones físicas y cognitivas del mayor. La presencia de anemia ha sido identificada como un factor adicional en el desarrollo de fragilidad. De la misma manera, los pacientes frágiles tienen mayor incidencia de anemia. Existe igualmente una relación directa entre anemia y deterioro de la movilidad, peor rendimiento físico, menor fuerza muscular y mayor discapacidad. La anemia se considera un factor de riesgo independiente para la aparición de caídas y de riesgo de fracturas secundarias. De igual forma, los pacientes que ingresan por fractura de cadera con anemia tienen mayor morbimortalidad.

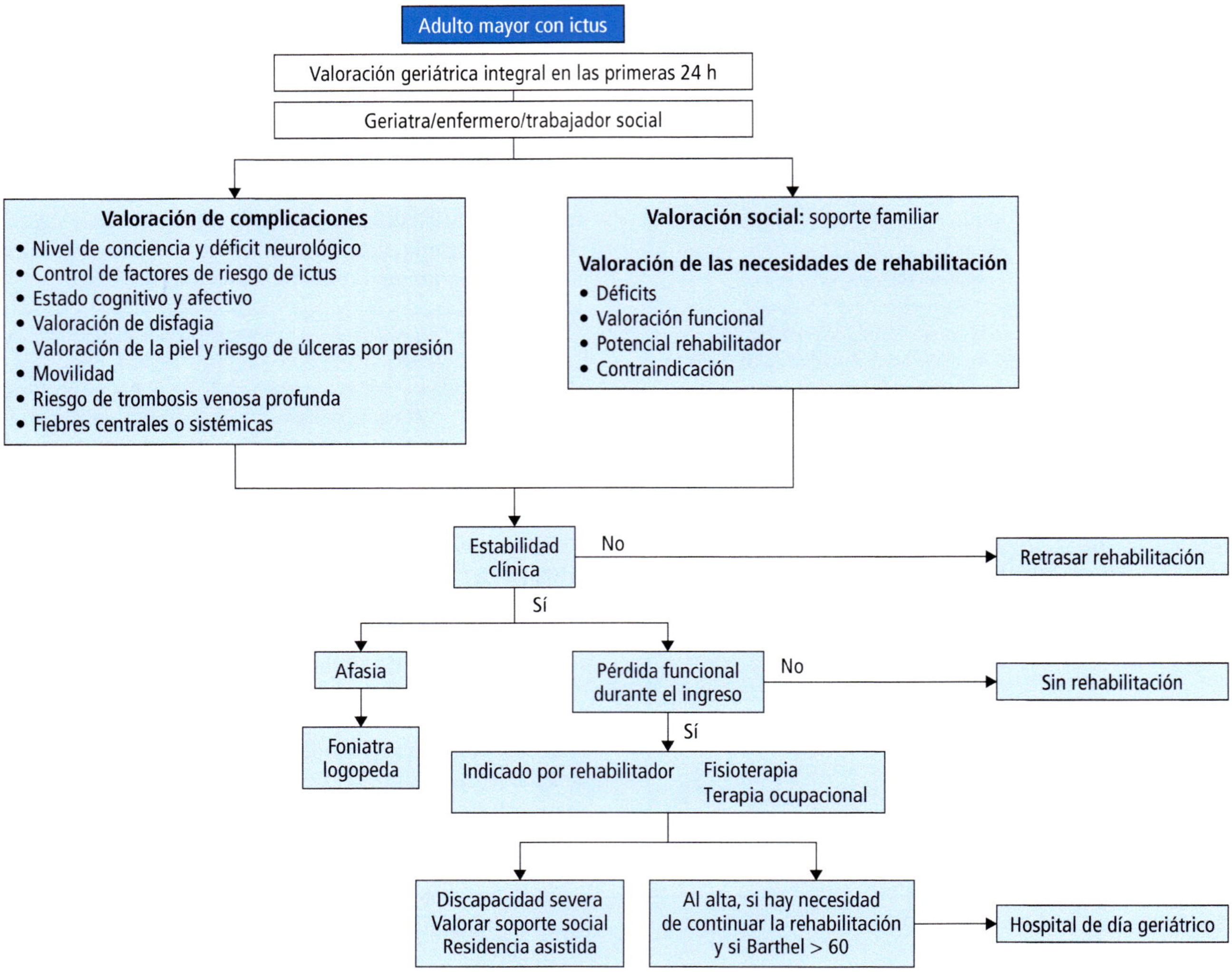

Figura 23.4 Atención al ictus en niveles asistenciales según la dependencia.

También hay una asociación potente entre la anemia y la demencia. La presencia de anemia basal se asocia de forma significativa con demencia incipiente, y el desarrollo de anemia es un factor predictor de deterioro cognitivo. Igualmente, la anemia se asocia con un aumento significativo del riesgo de síntomas depresivos. Por último, la existencia de anemia es un factor predictor de morbimortalidad a medio y largo plazo, tanto por causas cardiovasculares como por otras causas.

CUADRO 23.5 Eventos adversos asociados a la anemia

- Aumento de las caídas.
- Disminución de la fuerza muscular.
- Disminución de la actividad física.
- Pérdida de movilidad.
- Afectación de actividades básicas e instrumentales de la vida diaria.
- Afectación de la actividad cognitiva.
- Mortalidad global.
- Ingreso en residencias.
- Aumento de hospitalización.

Etiología

En el cuadro 23.6 se exponen la clasificación y las causas de anemia en el adulto mayor, diferenciando dos grandes grupos:

- Las anemias arregenerativas que cursan con reticulocitos disminuidos y que, a su vez, se subclasifican en función del volumen corpuscular medio (VCM).
- Las anemias regenerativas que cursan con aumento de reticulocitos y VCM normal o ligeramente aumentado.

Las causas más frecuentes de anemia en la población de edad avanzada se agrupan en tres grandes grupos: anemias carenciales, anemias asociadas a insuficiencia renal e inflamación crónica y las denominadas anemias inexplicables.

Anemias carenciales

Anemia por déficit de hierro. Se caracteriza por un descenso de la masa eritrocitaria secundaria a un déficit de hierro que puede ser debido a un aporte insuficiente, a un aumento del consumo o a un exceso de pérdidas, como se resume en el

CUADRO 23.6 Clasificación de las anemias en el adulto mayor

Anemias arregenerativas (reticulocitos disminuidos)

Volumen corpuscular medio disminuido

Anemia ferropénica:

- Pérdidas digestivas, urológicas, ginecológicas o hemólisis por válvulas cardíacas.
- Malabsorción.
- Déficit nutricional.

Otras: rasgo talasémico, anemia sideroblástica y anemias por trastornos crónicos.

Volumen corpuscular medio normal

Anemias por trastorno crónico:

- Infecciones crónicas (VIH, tuberculosis, osteomielitis...).
- Enfermedades sistémicas (artritis reumatoide, polimialgia reumática...).
- Neoplasias (sólidas, metástasis, linfomas).

Disfunción de órganos y sistemas:

- Insuficiencia renal crónica.
- Insuficiencia hepática.
- Endocrinopatías.

Afectación primaria de médula ósea:

- Anemia aplásica (idiopática, fármacos, tóxicos, infección).
- Aplasia eritroide adquirida (fármacos como retrovirales, infección como VIH o virus de la hepatitis C, timoma).
- Procesos hematológicos (síndrome mielodisplásico, síndrome mieloproliferativo, mieloma).

Volumen corpuscular medio aumentado

Anemias megaloblásticas:

- Déficit de vitamina B_{12}.
- Déficit de ácido fólico.
- Fármacos que alteran la síntesis de ADN (fenitoína, metrotexato).

Anemias no megaloblásticas:

- Hipotiroidismo.
- Hepatopatía.
- SMD.

Anemias regenerativas (reticulocitos aumentados)

Volumen corpuscular medio normal o levemente elevado

Anemias hemolíticas:

Adquiridas extracorpusculares:

- Anemias hemolíticas por fármacos.
- Anemias hemolíticas por tóxicos (plomo, cobre, arsénico o veneno de arañas).
- Reacción hemolítica transfusional.
- Anemias hemolíticas autoinmunitarias:
  - Por anticuerpos calientes (más frecuente IgG, idiopáticas o secundarias a conectivopatías o leucemia linfática crónica).
  - Por anticuerpos fríos (más frecuente inmunoglobulina M, tras infección por micoplasma, virus de Epstein-Barr o neoplasias).
  - Hemoglobinuria paroxística *a frigore* secundaria a infección por sífilis o viral.
- Anemias hemolíticas microangiopáticas (púrpura trombótica trombocitopénica, coagulación intravascular diseminada, hipertensión maligna).
- Anemias hemolíticas por válvulas cardíacas.

Adquiridas intracorpusculares:

- Hemoglobinuria paroxística nocturna.

Hemorragia aguda.

Hiperesplenismo.

cuadro 23.7. Las pérdidas digestivas crónicas son la causa más frecuente de ferropenia. En función de la situación basal del paciente mayor, se debería confirmar o descartar la presencia de tumor de colon.

Analíticamente se observan microcitosis e hipocromía, aunque en fases iniciales pueden ser normocíticas. Se produce una disminución del hierro sérico, descenso de ferritina (el nivel de ferritina considerado normal en personas mayores suele ser más alto que en jóvenes), aumento de transferrina y disminución del índice de saturación de transferrina (tabla 23.5).

CUADRO 23.7 Causas de anemia ferropénica

- Aporte insuficiente:
  - Dieta deficitaria.
  - Malabsorción intestinal (alteración de la motilidad, fármacos que interfieran con la absorción, enfermedad celíaca, resección gástrica, aclorhidria).
- Aumento de consumo.
- Aumento de pérdidas:
  - Ginecológicas.
  - Digestivas.
  - Hemorragias crónicas a otros niveles.
  - Sangrías repetidas.

Respecto al tratamiento, las cifras de hemoglobina se normalizan tras unas 8 semanas de tratamiento, aunque este debe mantenerse durante meses para conseguir la repleción de los depósitos. Lo preparados de sulfato ferroso son de primera elección. El hierro intravenoso está indicado en casos de contraindicación, resistencia o intolerancia al hierro oral, inflamación o sangrado crónico persistente o uso de estimulantes de la eritropoyesis.

Anemia por déficit de Vitamina B_{12}. El diagnóstico es claro ante la presencia de una anemia macrocítica con hipersegmentación de neutrófilos y niveles séricos de vitamina B_{12} inferiores a 200 pg. La etiología más frecuente es la malabsorción, que explica más del 90% de los casos (la absorción depende del factor intrínseco sintetizado en las células parietales gástricas). Respecto al tratamiento, la vitamina B_{12} está disponible en forma de hidroxicobalamina y cianocobalamina, y la vía intramuscular es la más utilizada.

TABLA 23.5 Parámetros férricos en los defectos citoplasmáticos

	Ferropenia	Talasemia	Anemia sideroblástica
Tamaño	Microcitosis	Microcitosis	Micro-/normocitosis
Sideremia	↓	Normal o ↑	Normal o ↓
TIBC	↑	Normal	Normal
Saturación	< 15%	30-80%	30-80%
Ferritina	< 45 µg/dl	50-300 µg/dl	50-300 µg/dl
Hemoglobina	Normal	Anormal	Normal

Anemia por déficit de folatos. La escasa ingesta de ácido fólico es la causa más frecuente en adultos mayores y los casos de malabsorción son menos frecuentes. La anemia macrocítica por déficit de folatos puede aparecer en pocas semanas tras un aporte insuficiente. El tratamiento puede ser oral, porque la biodisponibilidad del ácido fólico es buena.

Anemia de la insuficiencia renal y las enfermedades inflamatorias

Anemia e insuficiencia renal. El principal factor patogénico es una reducción de la eritropoyesis atribuida a una menor producción de eritropoyetina (EPO). La producción de EPO guarda una relación directa con el aclaramiento de la creatinina. Cuando la anemia aparece en el contexto de insuficiencia renal, aumenta el riesgo de que se produzcan complicaciones derivadas de ella. Este tipo de anemia es normocítica, normocrómica e hiporregenerativa.

El tratamiento se basa en la normalización del hierro y la ferritina y en la administración subcutánea de agentes estimuladores de la eritropoyesis. Las guías clínicas recomiendan prescribir tales agentes con niveles de hemoglobina inferiores a 10 g/dl con el objetivo de mantener cifras igual o por debajo de 12 g/dl.

Anemia en enfermedades inflamatorias crónicas y cáncer. La anemia de la enfermedad crónica es el tipo más común de anemia en los mayores. Aparece en enfermedades que se asocian a activación inmunitaria, como ocurre en los procesos infecciosos y neoplásicos, las enfermedades autoinmunitarias o en la inflamación asociada al envejecimiento. El tratamiento es el de la enfermedad de base.

Anemias inexplicables

Las principales características de las anemias inexplicables en el adulto mayor se exponen en el cuadro 23.8.

Manifestaciones clínicas

Los signos y síntomas de la anemia varían según la etiología, la intensidad y la rapidez de instauración del cuadro. En el cuadro 23.9 se recogen las principales manifestaciones clínicas del síndrome anémico.

Diagnóstico y evaluación de las anemias en el adulto mayor

Se fundamenta en una correcta valoración clínica, revisión de fármacos, situación nutricional del paciente mayor y VGI.

CUADRO 23.8 Características de la anemia no explicable del adulto mayor

- Anemia leve (Hb 10,5 a 12 g/dl). Plaquetas y leucocitos normales.
- Normocítica (volumen corpuscular medio 80-95).
- Hiporregenerativa.
- Frotis normal sin displasias en otras líneas.
- Niveles de ferritina, vitamina B_{12} y ácido fólico normales.
- Hormona estimulante del tiroides (TSH) normal.
- Velocidad de sedimentación globular (VSG) y proteína C reactiva (PCR) normales.
- Eritropoyetina (EPO) no elevada.
- Aclaramiento de creatinina superior a 30 ml/min.
- Hepcidina normal o algo elevada.
- Otras causas descartadas.

Además, habrá que solicitar una serie de exploraciones complementarias, detalladas en el cuadro 23.10. En la figura 23.5 se puede observar un algoritmo diagnóstico y de evaluación de la anemia en esta población.

CUADRO 23.9 Manifestaciones clínicas del síndrome anémico

- Generales: astenia, fatigabilidad muscular, disnea, impotencia, etc.
- Cutáneas: palidez.
- Cardiovasculares: taquicardia, edemas, angina.
- Neurológicas: cefalea, acúfenos, vértigo, aturdimiento, síncopes, alteraciones del sueño, etc.
- Gastrointestinales: anorexia, náuseas, vómitos, diarrea o estreñimiento, etc.

CUADRO 23.10 Estudio de la anemia

- Hemograma completo y reticulocitos totales: el objetivo es determinar el VCM y el porcentaje de reticulocitos.
- Frotis de sangre periférica: permite evaluar displasias.
- Bioquímica: parámetros bioquímicos generales.
- Valoración del estado nutricional.
- Filtrado glomerular.
- Vitamina B_{12} y ácido fólico.
- Bilirrubina directa e indirecta, LDH, haptoglobina y test de Coombs.
- Velocidad de sedimentación glomerular.
- Metabolismo del hierro: hierro sérico, ferritina, transferrina, índice de saturación de transferrina y el receptor soluble de transferrina.
- Si hay ferropenia: realizar estudio digestivo, urológico y/o ginecológico.
- Médula ósea: si los reticulocitos están disminuidos o hay macrocitosis o alteraciones de otras series, y una vez descartadas otras causas.
- Marcadores biológicos tumorales/proteinograma/inmunoglobulinas.

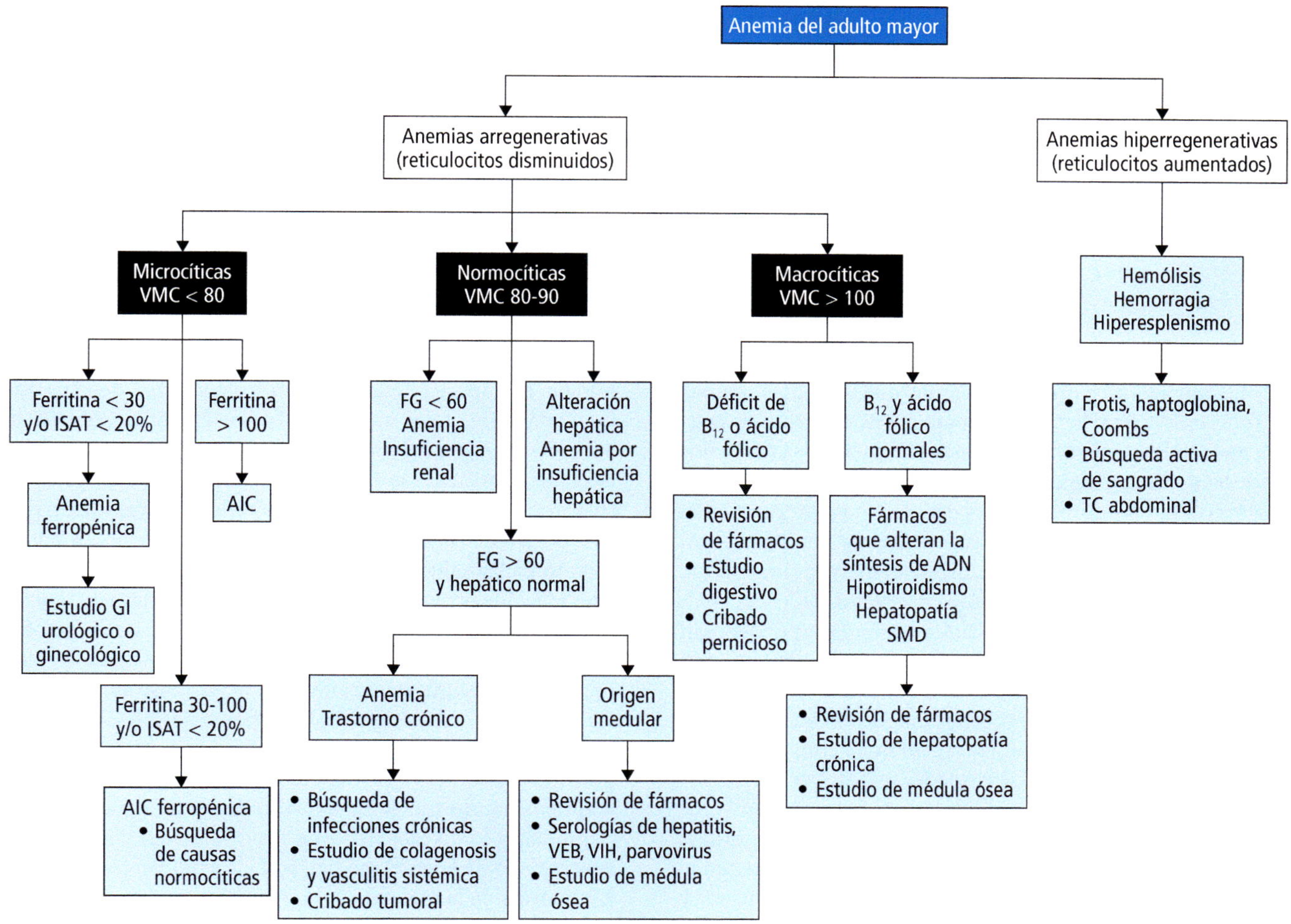

Figura 23.5 Evaluación y diagnóstico de la anemia en el adulto mayor. AIC: anemia inflamatoria crónica; FG: filtrado glomerular; GI: gastrointestinal; ISAT: índice de saturación de transferrina; VCM: volumen corpuscular medio.

RECUERDA: La anemia en adultos mayores se asocia a eventos adversos de salud como fragilidad, estado de inflamación crónica asociada a la edad, deterioro funcional, caídas, deterioro cognitivo, hospitalización y morbimortalidad. Las anemias arregenerativas son más frecuentes que las regenerativas en esta población, y la anemia de la enfermedad crónica es el tipo más común.

LECTURAS RECOMENDADAS

Abizanda Soler P, Rodríguez Mañas L. Anemias en el anciano. En: Abizanda Soler P, Rodríguez Mañas L, editors. Tratado de Medicina Geriátrica. Fundamentos de la atención sanitaria a los mayores. 2.ª ed Barcelona: Elsevier; 2020. p. 1054–63.

Brignole M, Moya A, de Lange FJ, et al. 2018 ESC Guidelines for the diagnosis and management of syncope. Eur Heart J 2018;39:1883–948.

Lai YJ, Peng SH, Lai WJ, et al. Predictors of 30-day mortality after endovascular thrombectomy for large vessel occlusion in the elderly. Interv Neuroradiol 2023;29:37–42.

Piccenna L, O'Dwyer R, Leppik I, et al. Management of epilepsy in older adults: A critical review by the ILAE Task Force on Epilepsy in the elderly. Epilepsia 2023;64:567–85.

24

El adulto mayor con diabetes de tipo 2

José Francisco Parodi García, Fernando Miguel Runzer Colmenares

La persona mayor (PM) que vive con diabetes mellitus de tipo 2 (DM2) puede tener varios problemas que limitan su habilidad funcional y, por lo tanto, impactan en lograr un envejecimiento saludable. Estos problemas se relacionan con varios dominios de la capacidad intrínseca (movilidad, cognición, psicológico, vitalidad/nutrición y sensorial) y contribuyen al desarrollo de los llamados «síndromes geriátricos» o se manifiestan a través de ellos (caídas, incontinencia, polifarmacia, estreñimiento, sarcopenia, deterioro cognitivo, *delirium*, etc.). Bajo un enfoque de curso de vida, hay personas que debutan con DM2 cuando ya son PM y otras que envejecen teniendo DM2. Los trayectos de este proceso son modulados por factores internos y por el entorno (determinantes sociales, acceso a servicios adecuados, etc.). Para que esto no se convierta en un problema para los servicios de cuidado, se necesita que la prevención y el manejo estén centrados en la persona y guiados por la optimización de la habilidad funcional y la dignidad. Centrar el tratamiento en la persona significa que este tenga como finalidad la optimización de la capacidad intrínseca y las prioridades de salud de la persona, activándola para que sea parte del equipo de salud. Existen programas de promoción de la salud basados en evidencia de base comunitaria que pueden contribuir al autocuidado y ayudar a que la persona se sienta saludable a pesar de vivir con DM2.

RETO 1: MITIGAR EL IMPACTO DE VIVIR CON DM2 PARA LOGRAR UN ENVEJECIMIENTO SALUDABLE DE LAS PERSONAS MAYORES

La DM2 puede tener un impacto significativo en la esperanza de vida libre de discapacidad en las PM. La asociación entre diabetes y discapacidad es innegable; se calcula un 50-80% de riesgo aumentado de discapacidad para individuos con DM2. Esta afirmación está respaldada por fenómenos potenciales como una reducción en la vida debido a sus complicaciones crónicas y un mayor riesgo de desarrollar discapacidades físicas y cognitivas. La DM2 puede causar una afectación multisistémica que, a su vez, puede ocasionar deficiencia, discapacidad o incapacidad que afectan a la calidad de vida y la autonomía personal. Vale la pena resaltar que en personas muy mayores el riesgo de morir por DM2 va diluyéndose por la influencia de la esperanza de vida restante y la concurrencia de otros factores. Es por esto por lo que la meta principal no debe ser disminuir la mortalidad, sino optimizar la función.

Todos los tipos de prevención son una oportunidad para mitigar el impacto de la DM2 en los trayectos de capacidad funcional o fragilidad en las PM. La prevención primordial debería estar dirigida al manejo de los determinantes sociales de la salud: la primaria al ejercicio, alfabetización en salud y nutrición adecuada, entre otros; la secundaria al diagnóstico precoz y orientación del manejo adecuado; la terciaria a educar, monitorear la salud de órganos clave y prevenir o retrasar las complicaciones de la enfermedad; y la cuaternaria a enfocarse en la desprescripción apropiada, el ajuste de metas por función y evitar la iatrogenia. Para mayor detalle de las estrategias preventivas centradas en la PM con DM2 véase la figura 24.1.

La gestión de las trayectorias funcionales de vida debe ser integral y centrada en la persona, teniendo en cuenta la multiplicidad de factores que inciden en el desarrollo de fragilidad y aprovechando todas las oportunidades de optimizarla. La fragilidad y la discapacidad (ambas multicausales), más que la presencia de la enfermedad, son las explican la mortalidad y los costos de la atención.

Los servicios de salud deben ser conscientes y monitorear los retos epidemiológicos que modulan la demanda de atención de sus usuarios y la calidad de la respuesta (oferta) brindada. En la tabla 24.1 se muestran ejemplos de los diferentes tipos de prevención centrada en la PM con DM2.

RECUERDA: Siempre se puede hacer prevención en las PM que viven con DM2 para optimizar el proceso de envejecimiento. El cuidado centrado en la persona significa que debe ser guiado por las capacidades, la función, la dignidad y las preferencias de la persona.

EPIDEMIOLOGÍA

La prevalencia de la DM2 en las PM varía significativamente entre diferentes regiones del mundo, lo que refleja diferencias en factores de riesgo, acceso a la atención médica y políticas de salud pública. Es crucial destacar que la pandemia de COVID-19 ha impactado en la atención de la salud y podría influir en las tendencias de prevalencia de DM2. La prevención, mediante cambios en el estilo de vida y políticas de salud pública efectivas, sigue siendo clave para abordar el crecimiento de la DM2 en las PM a nivel mundial.

La prevalencia en Europa de DM2 en PM ha mostrado una tendencia creciente, en parte debido al envejecimiento de la

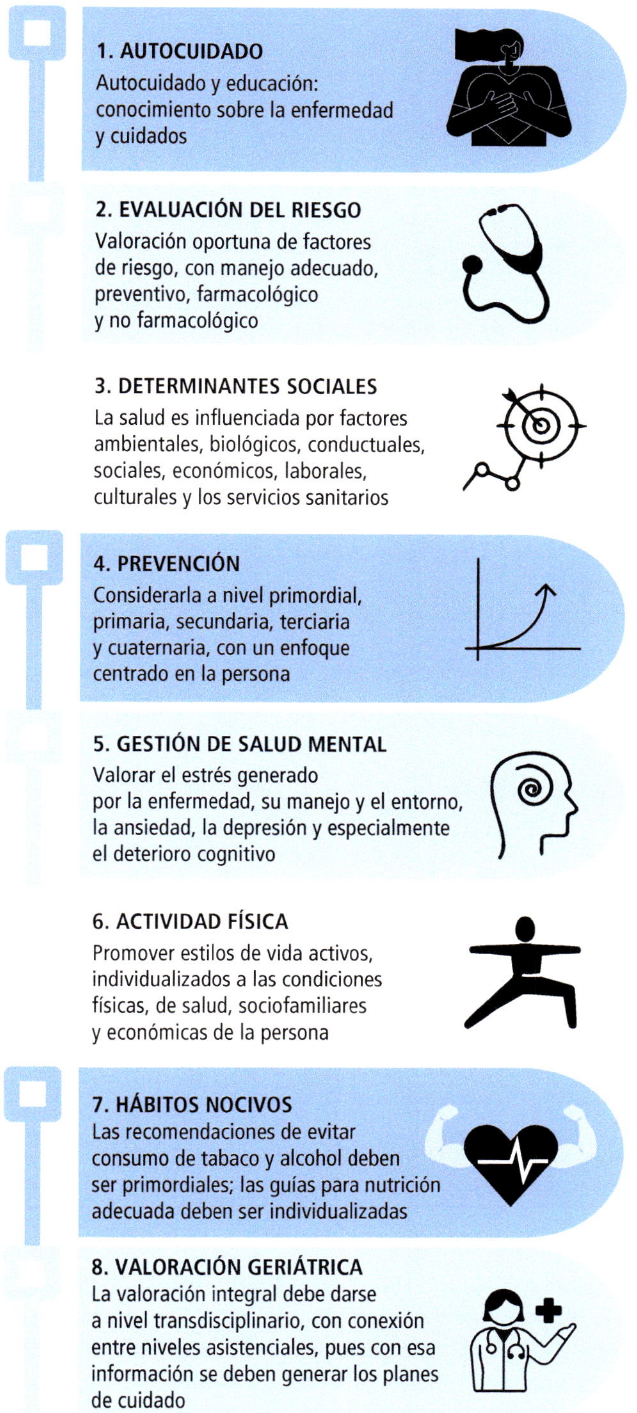

Figura 24.1 Estrategias de prevención centrada en la persona adulta mayor con diabetes.

población y a estilos de vida menos saludables. Estudios recientes sugieren que la prevalencia puede estar en el rango del 10 al 20% en este grupo de edad, con variaciones significativas entre los países del este y del oeste de Europa. En Norteamérica, y particularmente en EE. UU., la prevalencia de DM2 en PM es alta, y refleja la prevalencia general de obesidad y otros factores de riesgo. Las estimaciones sugieren que más del 25% de las PM de 65 años pueden tener DM. Latinoamérica ha experimentado un aumento en la prevalencia de DM2 en las últimas décadas, también entre las PM. La prevalencia varía significativamente entre los países, pero los estudios indican que puede estar entre el 8 y el 18%. Factores como la urbanización, la pobreza, el nivel educativo, los cambios en la dieta y el aumento de la obesidad contribuyen a esta tendencia. La prevalencia de DM2 en África es difícil de estimar debido a la falta de datos y estudios en muchos países. Sin embargo, se reconoce que la prevalencia está aumentando, incluso entre las PM, aunque probablemente a tasas más bajas que en otras regiones. Las estimaciones sugieren que la prevalencia podría estar entre el 5 y el 10% en este grupo de edad, con una variabilidad significativa entre los países. Por otra parte, Asia presenta una de las mayores cargas de DM2 en el mundo, con una prevalencia que varía significativamente entre los países. En naciones como China e India, la prevalencia de DM2 en PM es particularmente alta, y supera en algunos casos el 20%. Factores como la rápida urbanización, los cambios en los estilos de vida y el envejecimiento de la población contribuyen a esta alta prevalencia.

RECUERDA: La cantidad de PM con DM2 está aumentando y, al mejorar el manejo, es probable que al inicio la prevalencia aumente porque las personas vivirán más tiempo. El aumento de la esperanza de vida de las PM con DM2 debería ser idealmente libre de discapacidad.

FACTORES DE RIESGO

Los factores de riesgo para la DM2 identificados varían mucho según la literatura consultada, pues se dividen en diferentes grupos, en especial cuando se trata de PM. En PM se ha descrito un fenómeno llamado «epidemiología reversa», por la cual los factores de riesgo tradicionales de otras etapas de la vida no actúan como tales. Esto refuerza la necesidad de realizar una valoración integral y guiar la intervención por el potencial de optimización funcional real, lo que le importa a la persona y su dignidad.

Factores sociodemográficos

Edad avanzada, sexo femenino, pobre grado de instrucción, pobreza, acceso limitado a servicios de salud, especialmente al primer nivel de atención.

Factores clínicos

Historial de hiperglucemia y mal control glucémico, presencia de enfermedades como la hipertensión arterial y alteraciones en el perfil lipídico, antecedentes familiares de DM2, sobrepeso y obesidad, sobre todo obesidad abdominal, e índice de masa corporal elevado.

Estilo de vida y hábitos

Bajo nivel de actividad física y sedentarismo, dieta inadecuada y hábitos alimentarios que contribuyen a la obesidad y el sobrepeso.

TABLA 24.1 **Prevención centrada en la persona mayor con diabetes mellitus de tipo 2**

Tipo de prevención	Actividades
Primordial	Se centra en el manejo de los determinantes sociales de la salud con un enfoque de curso de vida: pobreza, educación, vías de comunicación, etc.
Primaria	Busca reducir la incidencia de la diabetes de tipo 2 en la población anciana, fomentando hábitos saludables y detectando la enfermedad en etapas tempranas para un manejo efectivo Implementación de otras acciones como vacunación
Secundaria	Se enfoca en diagnosticar precozmente la enfermedad, evitar complicaciones y lograr un control metabólico adecuado, adaptado a las características de cada paciente, para optimizar su capacidad intrínseca y la habilidad funcional. Entre las actividades principales están: • Detección precoz de la enfermedad en personas asintomáticas mediante programas de cribado. Cada 3 años en los funcionalmente independientes, en los frágiles cuando la clínica sea sugerente o sean institucionalizados, en los que tienen demencia cuando los síntomas lo sugieran o antes del inicio de terapias con neurolépticos y antes de un tratamiento con corticoides • Evitar o retrasar la aparición de complicaciones de la diabetes, como enfermedad cardiovascular, renal, ocular o neuropatía • Lograr un adecuado control glucémico, de presión arterial y lípidos, adaptado a las características individuales de cada persona mayor. En mayores frágiles se buscan objetivos menos estrictos para evitar hipoglucemias • Educar al paciente y la familia sobre el autocuidado, incluyendo alimentación saludable, actividad física, automonitoreo de glucemia y adherencia al tratamiento • Realizar exámenes anuales para detectar precozmente complicaciones como retinopatía, nefropatía o neuropatía • Coordinar un seguimiento multidisciplinar que incluya médico, enfermería, nutricionista y podólogo para un abordaje integral
Terciaria	Se centra en reducir la morbilidad, la discapacidad y la mortalidad asociadas a las complicaciones de la enfermedad. Algunas actividades clave son: • Educación continua sobre el control y la prevención de complicaciones • Exámenes anuales de riñones y visión para detectar problemas tempranamente • Cuidado diario de los pies para prevenir el pie diabético • Control adecuado de glucemia, presión arterial y lípidos • Promoción de la actividad física regular y evitar el tabaco
Cuaternaria	Se centra en evitar, reducir y paliar el daño provocado por intervenciones médicas innecesarias o excesivas. Algunas actividades clave son: • Realizar una valoración integral periódica para establecer objetivos de control y un plan terapéutico centrado en la persona • Practicar prescripciones más estratégicas, como diferir tratamientos no urgentes, evitar cambios injustificados de medicamentos y comenzar con un solo fármaco nuevo a la vez • Mantener vigilancia sobre efectos adversos, sospechar reacciones por fármacos y educar a los pacientes sobre posibles reacciones • Precaución con fármacos nuevos que no tengan evidencia en PM con fragilidad o multimórbidos • Promover el ejercicio y otros estilos de vida saludable como estrategia segura y con evidencia

Factores neuropsicosociales

Menor capacidad para manejar el estrés, lo que puede afectar negativamente a la gestión de la salud en pacientes con DM2; depresión; trastornos neurocognitivos, en especial Enfermedad de Alzheimer.

Factores específicos de salud reproductiva

Historial de macrosomía, sobrepeso u obesidad pregestacional.

COMPLICACIONES DE LA DM2

La valoración de las complicaciones en los adultos mayores que viven con DM2 debe estar directamente relacionada con su impacto funcional. Hacer esto centra en la persona (en su capacidad intrínseca y lo que le importa) la atención. Le invitamos a hacer un ejercicio mental mejorando la tabla 24.2, en la que se presentan ejemplos de cómo la importancia del diagnóstico de «las complicaciones clásicas» de la DM2 pasa por su impacto multidimensional en la función. Otro factor fundamental para la toma de decisiones para la intervención es el tiempo que se necesita para que el factor o la enfermedad diagnosticados produzcan discapacidad, y esto está relacionado con la esperanza de vida de la persona.

Las PM con DM2 tienen mayor riesgo de mortalidad por cáncer y enfermedades cardiovasculares, pérdida de la habilidad funcional, síndromes geriátricos (incluida la disfunción cognitiva) y depresión. Visto desde el punto de vista de los dominios de la capacidad intrínseca (movilidad, sensorial, vitalidad, psicológico y cognitivo), todos ellos se pueden alterar por factores interrelacionados con los riesgos de envejecer

TABLA 24.2 Enfoque de las complicaciones de la DM2 centradas en la persona

Centradas en la persona	Centradas en la enfermedad
Dismovilidad/inmovilidad Alteraciones sensoriales Alteración psicológica Alteración cognitiva Caídas Impotencia sexual Polifarmacia	Complicaciones cardiovasculares: • Enfermedad coronaria • Accidente cerebrovascular • Insuficiencia vascular • Riesgo aterotrombótico elevado
Dolor Incontinencia urinaria/fecal Caídas Alteración psicológica Trastorno del sueño Aislamiento social Impotencia sexual Polifarmacia	Neuropatía diabética
Discapacidad visual Caídas Dismovilidad	Retinopatía diabética
Prurito Dolor Alteración de la movilidad Alteraciones psicológicas Aislamiento social	Problemas dermatológicos
Edentulismo Malnutrición (vitalidad) Aislamiento social Alteración psicológica Inflamación de bajo grado	Complicaciones dentales
Caídas Síndrome confusional (alteración cognitiva) Incontinencia Alteración de la movilidad Mareo Alteración del apetito	Hiperglucemia aguda Cetoacidosis Estado hiperglucémico hiperosmolar Hipoglucemia

con DM2 y con su tratamiento inadecuado (por exceso o por defecto).

La condición de fragilidad tiene una relación bidireccional con la DM2. La fragilidad puede, por varios mecanismos, producir alteración de la regulación de la glucosa y, a su vez, la DM2 puede ser una vía para producir fragilidad en una persona. Estas consideraciones deben tenerse en cuenta para la optimización del cuidado integral durante el curso de toda la vida.

Vale la pena mencionar que en ocasiones la pérdida de una capacidad es multideterminada, lo que nos da la oportunidad de intervenir en diferentes factores (internos y externos) para lograr autonomía y habilidad funcional. Un ejemplo puede ser una PM con neuropatía diabética y en la que se asume equivocadamente que esta es la causa de las molestias, cuando estas podrían deberse a déficit de vitamina B_{12} por uso crónico de metformina, y al manejar este factor la molestia desaparece, aunque continúe con neuropatía diabética. Otro ejemplo puede ser que el hecho de tener diagnóstico de retinopatía diabética no significa que esta ya haya producido discapacidad visual, aunque tenga el potencial de hacerlo. Por otra parte, existen muchas otras causas, como la catarata, que son reversibles y que se deben pensar como las responsables de la discapacidad visual en PM con retinopatía diabética.

RETO 2: VALORAR LAS RELACIONES FISIOPATOLÓGICAS ENTRE ENVEJECIMIENTO Y DM2 PARA OPTIMIZAR LA ATENCIÓN

Cambios con el envejecimiento, metabolismo, resistencia a la insulina

La fisiopatología del envejecimiento en PM con DM2 es un área compleja que involucra múltiples sistemas y procesos biológicos. La DM2 en PM tiene un fuerte componente genético, lo que se corrobora con la frecuencia de la historia familiar de diabetes. Al parecer, se trataría de una herencia poligénica cuya expresión se modula por factores ambientales. La DM2 es una enfermedad metabólica que se caracteriza por la evolución de resistencia a la insulina hasta la eventual disfunción de las células β pancreáticas, lo que lleva a hiperglucemia crónica. El envejecimiento en individuos con esta condición puede verse influenciado y acelerado por varios mecanismos patológicos interrelacionados, entre ellos la resistencia a la insulina y la disfunción de las células β. En el contexto del envejecimiento, la resistencia a la insulina tiende a aumentar debido a la disminución de la actividad física, el aumento de la adiposidad y los cambios en la composición corporal; un ejemplo claro es el incremento de grasa a nivel visceral. Además, las células β, que son responsables de la producción de insulina, experimentan una disminución de su capacidad funcional con la edad. Esto se debe, en parte, a la acumulación de amiloide en los islotes pancreáticos y al estrés oxidativo crónico, lo que reduce la capacidad de estas células para compensar la resistencia a la insulina.

La intolerancia hidrocarbonada es intrínseca al proceso de envejecimiento. Si bien los valores de glucosa basal se incrementan poco con los años (1 mg/dl por década), las cifras de glucosa tras una sobrecarga oral aumentan de forma llamativa (> 10 mg/dl por década). La causa principal de este fenómeno multicausal es la resistencia a la insulina, que determina una disminución de la captación de glucosa dependiente de insulina, sobre todo en el músculo esquelético, además de un retraso en la secreción de insulina mediada por glucosa. Parece ser que esto se debería a un defecto posreceptor que afecta a la señalización y que conduce, entre otros cambios, a una menor traslación de una de las proteínas transportadoras de glucosa (GLUT-4) a la membrana celular. Las GLUT-4 son dependientes de insulina (a diferencia de los otros transportadores de glucosa de esta misma familia), y se encuentran en los tejidos donde se produce mayoritariamente la captación de glucosa (músculo esquelético, adipocito y corazón). Todo esto da como resultado una mala captación de glucosa por la célula, que se añade a una mala utilización de la glucosa por la cadena respiratoria mitocondrial, lo que condiciona una disminución de la cantidad de trifosfato de adenosina (ATP) obtenido por unidad de glucosa y un aumento del estrés oxidativo.

Por otra parte, el estrés oxidativo y la inflamación sistémica son prominentes en la DM2 y se exacerban con el envejecimiento. La hiperglucemia crónica contribuye al aumento de la formación de especies reactivas de oxígeno, que pueden dañar células y tejidos. Este daño es mediado en parte por vías como la formación de productos finales de glicación avanzada (AGE), que también promueven la inflamación y la disfunción endotelial. Las consecuencias habituales son las complicaciones microvasculares como nefropatía, retinopatía y neuropatía diabéticas y macrovasculares (p. ej., enfermedad cardiovascular), y pueden ser aceleradas por el proceso de comorbilidad asociado al envejecimiento. La disfunción endotelial, exacerbada por la inflamación crónica y el estrés oxidativo, juega un papel crucial en el desarrollo de estas complicaciones.

La DM2 es considerada un modelo de envejecimiento acelerado debido a que comparte varias características y mecanismos biológicos con el proceso natural de envejecimiento. En la diabetes se observan alteraciones comunes al envejecimiento, como las producidas en el metabolismo de la glucosa, resistencia a la insulina, inflamación crónica y estrés oxidativo. Además, la DM2 puede llevar a una progresión más rápida de la disfunción de varios órganos y sistemas, como el cardiovascular, el renal y el nervioso, lo que se asemeja al deterioro que ocurre con la edad avanzada. Así, se ha demostrado que el envejecimiento fisiológico del cerebro se acelera un 26% en personas con DM2. Las personas con DM2 suelen experimentar un declive mayor en sus capacidades tanto físicas como cognitivas. Por lo tanto, la diabetes no solo es una enfermedad metabólica, sino que también puede ser vista como un indicador de envejecimiento biológico acelerado. Los AGE influyen en el proceso de envejecimiento acelerado y en la patología de la diabetes. Los AGE son moléculas formadas por la reacción no enzimática de azúcares reductores con proteínas, lípidos y ácidos nucleicos. En condiciones normales, los AGE se producen a un ritmo lento y se acumulan con la edad, especialmente en proteínas de larga vida. Sin embargo, en la DM2, debido a los altos niveles de glucosa en la sangre, la formación y acumulación de AGE es mayor. Esto contribuye a la disfunción de las proteínas y al estrés oxidativo, lo que, a su vez, puede llevar a complicaciones diabéticas como la retinopatía, la nefropatía y la neuropatía. Los AGE también pueden afectar a las propiedades mecánicas de los tejidos al entrecruzarse con proteínas de la matriz extracelular y alterar las funciones fisiológicas de las proteínas intracelulares. Además, al unirse a receptores específicos en la superficie celular, como el receptor de los AGE (RAGE), inducen múltiples cascadas de señalización intracelular que pueden provocar inflamación y daño vascular. Por lo tanto, los AGE juegan un papel crucial en el envejecimiento acelerado y en las complicaciones de la diabetes, ya que promueven procesos patológicos similares a los que ocurren durante el envejecimiento natural, pero a un ritmo más rápido y con consecuencias más severas. Además, el envejecimiento se asocia con una mayor rigidez arterial y disfunción vascular, lo que aumenta el riesgo de hipertensión y aterosclerosis.

Además de esto, con el proceso de envejecimiento patológico se observan cambios en el metabolismo de la glucosa y los lípidos. La lipotoxicidad, causada por el depósito anormal de lípidos en órganos no adiposos como el hígado y el músculo, se asocia con mayor resistencia a la insulina. Además, el deterioro en la función de los orgánulos celulares, como las mitocondrias, contribuye a una menor eficiencia en la producción de energía y al aumento del estrés metabólico.

Finalmente, el envejecimiento en PM con DM2 también puede afectar negativamente a la calidad de vida debido a un mayor riesgo de discapacidad física y cognitiva. La diabetes está asociada con un mayor riesgo de depresión y deterioro cognitivo, lo que puede complicarse aún más con el envejecimiento. Las esferas de la valoración geriátrica integral están diseñadas para hacer un cribado continuo y detectar afectaciones de manera temprana, así como para diseñar intervenciones oportunas para prevenir complicaciones que lleguen a discapacidad o dependencia funcional; por ello, las herramientas que valoran la capacidad intrínseca son muy valoradas en enfermedades tan complejas como la DM2. Para mayores detalles sobre la fisiopatología, véase la figura 24.2.

Fragilidad y sarcopenia en la fisiopatología y como moduladores de eficiencia de la atención de la PM con DM2

Esta enfermedad tiene múltiples complicaciones y comorbilidades asociadas, entre ellas la fragilidad y la sarcopenia, que son condiciones que afectan significativamente a la calidad de vida de los pacientes. La fragilidad se refiere a un estado de mayor vulnerabilidad a factores estresantes externos, resultante de la disminución de las reservas fisiológicas y la capacidad de resistencia del organismo. La sarcopenia, por otro lado, es la pérdida de masa y función muscular esquelética asociada con el envejecimiento, que puede ser acelerada por enfermedades crónicas como la DM2.

El envejecimiento se asocia con una disminución del efecto de una sola enfermedad sobre el riesgo de mortalidad. Las PM con DM2 suelen tener una alta tasa de multimorbilidad, y el riesgo de morir debido a la diabetes misma disminuye con la edad y se vuelve casi irrelevante en las personas mayores de 80 años. Ante esto, se vuelve relevante el objetivo de la prevención de la fragilidad y la compresión de la discapacidad a etapas tardías de la vida frente a la disminución de la mortalidad. Debido a que la fragilidad tiene un mayor poder predictivo de resultados adversos (como discapacidad y muerte) que la comorbilidad en personas mayores de 80 años, la prevención y la gestión de esta condición resulta fundamental en la atención de salud de las PM con DM2. La DM2 predispone a la fragilidad y la fragilidad (en menor grado) predispone a la DM2, aunque este último paso se inhibe por el ejercicio. La relación entre ellas se puede entender a través de varios mecanismos fisiopatológicos, en especial la resistencia a la insulina y su rol en el metabolismo muscular. La resistencia a

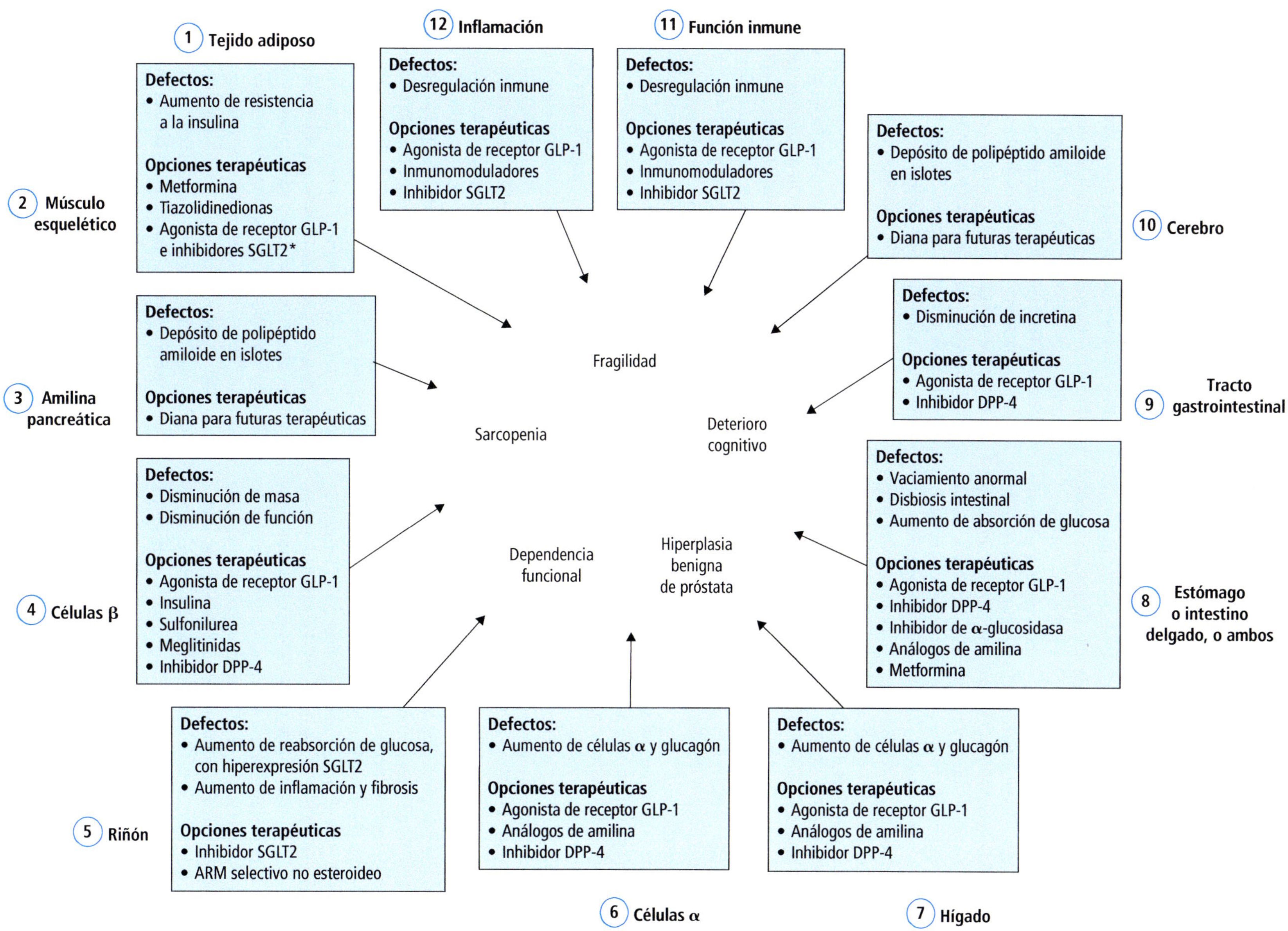

Figura 24.2 Fisiopatología de la hiperglucemia en la persona mayor y opciones terapéuticas. ARM: antagonista del receptor de mineralocorticoide; DPP-4: dipeptidilpeptidasa 4; GLP-1: péptido similar al glucagón 1; SGLT2, cotransportador de glucosa-sodio 2; *: no es el mecanismo de acción primario. (Basado en Ahmad, et al.)

la insulina, característica de la DM2, afecta negativamente al metabolismo de la glucosa en el músculo esquelético y puede conducir a una disminución de la síntesis de proteínas musculares y un aumento de su degradación, lo que promueve el desarrollo de sarcopenia. Esto, sumado a la ya mencionada inflamación crónica, puede contribuir al desarrollo de sarcopenia y fragilidad. Las citoquinas inflamatorias, como el TNF-α y la IL-6, pueden interferir con la señalización de la insulina y promover la degradación proteica en el músculo. Además de esto, la disfunción mitocondrial es un hallazgo común en pacientes con DM2 y puede contribuir a la sarcopenia. Las mitocondrias juegan un papel crucial en la producción de energía y en la homeostasis del músculo esquelético. La disfunción mitocondrial puede llevar a una reducción de la capacidad de generar ATP, necesaria para la contracción y el mantenimiento musculares, y favorecer la pérdida de masa y función musculares. Como consecuencia de esto, la acumulación de lípidos y la exposición crónica a niveles elevados de glucosa pueden dañar las células musculares a través de mecanismos de lipotoxicidad y glucotoxicidad. Esto puede afectar a la capacidad de las células musculares para regenerarse y funcionar adecuadamente, lo que contribuye a la sarcopenia. Así, existe una relación entre la fuerza muscular y la fragilidad ósea en pacientes con DM2. La disminución de la fuerza muscular, como resultado de la sarcopenia, puede aumentar el riesgo de caídas y fracturas y contribuir a la fragilidad, la dependencia funcional y la discapacidad, perjudicando el proceso de envejecimiento.

La sarcopenia es clave en la fisiopatología del síndrome de fragilidad y se ha propuesto que la masa muscular esquelética periférica, la fuerza de los músculos de los miembros inferiores especialmente y la capacidad funcional están reducidas en las PM con DM2. Se ha llegado a postular que la «sarcopenia y la diabetes son dos caras de la misma moneda». Se han descrito por ello diferentes vías de plausibilidad biológica asociadas a la pérdida de músculo en las PM que viven con DM2. En esa ruta, la presencia de resistencia a la insulina lleva a la autofagia, la degradación de proteínas musculares a través de la vía proteolítica ubiquitina-proteasoma y la disfunción mitocondrial. Estos procesos conducen a la pérdida de masa muscular y dinapenia, e inician un ciclo que conduce a un decremento de la superficie para el transporte de glucosa y la exacerbación de la resistencia tisular a la insulina. Esta progresión de la disfunción a nivel mitocondrial también podría empeorar y aumentar la gravedad de la resistencia a la insulina que, a su vez, estimularía las vías que producen una pérdida acelerada de músculo esquelético, reiniciando el ciclo constantemente.

Se ha descrito la llamada «docena nociva», relacionada con 12 defectos fisiopatológicos que contribuyen a la insuficiencia de las células β en la DM2, los cuales tendrían su correlato con opciones terapéuticas. Muchos de estos eventos son comunes a una serie de problemas como fragilidad, deterioro cognitivo, sarcopenia, obesidad y hasta hiperplasia prostática. Se trata de fenómenos como resistencia a la insulina, hiperinsulinismo, niveles bajos de globulina fijadora de hormonas sexuales (SHBG), síndrome metabólico y alteraciones de la microbiota intestinal, oral y vesical (v. fig. 24.2).

RETO 3: REALIZAR UNA ATENCIÓN INTEGRAL Y CENTRADA EN LA PM QUE VIVE CON DM2

Siguiendo el modelo de cuidado integral y centrado en la persona propuesto por la Organización Mundial de la Salud, el cuidado de una PM que vive con DM2 debe tener como estrategias fomentar y mantener la capacidad intrínseca; invertir, detener o moderar la pérdida de la capacidad y, cuando las capacidades físicas y mentales se hayan perdido, tratar de compensar la pérdida para mantener habilidad funcional y autonomía. Cuando esto ya no sea posible, y según las preferencias personales, se deben brindar cuidados de largo plazo de calidad (necesidades de cuidados de salud, incluidos cuidados paliativos y necesidades de atención y apoyo social).

La manera más eficaz de actuar contra la discapacidad es previniéndola y, para ello, es fundamental la detección de la PM diabética frágil. La condición de fragilidad es uno de los pilares para el diseño de las intervenciones y metas terapéuticas en PM con DM2. La capacidad intrínseca disminuida expresada como fragilidad reafirma la importancia de centrar el tratamiento en la función en lugar de en la enfermedad. Cuando se ajusta por fragilidad a las personas que viven con diabetes, muchos de los desenlaces indeseados están relacionados más con la condición de fragilidad que con la condición de tener o no diabetes. Esto nos aleja del manejo glucocéntrico y nos acerca al objetivo de que la persona optimice su habilidad funcional (la capacidad de ser y hacer lo que considera valioso). Con frecuencia, muchas molestias o síntomas que perturban las prioridades de salud de una PM no pueden ser adjudicados a una sola enfermedad como la DM2, incluso luego de exhaustivas pruebas clínicas y diagnósticas. Lo antes descrito y multiplicidad de factores concurrentes para un fenómeno o síntoma explican el valor de las intervenciones múltiples en PM con DM2.

La toma de decisiones en las PM con DM2 debe ser modulada por la certeza de beneficio y el tiempo que se requeriría para alcanzarlo; en ese sentido, la decisión es aún retadora en el contexto de la multimorbilidad y las metas diferenciadas por cada grupo de especialistas. En la atención de las PM con DM2, los resultados de salud se determinan por los perfiles de riesgo de cada individuo y las intervenciones que reciben como parte de su manejo integral. Estas intervenciones deberían ser el producto de un proceso dinámico de decisiones médicas alineadas con los objetivos y preferencias de la PM, considerando las opciones de tratamiento factibles. Por ello, los objetivos y preferencias se relacionan con la funcionalidad, y las opciones de tratamiento dependen en parte del conocimiento de la dimensión en la cual responden a los tratamientos previos, considerando la edad promedio de los participantes de los estudios científicos, el número de paciente que se necesita tratar y el tiempo necesario hasta el beneficio funcional. Así, la definición de las prioridades de salud apoya al proveedor de salud a conducir sus intervenciones con las necesidades de la PM. Adicionalmente, se ha demostrado que se reduce el daño relacionado con el tratamiento y se mejora la adherencia terapéutica de la PM con las actividades de cuidado.

Al elegir una opción terapéutica para una PM que vive con DM2 hay que recordar que, en ocasiones, estas intervenciones se basan en evidencia en poblaciones más jóvenes de pacientes que tienen una sola enfermedad, y no pueden ser extrapoladas adecuadamente a la complejidad de una PM con una condición de funcionalidad o fragilidad diferente, a pesar de que se trate de la misma enfermedad. Muchos de los de estudios clínicos con medicamentos se hacen teniendo como indicador principal la mortalidad en lugar de la función. Para poder extrapolar los resultados de un estudio clínico con un medicamento a la práctica clínica diaria debemos considerar: si la población (edad y características de salud) es la misma, el tiempo que debe transcurrir para obtener un beneficio con el tratamiento, el número de personas que se deben tratar para que se beneficie a uno, la interacción con otros medicamentos que se usan, los efectos secundarios, la facilidad de uso y, sobre todo, las prioridades de salud de la persona que lo va a usar. Por lo tanto, en las PM el beneficio debe reflejarse en la optimización de la función o en la dignidad, y ajustarse por las cosas que le importan y su esperanza de vida. Los resultados epidemiológicos poblacionales de los estudios no son 100% aplicables a nivel individual, por lo que no se deben considerar de manera aislada. Las puntuaciones de los índices de riesgo sobrestiman el riesgo vascular en poblaciones étnicamente diversas, aquellas con antecedentes socioeconómicos más altos o aquellas que ya reciben atención preventiva. También pueden subestimar el riesgo vascular en aquellos con un estatus socioeconómico más bajo o aquellos con condiciones inflamatorias crónicas. Por último, siempre puede haber otro estudio que cambie todo el conocimiento.

La polifarmacia y sus riesgos son frecuentes en las PM con DM2. Existen herramientas virtuales y criterios con los que se pueden comprobar las interacciones de las medicinas y que pueden ayudar a la prescripción apropiada y la desprescripción.

Existen y existirán consensos y guías clínicas sobre la atención de la PM que vive con DM2, las cuales se actualizan frecuentemente según la evidencia disponible. Algunas de las recomendaciones de tratamiento farmacológico se plantean en la tabla 24.3. Sin embargo, las consideraciones vertidas en los párrafos anteriores siguen siendo la base para la valoración y el uso de las recomendaciones.

MANEJO Y TRATAMIENTO: FARMACOLÓGICO Y NO FARMACOLÓGICO

Los objetivos terapéuticos en adultos mayores con diabetes, según los Standards of Care in Diabetes 2024 de la American Diabetes Association (ADA), se centran en una evaluación integral y personalizada que abarca dominios médicos, psicológicos, funcionales y sociales. Para lograr un control metabólico adecuado, en las PM se deben evaluar las capacidades de autogestión, así como los dominios médicos, psicológicos y sociales para determinar los objetivos y enfoques terapéuticos adecuados. Cuando los objetivos de control no se logran a pesar del tratamiento con antidiabéticos orales, se debe iniciar la terapia con insulina, ya sea sola o junto con metformina, iDPP-4 o sulfonilureas. Se han reportado problemas con el uso de insulinas más antiguas y sus protocolos de tratamiento. El uso de algunos de los protocolos que se analizan a continuación puede ser muy seguro y preferible a los protocolos orales que combinan tres o más medicamentos. Si se va a utilizar insulina mixta, se aconseja utilizar dispositivos de administración de insulina precargada y premezclada, ya que esto reduce significativamente los errores de dosificación y mejora la adherencia. Además, se recomienda utilizar análogos de la insulina de acción prolongada (p. ej., glargina, detemir) en lugar de insulina NPH, porque tienen un menor riesgo de hipoglucemia y son más fáciles de administrar (una dosis diaria) si el paciente necesita asistencia de un cuidador. En la figura 24.3 se muestra el esquema de uso escalonado de insulina en PM con DM2. Los análogos de los agonistas del receptor del péptido similar al glucagón tipo 1 (GLP-1) han demostrado ser eficaces en el tratamiento de la DM2, pero pueden tener inconvenientes en PM debido a sus efectos secundarios como náuseas, vómitos, diarrea y disminución del apetito. Estos efectos secundarios pueden ser especialmente problemáticos para pacientes mayores con hiporexia. Además, el costo de los análogos del GLP-1 suele ser elevado. Su uso aún sigue en evaluación y estaría limitado a PM muy obesas. Véase la tabla 24.3 para mayor detalle del manejo farmacológico.

Adicionalmente, se debe fomentar el cribado de síndromes geriátricos como deterioro cognitivo, depresión, incontinencia urinaria, caídas, dolor persistente y fragilidad, ya que pueden afectar a la autogestión de la DM2 y disminuir la calidad de vida; los factores relacionados con la salud oral, tener un calendario de vacunas completo, tener un adecuado entorno familiar y cuidar los pies y el calzado son una parte importante de la evaluación completa de los hitos terapéuticos en este sentido.

Como punto importante, se debe considerar como hito terapéutico la prevención y el manejo de complicaciones, para lo cual los equipos de salud deben individualizar el cribado de complicaciones de la diabetes y revisarlo periódicamente, ya que los resultados pueden influir en los objetivos de tratamiento y los enfoques terapéuticos.

Por otra parte, es vital considerar el control de la hipoglucemia, para lo cual el equipo multidisciplinario debe prestar especial atención a ajustar los tratamientos para minimizar este riesgo. Los adultos mayores son más vulnerables a los efectos adversos de la hipoglucemia, por lo que la simplificación del plan terapéutico es de mucha importancia, y de manera constante se debe evaluar si el plan de tratamiento actual es demasiado complejo para las capacidades de autogestión del individuo o para los cuidadores que brindan apoyo. En relación con la educación en autogestión del tratamiento en PM con DM, se debe considerar la derivación para educación en autogestión de la diabetes cuando surjan factores relacionados con complicaciones o durante las transiciones en la atención.

Por otra parte, dentro de los síndromes geriátricos con una asociación biológicamente más fuerte con la DM2 se encuentran los trastornos neurocognitivos, por lo que el monitoreo

TABLA 24.3 Fármacos utilizados en personas mayores para el manejo de la diabetes mellitus de tipo 2

Familia	Medicamentos más conocidos	Efecto cardiovascular	Efecto renal	Seguridad en personas mayores*
Biguanidas	Metformina	Protege para eventos cardiovasculares y pérdida de peso	Evitar en personas con tasa de filtración glomerular < 30 ml/min	Acidosis láctica en pacientes con enfermedad renal; reducción del apetito y trastornos gastrointestinales; deficiencia de vitamina B_{12}; la pérdida de peso puede ser indeseable en la fragilidad
Inhibidores de SGLT2	Canagliflozina, dapagliflozina, empagliflozina, ertugliflozina	Protegen para eventos cardiovasculares, fallo cardíaco y pérdida de peso	El efecto protector disminuye con el empeoramiento de la filtración glomerular; depleción del volumen de líquidos	Empagliflozina y ertugliflozina: usar con precaución por riesgo de infecciones urogenitales y cetoacidosis; la pérdida de peso podría resultar en sarcopenia; potencial aumento de incontinencia urinaria; cetoacidosis diabética euglucémica
Inhibidores de DPP-4	Sitagliptina, saxagliptina, linagliptina, vildagliptina	No hay efecto protector demostrado	Requieren ajuste de dosis, a excepción de la linagliptina	Descontinuar ante sospecha de pancreatitis; relacionado con dolor articular; efecto neutro (excepto saxagliptina) sobre el riesgo de muerte cardiovascular, infarto de miocardio, accidente cerebrovascular y hospitalización por insuficiencia cardíaca; aumento de hospitalización por insuficiencia cardíaca con saxagliptina
Sulfonilureas de 2.ª y 3.ª generación	Glibenclamida, glicazida, glipizida, glimepirida	No hay claro efecto protector cardiovascular en personas mayores; se relaciona con ganancia ponderal	La mayoría no se recomiendan en pacientes con fallo renal	Alto riesgo de hipoglucemia
Tiazolidinedionas	Rosiglitazona, pioglitazona	Pioglitazona tiene efectos protectores cardiovasculares, pero en general, incrementan levemente el riesgo de fallo cardíaco	Evitar en personas con fallo renal	Fallo cardíaco, retención hídrica, edemas, ganancia de peso, incremento del riesgo de fracturas
Insulinas	Análogas y humanas	No hay claro efecto protector cardiovascular en personas mayores; se relaciona con ganancia ponderal	Requieren ajuste de dosis según filtración glomerular	Riesgo de hipoglucemia (humanas > análogas) en personas mayores con problemas visuales, cognitivos y sociales; complicaciones relacionadas con el sitio de aplicación

*Información recopilada de Guideline summary for the 2023 American Geriatrics Society Updated Beers Criteria y la versión en español de los criterios STOPP/START-3.

de la función neurocognitiva debe realizarse en la primera consulta de los niveles asistenciales a los que asiste la PM, anualmente y con evaluaciones adicionales según el criterio del profesional de la salud.

Estos objetivos buscan no solo el control glucémico, sino también la mejora de la calidad de vida y la funcionalidad general de las PM con DM2, teniendo en cuenta sus necesidades y capacidades individuales. En ese sentido, cada nivel asistencial en el cual un equipo de salud atiende PM con DM2 asume retos distintos. Por ejemplo, a nivel de atención primaria de la salud, las medidas promocionales y preventivas centradas en la persona deben ser el objetivo no solo del personal de salud sino también de gestores, gobierno y directivos de salud pública. Por otra parte, en niveles asistenciales ambulatorios, como la consulta externa, el reto principal es mantener el equilibrio entre la demanda de atención y la necesidad

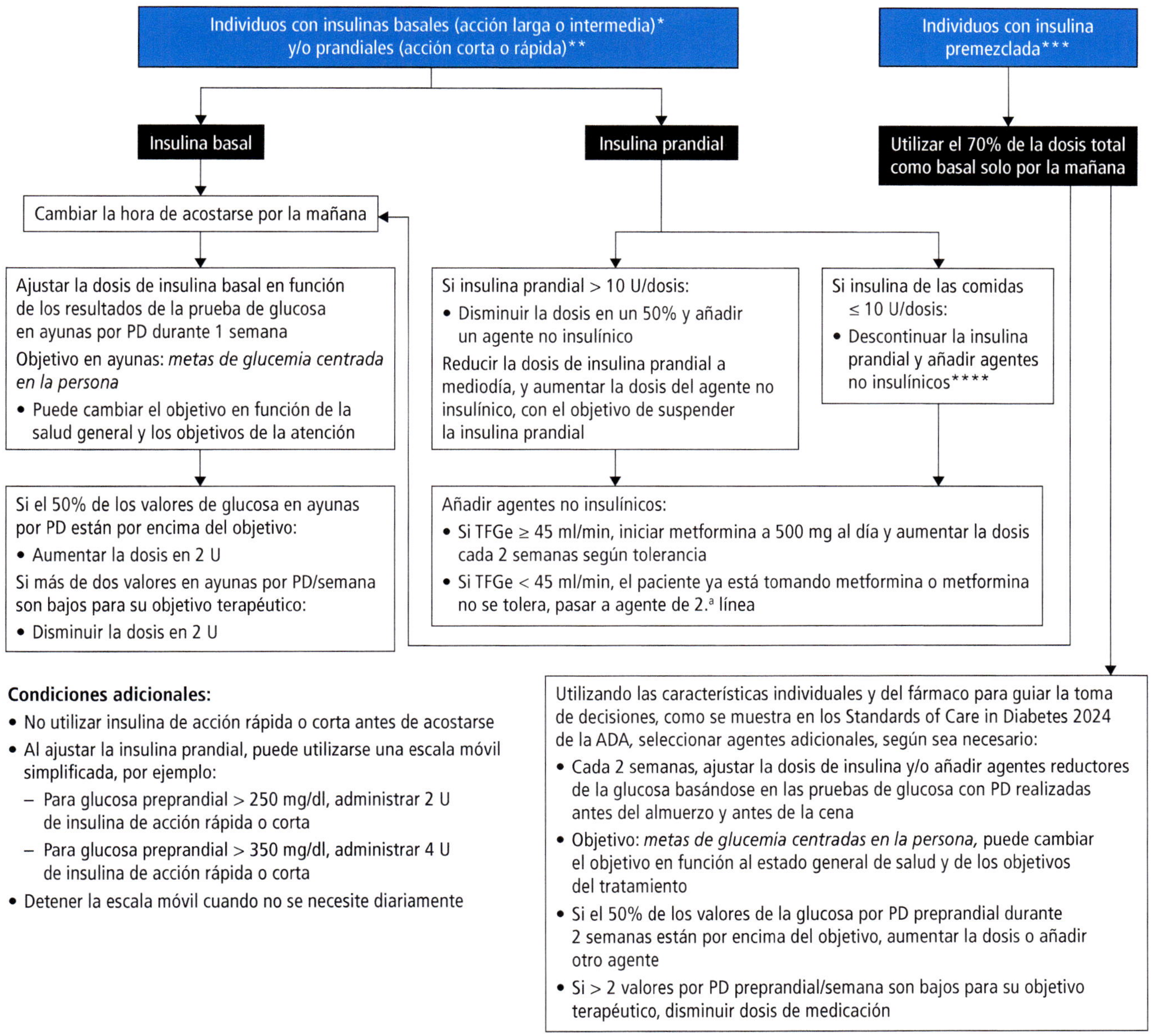

Figura 24.3 Algoritmo para la simplificación del tratamiento complejo con insulina en adultos mayores con DM2. PD: punción digital; TFGe: tasa de filtración glomerular efectiva; U: unidades; *: insulinas basales (U-100 y U-300, detemir, degludec y NPH humana); **: insulinas prandiales (acción corta [regular], acción rápida [lispro, aspart, glulisina]); ***: insulinas premezcladas (70/30, 75/25, 50/50); ****: agentes no insulínicos (metformina, inhibidores SGLT2, inhibidores DPP-4 y agonistas de receptor GLP-1. (Basado en ADA-24.)

de controlar enfermedades crónicas, síndromes geriátricos y manifestaciones tardías de la DM2; un caso similar son los hospitales y clínicas de día, que, de forma ambulatoria, asumen el reto de controlar pacientes complejos, frágiles, postalta y que requieren rehabilitación de diferentes condiciones físicas, neurológicas o cognitivas. En esa ruta, los niveles de asistencia hospitalarios de internamiento (ya sean unidades geriátricas de agudos, de mediana o larga estancia) requieren equipos de salud multidisciplinarios para el manejo de enfermedades agudas y la reagudización de condiciones crónicas.

En el caso de pacientes con mayor grado de compromiso funcional o presencia de algún grado de discapacidad física, visual o cognitiva, los niveles asistenciales domiciliarios o de institucionalización en residencias cumplen un rol importante para el manejo integral de PM con DM2. El reto principal en estos niveles es prevenir medidas distanásicas, preservar la calidad de vida y brindar un tratamiento individualizado, primando la calidez de atención. Finalmente, existen niveles especializados en los cuales las PM con DM2 podrían recibir atención, como unidades de ortogeriatría, pie diabético o cuidados paliativos, en los que la transdisciplinariedad del manejo centrado en el paciente es el reto principal. Para mayor detalle, véase la figura 24.4.

Los objetivos terapéuticos para adultos mayores con diabetes, según los Standards of Care in Diabetes 2024 de la ADA, se centran en proporcionar una atención integral y personalizada que tenga en cuenta las particularidades de esta población. Los objetivos glucémicos, de presión arterial y lipídicos en PM que viven con DM2 según su nivel de funcionalidad y comorbilidad se detallan en la tabla 24.4.

Por otra parte, para evitar complicaciones y centrar en la persona el manejo, la intensificación y desintensificación del tratamiento farmacológico en PM con DM2 es un tema crucial debido a las características particulares de esta población, que incluyen comorbilidades, polifarmacia y cambios fisiológicos relacionados con el envejecimiento. La intensificación del tratamiento farmacológico se refiere al aumento de la dosis de medicamentos existentes o la adición de nuevos fármacos para alcanzar y mantener los objetivos glucémicos. Este proceso es esencial para prevenir complicaciones microvasculares y macrovasculares asociadas con la diabetes. Para ello se requieren condiciones como la adherencia al tratamiento, un factor crítico que suele estar influenciado por factores sociodemográficos y familiares, lo que sugiere la necesidad de estrategias personalizadas para mejorarlo. Además de esto, la coexistencia de hipertensión u otras enfermedades y diabetes aumenta la complejidad del manejo terapéutico y puede requerir una intensificación del tratamiento. Así, la revisión de tratamientos farmacológicos actualizados, como la terapia biológica y los moduladores del sistema inmunológico, es fundamental para optimizar el manejo de la nefropatía diabética, una complicación común en PM que viven con DM2. Para tal fin, el uso de dispositivos de monitoreo continuo de glucosa puede ayudar a ajustar las dosis de insulina y otros medicamentos en tiempo real, y los programas educativos que incluyan información sobre la importancia de la adherencia y el manejo de la diabetes pueden mejorar los resultados terapéuticos. Para el detalle de niveles equivalentes de A1C y glucosa promedio estimada, véase la tabla 24.5.

Así, la desintensificación del tratamiento farmacológico implica la reducción de la dosis o la discontinuación de medicamentos cuando los riesgos del tratamiento superan los beneficios, especialmente en pacientes con una esperanza de vida limitada o con múltiples comorbilidades. En PM, el riesgo de hipoglucemia es una preocupación significativa. La desintensificación puede ser necesaria para evitar episodios hipoglucémicos graves que pueden llevar a hospitalizaciones y complicaciones adicionales. La capacidad funcional y el estado cognitivo del paciente son determinantes clave. Pacientes con deterioro cognitivo o funcional pueden beneficiarse de un régimen menos intensivo para reducir el riesgo de efectos adversos. Además, la presencia de múltiples medicamentos puede aumentar el riesgo de interacciones farmacológicas y efectos secundarios. La desintensificación puede ayudar a simplificar el régimen terapéutico y mejorar la calidad de vida del paciente. Las evaluaciones periódicas del estado de salud del paciente y de los objetivos terapéuticos pueden guiar la desintensificación del tratamiento. Sumado a lo mencionado, la toma de decisiones debe ser individualizada, considerando las preferencias del paciente, su estado de salud general y sus objetivos de tratamiento (fig. 24.5).

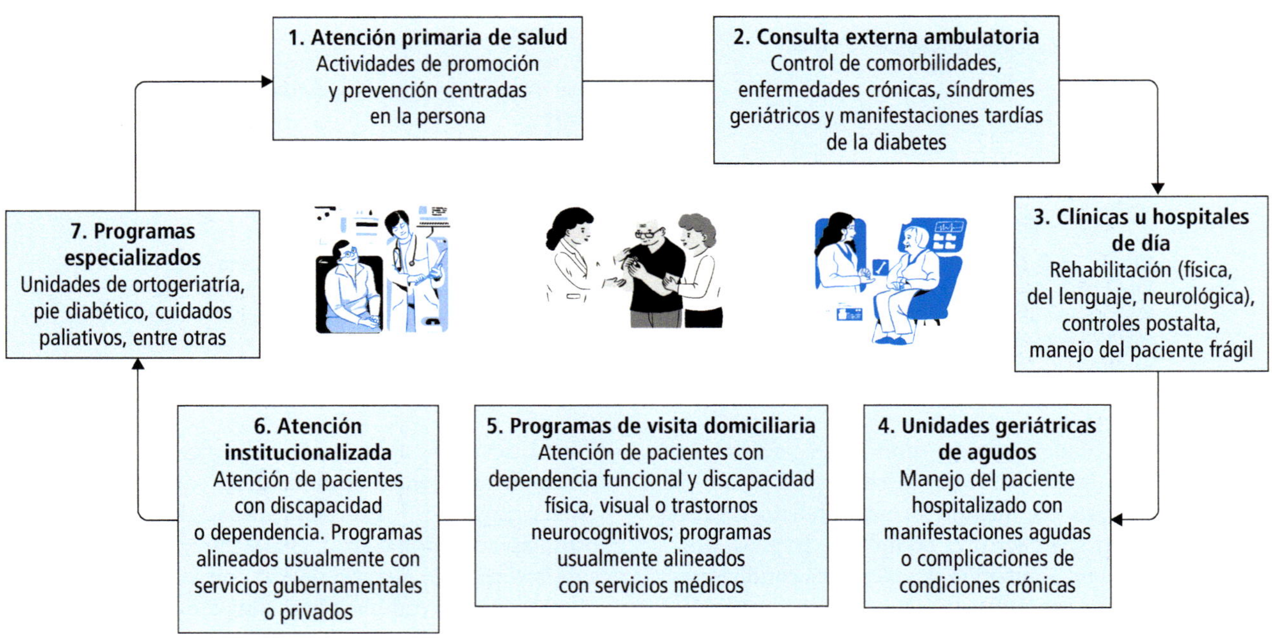

Figura 24.4 Retos para la atención de personas mayores con diabetes según nivel asistencial.

TABLA 24.4 Objetivos glucémicos, de presión arterial y lipídicos en personas mayores que viven con DM2

Nivel de fragilidad y dependencia	Razón fundamental	Objetivo de A1C	Glucosa en ayunas o preprandial	Glucosa antes de acostarse	Presión arterial	Lípidos
Saludable (pocas enfermedades crónicas coexistentes, estado cognitivo y funcional indemne)	Mayor esperanza de vida restante	< 7,0-7,5 % (< 53-58 mmol/mol)	80 a 130 mg/dl (4,4 a 7,2 mmol/l)	80 a 180 mg/dl (4,4 a 10,0 mmol/l)	< 130/80 mmHg	Estatina, a menos que esté contraindicada o no se tolere
Complejo/intermedio (múltiples enfermedades crónicas coexistentes[†] o dos o más deterioros de las actividades instrumentales de la vida diaria o deterioro cognitivo de leve a moderado)	Esperanza de vida variable Individualice los objetivos, considerando: • Gravedad de las comorbilidades • Limitaciones cognitivas y funcionales • Fragilidad • Relación riesgo-beneficio de los medicamentos para la diabetes • Preferencia individual	< 8,0 % (< 64 mmol/mol)	90 a 150 mg/dl (5,0 a 8,3 mmol/l)	100 a 180 mg/dl (5,6 a 10,0 mmol/l)	< 130/80 mmHg	Estatina, a menos que esté contraindicada o no se tolere
Salud muy compleja/mala (CLD o enfermedades crónicas terminales[‡] o deterioro cognitivo de moderado a grave o dos o más deterioros de las AVD)	La limitada esperanza de vida restante hace que los beneficios sean mínimos	Evite la dependencia de la A1C; las decisiones sobre el control de la glucosa deben basarse en evitar la hipoglucemia y la hiperglucemia sintomática	100 a 180 mg/dl (5,6 a 10,0 mmol/l)	110 a 200 mg/dl (6,1 a 11,1 mmol/l)	<140/90 mmHg	Considere la probabilidad de beneficio con las estatinas

[†]Las enfermedades crónicas coexistentes son afecciones lo suficientemente graves como para requerir medicamentos o control del estilo de vida y pueden incluir artritis, cáncer, fallo cardíaco, depresión, enfisema, caídas, hipertensión, incontinencia, enfermedad renal crónica, infarto de miocardio y accidente cerebrovascular.
[‡]La presencia de una única enfermedad crónica en etapa terminal, como insuficiencia cardíaca en etapa 3-4 o enfermedad pulmonar dependiente de oxígeno, enfermedad renal crónica que requiere diálisis o cáncer metastásico no controlado, puede causar síntomas significativos o deterioro del estado funcional y reducir significativamente la expectativa de vida.
AVD: actividades de la vida diaria; CLD: cuidados de larga duración.

TABLA 24.5 Niveles equivalentes de A1C y glucosa promedio estimada

Hemoglobina glucosilada (%)	mg/dl (intervalo de confianza al 95%)	mmol/l (intervalo de confianza al 95%)
5	97 (76-120)	5,4 (4,2-6,7)
6	126 (100-152)	7,0 (5,5-8,5)
7	154 (123-185)	8,6 (6,8-10,3)
8	183 (147-217)	10,2 (8,1-12,1)
9	212 (170-249)	11,8 (9,4-13,9)
10	240 (193-282)	13,4 (10,7-15,7)
11	269 (217-314)	14,9 (12,0-17,5)
12	298 (240-347)	16,5 (13,3-19,3)

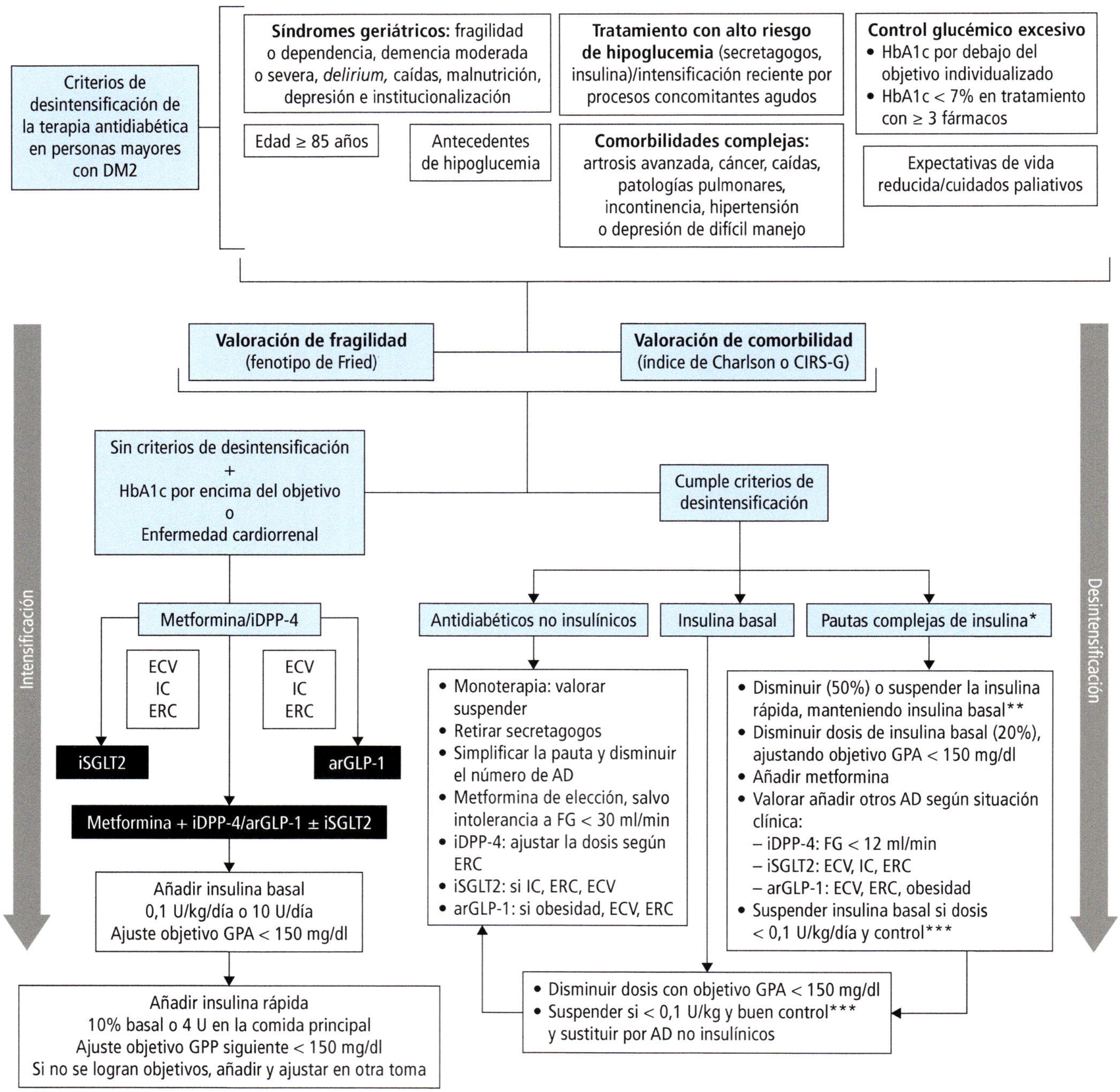

Figura 24.5 Estrategias para la intensificación y desintensificación centradas en la persona mayor con DM2. AD: ambas diabetes; arGLP-1: agonista receptor GLP-1; CIRS-G: Cumulative Illness Rating Scale for Geriatrics; ECV: enfermedad cerebrovascular; ERC: enfermedad renal crónica; GPA: glucemia plasmática en ayunas; GPP: glucemia plasmática preprandial; FG: filtrado glomerular; IC: insuficiencia cardíaca; iDPP-4: inhibidor de la DPP-4; iSGLT2: inhibidor de SGLT2; *: pautas complejas (basal-bolo, basal-plus y premezcladas); **: simplificación de premezclas: administrar el 70% de la dosis diaria como insulina basal; simplificación basal-bolo: inicialmente reducir el 50% del bolo y progresivamente GPP < 180-200 mg/dl; ***: control HbA1c y glucemias capilares en objetivo (normalmente 100-200). (Basado en Hernández-Negrín, et al.)

RETO 4: ACTIVAR LA CAPACIDAD DE AGENCIA DE UNA PM QUE VIVE CON DM2 PARA QUE SEA PARTE DEL EQUIPO DE SALUD Y PUEDA VIVIR SINTIÉNDOSE SALUDABLE

Las PM con DM2 pasan la mayor parte de su tiempo fuera de los servicios de salud. Por lo tanto, es crucial que desarrollen habilidades y roles que les permitan convivir y manejar situaciones cotidianas relacionadas con su condición. Para que una PM logre sentirse saludable a pesar de vivir con DM2, se requieren dos aspectos fundamentales: el acceso a servicios de salud adecuados y adaptados a sus necesidades particulares y sentirse capaz y confiado en seguir las recomendaciones de autocuidado recibidas. Las PM con DM2 deben asumir un papel activo en su cuidado, pues un autocuidado eficiente implica adoptar roles y desarrollar habilidades (incluidas las emocionales) y conductas que les permitan convivir con una enfermedad crónica sintiéndose saludables. Los programas comunitarios basados en la evidencia complementan el enfoque para la atención integral a las PM que tienen alguna enfermedad crónica, ya que mejoran la autoconfianza y las habilidades de las personas para seguir las recomendaciones. Bajo este panorama, el autocuidado aparece como una estrategia ideal para la promoción y los cuidados de salud de la PM con DM2, en especial cuando coexisten condiciones como demencia, enfermedad cardiovascular o fragilidad.

Se han reportado metodologías en las que, con el apoyo de facilitadores, las PM comórbidas pueden identificar metas realistas. El personal de salud puede aprovechar esta información en la toma de decisiones, adecuando las actividades de atención integral. En ese sentido, lo que más importa en la vida y la salud es diferente para cada persona; cuanto más conozca la PM y su equipo de atención sobre lo que más les importa, mejor trabajarán juntos para alinear sus decisiones de atención médica con sus prioridades de salud. En la herramienta virtual myhealthpriorities.org, el proceso se inicia identificando las cosas que más le interesan a la persona, relacionadas con cuatro áreas de salud: «conectando» (con familiares, amigos, comunidad y considerando la espiritualidad), «gestión de vida» (salud, síntomas y calidad de vida), «disfrutando de la vida» (productividad, aprendizaje y recreación) y «funcionamiento» (dignidad e independencia para actividades). Al final, se evalúa si lo que quiere lograr lo puede hacer con los recursos que tiene, y cuál es la ayuda que necesita de los servicios de atención de salud.

La Organización Panamericana de la Salud ha presentado una cartera de programas de promoción de la salud basados en evidencia (fig. 24.6). Entre ellos destacan Tomando Control de tu Salud, Autocontrol de la Diabetes y CAPABLE, para aquellos que tienen limitaciones de una actividad de la vida diaria y quieren envejecer de manera segura en sus hogares. Todos estos programas no requieren ser implementados por un servicio de salud, pero fomentan la integración entre estos y los servicios comunitarios. Uno de los programas interesantes y con evidencia robusta en la comunidad, residencias e incluso en unidades geriátricas de hospitalización con PM con DM2, es Vivifrail, un programa multicomponente útil como herramienta preventivo-promocional para el manejo de la inactividad física y el sedentarismo; está centrada en la PM, pues facilita la adaptación de la prescripción de ejercicio a las capacidades de la persona, y puede ser dirigida por personal de atención de primer nivel, reforzando el concepto de pacientes empoderados y enfocados en llevar un envejecimiento activo.

Autoeficacia y soporte para el autocuidado	Tomando Control de tu Salud • Metodología grupal; entornos comunitarios
Movilidad	Enhance Fitness, Fit and Strong, Matter of Balance, taichí (caídas, artrosis) • Metodología grupal; entornos comunitarios CAPABLE, Vivifrail, OTAGO • Metodología individual; entornos comunitarios o clínicos
Cognitiva	FINGER • Metodología individual; entornos comunitarios o clínicos
Psicológica	PEARLS • Metodología individual; entornos comunitarios o clínicos Herramientas poderosas para cuidadores • Metodología grupal; entornos comunitarios

Figura 24.6 Programas de Promoción de la Salud Basados en evidencia que pueden ser usados en personas con condiciones crónicas de salud para optimizar su capacidad intrínseca y autocuidado.

RETO 5: IDENTIFICAR LOS RECURSOS Y LAS PRESTACIONES SOCIALES QUE PUEDEN AYUDAR A LOGRAR LOS OBJETIVOS DEL PLAN DE CUIDADO CENTRADO EN LA PERSONA

La atención centrada en la persona implica optimizar la capacidad intrínseca y, cuando esta esté limitada, optimizar la capacidad funcional y compensar la pérdida de la capacidad intrínseca con intervenciones del entorno. Los recursos sociales son los medios con los que cuenta una sociedad para atender sus necesidades colectivas, mientras que las prestaciones sociales son los beneficios otorgados a las personas para protegerlas y mejorar su calidad de vida. El autocuidado y la autoeficacia son claves en la implementación del trabajo intersectorial del cuidado. Tanto los servicios de salud como los usuarios deben estar en capacidad de identificar y promover el desarrollo de estos aspectos. Así, una atención integral para las PM debería contar con una cartera básica de recursos, prestaciones e intervenciones sociales vinculadas y coordinadas con el centro de salud del primer nivel de atención.

Una correcta valoración familiar y social de la PM con DM2 condiciona el éxito de una coordinación de los recursos necesarios para la realidad del individuo. Los servicios sociales existentes dependen de políticas y de la capacidad asistencial, y los profesionales de salud deben conocer su existencia y aprovechar las prestaciones para coordinar el cuidado. Los recursos sociales de una comunidad a nivel de municipios, comunas o distritos usualmente pertenecen a una variedad de sectores, ya sean públicos, voluntarios o privados. Por ello, crear un directorio de recursos sociales es indispensable para el funcionamiento de la atención integral a las PM. Pueden existir programas educativos y/o recreativos a nivel de grupos universitarios y centros de atención de salud, que promuevan estilos de vida saludable, ejercicio, actividad física y oportunidades de socialización entre pares.

Las prestaciones sociales suelen ser ejecutadas por servicios sociales o grupos de voluntariado y tienen como objetivo general evitar ingresos innecesarios en residencias geriátricas u centros hospitalarios por riesgo social. Es mandatorio que dichas prestaciones sociales sean coordinadas para evitar duplicar esfuerzos y focalizarlas, de modo tal que aseguren el servicio en relación con las necesidades de las PM, priorizando equitativamente a las personas según su necesidad.

Entre las principales que pueden existir para PM con DM2 están la ayuda con actividades del vivir diario a domicilio; el apoyo para la alimentación; las adaptaciones y reparaciones en el hogar; la gestión de prótesis o ayudas técnicas como andadores, sillas de ruedas o camas articuladas; el subsidio o reducción de cuentas para el teléfono, agua, electricidad o gas; los descuentos para el transporte; el apoyo a la familia en crisis; la ayuda de emergencia social en situaciones de desastres, etc. El trabajador social, como miembro del equipo de salud, implementa, coordina y monitorea intervenciones sociales de acuerdo con el resultado de su valoración. Las PM con DM2 pueden presentar situaciones sociales y personales caracterizadas por una serie de carencias y dificultades, que las colocan en una posición de riesgo. Los centros de primer nivel, como parte de un cuidado integral, incluyen una valoración social de la PM con DM2. Sin embargo, esta atención integral es solamente posible cuando dicho centro tiene el apoyo de los servicios sociales locales.

LECTURAS RECOMENDADAS

American Diabetes Association. Standards of Care in Diabetes. Disponible en: https://professional.diabetes.org/standards-of-care.

Christiaens A, Henrard S, Zerah L, Dalleur O, Bourdel-Marchasson I, Boland B. Individualisation of glycaemic management in older people with type 2 diabetes: a systematic review of clinical practice guidelines recommendations. Age Ageing 2021;50(6):1935–42.

Diabetes Canada. Disponible en: https://guidelines.diabetes.ca/home.

European Society of Cardiology. 2023 ESC Guidelines for the management of cardiovascular disease in patients with diabetes. ESC Clinical Practice Guidelines. Disponible en: https://www.escardio.org/Guidelines/Clinical-Practice-Guidelines/CVD-and-Diabetes-Guidelines.

Hernández-Negrín H, López-Sampalo A, Ricci M, Pérez Velasco MA, Gómez-Huelgas R. Manejo terapéutico de la diabetes mellitus tipo 2 en personas con edad avanzada o frágiles. FMC Formación Médica Continuada en Atención Primaria 2024;31(3):148–57.

NICE. Type 2 diabetes in adults: management. Disponible en: https://www.nice.org.uk/guidance/ng28.

25

El adulto mayor con cáncer

Isabel Huedo Rodenas, Gema Paterna Mellinas

INTRODUCCIÓN

La edad es el factor de riesgo principal para la mayoría de los cánceres. La incidencia y la prevalencia de las neoplasias aumentan con el envejecimiento de la población. El cáncer de colon y recto es el tumor más frecuente, seguido por el cáncer de mama, pulmón y próstata. Al analizar por sexos, en los hombres, el cáncer de próstata es el más común, seguido por el cáncer colorrectal y el de pulmón. En las mujeres, el cáncer de mama ocupa el primer lugar, seguido por el cáncer colorrectal y luego el de pulmón (fig. 25.1 A y B).

El cáncer constituye la segunda causa de muerte, precedida solo por las enfermedades del aparato circulatorio. En los hombres, no obstante, el cáncer es la principal causa de mortalidad. El tumor que ocasiona el mayor número de fallecimientos es el de pulmón, seguido por los cánceres colorrectal, hepático, gástrico y de mama.

En este capítulo se expondrán los datos científicos más relevantes sobre las causas y los mecanismos de la asociación del envejecimiento con el cáncer, así como sobre la prevención y el manejo principal de las neoplasias en las personas de edad avanzada, ya que una revisión completa y exhaustiva excede el objetivo de este capítulo.

RELACIÓN ENTRE ENVEJECIMIENTO Y CÁNCER

A lo largo de los últimos años, se ha ampliado el conocimiento del cáncer y sus particularidades. En 2011, Hanahan y Weinberg definieron las características actuales del cáncer: señalización proliferativa sostenida, evasión de los supresores del crecimiento, evitación de la destrucción inmune, inmortalidad replicativa, inflamación promotora de tumores, activación de la invasión y metástasis, inducción de la vascularización, inestabilidad y mutación del genoma, resistencia a la muerte celular y desregulación del metabolismo. Recientemente, se han propuesto otros cuatro rasgos para integrarse con los anteriores: reprogramación epigenética no mutacional, microbiomas polimórficos, células senescentes y desbloqueo de la plasticidad fenotípica.

La vejez continúa siendo el factor de riesgo principal para varios tipos de cáncer, lo que implica que la incidencia de cáncer aumenta con la edad hasta alcanzar su máximo a los 85 años. Sin embargo, después de los 90 años, su incidencia disminuye y por encima de los 100 años cae a menos del 5% de la morbilidad y mortalidad general. En el capítulo 3 se ha examinado detenidamente la biología del envejecimiento, cuyos rasgos son: inestabilidad genómica, desgaste de los telómeros, alteraciones epigenéticas, pérdida de la proteostasis, macroautofagia desactivada, detección de nutrientes desregulada, disfunción mitocondrial, senescencia celular, agotamiento de las células madre, comunicación intercelular alterada, inflamación crónica y disbiosis.

En los últimos años, López-Otín ha analizado la compleja relación entre envejecimiento y cáncer (fig. 25.2), los cuales se asocian de forma bifásica, dado que algunos de los rasgos del envejecimiento estimulan la oncogénesis y la progresión tumoral, mientras que otros mecanismos limitan la carcinogénesis. Las cuatro características que comparten ambas entidades son: inestabilidad genómica (mutaciones somáticas del ADN nuclear y del ADN mitocondrial, alteraciones cromosómicas y en los nucleótidos y deficiencias en la reparación del ADN), alteraciones epigenéticas (alteración en la metilación del ADN, inhibición postranscriptora para micro-ARN, desacetilación de histonas y remodelación de la cromatina), inflamación crónica (sobreproducción de citoquinas proinflamatorias, resistencia a la insulina, aumento del nivel de corticoesteroides en la circulación) y disbiosis (la alteración de la microbiota intestinal reduce la efectividad de la inmunovigilancia antitumoral). Tanto la pérdida de la proteostasis como la disfunción mitocondrial y la comunicación intercelular alterada de la vejez favorecen la resistencia a la muerte celular, el metabolismo glucolítico y la alteración de la arquitectura tisular de los tumores, lo que contribuye a rasgos específicos de la malignidad. No obstante, el desgaste de los telómeros y el agotamiento de las células madre serían características principalmente antagónicas ya que, en teoría, suprimen la inmortalidad replicativa y la plasticidad fenotípica de la oncogénesis respectivamente. Por otra parte, tanto la macroautofagia desactivada como la senescencia celular tienen un impacto dual en la biología del cáncer, es decir, efecto tanto para favorecer la carcinogénesis como para la inhibición tumoral, según el contexto. La inhibición transitoria de la autofagia favorece la transformación maligna y la evasión de la inmunovigilancia, pero la autofagia debe reactivarse en las células premalignas para aumentar su aptitud. La senescencia celular bloquea la oncogénesis inicial de manera autónoma en las células, pero la acumulación de células senescentes en los tejidos estimula la inflamación crónica. La evasión de la

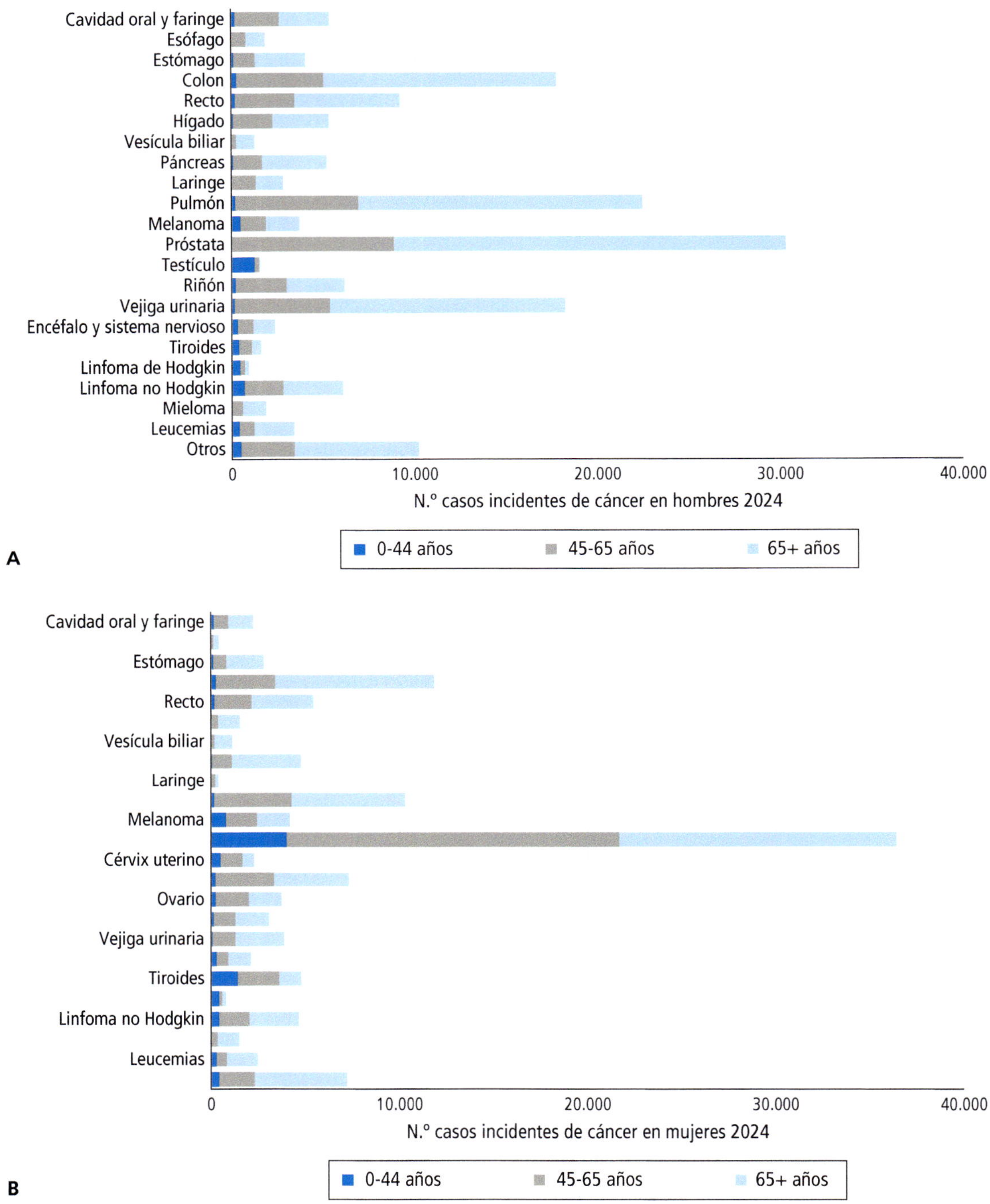

Figura 25.1 Número total de casos incidentes estimados para 2024 por grupos de edad y sexo (A: hombres, B: mujeres). (Datos tomados de la Red Española de Registros de Cáncer 2024, REDECAN.)

destrucción inmune del cáncer puede estar influenciada por varias características del envejecimiento: autofagia desactivada, senescencia, inflamación crónica y el envejecimiento de las células inmunitarias, incluidos los linfocitos T.

Asimismo, las neoplasias pueden precipitar el deterioro del estado de salud debido a sus efectos sistémicos en otros órganos, incluida la microbiota intestinal. Además, el tratamiento del cáncer induce estrés orgánico y respuestas inflamatorias sistémicas que aceleran el proceso de envejecimiento (fig. 25.3).

> **RECUERDA:** Las características comunes del envejecimiento y el cáncer son la inestabilidad genómica, las alteraciones epigenéticas, la inflamación crónica y la disbiosis.

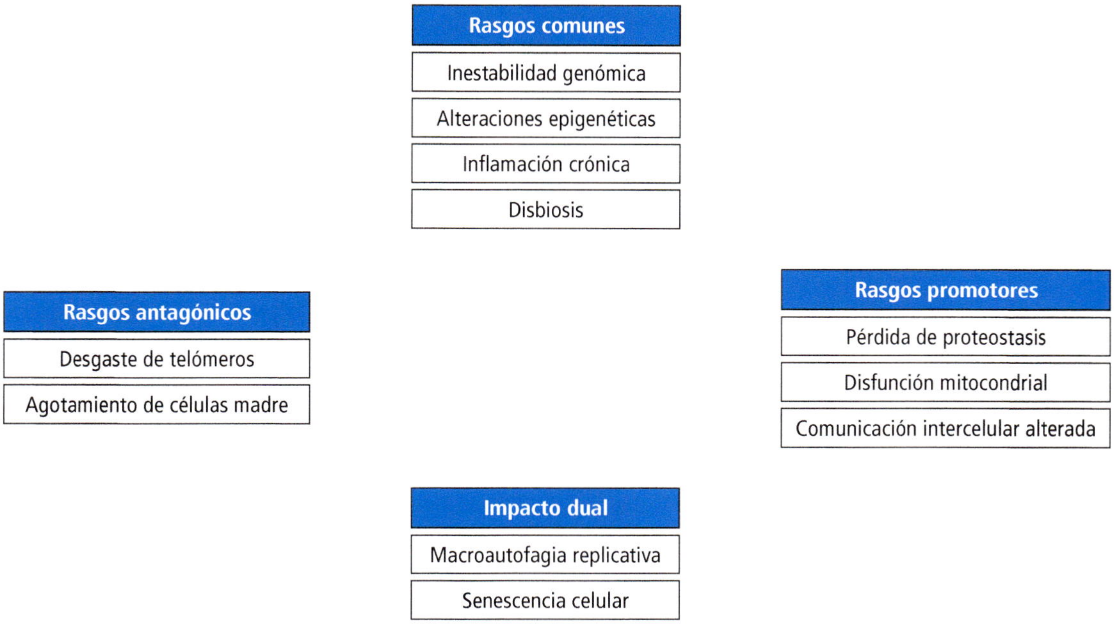

Figura 25.2 La relación entre el envejecimiento y el cáncer es compleja, y son varios los factores que desempeñan un papel en la etiología de los tumores. (Modificado de López-Otín, et al. Cell Metabolism. 2023; 35(1): 12-35.)

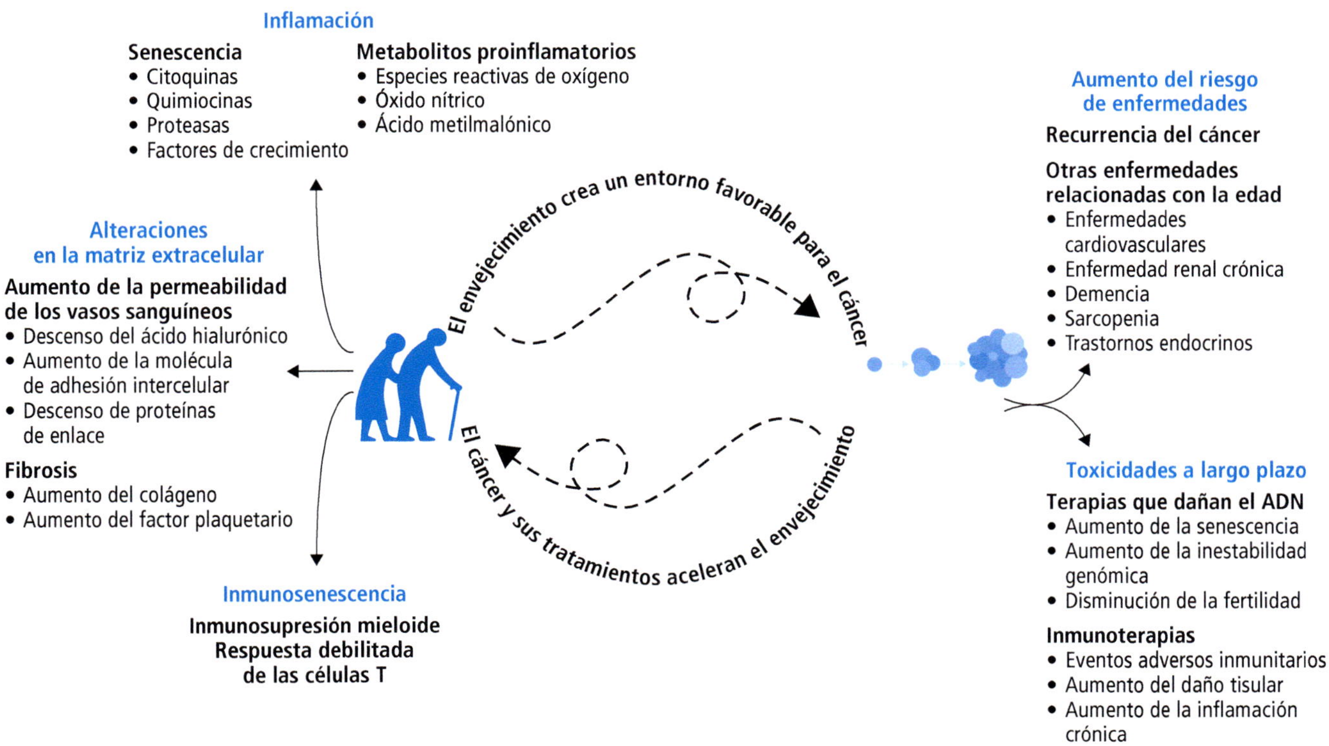

Figura 25.3 Interacción recíproca entre el envejecimiento y el cáncer. (Modificado de Montégut, et al. Molecular Cancer. 2024; 23: 106.)

RECUERDA: Las células malignas generalmente emergen debido a la incapacidad relacionada con la edad para mantener las identidades celulares a nivel genómico y epigenético, en un contexto de disbiosis, inmunovigilancia deficiente, inflamación y desregulaciones metabólicas asociadas al envejecimiento, factores que en conjunto favorecen la oncogénesis. Al mismo tiempo, las células cancerosas deben superar diversos mecanismos relacionados con la edad que típicamente limitan la aptitud celular, la proliferación y la plasticidad, tales como la inhibición de la autofagia, la senescencia celular, el agotamiento de las células madre y el acortamiento de los telómeros.

Una consecuencia del aumento de la incidencia de cáncer con la edad es el incremento de la prevalencia de neoplasias múltiples en los adultos mayores. Además de la aumentada susceptibilidad a los carcinógenos, las causas de este fenómeno son:

- Aumento de la prevalencia de cánceres de curso clínico indolente en el adulto mayor, como el cáncer de próstata, el linfoma folicular y algunas formas de cáncer de mama. Estos pacientes, en general, tienen una supervivencia muy larga, por lo que tienen tiempo para desarrollar una segunda neoplasia y tal vez una tercera.
- El efecto de exposición de la carcinogénesis. Si el órgano entero es expuesto al mismo carcinógeno, el desarrollo de un segundo y de un tercer cáncer en el mismo órgano es bastante común.
- El tratamiento previo del cáncer puede causar un segundo cáncer (p. ej., leucemia aguda después de realizar tratamiento quimioterápico para el cáncer de mama o linfoma).

Por otra parte, es cuestionable el axioma común de que los cánceres en las personas mayores son menos agresivos que los de los jóvenes. Muchas neoplasias se convierten en más agresivas conforme el paciente envejece (p. ej., la leucemia mieloide aguda, los linfomas no hodgkinianos, el cáncer de cerebro y el cáncer de ovario). De hecho, no se ha logrado demostrar que la supervivencia de los pacientes con cáncer mejore con la edad. Cuanto más tiempo pasa desde que un cáncer aparece hasta que se trata, mayor es la posibilidad de que evolucione de un modo más agresivo. Cuando se toma la decisión de no tratar y limitarse a la mera observación debido a que el cáncer en el adulto mayor parece ser indolente y no amenaza la supervivencia del paciente, el médico deber tener en cuenta que la naturaleza del cáncer puede cambiar si la supervivencia del paciente es bastante larga.

RECUERDA: En cuanto a los tumores las personas mayores, es discutible el prejuicio común de que, con los años, las neoplasias disminuyen su agresividad.

VALORACIÓN GERIÁTRICA Y TOMA DE DECISIONES EN EL ADULTO MAYOR CON CÁNCER

El Dr. Lodovico Balducci es un pionero en la valoración funcional geriátrica. Junto con la Dra. Extermann, publicó un algoritmo para el manejo de estos pacientes. Sin embargo, la falta de tiempo en las consultas y la escasez de profesionales han llevado a la creación de otros sistemas de valoración para identificar a los pacientes con mayor riesgo que necesitan una evaluación más detallada. Actualmente, la prueba de cribado más validada e integrada en los modelos de oncogeriatría es la escala G8 (tabla 25.1). Esta herramienta, validada en adultos mayores con cáncer, es altamente sensible para detectar el deterioro funcional, la toxicidad posquimioterapia y la supervivencia, además de ser sencilla de utilizar.

Las guías de las distintas asociaciones de oncología recomiendan que todos los pacientes con cáncer de 65 años o más que presenten deficiencias deben tener una consulta oncogeriátrica incluida en su plan de atención. Estas guías también especifican los dominios que deben evaluarse en estos pacientes vulnerables y proporcionan recomendaciones sobre cómo tratarlos (tabla 25.2).

La valoración geriátrica (VG) desempeña un papel crucial en la identificación de vulnerabilidades específicas en adultos

TABLA 25.1 Cuestionario G8

Ítems	Puntuación
1. ¿Ha comido menos en los últimos 3 meses debido a pérdida de apetito, problemas digestivos, de deglución o de masticación?	0 = Reducción severa de la ingesta 1 = Reducción moderada 2 = Ingesta normal
2. ¿Pérdida de peso en los últimos 3 meses?	0 = Pérdida de peso > 3 kg 1 = Desconocido 2 = Pérdida de peso entre 1 y 3 kg 3 = Sin pérdida de peso
3. Movilidad	0 = Cama o silla de ruedas 1 = Capaz de levantarse de la cama/silla, pero no deambula 2 = Camina
4. Problemas neuropsicológicos	0 = Demencia o depresión severa 1 = Demencia o depresión leve 2 = Sin problemas neuropsicológicos
5. Índice de masa corporal (IMC) en kg de peso/m²	0 = IMC < 19 1 = 19 ≥ IMC < 21 2 = 21 ≥ IMC < 23 3 = IMC ≥ 23
6. ¿Toma más de tres medicamentos al día?	0 = Sí 1 = No
7. En comparación con otras personas de la misma edad, ¿cómo considera el paciente su propio estado de salud?	0 = Peor 0,5 = Desconocido 1 = Igual 2 = Mejor
8. Edad	0 = > 85 años 1 = 80-85 años 2 = < 80 años

Modificado de Soubeyran P. Ann Oncol. 2012; 23(8): 2166-2172.

TABLA 25.2 «Evaluación geriátrica práctica: propuesta de recomendaciones» según las guías de la ASCO de 2023

Dominio	Descripción	Recomendaciones
Función física	Se sugiere evaluar la función física mediante la velocidad de la marcha, la capacidad para caminar y subir escaleras y el historial de caídas	Las recomendaciones incluyen ofrecer información de prevención de caídas, evaluar la necesidad de terapia física u ocupacional y considerar modificaciones en el tratamiento del cáncer según la capacidad física del paciente
Estado funcional	Se propone evaluar las actividades de la vida diaria (AVD) e instrumentales de la vida diaria (AIVD) para determinar el nivel de independencia del paciente	Dependiendo de la función, considerar modificaciones en el tratamiento del cáncer, realizar controles de toxicidad más frecuentes y evaluar la necesidad de terapia física y ocupacional
Estado nutricional	Se propone evaluar la pérdida de peso en los últimos 3 meses utilizando escalas como G8 y Mini Nutritional Assessment (MNA®)	Las acciones sugeridas incluyen discutir preocupaciones nutricionales, ofrecer recomendaciones sobre suplementos nutricionales y considerar la derivación a un nutricionista o dentista si es necesario
Situación social	Se sugiere evaluar el estado funcional del paciente mediante la escala MOS Social Support, considerando el apoyo instrumental y emocional disponible	Las recomendaciones incluyen discutir la disponibilidad de apoyo social, identificar contactos de emergencia y considerar la derivación a trabajadores sociales o servicios de enfermería a domicilio
Estado afectivo	Se propone evaluar la ansiedad y la depresión utilizando escalas como PROMIS Anxiety y la Geriatric Depression Scale (GDS) de Yesavage, con puntuaciones que indican la presencia de síntomas	Las recomendaciones incluyen discutir la historia de problemas de ánimo, considerar la derivación a servicios de psicooncología o psiquiatría y evaluar el riesgo de suicidio o abuso en pacientes vulnerables
Comorbilidad	Se sugiere evaluar la comorbilidad utilizando la escala de comorbilidad OARS, considerando condiciones como diabetes, enfermedad cardíaca o enfermedad hepática/renal	Las acciones recomendadas incluyen iniciar comunicación con el médico de atención primaria, discutir cómo las comorbilidades afectan a los tratamientos y ajustar dosis u horarios según sea necesario
Función cognitiva	Para evaluar la función cognitiva, se propone el uso de la prueba Mini-Cog, con puntuaciones que indican el nivel de deterioro cognitivo	Se recomienda proporcionar instrucciones claras, solicitar información a cuidadores, evaluar la capacidad de toma de decisiones y considerar la derivación a especialistas en cognición o terapia ocupacional
Test de cribado G8	Se propone utilizar el test de cribado G8, que evalúa la ingesta de alimentos, la pérdida de peso, la movilidad, problemas neuropsicológicos, índice de masa corporal, medicamentos recetados, percepción de la salud y edad del paciente	Una puntuación de 0-14 en el G8 sugiere la necesidad de completar una evaluación geriátrica completa para identificar posibles vulnerabilidades
Sensorial	Se sugiere evaluar la audición y la visión del paciente, asegurando el uso de audífonos o gafas según sea necesario	Las recomendaciones adicionales incluyen disponer de dispositivos de amplificación de voz, realizar pruebas de glaucoma y considerar la derivación a especialistas en audición o visión
Riesgo de toxicidad de la quimioterapia	Se propone utilizar herramientas como el CARG Toxicity Tool para evaluar el riesgo de toxicidad con quimioterapia, considerando variables sociodemográficas, tumor/tratamiento, resultados de pruebas de laboratorio y evaluación geriátrica	Para pacientes con riesgo intermedio y alto, se recomienda considerar la evaluación geriátrica completa y ajustar el tratamiento según los resultados del paciente, incluyendo posibles modificaciones en la terapia y controles de toxicidad más frecuentes

Modificado de Dale W et al. *J Clin Oncol.* 2023; 41(26): 4293-4312.

mayores con cáncer, las cuales no se detectan rutinariamente en las evaluaciones oncológicas. Esto permite la implementación de intervenciones adaptadas que pueden mejorar los resultados clínicos. Al identificar problemas en estas áreas, la VG permite a los oncólogos ajustar los planes de tratamiento para abordar las necesidades individuales de cada paciente. La primera clasificación recomendada fue la de Balducci, que categorizaba a los pacientes en tipo 1, 2 y 3, según su nivel funcional y comorbilidades. Posteriormente, apareció la clasificación de la Sociedad Internacional de Oncología Geriátrica (SIOG) (fig. 25.4).

RECUERDA: A todo paciente mayor de 65 años con cáncer y mayor riesgo de vulnerabilidad se le debería realizar una valoración geriátrica integral.

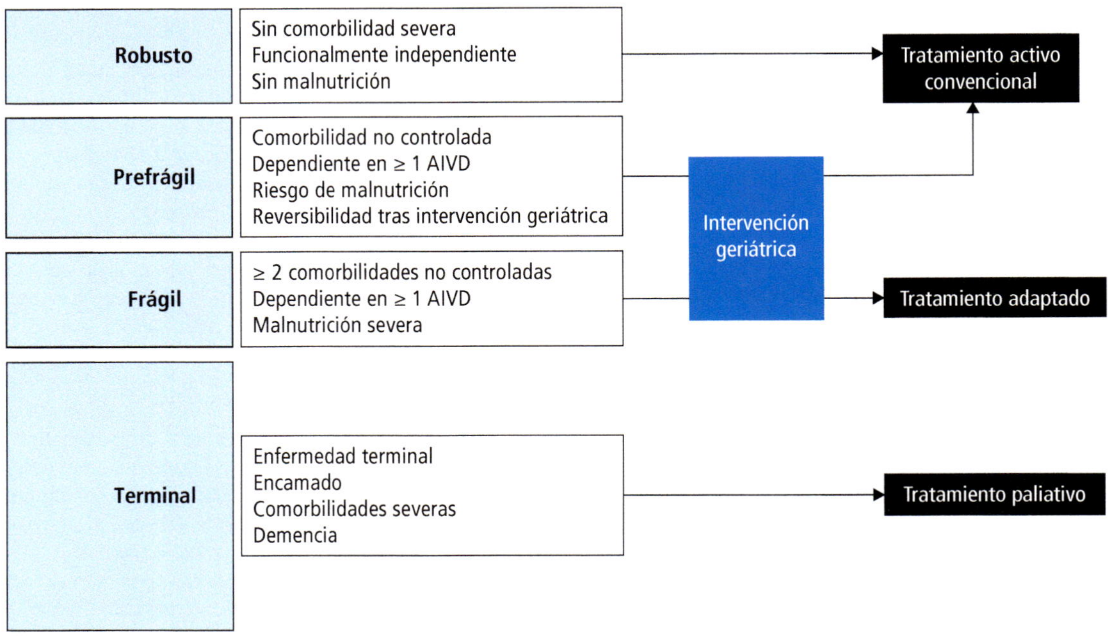

Figura 25.4 Protocolo de actuación de acuerdo con la clasificación de pacientes recomendada por la Sociedad Internacional de Oncología Geriátrica de 2010. (Basado en Droz, et al. Crit Reb Oncol Hematol. 2010; 73: 61-91 y González-Montalvo, et al. Rev Esp Geriatr Gerontol. 2020; 55 (2): 84-97.)

Las principales intervenciones realizadas tras una VG completa han sido:

- Adaptación del tratamiento oncológico, con una modificación del plan inicial en un promedio del 28% de los pacientes.
- Intervenciones geriátricas en un 72% de los pacientes, en las siguientes áreas: ámbito social (39%), nutricional (32%), polifarmacia (31%), movilidad (20%), comorbilidad (19%), esfera anímica (19%) y esfera cognitiva (14%).
- Tendencia hacia un efecto positivo en la finalización del tratamiento y una disminución de la toxicidad y las complicaciones relacionadas con el tratamiento.

RECUERDA: La valoración geriátrica integral en pacientes oncogeriátricos ayuda a detectar déficits e intervenir sobre ellos, a adaptar el plan terapéutico y a disminuir complicaciones y toxicidad.

PREVENCIÓN DEL CÁNCER EN EL ADULTO MAYOR

Tanto la prevalencia, como la incidencia, las complicaciones y la mortalidad del cáncer aumentan con la edad. Por ello, la prevención del cáncer en las personas de edad avanzada es importante, aunque suele estar subestimada en esta población. Dicha prevención puede ser primaria o secundaria. La prevención primaria incluye la eliminación de los carcinógenos ambientales (p. ej., abandono del hábito tabáquico y consumo de alcohol) y las condiciones que favorecen el desarrollo del cáncer (p. ej. exposición solar), el control de agentes infecciosos (vacunación contra el virus de la hepatitis B y el virus del papiloma humano, erradicación de la infección por *Helicobacter pylori*) y la administración de sustancias capaces de parar o revertir la carcinogénesis (quimioprevención).

Muchos fármacos pueden prevenir diferentes formas de cáncer. Entre estos están los antagonistas de los estrógenos y los inhibidores de la aromatasa para el cáncer de mama, los retinoides para el cáncer de cabeza y cuello, los inhibidores de la 5α-hidroxilasa para el cáncer de próstata y el ácido acetilsalicílico (AAS) para el cáncer de intestino grueso. A pesar de su eficacia, ninguno de estos fármacos logró reducir la mortalidad del cáncer y todos se asocian a complicaciones cuyo riesgo aumenta con la edad. Por ello, no está claro si hay mayores que pueden beneficiarse de la quimioprevención. Probablemente el AAS pueda prevenir algunas muertes por cáncer de colon, pero la dosis de AAS necesaria para conseguir este efecto puede causar hemorragia digestiva e insuficiencia renal en el adulto mayor, por lo que actualmente esta forma de quimioprevención no puede recomendarse.

Realmente, la prevención secundaria es la prevención de la mortalidad por cáncer e implica el diagnóstico precoz del mismo con el cribado de los sujetos asintomáticos en riesgo.

Con el envejecimiento hay condiciones que pueden hacer que la prevención secundaria del cáncer sea aún más eficaz. En cuanto la prevalencia del cáncer aumenta, el valor predictivo positivo del cribado también lo hace y el riesgo de resultados falsos positivos disminuye. Al mismo tiempo, la reducción de la esperanza de vida y de la tolerancia del tratamiento antineoplásico puede reducir las ventajas del diagnóstico precoz. El cribado está asociado a riesgos, como las complicaciones de los exámenes diagnósticos y las del tratamiento. A estas se suman las del tratamiento innecesario de neoplasias que nunca se volverían detectables clínicamente durante la vida del paciente y el malgasto de recursos sanitarios. También hace falta señalar que no hay estudios aleatorios prospectivos del cribado en las personas de 80 años o más. Todas las recomendaciones para las personas mayores se basan en la extrapolación de los resultados de estudios realizados en los más jóvenes. Hay que tener en cuenta que los objetivos a la hora de evaluar los beneficios de la detección de cáncer en las personas mayores, más que la reducción de la mortalidad, serían mejorar la calidad de vida, mantener la funcionalidad o reducir los síntomas relacionados con el cáncer.

De acuerdo con la evidencia científica disponible, la tabla 25.3 resume el protocolo de cribado según el tipo de cáncer, tal como fue publicado por la Sociedad Española de Oncología Médica (SEOM) en 2017, y que se corresponde con los cribados aprobados en España. Además, se incluyen las recomendaciones específicas para adultos mayores basadas en las guías de las principales sociedades internacionales, aunque estas no están aprobadas de forma rutinaria.

RECUERDA: No está claro si hay adultos mayores que se beneficien de la quimioprevención. El cribado de sujetos asintomáticos para cánceres de mama y de colon estaría indicado en personas con una esperanza de vida de 5 años o más.

TRATAMIENTO DEL CÁNCER EN EL ADULTO MAYOR

Como en todos los pacientes, en los mayores el tratamiento del cáncer está indicado cuando el beneficio del mismo es superior al riesgo que implica, incluyendo los deseos del paciente.

El objetivo de dicho tratamiento en esta población es la extensión de la supervivencia activa, es decir, la supervivencia sin pérdida o reducción de la independencia funcional, que representa la peor amenaza a la calidad de vida de los mayores. El riesgo de mortalidad en general a 1, 4 y 9 años puede calcularse con la herramienta disponible en https://eprognosis.ucsf.edu/.

RECUERDA: El principal objetivo terapéutico en oncogeriatría es mantener el nivel funcional que permita el mayor grado de autonomía posible en cada caso, mantener la mejor calidad de vida posible.

TABLA 25.3 Cribado de cáncer en las personas mayores

	Protocolo SEOM	Recomendación en adultos mayores	Comentario
Cáncer de mama	Mamografía cada 2 años desde los 45 hasta los 69 años	En ancianas con una esperanza de vida ≥ 5 años debería continuarse el cribado	No se ha determinado el intervalo entre mamografías ni el papel de la exploración física de las mamas por un profesional en mayores de 75 años
Cáncer de colon	Detección de sangre oculta en heces cada 2 años frente a colonoscopia cada 10 años desde los 50 hasta los 69 años	Colonoscopia cada 10 años en mayores con riesgo promedio de desarrollar cáncer de colon/recto y buena calidad de vida	Con respecto a la sangre oculta en las heces, la colonoscopia tiene como ventajas el visualizar lesiones con detalle y permitir la eliminación de pólipos adenomatosos (precancerosos)
Cáncer de próstata	No se recomienda realizar cribado	El cribado no se recomienda en hombres de cualquier edad y está contraindicado en mayores de 70 años	En un estudio publicado en 2012 se obtuvieron como resultados que se necesitarían 144 biopsias de próstata y 7 prostatectomías para prevenir una muerte por cáncer de próstata
Cáncer de pulmón	El cribado no está implementado	La probabilidad de desarrollar un cáncer de pulmón aumenta con la edad y es más alta en personas ≥ 85 años. Existen nuevos enfoques de tratamiento que son efectivos y minimizarían las complicaciones del tratamiento (p. ej., radiocirugía en tumores pequeños)	En fumadores de 30 paquetes/año y exfumadores de < 15 años, el cribado con tomografía axial computarizada torácica en dosis bajas de radiaciones ha reducido en un 20% la mortalidad por cáncer de pulmón hasta los 80 años
Cáncer de cuello uterino	Citología cada 3 años y prueba de VPH cada 5 años desde los 25 hasta los 65 años	Dado el aumento de la mortalidad del cáncer de cérvix, en mayores de 65 años sexualmente activas el cribado podría extenderse	

SEOM: Sociedad Española de Oncología Médica; VPH: virus del papiloma humano.

El tratamiento sistémico del cáncer abarca las terapias hormonales, las citotóxicas y las que tienen un blanco terapéutico. El envejecimiento está asociado a alteraciones farmacológicas que pueden cambiar la eficacia del tratamiento y conducir a un riesgo aumentado de complicaciones. Entre los parámetros farmacocinéticos destacan una progresiva reducción de la excreción renal y del volumen de distribución (para los medicamentos hidrosolubles). Como consecuencia, aumenta el área bajo la curva de fármacos y de metabolitos tóxicos eliminados por el riñón y de fármacos hidrosolubles, y también aumenta el riesgo de efectos colaterales. El metabolismo hepático de los fármacos disminuye como consecuencia de la reducción del tamaño del hígado. También la polifarmacia puede alterar el metabolismo hepático, ya que muchos medicamentos influyen en la actividad de las reacciones dependientes del citocromo P450. No está claro si la absorción de los fármacos disminuye con la edad.

Es importante destacar que tanto la cirugía como la radioterapia se han vuelto cada vez más libres de riesgos y complicaciones a lo largo de la última década.

El riesgo de toxicidad del tratamiento aumenta también, porque la reserva funcional de muchos órganos y sistemas está reducida, y la susceptibilidad al estrés, aumentada.

En el cuadro 25.1 se describen las principales opciones terapéuticas en el adulto mayor con cáncer.

RECUERDA: El desarrollo de formas de tratamiento más seguras, menos agresivas y mejor toleradas está abriendo un nuevo campo en el tratamiento del cáncer en los mayores.

CUADRO 25.1 Opciones terapéuticas en el adulto mayor con cáncer

Tratamiento sistémico

Terapias hormonales

Tratamiento más común para:

- Cáncer de próstata metastásico: inicialmente análogos o antagonistas de la hormona liberadora de gonadotropinas. Nuevas formas de terapia hormonal han sido desarrolladas para pacientes cuya enfermedad progresa en presencia de la privación androgénica (abiraterona, apalutamida, darolutamida y enzalutamida).
- Cáncer de mama rico en receptores hormonales: antagonistas de los estrógenos parciales (tamoxifeno, toremifeno) y complejos (fulvestrant), e inhibidores de la aromatasa (anastrozol, letrozol y exemestano).

Quimioterapia citotóxica

- El riesgo de complicaciones se puede calcular con las herramientas CRASH y CARG.
- Las complicaciones universales de la quimioterapia comprenden las náuseas y los vómitos, la supresión de la hemopoyesis y la mucositis.
- Otras complicaciones cuyo riesgo aumenta con la edad son la cardiomiopatía (antraciclinas y antracenodionas) y la neuropatía periférica (alcaloides, epipodofilotoxinas, derivados de platino, taxanos y epotilones).
- El riesgo de complicaciones tardías de la quimioterapia aumenta también con la edad. Estas comprenden la mielodisplasia y la leucemia aguda, la disfunción cardíaca crónica, la neuropatía crónica y tal vez el declive cognitivo y la dependencia funcional.

Tratamiento con diana terapéutica

- Medicamentos dirigidos contra las alteraciones genómicas que presentan la mayoría de los cánceres y que causan interacciones moleculares necesarias para la supervivencia y la progresión del cáncer. Teóricamente, pueden destruir el tumor provocando un daño mínimo al paciente.
- Entre los fármacos con diana terapéutica están: anticuerpos monoclonales, inhibidores de la actividad de las enzimas necesarias para la transducción de las señales proliferativas, fármacos que promueven la apoptosis con la inhibición de las proteasomas, fármacos inmunomoduladores y fármacos capaces de revertir alteraciones epigenéticas, como los inhibidores de la metilación del ADN.
- En general, los fármacos con diana terapéutica son menos tóxicos que la quimioterapia.

Inhibidores de los puntos de control inmunitario o checkpoints

- Los puntos de control inmunitario son moléculas de la superficie celular que sirven como reguladores endógenos de la respuesta inmunitaria, limitando la autoinmunidad mediante la coinhibición de las vías de señalización. La regulación de estos puntos puede ser inducida por tumores y permitir así una evasión de la respuesta inmune. Los receptores de los puntos de control inmunitarios más estudiados en el contexto clínico de la inmunoterapia del cáncer son el receptor del antígeno 4 del linfocito T citotóxico (CTLA-4) y el receptor de la proteína 1 de muerte celular programada (PD-1) y su ligando (PD-L1), que son puntos de control del sistema inmunitario que regulan de forma negativa la función inmune de las células T.
- Dado que los adultos mayores no suelen estar representados en los ensayos clínicos, son necesarios más estudios en esta población.
- Los inhibidores de los puntos de control inmunitario pueden provocar prurito, *rash* cutáneo, diarrea, náuseas o toxicidad hepática en la población mayor.

Tratamiento local

Radioterapia

- Objetivo tanto paliativo como curativo.
- Puede presentar toxicidad tanto aguda como tardía, y es específica del órgano irradiado.
- Dentro de la radioterapia, el hipofraccionamiento (uso de fracciones de dosis mayores a las convencionales por sesión), a pesar de presentar una mayor toxicidad tardía, podría considerarse para los pacientes con una esperanza de vida limitada y mayor comorbilidad, puesto que los efectos tardíos podrían tener menor relevancia.

CUADRO 25.1 Opciones terapéuticas en el adulto mayor con cáncer *(cont.)*

- El desarrollo de la radioterapia corporal estereotáxica es una técnica más precisa que permite una mejor preservación de los tejidos adyacentes y una toxicidad de alto grado despreciable. Un ejemplo sería el tratamiento del cáncer de pulmón de células no pequeñas en estadio temprano en pacientes de edad avanzada, frágiles y con comorbilidad.
- Actualmente, se están desarrollando técnicas que podrían proporcionar una mejor cobertura y una menor toxicidad, como la radiocirugía, los tratamientos radioterápicos de intensidad modulada y la radioterapia de protones. No obstante, la evidencia científica disponible es escasa, y es preciso ampliar los ensayos clínicos con población anciana en este campo.

Tratamiento quirúrgico

- La cirugía mínimamente invasiva presenta especial interés, dada su menor agresividad y menor riesgo de complicaciones, y presenta menor dolor postoperatorio, una recuperación funcional más temprana, una menor situación de estrés y una menor estancia hospitalaria.

LECTURAS RECOMENDADAS

Balducci L. Pharmacology of antineoplasic medications in older cancer patients. Oncology 2009;23:78–85.

Balducci L. Supportive care in elderly cancer patients. Curr Opin Oncol 2009;21:310–7.

Balducci L. Cancer prevention in the older individual. Seminars in Oncology Nursing 2016;32(3):314–24.

Dale W, Keplin HD, Williams GR, et al. Practical Assessment and Management of Vulnerabilities in Older Patients Receiving Systemic Cancer Therapy: ASCO Guideline Update. J Clin Oncol 2023;10; 41(26):4293–431.

Daste A, Domblides C, Gross-goupi M, Chakiba C, Quivy A, Cochin V, Mones E, et al. Immune checkpoint inhibitors and elderly people: A review. European Journal of Cancer 2017;82:155–66.

Extermann M, Boler I, Reich RR, et al. Predicting the risk of chemotherapy toxicity in older patients. The Chemotherapy Risk Assessment Score for High Age patients. Cancer 2012;118:3377–86.

Fulop T, Larbi A, Kolb E, et al. Immunology of aging and cancer development. Interdisc Top Gerontol 2013;38:38–48.

Gonsalves W, Ganti AK. Targeted anticancer therapy in the elderly. Crit Rev Oncol Hematol 2011;78:227–42.

Hamaker ME, Molder MT, Thielen N, et al. The effect of a geriatric evaluation on treatment decisions and outcome for older cancer patients - A systematic review. J Geriatr Oncol 2018;9(5): 430–40.

Hananah D. Hallmarks of cancer: New dimensions. Cancer Discovery 2022;12(1):31–46.

Hoffe SE, Balducci L. Cancer and Age: General considerations. Clin Geriatr Med 2012;28:1–18.

López-Otín C, Pietrocola F, Roiz-Valle D, et al. Meta-hallmarks of aging and cancer. Cell Metabolism 2023;35(1):12–35.

Molina-Garrido MJ, Soriano Rodríguez MC, Guillén-Ponce C. ¿Cuál es el papel de la valoración geriátrica integral en Oncogeriatría? Rev Esp Geriatr Gerontol 2019;54(1):27–33.

Montégut L, López-Otín C, Kroemer G. Aging and cancer. Molecular Cancer 2024;23:106.

O'Donovan A, Leech M, Gillham C. Assessment and management of radiotherapy induced toxicity in older patients. J Geriatr Oncol 2017;8:421–7.

Sociedad Española de Oncología Médica (SEOM). Manual SEOM de prevención y diagnóstico precoz del cáncer. 2017.

26

El adulto mayor con fractura de cadera y otras patologías osteoarticulares

Silvia Lozoya Moreno, Álvaro Jara Gutiérrez, Pedro Manuel Sánchez Jurado

FRACTURA DE CADERA

Introducción

La fractura de cadera representa actualmente un importante problema sanitario sobre la base de dos pilares: el envejecimiento de la población y su gran prevalencia. En España se producen cada año más de 50.000 fracturas en adultos mayores, con un aumento progresivo del número de hospitalizaciones en los últimos años, si bien los últimos datos muestran que la aparición de los fármacos antirresortivos han contribuido a que este crecimiento no sea tan pronunciado. La elevada incidencia, junto con las consecuencias asociadas (deterioro funcional, institucionalización, mortalidad) y el gran coste económico, han llevado a que los profesionales de la salud se interesen por este problema, sobre todo por su capacidad de prevención.

Las primeras experiencias de unidades específicas de fractura de cadera multiprofesionales (geriatría-traumatología) datan de los años setenta. Ya por entonces se demostró que un trabajo transversal en el que se lograba el consenso, la armonización y la protocolización de los diferentes puntos de vista aportaba mejores resultados. La intervención geriátrica en la fase aguda, junto con la experiencia del equipo quirúrgico, contribuyen al descenso de la mortalidad a corto plazo y al mantenimiento de la función. En este sentido, es posible trazar la evolución de los modelos asistenciales que se han ido proponiendo:

- *Modelo tradicional:* está basado en la interconsulta a demanda, donde el paciente con una fractura es admitido en una sala de traumatología y su posterior atención rehabilitadora es facilitada principalmente por el cirujano y la enfermería.
- *Equipo consultor:* el geriatra mantiene una relación con el equipo traumatológico y se fijan habitualmente una o varias reuniones semanales. Este modelo ha demostrado reducción de las complicaciones y la mortalidad hospitalaria; sin embargo, no disminuye la estancia.
- *Unidades de ortogeriatría:* definidas por proporcionar los cuidados de forma integral por traumatólogos y geriatras durante todo el proceso, y los rehabilitadores se incorporan al día siguiente de la cirugía. Este tipo de atención proporciona una valoración geriátrica integral (VGI) desde el ingreso, con cuidados multidisciplinares diarios y planificación conjunta de la cirugía, la movilización y el alta. Todo ello ha originado el descenso en el tiempo hasta la cirugía y de la estancia hospitalaria global entre un 15 y un 35%, un menor número de complicaciones y un descenso de la mortalidad entre el 25 y el 50%, y por todo ello es la estrategia más coste-efectiva. Los estudios avalan que cuanto más precoz es la intervención geriátrica, mejores son los resultados que se obtienen. Además, actualmente, la incorporación progresiva a este modelo de las consultas específicas de seguimiento, los Fracture Liaison Services (FLS), de los que se hablará más adelante, ha permitido el mantenimiento de estos resultados a medio-largo plazo y no solo la mejora en la hospitalización; por ello, es el modelo atencional de referencia (cuadro 26.1).

No obstante, la atención al paciente mayor con fractura no debe quedarse en el proceso de hospitalización y la mejora de resultados a corto plazo, sino que debe continuar con un mantenimiento o mejora de la situación funcional a largo plazo. Por eso, cualquiera de todos estos modelos debe complementarse en el momento del alta con un servicio apropiado de continuidad de cuidados y recuperación funcional, como se detalla posteriormente.

> **RECUERDA:** La fractura de cadera es una entidad muy frecuente y con potenciales graves consecuencias. El abordaje del síndrome de caídas, así como la promoción del ejercicio físico, son las medidas más eficaces para prevenir la fractura de cadera.

CUADRO 26.1 Beneficios de las unidades de ortogeriatría

- Mejor comunicación médico-paciente.
- Reducción del tiempo de espera de la cirugía.
- Disminución de la estancia media hospitalaria.
- Mejoría de la situación funcional en el momento del alta y a largo plazo.
- Más pacientes que recuperaron su nivel funcional previo.
- Menor número de complicaciones en el postoperatorio.
- Menor institucionalización.
- Reducción de la mortalidad hospitalaria.
- Reducción global de los costes económicos.

Epidemiología

La fractura de cadera presenta una incidencia de 100 casos por cada 100.000 habitantes, con un crecimiento medio interanual de más del 3%. A partir de los 75 años, la tasa aumenta, hasta alcanzar 2.534 casos por 100.000 habitantes para el grupo de edad entre los 90 y los 94 años. La incidencia en las mujeres es tres veces superior a la de los varones (76,5 frente al 23,5%), con una edad media de 86,9 años según datos del Registro Nacional de Fractura de Cadera de 2022.

El riesgo de padecer una fractura de cadera se considera similar al de desarrollar una enfermedad cardiovascular, y en las mujeres caucásicas es superior al de padecer un tumor de mama. La cirugía por sí sola presenta una mortalidad hospitalaria del 5% y en el año posterior fallece hasta un 25%. Además, el riesgo de muerte por cualquier causa se ve incrementado. Junto con el incremento de la mortalidad, hay que resaltar que el 50% de los pacientes no recuperan su situación funcional previa.

Por último, hay que recordar que las dos causas principales de una fractura de cadera son las caídas y la osteoporosis, por lo que prevenir las primeras e identificar y tratar precozmente la segunda han de ser los principales objetivos de actuación. De los mayores que se caen, la mitad tienen caídas recurrentes y el 50% se vuelven a caer en el mismo año. Además, existen estudios que demuestran la relación que existe entre el síndrome de temor a caer (STAC) y la fractura de cadera, influenciada entre otras causas por los cambios en el patrón de la marcha. El manejo de la fragilidad y la sarcopenia, así como del STAC, como causas de caídas, es la piedra angular en el manejo de una fractura de cadera. Se estima una incidencia aproximada de sarcopenia del 20-50% (según las series) en los pacientes que ingresan con fractura de cadera.

Clínica y tipos de fractura de cadera

El paciente con una fractura de cadera, independientemente del lugar de la fractura, siempre consulta por impotencia funcional, absoluta o no. En la exploración es característico que la extremidad se encuentre acortada y con rotación externa, con dolor en la movilización; y en el caso de las fracturas extracapsulares, además, se observa equimosis sobre la cara lateral en la región del trocánter mayor. En la figura 26.1 se representan los distintos tipos de fractura de cadera.

Manejo y tratamiento

Aunque la mayoría de los pacientes que presentan una fractura de cadera son tratados mediante cirugía, cada vez se debate más sobre los límites de la intervención. Los objetivos de la cirugía deben ser la recuperación funcional del paciente, reducir el dolor y controlar el sangrado. La cirugía de fractura de cadera es de urgencia, y se recomienda que la intervención se realice en las primeras 24-48 h. La tabla 26.1 describe el tratamiento quirúrgico habitual, que en ocasiones difiere del que se ofrece a los adultos jóvenes, y las complicaciones en las fracturas de cadera en los adultos mayores. Son pocos los elementos que pueden permitir su demora, por lo que es importante tener en cuenta las medidas que hay que considerar para aumentar el éxito de la intervención (tabla 26.2). Tradicionalmente se ha considerado como contraindicación de la cirugía la demencia severa o el síndrome de inmovilidad previo; sin embargo, cada vez son más los autores que recalcan que la indicación quirúrgica es evidente en la práctica totalidad de los casos.

Tras la cirugía, los objetivos principales son la estabilización del paciente, para lo que habrá que evaluar la morbilidad asociada posquirúrgica, evitar complicaciones asociadas, disminuir el tiempo de ingreso mediante rehabilitación precoz y recuperar la funcionalidad previa. Los marcadores de buen pronóstico funcional se muestran en el cuadro 26.2.

Rehabilitación tras la fractura

Tras la cirugía de fractura de cadera se recomienda la movilización precoz, siempre tras la aprobación del equipo de traumatología, y condicionada por el éxito de la cirugía y la estabilidad médica.

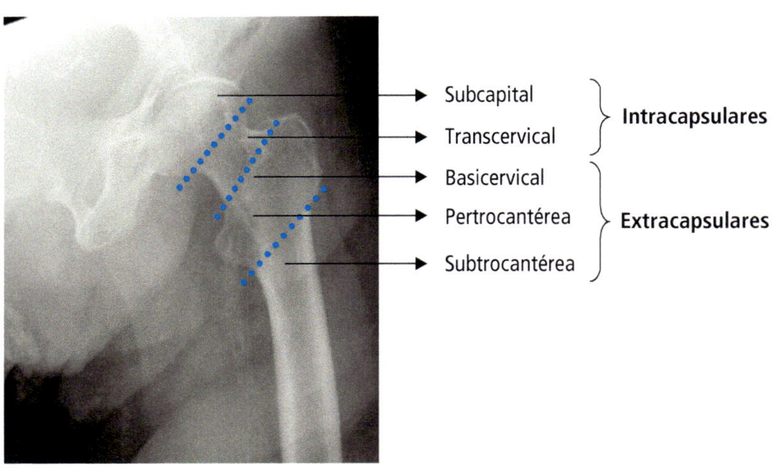

Figura 26.1 Tipos de fractura de cadera.

TABLA 26.1 Tratamiento quirúrgico de las fracturas de cadera

Tipo de fractura	Descripción	Tratamiento	Complicación
Intracapsular	Habitual ante una caída	No desplazada: osteosíntesis (tornillos canulados) Desplazada parcial o totalmente: artroplastia total o parcial (Artroplastia total si hay buena función)	Osteonecrosis de la cabeza femoral, seudoartrosis, fracaso del material (realizar reintervención precoz)
Extracapsular	Las más frecuentes Se suelen asociar a osteoporosis	Clavo intramedular o tornillos de compresión sobre la placa lateral	Seudoartrosis, deterioro de la deambulación, fracaso del material de fijación
Subtrocantérea	Se debe descartar una fractura patológica	Clavo intramedular +/– cerclajes	Seudoartrosis, deterioro de la deambulación, fracaso del material de fijación

TABLA 26.2 Manejo preoperatorio de las fracturas de cadera

Escenarios	Consideraciones
VGI	Funcional, mental, social, nutricional Síndromes geriátricos, STAC Factores de riesgo de caídas
Medidas generales	Analítica de ingreso: bioquímica, hemograma, coagulación, vitamina D, vitamina B_{12}, ácido fólico Oxigenoterapia: previa a la cirugía y al menos 24 h poscirugía Sueroterapia: al menos en las 12 h previas y posteriores a la cirugía Profilaxis antibiótica pre- y posquirúrgica Prevención de úlceras por presión, TVP, úlceras gástricas y del estreñimiento Ajuste de tratamiento farmacológico habitual
Dolor	Analgesia de primer escalón inicial, evitando el uso de AINE Técnicas anestésicas: bloqueo nervioso femoral o bloqueo iliofascial en el ingreso. Las guías NICE 2011 recomiendan el bloqueo femoral desde el diagnóstico en todos los pacientes excepto contraindicación Valoración constante del nivel de dolor y de los efectos secundarios derivados de este *(delirium),* así como de los posibles fármacos Especialmente importante para reducir la incidencia del STAC
Delirium	Muy relacionado con la demora quirúrgica Supone complicaciones añadidas: prolonga la estancia media, aumenta las tasas de mortalidad, el deterioro funcional y la institucionalización Evaluación diaria, prevención y tratamiento si precisa. Es importante el control del dolor. Evitar contenciones químicas o físicas
Cardiopatía	Manejo del paciente con insuficiencia cardíaca, cardiopatía isquémica, arritmia cardíaca Valoración del riesgo y prevención de complicaciones cardíacas Ajuste farmacológico. Mantenimiento de β-bloqueantes. IECA/ARA-II, retirada 24 h antes de la cirugía. Manejo precirugía de la estenosis aórtica severa con valvuloplastia frente al TAVI. Valoración y ajuste de la antiagregación/anticoagulación precirugía. Manejo de marcapasos y DAI
Neumopatía	Prevención de descompensaciones Pautas de fisioterapia respiratoria, nebulizaciones y antibioterapia profiláctica si precisa Manejo de la disfagia y de depresores del sistema nervioso central
Anemia	En el 90% de los pacientes por la hemorragia (de la propia fractura y la cirugía), el bloqueo de la eritropoyesis por la inflamación y el habitual déficit del paciente mayor (dietético, enfermedad renal) Valorar estudio de la anemización según cifra de Hb al inicio y en la evolución Transfusión: cada vez más estudios recalcan la importancia de restringir su uso por relacionarla con descompensaciones cardiológicas e infecciones. El límite más aceptado para la transfusión es Hb < 8,5 g/dl (individualizar en función de estabilidad hemodinámica, situación cardiológica o respiratoria, deterioro cognitivo, clínica acompañante, tolerancia a rehabilitación, etc.) Otra terapia es la ferroterapia i.v. (ayuda a disminuir la necesidad de transfusiones, indicada si hay anemia con índice de saturación < 50% y ferritina < 350 ng/dl) +/– eritropoyetina (sus indicaciones todavía no están bien establecidas)

TABLA 26.2 Manejo preoperatorio de las fracturas de cadera *(cont.)*

Escenarios	Consideraciones
Anticoagulación/ antiagregación	La alteración de la coagulación es una causa habitual de la demora quirúrgica Acenocumarol: interrupción del tratamiento en el ingreso. Inicio de HBPM/HNF en dosis profilácticas o terapéuticas según el riesgo tromboembólico ACOD (dabigatrán, rivaroxabán, apixabán, edoxabán): retirada 48-72 h precirugía según la función renal. Sustituir por HBPM/HNF en dosis terapéuticas precirugía, con reintroducción de su ACOD a las 24 h de la intervención sin terapia puente Antiagregante: pautado como prevención primaria, se procederá a su retirada. En prevención secundaria se pautará a todos 100 mg/día de AAS durante el ingreso. El clopidogrel difiere la cirugía entre 3 y 5 días. En doble antiagregación y riesgo alto, se debe mantener y valorar por anestesia
Nutrición	Cribado y valoración nutricional. Valoración de la composición corporal: antropométrica y parámetros bioquímicos Intervención nutricional pre- y poscirugía: adecuar dieta (texturas, refuerzos calóricos, proteicos) Prevención de infección respiratoria aspirativa Evitar ayuno perioperatorio prolongado Se recomienda la suplementación oral nutricional, pues ha demostrado disminuir las complicaciones posquirúrgicas y favorecer la recuperación funcional
Otras	Diabetes: ajuste dietético, retirada de antidiabéticos orales, ajuste de insulina, sueroterapia adaptada en precirugía Nefropatía: ajuste de dosis farmacológicas, balance hidroelectrolítico Corticoterapia: prevención de insuficiencia suprarrenal Inicio de corrección de déficits hematínicos durante el ingreso (vitamina B_{12}, ácido fólico, etc.)

AAS: ácido acetilsalicílico; ACOD: anticoagulantes de acción directa; AINE: antiinflamatorios no esteroideos; ARA: antagonistas de los receptores de la angiotensina; DAI: desfibrilador automático implantable; Hb: hemoglobina; HBPM: heparina de bajo peso molecular; HNF: heparina no fraccionada; IECA: inhibidores de la enzima conversora de la angiotensina; NICE: National Institute For Health and Care Excellence; STAC: síndrome de temor a caer; TAVI: implante transcatéter de prótesis valvular aórtica; TVP: trombosis venosa profunda; VGI: valoración geriátrica integral.

CUADRO 26.2 Marcadores de buen pronóstico en la recuperación de la movilidad y en las actividades de la vida diaria

- Edad (< 80).
- ASA I o II.
- Menor comorbilidad.
- Tipo de fractura (intertrocantérea).
- Buen estado funcional previo.
- Menor número de complicaciones postoperatorias.
- Buen soporte familiar y social.
- Los datos respecto a la demencia son contradictorios.

ASA: American Society of Anesthesiologists.

Las recomendaciones más aceptadas incluyen: intentar la sedestación dentro de las primeras 24 h poscirugía y la carga en bipedestación a las 48 h, primero con ejercicios a pie de cama y deambulación con andador.

El paciente ha de ser valorado por el médico rehabilitador, que diseñará un plan de objetivos para cada paciente y que derivará al fisioterapeuta y al terapeuta ocupacional. Se debe evaluar la ganancia funcional diaria teniendo en cuenta la valoración funcional en el momento de la fractura de cadera para establecer metas y conseguir mantener la independencia previa a la fractura.

Se recomienda la realización de ejercicio físico de fuerza durante todo el perioperatorio, tanto en decúbito como en sedestación, junto con suplementación nutricional para reducir la pérdida de masa muscular relacionada con la inmovilidad. Durante todo este proceso toma especial importancia la colaboración de los familiares; se debe instruir a estos y al paciente sobre los ejercicios que debe realizar tanto en el hospital como después del alta y asesorarles sobre adaptaciones en el domicilio.

Continuidad de los cuidados

La fractura de cadera conduce, en casi la mitad de los casos, a la institucionalización permanente o temporal. Por ello, el momento del alta hospitalaria debe estar coordinado entre todos los profesionales del equipo (traumatología, geriatría y trabajador social) para decidir la mejor ubicación al alta en función de tres variables principales:

1. Estabilidad médica.
2. Valoración funcional en el momento del alta (en comparación con la valoración funcional al inicio).
3. Valoración social y familiar, recursos disponibles y red de apoyo del paciente.

De acuerdo con estas variables, los niveles asistenciales ideales son los siguientes, aunque no siempre están disponibles:

- Unidad de media estancia o unidad de recuperación funcional.
- Hospital de día.
- Rehabilitación ambulatoria hospitalaria.
- Rehabilitación en el domicilio.
- Centro sociosanitario.

Prevención secundaria: modelo de atención posfractura

Los pacientes con fractura osteoporótica tienen, según las series, entre un 70 y un 90% más de probabilidad de sufrir de nuevo una fractura. Cerca de la mitad de los pacientes con fractura de cadera habían presentado previamente otra fractura por fragilidad (sobre todo, vertebral y de Colles). Por ello, es de gran relevancia identificar correctamente al paciente que ya ha experimentado una fractura por fragilidad. El tratamiento de la osteoporosis ha demostrado ser eficaz para reducir el riesgo de nuevas fracturas, además de eficiente en la reducción de los costes sanitarios de manera significativa.

Por todo esto, y de cara a realizar prevención secundaria de nuevas fracturas, en los últimos años se ha venido implementando un modelo asistencial multidisciplinar y coordinado, conocido como Fracture Liaison Services (FLS). Este modelo proviene de la campaña mundial «Capture the fracture», de la International Osteoporosis Foundation (IOF). La finalidad de este modelo es:

- Identificar a los pacientes con fracturas osteoporóticas.
- Evaluar el riesgo de nuevas fracturas.
- Intervenir antes de que se produzca una nueva fractura osteoporótica.

La inmensa mayoría de las fracturas en las personas de edad avanzada son resultado de caídas. La caída es, por tanto, el factor de riesgo más importante para sufrir una fractura, y de ahí la prioridad de establecer estrategias de actuación integradas y eficientes dirigidas a disminuir la incidencia global de estas. Las unidades de caídas y los FLS son fundamentales para el adecuado diagnóstico etiológico y el tratamiento de las caídas.

RECUERDA: El modelo de atención con mejores resultados en la fractura de cadera es el de ortogeriatría, que, junto con el programa Fracture Liaison Services, permite una valoración integral del paciente y la prevención secundaria de nuevas fracturas.

EL MAYOR CON OSTEOPOROSIS

La osteoporosis es un trastorno generalizado del esqueleto caracterizado por una alteración de la resistencia ósea. A su vez, la resistencia ósea es el resultado de dos componentes: la densidad y la calidad óseas. Se trata de una enfermedad crónica y silenciosa hasta su manifestación más abrupta, la fractura. Se considera fractura osteoporótica o por fragilidad a la que ocurre por bajo impacto, desde la propia altura del individuo o durante la sedestación. Existen diversos factores que facilitan el desarrollo de fracturas osteoporóticas, y el más importante de ellos es la densidad mineral ósea (DMO) baja, que explica el 70% de las fracturas (cuadro 26.3). Existe el concepto «riesgo inminente de fractura», con el que se destaca que el tiempo con mayor riesgo de nuevas fracturas son los dos primeros años tras sufrir una. No obstante, su origen es multifactorial, e influyen también factores genéticos, nutricionales y endocrinos.

CUADRO 26.3 Factores de riesgo de fractura osteoporótica

Riesgo elevado
- Edad > 65 años.
- Antecedentes de fractura osteoporótica.
- Antecedente materno de fractura de cadera.
- Bajo peso (IMC < 20 kg/m^2).
- Glucocorticoides (> 5 mg/día de prednisona o equivalente durante > 3 meses).
- Elevado remodelado óseo.
- Hipogonadismo en el varón o terapia de privación de andrógenos.
- Hiperparatiroidismo primario.
- Inmovilización prolongada.
- Anticomiciales.
- Malabsorción.
- Más de dos caídas en el último año.

Riesgo moderado
- Diabetes mellitus.
- Tabaquismo.
- Sexo femenino.
- Menopausia precoz (< 45 años).
- Amenorrea.
- Artritis reumatoide.
- Hipertiroidismo.
- Hiperparatiroidismo.
- Déficit de vitamina D.
- Baja ingesta de calcio.
- Alcohol (> 3 unidades/día).
- Sedentarismo.
- Celiaquía/enfermedad inflamatoria intestinal.

Tipos de osteoporosis

Como gran parte de la patología médica, en la osteoporosis se empezaron a identificar dos variantes distintas: la osteoporosis primaria, que incluye la involutiva del adulto mayor y la posmenopáusica (tabla 26.3), y la osteoporosis secundaria. La osteoporosis secundaria es menor (5% de osteoporosis en mujeres y 20% en hombres) y se relaciona con diferentes condiciones y comorbilidades del paciente: neoplasias, EPOC, enfermedad renal crónica, endocrinopatías, etc.

Independientemente de los factores precipitantes, lo que determina la aparición de la enfermedad es la insuficiencia ósea, característica de la osteoporosis involutiva del adulto mayor, y generada al ser superior la resorción ósea a la formación del hueso durante el remodelado óseo. Los osteoclastos son las células encargadas de destruir la matriz ósea que hay que reemplazar; los osteoblastos posteriormente rellenarán con material osteoide los espacios destruidos. La vía RANK-RANK ligando (RANKL)-OPG (osteoprotegerina) es la encargada del remodelado óseo (fig. 26.2). El inicio de la vía comienza con la producción de RANKL por parte del osteoblasto y su posterior unión al receptor situado en la superficie del osteoclasto inactivado, que da lugar al osteoclasto activo. De esta manera se inicia la resorción ósea hasta alcanzar el osteoclasto su apoptosis, que da lugar a la formación de lagunas

TABLA 26.3 Tipos de osteoporosis primaria

Factores diferenciales	Tipo I o posmenopáusica	Tipo II o involutiva del adulto mayor
Edad	50-65 años	> 75 años
Mujeres/hombres	6/1	2/1
Pérdida de hueso	Trabecular y acelerada	Trabecular, cortical y no acelerada
Tipos de fractura	Vertebral	Vertebral y de cuello femoral
Niveles de PTH	Disminuidos	Aumentados
Absorción de calcio	Disminuida	Disminuida
Síntesis de 1,25$(OH)_2$ vitamina D	Reducida (primaria)	Reducida (secundaria)

PTH: hormona paratiroidea.

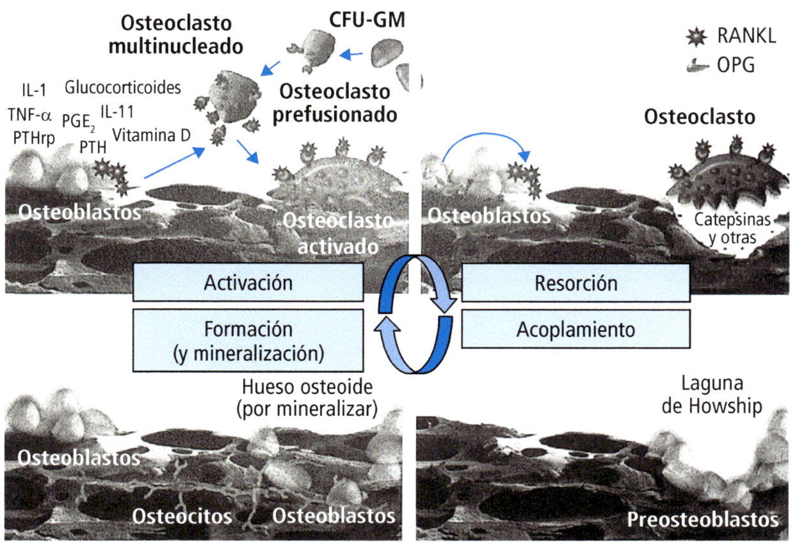

Figura 26.2 Fases del remodelado óseo. (Ilustración cedida por el Dr. Alfonso González Ramírez.)

de Howship, que serán recubiertas por el osteoblasto maduro para sintetizar matriz ósea. El resultado final de la interacción de estos elementos es la alteración de la microestructura ósea, con reducción del número de trabéculas, menor grosor de estas y pérdida de conectividad entre ellas, con lo que se reduce la densidad ósea y se debilita la estructura del hueso.

Diagnóstico de la osteoporosis

De cara al diagnóstico de esta patología en pacientes sin antecedentes de fractura, la herramienta principal es la absorciometría por rayos X (DXA), que cuantifica la DMO. Los criterios diagnósticos se recogen en la tabla 26.4. La DXA también es útil para valorar la eficacia terapéutica, por lo que puede repetirse cada 2-3 años. Dentro de los parámetros de DXA, destaca el índice trabecular óseo (TBS), cuyo valor normal a nivel lumbar debe ser superior a 1.230; los valores por debajo de este son diagnósticos de osteoporosis densitométrica y alto riesgo de fractura. No obstante, más del 50% de las fracturas ocurren en pacientes con *T-score* > −2,5, por lo que una DXA normal no descarta riesgo de fractura en el futuro. En todo paciente con sospecha clínica de osteoporosis debe realizarse un estudio completo que incluya bioquímica con función renal, hepática, calcio, fósforo, hormona paratiroidea (PTH), hormona estimulante de la tiroides (TSH), vitamina D y hemograma.

TABLA 26.4 Criterios de osteoporosis de la Organización Mundial de la Salud (OMS) basados en la densidad mineral ósea (DMO) aplicados a la población mayor

Diagnóstico	DMO *(T-score)*
Sujetos sanos	*T-score* > −1 DE
Osteopenia (baja masa ósea)	*T-score* ≤ −1 DE y > −2,49 DE
Osteoporosis	*T-score*< −2,5 DE o Mayores de 65 años con fractura femoral por fragilidad o Mujeres > 65 años con fractura vertebral, húmero proximal o pelvis y DMO < −1

Herramientas de predicción del riesgo

Existen diferentes escalas para valorar el riesgo de fracturas y predecir cuándo es necesario realizar una DXA. Teniendo en cuenta los factores de riesgo de mayor valor predictivo, la Organización Mundial de la Salud desarrolló la herramienta FRAX® (https://www.sheffield.ac.uk/FRAX/) (fig. 26.3) con el fin de facilitar el cálculo del riesgo de fractura por fragilidad; esta herramienta aporta una baja sensibilidad (10,25-45,7%) con una alta especificidad (84,7-90,02%). Como toda escala, tiene sus limitaciones: no incluye DMO lumbar, no valora el riesgo añadido de una fractura reciente y no recoge el número de caídas previas. Además, su versión adaptada al español infraestima el riesgo de fractura. Según FRAX®, se considera alto riesgo de fractura de cadera un valor ≥ 3%, o de fractura principal de ≥ 10% sin DMO femoral o ≥ 7,5% con DMO femoral.

RECUERDA: Globalmente, la fractura osteoporótica más frecuente es la vertebral. Por subtipos, en la osteoporosis de tipo I, las más frecuentes son la vertebral y la de Colles, y en la de tipo II las más frecuentes son la de cadera y la de la cabeza humeral.

Tratamiento de la osteoporosis

Aunque no existe una norma consensuada sobre cuándo iniciar tratamiento en la osteoporosis, de manera general se considera que deben recibir tratamiento:

- Pacientes con fractura por fragilidad, incluso con DMO normal.
- Pacientes con DMO < −2,5.
- Mujeres mayores con osteopenia densitométrica y riesgo por FRAX® de fractura de cadera > 3% o de fractura mayor > 20%.
- Mayores con fractura de cadera o vertebral.

El tratamiento se basa en los siguientes pilares:

- **Nutrición:** se recomienda una dieta equilibrada; la dieta mediterránea es un buen ejemplo. El objetivo principal es mantener niveles óptimos de calcio y vitamina D (al menos por encima de 20-25 ng/ml y es recomendable un mínimo de 30 ng/ml), con el fin de mejorar la DMO y prevenir fracturas en caso de caídas. En aquellas personas que son capaces de ingerir la cantidad recomendada de calcio diaria (1.000-1.200 mg) a través de la dieta, no está indicada la suplementación. Respecto a la vitamina D, resulta complicado obtener las recomendaciones diarias solo con dieta y la exposición solar, por lo que se recomienda

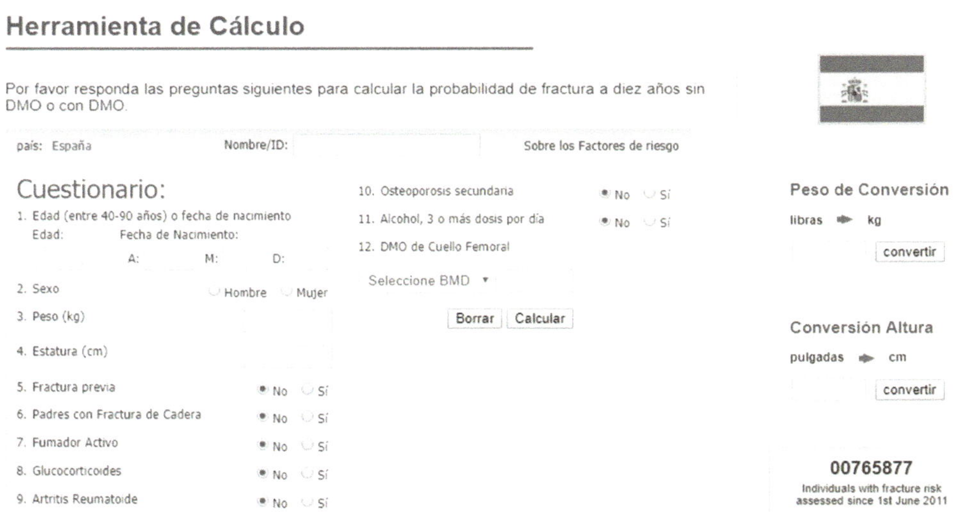

FRAX® Herramienta de evaluación del riesgo de fractura	
1. Edad (40-90 años)/fecha de nacimiento	7. Fumador activo (sí/no)
2. Sexo	8. Glucocorticoides (sí/no)
3. Peso (kg)	9. Artritis reumatoide (sí/no)
4. Estatura (cm)	10. Osteoporosis secundaria (sí/no)
5. Fractura previa (sí/no)	11. Alcohol, ≥ 3 dosis por día (sí/no)
6. Padres con fractura previa (sí/no)	12. DMO de cuello femoral (opcional)

Figura 26.3 Herramienta de evaluación del riesgo de fractura FRAX®. (Disponible en https://www.sheffield.ac.uk/FRAX/.)

suplementación de al menos 400 UI diarias u otras presentaciones quincenales o mensuales. Actualmente no existe evidencia suficiente para recomendar la suplementación proteica, de vitamina K o magnesio como parte del tratamiento o la prevención de la osteoporosis.

- **Ejercicio:** numerosos estudios indican que el entrenamiento multicomponente, al menos dos veces por semana, que incluya ejercicios de equilibrio y fuerza en adultos mayores puede ser beneficioso para este perfil de paciente. Tanto los ejercicios de equilibrio como los de fuerza parecen mejorar la calidad de vida y la funcionalidad. Los primeros, además, reducen el número de caídas y las fracturas secundarias, mientras que los segundos parecen reducir la mortalidad. El beneficio es mayor cuando se combinan ambos tipos de ejercicios que cuando solo se realizan ejercicios de fuerza o de equilibrio.
- **Farmacoterapia:** indicada en pacientes con diagnóstico de osteoporosis confirmado con DXA, con antecedentes de fracturas osteoporóticas o que presenten un riesgo calculado de fractura a 10 años > 15%. El empleo de estos fármacos durante un mínimo de 3 años se ha relacionado con una reducción del riesgo de fracturas del 50% para fracturas vertebrales, del 30% para fracturas de cadera y del 20% para fracturas no vertebrales.

Existen diferentes terapias farmacológicas indicadas para esta patología que no se desarrollan en este capítulo, ya que no están indicadas para el manejo de la osteoporosis del paciente mayor, como la terapia estrogénica, indicada en osteoporosis en mujeres con menopausia precoz; los moduladores selectivos de los receptores estrogénicos (SERM) (contraindicados en mayores de 65 años) y la tibolona (contraindicada en mayores de 60 años).

Las terapias farmacológicas se clasifican en:

- ***Terapia anabólica.*** Existen la teriparatida y la abaloparatida comercializados con este mecanismo de acción. Son análogos de la PTH que estimulan la formación ósea. La teriparatida (PTH 1-34) aumenta la actividad de los osteoblastos, promoviendo la formación de nuevo hueso. La abaloparatida, similar, pero con diferencias estructurales, también activa los receptores de PTH, incrementando la DMO más selectivamente y con menos efectos sobre el calcio sérico. Ambos fármacos son administrados por vía subcutánea y están indicados para el tratamiento de la osteoporosis en pacientes con alto riesgo de fractura. Suspender el tratamiento anabólico sin iniciar una terapia antirresortiva posterior aumenta el riesgo de pérdida de DMO.
- ***Terapia antirresortiva.*** Inhibe la actividad osteoclástica. Los más usados son:
  - *Bifosfonatos:* se desaconseja su uso en pacientes con FG < 30 ml/min. Pueden producir hipocalcemia, por lo que se recomienda el control de iones durante el tratamiento y niveles óptimos antes de inicio de este. El efecto secundario más frecuente de los bifosfonatos orales es la intolerancia digestiva, por lo que se recomienda ingerir en ayunas y mantenerse en posición erguida unos 30-60 min después. Tras la infusión de bifosfonato intravenoso, pueden aparecer síntomas transitorios similares a gripe. Existe un riesgo bajo de producir osteonecrosis mandibular (incidencia 1 de cada 1500-100.000 pacientes), relacionado con periodontitis y manipulación de piezas dentarias. Se han descrito reacciones inflamatorias oculares (epiescleritis, queratitis, uveítis) que obligan a suspender el tratamiento. Los bifosfonatos existentes indicados para este grupo poblacional son: alendronato, risedronato, ibandronato y ácido zoledrónico.
  - *Denosumab:* mayor potencia reabsortiva y mayor incremento de la DMO que los bifosfonatos. Se puede emplear en pacientes con FG < 30 ml/min. Existen datos que sugieren que la reducción del riesgo de fractura de cadera es más evidente en pacientes > 75 años. Al igual que con los bifosfonatos, existe riesgo de hipocalcemia y se han descrito casos de osteonecrosis mandibular. La interrupción del tratamiento con denosumab sin iniciar otra terapia se asocia con una rápida pérdida ósea, que puede favorecer nuevas fracturas.
  - *Terapia dual:* combina ambos mecanismos de acción. Actualmente solo se encuentra comercializado romosozumab, y su uso solo está aprobado para osteoporosis en mujeres. Su acción consiste en inhibir la esclerostina, una proteína que frena la formación ósea. Al bloquear la esclerostina, el romosozumab estimula la actividad de los osteoblastos y reduce la actividad de los osteoclastos, aumentando así la DMO y reduciendo el riesgo de fracturas. Algunos estudios describen aumento de incidencia de eventos cardiovasculares, por lo que está contraindicado en pacientes con antecedentes de infarto agudo de miocardio o de ictus, y debe considerarse cuidadosamente en pacientes con factores de riesgo cardiovascular.

La posología y la eficacia de las diferentes opciones terapéuticas se recogen en la tabla 26.5.

En la figura 26.4 se presenta un algoritmo de tratamiento para osteoporosis en el paciente mayor.

TABLA 26.5 Tratamiento farmacológico de la osteoporosis

Fármaco	Posología	Eficacia
Ibandronato	150 mg mensuales oral	Fracturas vertebrales
Zoledronato	5 mg anuales i.v.	
Risedronato	35 mg semanales oral (existe versión gastrorresistente)	Fractura vertebral, no vertebral y cadera
Alendronato	70 mg semanales oral	
Denosumab	60 mg semestrales s.c.	
Teriparatida	20 µg diarios	Fractura vertebral y no vertebral
Abaloparatida	80 µg diarios	
Romosozumab	210 mg mensuales s.c.	Fractura vertebral, no vertebral y cadera

i.v.: intravenoso; s.c.: subcutáneo.

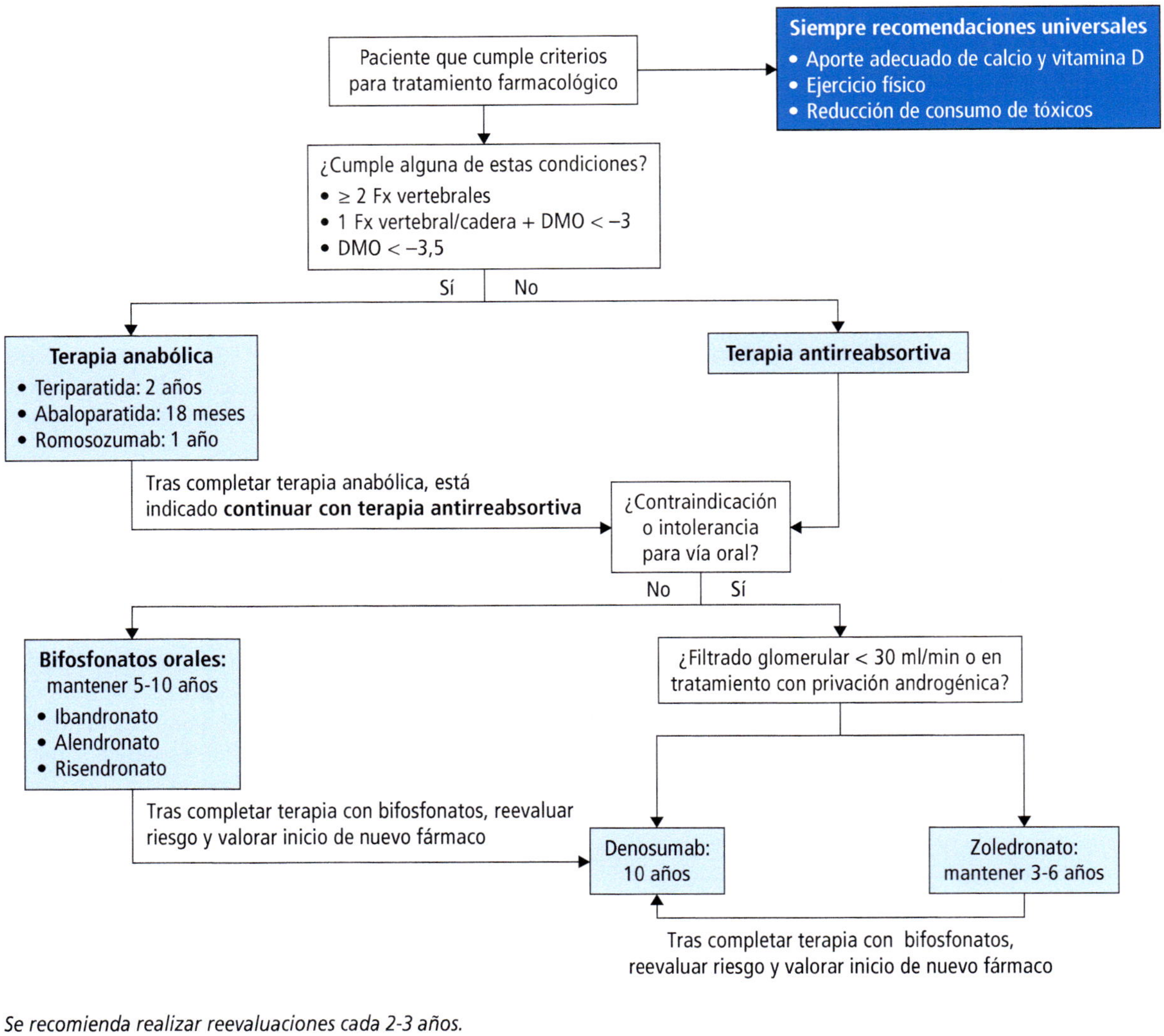

Figura 26.4 Algoritmo de tratamiento de la osteoporosis en el paciente mayor. Fx: fractura.

EL MAYOR CON FRACTURAS VERTEBRALES

Las fracturas vertebrales por compresión son el tipo más frecuente de fractura osteoporótica. La incidencia de fracturas vertebrales se incrementa a partir de los 70 años y de forma más marcada a partir de los 80, y alcanza prevalencias en torno al 30%; afecta al 40% de las mujeres mayores de 80 años. Al contrario de la fractura de cadera, donde la incidencia ajustada a la edad está disminuyendo, en las fracturas vertebrales está aumentando. El haber tenido una fractura vertebral incrementa el riesgo de padecer cualquier otro tipo de fractura osteoporótica. Una de cada cinco mujeres que tienen una fractura vertebral tendrá una nueva en los siguientes 12 meses, y el riesgo de otras fracturas osteoporóticas, incluidas las de cadera, aumenta 2-3 veces (2,8 veces la de cadera). El riesgo de sufrir una nueva fractura al año es del 20%, cifra que se multiplica por 3 si existen más de tres fracturas. Los factores relacionados con la refractura son: edad mayor de 70 años, privación de estrógenos, dificultad para levantarse de la silla y haber recibido tratamiento para la osteoporosis antes de la fractura.

La etiología principal es la osteoporosis, y el mecanismo fundamental la compresión. El 15,5% de todas las fracturas osteoporóticas son vertebrales, de las cuales el 58% ocurren en mujeres. El 50% de las fracturas ocurren sin existir una caída ni ningún otro trauma aparente. Por cada punto de disminución de la DMO, el riesgo de fractura se multiplica por 1,3-3 veces.

La localización de las fracturas es mayor en D12 y L1, seguidas por L2 y L3, y en tercer lugar por D7, D9 y L4. Desde el punto de vista clínico se asocian con cifosis, pérdida de altura, discapacidad y dependencia tanto física como psicológica. Las principales complicaciones son: trombosis venosas profundas, tromboembolismo pulmonar, neumonía, complicaciones cardíacas, úlceras por presión e infecciones postoperatorias.

La vertebroplastia y la cifoplastia se asocian con aumento de fracturas vertebrales en las vértebras adyacentes a la técnica quirúrgica, sobre todo en mayores de 80 años, con tratamiento de más de una vértebra, mayor inyección de cemento o fuga de este y déficit de vitamina D.

Los costes atribuibles a una fractura vertebral suponen el 30-50% de los atribuidos a una fractura de cadera.

RECUERDA: El mecanismo más frecuente de las fracturas vertebrales es la compresión, y la etiología, la osteoporosis. La prevalencia puede llegar al 40% en las mujeres mayores de 80 años. Haber tenido una fractura vertebral incrementa el riesgo de padecer cualquier otro tipo de fractura osteoporótica.

Clínica y diagnóstico

Entre un 80 y un 85% de las fracturas vertebrales son silentes y el diagnóstico es casual a la hora de realizar una radiografía. Si existe manifestación clínica, la más frecuente es el dolor intenso con la movilización que mejora en decúbito. El dolor puede extenderse hasta los 2 años posteriores a la fractura y se cronifica hasta en un 75% de los casos.

Hay ciertos indicadores clínicos que pueden ayudar a diagnosticar a las personas con posibles fracturas vertebrales, como la pérdida de altura (mayor de 4 cm o del 20%), mayor peso, mayor índice de masa corporal, historia de fracturas previas no vertebrales, baja DMO, tratamientos prolongados con corticoides, diabetes de tipo 1 y 2 y VIH. El cuadro 26.4 presenta los datos de pruebas complementarias que ayudan al diagnóstico.

Una de las principales consecuencias de las fracturas vertebrales es la discapacidad, cifrada en algún estudio en 158 días para las fracturas lumbares y 74 días para las dorsales (frente a los 101 días de media de las fracturas de cadera). Otras consecuencias son el aumento de la cifosis propia del envejecimiento, la disminución de la capacidad pulmonar (insuficiencia respiratoria con disminución de la capacidad vital forzada), la enfermedad por reflujo gastroesofágico, la disminución de la funcionalidad y el aumento de las caídas.

El riesgo de muerte está directamente relacionado con el número de fracturas vertebrales. La mortalidad aumenta en el período inmediato a la fractura, y este período se extiende durante el primer año, y posteriormente la comorbilidad es lo que se asocia a mayor mortalidad. La mortalidad intrahospitalaria es del 0,9-3,5%. La mortalidad aumenta entre 6,7 y 8,6 veces en los 4 años inmediatos a una fractura vertebral. Los factores de mala evolución son la edad, la menor DMO, los antecedentes de fracturas previas, el bajo índice de masa corporal, un mayor riesgo de caídas y el tratamiento crónico con corticoides.

RECUERDA: La mayoría de las fracturas vertebrales son silentes, aunque el principal síntoma es el dolor, que se puede cronificar en tres cuartas partes de los pacientes.

CUADRO 26.4 Diagnóstico de las fracturas vertebrales

Signos radiológicos de hueso vertebral osteoporótico
- Esclerosis de plataformas vertebrales.
- Mayor radiolucidez del cuerpo vertebral.
- Trabeculación vertical más visible que la horizontal al estar disminuida.
- Hundimiento de la columna media con pedículos no afectados.

Analítica
- VSG.
- Electroforesis de proteínas séricas.
- Calcio, fósforo, fosfatasa alcalina, PTH, hormonas tiroideas y creatinina.
- Aclaramiento de la creatinina.
- Vitamina D.
- Calcio en la orina de 24 h.

Densitometría
- Buen predictor de valoración del riesgo de fractura.

Resonancia magnética
- Es la prueba complementaria de mayor utilidad, pero no la primera que se debe realizar.
- Ayuda a establecer la antigüedad.
- Ayuda a descartar una neoplasia maligna.
- En fase aguda: atenuación de imágenes en T1 y alta señal en T2 con edema medular (esto último más marcado si hay afectación neurológica).
- En fase crónica: un área lineal de baja intensidad en T1 reemplaza al área geográfica y posteriormente el patrón lineal se sustituye por la restauración de la médula grasa.
- En secuencias STIR, las fracturas vertebrales osteoporóticas son hipointensas o isointensas en comparación con las vértebras adyacentes.
- Las fracturas metastásicas son hiperintensas.

Gammagrafía ósea
- Identificación de la fractura vertebral en proceso de consolidación.
- Sensible para detección de fracturas, pero baja especificidad para el diagnóstico de la enfermedad subyacente.

PTH: hormona paratiroidea; VSG: velocidad de sedimentación globular.

Tratamiento

Tratamiento conservador

Los objetivos del tratamiento conservador son: el control del dolor, la movilización precoz, la prevención de la deformidad y la recuperación funcional. El manejo inicial suele ser con antiinflamatorios no esteroideos (ibuprofeno o naproxeno), analgésicos opioides, ortesis externa para intentar corregir la cifosis (difícilmente tolerada por los pacientes mayores) y calcitonina intranasal (suspendido su uso en España, pero sigue apareciendo en las guías estadounidenses para el manejo del dolor). También está indicado empezar bifosfonatos, teriparatida, abaloparatida, denosumab y romosozumab. El tratamiento debe prolongarse hasta controlar el dolor y recuperar la funcionalidad. Durante el encamamiento está indicada la cinesiterapia para el mantenimiento de la función respiratoria.

Tratamiento quirúrgico

La llegada de la intervención percutánea, tanto la vertebroplastia como la cifoplastia, han supuesto un avance en el tratamiento de las fracturas vertebrales. En la vertebroplastia, el cemento se inyecta por vía subcutánea directamente en la vértebra fracturada, mientras que en la cifoplastia primero se introduce un globo que se infla en un intento de restaurar la altura vertebral creando una cavidad, la cual se rellena posteriormente con cemento.

Dadas las elevadas tasas de morbilidad y mortalidad en los pacientes tratados de forma conservadora, distintos metaanálisis otorgan un beneficio primario a las técnicas quirúrgicas con disminución de los días de estancia hospitalaria, menores complicaciones, recuperación más rápida de la independencia funcional, disminución de los reingresos y menor número de sujetos institucionalizados.

27

Manejo perioperatorio del adulto mayor. Prehabilitación quirúrgica

Pablo Alberto Hernández Zegarra, Juan Diego Egido Riscos, Pedro Manuel Sánchez Jurado

INTRODUCCIÓN

Los adultos mayores constituyen una proporción cada vez más significativa dentro de la población quirúrgica, debido a los avances tecnológicos, al empleo de cirugías menos traumáticas, a una optimización preoperatoria, a una mejor monitorización y a un manejo más intensivo en el postoperatorio. A pesar de todas estas mejoras, la cirugía sigue suponiendo un impacto negativo en los diferentes procesos relacionados con el envejecimiento, como la fragilidad, el deterioro cognitivo, las comorbilidades y la calidad de vida. Los mayores muestran una extrema vulnerabilidad al estrés quirúrgico, que va a condicionar una mayor presentación de complicaciones perioperatorias. Esto implica que debe existir, ante cualquier acto quirúrgico en mayores, una evaluación preoperatoria más exhaustiva, enfocada en la capacidad y reserva fisiológica individual, en la identificación de factores de riesgos y déficits, para realizar una optimización y planificación de estrategias preventivas. El abordaje debe tener un enfoque perioperatorio, multidimensional e interdisciplinario. La figura 27.1 muestra un algoritmo práctico del manejo del paciente de edad avanzada que va a ser sometido a una cirugía.

Las cirugías más importantes en el conjunto de mayores de 65 años son la cirugía de cataratas, las operaciones ortopédicas (prótesis de rodilla o cadera) o por traumatismos en las extremidades inferiores (intervención de fractura de cuello de fémur), la colecistectomía laparoscópica, las operaciones cardiovasculares (*bypass* de arteria coronaria y endarterectomía carotídea), la herniorrafia inguinal, la colectomía, la laparotomía exploratoria urgente, la resección de intestino delgado, y las operaciones transuretrales de la vejiga urinaria.

> **RECUERDA:** Los adultos mayores son un grupo etario muy vulnerable al estrés quirúrgico y consecuentemente presentan un número mayor de complicaciones perioperatorias, por lo que se necesita una valoración completa enfocada en los síndromes geriátricos.

ATENCIÓN PERIOPERATORIA AL ADULTO MAYOR

Preoperatorio

La valoración preoperatoria está orientada a estratificar el riesgo, establecer los objetivos y las preferencias del paciente, y actuar de una forma proactiva para mejorar los resultados y evitar las complicaciones. La valoración preoperatoria debe empezar inmediatamente después de tomar la decisión de intervenir quirúrgicamente, y se debe realizar entre 4 y 8 semanas antes de la cirugía si es una intervención electiva. Esta valoración se resume en la tabla 27.1.

Estimación del riesgo

Se debe estimar el riesgo como parte de la información que deben recibir los adultos mayores para ayudarles a escoger la mejor opción terapéutica, en especial en aquellos con alto riesgo de complicaciones postoperatorias. Es conocido que la cirugía de urgencia, la cirugía mayor, una mayor edad, la fragilidad y múltiples comorbilidades son factores de riesgo propios para resultados desfavorables. Se recomienda realizar esta determinación del riesgo con la calculadora del Programa de Mejora de la Calidad Quirúrgica del Colegio Americano de Cirujanos (ACS-NSQIP), que proporciona información de la morbilidad, eventos adversos cardiovasculares y mortalidad en mayores sometidos a una cirugía, especificándose el procedimiento quirúrgico al cual se va a someter, e incluyendo un total de 20 variables, entre las que se encuentran la edad, el estado funcional y la albúmina (https://riskcalculator.facs.org/RiskCalculator/).

En 2019, el ACS publicó el programa de calidad de verificación de la cirugía geriátrica para promover estándares quirúrgicos que mejoren la atención quirúrgica y los resultados en los adultos mayores, en el que se recomienda identificar áreas vulnerables («cribado de vulnerabilidad geriátrica»); se considera que la cirugía es de «alto riesgo» si existe afección en una de estas (cuadro 27.1).

> **RECUERDA:** La valoración preoperatoria debe estar encaminada a identificar los riesgos y consecuentemente reducir las complicaciones; un buen método es la calculadora del Programa de Mejora de la Calidad Quirúrgica del Colegio Americano de Cirujanos (ACS-NSQIP).

Preferencias

Es importante conocer las preferencias y perspectivas de los pacientes mayores, que debemos documentar en la historia clínica, como la pérdida funcional, la dependencia, la institucionalización, la prolongación de la vida, la orden anticipada de no reanimar, así como designar a un representante

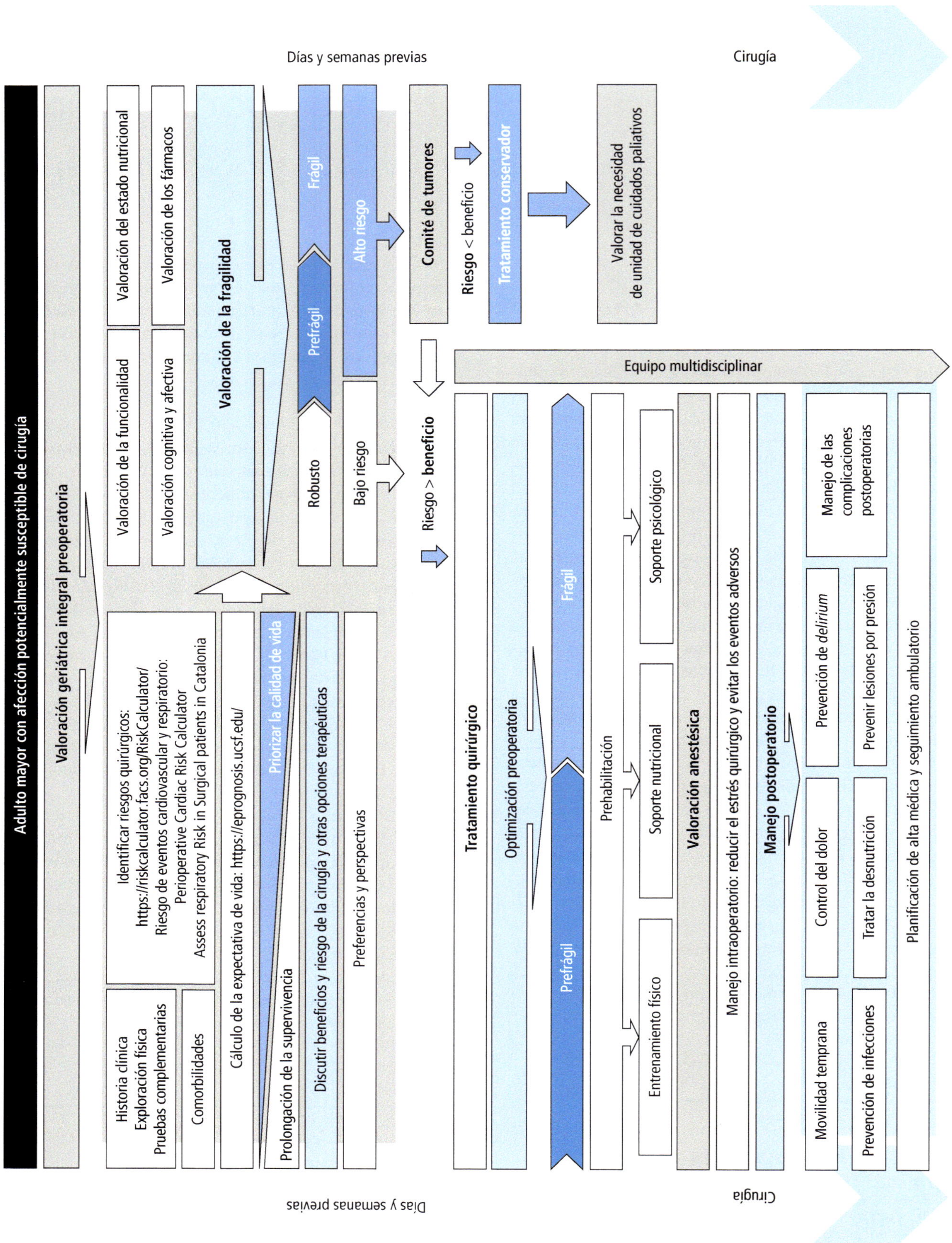

Figura 27.1 Manejo perioperatorio del adulto mayor susceptible de cirugía.

TABLA 27.1 Valoración preoperatoria del adulto mayor

Dominio	Instrumentos
Estimación del riesgo	Calculadora del ACS-NSQIP (https://riskcalculator.facs.org/RiskCalculator/)
Preferencias y perspectivas	Comprensión de la cirugía con sus riesgos y beneficios Objetivos y preferencias del adulto mayor Documentar en la historia clínica
Función	AIVD y ABVD Timed Up and Go, alto riesgo si > 15 s Velocidad de la marcha, alto riesgo si < 0,8 m/s
Fragilidad	Cirugía electiva: fenotipo de fragilidad de Fried y SPPB Cirugía de urgencias: FRAIL y Clinical Frailty Scale
Cognición y depresión	Mini-Cog, MoCA o MMSE Escala de depresión geriátrica de Yesavage (GDS)
Nutrición	Mini Nutritional Assessment (MNA®) IMC < 23 o pérdida de peso > 10% en 6 meses
Comorbilidad	Índice de Charlson, alto riesgo ≥ 3 Patologías y riesgo cardiovascular: Perioperative Cardiac Risk Calculator y ACS-NSQIP Patología y riesgo respiratorio: ARISCAT
Fármacos	Especial atención a las clases de medicamentos de alto riesgo Escala de carga anticolinérgica cognitiva (ABC) Fármacos antiagregantes y anticoagulantes (App QxAApp)

ABVD: actividades básicas de la vida diaria; ACS-NSQIP: Programa de Mejora de la Calidad Quirúrgica del Colegio Americano de Cirujanos; AIVD: actividades instrumentales de la vida diaria; ARISCAT: Assess respiratory Risk in Surgical patients in Catalonia; IMC: índice de masa corporal; MMSE: Mini-Mental State Examination; MoCA: Montreal Cognitive Assessment; SPPB: Short Physical Performance Battery.

CUADRO 27.1 Cribado de vulnerabilidad geriátrica del ACG-NSQIP

- Edad ≥ 85 años.
- Deterioro cognitivo.
- Riesgo de *delirium*.
- Deterioro funcional.
- Movilidad reducida.
- Desnutrición.
- Disfagia.
- Necesidad de una valoración en cuidados paliativos.

ALTO RIESGO: si existe afección en una de estas áreas.

ACS-NSQIP: Programa de Mejora de la Calidad Quirúrgica del Colegio Americano de Cirujanos.

para la toma de decisiones. Hay que tener en cuenta que los adultos de edad avanzada a menudo prefieren mantener una independencia funcional y preservar su estado cognitivo que prolongar la vida.

Funcionalidad

El estado funcional preoperatorio se correlaciona con un mayor número de complicaciones postoperatorias, estancia hospitalaria, institucionalización y mortalidad. Se debe determinar la funcionalidad determinando las actividades instrumentales de la vida diaria (AIVD), las actividades básicas de la vida diaria (ABVD), la velocidad de la marcha o el Timed Up and Go (TUG). La velocidad de la marcha lenta < 0,8 m/s predice, de forma independiente, los malos resultados en adultos mayores sometidos a cirugía cardíaca, y un TUG > 15 s se asocia con un aumento en la morbilidad perioperatoria en aquellos sometidos a cirugía general.

Fragilidad

La fragilidad en los adultos mayores sometidos a una cirugía predice la mortalidad postoperatoria, las complicaciones y la mayor estancia hospitalaria. En consecuencia, la valoración de la fragilidad es una herramienta valiosa en esta etapa. Existen múltiples herramientas que se recogen en el capítulo 12. Idealmente se recomienda el fenotipo de fragilidad de Fried o la Short Physical Performance Battery (SPPB) en mayores sometidos a una cirugía programada o electiva, mientras que, en caso de una cirugía de urgencias, dada la situación de inestabilidad clínica, es recomendable aplicar escalas de tipo cuestionario como la escala FRAIL o de tipo visual como Clinical Frailty Scale (CFS), las cuales son de rápida y fácil aplicación. Una vez establecido el estado de fragilidad, se debe intervenir mejorando el pronóstico a través de una mejor toma de decisiones compartida, iniciando una prehabilitación y un manejo geriátrico multidisciplinar, e identificando su etiología para revertirla o disminuirla.

Cognición, afectividad, *delirium* y alteración sensorial

El deterioro cognitivo en el adulto mayor es el principal factor de riesgo de *delirium* postoperatorio y se asocia con peores resultados quirúrgicos, entre los que se incluyen una mayor estancia hospitalaria, un mayor riesgo de mortalidad perioperatoria y deterioro funcional postoperatorio. La existencia de sintomatología depresiva repercute negativamente en el control del dolor y la recuperación postoperatoria. Por lo expuesto, debemos realizar una valoración de la cognición con alguna de las siguientes herramientas: Montreal Cognitive Assessment (MoCA), Mini-Mental State Examination (MMSE) y Mini-Cog; y el estado afectivo, con la escala de depresión geriátrica de Yesavage (GDS). Además, es importante identificar alteraciones neurosensoriales, ya que son factores de riesgo de *delirium* postoperatorio. Todas estas valoraciones son trascendentales, ya que, cuando se abordan como parte de un plan integral de reducción de riesgos de *delirium*, su incidencia puede reducirse hasta en un 40%.

Nutrición

La malnutrición en esta población se ha relacionado con un aumento de la morbilidad y la mortalidad perioperatorias. Se aconseja la utilización de test para identificar este riesgo, y se recomienda la herramienta Mini Nutritional Assessment Short Form (MNA-SF®). Identificado el riesgo de desnutrición, se debe realizar un diagnóstico de malnutrición con los criterios Global Leadership Initiative on Malnutrition (GLIM), y se recomienda la intervención nutricional activa para revertirlos. En adultos mayores con una desnutrición severa podría ser razonable valorar un retraso en la cirugía en la medida de lo posible.

RECUERDA: Identificados los riesgos en el perioperatorio, se debe actuar para revertir o mejorar el deterioro funcional, la fragilidad, el déficit cognitivo, la desnutrición, la polifarmacia y optimizar el manejo de las comorbilidades.

Comorbilidad

Es importante valorar la comorbilidad, ya que se asocia independientemente a mayor mortalidad, especialmente cuando el índice de Charlson es ≥ 3. Debemos valorar principalmente las siguientes patologías cardiovasculares y respiratorias.

Patología y riesgo cardiovascular. Hay que valorar la existencia de enfermedad coronaria, insuficiencia cardíaca, enfermedad valvular, trastornos de la conducción e hipertensión arterial. La valoración de este riesgo se realiza a través de la calculadora Perioperative Cardiac Risk Calculator (http://www.surgicalriskcalculator.com/miorcardiacarrest), y el riesgo de eventos isquémicos, con la herramienta que se encuentra *online* de la ACS-NSQIP (https://riskcalculator.facs.org/RiskCalculator/).

Patología y riesgo respiratorio. Deben quedar reflejados el hábito tabáquico, la exposición ocupacional, los síntomas respiratorios, la limitación al ejercicio y las patologías pulmonares existentes. El riesgo de complicaciones respiratorias es mucho mayor en las cirugías torácicas, alrededor de un 38%, en relación con un 2-12% en las cirugías no torácicas. Los principales predictores de complicaciones respiratorias postoperatorias son el deterioro funcional, la disnea, la enfermedad pulmonar obstructiva crónica grave, síndrome de la apnea obstructiva del sueño, una saturación de oxígeno preoperatoria baja, un cuadro respiratorio reciente y el hábito tabáquico. La evaluación de este riesgo respiratorio se puede realizar mediante el sistema de puntuación Assess respiratory Risk in Surgical patients in Catalonia (ARISCAT), que utiliza siete variables (App: MDCalc Medical Calculator).

Tratamiento farmacológico

Hay que realizar una revisión cuidadosa de la medicación habitual e identificar los fármacos de uso inapropiados. Ciertas situaciones de alto riesgo y clases de medicamentos merecen una especial atención en el período perioperatorio.

Fármacos anticolinérgicos. Se asocian con disfunción cognitiva. Podemos acudir a la escala de carga anticolinérgica cognitiva (ABC) para la identificación de estos medicamentos,

CUADRO 27.2 Escala de carga anticolinérgica cognitiva (ABC)

1 punto (riesgo bajo)	2 puntos (riesgo medio)
Alprazolam.	Carbamazepina.
Aripiprazol.	Ciclobenzaprina.
Atenolol.	Ciproheptadina.
Bupropión.	Meperidina.
Captopril.	Oxcarbazepina.
Cetirizina.	
Clorazepato.	**3 puntos (riesgo alto)**
Clortalidona.	Amitriptilina.
Codeína.	Atropina.
Colchicina.	Clomipramina.
Desloratadina.	Clorfeniramina.
Diazepam.	Clorpromazina.
Digoxina.	Clozapina.
Fentanilo.	Difenhidramina.
Fluvoxamina.	Dimenhidrinato.
Furosemida.	Doxepina.
Haloperidol.	Doxilamina.
Hidralazina.	Escopolamina.
Isosorbida.	Fesoterodina.
Loperamida.	Hidroxicina.
Loratadina.	Imipramina.
Morfina.	Mepiramina.
Metoprolol.	Nortriptilina.
Nifedipino.	Olanzapina.
Paliperidona.	Oxibutinina.
Prednisona.	Paroxetina.
Ranitidina.	Prometazina.
Risperidona.	Quetiapina.
Teofilina.	Solifenacina.
Trazodona.	Tolterodina.
Venlafaxina.	Trimipramina.
Warfarina.	Trospio.

Tomado de De la Calle Riaguas B, Pérez Margallo ME, Romero Martín C, García Esteban B, Berrocal Javato MA. Carga anticolinérgica: aspectos a considerar. Boletín Farmacoterapéutico de Castilla-La Mancha. 2018; 19(5): 1-6.

y realizar una disminución gradual o una interrupción (http://www.acbcalc.com/) (cuadro 27.2). Una puntuación > 3 se asocia con un aumento del deterioro cognitivo y mortalidad.

Benzodiazepinas. Es otro grupo de fármacos que debe identificarse, ya que se asocian a disfunción cognitiva, cuadros confusionales y caídas. Por tanto, se debe intentar retirar o minimizar las dosis.

Fármacos antiagregantes y anticoagulantes. Se recomienda su manejo en el perioperatorio a través de la App QxAApp (https://secardiologia.es/publicaciones/apps/10020-qxaapp), que ofrece recomendaciones prácticas a los facultativos a partir de un consenso reciente de múltiples sociedades médicas españolas ante una cirugía o procedimiento intervencionista. Existe otro documento específico para el manejo de antiagregantes plaquetarios en el perioperatorio de la cirugía no cardíaca del Grupo de Trabajo de la Sección de Hemostasia, Medicina Transfusional y Fluidoterapia de la Sociedad Española de Anestesiología, Reanimación y Terapéutica del Dolor (SEDAR) (fig. 27.2).

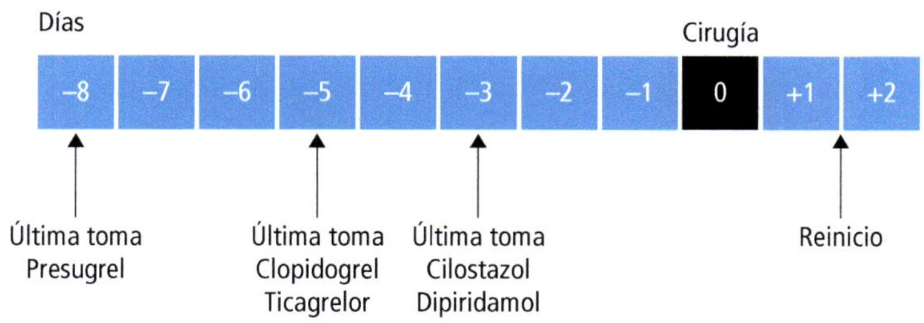

Días hasta la cirugía X = última dosis de ACO		−7	−6	−5	−4	−3	−2	−1	0
Dabigatrán	Riesgo hemorrágico bajo				X (ClCr < 50)	X (ClCr = 50-79)	X (ClCr ≥ 80)		Cirugía o procedimiento
	Riesgo hemorrágico medio-alto			X (ClCr < 50)	X (ClCr = 50-79)	X (ClCr ≥ 80)			
Rivaroxabán Apixabán Edoxabán	Riesgo hemorrágico bajo					X (ClCr = 15-30)	X (ClCr ≥ 30)		
	Riesgo hemorrágico medio-alto				X (ClCr = 15-30)	X (ClCr ≥ 30)			
Acenocumarol Warfarina	7 días antes INR < 3			X Warfarina		X Acenocumarol			
	7 días antes INR = 2-3		X Warfarina		X Acenocumarol				
	7 días antes INR > 3	X Warfarina		X Acenocumarol					

Figura 27.2 Recomendaciones para la retirada de los anticoagulantes orales en función del riesgo tromboembólico y hemorrágico. ACO: anticoagulación oral; ClCr: aclaramiento de creatinina (ml/min). (Adaptado de Vivas D, et al. Rev Esp Cardiol. 2018; 71(7): 553-64.)

Laboratorio. Debemos valorar principalmente la presencia de anemia prequirúrgica, que se estima en un 30% de los pacientes sometidos a una cirugía electiva y que va a condicionar un mayor número de eventos adversos en el perioperatorio, por lo que se deben iniciar estrategias para su optimización. Se recomienda, además, en todos los adultos mayores, contar de forma mínima con una bioquímica de función renal y de albúmina. Se podrían solicitar otras determinaciones siempre individualizando cada caso.

RECUERDA: El manejo del perioperatorio debe ser individualizado, multidisciplinar y debe ser realizado por equipos especializados.

Intraoperatorio

El manejo intraoperatorio del paciente mayor debe estar orientado a reducir el estrés quirúrgico y evitar los eventos adversos durante la anestesia.

Anestesia

Las técnicas y agentes anestésicos se deben aplicar teniendo en cuenta los cambios del envejecimiento y los síndromes geriátricos, para minimizar los efectos adversos de los fármacos y reducir las complicaciones relacionadas con estas técnicas. Entre las dos principales técnicas anestésicas se ha evidenciado una menor incidencia de resultados adversos en la anestesia regional al compararla con la anestesia general en esta población. Actualmente, no existe una técnica anestésica única recomendada en pacientes de edad avanzada, ya que esta va a depender del riesgo individual, el procedimiento quirúrgico y la experiencia del anestesista. En general, se recomienda una analgesia multimodal con técnicas regionales y sin opioides para minimizar la depresión respiratoria y el *delirium*.

RECUERDA: En el intraoperatorio se debe tratar de reducir el estrés del procedimiento quirúrgico y minimizar los efectos adversos de la técnica anestésica.

Postoperatorio

En el período postoperatorio debemos tener presentes los factores de riesgo y el estado de vulnerabilidad de los pacientes mayores, realizando una atención individualizada para un resultado óptimo. Se debe realizar un manejo integral y multidisciplinar con intervenciones multimodales que puedan facilitar una recuperación temprana y disminuir las complicaciones, ya que estas son predictores muy potentes de mortalidad. Además, para el abordaje en esta etapa se deben tener presentes los cambios fisiológicos compensadores resultado del daño quirúrgico. A continuación, describiremos las medidas que se recomiendan, así como el manejo de complicaciones que se pueden presentar en esta etapa.

Cambios fisiológicos posquirúrgicos

La cirugía se asocia con una respuesta al estrés similar a la que se produce después de un trauma y da como resultado una respuesta sistémica, mediada por respuestas neurológicas, hormonales, inmunológicas y hematológicas que debemos de conocer para un mejor manejo del adulto mayor quirúrgico (cuadro 27.3).

CUADRO 27.3 Cambios fisiológicos posquirúrgicos

- Activación hipotalámica del SNS con un aumento de la secreción de epinefrina y norepinefrina que favorece la hipertensión y la taquicardia.
- Aumento de GH y ACTH, aldosterona, cortisol y glucagón, que va a conducir a un estado de hiperglucemia catabólica.
- Aumento de la secreción de ADH, renina y aldosterona, que conduce a un estado de retención hidrosalina.
- Secreción amplificada de catecolaminas y cortisol que va a condicionar una actividad inflamatoria e inmunosupresora.

ACTH: hormona adrenocorticotropa; ADH: hormona antidiurética; GH: hormona del crecimiento; SNS: sistema nervioso simpático.

Medidas generales en el postoperatorio

Estas recomendaciones las detallamos en el cuadro 27.4.

RECUERDA: Las medidas en el postoperatorio se encuentran encaminadas a reducir e impedir el deterioro funcional y evitar las complicaciones.

Manejo de las principales complicaciones

Delirium postoperatorio. El *delirium* representa la complicación perioperatoria más frecuente en esta población y repercute negativamente en los resultados quirúrgicos. Su diagnóstico es clínico y se caracteriza por una alteración fluctuante de la atención y la conciencia en un período corto de tiempo (horas o días) como consecuencia directa de una o múltiples afecciones. Los factores de riesgo se deben identificar durante la fase preoperatoria, y el más importante es el antecedente de deterioro cognitivo (cuadro 27.5). Para la detección del *delirium* se utiliza la herramienta Confusion Assessment Method (CAM) o la herramienta 4AT (v. capítulo 18). Una vez identificada la etiología, debemos implementar estrategias para su manejo y corrección.

El manejo del *delirium* se realiza principalmente a través de medidas no farmacológicas, reservando los fármacos antipsicóticos si fracasan las medidas previas y si el beneficio de su utilización supera sus riesgos potenciales.

El Hospital Elder Life Program (HELP) es una estrategia multidisciplinar y multiintervencionista dirigida hacia la prevención del *delirium* basada en la evidencia y centrada en identificar cinco factores de riesgo específicos: alteraciones sensoriales, deshidratación, malnutrición, privación del sueño e inmovilidad. Existe una adaptación de este programa, el

CUADRO 27.4 Medidas generales en el postoperatorio

Medidas para evitar deterioro funcional
- Movilización precoz y deambulación, fisioterapia y terapia ocupacional.
- Dispositivos de ayuda para la deambulación.
- Eliminación temprana de sondas y drenajes.
- Reanudar la dieta tan pronto como sea posible.

Manejo del dolor agudo
- Control multimodal e individualizado del dolor.
- Iniciar analgésicos de primer escalón.
- Evitar en la medida de lo posible opioides.

Cuidados cognitivos y prevención de *delirium*
- Control óptimo del dolor.
- Movilización temprana.
- Minimizar contenciones y retirada de catéteres.
- Evitar la deprivación del sueño.
- Realizar reorientación diaria.
- Gafas y audífonos accesibles.
- Promover el acompañamiento en todo momento.
- Evitar benzodiacepinas, opioides y anticolinérgicos.
- Hidratación y estado hemodinámico adecuado.
- Identificación y manejo precoz de complicaciones médicas.

Cuidados de estado nutricional
- Reanudar la dieta tan pronto como sea posible.
- Dentaduras siempre disponibles.
- Adaptar dieta en el caso de disfagia.
- Iniciar suplementación nutricional oral si está indicado.

Complicaciones pulmonares
- Movilización y ambulación temprana.
- Fisioterapia respiratoria e incentivador respiratorio en caso de alto riesgo.
- Adaptación de la dieta para prevenir la aspiración.

Prevención de infecciones del tracto urinario
- Valoración permanente de la retirada de la sonda vesical.

Lesiones por presión
- Valoración constante del riesgo.
- Movilización precoz.
- Hidratación y nutrición adecuada.

Riesgo de caída
- Precauciones universales.
- Manejo adecuado del *delirium*.
- Dispositivos de ayuda para la deambulación.

CUADRO 27.5 Factores de riesgo de *delirium* postoperatorio

Factores predisponentes
- Edad.
- Comorbilidades.
- Fragilidad.
- Enfermedad severa.
- Demencia (especialmente disfunción ejecutiva).
- Cirugía urgente.
- Tipo de cirugía (fractura de cadera/reparación abierta de AAA).
- Nivel educativo bajo.
- Episodio previo de *delirium.*
- Medidas de laboratorio (PCR elevada, sodio y potasio anormales, hipoalbuminemia, anemia, alteración ácido-base).
- Deterioro sensorial (visión, audición).
- Factores de riesgo vascular.
- Depresión.
- Alcoholismo y tabaquismo.

Factores precipitantes modificables

Intraoperatorio:
- Tiempo acumulado con valores de índice biespectral bajo (BIS).
- Episodios de hipotensión arterial.
- Hipotermia.
- Sobredosificación de volumen intravascular.
- Anemia.
- Alteraciones de la glucemia y electrólitos.
- Alteración ácido-base.

Postoperatorio:
- Deshidratación.
- Discapacidad sensorial.
- Privación del sueño.
- Estreñimiento y retención urinaria.
- Anemia.
- Sepsis.
- Dolor.
- Fármacos (opioides, benzodiazepinas, dihidropiridinas).

AAA: aneurisma de la aorta abdominal; PCR: proteína C reactiva.

Family-HELP, que involucra la participación de los cuidadores en la prevención del *delirium.*

En 2018 un grupo de trabajo internacional publicó unas recomendaciones para la nomenclatura de los cambios cognitivos asociados a la anestesia y la cirugía (tabla 27.2).

Complicaciones cardiorrespiratorias. Las complicaciones postoperatorias son predictores más potentes de mortalidad que los factores de riesgo preoperatorios, en especial las complicaciones cardiovasculares y respiratorias, además de ser las más frecuentes. Las principales complicaciones y más frecuentes son la insuficiencia cardíaca, la fibrilación auricular, la enfermedad coronaria, la hiperreactividad bronquial y las atelectasias. El manejo debe ser muy similar al de las personas mayores no sometidas a una cirugía.

Complicaciones infecciosas. Las infecciones más frecuentes son las infecciones del tracto urinario, de la herida quirúrgica y las infecciones respiratorias. La infección urinaria tiene como principal factor de riesgo el uso de sondaje prolongado. Los adultos mayores con sonda nasogástrica, demencia, disfagia e inmovilidad tienen una alta predisposición a presentar infecciones del tracto respiratorio.

Complicaciones gastrointestinales. Las principales complicaciones son el íleo postoperatorio y el estreñimiento, que son favorecidos principalmente por la inmovilización. La primera medida que hay que realizar es iniciar laxantes de forma profiláctica. Las náuseas y los vómitos se asocian al sexo femenino, a historia previa de náuseas y vómitos posquirúrgicos, y al uso de opioides.

Anemia postoperatoria. Es un hallazgo común en cirugías como la ortopédica mayor y cardíaca, con una prevalencia del 70-90%. Se relaciona con resultados negativos por la aparición de complicaciones postoperatorias, como deterioro de la función renal, insuficiencia cardíaca, *delirium,* aumento de la estancia hospitalaria, retraso en la mejora funcional

TABLA 27.2 Nomenclatura de los trastornos cognitivos perioperatorios

Período de tiempo	Nomenclatura	Definición
Intraoperatorio	*Delirium*	
Postoperatorio	*Delirium* postoperatorio	Cambios fluctuantes en la atención, el estado mental o la conciencia que persisten hasta 1 semana tras la cirugía
	Recuperación cognitiva retardada	Deterioro cognitivo que cumple criterios del DSM-5 para trastorno neurocognitivo menor o mayor dentro de los 30 días tras la cirugía
	Disfunción cognitiva postoperatoria (DCPO): • Trastorno neurocognitivo menor postoperatorio • Trastorno neurocognitivo mayor postoperatorio	Deterioro cognitivo que cumple criterios del DSM-5 para trastorno neurocognitivo menor o mayor entre los 30 días hasta los 12 meses tras la cirugía. Deterioro cognitivo que no puede explicarse por otra condición y mantiene una relación temporal con la cirugía/anestesia No implica causalidad

DSM-5: *Manual diagnóstico y estadístico de los trastornos mentales,* 5.ª edición.

y mortalidad. De forma general, se recomienda un umbral de transfusión restrictivo Hb < 8 g/dl, siempre que no exista clínica de anemia, individualizando y teniendo en cuenta la comorbilidad del adulto mayor.

El Patient Blood Management (PBM) consiste en estrategias multidisciplinares y multimodales que incorporan prácticas clínicas de alto valor centradas en el paciente para prevenir o evitar la sobretransfusión. Es una recomendación de la OMS desde el año 2010 y de la Unión Europea desde 2017, y contempla aspectos relacionados con la optimización de la hematopoyesis antes y después de la cirugía, la minimización de las pérdidas hemáticas y la aplicación de unos criterios transfusionales restrictivos, a la vez que se mejora la tolerancia a la anemia de los pacientes.

RECUERDA: La complicación postoperatoria más frecuente es el *delirium* postoperatorio, y su principal factor de riesgo es el deterioro cognitivo previo.

CONSIDERACIONES ESPECIALES

Cirugía en nonagenarios

Se descarta que la edad sea el factor principal que influya en la mortalidad posquirúrgica, y está claro que este papel recae en la fragilidad, en la situación funcional y cognitiva previa. Por ejemplo, estudios en nonagenarios han demostrado que pueden ser sometidos a endarterectomía carotídea, ya que la supervivencia razonable de estos pacientes justifica una estrategia agresiva.

Cirugía en centenarios

En un estudio realizado por Konttinen sobre pacientes mayores de 100 años intervenidos de urgencias, la mortalidad a 30 días, 6 meses y 1 año fue del 25, el 42 y el 50% respectivamente. En la Universidad de Pittsburgh existe un registro de 679 cirugías de reemplazo de cadera en mayores de 100 años, lo que niega que la edad deba ser un condicionante único para la no intervención. Existe otro estudio del New York Methodist Hospital de Brooklyn en el que se analizó a 61 pacientes mayores de 100 años (media: 101,5 años) que fueron intervenidos quirúrgicamente; la comorbilidad media era de cinco patologías. De todos ellos, solo fallecieron el 15% en el período inmediato a la intervención, por lo que concluyeron que la cirugía electiva en el centenario no debe aplazarse y la de urgencia no debe negarse por la edad cronológica del paciente.

Adultos mayores sometidos a cirugía cardíaca

La cirugía cardíaca del paciente mayor representa en torno al 30% de la actividad quirúrgica de algunos servicios de cirugía cardíaca, y el grueso de pacientes se sitúa entre los 70 y los 75 años. La mortalidad quirúrgica del paciente mayor sometido a cirugía cardíaca ha disminuido en los últimos años, aun con una ratio superior a la de la población más joven. La progresión de los resultados ha sido más satisfactoria en la cirugía coronaria que en la valvular por el «no uso» de circulación extracorpórea. Existe coincidencia en las publicaciones de que, cuanto mayor es la funcionalidad antes de la cirugía, mejor es el pronóstico. Son datos de mal pronóstico la disfunción ventricular y la mayor complejidad de la intervención, pero sin diferir de los pacientes jóvenes. En los pacientes sometidos a cirugía valvular, el grado de afección respiratoria marca un peor pronóstico. En cuanto a la mortalidad, el sexo femenino, el haber sido intervenido previamente y el hecho de sufrir una cirugía valvular o combinada son factores que la aumentan. La valvulopatía mitral es también un mayor predictor de mortalidad que la aórtica. En el paciente de edad avanzada que sobrevive al proceso perioperatorio, la supervivencia a 5 años se acerca al 50-70% en los mayores de 80 años, con buena calidad de vida postoperatoria. En los pacientes mayores, las bioprótesis valvulares ofrecen menos problemas de funcionamiento y son elegidas en mayor medida que las mecánicas.

Procedimientos quirúrgicos de menor riesgo aplicados en adultos mayores

Las técnicas de cirugía mínimamente invasivas han permitido mejorar el pronóstico de muchos procedimientos quirúrgicos en esta población. Entre ellas están la colecistectomía laparoscópica, la videotoracoscopia, las herniorrafias de pared abdominal realizadas con anestesia local, casi la totalidad de las cirugías oculares y la aparición del sistema quirúrgico Da Vinci, que permite optimizar el rango de acción de la mano humana, además de perfeccionar los movimientos del cirujano en cirugías urológicas y cirugía general principalmente.

RECUERDA: La edad por sí sola no es una contraindicación para desestimar un tratamiento quirúrgico, se deben tener en cuenta otros factores como la fragilidad y los síndromes geriátricos.

EQUIPOS DE CUIDADOS PERIOPERATORIOS PARA MAYORES

El cambio demográfico y una disminución de las cirugías electivas en adultos mayores de 75 años han dado lugar a un aumento importante de las cirugías de carácter urgente de este grupo etario, que se asocian a una mayor presentación de síndromes geriátricos. Todo ello justifica el desarrollo de equipos perioperatorios para pacientes mayores sometidos a cirugía urgente, también llamados *Perioperative Care of Older Persons* (POPS).

La cirugía general de emergencia comprende patologías muy diversas, relacionadas únicamente por su carácter urgente. Las afecciones más prevalentes son las hepatopancreatobiliares y las colorrectales, que constituyen un 43% del total. El 35% de las cirugías urgentes se realizan en mayores de 70 años. La tasa anual de casos es de 1.290/100.000 habitantes, representan un 11% de las hospitalizaciones quirúrgicas y son responsables del 50% de la morbimortalidad hospitalaria.

Por otro lado, distintos estudios realizados en el Reino Unido y América del Norte estiman una prevalencia de fragilidad entre el 28 y el 37% en pacientes sometidos a cirugía de urgencia, y este factor es el mayor determinante en la mortalidad, la estancia media hospitalaria y el desarrollo de complicaciones. La comorbilidad y la polifarmacia no influyeron en estos eventos adversos.

RECUERDA: La cirugía de urgencia en adultos mayores con pluripatología es frecuente, y de estos, un tercio son frágiles; dada la elevada morbimortalidad asociada a estas cirugías se justifica la implantación de POPS.

Todo ello ha dado paso a un cambio en el paradigma de la atención. Si bien el enfoque reactivo sigue siendo el más frecuente en muchos países, trabajando como consultores cuando las complicaciones médicas ya han aparecido, parece justificada la incorporación del geriatra en el manejo integral de estos pacientes complejos desde su llegada a urgencias. Así, surgen equipos multidisciplinares, compuestos por cirujanos, anestesistas y geriatras. La valoración geriátrica integral combinada con un enfoque multidisciplinario ha demostrado mejorar los resultados de salud, apreciándose una disminución de la estancia hospitalaria, de las tasas de institucionalización y reingreso, así como mejoras en el estado funcional. Estos beneficios se han observado no solo en la cirugía general, sino también en otros equipos multiprofesionales combinados con oncología, cirugía vascular y traumatología.

RECUERDA: La valoración geriátrica integral asociada a un enfoque multidisciplinario mejora los resultados quirúrgicos, la situación funcional, acorta la estancia hospitalaria, disminuye la institucionalización y reduce los reingresos hospitalarios.

PREHABILITACIÓN

La importancia de la prehabilitación radica en que las características de la población quirúrgica están cambiando, ya que entre 1999 y 2015 la población mayor de 75 años sometida a cirugía casi se duplicó. Además, se prevé que en 2030 hasta una quinta parte de las cirugías sean realizadas en pacientes de esta cohorte.

El tratamiento perioperatorio de los pacientes sometidos a cirugías abdominales electivas, hasta hace pocos años, se basaba en experiencias de la práctica clínica y no tanto en evidencia científica. A principios del año 2000 la estancia postoperatoria media en España tras una cirugía colorrectal era de 11,8 días. Uno de los principales avances en este tema es la introducción de programas de rehabilitación multimodal o recuperación intensificada (PRI), basados en tres pilares básicos: las medidas o estrategias perioperatorias, la interdisciplinaridad de estos programas y la participación del paciente.

Los pacientes mayores, además de su patología quirúrgica, tienen una mayor probabilidad de presentar un deterioro fisiológico en relación con su edad cronológica: multimorbilidades y síndromes geriátricos coexistentes como la fragilidad o la malnutrición. Estos factores son un desafío para la toma de decisiones. La cirugía, como ya se ha mencionado previamente, conlleva una respuesta inflamatoria sistémica, similar

TABLA 27.3 Pilares de la prehabilitación

Terapia física	El plan de ejercicios incluirá entrenamiento de la resistencia aeróbica y ejercicios respiratorios, de flexibilidad y de fuerza muscular
Terapia nutricional	Se suelen usar suplementos proteicos de rápida digestión y ricos en aminoácidos esenciales La ESPEN aconseja ofrecer terapia nutricional a pacientes con riesgo de desnutrición severa antes de la cirugía, pudiendo ser adecuado un período de 7 a 14 días
Terapia cognitiva	Terapias de relajación, apoyo social y técnicas para generar confianza en el paciente

ESPEN: European Society for Clinical Nutrition and Metabolism.

a la observada en sepsis o traumatismos, que provoca alteraciones en el sistema inmunológico, metabólico, endocrino y por supuesto cardiovascular. Conforme aumenta la edad, no aumenta el porcentaje de complicaciones quirúrgicas, pero sí lo hacen las médicas: fracaso renal agudo, neumonía nosocomial, fibrilación auricular o la aparición de síndromes geriátricos (*delirium*, disfagia, malnutrición, deterioro funcional o caídas).

Por lo tanto, podríamos definir la prehabilitación como «el proceso de mejorar la capacidad funcional de un individuo antes de la cirugía programada, con el objetivo de mejorar la tolerancia del paciente al estrés fisiológico venidero». Este enfoque incluye la optimización médica, la optimización fisiológica preoperatoria, el entrenamiento físico, el apoyo nutricional, la modificación del estilo de vida y el manejo del estrés y la ansiedad. Esta preparación precisa de una participación activa por parte del paciente, y para ello es preciso que se conciencie de la trascendencia de su esfuerzo.

Además, este proceso brinda la oportunidad de optimizar comorbilidades médicas como la anemia, que aumenta la mortalidad y la infección de heridas; la diabetes o la insuficiencia cardíaca. Por otro lado, la preparación psicológica ante la cirugía, aunque todavía está emergiendo, parece prometedora, ya que la ansiedad y la depresión con muy comunes en la población anciana. En la tabla 27.3 se detallan los pilares de la prehabilitación.

RECUPERACIÓN ACELERADA DESPUÉS DE LA CIRUGÍA

En España, la colaboración entre distintas especialidades para el manejo conjunto del paciente quirúrgico se plasma en la vía clínica de Recuperación Intensificada en Cirugía Abdominal (RICA), basada en el protocolo Enhanced Recovery After Surgery (ERAS) (en español, Recuperación Acelerada Después de Cirugía), también llamado Fast-Track, que consiste en un programa de rehabilitación multimodal. Todo ello se enmarca en los actuales programas de prehabilitación diseñados en distintos centros hospitalarios.

La idea surgió en los años noventa con el objetivo de mejorar la evolución posquirúrgica de la cirugía electiva. Sin embargo, no fue hasta 2001 cuando se creó el grupo de trabajo ERAS en el norte de Europa. Este grupo sentó las bases mediante la elaboración de protocolos y guías que combinan las estrategias basadas en la evidencia científica capaces de mejorar la funcionalidad y la recuperación temprana tras el trauma quirúrgico, disminuyendo la estancia hospitalaria y los costes asociados. En 2008 se crea en España el Grupo Español de Rehabilitación Multimodal (GERM), con el objetivo de implantar dicho protocolo en nuestro país. Desde 2013, en estrecha colaboración con el Ministerio de Sanidad, se ha trabajado en la implantación de programas de rehabilitación multimodal o PRI, lo que dio origen a la vía RICA en 2015, un documento de consenso interdisciplinar basado en conocimiento científico. Este documento tiene como objetivo mejorar la recuperación postoperatoria a través de recomendaciones actualizadas periódicamente, que han ido incorporando áreas quirúrgicas distintas a la cirugía abdominal, con la cual inicialmente se desarrolló. La última actualización, publicada en 2021, sistematiza el proceso asistencial quirúrgico fundamentado en los principios de los PRI e incluye 135 recomendaciones divididas por preparación ambulatoria, preoperatorio, intraoperatorio y postoperatorio. En esta actualización los adultos mayores no son excluidos, salvo en presencia de deterioro cognitivo severo.

RECUERDA: La prehabilitación y la optimización perioperatoria a través de programas de rehabilitación multimodal mejoran la funcionalidad y disminuyen la estancia hospitalaria.

28

El adulto mayor con patología urgente

José Francisco Parodi García, Claudia de Pilar Valdivia-Alcalde, Ian Falvy-Bockos

La aparición de una urgencia o emergencia médica en una persona mayor conlleva una serie de problemas y retos por afrontar de cara a garantizar una atención oportuna, integral, integrada y centrada en la persona, cuyo objetivo es preservar lo máximo posible la función y la dignidad. Los adultos mayores se han convertido en un grupo de usuarios rápidamente creciente en los servicios de emergencias y urgencias.

En los últimos años se ha objetivado un aumento de la presión asistencial sobre los servicios de urgencias, lo que produce consecuencias negativas para la eficiencia, la calidad y la seguridad en la atención prestada. En parte, esta masificación de las urgencias se debe al incremento en las personas mayores que acceden a ellas, con problemas complejos, multimorbilidades, presentaciones atípicas y elevadas tasas de discapacidad, fragilidad, polifarmacia, deterioro cognitivo o institucionalización que hacen más difícil su manejo, aumentan los tiempos de atención en urgencias y producen tasas de hospitalización mayores. Las urgencias en esta población conllevan además una mayor necesidad de pruebas diagnósticas e interconsultas a especialistas, y el riesgo de errores diagnósticos y terapéuticos es mayor que en poblaciones jóvenes, hasta en el 80% de los casos. Aproximadamente entre el 15 y el 25% de las visitas a urgencias son de población mayor.

Los resultados de salud en la población de edad que acude a urgencias también son peores. Se ha descrito que el 10-23% de los mayores vuelven a acudir a urgencias en el primer mes tras ser dados de alta de este servicio, valor que aumenta hasta el 25% a los 3 meses y hasta el 43,9% a los 6 meses (el 7,5% acuden tres o más veces en este período). La mortalidad a los 3 meses se calcula en un 12,4%, un 18,3% son hospitalizados y el 2,6% se institucionalizan.

Todos estos retos pueden ser vistos desde el punto de vista del personal de salud, de los servicios y de las personas y sus familiares. En este capítulo intentaremos situarlo bajo esas tres perspectivas, de manera que en su práctica laboral pueda ser un agente de cambio a partir de los aprendizajes que construya al leer este capítulo y al aplicarlos durante su desempeño profesional.

RETO: HACER UNA GESTIÓN GERIÁTRICA INTEGRAL DE LOS RIESGOS, LAS NECESIDADES Y LAS EXPECTATIVAS DE LAS PERSONAS MAYORES CON UNA URGENCIA O EMERGENCIA DE SALUD

Las transiciones demográfica y epidemiológica han hecho que las personas mayores sean un grupo poblacional más heterogéneo y rápidamente creciente que requiere atenciones de urgencia y emergencia. La diferencia entre urgencia y emergencia radica en el nivel de amenaza y la rapidez con la que se necesita atención médica. En una emergencia, se enfrenta una situación que pone en riesgo inmediato la vida o la salud de una persona, y requiere atención médica inmediata para evitar complicaciones graves, la muerte inoportuna o el sufrimiento. Por otro lado, una urgencia es una situación de salud inesperada que no implica un riesgo vital inmediato, pero aun así necesita atención médica dentro de las próximas horas. Para los fines de este texto, nos referiremos a todos como servicios de urgencias. Alrededor del 20 al 40% de las visitas son por parte de esta población. Los mayores de 75 años comprenden el mayor porcentaje, además de mayor estancia, más uso de recursos y probabilidad de hospitalización. En la figura 28.1 se muestran las actividades básicas para la atención integrada y centrada en la persona mayor con una urgencia médica.

Presentaciones atípicas: el reto del diagnóstico y atención oportuna con calidad

La prevalencia de presentación atípica está entre el 20 y el 35% en la mayoría de las publicaciones. En el proceso de envejecimiento existen cambios a nivel fisiológico que van reduciendo progresivamente nuestras reservas. Es importante entender que para los fines académicos aprendemos el funcionamiento de cada órgano de forma separada, aunque en la realidad somos un sistema articulado y unificado. Con esta premisa explicamos por qué una noxa (infección, trauma, etc.) que genera una alteración en la homeostasis de un

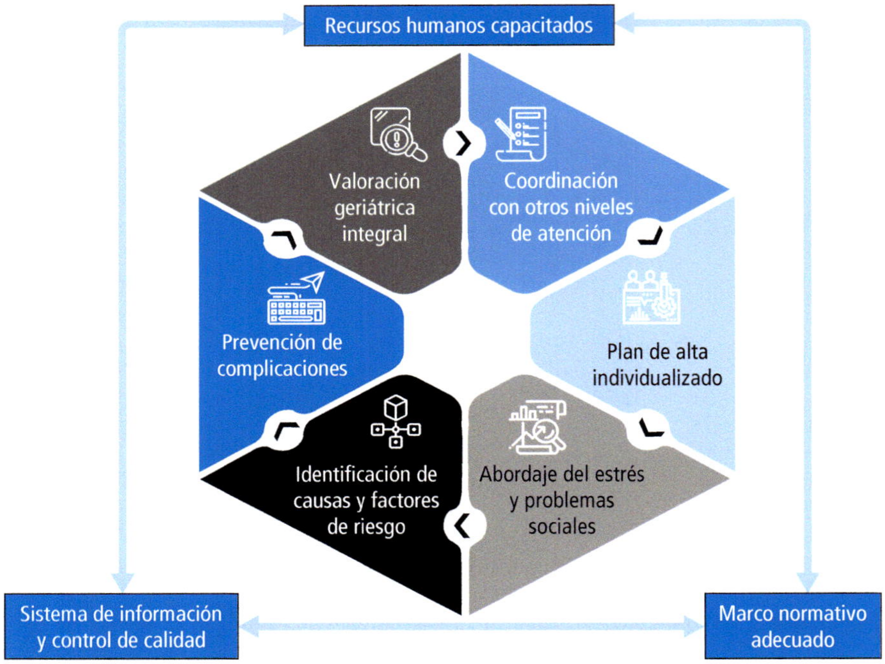

Figura 28.1 Actividades básicas para la atención de una persona mayor con una urgencia médica.

órgano particular realmente está afectando al resto del organismo. Sabemos que el proceso de envejecimiento es heterogéneo y esto incluye cada sistema de nuestro cuerpo, donde la reserva no es igual. Con esto entendemos que un evento estresor en la salud afectará al sistema con menor reserva o más vulnerable y producirá manifestaciones clínicas no esperadas. Esto puede explicar cómo un cuadro de infección urinaria puede generar un síndrome confusional en un individuo con menor reserva cognitiva.

La persona mayor con dolor que acude al servicio de urgencias puede representar todo un reto diagnóstico debido a que, en ocasiones, puede haber ausencia de síntomas y signos clásicos y por otras circunstancias que hacen complejo el diagnóstico.

La persona mayor tiene un mayor riesgo de resultados adversos después de una visita al servicio de urgencias, incluidas la pérdida de la capacidad funcional y la repetición de asistencia a este servicio dentro de los 30 días. Esta situación es multifactorial y depende tanto de factores intrínsecos de la persona como extrínsecos, relacionados con los servicios de cuidado. Otros problemas frecuentes son *delirium*, caídas, iatrogenia, maltrato, úlceras por presión, etc.

Particularidades de los problemas de salud urgentes de las personas mayores

Como se describió anteriormente, las personas mayores pueden tener síntomas y signos atípicos de una enfermedad. Este fenómeno se ve con mayor frecuencia en pacientes frágiles o con algún grado de deterioro cognitivo. Es posible tener como manifestación inicial de una neumonía una mayor dificultad para sostenerse en pie o incluso puede debutar con una caída; o el inicio de una infección urinaria puede ser un episodio de incontinencia urinaria sin los síntomas típicos de disuria o polaquiuria. En el cuadro 28.1 se presenta una lista de signos y síntomas que alertan sobre la necesidad de una atención de

CUADRO 28.1 Síntomas y signos en personas mayores que pueden necesitar una atención de urgencia o emergencia

- Cambios en la capacidad funcional habitual aguda.
- Cambios en la ingesta de comida o no tolerancia de vía oral.
- Dolor irruptivo de causa no conocida.
- Cambios en la función mental habitual: ideas delirantes, alteraciones conductuales, alteración de la conciencia.
- Fiebre de causa no conocida.
- Disnea.
- Ictericia.
- Náuseas y vómitos de reciente inicio.
- Hipotensión arterial.
- Oligoanuria.
- Convulsiones de reciente inicio.
- Vértigo.
- Sordera o ceguera súbitas.
- Cambios en las características de la deposición: melena, diarrea, hematoquecia, etc.
- Hematuria.
- Incontinencia súbita o retención urinaria.
- Caídas repetidas en un período corto (menos de 1 semana).
- Idea suicida o intento de suicidio.
- Prurito intenso de reciente inicio.

TABLA 28.1 Síntomas frecuentes y sus etiologías en adultos mayores que requieren una atención de urgencia

Dolor abdominal no quirúrgico	
Colelitiasis	Es una de las causas más frecuentes de dolor abdominal no quirúrgico, con una incidencia del 33% en personas mayores de 70 años
Colangitis	Los signos y síntomas cardinales pueden estar ausentes en este grupo de pacientes
Pancreatitis	Es otra causa común, especialmente en adultos mayores, con una mortalidad de hasta un 40%
Dolor abdominal vascular	La isquemia mesentérica y la rotura de aneurisma de la aorta abdominal pueden causar dolor abdominal intenso y grave en adultos mayores, que requiere un diagnóstico y tratamiento rápidos. En ocasiones la enfermedad coronaria puede dar dolor epigástrico
Infección del tracto urinario	La presencia de dolor abdominal en adultos mayores puede ser un indicio de una infección urinaria, especialmente si se acompaña de otros síntomas característicos de esta condición
Gastritis aguda/enfermedad ulcerosa péptica	Puede producir síntomas como malestar, dolor punzante o ardor en la parte superior del abdomen en los mayores. Puede tener etiologías variadas: infecciones, estrés, medicamentos, etc.
Síndrome doloroso abdominal idiopático del adulto mayor	Dolor abdominal constante o intermitente, de al menos 1 mes de duración, que no se explica por una patología intraabdominal Exploración física y pruebas complementarias normales, sin evidencia de trastorno orgánico específico. No se relaciona con medicamentos ni toxinas, ni altera los hábitos intestinales. Se cree que una sensibilidad aumentada de los nervios del aparato digestivo y del eje cerebrointestinal, junto con factores como el estrés, la ansiedad y la depresión, pueden contribuir al desarrollo del dolor
Estreñimiento	Es un problema común en adultos mayores y puede requerir atención médica urgente si se acompaña de síntomas severos. Es fundamental identificar las causas del estreñimiento para prevenir y orientar el manejo
Diverticulitis	Debe sospecharse sobre todo cuando hay antecedentes de diverticulosis
Dolor abdominal quirúrgico	
Oclusión intestinal	Puede presentarse sin los síntomas clásicos. Frecuencia: 58,9%
Colecistitis aguda	Puede presentarse sin los síntomas clásicos. Frecuencia: 13,5%
Úlcera péptica perforada	Puede presentarse sin los síntomas clásicos. Frecuencia: 10,9%
Apendicitis aguda	Puede presentarse sin los síntomas clásicos. Frecuencia: 6,7%
Diverticulitis perforada	Puede presentarse sin los síntomas clásicos. Frecuencia: 5,1%
Infecciones	El 50% pueden presentarse sin fiebre y con manifestaciones inespecíficas
Dolor torácico	
Enfermedad coronaria aguda	Dolor opresivo con irradiación que empeora con el esfuerzo. Antecedentes de enfermedad cardiovascular
Pericarditis	
Osteocondritis	Dolor reproducible a la palpación
Herpes zóster	Alodinia, parestesias y lesiones características
Enfermedad pleural	Dolor a la inspiración, disnea y examen físico característico
Neumonía	Síntomas inespecíficos y/o presencia de otros síntomas o signos respiratorios infecciosos
Neumotórax	Súbito, disnea y examen físico característico
Tromboembolia pulmonar	

urgencia en adultos mayores. En la tabla 28.1 se mencionan algunos síntomas y las patologías más frecuentes que los originan, con algunas de sus particularidades.

En los cuadros de patologías abdominales pueden faltar las manifestaciones típicas semiológicas que orientan a un proceso específico. Incluso se ven apendicitis o colecistitis, las cuales tienen características importantes, pero sin dolor. Ante esto, lo principal es poder realizar una buena anamnesis haciendo un paralelo entre el basal de la persona *versus* los cambios agudos generados.

Los adultos mayores con infecciones agudas representan todo un desafío para el diagnóstico y el manejo. Entre los factores que modulan este proceso están: presentación atípica de síntomas; ausencia de fiebre (hasta la mitad de los mayores con infección no presentan fiebre); manifestaciones inespecíficas, especialmente en los frágiles (deterioro funcional, *delirium*, incontinencia, caídas, hiporexia, mareo, etc.); comorbilidades y polifarmacia; dificultad para la anamnesis y examen físico; y retraso en la demanda de atención porque se asumen los síntomas como normales para la edad.

Del triaje a la gestión apropiada de los problemas

Quizá el primer desafío usual al que se enfrenta el personal de emergencias es encontrarse con una persona mayor compleja, lo cual dificulta, si no se está entrenado, hacer un diagnóstico y un manejo apropiados. Un adulto mayor en el servicio de urgencias es un gran desafío no solo diagnóstico, sino de tiempo y recursos. Obtener información certera durante la anamnesis es fundamental para una correcta orientación, pero dependerá de factores como el estado cognitivo, una adecuada audición, el conocimiento de sus antecedentes, los medicamentos y la presencia de una persona (familiar o cuidador) que apoye la realización de una buena historia clínica. Existen barreras que se deben tener en consideración en un área de urgencia/emergencia; el ruido, la poca iluminación, la falta de consultorios individuales, las barreras arquitectónicas o la escasez de personal pueden significar una evaluación más compleja. Se debe tener en cuenta que, si bien se han descrito varias estrategias de triaje, aún no existe consenso sobre cómo evaluar a una persona mayor en urgencias. Los protocolos asistenciales, la pericia, la capacitación del evaluador y las circunstancia bajo las que se realiza el proceso van a modular este. El primer objetivo para una adecuada atención es tener información sobre la situación basal del paciente, incluidos antecedentes médicos, farmacológicos y funcionales antes de su ingreso en el servicio, al mismo tiempo que se evalúa si su condición pone en riesgo inmediato su vida. La valoración geriátrica integral (VGI) se puede adecuar para entornos de los servicios de urgencias. El deterioro cognitivo es una condición prevalente en adultos mayores, por lo que obtener datos sobre el comportamiento, los hábitos y la capacidad funcional son esenciales pare generar un paralelo. La presencia de un familiar o cuidador da un valor agregado a la información requerida (anamnesis mixta). Además del motivo de la consulta, no se deben dejar de explorar las comorbilidades, el estado funcional, la revisión de la medicación habitual y si hay inicio reciente de algún fármaco, así como buscar *delirium*, preguntar sobre el estado social (si vive solo o si hay cuidador) y sobre la presencia de otros síntomas inespecíficos como hiporexia y/o pérdida de peso. En la tabla 28.2 se presentan los componentes básicos de la VGI en una persona mayor con una urgencia de salud y se resaltan algunos ítems que no deben dejar de evaluarse y algunas herramientas sugeridas.

En el servicio de urgencias, como una de las estrategias para identificar primero a los mayores que se beneficiarían de la derivación a atención especializada por parte de un geriatra y agilizar ese proceso, algunos autores han propuesto usar el modelo de las 4 M. Este incluiría la historia clínica electrónica (GERI4). El modelo de las 4 M fue desarrollado por el Institute for Healthcare Improvement (IHI) para brindar atención de alta calidad a los adultos mayores a través de los siguientes cuatro elementos: Mente, Movilidad, Medicamentos y lo que iMporta. Sin embargo, al igual que la mayoría de los otros modelos presentados, se necesitan más investigaciones. En la tabla 28.3 se presenta un modelo de evaluación basado en las 4 M de los servicios amigables con las personas mayores.

Recientemente se ha propuesto que factores como el sexo masculino, la edad ≥ 75 años, la llegada al servicio de urgencias en ambulancia y la presencia de deterioro funcional o comorbilidad grave son características de adultos mayores en los que la aplicación de un enfoque específico diferente al triaje común puede ser útil en el servicio de urgencias para mejorar la calidad de vida y los malos resultados a corto plazo de esta población Por ello, se pueden integrar estas variables en los sistemas estructurados de clasificación ya establecidos de los servicios de urgencias, incluyendo alertas en las historias clínicas electrónicas.

La detección de condiciones como la fragilidad usando instrumentos validados junto con signos clínicos de las patologías puede mejorar la capacidad de diagnóstico y la validez predictiva para la reincidencia en el servicio de urgencias y la hospitalización aguda.

TABLA 28.2 Componentes básicos de la valoración geriátrica integral de una persona mayor con una urgencia

Área	Ítem	Herramienta
Clínica	Comorbilidades Polifarmacia Síndromes geriátricos Alergias Enfermedad terminal Voluntades anticipadas Deprivación sensorial Riesgo nutricional	Historia clínica
Funcional (habitual y actual)	Fragilidad Actividades de la vida diaria	Historia clínica FRAIL Clinical Frailty Scale Barthel Lawton
Cognitiva	Estado mental basal (1 a 2 semanas antes) *Delirium* Historia de demencia y/o *delirium* previo	Historia clínica Global Deterioration Scale CAM 4AT
Social	Vive solo. Tiene cuidador. Soporte social familiar y/o comunitario. Vive en una residencia	Historia clínica

TABLA 28.3 Modelo de las 4 M para la evaluación de los adultos mayores con una urgencia médica

Categoría	Herramientas sugeridas de evaluación
¿Qué es lo que Más importa?	Breve modelo de entrevista negociada, modelo de VitalTalk, EPEC-EM (educación sobre cuidados paliativos y al final de la vida para la medicina de emergencia)
Medicación	Comprobadores de interacción con medicamentos en línea
Mental	Prueba breve de depresión, prueba breve de Alzheimer, miniexamen del estado mental (MMSE), evaluación cognitiva de Montreal (MoCA), 4AT
Movilidad	Tiempo de espera y marcha, prueba de equilibrio de 4 etapas, prueba de sentarse a levantarse

Manejo de la medicación. La nueva y la habitual

Alrededor del 10% de las personas mayores de 65 años ingresan en las áreas de urgencias debido a reacciones adversas a medicamentos. La polifarmacia, definida como el uso regular de varios medicamentos (cinco o más), es un síndrome geriátrico prevalente en esta población. Si bien es cierto que es un concepto basado en la cantidad, la realidad es que la inadecuada prescripción de un único fármaco puede desencadenar un efecto no deseado en un adulto mayor. Existen guías para evaluar el uso de medicación potencialmente inadecuada usando los criterios Beers o los criterios STOPP/START. Una historia que recopile los medicamentos, la frecuencia, el horario y la dosificación es información necesaria como punto de partida. Preguntar si alguno de estos medicamentos ha sido introducido recientemente puede ayudar a descubrir que este puede ser el factor que generó el ingreso en la sala de urgencias/emergencias. Existen medicamentos que, por su mismo mecanismo de acción, pueden causar un desequilibrio en el organismo (efecto adverso), pero también la interacción entre fármacos puede generarlo. En la actualidad se cuenta con distintos programas o aplicaciones móviles que nos ayudan a revisar si existen interacciones entre los medicamentos.

Durante la atención de una persona mayor con una urgencia médica se presentan oportunidades para detectar otros factores de riesgo que pueden no estar asociados con el motivo de consulta: vacunación incompleta, abuso, osteoporosis, deprivación sensorial, depresión, riesgo de caídas, etc.

RECUERDA: Entre el 15 y el 25% de las visitas a urgencias son de población mayor y se asocian a peores resultados de salud como nuevas visitas a urgencias, mayor mortalidad y mayores tasas de hospitalización e institucionalización, con un elevado riesgo de diagnósticos erróneos y tratamientos inadecuados. La presentación de la clínica es atípica entre el 20 y el 35% de los casos.

RETO: HACER UNA GESTIÓN DE UN SERVICIO INTEGRAL, INTEGRADO Y CON CALIDAD PARA PERSONAS MAYORES CON UNA URGENCIA O EMERGENCIA

Siendo los adultos mayores usuarios nuevos y particulares de los servicios de urgencias, se requiere que en los marcos políticos y normativos (procesos y protocolos) se detallen las particularidades y los procedimientos específicos para este grupo poblacional.

Se han propuesto sistemas de organización de los servicios de urgencias para adaptarse con el fin de brindar una atención de calidad a las personas mayores. Algunos autores proponen que se deberían crear servicios de urgencias geriátricas, al igual que los hay en pediatría. Esta idea podría desarrollarse en la medida en que se cuente con la cantidad de personal especialista y con la garantía de que si una persona mayor llega a un servicio de urgencias general no se bloquee su atención por su edad.

Uno de los modelos propuestos para estos servicios es el de las 3 P, que centra la atención en las personas, los procesos y el lugar *(place)* del servicio de urgencias. Bajo este modelo, un servicio de urgencias geriátrico requiere que, en sus procesos de atención, se incluyan explícitamente: enfoques generales hacia el paciente, detección de condiciones de alto riesgo, evaluación mejorada para personas mayores, posibles alteraciones del flujo de trabajo y atención a las transiciones dentro y fuera del servicio de urgencias. Otro modelo propuesto es el programa Geriatric Emergency Management (GEM), que busca la integración de las mejores prácticas para adultos mayores en los programas, procesos y espacios de urgencias existentes. Menciona que cuando sea posible, se puede tener un espacio separado designado para estos pacientes. Describe de manera detallada y gráfica los pasos para desarrollar y respaldar el éxito de la implementación de la iniciativa. También usa la estructura de las 3 P:

- Personal: optimizar conocimientos, habilidades y actitudes de todo el personal.
- Procesos: protocolos y directrices que informan el proceso de atención a personas mayores complejas.
- Lugar *(Place)*: las modificaciones en el entorno físico y los recursos pueden influir en el proceso de atención. Estas pueden ser sensoriales (es decir, parlantes de bolsillo, relojes de esfera grande, iluminación), de apoyo a la movilidad (calcetines/pisos antideslizantes, ayudas para caminar) y de comodidad (manta cálida, silla/sillón reclinable, acceso a comida/bebida).

La American Geriatric Society (AGS) ha propuesto un guía sobre el departamento de emergencias geriátricas cuyo propósito es proporcionar un conjunto de pautas que pueden mejorar efectivamente la atención de la población mayor y que es factible implementar en el servicio de urgencias. Estas directrices crean un modelo para la gestión de personal, equipos, educación, políticas y procedimientos, atención de seguimiento y medidas de mejora del desempeño. Incluso presenta una herramienta para el monitoreo de la calidad.

La gestión de los servicios de urgencias no es ajena a los conceptos básicos de mejora de la calidad: estructura, proceso y resultados. Se recomienda usar el ciclo «planificar-hacer-estudiar-actuar» para implementar una iniciativa de urgencias geriátricas. Así mismo, se han descrito una serie de indicadores para el monitoreo y la supervisión del proceso, y así tomar decisiones de gestión basadas en evidencias.

El Colegio Estadounidense de Médicos de Emergencia (ACEP) ha creado un programa de acreditación de la calidad de la atención geriátrica con niveles designados de calidad en los servicios de urgencias geriátricos.

GEDI WISE (innovaciones en la atención del departamento de emergencias geriátricas a través del personal, la informática y las mejoras estructurales) es un programa de premios a las innovaciones en la atención médica de los centros Medicare y Medicaid de EE. UU., financiado para implementar y probar si un enfoque integrado e interdisciplinario para mejorar la atención de emergencia de la atención geriátrica aguda daría como resultado el triple objetivo: mejor atención médica, mejor salud y reducción de los costos de atención médica para los adultos mayores.

Coordinación de cuidados y transiciones óptimos

Las transiciones de atención representan en las personas mayores un momento de particular vulnerabilidad a eventos adversos, como errores de medicación, dificultad para recuperarse de la enfermedad o lesión y falta de comunicación debido a la atención fragmentada. Se han propuesto intervenciones para reducir el riesgo de que los adultos mayores sufran resultados adversos después de una asistencia al servicio de urgencias. Muchas se centran en mejorar la transición del servicio de urgencias a la comunidad y mejorar la comunicación entre prestadores y usuarios. Quienes desarrollen y gestionen la atención de transición deben considerar las necesidades de las personas mayores en cuanto a integración de la atención, manejo de síntomas, uso de medicamentos, comunicación e información claras de los proveedores y el deseo de regresar a la vida diaria. En la tabla 28.4 se presentan los factores que pueden complicar la gestión de la transición del servicio de urgencias a la comunidad o lugar de residencia.

Mención especial requiere la necesidad de una normativa sobre el uso de sujeciones mecánicas y farmacológicas. El uso de sujeciones se cuestiona cada vez más, ya que no disminuyen las caídas ni sus consecuencias, y pueden aumentarlas y producir complicaciones, estrés físico y emocional. Cuando se usan, debe ser con extrema precaución, como último recurso, con indicación médica, consentimiento informado y cuidados específicos de enfermería. La falta de formación del personal es un factor determinante en el uso excesivo de sujeciones.

La gerotecnología y las tecnologías de la información y comunicación (TIC) pueden mejorar la gestión de los servicios de urgencias para personas mayores de varias formas:

- Telemonitorización y tratamiento remoto del paciente, lo que permite reducir las admisiones hospitalarias en un 19% y los días de hospitalización en un 25%. Esto descongestiona los servicios de urgencias al evitar visitas innecesarias.
- Diseño de servicios asistenciales basados en evidencia científica, que buscan la longitudinalidad y la personalización. Esto mejora la calidad de la atención en urgencias.
- Aplicaciones móviles específicas para personas mayores, que podrían reducir las asistencias a urgencias en un 11%. Estas aplicaciones *(apps)* permiten un seguimiento más cercano y evitan complicaciones.
- Informatización de los procesos en urgencias y emergencias, lo que aumenta la eficiencia y reduce errores. Las TIC facilitan la gestión de citas, historial clínico, etc.
- Formación del personal sanitario en el uso de herramientas digitales en geriatría, para optimizar su aplicación en la práctica clínica. Esto es clave para aprovechar todo el potencial de la gerotecnología.

RECUERDA: Hay modelos descritos que permiten prestar una atención sanitaria especializada a los mayores en urgencias (modelo 3 P, modelo GEM, modelo AGS, modelo GEDI WISE, entre otros) para mejorar sus resultados de salud.

TABLA 28.4 Factores que pueden complicar la gestión de la transición del servicio de urgencias a la comunidad o lugar de residencia

Factores del sistema	Factores del proveedor	Factores del paciente
Problemas de seguro: precertificación para medicamentos o colocación de centros de salud o enfermería en el hogar	Carga de pacientes	Comorbilidades complejas que interactúan
Barreras para el acceso a los recursos para pacientes ambulatorios	Sesgos implícitos	Polifarmacia
No hay comunicación entre los sistemas de registros médicos electrónicos	Falta de entrenamiento	Deterioro cognitivo
Tiempo mínimo cara a cara con el paciente y requisitos de gráficos pesados	Percepción de que lleva demasiado tiempo	Baja alfabetización sanitaria o nivel educativo
Múltiples transferencias y múltiples proveedores	Centrarse en el problema agudo solo en la sala de emergencias lleva a ignorar los problemas crónicos	Falta de apoyo social
Servicios reducidos debido a la hora del día o a las transiciones de fin de semana	Bajo compromiso con los socios de la comunidad	Preferencias culturales sobre la comunicación y la participación familiar
Falta de entregas en persona o cara a cara	Dificultad para adaptar las instrucciones a las personas	Dificultades de comunicación (p. ej., deterioro sensorial, barreras del idioma)
Mala integración de las transiciones de los servicios de atención	Tiempo mínimo de planificación para el alta de la sala de emergencias en comparación con el tiempo de hospitalización	
Falta de continuidad hospitalaria y ambulatoria de los proveedores	Formación limitada en principios de cuidado de transición	
Desbordamiento de los servicios de urgencias y/o personal inadecuado		

RETO: CAPACITAR A TODOS LOS ACTORES EN EL PROCESO DE ATENCIÓN DE LA PERSONA MAYOR QUE TIENE UNA URGENCIA O EMERGENCIA

La gestión del talento humano es el factor clave para el cambio. Los profesionales de salud que trabajan en los servicios de urgencias han expresado la necesidad de capacitación para atender a personas mayores. Existen programas de capacitación en temas de geriatría que han demostrado cambiar las actitudes de los profesionales de salud hacia estos pacientes.

Si bien se ha descrito una tendencia al desarrollo de la especialidad en emergencia geriátrica, aún hay muy pocos emergencistas con certificación en geriatría, al igual que geriatras, por lo que lo ideal es que todo el personal que trabaje en urgencias reciba capacitación al respecto. Es imprescindible que los médicos y las enfermeras que hagan la especialidad de emergencias construyan en su formación capacidades específicas de geriatría. La AGS ha propuesto una serie de competencias mínimas para los médicos especialistas en emergencias sobre medicina geriátrica.

A manera de ejemplo de capacitación con evidencia, mencionamos el modelo de las 5 C de consulta (Contacto, Comunicarse, formular preguntas Centrales, Colaborar y Cerrar el ciclo), que ha demostrado servir para la capacitación de estudiantes de Medicina y residentes de medicina de urgencias de forma oportuna, económica y conveniente para que aumenten la efectividad de las consultas médicas que se originan en el servicio de urgencias.

De igual manera, los gestores y directores de los servicios de urgencias deben adquirir competencias que les permitan reconocer que están ante un usuario particular del servicio y aplicar estrategias de gestión que permitan responder a las necesidades y expectativas de este grupo poblacional con calidad.

Por último, hay que recordar que la necesidad de capacitación también incluye al usuario, los cuidadores, la familia y la comunidad en general.

RETO: ACTIVAR LA CAPACIDAD COMO AGENTES DE LAS PERSONAS MAYORES Y SUS CUIDADORES O FAMILIARES PARA SER PARTE DEL EQUIPO DE SALUD QUE RESPONDE A UNA URGENCIA O EMERGENCIA

En un modelo de cuidados centrado en la persona, se requiere que el usuario forme parte activa del equipo de salud, expresando sus necesidades, prioridades y expectativas. En el caso de las personas mayores que requieren un cuidador, el usuario es la unidad cuidador-cuidado.

La demanda oportuna de una atención debe ir de la mano del acceso adecuado al servicio, por lo que desarrollar la autoeficacia en el cuidado es muy importante. En ese sentido, los programas de promoción basados en evidencia como Tomando Control de Tu Salud, pueden contribuir al éxito de la atención en una situación de urgencia. Este programa, en el que pueden participar los adultos mayores o sus cuidadores, ha demostrado que puede mejorar la salud, el cambio de estilos de vida y el uso eficiente de los servicios. Durante el proceso se enseña a desarrollar habilidades y roles como: «preparar una consulta médica», «decidir el uso de una nueva medicación», «signos de alarma: solicitar una atención urgente», «técnicas de resolución de problemas», «elaborar un plan de acción para el autocuidado», etc. Existe otro programa de promoción de la salud basado en la evidencia llamado CAPABLE, que está dirigido a personas mayores que han perdido al menos una actividad básica de la vida diaria y que suelen ser dependientes de cuidados.

A continuación, brindamos una serie de preguntas que el médico debe tener en cuenta antes de dar de alta a una persona mayor de la sala de urgencias:

- ¿Ha considerado algún déficit cognitivo o cambio en el estado mental habitual? ¿Es recuperable?
- ¿Ha evaluado la deambulación segura?
- ¿Ha hablado sobre las necesidades de atención en casa y si los cuidadores estarán disponibles?
- ¿Le preocupa el abuso o la negligencia, incluso el autodescuido?
- ¿Ha revisado todos los medicamentos de la persona mayor, incluidos los medicamentos habituales que continuará y los nuevos, revisando dos veces las recetas nuevas para evitar las interacciones?
- ¿Ha confirmado una buena comprensión de las instrucciones del alta con el propio paciente y el cuidador?
- ¿El adulto mayor se siente cómodo y listo para el alta? ¿Hay algo que le preocupe?
- ¿Está claro el plan de atención que debe continuar el médico de familia tras el alta?
- ¿Tiene necesidades de rehabilitación?
- ¿Existe algún recurso o prestación comunitaria que le pueda ayudar?

Durante el proceso de la urgencia siempre hay oportunidades de mejorar la calidad de la atención. Los adultos mayores, los cuidadores y los familiares se enfrentan a una serie de problemas ante una urgencia o emergencia. Brindar a los cuidadores información, capacitación, apoyo y herramientas de comunicación, junto con una mejor coordinación entre niveles asistenciales y servicios sociales, puede ayudar a mitigar los principales problemas que afronta un paciente mayor y su familia al tener que acudir a un servicio de urgencias. En la tabla 28.5 se presentan recomendaciones para afrontar estos problemas.

Además, existen estrategias y recomendaciones que los cuidadores pueden utilizar para mejorar su capacidad para manejar el estrés durante situaciones de crisis. Entre ellas destacan: utilizar técnicas de respiración, utilizar técnicas de visualizaciones, descansar y cuidar de uno mismo, enfocarse en una tarea, buscar redes de apoyo mutuo y buscar apoyo psicológico. Implementando estas estrategias de capacitación, comunicación, coordinación, identificación de riesgos y apoyo a cuidadores se puede mejorar significativamente la coordinación entre los cuidadores y los servicios de urgencias, lo que redunda en una mejor atención para los mayores.

TABLA 28.5 Recomendaciones para afrontar los principales problemas a los que se enfrenta un adulto mayor y su familia en el servicio de urgencias

Problema	Recomendación
Falta de información y apoyo	Brindar capacitación y protocolos claros de actuación puede ayudar a los cuidadores a responder de manera efectiva ante una urgencia o emergencia
Sobrecarga y estrés	Es importante que los cuidadores cuenten con redes de apoyo, respiro y asistencia para evitar el agotamiento, especialmente en situaciones de crisis
Dificultades de comunicación	Entrenar a los cuidadores en técnicas de comunicación efectiva con los adultos mayores puede facilitar la atención en urgencias. Esto incluye aprender a expresar los síntomas y necesidades del paciente de manera clara
Falta de coordinación	Mejorar los canales de comunicación entre niveles asistenciales, las personas mayores y sus cuidadores
Problemas sociales	Identificar tempranamente a estos pacientes de alto riesgo social (viven solos, situación de pobreza, etc.) y vincularlos a servicios de apoyo puede prevenir complicaciones

Los adultos mayores y los cuidadores y familiares pueden ayudar activamente a identificar de manera efectiva las brechas en la coordinación de cuidados y abordarlas de forma proactiva, de manera que se garantice una atención más integral y coordinada para el paciente. Algunas de las estrategias propuestas para este fin son: ser parte activa en la toma de decisiones relacionadas con el cuidado; llevar un registro detallado de las citas médicas, los medicamentos, los tratamientos y los servicios recibidos; hacer preguntas y asegurarse de comprender claramente las tareas y responsabilidades de cada parte involucrada en el cuidado; y construir y mantener líneas abiertas de comunicación con los coordinadores de cuidados profesionales y entre los diferentes proveedores de servicios de salud.

Para mejorar la capacidad de agente para el autocuidado en adultos mayores dados de alta de los servicios de urgencias, se pueden implementar varias actuaciones:

- Educar y concienciar.
- Guiar para participar en programas de promoción de la salud basadas en la evidencia.
- Orientar sobre recursos y prestaciones sociales que están disponibles en su comunidad.
- Orientar sobre redes de apoyo o programas comunitarios que puedan ayudar a adoptar y mantener rutinas de cuidado con evidencia.
- Promover la evaluación continuada de las capacidades de autocuidado por parte de los profesionales del primer nivel de atención.

Los documentos sobre voluntades anticipadas o la condición de una persona mayor con una enfermedad en estadio terminal guía el proceso de atención basada en derechos ante una urgencia. Siempre hay algo que hacer por el bienestar y la dignidad de una persona, pero la orientación del tratamiento hacia la recuperación o el cuidado de final de vida, que incluye la orden de no reanimar o medidas de soporte avanzado de vida, se debe guiar por el estado funcional y criterios clínicos definidos. Los profesionales de la salud deben conversar con la familia y/o el paciente sobre estas situaciones antes de que se produzca la urgencia y explicar los procesos para garantizar un cuidado adecuado y digno, sea en el domicilio, en una residencia o en un centro hospitalario.

Las intervenciones de salud pública para mitigar las situaciones de falta de apoyo social pueden mejorar los resultados de salud y reducir las visitas evitables al departamento de emergencias en los adultos mayores.

RECUERDA: El manejo de las personas mayores que requieren una atención urgente necesita una evaluación integral, coordinación entre niveles asistenciales, plan de derivación o alta individualizado, prevención de reingresos, información transparente, identificación de causas, y abordaje del estrés y soledad. Es decir, un enfoque integral que abarque aspectos médicos, mentales, emocionales, sociales y ambientales para guiar la toma de decisiones por el nivel funcional, la condición de fragilidad, las preferencias de la persona y su dignidad.

LECTURAS RECOMENDADAS

Aguirre NL, García Gutiérrez S, Miro O, et al. Older Adult Patients in the Emergency Department: Which Patients should be Selected for a Different Approach? Ann Geriatric Med Res 2023;28:9–19.

Bambach K, Southerland LT. Applying Geriatric Principles to Transitions of Care in the Emergency Department. Emerg Med Clin North Am 2021;39:429–42.

Condon B, Griffin A, Fitzgerald C, et al. Older adults experience of transition to the community from the emergency department: a qualitative evidence synthesis. BMC Geriatrics 2024;24:233.

Kabell Nissen S, Rueegg M, Carpenter CR, et al. Prognosis for older people at presentation to emergency department based on frailty and aggregated vital signs. J Am Geriatr Soc 2023;71:1250–8.

Megalla M, Avula R, Manners C, et al. Using the 4M Model to Screen Geriatric Patients in the Emergency Department. J Geriatric Emergency Med 2021;2.

Melady D, Schumacher JG, Lesser A. Quality Improvement in the Geriatric Emergency Department: Getting Started. En: Schumacher JG, Melady D, editors. Creating a Geriatric Emergency Department: A Practical Guide. Cambridge University Press; 2022. p. 100–10.

Moloney E, O'Donovan MR, Sezgin D, et al. Diagnostic Accuracy of Frailty Screening Instruments Validated for Use among Older Adults Attending Emergency Departments: A Systematic Review and Meta-Analysis. Int J Environ Res Public Health 2023;20:6280.

Schumacher J, Melady D. Developing a Geriatric Emergency Department By Focusing on the Three Ps: People, Processes, and Place. Innov Aging 2023;7(Supplement 1):632–3.

Hipoxia en el adulto mayor. Cambios y enfermedades pulmonares, apnea obstructiva del sueño, hipertensión pulmonar, fibrosis y oxigenoterapia

Cristina Aguado Blanco, María Juárez España, Ana Isabel Soria Robles

INTRODUCCIÓN

La principal función del aparato respiratorio es la de permitir una adecuada oxigenación de los tejidos y eliminar el dióxido de carbono producido. Esto se logra a través de varios procesos, como son la ventilación, la perfusión y la difusión de los gases a través de la membrana alveolocapilar.

En el adulto mayor, los cambios producidos a nivel pulmonar con el envejecimiento, junto con el aumento de la prevalencia de enfermedades crónicas como la enfermedad pulmonar obstructiva, la apnea obstructiva del sueño (AOS), la hipertensión pulmonar o la fibrosis, dan lugar a un aumento del riesgo de presentar un intercambio gaseoso alterado. Cuando encontramos una disminución de la disponibilidad o el aprovechamiento de oxígeno en los tejidos, hablamos de hipoxia.

HIPOXIA Y ENVEJECIMIENTO

El oxígeno desempeña un papel clave en la respiración aeróbica y el metabolismo celular como el aceptor final de electrones en la cadena de transporte mitocondrial, por lo que cuando el organismo no puede satisfacer sus necesidades metabólicas debido a la hipoxia se desarrolla disfunción tisular. Según su duración, podríamos clasificar la hipoxia como hipoxia intermitente o hipoxia mantenida crónica.

La hipoxia intermitente es un proceso común de enfermedades respiratorias crónicas como la AOS, patología muy prevalente en adultos mayores. En este ambiente de hipoxia-reoxigenación encontramos un fenotipo proinflamatorio caracterizado por un aumento de la secreción de citoquinas por los macrófagos, como TNF-α e interleuquina 8 (IL-8), a través de diferentes vías de señalización, que se ha asociado al desarrollo de diversas enfermedades como tumores, isquemia e inflamación local, entre otros. De hecho, algunos estudios sugieren que la AOS está implicada en la inducción de estrés oxidativo y disfunción mitocondrial, compromete la comunicación intra- e intercelular y se asocia con cambios epigenéticos y disminución de la longitud de los telómeros, procesos definidos como marcas distintivas del envejecimiento.

Por otra parte, las causas de la hipoxia crónica son complejas y variadas. Inicialmente, ante una lesión isquémica, las propias células de forma fisiológica experimentan una serie de respuestas adaptativas. Sin embargo, en función de la duración y la gravedad de la hipoxia, estos cambios fisiológicos no pueden evitar efectos adversos en el organismo, como la agregación de especies reactivas de oxígeno (ROS), el daño al ADN, el estrés oxidativo mitocondrial o la inflamación crónica, que se han asociado a enfermedades relacionadas con el envejecimiento, como enfermedades isquémicas cerebrales, enfermedades cardiovasculares y enfermedades vasculares pulmonares.

Así, podemos encontrar las siguientes características comunes entre la hipoxia y las enfermedades relacionadas con el envejecimiento:

1. La hipoxia estimula la iniciación de vías de señalización que se cruzan con vías de señalización asociadas con el envejecimiento, promoviendo la formación del fenotipo secretor asociado a la senescencia (SASP) y la liberación de otras citoquinas (fig. 29.1).
2. La agregación de factores inflamatorios locales en el estado de inflamación asociada al envejecimiento *(inflammaging)* conduce a una inflamación manifiesta e incluso desencadena una tormenta de citoquinas, procesos descritos en enfermedades respiratorias con síndrome de respuesta inflamatoria sistémica (SRIS) que cursan con hipoxia franca.
3. La mayoría de los microambientes inflamatorios crónicos entran en un estado hipóxico.
4. Las lesiones y la senescencia vasculares se caracterizan por la función deteriorada de varias células (p. ej., células epiteliales, células del músculo liso vascular), que impiden la correcta distribución de oxígeno en los tejidos.
5. Se produce una acumulación progresiva de células alveolares senescentes y, bajo la influencia de la senescencia celular, se produce con frecuencia daño por estrés oxidativo a nivel pulmonar.

Los cambios adaptativos que desarrollan las células del tejido en ambientes hipóxicos son controlados a nivel molecular por la familia de proteínas HIF (factores inducibles por hipoxia). La hipoxia, a través de los HIF, puede llevar a una serie de respuestas adaptativas en tejidos y células con el aumento de la eritropoyetina (EPO) y la vasoconstricción. En diversos estudios se ha descrito cómo la disminución del oxígeno ambiental (p. ej., en altitudes elevadas con bajo oxígeno) puede tener efectos beneficiosos sobre el envejecimiento

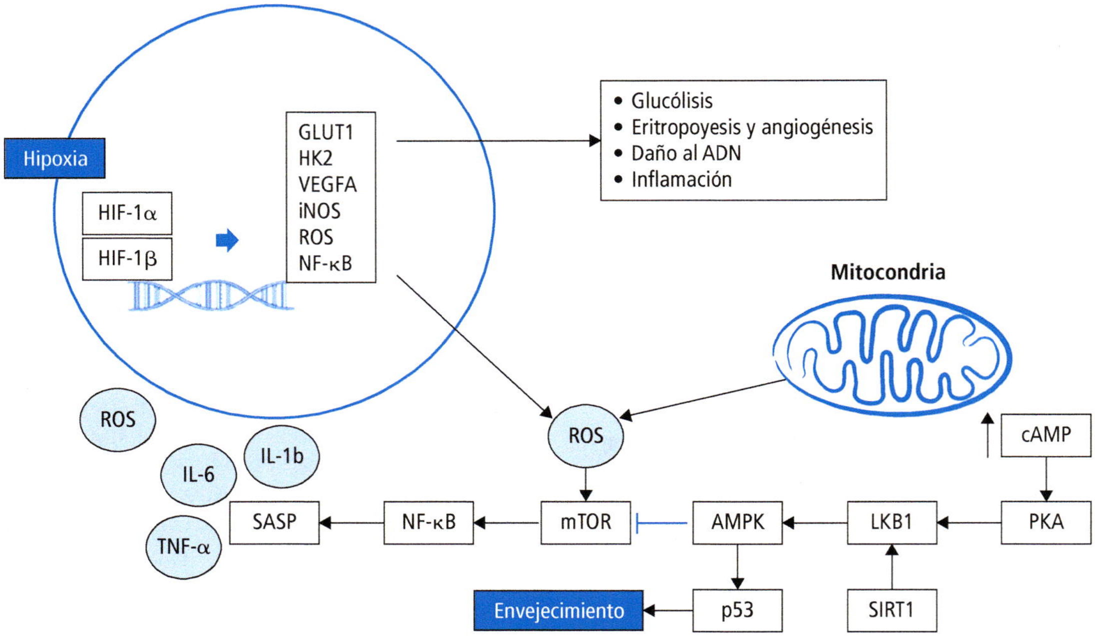

Figura 29.1 Regulación de HIF-1 bajo condiciones hipóxicas y su interrelación con el envejecimiento. Ante la hipoxia, la subunidad α de HIF no se degrada, sino que se une a la subunidad β e induce la expresión de muchos genes como *GLUT1* y *HK2*. Esto promueve la glucólisis para producir energía en la mitocondria y estimula la eritropoyesis, la angiogénesis y, en última instancia, el daño al ADN. Los niveles de AMPc aumentan después de la hipoxia prolongada. AMPc actúa junto con la senescencia a través de diferentes vías de señalización como mTOR produciendo finalmente SASP. GLUT1: transportador de glucosa tipo 1; HK2: hexoquinasa 2; iNOS: óxido nítrico sintetasa inducible; ROS: especies reactivas de oxígeno; SASP: fenotipo secretor asociado a la senescencia; TNF-α: factor de necrosis tumoral α; VEGF: factor de crecimiento endotelial vascular. (Modificado de Wei Y, Giunta S, Xia S. Hypoxia in Aging and Aging-Related Diseases: Mechanism and Therapeutic Strategies. Int J Mol Sci. 2022; 23: 8165.)

y la mortalidad, con un aumento de la esperanza de vida. A nivel cerebral, los HIF pueden jugar un papel crucial en la neuroprotección promoviendo la angiogénesis y la supervivencia celular y potenciando el metabolismo anaerobio. Por tanto, en algunos estudios se describe que el efecto de la hipoxia sobre el organismo depende de la severidad de esta; se producen efectos beneficiosos e incluso potenciales terapias al emplear hipoxia intermitente leve controlada, mientras que en situaciones de hipoxia grave aumenta el riesgo de desarrollar enfermedades cardiovasculares o incluso neurodegenerativas como la enfermedad de Alzheimer o la enfermedad de Parkinson.

La desregulación o sobreexpresión de HIF-1 está asociada con otros muchos procesos patológicos, como enfermedades metabólicas y tumores. Al mismo tiempo, la senescencia también puede estar involucrada en promover la expresión de HIF-1α. Durante la hipoxia y el envejecimiento, la vía de señalización hipóxica interactúa con las vías de señalización de sirtuinas, AMPK y NF-κB, lo que ilustra la asociación entre la hipoxia y las enfermedades relacionadas con el envejecimiento.

RECUERDA: Una vez superadas las respuestas adaptativas del organismo, la hipoxia severa da lugar a procesos que promueven la disfunción tisular, activando vías de señalización comunes a las encontradas en enfermedades relacionadas con el envejecimiento.

CAMBIOS DEL SISTEMA RESPIRATORIO EN EL ENVEJECIMIENTO

El envejecimiento del sistema respiratorio se caracteriza por una capacidad más limitada para responder a estresores medioambientales, junto con un deterioro progresivo de la función pulmonar marcado por cambios estructurales que afectan al intercambio de gases, y cambios celulares e inmunológicos que aumentan el riesgo de infecciones.

Cambios estructurales y celulares

La maduración y la función pulmonar alcanzan su punto máximo entre los 18 y los 25 años, con cambios mínimos hasta los 35 años para luego disminuir gradualmente. Se manifiesta mediante la pérdida progresiva del área superficial alveolar, la dilatación de espacios aéreos, la disminución del aclaramiento mucociliar y los cambios en la elasticidad. Esto es debido a cambios celulares subyacentes que afectan a características estructurales, funcionales y mecánicas del sistema respiratorio, y que implican al epitelio respiratorio, las células progenitoras pulmonares, las células inmunes y el intersticio (tabla 29.1).

Las características del envejecimiento celular se pueden agrupar en diferentes categorías. Estas incluyen fallos a nivel de genes (inestabilidad genómica, acortamiento de telómeros y desregulación epigenética), disfunción de señalización (anomalías en la comunicación intercelular o en la detección de nutrientes), compromiso de orgánulos (anomalías mitocondriales y pérdida de proteostasis) y cambios fenotípicos celulares (agotamiento de células madre y senescencia celular). A nivel pulmonar estos cambios repercuten en la capacidad para responder a estresores exógenos y endógenos. Mientras que una respuesta celular deficiente puede dar lugar a reparación incompleta, una respuesta excesiva puede llevar a una activación aberrante, cicatrización fibrótica y remodelación pulmonar (tabla 29.2).

Existen mecanismos sobreañadidos que pueden hacer al adulto mayor más susceptible de desarrollar enfermedades respiratorias. A nivel estructural, encontramos una disminución de la capacidad de la caja torácica, una pérdida de fibras elásticas pulmonares con alteración de la distensibilidad y una pérdida de fuerza de los músculos respiratorios, incluido el diafragma. Estos cambios dan lugar a una alteración de las pruebas funcionales respiratorias con una disminución de FEV1 y de la capacidad vital forzada; un aumento del volumen residual y una menor respuesta a la hipoxia y a la hipercapnia, lo que dificulta la activación de mecanismos de compensación en caso de enfermedad.

Los mayores presentan una mayor probabilidad de perder el reflejo tusígeno y el aclaramiento mucociliar, mecanismos protectores sin los cuales existe un riesgo aumentado de neumonías de repetición. La pérdida de fuerza de los músculos respiratorios da lugar a una tos menos efectiva, y las microaspiraciones de repetición inducen inflamación local crónica que perpetúa la sarcopenia de los músculos de la deglución, con el consiguiente desarrollo de disfagia y el aumento del riesgo de aspiraciones.

TABLA 29.1 Cambios celulares en el sistema respiratorio con el envejecimiento

Células epiteliales	• Disminución cuantitativa de células ciliadas y menor movimiento ciliar, que disminuye el aclaramiento • Disminución cuantitativa y cualitativa de células AT1 (intercambio gaseoso) • Disminución cuantitativa y cualitativa de células AT2 (producción de surfactante)
Células progenitoras pulmonares	• Disminución de células basales progenitoras en la vía aérea • Aumento de la apoptosis de células club o de Clara (células exocrinas bronquiolares). Menor diferenciación a células caliciformes y ciliadas en respuesta al estrés • Pérdida de autorrenovación y diferenciación a AT1 de las células AT2. Metabolismo lipídico alterado
Células inmunes	• Disminución de la concentración de macrófagos alveolares. Fallos en la fagocitosis, respuesta antiviral deteriorada y señalización anómala • Aumento de neutrófilos (inflamación crónica asociada a la edad). Reducción de quimiotaxis y migración inadecuada • Disfunción de células T y células B. Disminución de la producción de anticuerpos y pérdida de capacidad de recombinación de cambio de clase
Compartimento intersticial	• Mayor degradación de elastina con aumento en la rigidez de los compartimentos parenquimatoso y vascular. • Aumento de fibroblastos con mayor remodelación. Asociación con fibrosis pulmonar

AT1: células alveolares tipo 1; AT2: células alveolares tipo 2.
Modificado de Schneider JL, Rowe JH, Garcia-de-Alba C, Kim CF, Sharpe AH, Haigis MC. The aging lung: Physiology, disease, and immunity. Cell. 2021; 184(8): 1990-2019.

TABLA 29.2 Vías de respuesta al estrés en el sistema respiratorio del adulto mayor

Pérdida de proteostasis	• Mal plegamiento y agregación de proteínas • Disminución de la función de chaperonas • Disminución de la autofagia
Estrés oxidativo	• Aumento de especies reactivas de oxígeno • Aumento de NADPH oxidasa • Disminución de catalasas • Aumento de Nrf2
Desequilibrio metabólico	• Aumento de disfunción mitocondrial • Acortamiento de telómeros • Aumento de síntesis de esteroles • Aumento de mTOR • Disminución de la mitofagia
Senescencia celular	• Remodelación de la matriz extracelular con fibrosis secundaria • Aumento del espacio aéreo

Modificado de Schneider JL, Rowe JH, Garcia-de-Alba C, Kim CF, Sharpe AH, Haigis MC. The aging lung: Physiology, disease, and immunity. Cell. 2021; 184(8): 1990-2019.

RECUERDA: Los cambios celulares asociados al envejecimiento pulmonar afectan a características estructurales, funcionales y mecánicas del sistema respiratorio y dan lugar a una capacidad más limitada para responder a estresores endógenos y exógenos.

ENFERMEDADES PULMONARES PREVALENTES EN EL ADULTO MAYOR

Los adultos mayores tienen un alto riesgo de desarrollar enfermedades respiratorias agudas y crónicas y sufrir peores resultados que los pacientes más jóvenes. La edad avanzada es el principal factor de riesgo para afecciones pulmonares como la enfermedad pulmonar obstructiva crónica (EPOC) y la fibrosis pulmonar idiopática (FPI). Describiremos brevemente los mecanismos moleculares que relacionan estas patologías con el envejecimiento normal y señalaremos las alteraciones que relacionan el pulmón envejecido con peor respuesta a infecciones.

Envejecimiento y enfermedades crónicas asociadas

Existen similitudes entre las características del envejecimiento pulmonar y las observadas en la EPOC, enfermedad prevalente en adultos mayores. Estas incluyen alteraciones en el mantenimiento de los telómeros, la senescencia celular, la proteostasis y la estabilidad genómica, procesos que se ven acelerados ante la exposición de agentes exógenos. El tabaco, principal factor de riesgo, estimula la elevación de factores inflamatorios como el NF-κB respiratorio y la interleuquina 1 (IL-1), lo que conduce a estrés oxidativo en las células epiteliales de las vías respiratorias. Como resultado, las ROS resultantes activan las vías de señalización PI3K/AKT/mTOR, que promueven la sobreexpresión del gen HIF-1α y la producción de factores como el factor de crecimiento endotelial vascular (VEGF), el factor de crecimiento fibroblástico básico 2 (FGF-2), el factor de crecimiento derivado de las plaquetas (PDGF) y otros, induciendo así una respuesta inflamatoria objetivada en pacientes EPOC.

La FPI, por otra parte, es el tipo más común de neumonía intersticial fibrosante crónica progresiva, y su etiología es desconocida. Se caracteriza por presentar remodelación intersticial, destrucción de la arquitectura del tejido, cicatrización irreversible y función pulmonar comprometida. Se cree que la FPI es consecuencia de lesiones repetitivas en el epitelio respiratorio y una reparación desregulada que lleva a la activación y proliferación de miofibroblastos y el depósito de matriz extracelular, proceso perpetuado por mediadores bioquímicos que estimulan la reprogramación metabólica. A diferencia de la EPOC, en la que el humo del cigarrillo desempeña un papel importante en la patogenia, el envejecimiento confiere el mayor riesgo de FPI más allá de cualquier otro factor ambiental conocido, existiendo un riesgo 6,9 veces mayor de desarrollar FPI en mayores de 70 años con respecto a pacientes de 40 años.

Infecciones respiratorias en el pulmón envejecido

En Europa se estima una incidencia anual de neumonía adquirida en la comunidad (NAC) de 1,2 por 1.000 personas/año en adultos, pero asciende a 14 por 1.000 personas/año en mayores de 65 años. Las infecciones respiratorias son la principal causa de muerte de cualquier etiología infecciosa entre los adultos mayores. Los microorganismos *S. pneumoniae, H. influenzae, S. aureus* y bacilos gramnegativos son los principales patógenos que causan neumonías en la población mayor. Las características del sistema respiratorio envejecido que predisponen a la infección neumocócica incluyen el reflejo de la tos disminuido, la función de barrera mucosa alterada y la depuración mucociliar, que son importantes para la eliminación mecánica de patógenos aspirados. La acumulación de células senescentes en los pulmones, junto con la capacidad disminuida para regenerar células epiteliales respiratorias, da como resultado una curación más lenta en adultos mayores y estancias hospitalarias más prolongadas.

La inmunosenescencia aumenta la vulnerabilidad a infecciones virales. La gripe es una causa significativa de mortalidad en poblaciones de edad avanzada. Las personas entre 65 y 74 años tienen un riesgo 30 veces mayor de morir por infección por influenza A en comparación con aquellos de 25 a 49 años. Es muestra de una alteración en la red de proteostasis en las células AT2 y los macrófagos alveolares. Por otra parte, la pandemia por SARS-CoV-2 mostró el impacto potencial de los virus respiratorios sobre la población mayor. En 2021, el 80% de los pacientes hospitalizados por SARS-CoV-2 eran mayores de 60 años. Estos resultados son reflejo de una mayor susceptibilidad a infectarse y desarrollar enfermedad severa. El SARS-CoV-2 infecta células AT2, donde se propaga y libera grandes cantidades de partículas virales. La enzima conversora de la angiotensina II (ECA II) es un receptor para el virus SARS-CoV-2 en las células AT2. Los cambios relacionados con la edad en la inmunidad innata y adaptativa conllevan el fracaso de los adultos mayores para responder a amenazas inmunológicas de manera tan robusta como los adultos más jóvenes, lo que subraya la necesidad de identificar los mecanismos que expliquen el declive pulmonar relacionado con la edad.

RECUERDA: Las alteraciones moleculares asociadas al envejecimiento normal del sistema respiratorio se asocian a un mayor riesgo de enfermedades agudas y crónicas.

APNEA OBSTRUCTIVA DEL SUEÑO

La AOS es uno de los trastornos del sueño más frecuentes en nuestra población. Su prevalencia aumenta con la edad y, aunque se trata de una patología frecuentemente infradiagnosticada, se estima que la padecen entre el 27 y el 80% de la población mayor de 60 años. Existe una relación bidireccional entre la AOS y el envejecimiento, ya que los cambios fisiológicos de la edad podrían predisponer a la aparición de la

CUADRO 29.1 Consecuencias de la apnea obstructiva del sueño (AOS)

Somnolencia diurna excesiva
Los episodios repetidos de interrupciones respiratorias durante la noche pueden provocar un sueño fragmentado e insuficiente que conlleva somnolencia diurna.

Mayor riesgo de caídas
La somnolencia diurna puede aumentar el riesgo de caídas y otros accidentes.

Disfunción cognitiva
Puede afectar negativamente a la función cognitiva, incluidos la atención, la concentración, la memoria y el procesamiento de la información.

Mayor riesgo cardiovascular
La AOS se ha asociado con un mayor riesgo de hipertensión arterial, enfermedad coronaria, accidente cerebrovascular, arritmias cardíacas y otros problemas cardiovasculares en los mayores.

Impacto en la calidad de vida
Los síntomas de la AOS pueden afectar a la calidad de vida general, causando irritabilidad, cambios de humor y disminución del bienestar emocional.

Agravamiento de comorbilidades
La AOS puede empeorar la insuficiencia cardíaca, la diabetes y las enfermedades pulmonares crónicas, lo que dificulta su manejo y control.

Mayor mortalidad
La AOS está asociada con un mayor riesgo de mortalidad, especialmente cuando no se diagnostica ni se trata adecuadamente.

AOS y los efectos de la AOS podrían contribuir a acelerar los procesos de envejecimiento.

La AOS tiene un importante impacto sobre la salud del individuo y es fuente de numerosas morbilidades (cuadro 29.1). Esta patología presenta una asociación con la hipertensión arterial (HTA), y es la primera causa de HTA secundaria. Además, aumenta el riesgo, entre otros, de enfermedad cerebrovascular, arritmias, insuficiencia cardíaca y diabetes mellitus. Existe una clara asociación entre la AOS y el deterioro cognitivo. Los dominios más frecuentemente afectados en este tipo de pacientes suelen ser: función ejecutiva, atención y memoria, pero incluso se ha descrito recientemente una asociación entre la AOS y la enfermedad de Alzheimer. Los pacientes con enfermedad de Alzheimer presentan un riesgo mayor de tener AOS y la incidencia de AOS aumenta conforme progresa el deterioro cognitivo. Además, hay estudios que sugieren que el tratamiento con presión positiva continua en las vías respiratorias (CPAP) en estos pacientes podría retrasar la progresión del deterioro cognitivo.

Diagnóstico

El diagnóstico de la AOS se realiza mediante poligrafía respiratoria o polisomnografía, a partir de la sospecha clínica. Según el último documento internacional de consenso sobre la AOS, se establece el diagnóstico cuando se cumple uno de los dos criterios siguientes:

1. La presencia de un índice de apneas-hipopneas (IAH) $\geq$ 15/h, predominantemente obstructivas.
2. La presencia de un IAH $\geq$ 5/h acompañado de uno o más de los siguientes factores: excesiva somnolencia durante el día, sueño no reparador, cansancio excesivo y/o deterioro de la calidad de vida relacionada con el sueño, no justificables por otras causas.

Clasificación y gravedad

La valoración actual de la gravedad de la AOS es uno de los temas más ampliamente discutidos con respecto a esta patología. Su clasificación se basa exclusivamente en el IAH y no contempla otros parámetros que influyen tanto en el desarrollo de la enfermedad como en sus consecuencias a largo plazo. Además del IAH, se recomienda tener en cuenta el tiempo con saturación de oxihemoglobina por debajo de 90% (CT90), la somnolencia diurna excesiva medida por la escala de Epworth, el índice de masa corporal (IMC) y la presencia de comorbilidades cardiovasculares (HTA, diabetes mellitus de tipo 2, dislipemia, enfermedad coronaria, enfermedad cerebrovascular, insuficiencia cardíaca y fibrilación auricular). Sin embargo, no se dispone en la actualidad de puntos de corte ni de escalas concretas para incorporar estas variables en la clasificación de la gravedad.

Recientemente se ha publicado un estudio que analiza las características oximétricas de los adultos mayores con AOS. En este estudio, los participantes mayores de 65 años presentaron un IAH mayor y un CT90 más elevado comparados con los participantes más jóvenes, lo que podría poner de manifiesto la importancia de los marcadores de hipoxia en la clasificación de la gravedad, sobre todo en el adulto mayor.

Tratamiento

El tratamiento de primera línea para la AOS moderada o grave en adultos mayores es la CPAP mediante una máscara nasal o nasobucal que, junto con los cambios en el estilo de vida como la pérdida de peso, el control de la presión arterial y la evitación del alcohol y los fármacos sedantes, ha demostrado mejorar este trastorno. El beneficio del uso de la CPAP es la mejora de la calidad de vida y la somnolencia diurna, la presión arterial, niveles de colesterol, la fracción de eyección ventricular y la función cognitiva. También ha demostrado disminuir el riesgo de enfermedad cardiovascular y la mortalidad. La adherencia al tratamiento con CPAP en este grupo de población es variable y su cumplimiento puede ser un desafío debido a barreras como el dolor crónico, el deterioro cognitivo y la soledad.

Otras opciones de tratamiento incluyen los dispositivos de avance mandibular, la estimulación del nervio hipogloso y la cirugía de la vía aérea superior, que debe ser cuidadosamente valorada en casos seleccionados.

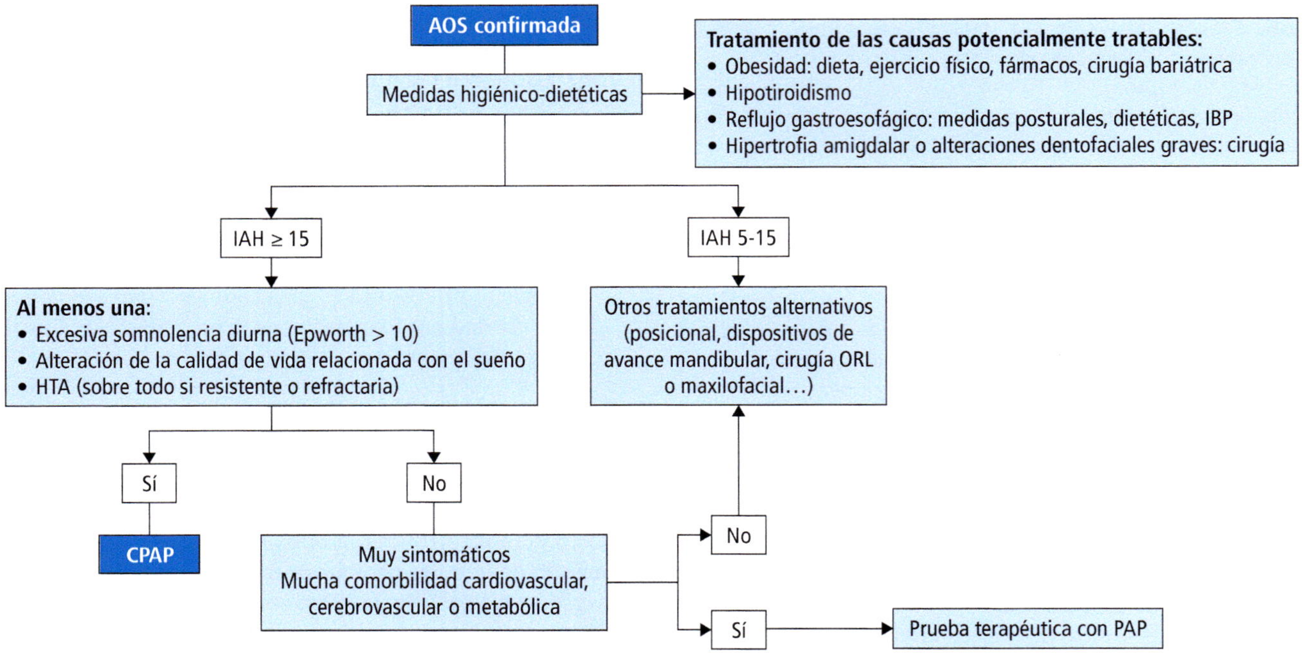

Figura 29.2 Tratamiento de la apnea obstructiva del sueño. AOS: apnea obstructiva del sueño; HTA: hipertensión arterial; IAH: índice de apneas-hipopneas; IBP: inhibidores de la bomba de protones; ORL: otorrinolaringológica. (Modificado de Mediano O, González Mangado N, Montserrat JM, Alonso-Álvarez ML, Almendros I, Alonso-Fernández A, et al.; Spanish Sleep Network. Documento internacional de consenso sobre apnea obstructiva del sueño. Arch Bronconeumol. 2021; 58: 1.e52-e68.)

El tratamiento se muestra en la figura 29.2.

RECUERDA: La prevalencia de la AOS aumenta con la edad y aumenta el riesgo de enfermedad cerebrovascular, arritmias, insuficiencia cardíaca, diabetes mellitus y deterioro cognitivo. Los pacientes mayores deben ser diagnosticados y tratados poniendo el foco de atención especialmente en la cognición y la multimorbilidad. Su tratamiento eficaz consiste en la terapia CPAP y cambios en el estilo de vida.

HIPERTENSIÓN PULMONAR

La hipertensión pulmonar (HP) es una enfermedad multifactorial desencadenada por un aumento progresivo de la presión arterial pulmonar y resistencia vascular pulmonar que puede conducir a una disfunción progresiva del ventrículo derecho y, finalmente, a la aparición de insuficiencia cardíaca. A nivel hemodinámico, esta se define como una presión arterial pulmonar media (PAPm) > 20 mmHg en reposo.

La incidencia de la HP se encuentra en torno al 1% global y presenta un aumento en mayores de 65 años. En Europa, más del 80% de los pacientes con HP son mayores de 65 años.

Los pacientes jóvenes con HP suelen presentar una mejor clase funcional y capacidad de ejercicio, mejor respuesta al tratamiento y mejor supervivencia que los pacientes mayores.

Definición y clasificación

Definición hemodinámica

La clasificación hemodinámica se establece mediante la determinación de la PAPm en reposo con un cateterismo derecho. Su clasificación se resume en la tabla 29.3.

TABLA 29.3 Definición hemodinámica de la hipertensión pulmonar

Definición	Características hemodinámicas
HP	PAPm > 20 mmHg
HP precapilar	PAPm > 20 mmHg PEP ≤ 15 mmHg RVP > 2 UW
HP poscapilar aislada	PAPm > 20 mmHg PEP > 15 mmHg RVP ≤ 2 UW
HP precapilar y poscapilar combinadas	PAPm > 20 mmHg PEP > 15 mmHg RVP > 2 UW
HP durante el ejercicio	Pendiente PAPm/gasto cardíaco entre reposo y ejercicio > 3 mmHg/l/min

HP: hipertensión pulmonar; PAPm: presión arterial pulmonar media; PEP: presión de enclavamiento pulmonar; RVP: resistencia vascular pulmonar; UW: unidades Wood.
Modificado de Guía ESC/ERS 2022 sobre el diagnóstico y tratamiento de la hipertensión pulmonar. Eur Heart J. 2022; 43(38): 3618-731.

Clasificación

La clasificación clínica intenta integrar bajo el mismo grupo aquellas entidades con mecanismos fisiopatológicos, presentación clínica, características hemodinámicas y abordaje terapéutico similar. En todos los grupos de HP puede existir un componente precapilar y poscapilar que influya en la elevación de la presión pulmonar, sobre todo en los adultos mayores con numerosas comorbilidades. La clasificación debe establecerse en función de la principal causa que predomine en el aumento de la presión pulmonar. La clasificación clínica se resume en el cuadro 29.2.

En los adultos mayores, la HP suele ocurrir secundariamente a la presencia de cardiopatía izquierda (grupo 2) o enfermedades pulmonares (grupo 3). La hipertensión arterial pulmonar (HAP) (grupo 1) se ha considerado tradicionalmente una patología típica de mujeres adultas jóvenes, pero el número de mayores de 65 años con diagnóstico de HAP está aumentando en los últimos años. Sin embargo, esta entidad es considerada todavía un diagnóstico poco frecuente en este grupo de edad.

RECUERDA: En adultos mayores, la HP suele ocurrir secundariamente a la presencia de cardiopatía izquierda (grupo 2) o de enfermedades pulmonares (grupo 3).

Clínica

El síntoma principal es la aparición de disnea de evolución progresiva durante los esfuerzos. La clase funcional del paciente es uno de los mejores predictores de supervivencia al diagnóstico y durante el seguimiento. Un empeoramiento rápido de la clase funcional nos tiene que hacer sospechar de la progresión de la enfermedad. Otros síntomas que pueden aparecer son: distensión abdominal o náuseas durante el ejercicio o cuadro sincopal durante o poco después del esfuerzo. Además, los pacientes pueden referir bendopnea, palpitaciones, fatiga y hemoptisis.

Los signos de HP difieren en función de la causa subyacente. Los pacientes pueden presentar cianosis central, periférica o mixta. Además, pueden presentar signos de insuficiencia cardíaca derecha o de enfermedades desencadenantes (acropaquias, telangiectasias, Raynaud). Las comorbilidades de los pacientes mayores y su sintomatología pueden implicar un retraso diagnóstico.

Diagnóstico

El proceso diagnóstico es complejo y excede los propósitos de este capítulo. En términos generales, el diagnóstico se basa en confirmar la sospecha de HP y en identificar la enfermedad subyacente. Para ello puede ser necesario llevar a cabo las siguientes pruebas, que serán modificables en función de la sospecha clínica: ECG, radiografía de tórax, autoinmunidad, pruebas de función pulmonar (PFT) y pruebas de esfuerzo, gases arteriales, ecocardiograma, ecografía abdominal, gammagrafía pulmonar ventilación/perfusión, TC de tórax, resonancia cardíaca y cateterismo cardíaco derecho. Como se ha explicado previamente en este capítulo, la causa más frecuente de HP en el adulto mayor son las enfermedades del grupo 2 y 3. Una vez descartadas estas causas, la prueba de elección sería el cateterismo cardíaco derecho. Esta técnica es menos solicitada en el paciente mayor por su riesgo y complejidad, lo que dificulta incluso más llegar a un diagnóstico certero.

Tratamiento

El tratamiento para los pacientes con HAP (grupo 1) puede incluir calcioantagonistas, antagonistas de los receptores de la endotelina, inhibidores de la fosfodiesterasa tipo 5, estimuladores de la guanilato ciclasa, análogos de la prostaciclina y

CUADRO 29.2 Clasificación clínica de la hipertensión pulmonar

GRUPO 1. Hipertensión arterial pulmonar
- Idiopática.
- Hereditaria.
- Asociada a drogas y toxinas.
- Asociada a: enfermedad del tejido conectivo, infección por VIH, hipertensión portal, cardiopatías congénitas y esquistosomiasis.
- HAP con característica de afectación venosa o capilar.
- HP persistente del neonato.

GRUPO 2. HP secundaria a cardiopatía izquierda
- Insuficiencia cardíaca.
- Valvulopatías.
- Entidades cardiovasculares congénitas o adquiridas que causan HP poscapilar.

GRUPO 3. HP secundaria a enfermedades pulmonares y/o hipoxia
- Enfermedad pulmonar obstructiva o enfisema.
- Enfermedad pulmonar restrictiva.
- Enfermedad pulmonar con patrón mixto restrictivo y obstructivo.
- Síndromes de hipoventilación.
- Hipoxia sin enfermedad pulmonar.
- Enfermedades del desarrollo pulmonar.

GRUPO 4. HP asociada a obstrucciones arteriales pulmonares
- HP tromboembólica crónica.
- Otras obstrucciones arteriales pulmonares.

GRUPO 5. HP de mecanismo desconocido o multifactorial
- Trastornos hematológicos.
- Trastornos sistémicos.
- Trastornos metabólicos.
- Insuficiencia renal crónica.
- Microangiopatía pulmonar trombótica tumoral.
- Mediastinitis fibrosante.

HAP: hipertensión arterial pulmonar; HP: hipertensión pulmonar; VIH: virus de la inmunodeficiencia humana.
Modificado de Guía ESC/ERS 2022 sobre el diagnóstico y tratamiento de la hipertensión pulmonar. Eur Heart J. 2022; 43(38): 3618-731.

agonistas de los receptores de la prostaciclina. A pesar de ello, los pacientes pueden presentar refractariedad al tratamiento y puede ser necesario un trasplante pulmonar o cardiopulmonar. En los pacientes mayores suele utilizarse la monoterapia con inhibidores de la fosfodiesterasa tipo 5 o con antagonistas de los receptores de la endotelina.

El tratamiento de la HP asociada a cardiopatía izquierda (grupo 2) es optimizar la cardiopatía subyacente, y es imprescindible preservar la función del ventrículo derecho. Esto puede incluir la cirugía de la válvula, si está indicada; la optimización del tratamiento de la insuficiencia cardíaca y el tratamiento con diuréticos en caso de que el paciente presente signos congestivos.

Al igual que en el grupo 2, los pacientes con HP secundaria a enfermedades pulmonares (grupo 3) no presentan un tratamiento específico, y la estrategia se basa en la optimización de la enfermedad subyacente y programas de rehabilitación pulmonar.

El algoritmo de tratamiento para los pacientes pertenecientes al grupo 4 incluye angioplastia con balón, endarterectomía pulmonar y tratamiento médico. La endarterectomía pulmonar es el tratamiento de elección para pacientes con lesiones accesibles en las arterias pulmonares y ha demostrado una mejoría de la supervivencia y la calidad de vida a largo plazo. La angioplastia con balón se recomienda en pacientes inoperables técnicamente o con HP residual después de la endarterectomía pulmonar y obstrucciones distales tratables. Como tratamiento médico, el riociguat y el treprostinil pueden ser considerados en pacientes sintomáticos inoperables o con HP persistente después de la endarterectomía pulmonar.

Además, todos los pacientes con HP, una vez que se encuentran en situación estable, se benefician de participar en programas de entrenamiento físico supervisado para mejorar la capacidad de ejercicio y la calidad de vida.

FIBROSIS PULMONAR IDIOPÁTICA

Las enfermedades pulmonares son la tercera causa de muerte en la población mayor. La FPI es la causa más frecuente de neumonía intersticial idiopática y constituye el 20% de todas las enfermedades pulmonares intersticiales. La FPI se define como una enfermedad intersticial fibrosante crónica, de etiología desconocida, que afecta a personas mayores de 50 años, caracterizada por fibrosis, inflamación y destrucción del parénquima pulmonar y que se asocia a un patrón radiológico y/o histológico de neumonía intersticial usual (NIU).

La prevalencia aproximada es de 13/100.000 habitantes en mujeres y 20/100.000 habitantes en hombres, y aumenta con la edad. Su diagnóstico es excepcional por debajo de los 45 años y la mayoría de los diagnósticos se realizan a partir de los 60 años de edad.

La FPI conlleva una disminución significativa de la calidad de vida y su mortalidad es elevada, con una supervivencia de entre 3 y 5 años aproximadamente desde el inicio de los síntomas.

Aunque su etiología es desconocida, parece ser el resultado de una combinación de factores genéticos y ambientales; se encuentra una asociación familiar en más de un 20% de los casos.

Los cambios fisiológicos pulmonares que se producen en el envejecimiento, ya abordados al inicio de este capítulo, junto con determinados factores genéticos y diversos factores exógenos, juegan un papel fundamental en el desarrollo de esta enfermedad. Entre los factores exógenos que se relacionan con la FPI encontramos el tabaquismo, la contaminación ambiental, el polvo ocupacional, las infecciones pulmonares y la enfermedad por reflujo gastroesofágico.

Presentación clínica

La presentación clínica de la FPI es inespecífica, puesto que los síntomas iniciales de estos enfermos suelen ser la disnea de esfuerzo y la tos no productiva, presentes en numerosas patologías. En la exploración física son frecuentes la auscultación de crepitantes secos tipo «velcro», así como acropaquias y signos de HP.

En las PFT aparece un patrón restrictivo con reducción de la capacidad de difusión (DLCO), aunque en etapas iniciales puede ser leve.

Otras enfermedades intersticiales pulmonares pueden cursar con una clínica y un fenotipo progresivo similares, por lo que un correcto diagnóstico es fundamental para establecer un adecuado manejo terapéutico y un pronóstico.

Diagnóstico

El diagnóstico se basa en los hallazgos clínicos y radiológicos. En los casos en los que la anamnesis y la exploración física apunten a una enfermedad pulmonar intersticial como posible diagnóstico, la TC torácica de alta resolución debe ser la prueba de elección, con el objetivo de identificar el patrón típico de neumonía intersticial usual, definida como patrón de afectación heterogénea, predominantemente basal y subpleural, consistente en opacidades reticulares, bronquiectasias y/o bronquiolectasias por tracción y frecuentemente patrón en panal de abeja.

Para un correcto diagnóstico, es fundamental descartar otras posibles causas de enfermedad pulmonar intersticial, como enfermedades del tejido conectivo, toxicidad farmacológica o exposición ambiental.

En los casos en los que encontremos un patrón radiológico atípico, se podría plantear la realización de una toracoscopia con toma de biopsia pulmonar. Si se trata de una FPI, se describiría un patrón histopatológico típico de NIU: importante fibrosis, afectación parcheada y focos fibroblásticos.

Pronóstico y tratamiento

La FPI es una enfermedad progresiva. Con el tiempo, estos enfermos presentan empeoramiento progresivo de la disnea e insuficiencia respiratoria. Pueden presentar exacerbaciones y requieren con frecuencia ingreso hospitalario por insuficiencia respiratoria, que conlleva una pérdida de la función pulmonar y aumento de la mortalidad.

Además, la edad avanzada se asocia a un peor pronóstico. El empeoramiento de la disnea, cambios en la capacidad pulmonar medidos por la capacidad vital forzada (FVC) o

CUADRO 29.3 Factores de mal pronóstico en la fibrosis pulmonar

Edad mayor de 70 años.
Comorbilidades asociadas: hipertensión pulmonar, enfisema, carcinoma broncogénico, etc.
Grado de disnea basal e incremento en el tiempo (escala MRC).
DLCO menor del 40%.
Descenso de la capacidad vital forzada ≥ 10% y ≥ 15% de la DLCO (porcentaje del valor predicho) en 6-12 meses.
Desaturación en la prueba de la marcha de los 6 min.
Extensión de la fibrosis en la TC de alta resolución.
Sarcopenia.
Malnutrición.

pruebas funcionales como la prueba de caminar 6 min y la progresión de la fibrosis en la TC de alta resolución tienen valor pronóstico y se relacionan con una mayor mortalidad (cuadro 29.3).

Además, los pacientes con FPI tienen mayor prevalencia de comorbilidades respecto al resto de la población general, lo que condiciona una peor calidad de vida y, de nuevo, un peor pronóstico. Entre estas comorbilidades destacan la enfermedad cardiovascular, el enfisema pulmonar, la EPOC y la enfermedad por reflujo gastroesofágico (cuadro 29.4).

La FPI no tiene tratamiento curativo. Actualmente existen dos fármacos antifibróticos indicados para esta enfermedad: la pirfenidona y el nintedanib. Ambos han demostrado eficacia en la disminución del deterioro de la FVC, del riesgo de exacerbaciones, de hospitalización y de muerte. A pesar de ello, hay que tener especial precaución en el grupo de adultos mayores frágiles, ya que estos fármacos presentan mayor riesgo de efectos adversos y mayores tasas de interrupción.

Muchos enfermos con FPI acaban precisando oxigenoterapia ambulatoria. La rehabilitación respiratoria se relaciona con mejoría de los síntomas, de la capacidad para realizar actividad física y de la calidad de vida, aunque la evidencia a largo plazo es limitada.

El trasplante pulmonar debe considerarse en pacientes con FPI avanzada como una opción terapéutica, teniendo en cuenta la situación clínica y funcional y los posibles riesgos y beneficios de forma individualizada.

CUADRO 29.4 Comorbilidades asociadas a la fibrosis pulmonar idiopática

Arteriosclerosis y enfermedad arterial coronaria.
Diabetes.
Hipertensión.
Enfermedad pulmonar obstructiva crónica.
Patología cardíaca: insuficiencia cardíaca, disfunción diastólica, fibrilación auricular.
Hipertensión arterial pulmonar.
Apnea obstructiva del sueño.
Enfermedad por reflujo gastroesofágico.
Neoplasias.
Depresión y ansiedad.

RECUERDA: La fibrosis pulmonar idiopática es una enfermedad íntimamente relacionada con el proceso del envejecimiento, progresiva e irreversible. Su presentación clínica es inespecífica y el diagnóstico se basa en la sospecha clínica y en los hallazgos radiológicos; la prueba de elección es la TC de alta resolución.

OXIGENOTERAPIA

El término oxigenoterapia se emplea para definir el uso terapéutico del oxígeno consistente en su administración a concentraciones mayores de las que se encuentran en el aire ambiente (21%), con la intención prevenir y tratar la hipoxia.

Se trata de una herramienta fundamental para el tratamiento de la insuficiencia respiratoria, tanto aguda como crónica. Recordemos que esta se define como una presión arterial de oxígeno (PaO_2) inferior a 60 mmHg con o sin hipercapnia ($PaCO_2$ superior a 45 mmHg). Si existe hipoxemia hablamos de insuficiencia respiratoria parcial, y si se acompaña de hipercapnia, la definimos como insuficiencia respiratoria total.

Por tanto, la necesidad de oxigenoterapia se establece por la presencia de una inadecuada PaO_2 en sangre arterial periférica, que se relaciona con baja saturación de oxígeno de la hemoglobina.

La oxigenoterapia se puede administrar mediante diferentes dispositivos, dependiendo del flujo de oxígeno que queramos administrar y de la interfaz que sea más adecuada para el paciente.

Típicamente los clasificamos en bajo y alto flujo. En el grupo de dispositivos de bajo flujo, la concentración exacta de oxígeno del aire inspirado (o fracción inspirada de oxígeno [FiO_2]) por el paciente es variable y depende del patrón respiratorio del enfermo y del flujo administrado. Estos dispositivos son: las gafas nasales, destinadas a pacientes con necesidad de bajo flujo de oxígeno; la mascarilla simple y la mascarilla con reservorio. Esta última puede alcanzar una FiO_2 de hasta el 90-100%.

Los dispositivos de oxigenoterapia de alto flujo permiten conocer la concentración exacta de oxígeno que estamos administrando al paciente, y se trata, por tanto, de una oxigenoterapia «controlada». Dentro de este grupo se encuentran las mascarillas Venturi, las cuales suministran una fracción inspiratoria de oxígeno conocida, independiente del patrón ventilatorio del paciente, que oscila entre el 24 y el 60%. También se encuentran las cánulas nasales de alto flujo, que pueden alcanzar FiO_2 superiores al 50%, empleadas en enfermos que necesitan un flujo elevado de oxígeno.

Con el aumento de la prevalencia de enfermedades crónicas que condicionan insuficiencia respiratoria en la población anciana, la prescripción de oxigenoterapia aumenta con la edad, y ha demostrado aumentar la supervivencia y la calidad de vida.

A pesar de su beneficio, es fundamental tener en cuenta que la administración de la oxigenoterapia debe ser controlada para evitar los efectos adversos de la hiperoxigenación, sobre todo en el grupo de adultos mayores, debido a sus características fisiológicas y sus comorbilidades.

Entre estos efectos deletéreos, podemos encontrar la hipercapnia y la acidosis respiratoria, especialmente frecuente en mayores con enfermedades pulmonares crónicas como la EPOC, con el aumento de confusión y somnolencia que ello conlleva. Otra consecuencia de la hiperoxigenación es el aumento de estrés oxidativo, que incrementa el daño tisular y la inflamación sistémica.

Por tanto, a pesar de no existir indicaciones específicas en adultos mayores, es fundamental individualizar el flujo y el dispositivo de oxigenoterapia para cada paciente, con el objetivo de adaptarlo a sus necesidades reales.

PARTE IV

Problemas en medicina geriátrica

PROBLEMA 1 CIPRIANO HA DEJADO DE HACER SUS ACTIVIDADES HABITUALES

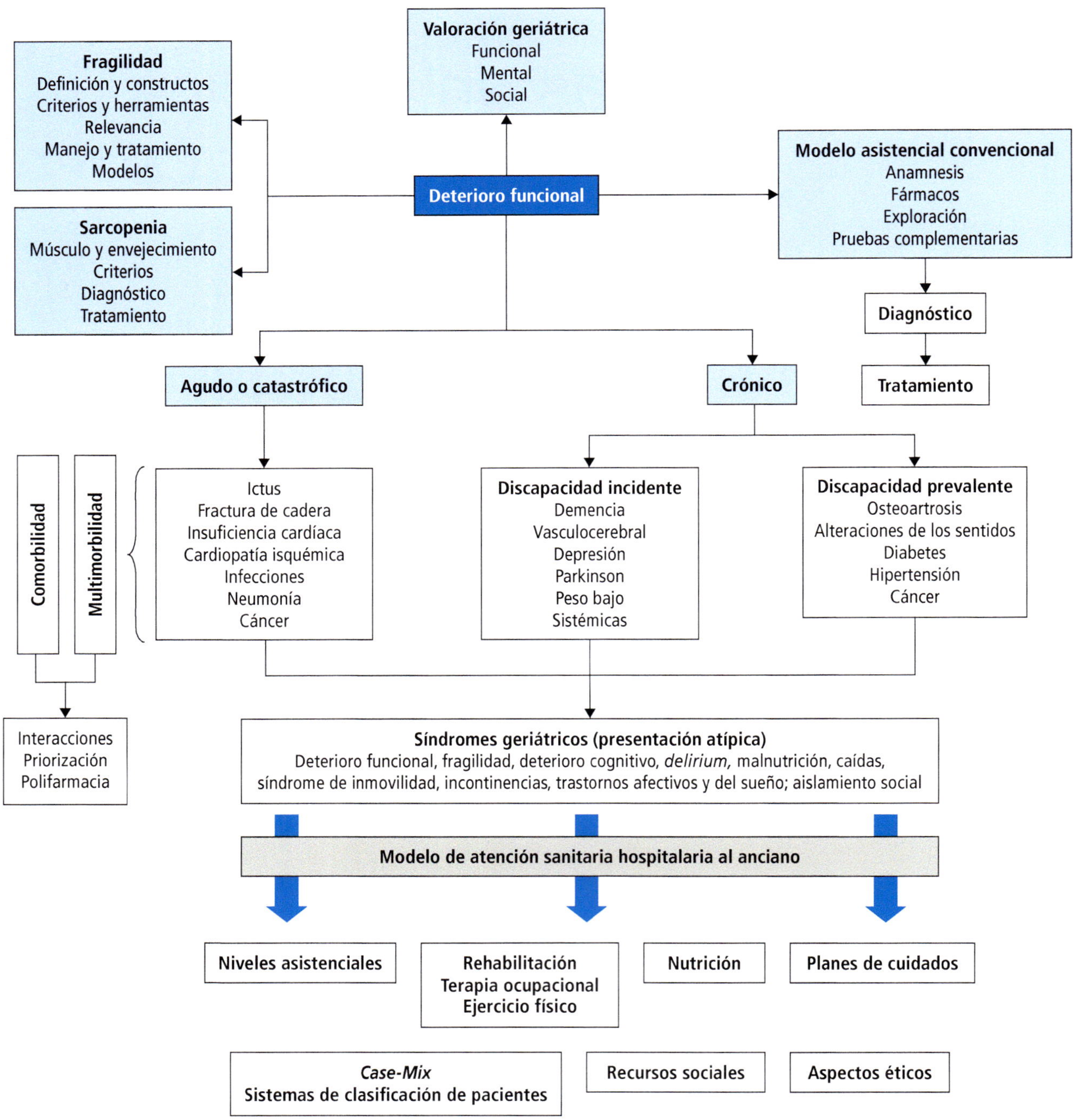

Cipriano, de 84 años, es traído a urgencias porque ha dejado de hacer las cosas que habitualmente hace en casa.

Preguntas que hay que resolver

- ¿Por qué producen discapacidad las enfermedades en los adultos mayores? ¿Qué es discapacidad y dependencia? ¿Qué son las limitaciones funcionales? ¿Qué esquemas de discapacidad existen?
- ¿Qué patrón de pérdida funcional ha seguido? ¿Qué causas principales pueden haberle causado la pérdida de función? ¿Cómo abordarías el problema desde el punto de vista clínico? ¿Qué importancia tiene la multimorbilidad?
- ¿Se podría considerar que Cipriano es una persona mayor frágil antes del ingreso? ¿Y en riesgo de deterioro funcional durante un ingreso? ¿Por qué?
- ¿Qué valoración geriátrica integral se le debería haber hecho y en qué momento?
- ¿Qué gestión del caso realizaría? Nivel asistencial adecuado, valoración de necesidades y recursos, ubicación definitiva. ¿Qué importancia tiene el trabajo en equipo multidisciplinar? ¿Qué recursos asistenciales le serían más indicados?
- ¿Qué importancia tiene la sarcopenia? ¿Qué medidas de rehabilitación y/o terapia ocupacional hubiera instaurado o instauraría?
- ¿Qué indicadores de salud y sistemas de clasificación serían útiles para evaluar el proceso de este paciente y su episodio de cuidados?

Objetivos del aprendizaje

1. Identificar los patrones de discapacidad asociados a las enfermedades en los adultos mayores.
2. Identificar los criterios de fragilidad.
3. Reconocer, diagnosticar y tratar la sarcopenia.
4. Identificar a los mayores en riesgo de declinar funcionalmente.
5. Aplicar las técnicas de valoración geriátrica adecuadas en cada situación.
6. Aprender a trabajar en equipo multidisciplinar.
7. Identificar los niveles asistenciales en geriatría y la adecuación de pacientes a cada nivel asistencial.
8. Aplicar técnicas de rehabilitación y terapia ocupacional en adultos mayores en riesgo de declinar funcional.
9. Realizar una gestión de caso de una persona en riesgo de declinar funcional.

Capítulos necesarios para resolver el problema: 1, 2, 5, 8, 9, 11 y 12.

PROBLEMA 2 MI MADRE ESTÁ PERDIENDO LA MEMORIA

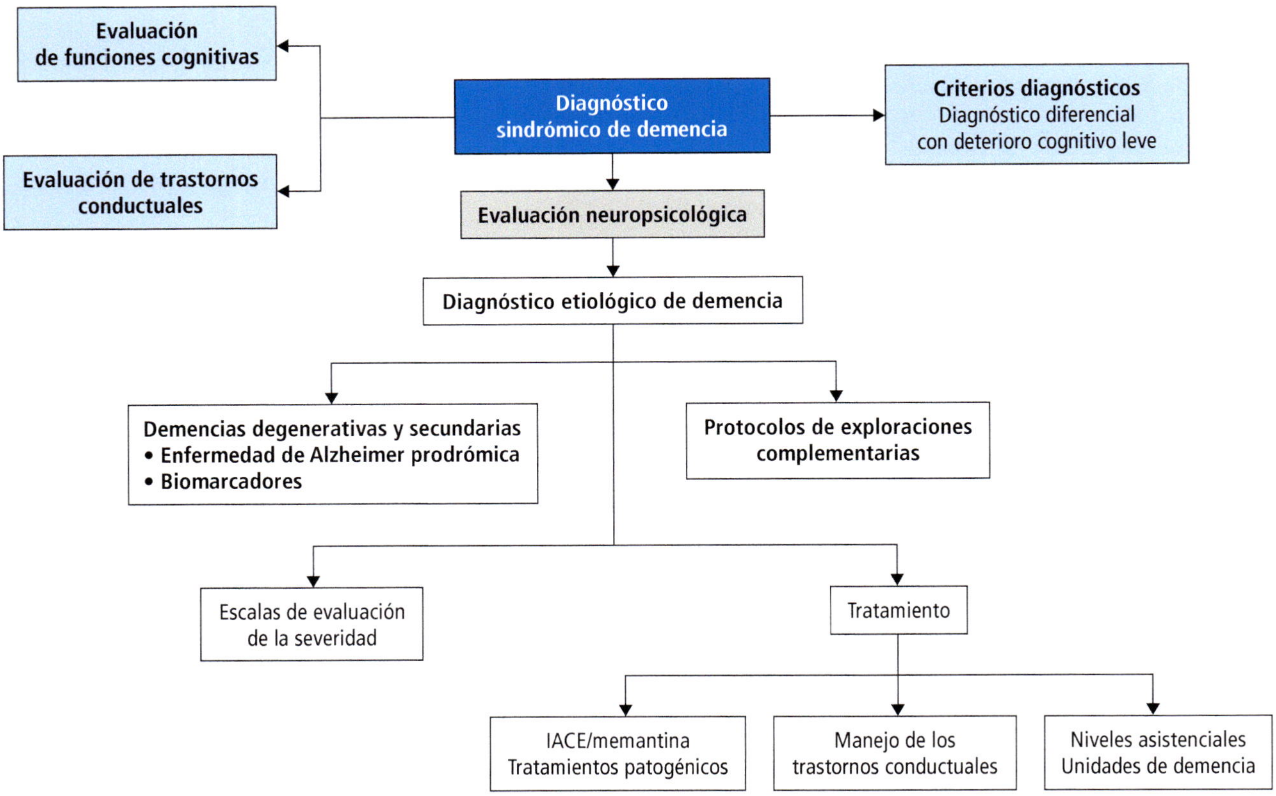

María tiene 76 años y es derivada al servicio de geriatría por pérdida de memoria. Está diagnosticada de hipertensión arterial, diabetes mellitus y fibrilación auricular crónica, y recibe tratamiento con enalapril, glipicida, digoxina y anticoagulación con acenocumarol. Hasta hace 2 años vivía sola con independencia en ABVD y AIVD, realizando tareas en la comunidad consistentes en colaboración en programas de enseñanza a la tercera edad. En este período de tiempo, con un inicio insidioso y con un curso lentamente progresivo, la familia nota déficits de memoria reciente, con afectación de la evocación de información previamente aprendida, de conocimientos y de recuerdos de hechos de su vida cotidiana. Asimismo, desorientación temporal y pérdida en lugares no habituales, realizando siempre el mismo recorrido en su barrio. Han notado dificultad para expresar el nombre de objetos comunes y personas conocidas, un lenguaje reiterativo, menos fluido y cada vez más pobre en su contenido; equivocaciones al vestirse y descuido de su presencia personal. El tendero de su calle les ha informado de la dificultad para manejar el dinero realizando compras desmesuradas de determinados productos alimenticios. Fue necesaria la actuación de los servicios sociales a petición de los vecinos para la adecuada limpieza de la casa, lavado de ropa y administración a domicilio de comida preparada. Hubo de abandonar su actividad social y en última instancia trasladarse a vivir con un hijo a otra ciudad tras un ingreso hospitalario por fibrilación auricular rápida y crisis hipertensiva como consecuencia del abandono de la paciente de su tratamiento habitual.

En el momento de la consulta aún mantiene autonomía en la deambulación y capacidad de autocuidado. Según el hijo, desde que vive con él, además de las alteraciones referidas, la han notado introvertida, triste, con llanto ocasional y momentos de confusión con acusaciones infundadas de robo al resto de la familia. No refieren la existencia de focalidad neurológica, rigidez, alteración de la marcha ni otra sintomatología de interés, con excepción de polaquiuria nocturna y algún escape ocasional de orina.

Preguntas que hay que resolver

- ¿Qué funciones cognitivas tiene afectadas María?
- ¿Qué escalas y test de valoración deberían usarse?
- ¿Establecería en este caso el diagnóstico de demencia? ¿Cómo?
- ¿Con qué procesos no demenciales establecería el diagnóstico diferencial?
- ¿Qué pruebas diagnósticas deberían solicitarse?
- ¿Qué etiologías de demencia deberían descartarse?
- ¿Cuál es la severidad actual del proceso?
- ¿Se podrían establecer medidas preventivas en esta paciente? ¿Y en la familia?
- ¿Se podría beneficiar de tratamiento? ¿De cuál?
- ¿Tiene relación la incontinencia urinaria con la alteración cognitiva?

Objetivos del aprendizaje

1. Conocer la fisiopatología de los principales tipos de demencia.
2. Identificar los criterios diagnósticos de demencia y de los principales tipos de demencia, realizando un diagnóstico diferencial y un abordaje diagnóstico de los problemas cognitivos en adultos mayores, incluyendo el uso adecuado de biomarcadores.
3. Establecer las diferencias entre demencia, deterioro cognitivo leve, depresión y síndrome confusional agudo en los mayores.
4. Identificar los últimos avances en prevención y tratamiento farmacológico y no farmacológico de las demencias.
5. Realizar un plan de cuidados a enfermos con demencia y familiares o cuidadores.
6. Valorar la comorbilidad en las demencias.
7. Analizar las peculiaridades de los síntomas psicológicos y conductuales de las demencias en los adultos mayores.
8. Identificar los recursos sociosanitarios disponibles para la atención del anciano con demencia.

Capítulo necesario para resolver el problema: 17.

PROBLEMA 3 ¿POR QUÉ SE CAE TANTO LA ABUELA?

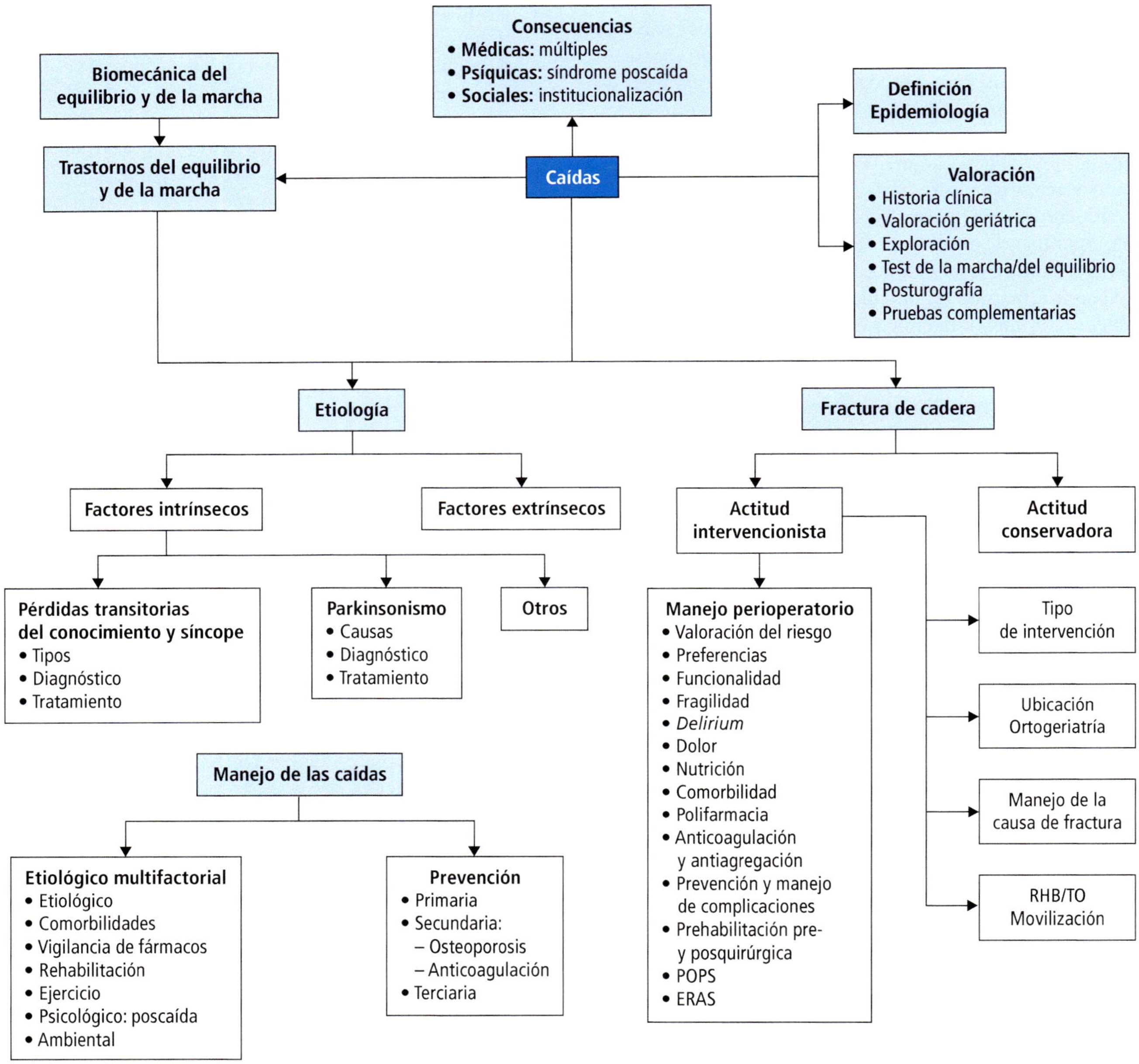

Adela es una mujer de 80 años que es remitida a la consulta por dificultad progresiva para la marcha con frecuentes episodios de caídas.

Desde hace 1 año, la familia nota torpeza en la marcha, que es muy lenta, se levanta mal de las sillas, hace giros inestables y en bloque, y en la cama se mueve mal, no puede darse la vuelta. En los últimos meses ha tenido varias caídas, teniendo que ir a urgencias en dos ocasiones, una por herida incisa supraorbitaria derecha que precisó puntos de sutura y otra por fractura de Colles izquierda que necesitó reducción y férula. Adela realiza una vida cada vez más sedentaria, no sale de casa, colabora en algunas tareas domésticas, pero no como antes, y tras la fractura de Colles precisa ayuda en su autocuidado (baño, vestido, con algún episodio de incontinencia urinaria), tiene ánimo triste, labilidad emocional y sentimiento de inutilidad, con dificultad para conciliar el sueño.

Adela cuenta «dolores de huesos» más en las caderas y las rodillas, por lo que toma analgésicos que en ocasiones provocan «ardores» que ceden con antiácidos, diabetes mellitus desde hace 30 años con control irregular en tratamiento con insulina, e hipertensión arterial para la que tomaba verapamilo 80 mg/8 h. En los últimos meses notaban temblor en las manos, sobre todo la derecha; de la vista estaba mal, pero no habían consultado, tenía dificultad para conciliar el sueño y tomaba diazepam, que le iba muy bien a su hija para dormir. Adela había estado ingresada en dos ocasiones, la primera hace 10 años para intervenirse de la vesícula y la segunda hace 2 años por una infección urinaria que elevó las cifras de glucemia; en este ingreso también tuvo insuficiencia cardíaca y recibe desde entonces tratamiento con insulina, digoxina y furosemida, sin controles tras el alta hospitalaria.

Desde hace 4 días no se levanta de la cama, porque dice que le duele la pierna derecha. Todo empezó al girarse en la cama, sintió «un desgarro» en la ingle derecha y desde entonces no se mueve. Su médico le pautó por teléfono paracetamol, pero no ha mejorado nada.

En la exploración destaca el miembro inferior derecho acortado y en rotación externa con importante dolor en la compresión en la zona inguinal derecha. No se puede explorar la bipedestación por imposibilidad para mantenerse de pie. La paciente tiene buen estado general, discreta palidez mucocutánea, orientada con lenguaje normal, pesa 65 kg y mide 1,55 m, y tiene una PA 190/100, con frecuencia cardíaca de 60 latidos por minuto, con pulso irregular. A nivel cefálico se palpan pulsos carotídeos irregulares con soplo sistólico bilateral con temporales normales, pares craneales normales y opacificación cristalina bilateral. La auscultación cardiopulmonar revela arritmia con soplo sistólico polifocal y crepitantes bibasales. Tiene rueda dentada en ambos codos y muñecas, y temblor de reposo en ambas manos, de predominio derecho. El resto de frecuencia cardíaca, exploración general y neurológica es normal. Antes de la fractura la marcha era inestable con pasos cortos arrastrando los pies, con giros en 5-6 pasos, antero- y retropulsión, escaso braceo, sin realizar tándem y con test de Romberg negativo.

Preguntas que hay que resolver

- ¿Qué datos no reflejados en la historia clínica preguntaría?
- ¿Qué posibles causas de caídas reseñaría en Adela? ¿Cree que tiene una nueva enfermedad?
- ¿Qué pruebas complementarias solicitaría? (Justifique su solicitud.)
- En función de los resultados, ¿cómo trataría a Adela? ¿Solicitaría que fuese valorada por otros especialistas? ¿Cómo manejaría a la paciente desde el momento mismo de su llegada a urgencias? ¿Qué manejo perioperatorio realizaría?
- ¿Qué factores de riesgo tiene la paciente para lo que le ha ocurrido?
- ¿Cuál sería la mejor ubicación tanto en el ingreso como durante su estancia en el hospital? ¿Qué ubicación sería la más apropiada al alta?
- ¿Cómo manejaría la artrosis y osteoporosis en esta paciente? ¿Y el parkinsonismo?

Objetivos del aprendizaje

1. Evidenciar y describir la enorme variedad de etiologías que en un paciente mayor con enfermedades crónicas y polifarmacia tienen como consecuencia final una caída.
2. Analizar cómo a través de la historia clínica y la exploración puede hacerse un diagnóstico etiológico.
3. Resaltar la dificultad de la historia clínica del adulto mayor por las manifestaciones atípicas de las enfermedades, la iatrogenia, la comorbilidad y la falta de actuaciones resolutivas al justificar manifestaciones de la enfermedad como normales por el envejecimiento.
4. Conseguir establecer un protocolo diagnóstico que lleve a un tratamiento multifactorial que disminuya la incidencia de caídas y, por tanto, sus consecuencias.
5. Conocer las medidas de prevención efectivas en este síndrome.
6. Identificar las principales diferencias en las causas, el diagnóstico y el tratamiento de los parkinsonismos en los mayores.
7. Identificar los tipos de pérdidas transitorias de conocimiento y síncope, y aprender el diagnóstico y tratamiento de este problema en los mayores.
8. Aprender el manejo del paciente con fractura de cadera, estableciendo las estrategias rehabilitadoras adecuadas.
9. Conocer los distintos pasos que se deben seguir en las diferentes etapas del seguimiento del paciente afecto con fractura de cadera.
10. Aprender el manejo perioperatorio del paciente mayor.
11. Resaltar el papel del geriatra en todo el proceso perioperatorio del paciente de edad avanzada.
12. Aprender el diagnóstico y el manejo de la artrosis y la osteoporosis en el adulto mayor.

Capítulos necesarios para resolver el problema: 8, 14, 15, 23, 26 y 27.

PROBLEMA 4 AL ABUELO SE LE HA IDO LA CABEZA

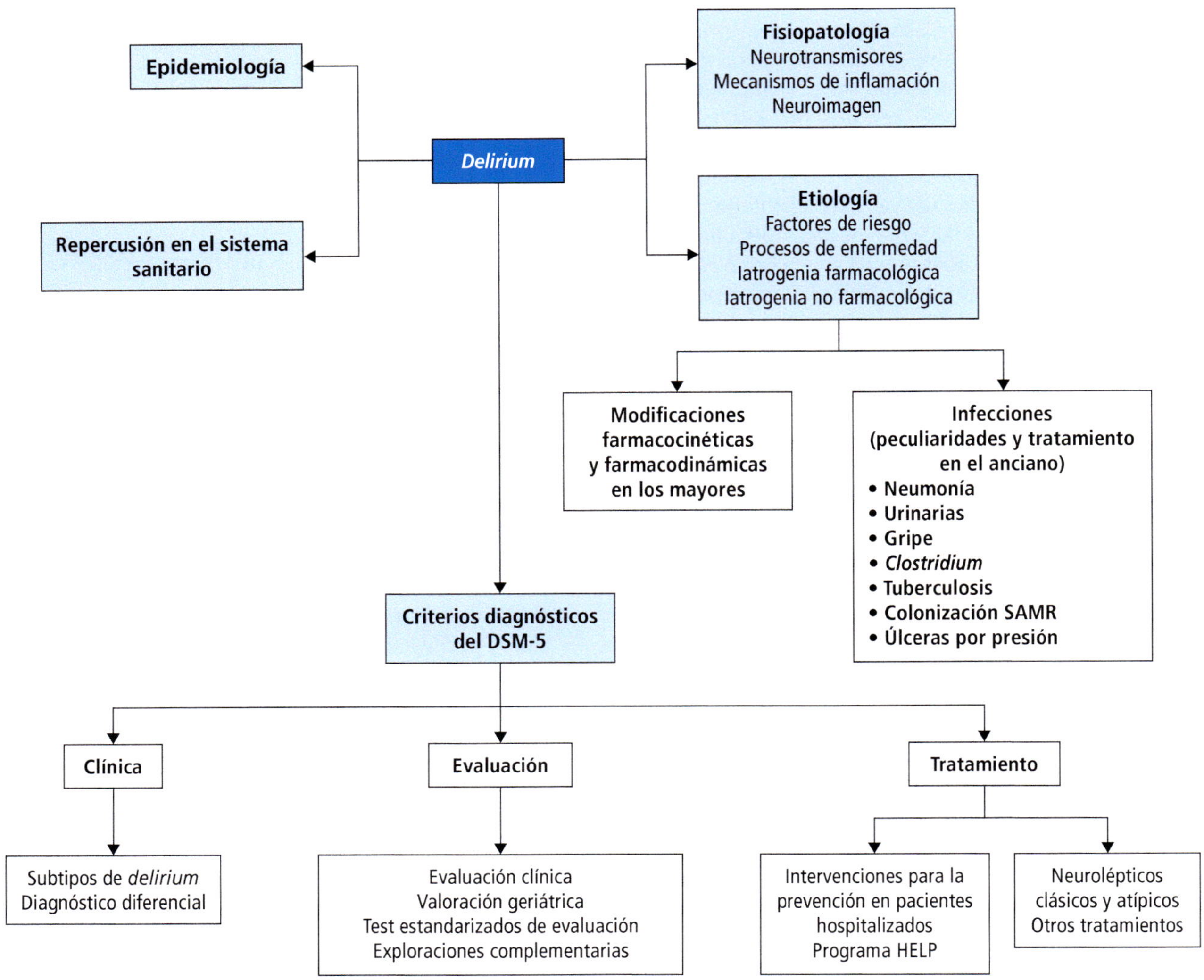

Juan es un varón de 86 años de edad con antecedentes de hipertensión y fibrilación auricular en tratamiento con indapamida, digoxina y antiagregación con clopidogrel, dado un antecedente de hemorragia digestiva 3 meses antes, circunstancia que desaconsejó el tratamiento anticoagulante. Había sido fumador importante, y estaba diagnosticado de EPOC tipo bronquitis crónica de grado severo, motivo por el que se medicaba con broncodilatadores inhalados y teofilinas orales. Dos años antes fue diagnosticado de adenocarcinoma de próstata y se le administraron de forma periódica análogos LHRH por vía parenteral. En ese mismo período de tiempo, el paciente había desarrollado un deterioro cognitivo de grado leve, junto con rigidez, acinesia y trastorno de la marcha, diagnosticado como parkinsonismo de origen vascular con respuesta parcial al tratamiento rehabilitador previo y 600 mg de levodopa/día.

En el último mes, un médico le había prescrito sulpirida/8 h a raíz de episodios de mareo y desde hace 1 semana, trihexifenidilo/12 h tras la aparición de un temblor mixto en los miembros superiores. Esta medicación provocó intensificación del deterioro funcional previo y caída con fractura pertrocantérea del fémur izquierdo, ingresando en el hospital general, donde, tras la implantación exitosa de clavos de Ender, desarrolló a las 72 h en la planta de hospitalización un cuadro de febrícula y agitación, por lo que se le administraron dosis altas de haloperidol, amoxicilina-clavulánico oral y medidas de sujeción fija, sin conseguir ninguna mejoría.

Tras interconsulta con el servicio de geriatría, apreciamos que el paciente ha desarrollado un cuadro agudo de curso fluctuante a lo largo del día, destacando en la exploración agitación, inatención, desorientación temporoespacial con fallo en la identificación de familiares, pensamiento desorganizado, alucinaciones visuales, lenguaje incoherente con alteración en la comprensión, y asimismo la familia nos reseñó la existencia de un insomnio pertinaz desde el inicio del problema.

En la exploración se detectan las alteraciones cognitivas reseñadas sin apreciarse focalidad neurológica. Desde el punto de vista sistémico, destaca febrícula de 37,5 °C, una auscultación cardíaca arrítmica a 140 latidos por minuto, crepitantes en la base izquierda en la auscultación pulmonar, y se palpaba sensación de masa suprapúbica. El paciente tiene diarrea con moco en las últimas 24 h y una úlcera por presión de grado II en ambos talones.

Tras la intervención diagnóstica y terapéutica, el paciente fue mejorando de forma gradual con su posterior traslado a la UME para el proceso rehabilitador.

Preguntas que hay que resolver

- ¿Se puede considerar que existe polifarmacia y alta comorbilidad en este paciente?
- ¿Qué actitudes que determinan iatrogenia son destacables?
- ¿Cuál sería el diagnóstico sindrómico y el diagnóstico diferencial en este caso?
- ¿Qué motivos potenciales encuentra para el desarrollo de la clínica descrita?
- ¿Cuáles serían las exploraciones que se deben realizar (valoración mental y exploraciones complementarias)?
- ¿De qué tratamientos se podría beneficiar?
- ¿Podría indicar qué actitudes preventivas se deberían haber aplicado?
- ¿Qué significado tiene la fiebre en este paciente? ¿Cómo puede haber influido en el proceso actual? ¿Cuáles serían las infecciones más probables en este paciente?

Objetivos del aprendizaje

1. Identificar los síndromes geriátricos como grandes modos de enfermar del anciano, así como la presentación atípica de las enfermedades.
2. Reconocer un síndrome confusional agudo, así como la etiología, el diagnóstico, la prevención y el tratamiento del mismo.
3. Evaluar la comorbilidad y la polifarmacia en los adultos mayores.
4. Analizar los cambios farmacocinéticos y farmacodinámicos que se producen en el envejecimiento.
5. Identificar las principales causas de iatrogenia farmacológica y no farmacológica en los mayores.
6. Conocer el adecuado manejo de las infecciones más prevalentes en los pacientes de edad avanzada.

Capítulos necesarios para resolver el problema: 6, 18 y 28.

PROBLEMA 5 ¿SE VA A QUEDAR ASÍ MI PADRE?

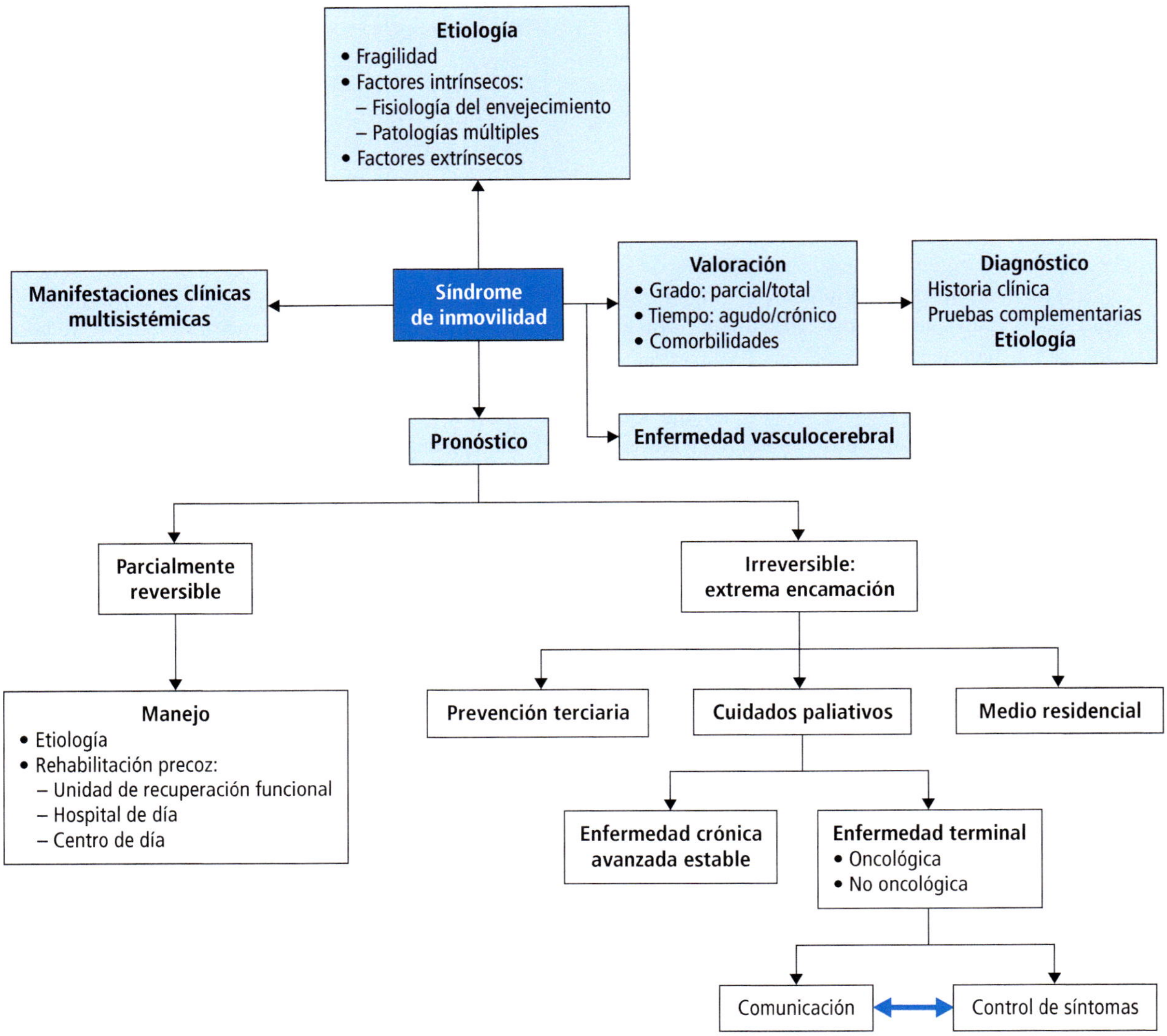

Francisco es un paciente sano de 90 años, viudo, que vive con su hija de 70 años con bastantes «achaques». No tomaba pastillas y tenía la cabeza perfecta, se relacionaba mucho con la gente del pueblo, le gustaba jugar a las cartas y hablar de fútbol y toros, pero en el último año ha tenido tres ingresos hospitalarios.

El primero fue por un ictus que le dejó pérdida de fuerza en el lado izquierdo (3/5) que no recuperó con el alta y disfagia para líquidos. Tras el alta, Francisco no salía del domicilio y precisaba ayuda para su autocuidado (baño, vestido, deambulaba con bastón y una persona, y por las noches usaba colector de orina), y de tratamiento solo tomaba 300 mg de ácido acetilsalicílico.

A los 20 días del alta se atragantó mientras comía con un vómito y aspiración, lo que desencadenó dificultad respiratoria. En urgencias se objetivó bronconeumonía bilateral e insuficiencia respiratoria severa; ingresó grave y se informó a la familia del mal pronóstico. Se inició el tratamiento correspondiente al diagnóstico. Los primeros días permaneció postrado en la cama, estuporoso, con fiebre de hasta 39 °C y bajas saturaciones de O_2. Al cuarto día desapareció la fiebre, se hizo un control radiológico con mejoría importante de los infiltrados bilaterales, mejoró el nivel de conciencia, se inició la ingesta con tratamiento de la disfagia, y se procedió al alta tras 15 días de ingreso. Ahora Francisco es dependiente para todo su autocuidado con vida cama-sillón, con sonda vesical permanente, y presenta úlceras en los talones y el sacro. Su hija, a pesar de la sobrecarga de cuidados que requería, rechazó su institucionalización. En su domicilio, Francisco permaneció un excesivo número de horas en la cama desarrollando anorexia, pérdida de peso, dolores de «huesos», y aumentaron el tamaño y el número de las úlceras. Tenía estreñimiento, hablaba poco con los vecinos que iban a visitarlo, por las noches no dormía bien, la sonda vesical le molestaba y tenía fiebres por infecciones urinarias, y muchas veces al levantarse tenía mareos.

Francisco ingresa ahora porque su hija, al ir por la mañana a darle el desayuno, lo encuentra tirado en el suelo despierto sin lenguaje y sin fuerza en el lado derecho. Se diagnostica de nuevo ictus con afasia global, disfagia y hemiplejía derecha (0/5), se coloca una sonda nasogástrica y se inicia alimentación. Pasada la fase aguda, mantiene los mismos déficits neurológicos sin poder retirar la sonda por abolición del reflejo nauseoso. Valorado por rehabilitación, no es subsidiario de tratamiento activo, por lo que se procede a la educación familiar del paciente encamado. Tras la estabilización clínica, se dispone al alta, y al entregarla la hija nos pregunta: «Doctor, ¿se va a quedar así mi padre?»

Preguntas que hay que resolver

- ¿Se ha procedido adecuadamente en cada ingreso hospitalario?
- ¿Existe una continuidad de cuidados en este paciente que garantice su seguimiento y las prevenciones oportunas? ¿Se han usado niveles asistenciales adecuados? ¿Debería ser institucionalizado?
- ¿Tenemos instrumentos de valoración que nos ayuden a pronosticar la reversibilidad del cuadro de inmovilidad?
- ¿Cómo describiría los distintos grados y la causa de inmovilidad que presentó en cada ingreso? ¿Cree correcto su manejo?
- ¿Qué complicaciones secundarias a la inmovilidad presenta el paciente?
- ¿Cómo abordaría los problemas asociados a la situación de inmovilidad del paciente, como la incontinencia, el estreñimiento, las úlceras por presión y las rigideces?
- ¿Ha sido tratado adecuadamente de sus ictus?
- ¿Cuándo están indicados cuidados paliativos en geriatría? ¿Existen criterios de terminalidad en enfermedades no oncológicas?

Objetivos del aprendizaje

1. Definir el cuadro de inmovilidad como consecuencia final de múltiples patologías, pero también como el principio de muchas y graves complicaciones.
2. Evaluar adecuadamente al paciente inmovilizado mediante una rigurosa exploración médica que establezca el grado y el pronóstico funcional (escalas), su posible reversibilidad influenciada por las comorbilidades, así como análisis de recursos sociosanitarios que se pueden emplear en el alta.
3. Identificar el papel importante del abordaje multidisciplinar de estos pacientes para elaborar un plan correcto de tratamiento amplio que comprenda distintas disciplinas (médico, enfermeros, terapeutas y asistentes sociales).
4. Conocer la utilidad de los niveles asistenciales en geriatría para asegurar un seguimiento continuado e integral de pacientes mayores, con un plan de actuación que evite fisuras en el tratamiento multidisciplinar. Garantizar un *continuum* entre los tratamientos curativos y los paliativos.
5. Identificar, evaluar y tratar las principales complicaciones del síndrome de inmovilidad, entre las que destacan los problemas de eliminación, las úlceras por presión, las rigideces articulares y los problemas nutricionales.
6. Conocer el adecuado manejo del ictus en los mayores.
7. Conocer y dispensar los cuidados necesarios al final de la vida como un derecho del paciente, que se deben prestar en situaciones de terminalidad.
8. Conocer el funcionamiento de una residencia de mayores, las indicaciones de ingreso y los principales problemas de los ancianos en este medio.

Capítulos necesarios para resolver el problema: 1, 9, 10, 16, 21, 23 y 25.

PROBLEMA 6 MANUELA VIENE A REVISIÓN DEL PROGRAMA DEL ANCIANO

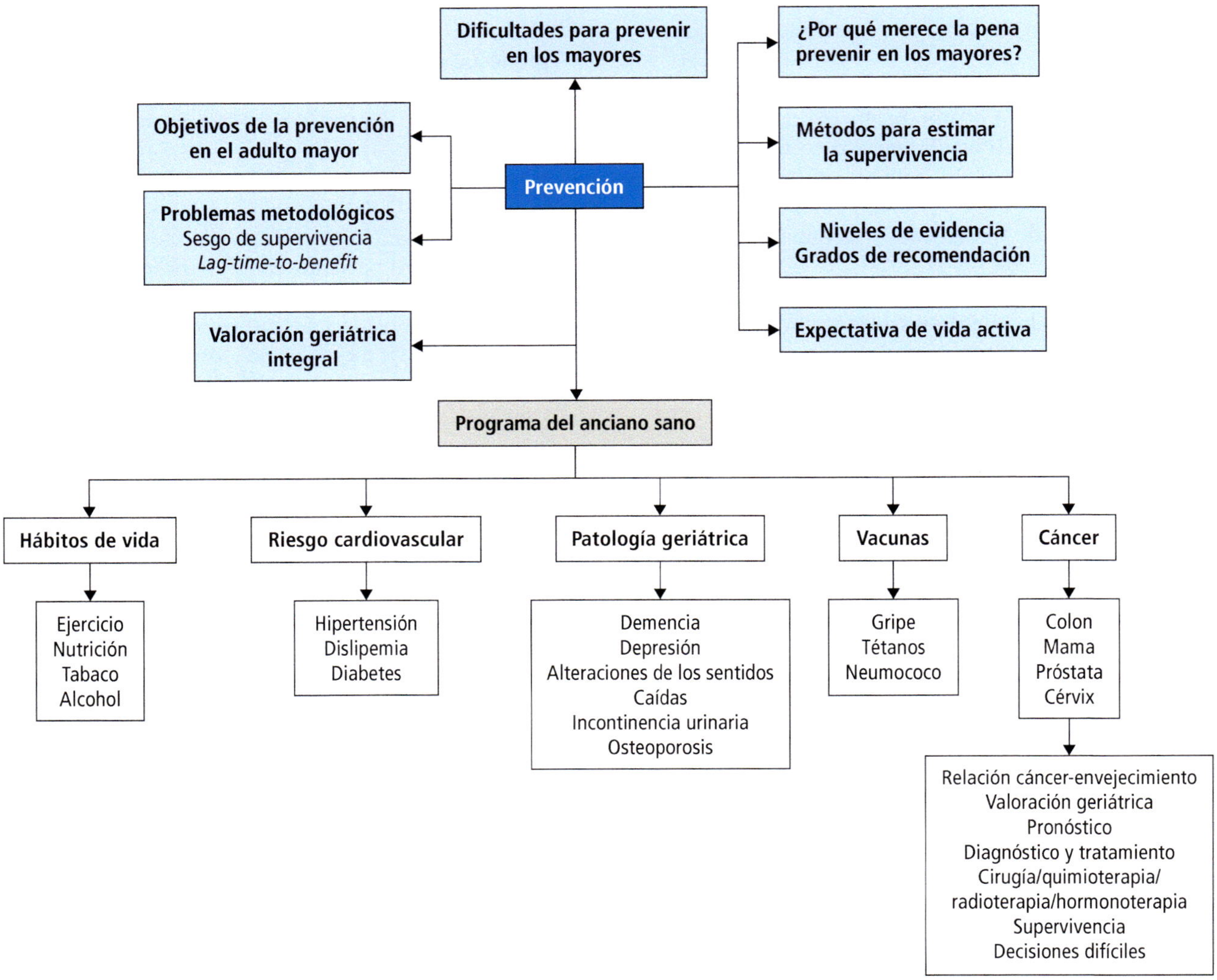

Manuela tiene 82 años y ha pedido cita por primera vez a su médico de familia. Enviudó hace 4 meses y se ha venido a vivir a esta ciudad porque su hija vive aquí y quiere estar cerca de ella.

Preguntas que hay que resolver

- ¿Qué valoración geriátrica realizaría a esta persona?
- ¿Qué acciones de cribado realizaría?
- ¿Qué medidas preventivas instauraría?
- ¿Qué consejos daría para un envejecimiento satisfactorio?
- ¿Cómo valoraría la calidad de vida de esta persona?
- ¿Instauraría algún programa dietético y/o de ejercicio?
- ¿Prescribiría algún fármaco antienvejecimiento?
- ¿Cómo manejaría el cáncer en esta paciente si se lo detectaras con las pruebas de cribado?

Objetivos del aprendizaje

1. Realizar una consulta de programa del adulto mayor sano.
2. Aplicar las medidas adecuadas de promoción y prevención de la salud en mayores para un envejecimiento saludable.
3. Describir el calendario de vacunaciones en los pacientes de edad avanzada.
4. Aplicar medidas de cribado recomendadas por las agencias de salud.
5. Aplicar medidas de prevención primaria y secundaria.
6. Conocer las peculiaridades de diagnóstico y el tratamiento del cáncer en los mayores.
7. Identificar las necesidades nutricionales en los mayores.
8. Saber evaluar la calidad de vida de los adultos mayores para adecuar las intervenciones.
9. Desarrollar un programa de ejercicio.

Capítulos necesarios para resolver el problema: 7, 8, 10, 20, 24 y 25.

PROBLEMA 7 ¿QUÉ PUEDO DARLE A MI MADRE PARA QUE COMA MEJOR?

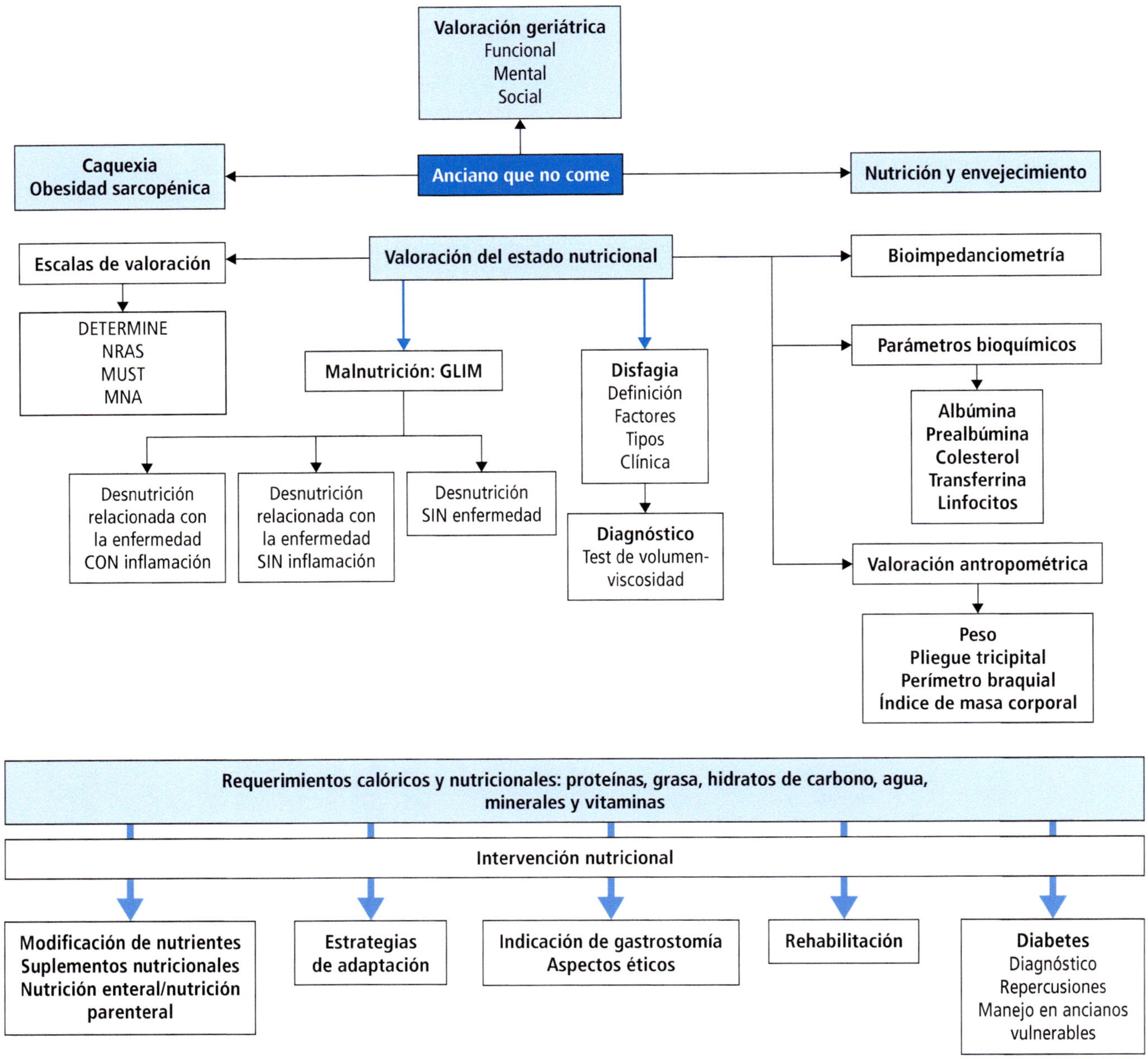

La hija de Josefa viene a consulta refiriendo que en los últimos 3 meses su madre come peor, tiene menos apetito y ha perdido 4 kg de peso. Josefa tiene 85 años, mide 1,54 m y pesaba 70 kg hace 3 meses. Como antecedentes personales tuvo un ictus hace 2 años sin secuelas motoras y un AIT hace 1 año. Es hipertensa y diabética con mal control, pero no quiere ponerse insulina, aunque su médico se lo ha recomendado alguna vez. Su tratamiento consiste en glibenclamida, metformina, AAS 100 mg y enalapril. Tiene algunos problemas leves de memoria, se emociona con facilidad y a veces tose cuando bebe agua. Necesita supervisión para realizar sus AIVD, porque a veces le cuesta secuenciar adecuadamente las tareas complejas y necesita caminar con bastón por desequilibrios frecuentes con alguna caída. Está pendiente de que le arreglen la boca (se le mueven los dientes). Sus vecinas le han dicho a la hija que en geriatría mandan unos batidos muy buenos para alimentarse y quiere que se los receten a su madre.

Preguntas que hay que resolver

- ¿Qué factores pueden influir en la pérdida de apetito de esta paciente?
- ¿Qué valoración nutricional realizaría? ¿Qué instrumentos de valoración emplearía? ¿Qué pruebas complementarias pediría?
- ¿Qué puede significar la tos al beber agua? ¿Cómo llegaría al diagnóstico?
- ¿Qué recomendaciones dietéticas realizaría?
- ¿Cómo puede influir la diabetes? ¿Qué manejo realizaría de esta patología?

Objetivos del aprendizaje

1. Identificar los factores de riesgo de malnutrición en los adultos mayores.
2. Saber realizar una valoración nutricional a un adulto mayor, empleando los instrumentos más adecuados a cada situación y entorno.
3. Saber identificar, diagnosticar y tratar la disfagia en los mayores.
4. Realizar una intervención nutricional en un mayor en riesgo de malnutrición.
5. Conocer las indicaciones de la nutrición enteral y parenteral, así como de las diferentes vías de administración.
6. Aprender a tratar adecuadamente la diabetes en los mayores vulnerables.

Capítulos necesarios para resolver el problema: 20 y 24.

PROBLEMA 8 MI PADRE TIENE FATIGA

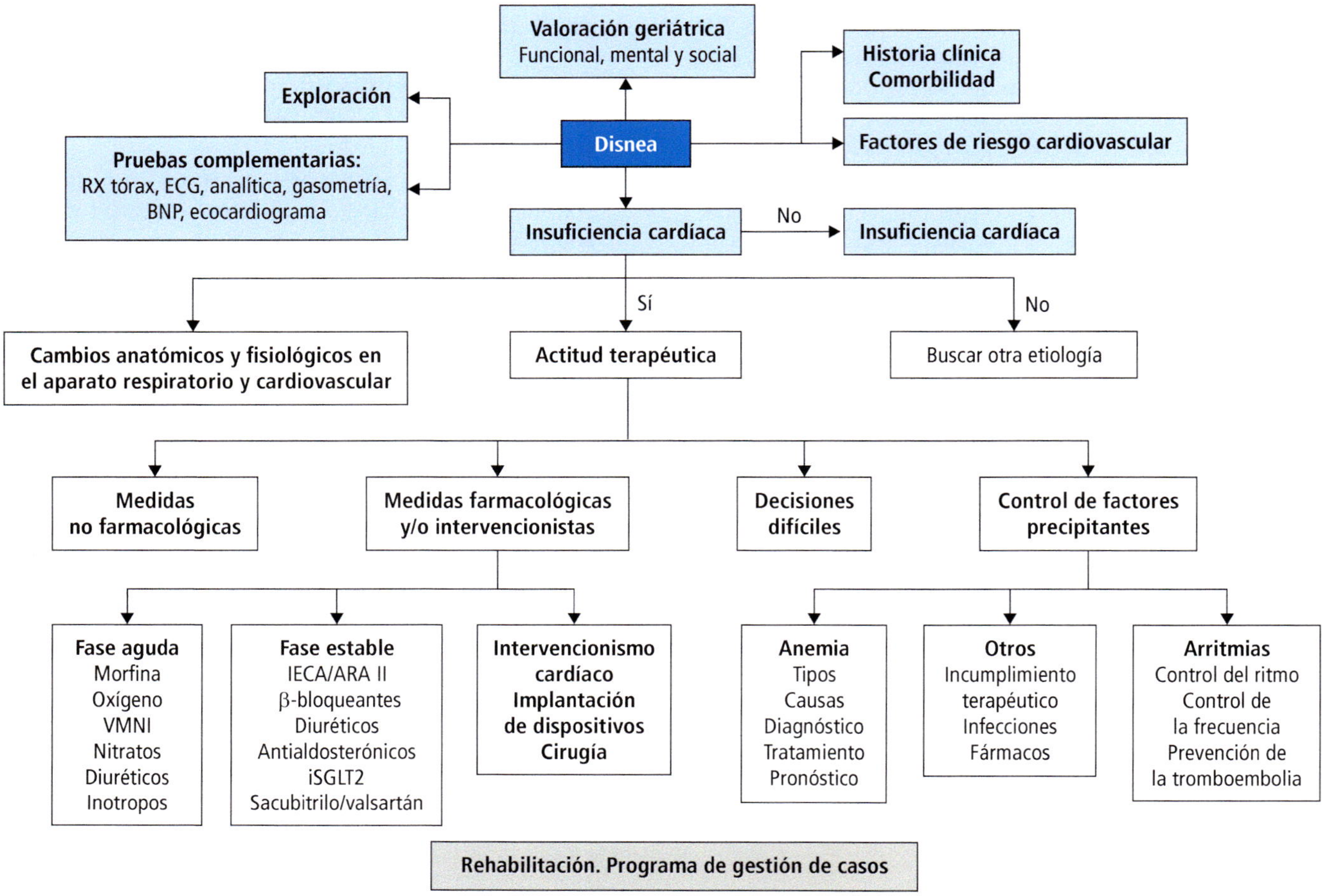

Lorenzo es un paciente de 86 años que es llevado a urgencias por su hijo porque desde hace 3 meses y de forma progresiva le notan pálido, presenta falta de aire al caminar, se cansa y «se tiene que parar cada dos por tres». También le han tenido que poner dos almohadas en la cama, pues le faltaba el aire y se le han hinchado algo las piernas. Pero lo que les ha hecho ir a urgencias es que esta noche se ha levantado con una «fatiga terrible».

Como antecedentes personales, el paciente es hipertenso de larga evolución con un regular cumplimiento del tratamiento, sobre todo el dietético, es diabético, y es dislipémico. Ha fumado hasta hace 15 años, no está diagnosticado espirométricamente de EPOC, pero cumple criterios clínicos de bronquitis crónica. Tiene gonartrosis, pero nunca ha querido operarse. Está en tratamiento con furosemida, irbesartán, glibenclamida, ibuprofeno y atorvastatina. El paciente es independiente para las actividades básicas de la vida diaria, necesita supervisión para las instrumentales, camina con un bastón por la artrosis, no tiene deterioro cognitivo y vive con su hijo divorciado.

A nivel de exploración, presenta palidez mucocutánea, ingurgitación yugular de 3 cm, frecuencia cardíaca arrítmica de 120 latidos por minuto, soplo sistólico aórtico 5/6, crepitantes en los dos tercios inferiores de ambos hemitórax, reflujo hepatoyugular y edemas hasta la raíz de los miembros con fóvea.

Preguntas que hay que resolver

- ¿Cuál es el diagnóstico sindrómico más probable del paciente y cuál puede ser el sustrato patogénico?
- ¿Qué condicionantes cree que predisponen a la patología que padece el paciente?
- ¿Cuál piensa que puede ser el desencadenante del cuadro?
- ¿Qué pruebas complementarias pediría para etiquetar correctamente el episodio?
- ¿Qué actitud tomaría? ¿Qué condicionantes éticos pueden modificar su actitud?
- ¿Qué medidas no farmacológicas le parecen adecuadas?
- ¿Qué pronóstico tiene el paciente?

Objetivos del aprendizaje

1. Conocer los cambios anatómicos y fisiológicos que pueden condicionar la disnea en el adulto mayor.
2. Saber los mecanismos fisiopatológicos que pueden condicionar y desencadenar la insuficiencia cardíaca en el paciente mayor.
3. Aprender los métodos diagnósticos más apropiados para filiar la insuficiencia cardíaca en el adulto mayor.
4. Establecer una estrategia de tratamiento farmacológico y no farmacológico para el paciente con insuficiencia cardíaca, teniendo en cuenta el pronóstico esperado, las características del paciente y sus preferencias.
5. Conocer las consecuencias cognitivas y funcionales de un mal manejo de la insuficiencia cardíaca del adulto mayor.
6. Aprender el manejo del paciente con insuficiencia cardíaca terminal.
7. Conocer las peculiaridades de la anemia en el paciente mayor, desde el punto de vista patogénico, diagnóstico, terapéutico y pronóstico.

Capítulos necesarios para resolver el problema: 22, 23 y 29.

PROBLEMA 9 AQUÍ LE TRAIGO A ESTE ANCIANO

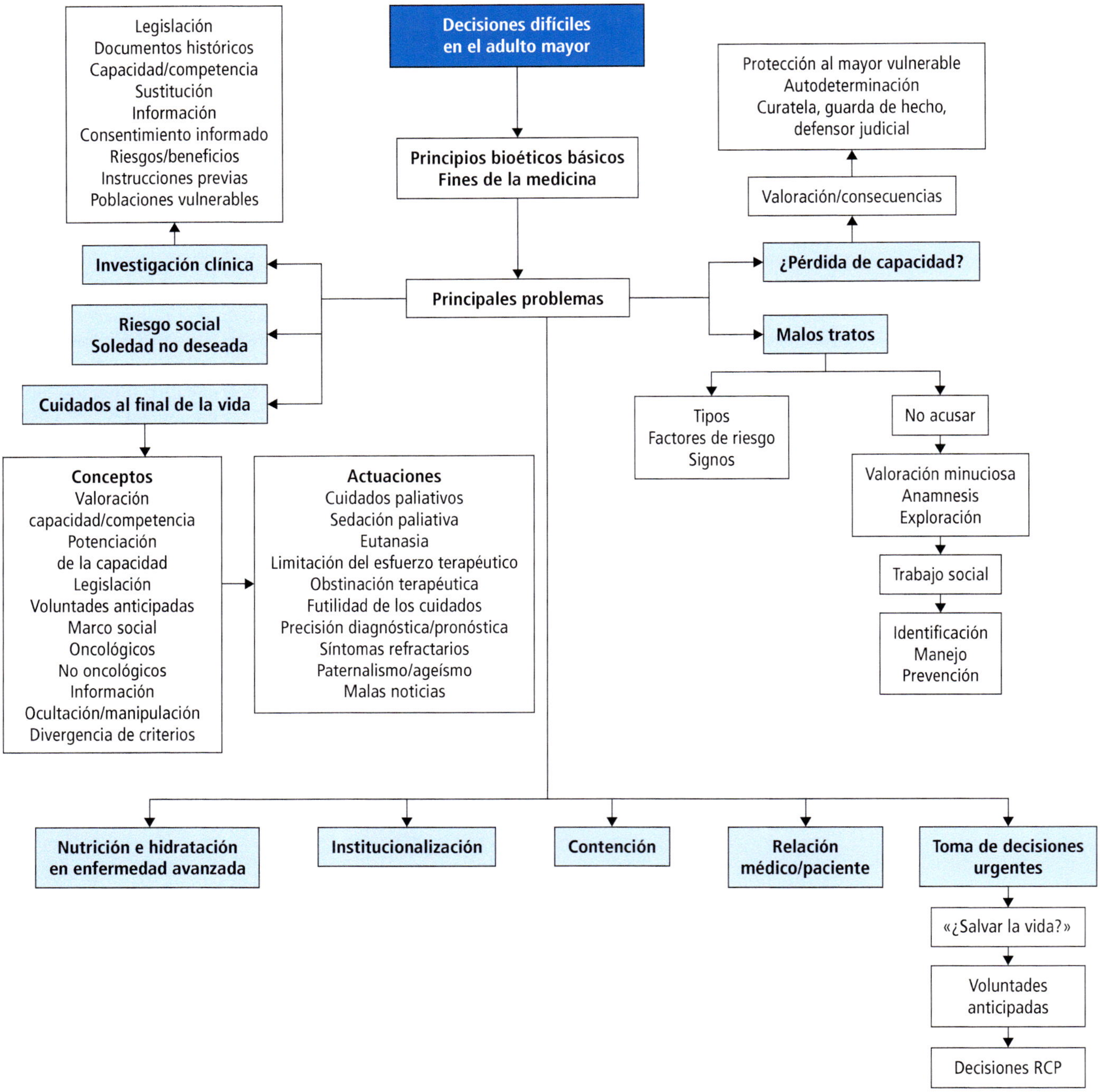

Persona de 88 años que es traída a urgencias del hospital por una ambulancia, sin acompañantes. Han avisado a su médico de cabecera por deterioro del estado general, y, como es sábado, les ha atendido el médico suplente de guardia. Al decirle que es un paciente de 88 años con demencia, les ha dicho que les enviaba una ambulancia para ir a urgencias.

En la exploración se encuentra caquéctico, desaliñado, con sequedad de la piel y las mucosas. La temperatura es de 37,5 °C, y la PA, 80/45. Está disneico y taquipneico, con saturación de O_2 del 84%. Está estuporoso, responde localizando el dolor, pero sin otra respuesta. No habla, impresiona de gravedad. La auscultación cardíaca es normal y en la pulmonar destacan crepitantes en las bases. El abdomen es normal, lleva pañal mojado y presenta úlceras por presión de grado II en ambos talones y en el sacro. Tiene también una úlcera por presión en el codo derecho en diferente estadio de cicatrización que la del sacro, y hematomas en ambas muñecas.

En la analítica destacan Na 167, urea 145, creatinina 4, leucocitos 13.000. La RX de tórax es normal, así como el electrocardiograma. En la orina hay piuria y nitritos positivos. No se le realiza ninguna otra prueba.

Preguntas que hay que resolver

- ¿Qué principios bioéticos básicos deben regir la atención sanitaria a los mayores? ¿Cuáles son los principales problemas bioéticos en esta población?
- ¿Cómo se valora la capacidad de los mayores y qué consecuencias supone su pérdida?
- ¿Cuándo deben sospecharse malos tratos a los mayores? ¿Cuál debe ser la estrategia de aproximación clínica al problema?
- ¿Qué son los cuidados al final de la vida? ¿Cuándo, cómo y a quién deben implementarse? ¿Cuáles son los principales problemas? ¿Cuándo puede y debe aplicarse la eutanasia?
- ¿Qué parámetros se deben valorar a la hora de tomar decisiones urgentes en adultos mayores enfermos? ¿Cuándo debe considerarse que una actuación médica en un paciente de edad avanzada es fútil?
- ¿Qué implicaciones bioéticas suponen los ensayos clínicos en poblaciones vulnerables?
- ¿Cómo identificar y valorar la soledad no deseada y sus consecuencias?
- ¿Cómo identificar el riesgo social en un adulto mayor?

Objetivos del aprendizaje

1. Identificar los principales problemas bioéticos en la medicina geriátrica y aprender la metodología de trabajo en cada uno de ellos.
2. Saber gestionar un problema de incapacitación en un adulto mayor.
3. Identificar las situaciones de malos tratos en los mayores y saber aplicar los protocolos necesarios para su correcto abordaje.
4. Valorar adecuadamente a un adulto mayor en el que se debe tomar una decisión vital urgente.
5. Conocer las bases que regulan la investigación clínica en mayores vulnerables.
6. Identificar correctamente a los pacientes mayores que se benefician de cuidados al final de la vida, implementando las actuaciones necesarias en cada caso.
7. Identificar la soledad no deseada y el riesgo social en los adultos mayores.

Capítulo necesario para resolver el problema: 10.

PROBLEMA 10 MI MADRE LLEVA 10 DÍAS SIN PEGAR OJO

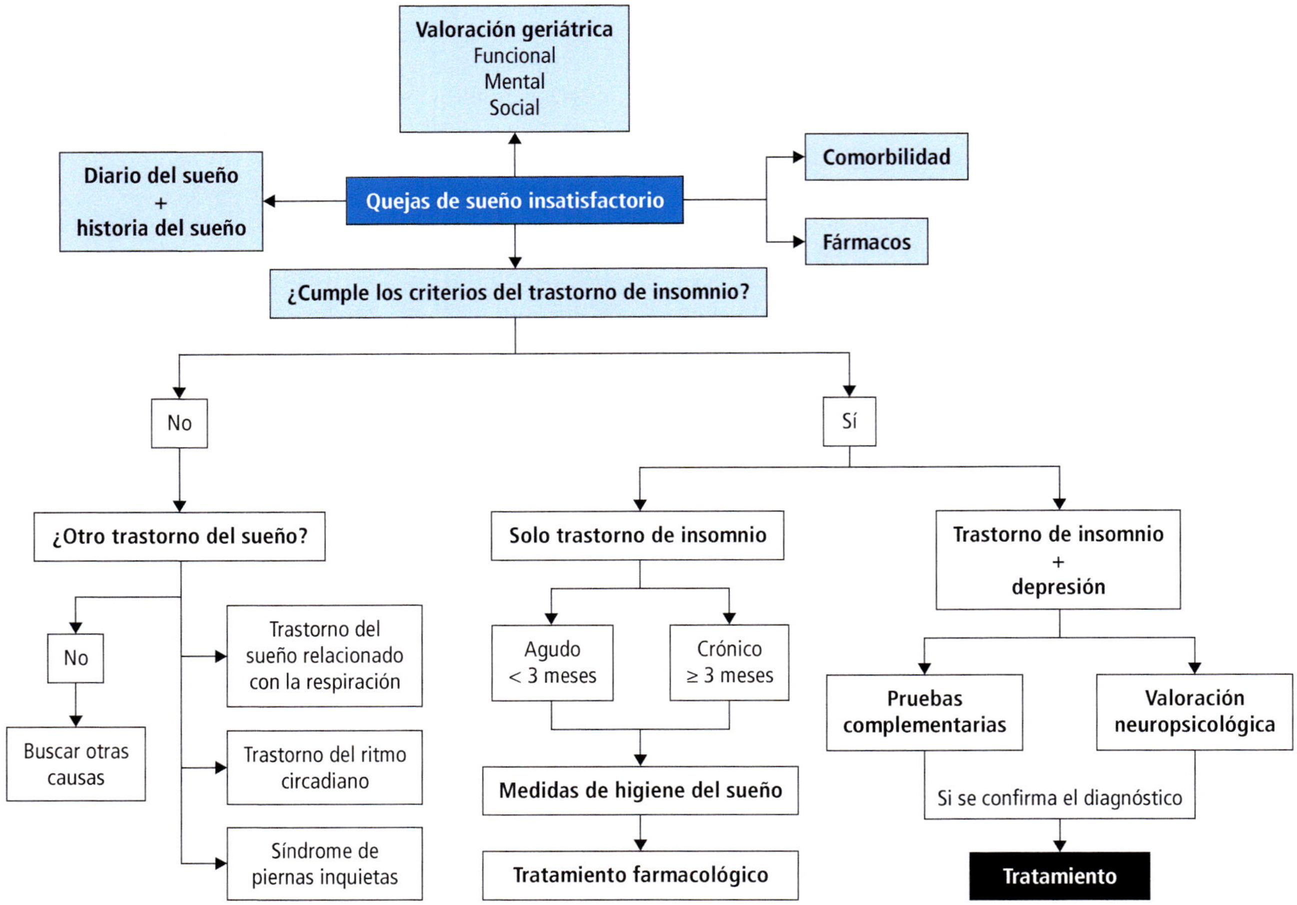

Benita es una mujer de 83 años que es remitida a la consulta de geriatría con el diagnóstico de «insomnio».

Como antecedentes personales, es diabética en tratamiento con metformina y tiene una fibrilación auricular, motivo por el cual toma digoxina y está anticoagulada. Desde el punto de vista funcional, es independiente para todas las actividades de la vida diaria y solo presenta escapes ocasionales de orina que le obligan a ir con frecuencia al baño. Cognitivamente está perfecta. Vive con su esposo.

Según refiere la paciente, lleva 10 días sin dormir ni de noche ni de día. Su médico le ha prescrito una medicación para dormir, cuyo nombre no recuerda, pero que no le hace nada. Durante la anamnesis, la paciente nos cuenta que está preocupada porque hace 2 meses un hijo suyo se ha divorciado y eso le está afectando, y está muy desanimada, triste, llorando, sin ganas de hacer nada, sintiéndose culpable por lo ocurrido y con el ya consabido insomnio. En la exploración no se encuentra ningún dato reseñable.

Preguntas que hay que resolver

- ¿Qué le parece que le ocurre a la paciente?
- ¿Qué datos le faltan para hacer un correcto diagnóstico?
- Si se trata de insomnio, ¿qué medidas le parecen las más adecuadas?
- ¿Tiene alguna otra patología la paciente ateniéndonos a los datos de la historia actual? ¿Cuál? ¿Por qué? ¿Precisa tratamiento para la misma?
- ¿Qué pruebas complementarias considera necesarias hacer a la paciente?
- ¿Utilizaría alguna escala o test para confirmar el diagnóstico? ¿Con qué otras patologías realizaría el diagnóstico diferencial?
- ¿Qué medidas terapéuticas llevaría a cabo con esta paciente?

Objetivos del aprendizaje

1. Aprender a diferenciar entre insomnio verdadero y quejas subjetivas de falta de sueño.
2. Conocer qué cambios, en el patrón del sueño, se producen con la edad.
3. Saber hacer una correcta historia de trastornos del sueño en el adulto mayor.
4. Aprender a tratar los trastornos del sueño en el adulto mayor.
5. Conocer los criterios diagnósticos de depresión.
6. Saber qué pruebas complementarias son necesarias en el diagnóstico diferencial del síndrome depresivo.
7. Conocer el tratamiento de la depresión en el paciente mayor, conociendo los fármacos más apropiados y la forma de pautarlos.
8. Ofrecer terapias no farmacológicas tanto para la depresión como para los trastornos del sueño.
9. Conocer las consecuencias cognitivas y funcionales de un mal manejo de la depresión y del insomnio.

Capítulo necesario para resolver el problema: 19.

PROBLEMA 11 MI PADRE TOMA MUCHAS PASTILLAS

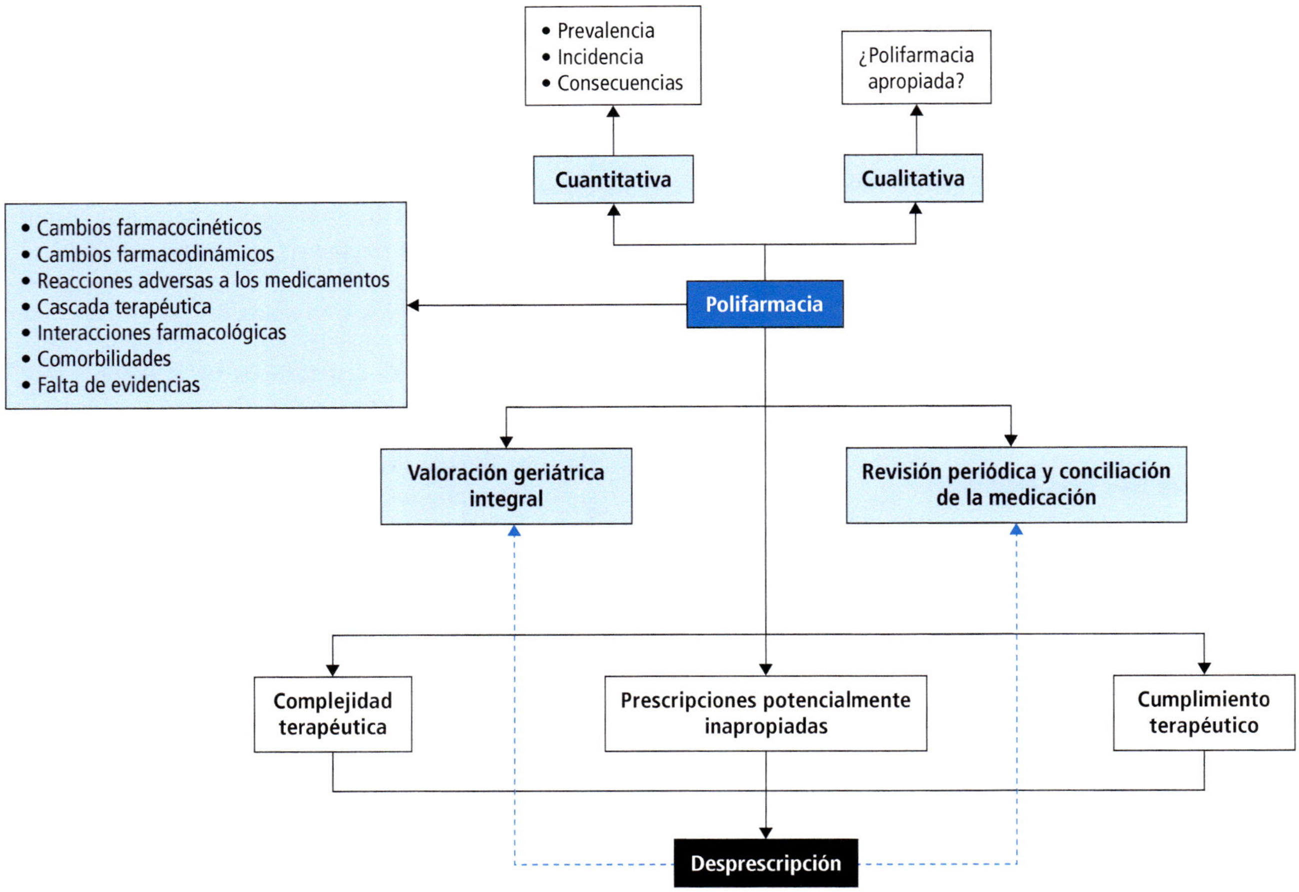

Paciente de 85 años con antecedentes de osteoartrosis, osteoporosis con una fractura vertebral, hipertensión arterial, diabetes mellitus, dislipemia, cardiopatía isquémica con un infarto de miocardio hace 10 años, exfumador con EPOC moderada, hiperuricemia, enfermedad renal crónica de grado 4, fibrilación auricular no valvular e insuficiencia cardíaca crónica en estadio 3, deterioro cognitivo leve y trastorno del ánimo. Como medicación toma tramadol, paracetamol, amlodipino, indapamida *retard,* insulina NPH, gliclazida, atorvastatina, parche de nitroglicerina, acenocumarol, diltiazem, formoterol + glicopirronio, salbutamol a demanda, citicolina, omeprazol, diazepam y amitriptilina. Acude a consulta de geriatría porque cree que toma demasiadas pastillas y quiere saber si le puede quitar alguna. Visita regularmente al cardiólogo, el neumólogo, el reumatólogo, el endocrinólogo, el neurólogo, el nefrólogo y el psiquiatra, y todos le dicen que necesita los fármacos que le han prescrito, y su médico de familia se ve presionado por los informes de los especialistas.

Preguntas que hay que resolver

- ¿Qué le parece la medicación que toma el paciente?
- ¿Qué datos le faltan para hacer un correcto abordaje?
- ¿Qué herramientas son útiles para el manejo del problema?
- ¿Considera que está tomando fármacos potencialmente inapropiados?
- ¿Qué cambios en el tratamiento llevaría a cabo con este paciente?

Objetivos del aprendizaje

1. Identificar qué es polifarmacia, conocer su prevalencia y consecuencias, así como la medicación potencialmente inapropiada en mayores.
2. Conocer qué cambios farmacocinéticos y farmacodinámicos se producen con la edad.
3. Saber hacer una correcta historia del uso de la medicación en el adulto mayor.
4. Identificar las principales reacciones adversas a medicamentos en los mayores, así como las principales interacciones farmacológicas.
5. Conocer las bases de la desprescripción y la conciliación de la medicación en los pacientes de edad avanzada.

Capítulo necesario para resolver el problema: 6.

AUTOEVALUACIÓN

PREGUNTAS

Capítulo 1

1. ¿Cuál de los siguientes no es un dominio de la capacidad intrínseca según lo define la Organización Mundial de la Salud?
   a. Movilidad.
   b. Fragilidad.
   c. Cognición.
   d. Capacidad psicológica.
2. ¿En qué categoría de la escala del *continuum* funcional se encuentra una persona mayor frágil?
   a. 2.
   b. 3.
   c. 4.
   d. 5.

Capítulo 2

1. ¿Cuál fue uno de los principales objetivos del Cardiovascular Health Study en relación con el envejecimiento?
   a. Definir el concepto de longevidad extrema.
   b. Desarrollar el diagnóstico de Alzheimer.
   c. Descubrir el concepto de fragilidad en ancianos.
   d. Estudiar el impacto de la vejez en la economía.
2. Ante el bajo número de especialistas en geriatría, gran parte del cuidado del adulto mayor recae sobre medicina general y medicina familiar. ¿Cuál de las siguientes opciones motivaría a los médicos a estudiar medicina geriátrica?
   a. Un currículo de pregrado que sensibilice en fundamentos de vejez y envejecimiento.
   b. Es reconocida la apropiada remuneración económica del geriatra.
   c. La investigación aporta poca motivación para el estudiante.
   d. El nivel de comunicación superficial puede ser suficiente para abordar los problemas del adulto mayor.

Capítulo 3

1. ¿Cuál de las siguientes no es una marca primaria del envejecimiento según López-Otín?
   a. Inestabilidad genómica.
   b. Acortamiento de los telómeros.
   c. Alteraciones epigenéticas.
   d. Senescencia celular.
2. ¿Cuál de las siguientes vías de señalización se considera la más conservada evolutivamente en el control del envejecimiento?
   a. mTOR.
   b. AMPK.
   c. IGF-1/insulina.
   d. Sirtuinas.

Capítulo 4

1. ¿Para qué se emplea la maniobra de Osler?
   a. Hipotensión ortostática.
   b. Seudohipertensión.
   c. Parkinsonismo.
   d. Disautonomías.
2. ¿Cuál de los siguientes es un cambio fisiológico del envejecimiento?
   a. Aumento del tamaño de la nariz y atrofia de la mucosa con conservación del olfato.
   b. Pérdida del olfato.
   c. Queratosis obliterante.
   d. Arco senil.

Capítulo 5

1. ¿Cuál de las siguientes no es una herramienta para medir función física?
   a. Velocidad de marcha.
   b. Índice de Barthel.
   c. Short Physical Performance Battery.
   d. Test de «levántese y ande».
2. ¿Cuál de los siguientes no es un test de cribado de deterioro cognitivo?
   a. ADAS-cog.
   b. MoCA.
   c. Test del reloj.
   d. Test de alteración de memoria (T@M).
3. ¿Qué afirmación es falsa referente a la velocidad de la marcha?
   a. Calcula en metros/segundo el tiempo en recorrer a paso normal sin ayudas técnicas una distancia determinada, habitualmente 4 m.
   b. Una velocidad de la marcha inferior a 0,8 m/s se asocia a mayor riesgo de caídas.
   c. Es uno de los componentes de los criterios del fenotipo de fragilidad de Fried y de la sarcopenia.
   d. Constituye uno de los subtest de la batería Short Physical Performance Battery (SPPB).
4. ¿Qué afirmación referente a la valoración geriátrica integral es incorrecta?
   a. El EuroQol-5D evalúa la calidad de vida.
   b. El índice de Charlson valora la sobrecarga del cuidador.
   c. El cuestionario IPAQ evalúa la actividad física.
   d. La escala de Gijón es una herramienta de valoración social.
5. ¿Cuál de las siguientes herramientas de valoración mental utilizaría en un paciente hospitalizado en una planta de geriatría por neumonía?
   a. Test mental abreviado 4 (4AT).
   b. Test del reloj.
   c. Test de las fotos.
   d. Mini-Mental State Examination de Folstein (MMSE).

6. Juan es un varón de 87 años sin deterioro cognitivo que vive con su esposa. Padece incontinencia urinaria habitual, siendo independiente para el resto de actividades básicas de la vida diaria. Además, es el cuidador principal de su esposa, totalmente dependiente, encargándose él de todo su cuidado, tareas del hogar y finanzas sin ayuda externa. Vive en un tercer piso sin ascensor que sube sin dificultad. ¿Cuál es su valoración funcional?
   a. Katz F, Barthel 5, Lawton 1, FAC 0.
   b. Katz 95, Barthel B, Lawton 8, FAC 5.
   c. Katz B, Barthel 90, Lawton 8, FAC 5.
   d. Katz A, Barthel 100, Lawton 1, FAC 0.

Capítulo 6

1. Durante el envejecimiento se producen cambios corporales que pueden afectar a la absorción de fármacos ¿Cuál de los siguientes no interfiere en dicha absorción en adultos mayores?
   a. Descenso del flujo sanguíneo esplácnico.
   b. Aclorhidria.
   c. Aumento de la motilidad intestinal.
   d. Retraso del vaciamiento gástrico.
2. ¿Por qué causa o causas se producen las reacciones adversas a medicamentos de tipo A o intrínsecas?
   a. Interacciones medicamentosas.
   b. Incremento de la sensibilidad del receptor.
   c. Concentración plasmática anormalmente elevada.
   d. Todas son ciertas.

Capítulo 7

1. ¿Cuál de las siguientes afirmaciones referentes a las medidas de prevención en personas mayores es cierta?
   a. Según las guías ESC/EAS 2021, se recomienda el tratamiento con estatinas para personas con edad igual o mayor a 70 años con enfermedad arteriosclerótica igual que para pacientes jóvenes (Recomendación I evidencia Clase A).
   b. En España se recomienda realizar una prueba de sangre oculta en heces cada 2 años hasta los 84 años para el cribado de cáncer de colon.
   c. Según las guías ESC/ESH de 2021, se recomienda el control de la presión arterial en personas mayores hasta cifras menores de 160 mmHg de sistólica y hasta 140 si lo toleran.
   d. Todas son verdaderas.
2. ¿Cuál de las siguientes recomendaciones vacunacionales en personas mayores es cierta?
   a. No se recomienda la vacunación contra el herpes zóster en mayores de 65 años.
   b. En personas mayores vacunadas previamente con una dosis de las vacunas neumocócicas VPN23 o VCN13, no se recomienda la revacunación con VCN15 o VCN20.
   c. Se recomienda dosis de recuerdo ante difteria/tétanos/tosferina en adultos mayores de 65 años que recibieron la vacunación completa en la infancia.
   d. Todas son verdaderas.

Capítulo 8

1. ¿Cuál es la variable que mejor se relaciona y es la más sensible a los cambios en funcionalidad en una persona mayor?
   a. Masa muscular.
   b. Potencia muscular.
   c. Velocidad de la marcha.
   d. Fuerza máxima.
2. ¿Qué significa «utilizar el ejercicio físico como medicina en las personas mayores»?
   a. Prevenir o tratar enfermedades, síndromes o síntomas para los que no tenemos otro tratamiento médico.
   b. Contrarrestar los cambios fisiológicos relacionados con la inactividad y el sedentarismo que acontecen en la edad adulta.
   c. Aumentar los efectos de otras estrategias preventivas o de tratamiento disponibles.
   d. Todas son ciertas.

Capítulo 9

1. ¿Cuáles son las unidades asistenciales que conforman la composición básica de un servicio de geriatría?
   a. Unidad de hospitalización de agudos, unidad de recuperación funcional, hospital de día, consultas externas y equipos de continuidad asistencial.
   b. Unidad de fragilidad en los servicios de urgencias, unidad de hospitalización de agudos, consultas externas y equipos de continuidad asistencial.
   c. Unidad de hospitalización de agudos, consultas externas monográficas y equipos de continuidad asistencial.
   d. Unidad de hospitalización de agudos, unidad de fragilidad, consultas externas monográficas y equipos de continuidad asistencial.
2. ¿Cuál de las siguientes afirmaciones referentes a la organización asistencial de un servicio de geriatría es falsa?
   a. El núcleo básico del equipo multiprofesional en geriatría lo constituyen el médico geriatra, el enfermero y el trabajador social, pero también son importantes otros profesionales, como terapeutas ocupacionales, fisioterapeutas, nutricionistas, profesionales del deporte, logopedas, farmacéuticos o neuropsicólogos.
   b. Las unidades de urgencias geriátricas son un nivel asistencial básico e imprescindible en un servicio de geriatría, pues permiten identificar patologías específicas del anciano y los síndromes geriátricos, evitando ingresos innecesarios.
   c. Los modelos de planificación y atención centrados en la persona tienen un carácter de atención integral, reconociendo su papel central para que sea la persona (o su representante) quien decida y participe activamente en todos los aspectos de su vida y cuidados presentes y futuros.
   d. Los equipos de continuidad asistencial, con su implicación directa en los cuidados domiciliarios, permiten tanto disminuir los ingresos hospitalarios como facilitar altas hospitalarias más tempranas de pacientes más complejos que, de otro modo, estarían hospitalizados.

Capítulo 10

1. ¿Cuál de los siguientes atributos o características principales no forman parte del edadismo?
   a. Los estereotipos.
   b. Los prejuicios.
   c. La razón.
   d. La discriminación.
2. ¿Cuál de las siguientes características puede ser un factor que lleve a maltrato al adulto mayor?
   a. Recibir prestaciones económicas.
   b. Mantener contacto con los servicios sociales.
   c. Adulto mayor con deterioro funcional.
   d. Tener una buena relación con la familia.

Capítulo 11

1. ¿Cuál de las siguientes es una competencia de pregrado en medicina geriátrica según la British Geriatric Society?
   a. Los graduados deben mantener un enfoque profesional y respetuoso con los pacientes, aunque la edad puede modular este enfoque.
   b. Los graduados deben conocer las enfermedades en la población adulta mayor, siendo este aspecto más importante que la función.
   c. Los graduados deben comprender los principios del tratamiento, incluido el uso apropiado y seguro de los medicamentos, como base para la prescripción.
   d. Los aspectos éticos y legales no son relevantes en esta población debido a la cercanía a la muerte y a que los mayores aceptan mejor la enfermedad y las pérdidas.
2. ¿Cuál de las siguientes es una competencia para pregrado de medicina según la American Geriatrics Society (AGS) en 2021, basada en el modelo de las 5 M de servicios amigables para personas mayores?
   a. Identificar las habilidades que debe demostrar un paciente mayor para determinar su capacidad para tomar una decisión médica.
   b. Evaluar a los pacientes mayores para detectar riesgos de caídas y fracturas, identificando factores de riesgo e interpretando una evaluación de la marcha y el equilibrio utilizando una herramienta de detección validada.
   c. Justificar la selección y la dosificación de los medicamentos en función de cómo los cambios fisiológicos relacionados con la edad pueden afectar la farmacocinética y la farmacodinamia de los medicamentos.
   d. Todas son competencias según la AGS.

Capítulo 12

1. ¿Cuál de los siguientes no es un criterio del fenotipo de fragilidad propuesto por Linda P. Fried?
   a. Multimorbilidad.
   b. Cansancio.
   c. Debilidad.
   d. Lentitud.
2. ¿Qué intervenciones se recomiendan para los pacientes mayores frágiles?
   a. Ejercicio físico multicomponente, adaptaciones nutricionales, manejo de la polifarmacia y empleo de tecnologías de la información y la comunicación.
   b. Ejercicios de equilibrio, suplementos nutricionales, manejo de la multimorbilidad y control del dolor.
   c. Ejercicio físico multicomponente, suplementos nutricionales, manejo de la anemia y tratamiento del deterioro cognitivo.
   d. Ejercicios de equilibrio y flexibilidad, adaptaciones nutricionales, manejo de la multimorbilidad y tratamiento de la depresión.

Capítulo 13

1. ¿Cómo clasificaría a una mujer de 75 años cuya fuerza prensora es de 10 kg, tiene una masa musculoesquelética apendicular por DXA de 5 kg/m^2 y camina a 0,6 m/s, según los criterios EWGSOP2?
   a. No tiene sarcopenia.
   b. Sarcopénica.
   c. Sarcopenia severa.
   d. Con esos datos es imposible clasificarla.
2. ¿Cuál de las siguientes constituye la ubicación anatómica más utilizada para la evaluación de masa muscular y sarcopenia mediante ecografía?
   a. Bíceps de la mano dominante.
   b. Recto anterior del cuádriceps.
   c. Psoas mayor.
   d. Tercio medio del gastrocnemio.
3. ¿Cuál de los siguientes enunciados sobre las herramientas utilizadas para evaluación de sarcopenia es verdadera?
   a. La tomografía computarizada (TC) y la resonancia magnética (RM) se consideran el patrón oro para la estimación de masa muscular y son las más utilizadas en la práctica clínica.
   b. La medición de la circunferencia de la pantorrilla es un método fiable para el diagnóstico de sarcopenia.
   c. La energía dual de rayos X por absorciometría (DXA) representa actualmente uno de los métodos más utilizado, tanto en el ámbito clínico como en el de la investigación, para la evaluación de masa muscular, y también permite la valoración de la masa ósea.
   d. El test de levantarse de la silla es utilizado para evaluar la masa muscular de las piernas.
4. ¿Cuál de los siguientes factores no está relacionado con el envejecimiento muscular e implicado en la etiopatogenia de la sarcopenia?
   a. Disminución del número de mitocondrias.
   b. Atrofia selectiva y disminución de fibras musculares tipo II.
   c. Insulinorresistencia.
   d. Disminución del catabolismo proteico.
5. Según el algoritmo diagnóstico actualizado de sarcopenia propuesto por el EWGSOP2 (European Working Group on Sarcopenia in Older People), ¿qué actuación le parece más correcta?
   a. Aunque la sospecha clínica sea baja, debe evaluarse la fuerza prensora en todos los mayores de 70 años.
   b. La sarcopenia siempre debe confirmarse mediante herramientas de evaluación de masa muscular (como DXA, prueba de imagen o bioimpedanciometría) antes de comenzar medidas de intervención y tratamiento.

c. La velocidad de la marcha se utiliza como test de cribado de sarcopenia.
d. Un resultado positivo en la escala de cribado de sarcopenia Simple clinical symptom index (SARC-F) y una fuerza prensora de la mano dominante baja son suficientes para iniciar la evaluación de causas de sarcopenia e iniciar su intervención.

Capítulo 14

1. ¿Qué afirmación es cierta respecto al tratamiento y las fluctuaciones motoras en el paciente de edad con enfermedad de Parkinson?
   a. Una estrategia en las discinesias pico dosis (discinesias en *on*) es incrementar la dosis de levodopa.
   b. En el fenómeno *wearing off* (fenómeno fin de dosis), la primera estrategia en pacientes mayores frágiles o con deterioro cognitivo es usar agonistas dopaminérgicos y retirar los inhibidores de la COMT (catecol-O-metil-transferasa).
   c. Una estrategia en el caso de acinesia nocturna es el uso de levodopa de duración prolongada (preparados *retard*).
   d. La primera estrategia que utilizar en paciente con fluctuaciones motoras debe ser una actitud intervencionista con uso de levodopa continua intraduodenal.
2. ¿Qué afirmación es falsa respecto a las polineuropatías en el adulto mayor?
   a. Las polineuropatías axonales crónicas son el tipo más común, que suele comenzar en las extremidades inferiores con síntomas sensoriales que generalmente preceden a los síntomas motores y produciendo debilidad en etapas avanzadas.
   b. Las polineuropatías desmielinizantes inflamatorias agudas (AIDP), como en el síndrome de Guillain-Barré, se caracterizan por afectación de predomino en las fibras nerviosas motoras, con debilidad en miembros inferiores como primer signo de la enfermedad.
   c. El síndrome de Miller-Fisher se asocia con anticuerpos anti-GQ1b, se caracteriza por oftalmoplejía, ataxia y arreflexia, constituyendo una variante atípica de una polineuropatía axonal aguda.
   d. La polineuropatía desmielinizante crónica inflamatoria suele ser idiopática, pero puede asociarse linfoma no Hodgkin, lupus o con gammapatía monoclonal de significado incierto, plasmocitoma, síndrome POEMS o mieloma múltiple.

Capítulo 15

1. Paciente de 80 años, que hace 2 meses presentó una caída en la calle mientras paseaba, al bajar de una acera, que precisó intervención de fractura de cadera derecha. Actualmente camina con andador por inestabilidad, refiriendo que tiene miedo a caerse cuando sale a la calle. ¿Qué actitud tomaría con respecto su caída?
   a. Realizar valoración geriátrica integral (VGI) y recomendar ejercicio físico en la consulta, por riesgo alto de caídas.
   b. Realizar VGI, medir velocidad de la marcha que tiene un resultado mayor de 0,8 m/s, y como tiene un riesgo moderado de caídas, recomendar ejercicio físico.
   c. Realizar VGI, velocidad de la marcha con resultado $< 0{,}8$ m/s, por lo que presenta un alto riesgo de caídas, recomendando una valoración multifactorial de caídas e intervención individualizada.
   d. Realizar VGI, velocidad de la marcha con resultado $< 0{,}8$ m/s, por lo que presenta alto riesgo de caídas, recomendando valoración multifactorial, estudio de síncope e intervención individualizada.
2. El síndrome de preocupación por las caídas es un problema frecuente en las personas mayores. ¿Cuál de las siguientes afirmaciones es correcta con respecto a este problema?
   a. Aparece exclusivamente en personas que han presentado al menos una caída.
   b. La Short Physical Performance Battery (SPPB) es la mejor escala para medirlo.
   c. Los fármacos inhibidores selectivos de la recaptación de serotonina y noradrenalina (IRSN), como la duloxetina, son el tratamiento de elección.
   d. Conduce al deterioro funcional del paciente porque produce un abandono progresivo de actividades de la vida diaria.

Capítulo 16

1. ¿Cuál de las siguientes afirmaciones referente al estreñimiento en personas mayores es incorrecta?
   a. El síndrome de Ogilvie es una dilatación colónica que cursa con causa obstructiva sin componente orgánico.
   b. El vólvulo en colon precisa cirugía urgente para evitar isquemia intestinal.
   c. La enfermedad diverticular se asocia al estreñimiento.
   d. Las úlceras estercoráceas se localizan en recto y zona perianal.
2. ¿Cuál de las siguientes afirmaciones referente a la incontinencia urinaria (IU) del adulto mayor es falsa?
   a. La duración de la IU aguda es inferior a 4 semanas.
   b. La IU de urgencia se debe a debilidad del suelo pélvico.
   c. La IU por rebosamiento es debida a la obstrucción de salida de orina en vejiga o uretra, y provoca vejiga hiperdistendida.
   d. En la IU de estrés se utilizan fármacos α-adrenérgicos como la fenilpropanolamina.
3. ¿Cuál de las siguientes afirmaciones referente a las úlceras por presión (UPP) en personas mayores es falsa?
   a. La presión es el principal mecanismo fisiopatológico de producción.
   b. Las ulceras de grado IV se infectan por gérmenes grampositivos, gramnegativos y anaerobios si están fistulizadas.
   c. Las ulceras de grado II llegan hasta la grasa subepidérmica.
   d. Los antibióticos indicados en ulceras infectadas en alérgicos a penicilinas son las quinolonas y el metronidazol.

Capítulo 17

1. Mujer de 78 años derivada por su médico de atención primaria por alteración de conducta. Acude con su hija, quien destaca un cambio de carácter en su madre en el último año. Se muestra desconfiada, desorganizada e incluso agresiva en ocasiones con conductas inapropiadas. Describe algunos «despistes u olvidos sin importancia», pero que no le preocupan. No aportan otra información. ¿Cuál de las siguientes afirmaciones es falsa referente a este caso clínico?
   a. En las pruebas de neuroimagen podemos encontrarnos alteraciones en regiones frontales de la corteza cerebral.
   b. Dado que no presenta afectación de la memoria episódica de forma predominante, podemos descartar directamente una enfermedad de Alzheimer.
   c. Es necesario realizar un diagnóstico diferencial con procesos no demenciales como trastornos depresivos u otros cuadros psiquiátricos de presentación tardía y las lesiones focales.
   d. Realizaremos una exploración física que incluya la búsqueda de datos de parkinsonismo como rigidez y bradicinesia.
2. ¿Qué afirmación es cierta referente a la enfermedad de Alzheimer?
   a. Las lesiones características, pero no patognomónicas, de la enfermedad de Alzheimer a nivel microscópico son los depósitos de α-sinucleína y la patología τ.
   b. En la variante típica de la enfermedad de Alzheimer encontraremos atrofia de predominio en región parieto-occipital posterior en las pruebas de neuroimagen cerebral.
   c. Ante el fracaso de los tratamientos patogénicos se han planteado diversas hipótesis etiológicas, como la alteración mitocondrial, la alteración de los mecanismos de autofagia/mitofagia, la hipótesis de la neuroinflamación e implicación de la microglía o la hipótesis infecciosa.
   d. La memantina tiene indicación como tratamiento de enfermedad de Alzheimer en fase leve.

Capítulo 18

1. ¿Cuál de las siguientes respuestas es cierta respecto a la fisiopatología del *delirium*?
   a. Los astrocitos se afectan con disminución de la producción de quimiocinas determinando un mayor reclutamiento de células inflamatorias.
   b. La inflamación sistémica determina lesión endotelial y daño a la barrera hematoencefálica, así como un menor suministro vascular de oxígeno y glucosa por disfunción microvascular.
   c. La secreción de mediadores antiinflamatorios como IL-1, IL-1β, IL-6, el factor de necrosis tumoral α (TNF-α) y la prostaglandina E2 (PGE_2) se encuentra aumentada.
   d. Se ha objetivado un bloqueo en la activación del núcleo paraventricular del hipotálamo que disminuye la liberación de corticotropina y de ACTH.
2. ¿Cuál de las siguientes afirmaciones es falsa respecto al tratamiento del *delirium* con antipsicóticos?
   a. El uso de antipsicóticos en pacientes hospitalizados ha demostrado beneficio en la reducción de la duración y la severidad del *delirium.*
   b. El uso de antipsicóticos en pacientes hospitalizados no ha demostrado en las revisiones Cochrane disminución de la estancia hospitalaria, la institucionalización en el alta o la mortalidad.
   c. La efectividad de los diferentes antipsicóticos en los estudios es similar y la elección estará basada en sus potenciales efectos secundarios, sobre todo si puede ser necesario su uso a largo plazo.
   d. El uso de quetiapina tiene como potenciales efectos secundarios asociarse con sedación, hipotensión y alargamiento del intervalo QT en los registros electrocardiográficos.

Capítulo 19

1. Un paciente de 76 años ha sido diagnosticado de depresión mayor y se le ha prescrito sertralina. Tras 6 semanas de tratamiento a la dosis máxima tolerada, el paciente acude a revisión. Refiere una leve mejoría en su ánimo, pero persisten los síntomas de anhedonia, insomnio y cansancio generalizado. ¿Qué actitud es la más correcta?
   a. Suspender el tratamiento antidepresivo.
   b. Iniciar terapia electroconvulsiva (TEC).
   c. Cambiar a un inhibidor de la recaptación de serotonina y noradrenalina (IRSN) como la venlafaxina.
   d. Añadir fluoxetina al tratamiento actual.
2. Una mujer de 82 años, con antecedentes de enfermedad de Parkinson diagnosticada hace 5 años y en tratamiento con levodopa, acude a la consulta por presentar insomnio severo desde hace aproximadamente 8 meses. Refiere que tiene dificultades para mantenerse dormida durante la noche debido a una sensación incómoda y molesta en las piernas que aparece principalmente cuando se acuesta. Esta sensación le obliga a levantarse de la cama y caminar por la casa para aliviarla. Menciona que, cuando se levanta y camina, la incomodidad desaparece temporalmente, pero vuelve tan pronto como se acuesta nuevamente. La paciente también refiere un aumento de la somnolencia diurna y una disminución en su capacidad de realizar actividades cotidianas debido al cansancio acumulado. Su familia ha notado que, durante el día, la paciente tiende a quedarse dormida en momentos inapropiados, como mientras lee o ve la televisión. No presenta ronquidos ni pausas respiratorias observadas durante el sueño. Se ha descartado la presencia de apneas mediante una poligrafía respiratoria reciente. ¿Cuál es el diagnóstico de sospecha?
   a. Apnea obstructiva del sueño.
   b. Síndrome de piernas inquietas.
   c. Alteración de la fase REM del sueño.
   d. Depresión mayor.

Capítulo 20

1. ¿Qué es cierto respecto a la caquexia en adultos mayores?
   a. Al igual que la sarcopenia, es una pérdida de proteínas y energía relacionada con factores inflamatorios mediada por el daño celular y la activación del sistema inmune.
   b. Las citoquinas tienen un efecto negativo sobre la masa muscular y promueven una disminución de la masa musculoesquelética.
   c. Cada incremento de una desviación estándar en el factor de necrosis tumoral aumenta la fuerza de prensión 1,2-1,3 kg.
   d. Consiste en una pérdida progresiva de masa muscular esquelética con preservación de la proteína visceral sin pérdida de apetito.
2. ¿Qué afirmación es cierta referente a la obesidad sarcopénica?
   a. Para hacer el cribado es suficiente presentar un índice de masa corporal o circunferencia de la cintura elevados. Los indicadores indirectos o cuestionarios validados de sarcopenia se utilizan para la fase de diagnóstico.
   b. Ante un resultado de detección positivo, si el músculo esquelético, los parámetros funcionales y la composición corporal están alterados, se establecerá un diagnóstico firme de obesidad sarcopénica.
   c. En el estadio I existe al menos una complicación atribuible a la alteración de la composición corporal o los parámetros funcionales musculares.
   d. El uso de dietas con restricción calórica y fármacos como el orlistat son el pilar del tratamiento en adultos mayores.

Capítulo 21

1. ¿Qué afirmación es cierta en relación con el proceso de final de la vida de las personas con enfermedades crónicas?
   a. Se acompaña de múltiples síntomas y necesidades en todas las esferas de la salud de la persona (física, social, espiritual, mental).
   b. Es fácil de detectar.
   c. Lo más importante es prolongar la supervivencia.
   d. Para poder proporcionar un buen control de síntomas es necesario que el fallecimiento se produzca en el hospital.
2. ¿En qué consiste la estrategia «rotación de opioides»?
   a. Cambio de un medicamento opioide por la aparición de efectos secundarios.
   b. Cambio en el medicamento opioide o su ruta de administración con el objetivo de mejorar los resultados, es decir, control del dolor sin aumentar reacciones adversas.
   c. Disminución de la concentración de los medicamentos opioides.
   d. Cambio en la presentación del medicamento opioide.

Capítulo 22

1. ¿Qué respuesta es incorrecta respecto a la insuficiencia cardíaca (IC) en el adulto mayor?
   a. La principal causa de IC en el paciente mayor es la hipertensión arterial.
   b. Los niveles plasmáticos del antígeno carbohidrato 125 (CA125) se han posicionado como un marcador subrogado de congestión.
   c. Las hospitalizaciones y muertes de pacientes con IC con fracción de eyección preservada suelen ocurrir por causas no cardiovasculares.
   d. Los inhibidores del cotransportador de sodio-glucosa tipo 2 (iSGLT2) no han demostrado reducir el riesgo de hospitalización por IC o muerte cardiovascular en pacientes con IC con fracción de eyección preservada.
2. ¿Qué respuesta es correcta respecto a la cardiopatía isquémica en adultos mayores?
   a. Los síntomas atípicos son más frecuentes conforme aumenta la edad del sujeto, en sexo femenino y pacientes diabéticos.
   b. El algoritmo diagnóstico del síndrome coronario agudo en adultos mayores difiere del resto de población.
   c. Las escalas utilizadas para medir el riesgo hemorrágico tienen especial interés en los pacientes mayores.
   d. La intervención coronaria percutánea realizada en < 90 min desde el primer contacto médico es el tratamiento de elección, independientemente de la edad.

Capítulo 23

1. ¿Cuál de las siguientes afirmaciones referentes a las pérdidas transitorias de conocimiento en personas mayores es falsa?
   a. El síncope es una pérdida transitoria de conocimiento por interrupción del flujo cerebral con recuperación espontanea, sin focalidad neurológica y con o sin pródromos.
   b. La enfermedad de Parkinson produce hipotensión ortostática.
   c. Los pacientes mayores que sufren caídas por causas desconocidas deben ser evaluados de forma similar a los pacientes con síncope de causa desconocida.
   d. Las pérdidas transitorias de conocimiento se caracterizan por la pérdida de consciencia sin amnesia del período de inconsciencia, de larga duración y con pérdida del tono postural y muscular.
2. ¿Cuál de las siguientes afirmaciones referentes a la epilepsia en el adulto mayor es falsa?
   a. Las enfermedades neurodegenerativas, incluida la enfermedad de Alzheimer, pueden producir epilepsia.
   b. Los antiepilépticos más recomendados en adultos mayores son la lamotrigina y el levetiracetam.
   c. El síndrome confusional agudo hipoactivo puede corresponder a un estatus epiléptico no convulsivo.
   d. El electroencefalograma en ausencia de anormalidades excluye el diagnóstico de epilepsia.
3. ¿Cuál de las siguientes carencias de precursores no se asocia con anemia carencial en adultos mayores?
   a. Hierro.
   b. Vitamina B_{12}.
   c. Vitamina D.
   d. Ácido fólico.

Capítulo 24

1. ¿Cuál sería su objetivo terapéutico de control de la diabetes tipo 2 en una persona de 80 años con tres enfermedades crónicas, índice de Lawton de 4 y deterioro cognitivo leve?
   a. HbA1c < 8% (< 64 mmol/mol).
   b. Glucosa preprandial entre 90 y 150 mg/dl (5,0 a 8,3 mmol/l).
   c. Glucosa antes de acostarse entre 100 y 180 mg/dl (5,6 a 10,0 mmol/l).
   d. Todos los objetivos son ciertos.
2. ¿Qué actitud tomaría ante una persona mayor con diabetes tipo 2 tratada con metformina, que no cumple criterios de desintensificación de terapia antidiabética y que presenta una HbA1c por encima del objetivo terapéutico y enfermedad cardiorrenal?
   a. Añadiría un inhibidor del cotransportador de sodio-glucosa tipo 2.
   b. Añadiría un inhibidor de la dipeptidilpeptidasa (DPP) 4.
   c. Insulinizaría.
   d. Retiraría la metformina por ineficacia.

Capítulo 25

1. ¿Cuál de las siguientes afirmaciones es cierta sobre la relación entre el envejecimiento y el cáncer?
   a. Todos los rasgos del envejecimiento aumentan el riesgo de oncogénesis y la progresión tumoral.
   b. El desgaste de los telómeros y el agotamiento de las células madre suprimen la inmortalidad replicativa y la plasticidad fenotípica.
   c. La inflamación crónica en los adultos mayores tiene un efecto exclusivamente protector frente a la carcinogénesis.
   d. Las células senescentes inhiben completamente el desarrollo de la oncogénesis.
2. ¿Cuál es uno de los efectos sistémicos clave del cáncer en los pacientes mayores que contribuye a su deterioro general de salud?
   a. Acelera el proceso de envejecimiento debido a las respuestas inflamatorias inducidas por el tratamiento.
   b. Mejora la inmunovigilancia antitumoral al aumentar la actividad de la microbiota intestinal.
   c. Disminuye la producción de citoquinas proinflamatorias, favoreciendo la homeostasis inmunológica.
   d. Incrementa la estabilidad genómica, lo que reduce la progresión tumoral y la aparición de metástasis.
3. ¿Cuál de los siguientes factores no contribuye a la resistencia a la muerte celular en el cáncer de las personas mayores?
   a. Disfunción mitocondrial.
   b. Pérdida de la proteostasis.
   c. Alteración de la comunicación intercelular.
   d. Desgaste de los telómeros.

Capítulo 26

1. ¿Qué respuesta es correcta referente a la fractura de cadera en las personas mayores?
   a. La aparición de fármacos antirresortivos ha contribuido al aumento de hospitalizaciones por fractura de cadera.
   b. Se recomienda la realización de ejercicio físico antes y después de la cirugía, junto con suplementación nutricional para reducir la pérdida de masa muscular.
   c. El momento óptimo para la intervención geriátrica tras fractura de cadera es posterior a la cirugía.
   d. La incidencia de fractura de cadera es hombres es tres veces superior a la de las mujeres.
2. ¿Qué respuesta es incorrecta respecto al manejo perioperatorio de la cirugía de cadera en personas mayores?
   a. Se recomienda la movilización precoz tras la cirugía en la mayoría de los casos.
   b. La cifra de hemoglobina a partir de la cual se precisa transfusión depende de la situación hemodinámica, cardiológica o respiratoria del paciente, así como de la presencia de deterioro cognitivo o tolerancia a rehabilitación.
   c. En los pacientes con *delirium* es imprescindible la evaluación del dolor, así como el uso de contenciones químicas y físicas.
   d. Entre los beneficios de las unidades de ortogeriatría se encuentra la reducción global de los costes económicos.
3. ¿Qué afirmación es falsa sobre la osteoporosis en el paciente mayor?
   a. La absorciometría por rayos X (DXA) es la herramienta principal empleada para el diagnóstico de la osteoporosis, aunque no se recomienda como recurso para evaluar la eficacia terapéutica.
   b. Uno de los pilares de tratamiento es la nutrición, y se recomienda realizar determinaciones de calcio y vitamina D, así como iniciar suplementación en caso de déficit de alguno de ellos.
   c. No existe evidencia suficiente para recomendar la suplementación proteica, de vitamina K o magnesio como parte del tratamiento o la prevención de la osteoporosis.
   d. Se recomienda realizar actividad física adaptada para el paciente, con ejercicio multicomponente si es posible.

Capítulo 27

1. Un hombre de 82 años, con antecedentes de hipertensión arterial y diabetes tipo 2, es programado para una colecistectomía. En la valoración preoperatoria, se detecta una velocidad de la marcha de 0,7 m/s y un Timed Up and Go (TUG) de 18 s. Además, presenta una pérdida de peso no intencionada de 4 kg en los últimos 6 meses. Según la valoración geriátrica preoperatoria, ¿cuál de los siguientes elementos está más relacionado con un pronóstico desfavorable en el postoperatorio de este paciente?
   a. Velocidad de la marcha < 0,8 m/s.
   b. Antecedentes de hipertensión arterial.
   c. Edad avanzada.
   d. DM tipo 2.
2. ¿Cuál de las siguientes intervenciones ha demostrado ser más eficaz en la reducción de la incidencia de *delirium* postoperatorio en pacientes mayores?
   a. Uso de antipsicóticos de manera profiláctica.
   b. Programas de movilización precoz y rehidratación.
   c. Administración de sedación profunda durante la cirugía.
   d. Uso de anestesia general en lugar de regional.

3. ¿En qué circunstancia no se considera una cirugía de «alto riesgo» según el programa de calidad de verificación de la cirugía geriátrica?
   a. Edad ≥ 85 años.
   b. Deterioro funcional.
   c. Polifarmacia.
   d. Deterioro cognitivo.
4. ¿Cuál de los siguientes ámbitos se contempla en la prehabilitación en adultos mayores?
   a. Manejo del estrés y la ansiedad.
   b. Apoyo nutricional.
   c. Modificación del estilo de vida.
   d. Todos están considerados.

Capítulo 28

1. ¿Cuál de las siguientes afirmaciones referentes a la patología urgente abdominal en personas mayores es cierta?
   a. La colangitis y la colecistitis siempre se presentan con los síntomas típicos de fiebre, ictericia y dolor en hipocondrio derecho.
   b. El dolor abdominal en adultos mayores puede ser un indicio de una infección urinaria.
   c. Las infecciones abdominales en adultos mayores se acompañan más frecuentemente de fiebre que en personas jóvenes por la liberación de pirógenos endógenos.
   d. La pancreatitis aguda tiene una tasa baja de mortalidad en esta población y la causa más frecuente es la vírica.
2. ¿Cuál de las siguientes herramientas de valoración geriátrica en la esfera mental está especialmente indicada en personas mayores en urgencias?
   a. 4AT.
   b. MMSE.
   c. MoCA.
   d. Fototest.

Capítulo 29

1. ¿Cuál de las siguientes afirmaciones es correcta con respecto a la apnea obstructiva del sueño (AOS) en adultos mayores?
   a. La clasificación actual de la AOS se basa en la medición de la somnolencia diurna excesiva por la escala de Epworth.
   b. Hay estudios que sugieren una asociación entre la AOS y la enfermedad de Alzheimer.
   c. La AOS es una patología menos frecuente en adultos mayores que en el paciente joven.
   d. El tratamiento con CPAP mejora la calidad de vida y la somnolencia diurna, pero no influye en la progresión del deterioro cognitivo.
2. ¿Qué afirmación es incorrecta referente a los cambios relacionados con la hipoxia y el envejecimiento?
   a. La hipoxia induce cambios adaptativos en el organismo, en los que interviene la familia HIF (factores inducibles por hipoxia), cuya desregulación puede conllevar el desarrollo de enfermedades cardiovasculares, metabólicas o tumorales.
   b. Mientras que la hipoxemia leve puede tener efectos beneficiosos en el organismo, como su papel en la neuroprotección, la hipoxemia grave puede aumentar el riesgo de desarrollar enfermedades neurodegenerativas como la enfermedad de Alzheimer.
   c. La hipoxia mantenida favorece la formación del fenotipo secretor asociado a la senescencia (SASP), disminuyendo la capacidad pulmonar para responder a diversos estresores endógenos y exógenos.
   d. En la apnea obstructiva del sueño se produce un proceso llamado hipoxia intermitente, que se relaciona con un fenotipo proinflamatorio caracterizado por la disminución de la secreción de citocinas como TNF-α e interleucina 8 (IL-8).

RESPUESTAS

Capítulo 1

1. Respuesta correcta: b.
Según la OMS, la capacidad intrínseca está conformada por cinco dominios: movilidad (equilibrio, velocidad de marcha y test de levantarse de la silla), cognición (memoria, inteligencia, resolución de problemas), capacidad psicológica (ánimo y afecto, vitalidad emocional), vitalidad (energía y metabolismo, incluyendo nutrición, función hormonal y función cardiorrespiratoria) y funciones sensoriales (visión y audición).

La fragilidad no se incluye en el constructo de capacidad intrínseca de la OMS, aunque hay autores que proponen que la fragilidad podría ser el opuesto a la capacidad intrínseca, de tal manera que, a medida que se reduce la capacidad intrínseca, aumentaría la fragilidad.

2. Respuesta correcta: d.
Dentro de la escala del *continuum* funcional (ECF), que está conformada por diferentes niveles de dependencia en actividades básicas e instrumentales de la vida diaria y el fenotipo de fragilidad de L. P. Fried, la fragilidad corresponde a la categoría 5.

Esta categoría origina en el adulto mayor un elevado riesgo de mortalidad y discapacidad incidente.

Capítulo 2

1. Respuesta correcta: c.
El Cardiovascular Health Study (CHS) fue clave para el descubrimiento del concepto de fragilidad en el adulto mayor al proporcionar datos detallados sobre la salud física, funcional y cardiovascular de personas mayores de 65 años. Este estudio permitió identificar características específicas asociadas a una mayor vulnerabilidad, como pérdida de peso involuntaria, debilidad, lentitud, fatiga y baja actividad física, que se convirtieron en los componentes principales del fenotipo de fragilidad propuesto por Fried en 2001.

Además, el CHS mostró cómo la fragilidad está asociada a un mayor riesgo de eventos adversos de salud, como caídas, hospitalizaciones, discapacidad y mortalidad, validando su relevancia clínica. Estos hallazgos transformaron el manejo geriátrico, al permitir identificar a adultos mayores en riesgo y diseñar estrategias para prevenir o mitigar sus consecuencias. En este sentido, el CHS fue esencial para establecer la fragilidad como un concepto clínico medible y útil en la atención del adulto mayor.

2. Respuesta correcta: a.
Un currículo de pregrado en medicina que integre fundamentos sobre la vejez y el envejecimiento sensibiliza a los futuros médicos sobre las necesidades únicas de las personas mayores, destacando su importancia en la práctica clínica. Este enfoque temprano permite que los estudiantes comprendan las complejidades del envejecimiento, incluyendo los cambios fisiológicos, psicológicos y sociales, así como las condiciones de salud prevalentes en esta población.

Al exponerlos a estas realidades desde el pregrado, se fomenta una mayor empatía y conciencia hacia el cuidado integral de los adultos mayores, desmitificando la geriatría como una especialidad limitada o poco dinámica. Además, se visibiliza la creciente demanda de médicos capacitados en geriatría, dado el envejecimiento global de la población.

Esto puede motivar a más médicos generales a especializarse en geriatría, al reconocer el impacto significativo que pueden tener en mejorar la calidad de vida de una población vulnerable y en crecimiento.

Capítulo 3

1. Respuesta correcta: d.
La senescencia celular pertenece al grupo de las «marcas antagonistas» según López Otín, el resto pertenecen al grupo de las «marcas primarias».

2. Respuesta correcta: c.
La vía IGF-1/insulina se considera la vía de control del envejecimiento más conservada evolutivamente, entre sus dianas están FOXO y mTOR. Una reducción de la vía IGF-1/insulina aumenta la longevidad.

Capítulo 4

1. Respuesta correcta: b.
La maniobra de Osler es una prueba clínica que se realiza para detectar la seudohipertensión, es decir, cuando la presión sanguínea medida con un esfigmomanómetro es artificialmente alta.

Para realizar la maniobra de Osler, se debe:

- Inflar el brazalete del esfigmomanómetro por encima de la presión sistólica del paciente.
- Comprobar si el pulso radial permanece palpable. Si el pulso radial se palpa, la presión sanguínea real puede ser menor que la obtenida con el esfigmomanómetro. Esto se debe a que la pared arterial está calcificada y endurecida, lo que provoca que el método de medición indirecta arroje resultados más elevados.

La maniobra de Osler es útil para pacientes con hipertensión resistente que presenten seudohipertensión. En estos pacientes, la presión sanguínea real puede ser menor de 10 mmHg que la medida con el esfigmomanómetro. Si no se interpreta correctamente esta situación, se puede administrar una medicación innecesaria y potencialmente peligrosa.

2. Respuesta correcta: a.
El envejecimiento es un proceso natural que produce cambios fisiológicos en el cuerpo, no implican la presencia de patología, son cambios normales y esperados como es el aumento del tamaño de la nariz o fenómenos de atrofia de la mucosa, sin pérdida de la capacidad olfatoria.

Capítulo 5

1. Respuesta correcta: b.
Todas las herramientas miden función física, excepto el índice de Barthel, que evalúa dependencia y discapacidad.

2. Respuesta correcta: a.
El ADAS-cog es una herramienta diagnóstica de demencia, no de cribado. El MoCA, el test del reloj y el test de alteración de memoria (T@M) sí son herramientas de cribado de deterioro cognitivo.

3. Respuesta correcta: a.
En el cálculo de la valoración de la marcha sí se permite el uso de ayudas técnicas si el sujeto habitualmente las utiliza.
4. Respuesta correcta: b.
Todas son correctas excepto la opción b. El índice de Charlson valora comorbilidad y no sobrecarga del cuidador.
5. Respuesta correcta: a.
El test mental abreviado 4 (4AT) es útil en situaciones de *delirium* y estado mental en situaciones agudas, como la de este paciente hospitalizado en una planta de agudos por neumonía. Por el contrario, las otras herramientas, como el test del reloj, el de las fotos o el Mini-Mental State Examination de Folstein (MMSE) son test de cribado de deterioro cognitivo y no deben realizarse en cuadros confusionales y situaciones agudas.
6. Respuesta correcta: c.
La valoración funcional de Juan corresponde a la opción C: KATZ B y Barthel 90 (es independiente en todas las actividades básicas de la vida diaria, excepto padecer incontinencia urinaria), Lawton 8 (encargado e independiente de las actividades instrumentales de la vida diaria) y FAC 5 (deambulación independiente, incluso capaz de subir escaleras).

Capítulo 6

1. Respuesta correcta: c.
El envejecimiento suele asociar disminución de la motilidad intestinal y no aumento de la misma. Esta disminución, en general, disminuye la absorción de todos los fármacos administrados por vía oral. El resto de cambios corporales referidos sí que interfieren en la absorción.
2. Respuesta correcta: d.
Todos los mecanismos descritos en los ítems producen reacciones adversas a medicamentos de tipo A o intrínsecas.

Capítulo 7

1. Respuesta correcta: a.
La evidencia disponible hasta la fecha muestra que las estatinas logran una disminución de los eventos cardiovasculares, independientemente de la edad, en pacientes que presentan enfermedad ateroesclerótica. Sin embargo, en pacientes sin evidencia de enfermedad ateroesclerótica, la evidencia del uso de estatinas en personas mayores de 70 años es menos consistente. Por esta razón, el inicio de estatinas como estrategia de prevención primaria en mayores de 70 años dependerá también del nivel de riesgo, la expectativa de vida, las comorbilidades, la presencia de fragilidad y las preferencias del paciente.
2. Respuesta correcta: c.
Según las pautas de vacunación recomendadas actualmente, toda persona que haya tenido una pauta de vacunación completa en la infancia debería recibir una dosis de refuerzo cerca de los 65 años. Para conocer si la persona tiene una pauta de vacunación completa en la infancia se deberá recurrir, en caso de no tener registros disponibles, al año de nacimiento, el sexo, la escolarización y el país de origen.

Capítulo 8

1. Respuesta correcta: b.
La potencia muscular es la capacidad de mover pesos a la máxima velocidad. Con el envejecimiento y la perdida de funcionalidad, la potencia se ve reducida, disminuyendo la fuerza máxima y la capacidad de vencer una resistencia.
2. Respuesta correcta: d.
El ejercicio físico es el único tratamiento que tiene efectos sobre cada uno de sistemas corporales, además de no tener efectos secundarios. Previene enfermedades cardiovasculares y neurodegenerativas, contrarresta cambios fisiológicos que acontecen con el envejecimiento, como la pérdida de masa muscular, pérdida de densidad mineral ósea o aumento de adiposidad, y tiene un efecto sumatorio a otras medidas preventivas como aspectos nutricionales o farmacológicos.

Capítulo 9

1. Respuesta correcta: a.
Un servicio de geriatría debe disponer de una unidad geriátrica de agudos para el diagnóstico y el tratamiento de adultos mayores con enfermedad en fase aguda, una unidad de recuperación funcional y un hospital de día para la atención de mayores en fase estable con necesidades de recuperación y rehabilitación intensiva, y una consulta externa y un equipo de atención geriátrica domiciliaria/equipo de continuidad asistencial cuando prima la valoración especializada ambulatoria y el seguimiento clínico continuado.
2. Respuesta correcta: b.
Aunque la demanda creciente de los servicios de urgencias por el adulto mayor es cada vez más patente, con las consecuencias en la atención que se derivan de la no especialización, la atención del adulto mayor en urgencias hoy en día no constituye un nivel asistencial. El resto de afirmaciones son todas verdaderas.

Capítulo 10

1. Respuesta correcta: c.
El edadismo tiene tres atributos principales: estereotipos, que son las creencias o actitudes preconcebidas sobre las personas según su edad; prejuicios, que reflejan los sentimientos negativos hacia ellas, especialmente hacia los adultos mayores; y discriminación, que es el trato injusto basado únicamente en la edad, limitando derechos y oportunidades. Estos atributos están interconectados y pueden manifestarse en niveles institucionales, interpersonales o incluso autoinfligidos, causando graves consecuencias en la salud, el bienestar y los derechos de las personas mayores. El edadismo afecta la calidad de vida, fomenta la exclusión y representa un importante obstáculo social y sanitario. La razón no forma parte de estos atributos principales.
2. Respuesta correcta: c.
Los factores de riesgo para el maltrato a adultos mayores incluyen varios aspectos personales, sociales y de salud. Las mujeres mayores y quienes tienen menos edad dentro del grupo de adultos mayores son más vulnerables. Vivir en un

entorno compartido, especialmente con personas distintas al cónyuge, incrementa el riesgo, particularmente de abuso financiero y físico. Además, un ingreso económico bajo y el aislamiento social, reflejado en una red de apoyo insuficiente, son factores importantes.

En términos de salud, el deterioro funcional, las enfermedades físicas y la demencia aumentan significativamente la probabilidad de abuso, especialmente financiero. Por otro lado, los abusadores suelen ser hombres, a menudo hijos adultos o cónyuges, con antecedentes de abuso de sustancias, problemas de salud mental, estrés financiero, aislamiento social o antecedentes judiciales. Este conjunto de factores crea un contexto de mayor vulnerabilidad para los adultos mayores, exponiéndolos al maltrato en sus diferentes formas.

Capítulo 11

1. Respuesta correcta: c.

Comprender los principios del tratamiento, incluido el uso apropiado y seguro de los medicamentos como base para la prescripción, es básico en la atención de una persona mayor. La edad y la enfermedad no son lo más importante en la toma de decisiones. La atención debe ser centrada en la persona, considerando sus necesidades, expectativas y valores, a la vez que se cumple con las normas éticas del ejercicio de las actividades de salud.

2. Respuesta correcta: d.

Todas las alternativas son correctas. Para la atención de un adulto mayor se debe tomar en cuenta «lo que le importa», para esto se necesita identificar su capacidad para expresar su voluntad. Al mismo tiempo se debe prevenir y orientar el manejo seguro de todas sus condiciones o problemas de salud.

Capítulo 12

1. Respuesta correcta: a.

El fenotipo de fragilidad descrito por Fried es una herramienta de detección de la fragilidad ampliamente utilizada en la actualidad. Está conformado por cinco criterios clínicos objetivos: pérdida de peso, debilidad muscular, baja resistencia y agotamiento, lentitud en la velocidad de la marcha y bajo nivel de actividad física. La multimorbilidad no es un criterio del fenotipo, aunque está incluida en otras herramientas de fragilidad como el FRAIL o el Frailty Index de Rockwood.

2. Respuesta correcta: a.

La fragilidad supone una condición de salud potencialmente prevenible, reversible o que se puede enlentecer, por lo que podemos realizar una intervención sobre la misma. Dicha intervención debe ser individualizada y adaptada a cada sujeto, de duración mantenida, multidimensional y que tenga la posibilidad de contar con medidas de apoyo e implicación sociofamiliar para garantizar su adherencia. Actualmente, los principales pilares en el manejo de la fragilidad son el ejercicio físico multicomponente, las intervenciones nutricionales y el control de la polifarmacia. Las tecnologías de la información y la comunicación han demostrado ser herramientas válidas y que aportan beneficios en el manejo de la fragilidad.

Aunque el control del dolor, el manejo de la anemia, la detección y manejo del deterioro cognitivo o de la depresión, y la realización de modalidades de ejercicio concretas han demostrado algunos indicios de beneficio, las recomendaciones no son concluyentes.

Capítulo 13

1. Respuesta correcta: c.

Tiene fuerza prensora baja (< 16 kg) + masa muscular baja (< 6 kg/m^2) + baja velocidad de la marcha (< 0,8 m/s), lo que confirma sarcopenia severa.

2. Respuesta correcta: b.

El recto anterior del cuádriceps suele ser la ubicación anatómica más utilizada para la evaluación de sarcopenia mediante ecografía.

3. Respuesta correcta: c.

Lo referido en la respuesta c es correcto. Por el contrario, la respuesta a es falsa, pues, aunque la TC y la RM se consideran el patrón oro y de referencia para la estimación de masa muscular, su alto coste y poca accesibilidad limitan su utilización en la práctica clínica habitual, siendo más utilizadas en investigación. La respuesta b es falsa, pues las medidas antropométricas, como la medición de la circunferencia de la pantorrilla, son métodos indirectos, imprecisos, dependientes del observador y, debido a los cambios con la edad, puede haber errores en su evaluación en ancianos, por lo que no se recomienda su uso rutinario. La respuesta d también es falsa, pues el test de levantarse de la silla evalúa fuerza y no masa muscular.

4. Respuesta correcta: d.

La disminución del número de mitocondrias, la atrofia selectiva y la disminución de fibras musculares tipo II; y la insulinorresistencia son factores con el envejecimiento muscular relacionados con la etiopatogenia de la sarcopenia. En la etiopatogenia de la sarcopenia tiene lugar una alteración del equilibrio entre síntesis y degradación proteica, incluyendo un aumento del catabolismo proteico.

5. Respuesta correcta: d.

Un resultado en el cribado positivo y una fuerza prensora baja suponen sarcopenia probable y, aunque no esté confirmada mediante test de masa muscular, en la práctica clínica es suficiente para iniciar la evaluación de sus causas e iniciar intervención. Por ello, la opción b es falsa. Igualmente, la respuesta a es falsa, pues la fuerza prensora debe evaluarse en sujetos con sospecha clínica o cribado positivo, no en todos. Asimismo, la opción c tampoco es correcta, pues la velocidad de la marcha se utiliza para valoración de función física y severidad de sarcopenia, no como cribado.

Capítulo 14

1. Respuesta correcta: c.

El uso de preparados *retard* permite optimizar niveles plasmáticos en sangre y disminuir la acinesia nocturna. El aumento de la dosis de levodopa incrementa la discinesia pico dosis, por lo que la estrategia es disminuir la dosificación. El uso de agonistas dopaminérgicos en el caso de fenómeno *wearing off* es una estrategia para su manejo, pero en el caso del anciano frágil puede suponer un riesgo de presentación de efectos secundarios, por lo que no debe ser la primera estrategia. El uso de estrategias no intervencionistas es, inicialmente, en el caso de fluctuaciones motoras.

2. Respuesta correcta: c.

Las afirmaciones respecto al síndrome de Miller-Fisher son todas ciertas, con excepción de ser una variante de una polineuropatía desmielinizante y no axonal.

Capítulo 15

1. Respuesta correcta: c.

La caída cumple criterios de caída grave (ha asociado una fractura), por lo que está indicada la realización de valoración multifactorial completa e intervención multifactorial. No está indicado el estudio de síncopes. La velocidad de la marcha, en este caso, es irrelevante.

2. Respuesta correcta: d.

El síndrome de preocupación por las caídas puede aparecer sin que haya ocurrido nunca una caída, se diagnostica con las tres preguntas clásicas, se puede usar una escala como la Short-FES-I para valorar severidad, y, si no se trata, puede producir deterioro funcional. Los antidepresivos no son el tratamiento de elección. La SPPB es una escala de rendimiento físico que no sirve para valoración del síndrome de preocupación por las caídas.

Capítulo 16

1. Respuesta correcta: b.

El tratamiento del vólvulo requiere la desvolvulación urgente mediante sondas o por colonoscopia, por el riesgo de perforación. Solo si hay perforación o isquemia intestinal se debe recurrir a la cirugía urgente. El resto de respuestas son correctas.

2. Respuesta correcta: b.

La IU de urgencia se debe a contracciones involuntarias del detrusor (vejiga hiperrefléxica). Las causas son patología neurológica (ictus, enfermedad de Parkinson, tumores, demencia, hidrocefalia), patología vesical (litiasis, neoplasia, infecciones) y obstrucción del tracto urinario inferior (hiperplasia de próstata, estenosis uretral). Se distinguen dos grandes grupos, de causa motora (por hiperactividad del detrusor) y de causa sensorial (por hipersensibilidad del detrusor). El resto de afirmaciones son verdaderas. La debilidad del suelo pélvico suele originar IU de estrés.

3. Respuesta correcta: c.

Las UPP de grado II afectan a la epidermis y a la dermis superficial, cuando llegan a la grasa subepidérmica se consideran de grado III. Las otras afirmaciones son verdaderas.

Capítulo 17

1. Respuesta correcta: b.

El lóbulo frontal se encarga, entre otras, de las funciones ejecutivas que permiten la planificación, el mantenimiento de la atención y la inhibición de los impulsos. Cuando iniciamos el estudio de un paciente con una alteración cognitiva o del comportamiento, es necesario en primer lugar descartar otros procesos que pueden cursar con clínica similar, como lesiones focales o cuadros psiquiátricos. Otras demencias que pueden cursar con trastornos conductuales por afectación frontal son la demencia con cuerpos de Lewy o la demencia frontotemporal tipo degeneración corticobasal, que típicamente presentan datos de parkinsonismo.

La respuesta b es falsa. Aunque la presentación amnésica es la más frecuente, existen formas atípicas que cursan con clínica diversa, como podría ser el caso clínico, con una variante frontal de la enfermedad de Alzheimer.

2. Respuesta correcta: c.

En la enfermedad de Alzheimer encontramos de forma característica depósito de β-amiloide y proteína τ. La α-sinucleína se deposita sobre todo en la enfermedad con cuerpos de Lewy. En la variante típica de la enfermedad de Alzheimer encontramos atrofia cerebral de predominio temporal medial, hipocampo y corteza entorrinal, y de corteza posterior. La atrofia en la región parietooccipital posterior se describe en una de las variantes atípicas de la enfermedad de Alzheimer que cursa con deterioro de funciones visuoespaciales y visuoperceptivas por afectación de la corteza occipital y parietal bilateral. La memantina tiene indicación en fase moderada-grave de la enfermedad de Alzheimer.

La respuesta c es la verdadera. Debido al fracaso de los tratamientos frente a las proteínas β-amiloide y τ, se plantean otras hipótesis etiológicas.

Capítulo 18

1. Respuesta correcta: b.

Solo la respuesta b es cierta, dado que en la fisiopatología del *delirium* se ha demostrado un aumento de la producción de quimiocinas, un aumento de la secreción de IL-1, IL-6, TNF-α y PGE_2, que son mediadores inflamatorios (no antiinflamatorios) y, asimismo, se produce un aumento de la liberación de corticotropina y ACTH.

2. Respuesta correcta: a.

Las revisiones sistemáticas, los metaanálisis y la revisión Cochrane de 2018 no han demostrado reducción en duración y severidad del *delirium* en pacientes hospitalizados, así como tampoco en mortalidad, debiendo utilizarse, en lo posible durante cortos períodos de tiempo para control de agitación y cuadros psicóticos, tras la valoración de riesgo-beneficio y los potenciales efectos secundarios (parkinsonismo, sedación, hipotensión o alargamiento del intervalo QT).

Capítulo 19

1. Respuesta correcta: c.

La respuesta correcta es la c, ya que, como se refiere en el texto, en la depresión resistente en adultos mayores los IRSN son una alternativa recomendada en casos donde los ISRS no han demostrado eficacia o están contraindicados. Estos fármacos, como la venlafaxina, la desvenlafaxina y la duloxetina, actúan sobre dos neurotransmisores (serotonina y noradrenalina), ofreciendo un enfoque más amplio en pacientes resistentes al tratamiento con ISRS. El resto de opciones no son correctas, ya que suspender el tratamiento antidepresivo agravaría la situación del paciente y no aborda el problema de la resistencia al tratamiento. Iniciar terapia electroconvulsiva (TEC), aunque eficaz, está indicado en depresiones graves con características específicas como síntomas psicóticos, catatonía o conductas autolesivas. No se menciona que el paciente tenga estas características, por lo que no es la primera opción. Y la opción de añadir fluoxetina (otro ISRS) al tratamiento actual no mejora la eficacia, especialmente en casos de resistencia, y puede aumentar el riesgo de efectos adversos sin ofrecer un beneficio clínico.

2. Respuesta correcta: b.

La respuesta correcta es la b, ya que la paciente describe sensaciones incómodas y molestas en las piernas que aparecen al acostarse y que mejoran al levantarse y caminar. Estos síntomas son clásicos del síndrome de piernas inquietas (SPI), que es un trastorno neurológico frecuente en adultos mayores, especialmente en aquellos con enfermedad de Parkinson y que se caracteriza por la aparición de síntomas en reposo o durante la noche, alivio temporal con el movimiento, como caminar, y reaparición de los síntomas al regresar a la posición de reposo.

Capítulo 20

1. Respuesta correcta: b.

Las citoquinas tienen un efecto negativo sobre la masa muscular y promueven una disminución de la masa esquelética. Este hecho se relaciona con una disminución de la fuerza muscular del adulto mayor (cada incremento de una desviación estándar en el factor de necrosis tumoral disminuye la fuerza de prensión 1,2-1,3 kg).

Los pacientes experimentan una pérdida progresiva de masa muscular esquelética con preservación de la proteína visceral. Al igual que en la sarcopenia existe una pérdida de peso involuntaria, pero la caquexia asocia pérdida de apetito y disminución del tejido graso.

2. Respuesta correcta: b.

Según ESPEN y EAOSP, para hacer el cribado de obesidad sarcopénica es necesaria la presencia concomitante de índice de masa corporal o circunferencia de la cintura elevados con indicadores indirectos de sarcopenia o cuestionarios validados.

Ante un resultado de detección positivo, si el músculo esquelético, los parámetros funcionales y la composición corporal están alterados, se establecerá un diagnóstico firme de obesidad sarcopénica.

En el estadio I no existen complicaciones atribuibles a la alteración en la composición corporal y los parámetros funcionales del músculo esquelético. Cuando aparece al menos una complicación nos encontraríamos ante un estadio II.

El uso de dietas con restricción calórica es de resultado incierto en adultos mayores, ya que la pérdida de peso casi siempre se acompaña de pérdida acelerada de masa muscular, con lo que se desaconseja su uso como única medida terapéutica. Es fundamental recomendar la realización de ejercicio físico como parte del tratamiento. La combinación de una dieta restrictiva suave más ejercicio parece ser el mejor abordaje. Respecto al tratamiento farmacológico, no existen estudios específicos en adultos mayores sobre tratamiento farmacológico de la obesidad. Los realizados con orlistat y sibutramina tenían como criterio de exclusión ser mayor de 75 años.

Capítulo 21

1. Respuesta correcta: a.

La progresión clínica de las enfermedades crónicas produce múltiples síntomas físicos, que se acompañan además de alteración gradual en la capacidad funcional, y esta, a su vez, se asocia a síntomas afectivos y crisis a nivel espiritual que requieren intervención integral. La detección temprana de esta situación clínica compleja es fundamental para el acompañamiento de la persona y su familia.

2. Respuesta correcta: b.

La rotación de opioides es una herramienta para el manejo del dolor de difícil control y/o refractario, y, adicionalmente, para reducir los efectos adversos (alucinaciones, náuseas, *delirium*, mioclonías, náuseas, constipación).

Capítulo 22

1. Respuesta correcta: d.

Según la actualización 2023 de la Guía ESC 2021 sobre el diagnóstico y el tratamiento de la insuficiencia cardíaca aguda y crónica, en pacientes con insuficiencia cardíaca con fracción de eyección preservada (ICFEp) se recomienda el uso de un inhibidor del cotransportador de sodio-glucosa tipo 2 (iSGLT2) (dapagliflozina o empagliflozina) para reducir el riesgo de hospitalización por insuficiencia cardíaca o muerte cardiovascular con clase de recomendación I y nivel de evidencia A.

2. Respuesta correcta: a.

Entre el 20-50% de los adultos mayores no presentan dolor torácico típico como síntoma guía del síndrome coronario agudo (SCA). En este perfil de pacientes es importante buscar síntomas atípicos (disnea, sudoración, náuseas, vómitos, síncope) como manifestación del SCA. Estos síntomas son más frecuentes conforme aumenta la edad del sujeto, en el sexo femenino y en diabéticos.

Capítulo 23

1. Respuesta correcta: d.

La respuesta incorrecta es la d, ya que las pérdidas transitorias de conocimiento se caracterizan por la pérdida de consciencia con amnesia del período de inconsciencia, son de corta duración y originan pérdida del tono postural y muscular. Las restantes afirmaciones son ciertas.

2. Respuesta correcta: d.

Salvo en las situaciones agudas durante una crisis o en el estatus, donde hay una actividad eléctrica continua o muy frecuente, una persona epiléptica puede tener un registro intercrítico de la actividad eléctrica cerebral normal por existir poca actividad anómala o por tratarse de un foco profundo, no detectable por los electrodos colocados superficialmente en el cuero cabelludo. Por eso, un electroencefalograma normal durante la fase intercrítica no excluiría el diagnóstico de epilepsia. Para aumentar la rentabilidad diagnóstica del electroencefalograma se emplean técnicas que favorecen las descargas eléctricas anómalas cerebrales como son la privación de sueño, la hiperpnea o la estimulación luminosa intermitente. Las demás afirmaciones son verdaderas.

3. Respuesta correcta: c.

La anemia carencial suele estar relacionada con deficiencias de nutrientes que son esenciales para la formación de glóbulos rojos, como el hierro, la vitamina B_{12} y el ácido fólico. La deficiencia de hierro es una de las causas más comunes de anemia, la falta de vitamina B_{12} puede llevar a un tipo específico de anemia llamada anemia perniciosa y la deficiencia de ácido fólico puede resultar en anemia megaloblástica. Por contra, la vitamina D no se asocia con la anemia carencial, ya que no está directamente involucrada en la producción de glóbulos rojos.

Capítulo 24

1. Respuesta correcta: d.

En una persona de 80 años con multimorbilidad (tres o más enfermedades crónicas), con deterioro cognitivo leve y dependiente parcial para actividades instrumentales de vida diaria (Lawton 4), los objetivos terapéuticos de control de la diabetes tipo 2 no son iguales que en las personas mayores robustas. En este caso los valores meta son más altos: glucosa antes de acostarse entre 100 y 180 mg/dl (5,6 a 10,0 mmol/l), glucosa preprandial entre 90 y 150 mg/dl (5,0 a 8,3 mmol/l) y HbA1c < 8% (< 64 mmol/mol). Recuerde que el manejo seguro del adulto mayor con diabetes tipo 2 debe ser centrado en la persona (función) y no en los valores normales de glucosa en sangre propuestos por el laboratorio.

2. Respuesta correcta: a.

Según las recomendaciones internacionales de manejo con una persona mayor con diabetes tipo 2 tratada con metformina, que no cumple criterios de desintensificación de terapia antidiabética y que presenta una HbA1c por encima del objetivo terapéutico y enfermedad cardiorrenal, se debe agregar un inhibidor del cotransportador de sodio-glucosa tipo 2.

Capítulo 25

1. Respuesta correcta: b.

La opción b es correcta porque describe un mecanismo clave mediante el cual el envejecimiento actúa para frenar la proliferación celular y limitar la capacidad adaptativa, lo cual es relevante para evitar el cáncer. Las demás opciones o son demasiado generalizadas o describen de manera inexacta los efectos del envejecimiento en la oncogénesis.

2. Respuesta correcta: a.

La opción a es correcta porque refleja cómo las respuestas inflamatorias inducidas por el cáncer y su tratamiento aceleran el envejecimiento biológico, un efecto sistémico clave que contribuye al deterioro general de la salud en los pacientes ancianos. Las demás opciones describen efectos que no son característicos o contradicen la fisiopatología del cáncer y sus impactos sistémicos.

3. Respuesta correcta: d.

La opción d es correcta porque no contribuye a la resistencia a la muerte celular en el cáncer. De hecho, el desgaste de los telómeros desencadena respuestas protectoras, como la apoptosis o la senescencia, para limitar el crecimiento celular descontrolado. Las demás opciones sí describen factores que favorecen la resistencia a la muerte celular en las células cancerosas, especialmente en el contexto del envejecimiento.

Capítulo 26

1. Respuesta correcta: b.

La respuesta a es falsa porque la aparición de fármacos antirresortivos ha contribuido al descenso de hospitalizaciones por fractura de cadera. La respuesta c es falsa porque los estudios avalan que cuanto más precoz es la intervención geriátrica, mejores son los resultados que se obtienen, por tanto, el momento óptimo para la intervención geriátrica es desde el diagnóstico de fractura de cadera, y con seguimiento durante todo el proceso. La respuesta d es falsa porque la incidencia en las mujeres es tres veces superior a la de los varones.

2. Respuesta correcta: c.

La respuesta que habría que marcar es la c: esta respuesta es incorrecta puesto que en los pacientes con *delirium* es prioritario evitar contenciones físicas o químicas, realizando un manejo no farmacológico. Sí es imprescindible la evaluación del dolor. La respuesta a es cierta: la movilización precoz ha demostrado mejorar los resultados. La respuesta b es cierta: la cifra de hemoglobina para trasfusión no constituye un criterio rígido, sino que es preciso individualizar. La respuesta d también es cierta: las unidades de ortogeriatría han demostrado acortar el tiempo hasta la cirugía y la estancia hospitalaria, así como un menor número de complicaciones y descenso de la mortalidad, y por todo ello es la estrategia más coste-efectiva.

3. Respuesta correcta: a.

La absorciometría por rayos X (DXA) es una herramienta útil tanto para el diagnóstico de la osteoporosis, como para valorar la eficacia del tratamiento realizado, por lo que se puede repetir de manera periódica, recomendándose en ese caso cada 2-3 años.

Capítulo 27

1. Respuesta correcta: a.

La velocidad de la marcha menor a 0,8 m/s es un marcador objetivo de fragilidad y peor pronóstico en adultos mayores sometidos a cirugía. En el texto se enfatiza que este parámetro, junto con el Timed Up and Go (TUG), predice de forma independiente resultados desfavorables, como complicaciones postoperatorias, mayor estancia hospitalaria y mortalidad. Esto se debe a que una velocidad de marcha lenta refleja una disminución en la reserva funcional y en la capacidad de adaptación al estrés quirúrgico. Los antecedentes de hipertensión arterial y diabetes tipo 2 (opciones b y d) son comorbilidades importantes, pero su impacto directo es menor en comparación con la fragilidad funcional medida por la velocidad de la marcha. La edad avanzada (opción c) es un factor de riesgo general, pero no es en sí misma un predictor más importante que los indicadores funcionales y de fragilidad.

2. Respuesta correcta: b.

El *delirium* postoperatorio es la complicación más frecuente en adultos mayores sometidos a cirugía. Las medidas no farmacológicas, como la movilización precoz y la rehidratación, son estrategias clave para prevenir el *delirium* postoperatorio. Estas intervenciones reducen factores predisponentes como la inmovilidad, el desequilibrio hídrico y la privación del sueño, que son factores precipitantes del *delirium*. No se recomienda el uso de antipsicóticos de forma preventiva debido al riesgo de efectos adversos y la falta de evidencia sólida de beneficio. Una sedación profunda aumenta el riesgo de *delirium* debido a sus efectos en la función cognitiva. Aunque la anestesia general puede tener impacto en el *delirium,* la evidencia no respalda que elegir una técnica anestésica específica sea más eficaz que las intervenciones no farmacológicas.

3. Respuesta correcta: c.

El programa de calidad de verificación de la cirugía geriátrica del ACS-NSQIP define las cirugías de alto riesgo en función de factores relacionados con la vulnerabilidad geriátrica, como deterioro funcional, deterioro cognitivo, movilidad reducida y riesgo de *delirium.* La polifarmacia, aunque relevante en el manejo geriátrico, no se considera un criterio directo para clasificar una cirugía como de «alto riesgo». La edad mayor de 85 años se considera un factor de alto riesgo debido a la disminución de la reserva funcional y la mayor probabilidad de fragilidad. El deterioro funcional es un factor clave en el pronóstico quirúrgico y se asocia con mayor mortalidad y complicaciones postoperatorias. El deterioro cognitivo es un importante predictor de *delirium* postoperatorio y otros resultados adversos en adultos mayores.

4. Respuesta correcta: d.

La prehabilitación es un proceso multidimensional diseñado para mejorar la capacidad funcional y la tolerancia al estrés quirúrgico en pacientes mayores. Incluye intervenciones en diversas áreas, todas mencionadas en las opciones de esta pregunta: el manejo del estrés y la ansiedad es fundamental para preparar psicológicamente al paciente, ya que la ansiedad y la depresión son comunes en adultos mayores y pueden influir negativamente en los resultados quirúrgicos. La optimización nutricional, incluyendo suplementos proteicos y calorías adecuadas, mejora el estado general y reduce complicaciones perioperatorias. La modificación del estilo de vida promueve hábitos saludables, como la actividad física regular, que fortalece la capacidad aeróbica y muscular. En el capítulo se subraya que la prehabilitación es un enfoque interdisciplinar que prepara a los pacientes no solo desde el punto de vista médico, sino también funcional, nutricional y psicológico, lo que mejora significativamente los resultados postoperatorios.

Capítulo 28

1. Respuesta correcta: b.

El dolor abdominal en adultos mayores con patología urgente es una «caja de pandora». Una de las causas más frecuentes es la infección urinaria. Recuerde que los problemas abdominales agudos o infecciones abdominales en esta población pueden presentarse de manera «atípica» si los compara con los jóvenes, como por ejemplo con ausencia de fiebre, dolor, etc. La pancreatitis aguda es un problema con alta mortalidad y complicaciones en las personas mayores.

2. Respuesta correcta: a.

La herramienta 4AT es esencial para el manejo del adulto mayor en situaciones de emergencia, ayudando a los profesionales de la salud a identificar rápidamente problemas cognitivos y a tomar decisiones informadas sobre el tratamiento y la atención necesaria. Su uso en hospitales ha sido respaldado por estudios que demuestran su eficacia en la mejora de la atención geriátrica. El 4AT se compone de cuatro elementos clave:

- Nivel de alerta: evalúa la conciencia del paciente.
- Prueba de detección cognitiva: utiliza la prueba mental abreviada 4 para evaluar el estado cognitivo.
- Atención: verifica la capacidad del paciente para concentrarse.
- Cambios agudos o fluctuaciones en el estado mental: identifica variaciones en el comportamiento o la cognición.

La puntuación total puede variar de 0 a 12, donde:

- Un puntaje de 0 sugiere que es poco probable que haya delirio o deterioro cognitivo.
- Un puntaje de 1 a 3 indica un posible deterioro cognitivo moderado a severo.
- Un puntaje de 4 o más sugiere un posible delirio.

Capítulo 29

1. Respuesta correcta: b.

Actualmente la clasificación de la AOS se basa exclusivamente en el IAH y no contempla otros parámetros, y aunque se recomienda tener en cuenta otras variables como la somnolencia diurna o parámetros oximétricos, no existen puntos de corte establecidos que permitan utilizar estas variables en la clasificación. La prevalencia de la AOS aumenta con la edad. Se estima que la padecen entre el 27 y el 80% de la población mayor de 60 años. El beneficio del uso de la CPAP es la mejora de la calidad de vida, la somnolencia diurna, la presión arterial, los niveles de colesterol, la fracción de eyección ventricular, pero además hay estudios que sugieren que podría retrasar la progresión del deterioro cognitivo.

La respuesta verdadera es la b, ya que existe una clara asociación entre la AOS y el deterioro cognitivo, incluso se ha descrito asociación entre la AOS y la enfermedad de Alzheimer. Los pacientes con enfermedad de Alzheimer presentan un riesgo mayor de tener AOS y la incidencia de AOS aumenta conforme progresa el deterioro cognitivo.

2. Respuesta correcta: d.

La hipoxia inicialmente da lugar a cambios adaptativos en el organismo mediados por la familia de proteínas transcripcionales HIF. Además, en algunos estudios se describe que el efecto de la hipoxia sobre el organismo depende de la severidad de esta. Se producen efectos beneficiosos e incluso potenciales terapias al emplear hipoxia intermitente leve controlada, mientras que en situaciones de hipoxia grave aumenta el riesgo de desarrollar enfermedades. La hipoxia estimula la iniciación de vías de señalización que se cruzan con otras vías asociadas con el envejecimiento, promoviendo la formación del fenotipo secretor asociado a la senescencia (SASP) y la liberación de otras citoquinas, disminuyendo la capacidad pulmonar para responder a estresores.

La respuesta incorrecta es la d ya que en la AOS la hipoxia intermitente produce un aumento de la secreción de citoquinas, dando lugar a un fenotipo proinflamatorio.

ÍNDICE ALFABÉTICO

Los números de página seguidos de *f*, *t* o *c* indican figuras, tablas o cuadros, respectivamente.

